Auf einen Blick

Thieme

Taschenatlas Pathophysiologie

Stefan Silbernagl
Florian Lang

Illustrationen von
Rüdiger Gay und
Astried Rothenburger

5., unveränderte Auflage

Georg Thieme Verlag
Stuttgart · New York

1. Chinesische Auflage 2012

1. Englische Auflage 2000
2. Englische Auflage 2009

1. Französische Auflage 2000
2. Französische Auflage 2011
3. Französische Auflage 2015

1. Griechische Auflage 2002

1. Indonesische Auflage 2007

1. Japanische Auflage 2003
2. Japanische Auflage 2011

1. Koreanische Auflage 2013

1. Polnische Auflage 2011

1. Portugiesische Auflage 2005
2. Portugiesische Auflage 2013
3. Portugiesische Auflage 2015

1. Rumänische Auflage 2011

1. Russische Auflage 2015

1. Spanische Auflage 2010

1. Tschechische Auflage 2001
2. Tschechische Auflage 2012

1. Türkische Auflage 2004
2. Türkische Auflage 2010

Rüdigerstraße 14,
D-70469 Stuttgart
Unsere Homepage: http://www.thieme.de

Printed in Italy

Umschlaggestaltung: Thieme Verlagsgruppe
Umschlaggrafik: © psdesign1 – Fotolia.com
Satz: Druckhaus Götz GmbH, Ludwigsburg
Gesetzt in 3B2, Version 9.1, Unicode
Druck: L.E.G.O. S.p.a. Lavis TN

DOI 10.1055/b-005-143663

ISBN 978-3-13-241889-9 1 2 3 4 5 6

Auch erhältlich als E-Book:
eISBN (PDF) 978-3-13-241890-5
eISBN (epub) 978-3-13-241891-2

Prof. Dr. med. Stefan Silbernagl
Physiologisches Institut der
Universität Würzburg
Röntgenring 9
97070 Würzburg
E-Mail:
stefan.silbernagl@mail.uni-wuerzburg.de

Prof. Dr. med. Florian Lang
Physiologisches Institut der Universität
Abteilung Physiologie I
Gmelinstraße 5
72076 Tübingen
Email: florian.lang@uni-tuebingen.de

Farbtafeln:
Atelier Gay + Rothenburger, Sternenfels

Bibliografische Information der Deutschen Nationalbibliothek

Die Deutsche Nationalbibliothek verzeichnet diese Publikation in der Deutschen Nationalbibliografie; detaillierte bibliografische Daten sind im Internet über http://dnb.d-nb.de abrufbar.

Vorwort zur 4. Auflage

Die Pathophysiologie beschreibt die Mechanismen, welche von der Krankheitsursache zum klinischen Bild führen. Damit ist sie ein entscheidender Baustein im wissenschaftlichen Fundament der Medizin und bildet eine unverzichtbare Brücke zwischen der theoretischen Medizin und der Klinik. Sie versetzt Ärztinnen und Ärzte der Medizin und Zahnmedizin sowie Angehörige der Pflegeberufe in die Lage, die Vorgänge im erkrankten Körper zu verstehen, und liefert daher die maßgebliche Grundlage für die bestmögliche Betreuung ihrer Patienten. In der derzeit stürmischen Entwicklung der wissenschaftlichen Medizin werden laufend neue molekulare, genetische und epigenetische Ursachen, pathogenetische Zusammenhänge sowie aussichtsreiche Angriffsstrukturen einer rationalen Therapie von immer mehr Krankheiten bekannt, so dass Pathophysiologie und Pathobiochemie sowohl in der klinischen Ausbildung als auch im ärztlichen Alltag eine weiter zunehmende Bedeutung erfahren.

Das sehr erfreuliche Interesse an diesem Buch und der erhebliche Wissenszuwachs erfordert nun eine weitere Neuauflage. Unter Beibehaltung der übersichtlichen Text-Bild-Zusammenschau des Kernwissens moderner Pathophysiologie und Teilen der Pathobiochemie haben wir eine Reihe neuer Erkenntnisse eingearbeitet sowie einige Unklarheiten und Fehler beseitigt, auf die uns unsere Leser aufmerksam gemacht haben. Wir bedanken uns sehr dafür und würden uns freuen, wenn wir von ihnen auch zukünftig kritische Anregungen und Hinweise bekommen könnten.

Auch die vierte Auflage dieses Atlas ist getragen von der außergewöhnlichen Sachkenntnis und Professionalität des Graphikteams, Frau Astried Rothenburger und Herrn Rüdiger Gay. Für die erneut so produktive Zusammenarbeit mit ihnen möchten wir uns ganz herzlich bedanken. Unser Dank gilt auch dem Verlag, insbesondere Frau Marianne Mauch für ihre ungewöhnlich hohe Kompetenz und für die so angenehme Zusammenarbeit mit ihr, Frau Dr. Karin Hauser für die engagierte und sorgfältige redaktionelle Betreuung des Buches sowie Herrn Manfred Lehnert für seine Arbeit bei der Herstellung. Unser Dank geht auch an Frau Katharina Völker, die das Sachverzeichnis wieder mit großer Sorgfalt aktualisiert hat.

Wir hoffen, dass dieser Atlas den Lesern auch in der 4. Auflage hilft, pathophysiologische Zusammenhänge zu verstehen, und dass sie Spaß haben, mit diesem Buch in Studium und Beruf zu arbeiten.

Würzburg und Tübingen, im Juni 2013
Stefan Silbernagl und Florian Lang

Die Medizin wird eine Wissenschaft sein, oder sie wird nicht sein.

Bernhard Naunyn, ca. 1900

Die Wissenschaft ist eine notwendige, aber keine hinreichende Grundlage ärztlichen Handelns.

Wolfgang Gerok, 1993

Für Jakob

Stefan Silbernagl

Für Viktoria und Undine, Karl, Philipp, Lisa

Florian Lang

Naunyn, B.: Ärzte und Laien, S. 1348, in: Gesammelte Abhandlungen II (1862 – 1908), Würzburg: Stürtz; 1909
Gerok, W.: Grundlagen und Grenzen der wissenschaftlichen Medizin, S. 41, in: Köbberling, J. (Hrsg.): Die Wissenschaft in der Medizin. 2. Aufl., Stuttgart: Schattauer; 1993

In der Mitte des 19. Jahrhunderts hat Rudolf Virchow mit seiner These der *Zellularpathologie* Krankheiten erstmals als Störungen der physiologischen Lebensvorgänge der **Zelle** aufgefasst. Sie ist die kleinste Einheit des Lebendigen (Wilhelm Roux), d. h., die Zelle (und keine kleinere Einheit) ist in der Lage, die Grundfunktionen des Organismus, also *Stoffwechsel, Bewegung, Wachstum, Vermehrung* und *Vererbung*, zu erfüllen. Die drei letzteren Prozesse sind nur durch **Zellteilung** möglich, während auch nicht mehr teilbare Zellen stoffwechselaktiv und z. T. beweglich sind.

Mit Ausnahme der Keimzellen, bei deren Reifeteilung (*Meiose*) der Chromosomensatz halbiert wird, teilen sich die meisten Zellen nach vorheriger Verdoppelung des Chromosomensatzes: indirekte Kernteilung (Mitose) mit Zellteilung (Zytokinese). Dabei durchläuft jede mitosefähige Zelle einen **Zell-** oder **Generationszyklus** (**A**), in dem eine Mitose (Dauer ca. 0,5 – 2 h) von der nächsten immer durch eine **Interphase** (Dauer je nach Teilungsfrequenz 6 – 36 h) getrennt ist. Gesteuert wird der Zellzyklus v. a. durch bestimmte, zyklusphasenspezifische Proteine, die *Cykline*. Diese bilden einen Komplex mit einer während aller Phasen exprimierten Proteinkinase, genannt cdc2 oder $p34^{cdc2}$. Nach vollendeter Zytokinese (= Ende der Telophase; **A**) treten Zellen, die sich kontinuierlich teilen (sog. labile Zellen, s. u.) in die *G_1-Phase* (**g**ap phase 1) ein, während der sie zu voller Größe heranwachsen, redifferenzieren und ihre gewebetypischen Aufgaben erfüllen (hohe RNA-, dann hohe Proteinsynthese). Daran schließt sich die etwa 8-stündige *S-Phase* an, während der der Chromosomensatz verdoppelt wird (hohe DNA-**S**ynthese). Nach der anschließenden, 1 – 2 stündigen *G_2-Phase* (hohe Protein- und RNA-Synthese; Energiespeicherung für die anschließende Mitose; Zentriolenteilung mit Aufbau des Spindelapparates) beginnt die nächste **Mitose**: An die *Prophase* (Entdifferenzierung der Zelle, z. B. Verlust von Mikrovilli und Golgi-Apparat; Chromosomenspiralisierung) schließen sich die *Metaphase* (Kernhülle verschwindet, Chromosomen in Äquatorialebene), *Anaphase* (Chromosomenteilung und -wanderung zu den Polen) und *Telophase* (Kernhüllenbildung) an, wobei die *Zytokinese* in der späten Anaphase mit der Einschnürung der Zellmembran beginnt. Danach beginnt eine neue G_1-Phase.

Diesen Zellzyklus durchlaufen Zellen mit kurzer Lebensdauer, sog. **labile Zellen**, kontinuierlich, um laufend zerstörte Zellen zu ersetzen und damit die Gesamtzellzahl konstant zu halten. Zu den Geweben mit labilen Zellen gehören Oberflächenepithelien wie die von Haut, Mundschleimhaut, Vagina und Zervix, die Epithelien von Speicheldrüsen, Magen-Darm-Trakt, Gallengängen, Uterus und unteren Harnwegen sowie die Zellen des Knochenmarks. Bei den meisten dieser Gewebe entstammen die neuen Zellen der Teilung wenig differenzierter Stammzellen (S. 30 ff.). Dabei bleibt gewöhnlich eine Tochterzelle undifferenziert (Stammzelle), während die andere Tochterzelle sich zu einer nicht mehr teilbaren Zelle ausdifferenziert, z. B. Erythrozyt, Granulozyt (**A**). Eine solche *differenzielle Zellteilung* ist z. B. auch Kennzeichen der Spermatogenese.

Die Zellen mancher Organe und Gewebe proliferieren gewöhnlich nicht (s. u.). Solche **stabilen** oder **ruhenden Zellen** treten nach der Mitose in einen Ruhezustand ein, der *G_0-Phase* genannt wird (**A**). Dazu gehören die Parenchymzellen von Leber, Nieren und Pankreas sowie die Bindewebs- und Mesenchymalzellen (Fibroblasten, Endothelzellen, Chondro- und Osteozyten, glatte Muskelzellen). Erst besondere Stimuli, etwa Organüberlastung nach Organschäden oder -verkleinerung (z. B. einseitige Nephrektomie oder Tubulusnekrose; Entfernung oder Untergang großer Leberanteile) bzw. Gewebeverletzungen (z. B. Hautwunden) lassen diese Zellen wieder in die G_1-Phase eintreten (**A**, **B**). Während sich normalerweise z. B. weniger als 1 % der Leberzellen teilen, sind dies nach teilweiser Hepatektomie mehr als 10 %.

Der Übertritt von der G_0- in die G_1-Phase und, ganz allgemein, der Anstoß zur **Zellproliferation**, bedarf u. a. der Bindung von **Wachstumsfaktoren** (growth factors, GF) und wachstumsfördernden Hormonen an spezifische Rezeptoren, die meist auf der Zelloberfläche, für Steroide jedoch im Zytoplasma oder im Zellkern lokalisiert sind (**C**). Dabei werden die Wachstumsfaktor-Rezeptoren aktiviert (meist Tyrosinkinase-Aktivität; S. 7 f., A10), was die *Phosphorylierung* einer Reihe von Proteinen zur Folge hat. Schließlich erreicht die Signalkette den Zellkern, die DNA-Synthese wird stimuliert, und die Zelle teilt sich (S. 16). Neben gewebespezifischen Wachstumsfaktoren (z. B. HGF in der Leber) gibt es solche ►

A. Zellzyklus

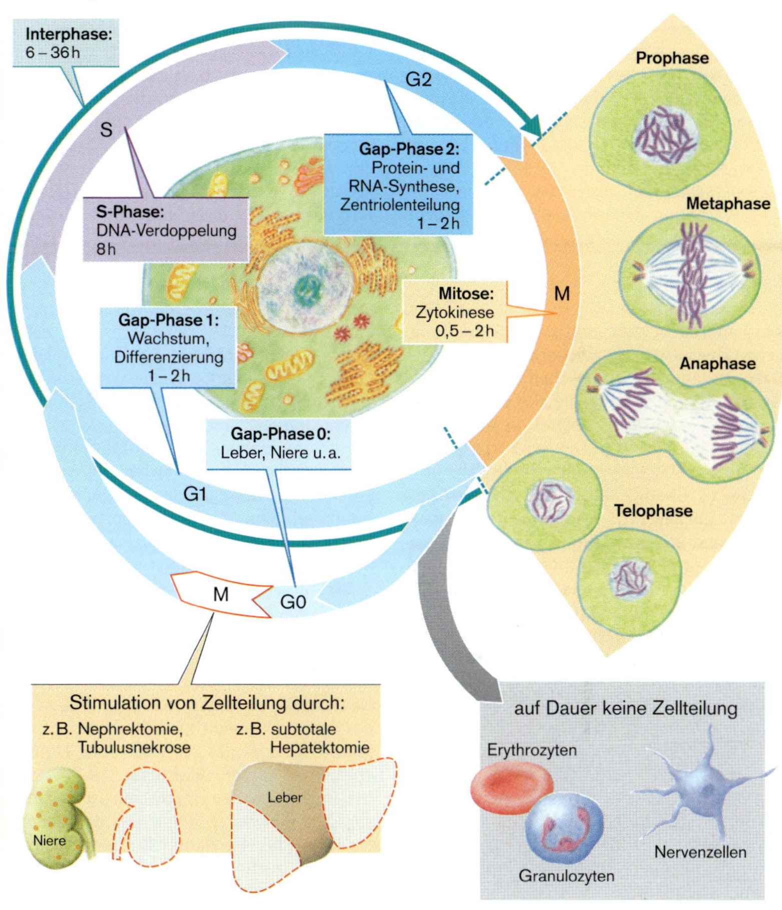

B. Kompensatorische Hyperplasie

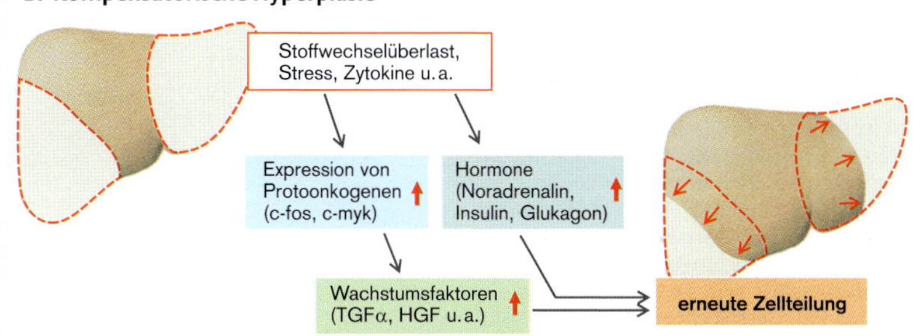

▶ mit breiterem Wirkungsspektrum, nämlich EGF (epidermal GF), TGFα (transforming GF), PDGF (platelet-derived GF), FGFs (fibroblast GF) sowie bestimmte Zytokine wie Interleukin 1 und TNF (tumor necrosis factor). Zur **Wachstumshemmung** (S. 16) kommt es z. B. in einem Epithel, in dem durch Zellteilung eine Lücke geschlossen worden ist, dann, wenn benachbarte Zellen miteinander in Kontakt treten (*Kontakthemmung*). Auch das kompensatorische Wachstum der Leber (**B**) hört auf, wenn die ursprüngliche Organmasse wieder erreicht ist. Signalstoffe dabei sind u. a. TGF β und Interferon β.

Die Regeneration labiler und stabiler Zellen beinhaltet nicht zwingend, dass die ursprüngliche Gewebestruktur wiederhergestellt wird. Dazu ist nämlich die Intaktheit der **extrazellulären Matrix** notwendig, die als Leitsystem für Zellform, -wachstum, -migration und -differenzierung dient (**C**). Diese Matrix besteht aus fibrösen Strukturproteinen (Kollagene I, II und V; Elastin) und einer Zwischenzellmatrix adhäsiver Glykoproteine (u. a. Fibronectin und Laminin), die in ein Gel von Proteoglykanen und Glucosaminoglykanen eingebettet sind. Als *Basalmembran* liegt sie Epithel-, Endothel- und glatten Muskelzellen an (**E**). *Integrine* sind Zellmembranproteine, die die extrazelluläre Matrix mit dem intrazellulären Zytoskelett verbinden und Signale für Zellwachstum, -migration und -differenzierung ins Zellinnere weitergeben (**C**). Ist, wie bei schwereren Gewebeschäden, auch die Matrix weitgehend zerstört (z. B. tiefes Magenulkus [S. 156 ff.] oder große Hautwunden), wird das ursprüngliche Gewebe durch *Narbengewebe* ersetzt. Dazu proliferieren dann die ansonsten ruhenden Bindewebs- und Mesenchymalzellen (s. o.).

Wenn sog. **permanente Zellen** untergegangen sind, können sie kaum mehr ersetzt werden, da diese Zellen nicht teilungsfähig sind. Dazu gehören v. a. die Nervenzellen des Erwachsenen; aber auch die Regenerationsfähigkeit seiner Herz- und Skelettmuskelzellen ist sehr begrenzt (z. B. Herzinfarkt, S. 234).

Eine **Anpassung** (**Adaptation**) an geänderte physiologische oder an unphysiologische Anforderungen kann mit einer Erhöhung oder Verringerung der **Zellzahl** (*Hyperplasie* bzw. *Aplasie*; **D**, **E**) erreicht werden. Dies kann *hormonal* ausgelöst sein (z. B. Entwicklung der sekundären Geschlechtsmerkmale; Wachstum des Brustdrüsenepithels während der Schwangerschaft) oder der *Kompensation* dienen, wie etwa bei der Wundheilung oder nach Verminderung des Leberparenchyms (**B**). Wenn sich die **Zellgröße** ändert, spricht man von *Hypertrophie* bzw. *Atrophie* (**E**). Auch diese Adaptation kann hormonell oder durch erhöhte bzw. verminderte Beanspruchung ausgelöst werden. Während der Uterus in der Schwangerschaft sowohl hyperplasiert als auch hypertrophiert, können Skelett- und Herzmuskel ihre Kraft nur durch Hypertrophie steigern. So hypertrophiert die Skelettmuskulatur durch Training (Bodybuilding!) bzw. atrophiert bei Ruhigstellung (Gipsbein; Innervationsverlust). Eine Herzhypertrophie entwickelt sich bei Sportlern mit hohem Herzzeitvolumenbedarf (Radfahrer, Skilangläufer!) oder, pathologischerweise, z. B. bei Hypertoniepatienten (S. 222 ff.). Atrophische Zellen sind nicht tot, sie können, mit Ausnahme der permanenten Zellen (Hirnatrophie!), wieder reaktiviert werden. Allerdings führen ähnliche Signalwege zur Atrophie wie zur Apoptose, dem „programmierten Zelltod" (S. 14), so dass in einem atrophischen Gewebe auch vermehrt Zellen untergehen können (**D**).

Metaplasie ist eine reversible Umwandlung von einem Erwachsenenzelltyp in einen anderen (**E**). Auch dies ist meist ein adaptiver Vorgang. So metaplasiert z. B. das Übergangsepithel der Harnblase bei traumatisierenden Harnsteinen zu einem Plattenepithel, ebenso das Speiseröhrenepithel bei Refluxösophagitis (S. 150 ff.) oder das respiratorische Flimmerepithel bei starken Rauchern. Das Ersatzepithel mag zwar der unphysiologischen Beanspruchung besser widerstehen, doch können die Reize, die eine dauerhafte Metaplasie unterhalten, auch die Entwicklung von Karzinomzellen fördern (S. 16).

C. Steuerung von Zellproliferation, -beweglichkeit, -differenzierung

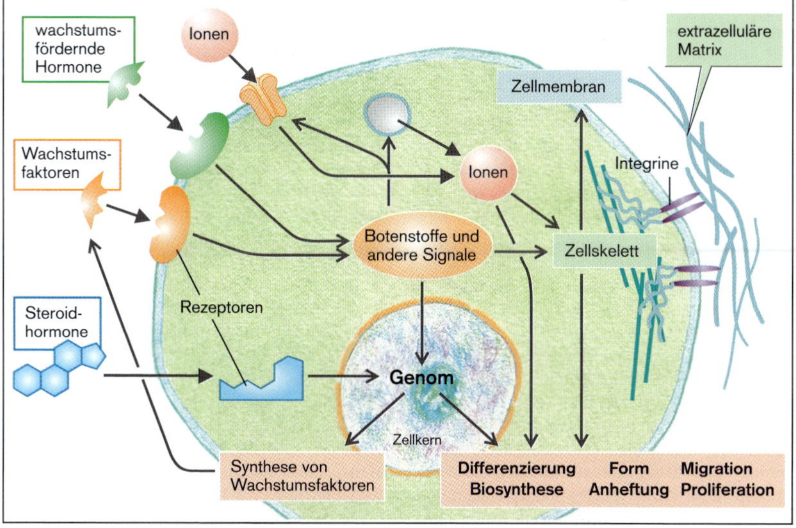

D. Änderungen der Zellpopulation

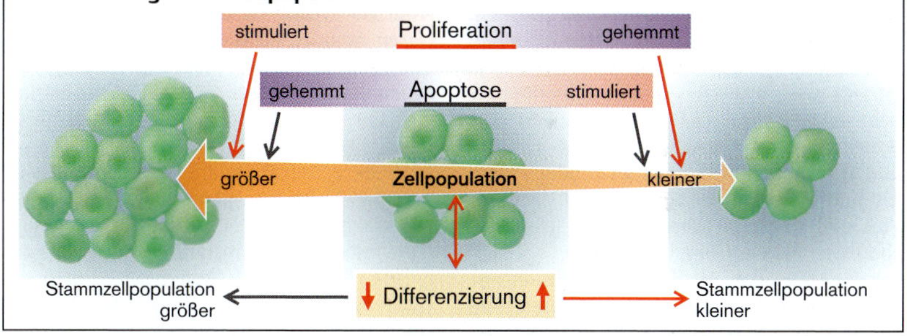

E. Zelladaptation

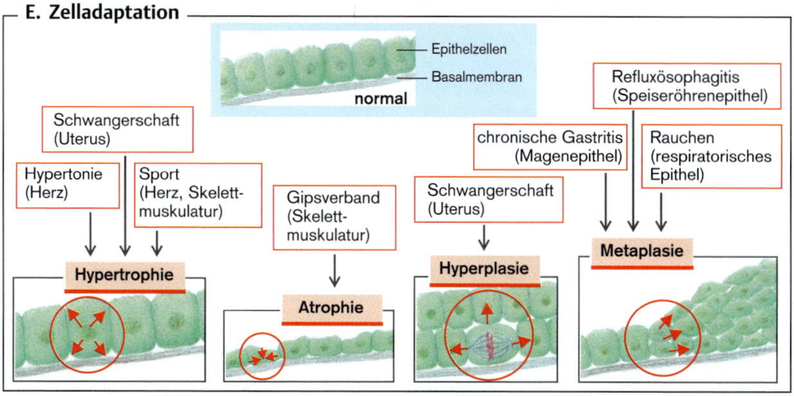

Hormone beeinflussen Zellfunktionen in der Regel über sekundäre, intrazelluläre Signale. Ein Teil der Hormone bindet an **Rezeptoren der Zellmembran** (**A1 – 3, 8**), die, meist unter Vermittlung von **G**(uaninnukleotid-bindenden)-**Proteinen**, die Freisetzung eines **intrazellulären Botenstoffs** (*Second messenger*) veranlassen. Ein Hormon kann die Bildung unterschiedlicher intrazellulärer Botenstoffe bewirken. **Störungen** treten u. a. dann auf, wenn die *Rezeptoranzahl* vermindert (z. B. Down-Regulation bei anhaltend hohen Hormonkonzentrationen), die *Affinität* des Rezeptors für das Hormon herabgesetzt oder die Koppelung an die intrazelluläre Signalkette beeinträchtigt ist (**A**: *Rezeptordefekte*).

Die großen, heterotrimeren **G-Proteine** bestehen aus drei Untereinheiten, α, β und γ. Bindet das Hormon an den Rezeptor, so wird GTP im Austausch gegen GDP an die α-Untereinheit gebunden und diese von der β-Untereinheit gelöst. Die derart aktivierte α-Untereinheit wird dann wieder inaktiviert, indem das GTP zu GDP dephosphoryliert wird (intrinsische GTPase) und sie dadurch wieder mit der β-Untereinheit zusammentritt.

Viele **Peptidhormone** aktivieren über ein *G-Protein* ($G\alpha_s$) die *Adenylylcyclase* (AC), ein Enzym, das zyklisches Adenosinmonophosphat (**cAMP**) bildet (**A1**). cAMP aktiviert eine *Proteinkinase A* (PKA), welche u. a. Enzyme und Transportmoleküle an Serin oder Threonin phosphoryliert und damit reguliert. Über PKA und Phosphorylierung eines „cAMP-responsive element-binding protein" (CREB) greift cAMP auch in die Genexpression ein. Durch intrazelluläre *Phosphodiesterasen* wird cAMP in nichtzyklisches AMP umgewandelt und dadurch das Signal abgeschaltet. Einen **Anstieg der cAMP-Konzentration** bewirken z. B. Corticotropin (= ACTH), Lutropin (= LH), Thyrotropin (= TSH), Prolactin, Somatotropin, ein Teil der Liberine (releasing hormones, RH) und Statine (release inhibiting hormones, RIH), Glucagon, Parathormon (= PTH), Calcitonin, Adiuretin (= ADH, V_2-Rezeptor), Gastrin, Sekretin, VIP, Oxytocin, Adenosin (A_2-Rezeptor), Serotonin (S_2-Rezeptor), Dopamin (D_1-Rezeptor), Histamin (H_2-Rezeptor) und Prostaglandine. Andererseits hemmen z. B. Somatostatin, Adenosin (A_1-Rezeptor), Dopamin (D_2-Rezeptor). Serotonin ($S_{1\alpha}$-Rezeptor), Angiotensin II, Acetylcholin (M_2-Rezeptor) über ein *inhibierendes G-Protein* ($G\alpha_i$) die AC und **senken** damit die intrazelluläre **cAMP-Konzentration** (**A2**). Einige Hormone können – durch Bindung an unterschiedliche Rezeptortypen – die cAMP-Konzentration sowohl steigern (z. B. Adrenalin: β-Rezeptor; Dopamin: D_1-Rezeptor) als auch herabsetzen (Adrenalin: α_2-Rezeptor; Dopamin: D_2-Rezeptor). Die cAMP-Signalkette kann durch **Toxine** und **Medikamente** beeinflusst werden: Das *Choleratoxin* aus dem Erreger der Cholera und andere Toxine verhindern die Deaktivierung der α_s-Untereinheit. Folgen sind eine unkontrollierte Aktivierung der AC und damit von cAMP-abhängigen Cl^--Kanälen, so dass eine ungezügelte Sekretion von Kochsalz in das Darmlumen massive Durchfälle auslöst (S. 162). *Pertussistoxin*, ein Gift aus dem Erreger des Keuchhustens (Pertussis), blockiert das G_i-Protein und steigert dadurch u. a. die cAMP-Konzentration (Desinhibierung der AC). *Forskolin* stimuliert die AC, *Xanthinderivate* (z. B. Theophyllin), hemmen die Phosphodiesterase und damit den cAMP-Abbau (**A4**). Xanthinderivate wirken allerdings v. a. über purinerge Rezeptoren.

Neben cAMP dient zyklisches Guanosinmonophosphat (**cGMP**) als zellulärer Botenstoff (**A5**). cGMP wird durch die *Guanylylcyclasen* gebildet. Auch cGMP erzielt seine Wirkungen in erster Linie über Aktivierung einer Proteinkinase (*G-Kinase*). Über cGMP wirken u. a. der atriale natriuretische Faktor (ANF) und Stickoxid (NO).

Weitere intrazelluläre Transmitter sind 1,4,5-Inositoltrisphosphat (IP_3), 1,3,4,5-Inositoltetrakisphosphat (IP_4) und Diacylglycerin (DAG): Eine membranständige Phospholipase C (PLC) spaltet nach Aktivierung durch ein $G_{\alpha q}$-Protein Phosphatidylinositol-diphosphat (PIP_2) in IP_3 und DAG. Diese Reaktion wird u. a. durch Adrenalin (α_1), Acetylcholin (M_1-Rezeptor), Histamin (H_1), ADH (V_1-Rezeptor), CCK (= Pankreozymin), Angiotensin II, Thyroliberin (TRH), Substanz P und Serotonin (S_1-Rezeptor) ausgelöst. **IP_3** setzt u. a. Ca^{2+} aus intrazellulären Speichern frei. Die Entleerung der Speicher öffnet Ca^{2+}-Kanäle der Zellmembran (**A6**). Außerdem kann Ca^{2+} über Liganden-gesteuerte Kanäle eindringen. Ca^{2+} beeinflusst, z. T. an Calmodulin gebunden und über eine Calmodulin-abhängige Kinase (CaM-Kinase), u. a. epithelialen Transport, Hormonausschüttung und Zellproliferation. **DAG** und Ca^{2+} stimulieren u. a. die Proteinkinase C (PKC). Die PKC stimuliert u. a. den Na^+/H^+-Austauscher, der über zytosolische Alkalisierung und Zellvolumenzunahme u. a. Stoff- ▶

▶ wechsel, K^+-Kanal-Aktivitäten, Zellteilung beeinflusst. Die Proteinkinase C wird ferner durch **Phorbolester** aktiviert (**A7**). Ca^{2+} stimuliert eine endotheliale NO-Synthase, die aus Arginin NO abspaltet. NO stimuliert u. a. in glatten Muskelzellen eine Proteinkinase G, die den Export von Ca^{2+} fördert und damit über Abnahme der zytosolischen Ca^{2+}Konzentration die Gefäße dilatiert. NO wirkt ferner über Nitrosylierung von Proteinen.

Insulin und Wachstumsfaktoren (S. 16) aktivieren **Tyrosinkinasen** (**A8**), die selbst Teil des Rezeptors sind oder sich bei Aktivierung an den Rezeptor anlagern. Häufig wirken Kinasen durch Phosphorylierung weiterer Kinasen und lösen damit eine *Kinasekaskade* aus. So können aktivierte Tyrosinkinasen unter Vermittlung des kleinen G-Proteins Ras die Proteinkinase Raf stimulieren, die über eine MAP-Kinase-Kinase die MAP(mitogen activated)-Kinase aktiviert. Durch diesen „Schneeballeffekt“ kommt es zu einer lawinenartigen Verstärkung des zellulären Signals. Die Januskinasen (JAK) aktivieren über Tyrosinphosphorylierung den Transkriptionsfaktor STAT und vermitteln so Wirkungen von Interferon, Somatotropin und Prolaktin. In ähnlicher Weise aktiviert Aktivin, das Anti-Müller-Hormon und der Tumor growth Factor TGFβ über eine Serin/Threoninkinase die Smad Transkriptionsfaktoren.

Die durch Kinasen phosphorylierten Moleküle können durch **Phosphatasen** dephosphoryliert, und damit die Wirkung der Kinasen abgeschalten werden. Die Ca^{2+}-aktivierte Phosphatase Calcineurin aktiviert u. a. den Transkriptionsfaktor NFAT, der u. a. Hypertrophie von Gefäßmuskelzellen und Aktivierung von T-Lymphocyten vermittelt.

Transkriptionsfaktoren (**A9**) (S. 10, 16) regulieren die Neubildung von Proteinen. Sie wandern in den Zellkern, binden an entsprechende Abschnitte der DNA und kontrollieren so die Genexpression. Transkriptionsfaktoren können durch Phosphorylierung reguliert werden (s. o.).

Nicht nur die Neubildung, sondern auch der Abbau von Proteinen ist streng reguliert. **Ubiquitinligasen** heften das Signalpeptid Ubiquitin an das zum Abbau bestimmte Protein. Ubiquitinierte Proteine werden dann im Proteasomweg abgebaut. Die Ubiquitinligasen können wiederum durch Phosphorylierung reguliert werden.

Aus Membranlipiden, inklusive DAG, kann durch *Phospholipase A* **Arachidonsäure** abgespalten werden (**A10**), eine mehrfach ungesättigte Fettsäure. Arachidonsäure hat selbst einige zelluläre Wirkungen (z. B. auf Ionenkanäle), kann aber auch durch *Cyclooxygenase* zu *Prostaglandinen* und *Thromboxan* umgebaut werden, die ihre Wirkungen z. T. über Aktivierung von Adenylyl- und Guanylylcyclasen entfalten. Arachidonsäure kann ferner durch *Lipoxygenase* zu *Leukotrienen* umgebaut werden. Prostaglandine und Leukotriene spielen v. a. bei Entzündungen eine entscheidende Rolle (S. 52 ff.) und dienen nicht nur als intrazelluläre Botenstoffe, sondern auch als extrazelluläre Mediatoren (S. 322). **Lipoxygenasehemmer** und die therapeutisch (z. B. als Entzündungs- und Thrombozytenaggregationshemmer) häufig eingesetzten **Cyclooxygenasehemmer** unterbinden die Bildung von Leukotrienen bzw. Prostaglandinen.

Einige Mediatoren (z. B. der Tumornekrosefaktor [TNF] und der CD 95[Fas/Apo1]-Ligand) aktivieren eine saure **Sphingomyelinase**, die aus Sphingomyelin *Ceramid* abspaltet (**A11**). Ceramid löst wiederum eine Reihe von zellulären Wirkungen aus, wie Aktivierung von kleinen G-Proteinen (z. B. Ras), von Kinasen, Phosphatasen usw. Die Wirkungen von Ceramid spielen u. a. bei der Signaltransduktion der Apoptose eine Rolle (S. 14).

Steroidhormone (Glucocorticoide, Aldosteron, Sexualhormone) sowie Schilddrüsenhormone (TR), Calcitriol (VDR), Retinoide (RAR) und Lipide (PPAR) binden an *intrazelluläre Rezeptorproteine* (**A12**). Der Hormon-Rezeptor-Komplex lagert sich an die DNA des Zellkerns an und reguliert auf diese Weise die Proteinsynthese.

Hormone können Transkription auch hemmen. Beispielsweise hemmt Calcitriol über den Vitamin-D-Rezeptor (VDR) den Transkriptionsfaktor NFκB (S. 10).

A. Intrazelluläre Signalübertragung und mögliche Störungen

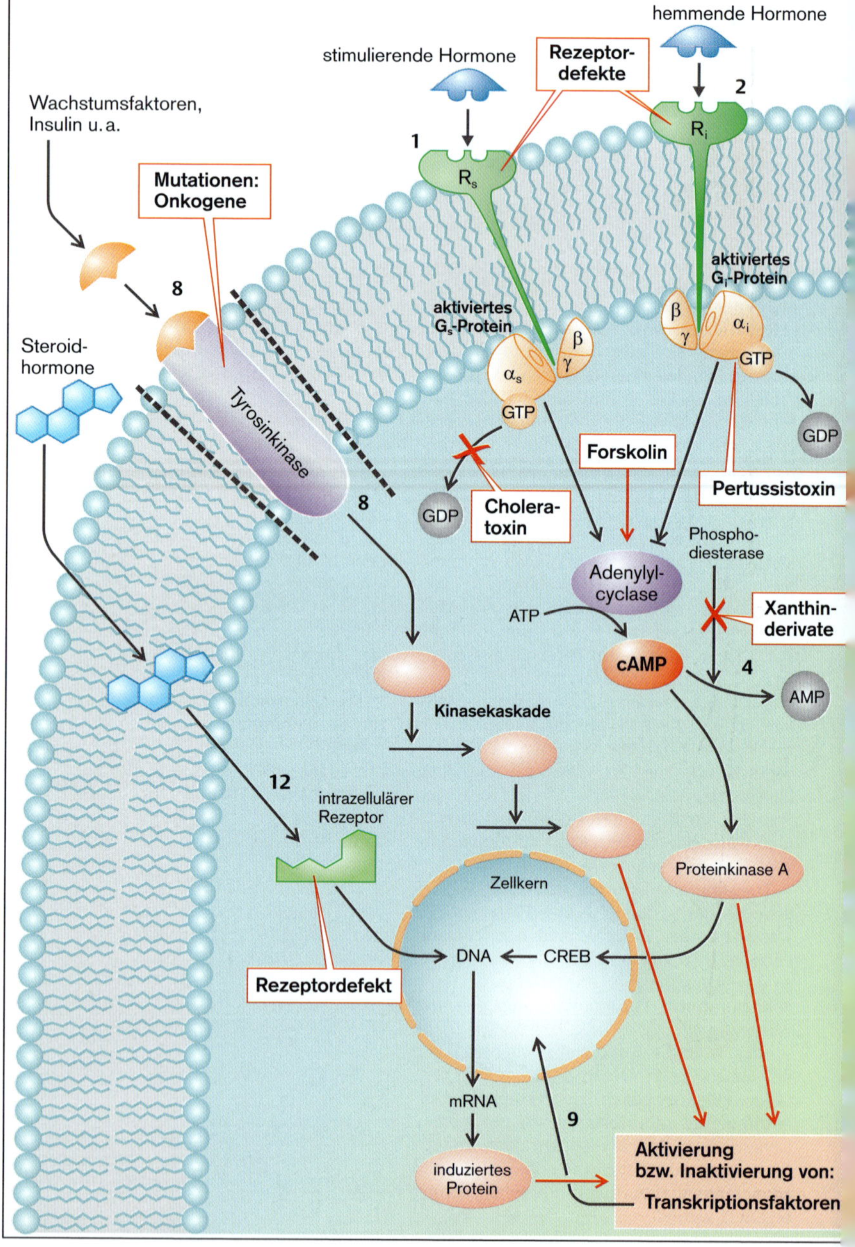

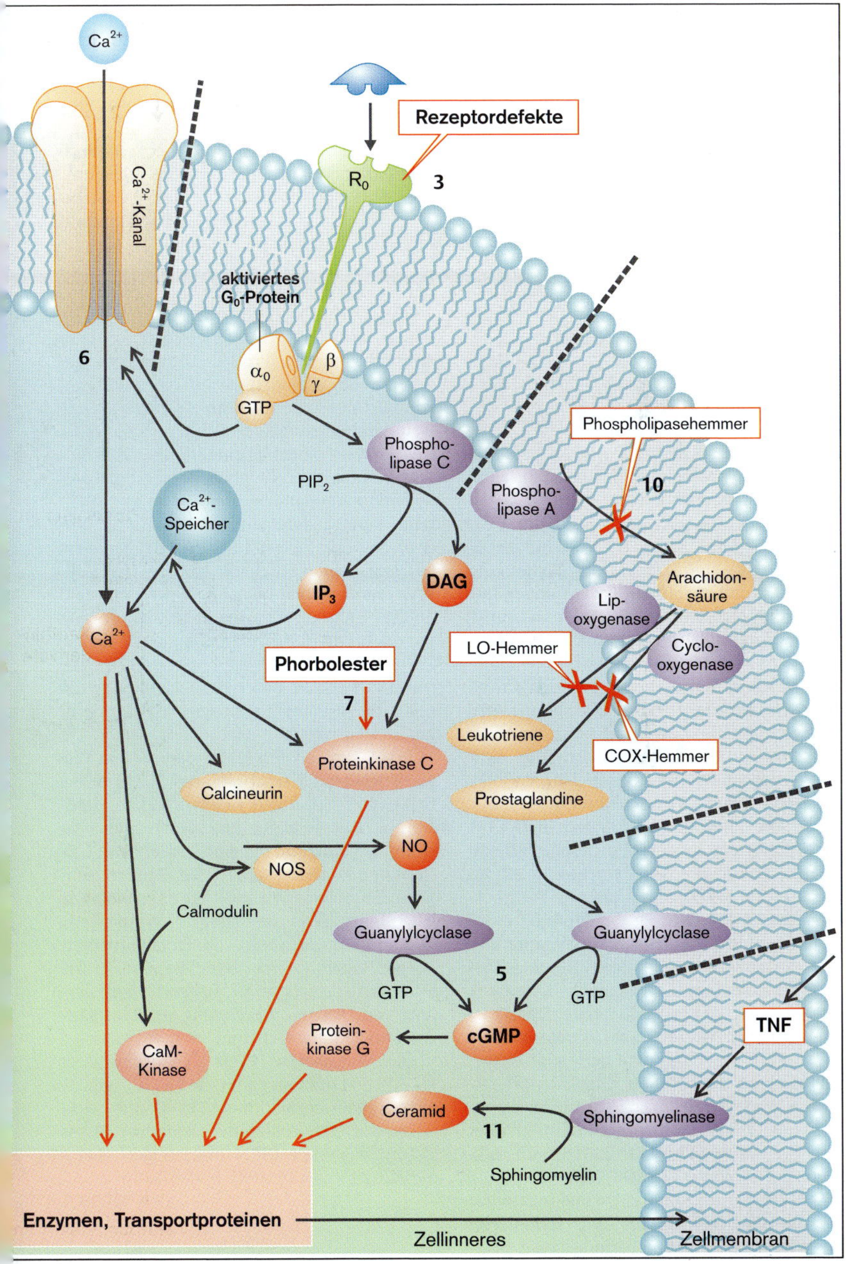
Ca2+
Ca2+-Kanal
Rezeptordefekte
R0
3
aktiviertes G0-Protein
α0
β
γ
GTP
6
Phospho-lipase C
PIP2
Ca2+-Speicher
Phospho-lipase A
Phospholipasehemmer
10
IP3
DAG
Arachidon-säure
Lip-oxygenase
Cyclo-oxygenase
LO-Hemmer
Ca2+
Phorbolester
7
Leukotriene
COX-Hemmer
Proteinkinase C
Calcineurin
Prostaglandine
NO
NOS
Calmodulin
Guanylylcyclase
Guanylylcyclase
5
GTP
GTP
TNF
Protein-kinase G
cGMP
CaM-Kinase
Ceramid
Sphingomyelinase
11
Sphingomyelin
Enzymen, Transportproteinen
Zellinneres
Zellmembran

Die **Phosphatidylinositol-3-Kinase** (PI3-Kinase) wird bei Aktivierung von Wachstumsfaktor- bzw. Insulinrezeptoren über phosphorylierte Tyrosinreste bzw. IRS 1 (insulin receptor substrate 1) gebunden (**A1**). Die PI3-Kinase bildet das in der Membran verankerte $PI_{3,4,5}P_3$ (Phosphatidylinositol-3,4,5 Trisphosphat). An $PI_{3,4,5}P_3$ binden die PDK1 (Phosphoinositide dependent kinase 1) und die Proteinkinase B (PKB/Akt). Dabei wird die PKB/Akt durch die PDK1 phosphoryliert und aktiviert (**A2**). Sie wird durch Calcitriol gehemmt (S. 7).

PKB/Akt stimuliert mehrere Transportprozesse, wie u. a. den *Glucosecarrier GLUT 4* (**A3**). Über Phosphorylierung und Inaktivierung des antiproliferativ und proapoptotisch wirkenden *Forkhead-Transkriptionsfaktor FKHRL 1* (FoxO1) greift PKB/Akt in die Genexpression ein (**A4**). Über Phosphorylierung und Aktivierung von MDM 2 hemmt PKB/Akt den proapoptotisch wirksamen Transkriptionsfaktor p53 (**A5**).

PDK1 und PKB/Akt regulieren die Genexpression ferner über den *Transkriptionsfaktor NFκB* (**A6**). Der Transkriptionsfaktor wird durch das Inhibitorprotein IκB gebunden. IκB wird durch eine IκB-Kinase (IKK) phosphoryliert und in der Folge ubiquitiniert und abgebaut. Damit wird NFκB frei, kann in den Zellkern wandern und die Genexpression stimulieren. NFκB fördert u. a. die Bildung von Bindegewebsproteinen. PKB/Akt phosphoryliert und aktiviert IKK und fördert damit die Aktivität von NFκB. Die IKK kann auch durch TNFα und Interleukin 1 aktiviert werden.

PKB/Akt phosphoryliert ferner *Bad* (**A7**), ein Protein, das in der Mitochondrienmembran die Freisetzung von Cytochrom c stimuliert und damit Apoptose auslöst (S. 14). Phosphoryliertes Bad wird an das Protein 14-3-3 gebunden und kann daher seine proapoptotische Wirkung nicht entfalten. PKB/Akt phosphoryliert und inaktiviert auch die Caspase 9, eine Protease, die gleichfalls bei der Signalkaskade beteiligt ist, die zur Apoptose führt (S. 14). PKB/Akt wirkt somit antiapoptotisch.

PKB/Akt phosphoryliert und aktiviert ferner die NO-Synthase. Auch NO kann antiapoptotisch wirken. Ferner fördert PKB/Akt über Aktivierung von $p47^{Phox}$ die Bildung von reaktiven Sauerstoffspezies (ROS) (**A8**).

Die PKB/Akt phosphoryliert und inaktiviert *Tuberin,* das, gemeinsam mit Hammartin einen Komplex bildet (tuberin sclerosis complex TSC), der das kleine G-Protein Rheb inaktiviert (**A9**). Aktiviertes Rheb stimuliert die Kinase mTOR (mammalian target of Rapamycin), ein Protein, das zelluläre Substrataufnahme, Proteinsynthese und Zellteilung stimuliert. Über Hemmung von Tuberin führt PKB/Akt zur Stimulation von mTOR. Der TSC wird im Übrigen durch die AMP-aktivierte AMP-Kinase stimuliert und damit mTOR gehemmt. Die AMP-Kinase wird bei Energiemangel durch Zunahme der AMP-Konzentration stimuliert.

PKB/Akt phosphoryliert und inaktiviert ferner die *Glykogensynthasekinase 3* (GSK3α und GSK3β) (**A10**). Die GSK3 wird auch durch den Wachstumsfaktor Wnt (über den Rezeptor Frizzled und das Protein Dishevelled) gehemmt. GSK3 bindet u.a an einen Proteinkomplex mit Axin, von-Hippel-Lindau-Protein (vHL) und Adenomatosis Polyposis Coli (APC). Der Komplex bindet das mulifunktionelle Protein *β-Catenin.* GSK3 phosphoryliert β-Catenin und leitet damit dessen Abbau ein. β-Catenin kann andererseits an E-Cadherin binden, das eine Verbindung zu Nachbarzellen herstellt. Freies β-Catenin kann in den Zellkern wandern und über Interaktion mit dem TCF/Lef Transkriptionskomplex die Expression von mehreren Genen stimulieren, die für die Zellteilung bedeutsam sind. Wnt und Aktivierung der PKB/Akt fördern über Hemmung der GSK3 die β-Catenin-abhängige Genexpression.

PDK1 aktiviert ferner die **Serum- und Glucocorticoid-induzierbare Kinase** (SGK1), deren Expression u. a. durch Glucocorticoide, Aldosteron, TGFβ, Ischämie und Hyperosmolarität stimuliert wird und die eine Vielzahl von Carriern und Kanälen aktiviert. Sie reguliert ähnliche Zielproteine wie PKB/Akt und spielt v. a. eine Rolle, wenn sie induziert wurde (z. B. durch Glucocorticoide, Mineralocorticoide, TGFβ, Hyperglykämie oder Ischämie). Die SGK1 fördert Hypertonie, Fettsucht, Entwicklung von Diabetes, Aktvierung von Blutplättchen und Tumorwachstum.

Die **Phosphatase PTEN** dephosphoryliert $PI_{3,4,5}P_3$ und beendet damit die $PI_{3,4,5}P_3$-abhängige Signaltransduktion (**A11**). Damit wirkt PTEN u. a. antiproliferativ. Oxidativer Stress (S. 92) inaktiviert PTEN und steigert damit die Aktivität von Akt/PKB und SGK.

A. PI3-Kinase-abhängige Signalübertragung

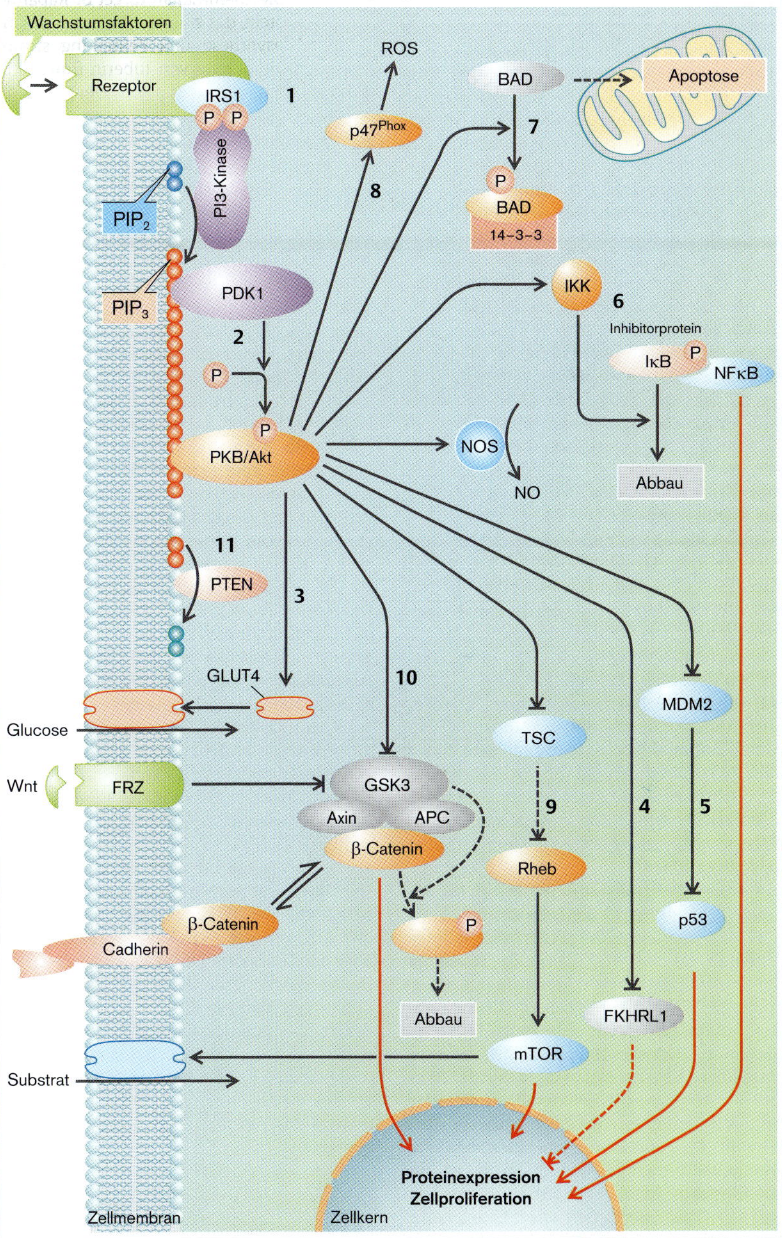

Das Überleben der Zelle ist an die Aufrechterhaltung von Zellvolumen und intrazellulärem Milieu gebunden (**A**). Da die Zellmembran für Wasser meist sehr gut permeabel ist und Wasser dem osmotischen Gradienten folgt (**A1**), muss die Zelle für ein osmotisches Gleichgewicht über die Zellmembran sorgen. Die hohe intrazelluläre Proteinkonzentration und die Aufnahme der von ihr benötigten organischen Substrate (z. B. Aminosäuren, **A7**) gleicht sie durch Senkung der zytosolischen Ionenkonzentration aus. Dafür sorgt die Na^+/K^+-ATPase, die Na^+ im Austausch gegen K^+ aus der Zelle pumpt (**A2**). Die Zellmembran ist normalerweise für Na^+ wenig (**A3**), für K^+ jedoch gut permeabel, so dass K^+ wieder nach außen diffundiert (**A4**). Dieser K^+-Ausstrom erzeugt ein innen negatives Potenzial (**A5**), das Cl^- aus der Zelle treibt (**A6**). Bei dieser ATP-verbrauchenden Ionenverschiebung ist die Senkung der zytosolischen Konzentration von Na^+ und Cl^- (um zusammen ca. 230 mosm/l) wesentlich größer als der Anstieg der K^+-Konzentration (ca. 140 mosm/l).

Die Senkung der intrazellulären Na^+-Konzentration durch die Na^+/K^+-ATPase schafft ein steiles elektrochemisches Gefälle für Na^+, das durch einige **Transportprozesse** ausgenutzt wird. Der *Na^+/H^+-Austauscher* (**A9**) eliminiert ein H^+ gegen ein Na^+, der *3 Na^+/Ca^{2+}-Austauscher* (**A8**) ein Ca^{2+} gegen 3 Na^+. Na^+-gekoppelte Transportprozesse erlauben auch die (sekundär-)aktive Aufnahme von Aminosäuren, Glucose, Phosphat usw. in die Zelle (**A7**). Die durch Öffnung von Na^+-Kanälen (→ **A10**) erzeugte Depolarisation dient der Signalverarbeitung und -weiterleitung im Nervensystem sowie der Auslösung von Muskelkontraktionen.

Da über Na^+-transportierende Carrier und Kanäle laufend Na^+ in die Zelle gelangt, erfordert das Überleben der Zellen die ständige Aktivität der Na^+/K^+-ATPase. Zu **Störungen** der intrazellulären Na^+-Homöostase kann es kommen, wenn die Tätigkeit der Na^+/K^+-ATPase durch **ATP-Mangel** beeinträchtigt ist (Ischämie, Hypoxie, Hypoglykämie). Das intrazelluläre K^+ sinkt dabei ab, das extrazelluläre K^+ steigt an, die Zellmembran depolarisiert, Cl^- strömt in die Zelle, und die Zelle schwillt (**B**). Diese Störungen treten auch auf, wenn zwar die Energiezufuhr normal ist, der Na^+-Einstrom jedoch so ansteigt, dass die Na^+/K^+-ATPase überfordert wird. Einige endogene Substanzen (z. B. der Neurotransmitter Glutamat) und exogene Gifte (z. B. Oxidanzien) steigern den **Na^+**- und/oder **Ca^{2+}**-Einstrom über Aktivierung entsprechender Kanäle (**B**).

Die Zunahme der intrazellulären Na^+-Konzentration führt nicht nur zu Zellschwellung, sondern, über Beeinträchtigung des 3 Na^+/Ca^{2+}-Austauschers, auch zu einer Zunahme der zytosolischen **Ca^{2+}**-Konzentration. Ca^{2+} löst eine Reihe zellulärer Wirkungen aus (S. 6 ff.), u. a. dringt es in Mitochondrien ein und führt über Hemmung der mitochondrialen Atmung zu einem ATP-Mangel (**B**).

Bei O_2-Mangel weicht der Energiestoffwechsel auf anaerobe Glykolyse aus. Die Bildung von Milchsäure, die zu Lactat und H^+ dissoziiert, verursacht eine zytosolische **Azidose**, die mit der Funktion der intrazellulären Enzyme interferiert und somit in der Folge die Glykolyse hemmt, so dass auch diese letzte ATP-Quelle versiegt (**B**). Die Laktatbildung erzeugt ferner eine extrazelluläre Azidose, die über Aktivierung von H^+-empfindlichen Rezeptoren und Kanälen die Zellfunktion beeinflusst. Bei Energiemangel ist die Zelle vermehrt **oxidativen Schädigungen** ausgesetzt, da die zellulären Schutzmechanismen gegen Oxidantien (O_2-Radikale) ATP-abhängig sind (**B**). Damit droht die Zerstörung der Zellmembran (Lipidperoxidation) und die **Freisetzung intrazellulärer Makromoleküle** in den Extrazellulärraum. Da das Immunsystem normalerweise intrazellulären Makromolekülen nicht ausgesetzt ist, besteht diesen gegenüber auch keine Immuntoleranz. Es kommt zur Aktivierung des Immunsystems und zur Entzündung, die eine weitere Zellschädigung nach sich zieht.

Die Zeitspanne bis zum nekrotischen Zelltod durch Unterbrechung der Energiezufuhr hängt von der Höhe des Na^+-Einstroms ab, also z. B. von der **Aktivität** erregbarer Zellen oder der Transportleistung epithelialer Zellen. Da die spannungsabhängigen Na^+- und Ca^{2+}-Kanäle erregbarer Zellen durch Depolarisation der Zellmembran aktiviert werden, kann Depolarisation den Zelltod beschleunigen. Die Aktivität der Kanäle kann u. a. durch Hypothermie herabgesetzt und damit bei Energiemangel das Auftreten des Zelltodes hinausgezögert werden.

A. Volumen- und Elektrolythomöostase der Zelle

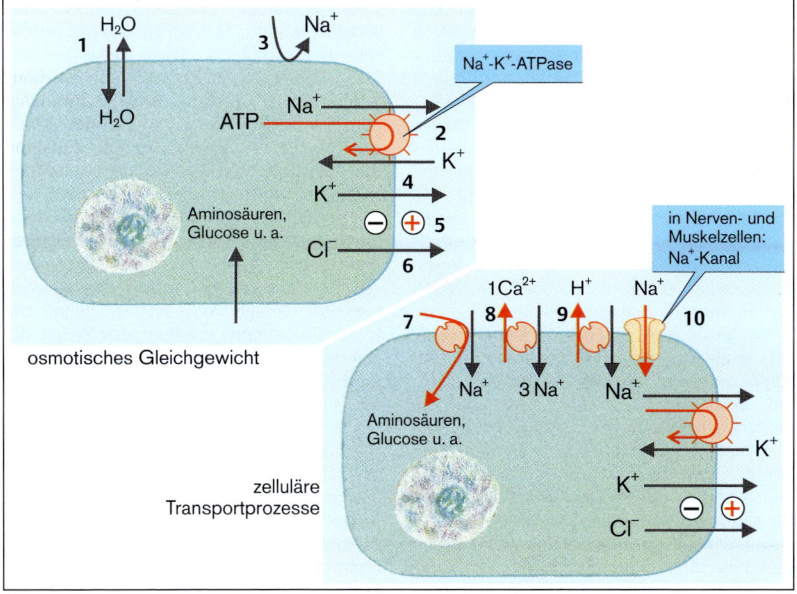

B. Nekrose

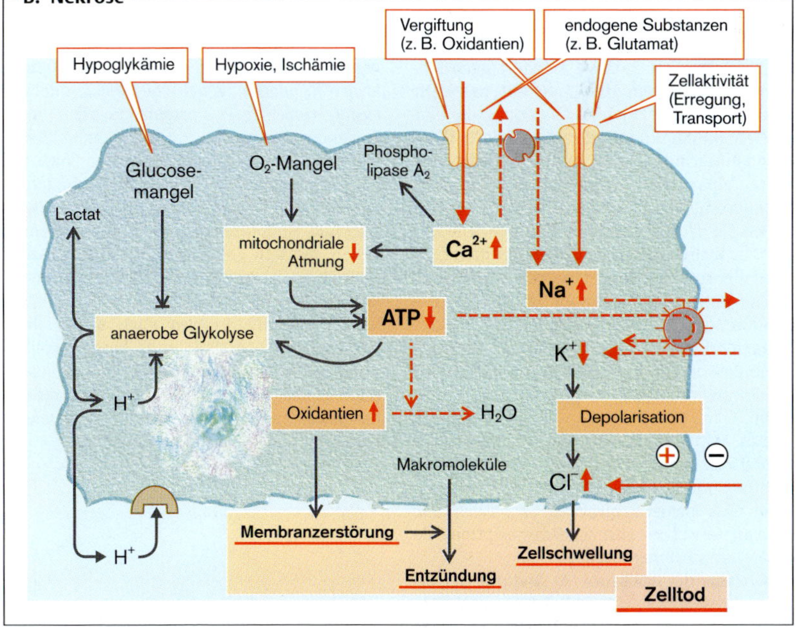

Täglich werden Hunderte von Milliarden an Zellen in unserem Körper eliminiert und durch Teilung bestehender Zellen ersetzt (S. 2 ff.). Im Gegensatz zur Nekrose (S. 12) ist die **Apoptose** ein **programmierter Zelltod** und, ebenso wie die Zellteilung (S. 2 ff., 14), ein fein regulierter physiologischer Mechanismus. Die Apoptose dient der *Anpassung* des Gewebes an wechselnde Belastungen, der Eliminierung überflüssig gewordener Zellen bei der *Embryonalentwicklung* sowie der *Entfernung schädlicher Zellen*, wie etwa Tumorzellen, Erreger-befallener Zellen oder immunkompetenter Zellen, die sich gegen körpereigene Antigene richten.

Apoptose wird durch eine **Signalkaskade** (**A**) vermittelt. Stimulation bestimmter Rezeptoren, exzessive Aktivierung von Ca^{2+}-Kanälen, oxidativer Stress (S. 92) oder sonstige Zellschädigung (s. u.) führen zu Aktivierung von Protein-spaltenden Caspasen und einer Sphingomyelinase (SM), die Ceramid bildet. Durch Einbau der Proteine Bak oder Bax in die mitochondriale Membran kommt es zur Depolarisation von Mitochondrien, O_2^-- und Cytochrom-c-Freisetzung, Wirkungen, die z. T. durch die ähnlichen Proteine Bcl-2 und Bcl-x gehemmt werden. Die Wirkung von Bcl-x wird wiederum durch das verwandte Protein Bad gehemmt. Aus Mitochondrien freigesetztes Cytochrom c aktiviert nach Bindung an das Protein APAF-1 die Caspase 9. Die Kaskade führt letztlich zu Caspase 3, die eine DNA-spaltende Endonuklease aktiviert (DNA-Fragmentierung). Durch Aktivierung der Protease Calpain wird Zytoskelett abgebaut, über Aktivierung von Ionenkanälen verlieren die Zellen Elektrolyte und Osmolyte, die Zelle zerfällt in kleine Partikel. An der Zellmembran wird Phosphatidylserin (PS) von innen nach außen umgelagert (Scrambling). Die PS-präsentierenden Partikel werden durch Makrophagen erkannt, aufgenommen und abgebaut, ohne dass intrazelluläre Makromoleküle freigesetzt werden und eine Entzündung auslösen.

Bad wird durch PKB/Akt phosphoryliert und damit inaktiviert (S. 10). Ferner können PKB/Akt und SGK1 (S. 10) über Phosphorylierung und Inaktivierung von Caspase 9 und proapoptotischen Forkheadtranscriptionsfaktoren Apoptose hemmen (S. 10).

Auslöser der Apoptose (**A**) sind u. a. der Tumornekrosefaktor (*TNF α*), *Glucocorticoide*, eine Aktivierung des *CD 95(Fas/Apo1)-Rezeptors* oder der *Entzug von Wachstumsfaktoren*. Über das Protein *p53* begünstigen *DNA-Schäden* die Apoptose. U. a. bei Ischämie exprimieren die betroffenen Zellen bisweilen den CD 95-Rezeptor und setzen sich somit der Apoptose aus. Auf diese Weise „kommen sie dem nekrotischen Zelltod zuvor“ und verhindern damit die Freisetzung intrazellulärer Makromoleküle nach außen, die ja eine Entzündung auslösen würde (S. 12).

Pathologisch gesteigerte Apoptose kann durch *Ischämie*, *Toxine*, massive osmotische *Zellschrumpfung*, *Bestrahlung* oder *Entzündungen* (Infektionen, Autoimmunerkrankungen) ausgelöst werden. Folge ist inadäquater Untergang funktionell erforderlicher Zellen, der zur Organinsuffizienz führen kann (**B**). Apoptose führt z. B. zu *Transplantatabstoßung*, *Neurodegeneration* (Morbus Parkinson, Morbus Alzheimer, amyotrophe Lateralsklerose, Querschnittslähmung, multiple Sklerose usw.) sowie toxischem, ischämischem und/oder entzündlichem Untergang von Zellen in der Leber (*Leberinsuffizienz*), von B-Zellen der Pankreasinseln (*Diabetes mellitus, Typ I*), von erythropoetischen Zellen und Erythrozyten (*Anämie*) oder von Lymphozyten (Immunschwäche, z. B. bei *HIV-Infektion*).

Pathologisch herabgesetzte Apoptose führt zum Überschuss an Zellen (**C**). Ursachen können u. a. *Störungen der endokrinen* bzw. *parakrinen Regulation*, *genetische Defekte* oder *Virusinfektionen* (z. B. Epstein-Barr-Virus) sein. Fehlende Apoptose virusbefallener Zellen kann *persistierende Infektionen* zur Folge haben. Zellen, die sich der Apoptose entziehen, können sich zu *Tumorzellen* entwickeln. Ungenügende Apoptose von immunkompetenten Zellen, die sich gegen körpereigene Strukturen richten, ist eine Ursache für *Autoimmunerkrankungen* (S. 60). Ein Überschuss an Zellen kann *Funktionsstörungen* nach sich ziehen, wie etwa eine persistierende Progesteronbildung bei fehlender Apoptose der Corpus-luteum-Zellen. Schließlich kann mangelhafte Apoptose zu *Störungen der Embryonalentwicklung* führen (z. B. Syndaktylie).

A. Auslösung und Ablauf der Apoptose

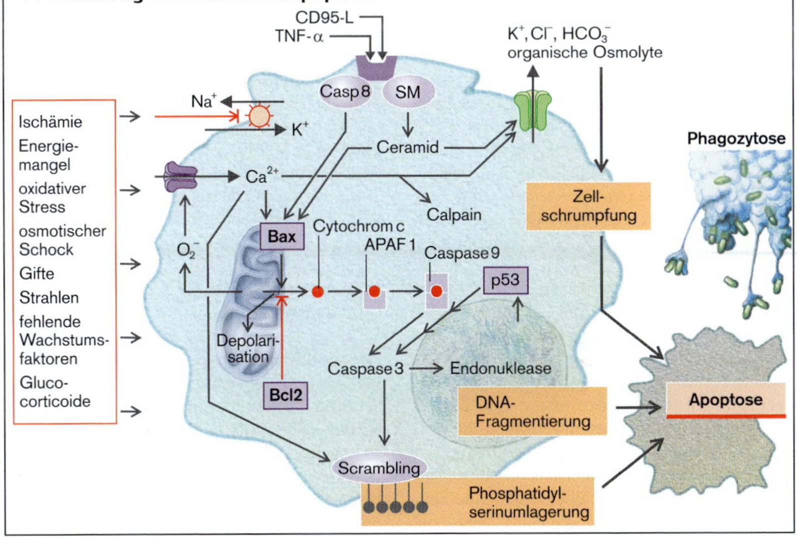

B. Gesteigerte Apoptose

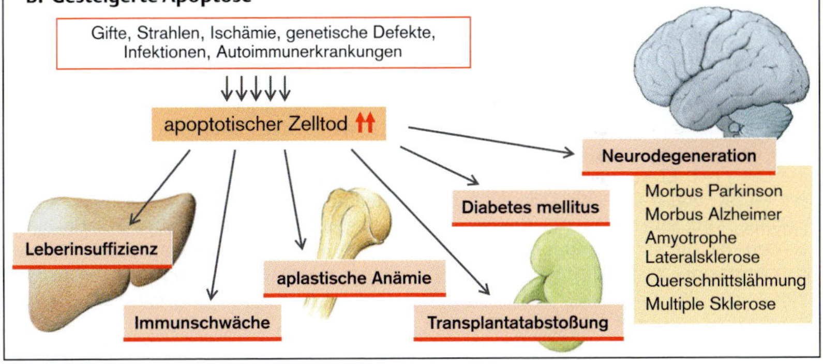

C. Verminderte Apoptose

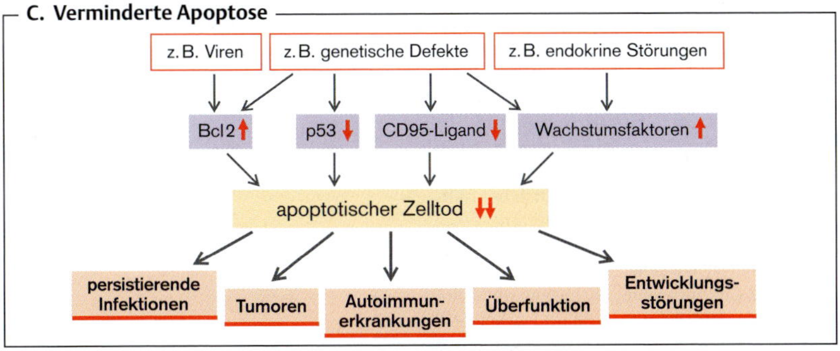

Die Zellteilung wird normalerweise über **Wachstumsfaktoren** präzise dem jeweiligen Bedarf an Zellen angepaßt (S. 2). Diese wirken u. a. über Tyrosinkinasen (**A1**). An deren Phosphotyrosinresten binden u. a. die Adapterproteine (GRB_2) und der GDP/GTP-Austauschfaktor SOS, der das kleine G-Protein Ras aktiviert. Ras stimuliert über die Serin/Threonin-Kinase Raf (**A2**) eine mitogen-aktivierte Proteinkinase-Kinase-Kaskade (MAPK-Kaskade) und aktiviert damit u. a. Transkriptionsfaktoren, welche die Expression der für die Zellteilung erforderlichen Gene veranlassen (u. a. Fos, Jun, Myc, Myb, Rel, E2F und DP1). Die Expression von Myc wird ferner durch β-Catenin (S. 10) stimuliert. Schilddrüsenhormone binden an zytosolische Rezeptoren (ErbA; **A3**), der Hormon-Rezeptor-Komplex wandert in den Zellkern und fördert Genexpression und Zellteilung. Substrataufnahme und Zellteilung werden ferner durch mTOR (S. 10) begünstigt.

Wachstumshemmende Faktoren unterbinden normalerweise eine überschießende Zellteilung. Sie werden u. a. wirksam, wenn die Zelle DNA-Schäden aufweist und eine Zellteilung zur Bildung genetisch defekter Tochterzellen führen würde. Das Retinoblastom-Protein (Rb), z. B., bindet und inaktiviert damit die Transkriptionsfaktoren E2F und DP1 (**A4**). Rb wird seinerseits durch den Komplex aus Cyclin E und der Kinase CDK_2 (= E-CDK_2) sowie den Komplex aus Cyclin D und der Kinase CDK_4 (= D-CDK_4) inaktiviert. Damit fördern E-CDK_2 und D-CDK_4 die Zellteilung. Ihre Wirkung wird durch das p21-Protein aufgehoben, das unter dem Einfluss des Transkriptionsfaktors p53 exprimiert wird. p53 hemmt also die Zellteilung (**A4**). Zum Teil p53-abhängig wird die Expression von einigen Wachstumsfaktoren und –Rezeptoren durch den Transkriptionsregulator WT 1 unterdrückt. Der Abbau von β-Catenin wird durch Bindung an einen Protein-Komplex aus von-Hippel-Lindau-Protein (vHL), Adenomatosis Polyposis Coli (APC) sowie Glykogensynthasekinase 3β (GSK-3β) gefördert (S. 10), die Inaktivierung von mTOR durch einen Komplex aus Tuberin und Hammartin (S. 10). Die Zellproliferation wird schließlich bei Aktivierung von Ca^{2+} Rezeptoren gehemmt.

Durch *Mutationen proliferationsrelevanter Gene* können **Onkogene** entstehen, deren Produkte, die **Onkoproteine**, auch ohne physiologische Stimulatoren aktiv sind und daher Zellteilung unabhängig von physiologischen Wachstumsfaktoren fördern können. Zu den Onkoproteinen (**A**, violette Kästen) zählen *Wachstumsfaktoren*, die von Tumorzellen gebildet werden und autokrin deren eigene Zellteilung stimulieren (z. B. Sis), *Rezeptoren* für Schilddrüsenhormone (ErbA), *Rezeptoren für Wachstumsfaktoren* (z. B. ErbB, Fms), *Tyrosinkinasen* (z. B. Abl, Src, Fes), G-Proteine (Ras), Serin/Threonin-Kinasen (z. B. Raf, Mos), *und Transkriptionsfaktoren* (Fos, Jun, Myc, Myb, Rel). Die Inaktivierung von **Ras** wird z. B. durch ein GTPase-aktivierendes Protein (GAP) beschleunigt (**B**). Mutationen von Ras können dessen Empfindlichkeit gegenüber GAP aufheben, und Ras bleibt aktiv.

Tumoren entstehen auch bei **Defekten proliferationshemmender Proteine**. Ein Ausfall von Rb (Retinoblastom) oder p53 (LiFraumi-Syndrom) begünstigt die unkontrollierte Zellteilung (**A5**). Ein Defekt von p53 behindert ferner die Apoptose (S. 15 A). Auch genetische Defekte von WT 1 (Wilms-Tumor), vHL (von-Hippel-Lindau-Erkrankung), APC (Familiäre Adenomatöse Polyposis Coli), Tuberin (tuberöse Sklerose) und PTEN (S. 10; u. a. Mammakarzinom) führen zu gehäuftem Auftreten von Tumoren.

Auslöser von Mutationen (**A** links) können chemische *Kanzerogene*, *Strahlen* oder *Störungen der DNA-Reparatur* sein. Die Zellen sind v. a. während der Mitose für Mutationen empfindlich, d. h., proliferierende Gewebe (z. B. bei *Entzündungen*, *Gewebsläsionen*) sind häufiger Mutationen unterworfen als ausdifferenzierte Gewebe. Schließlich können *Viren* Onkogene in die Wirtszellen einbringen (**A6, C1**) oder durch Inaktivierung (Rb, p53) oder Aktivierung (z. B. Bcl2) wirtsspezifischer Proteine die Entartung fördern.

Meist müssen *mehrere Mutationen* auftreten (**C2**), bis die Zelle zu einer Tumorzelle entartet. **Tumorpromotoren** (z. B. Phorbolester, S. 6) fördern die Vermehrung mutierter Zellen und damit die Tumorentwicklung, ohne selbst Mutationen auszulösen (**C3**).

A. Mechanismen der Tumorentstehung

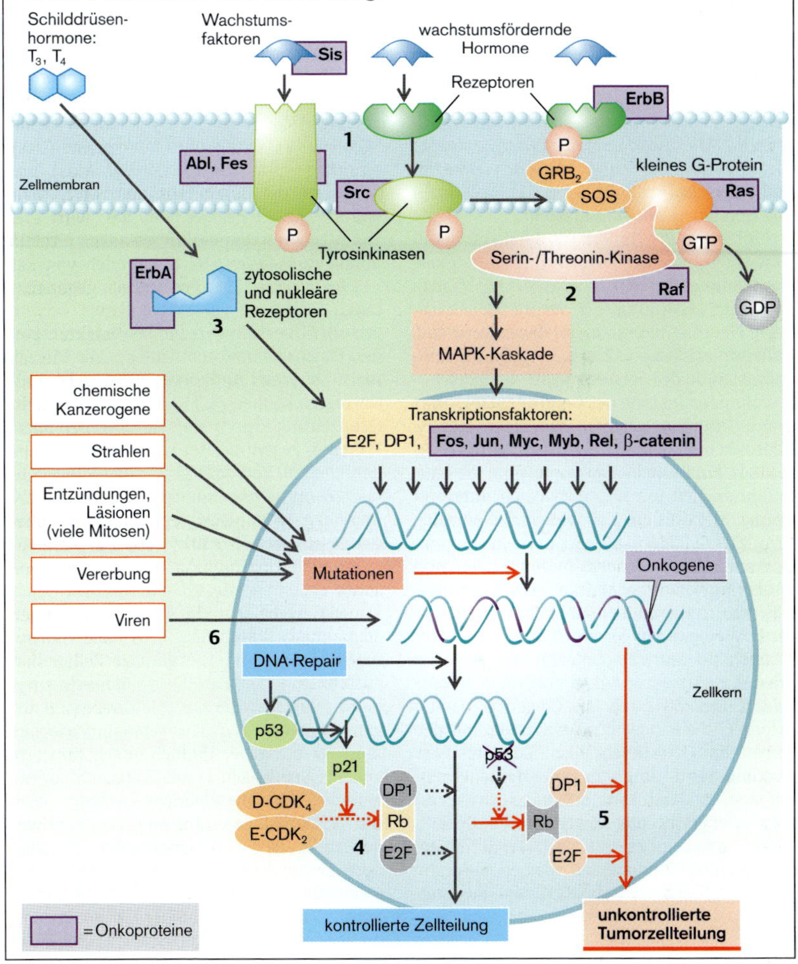

B. Fehlfunktion von Ras

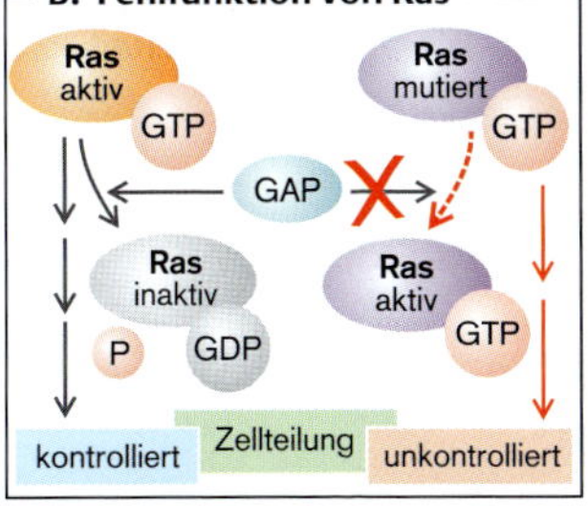

C. Entwicklung von Tumorzellen

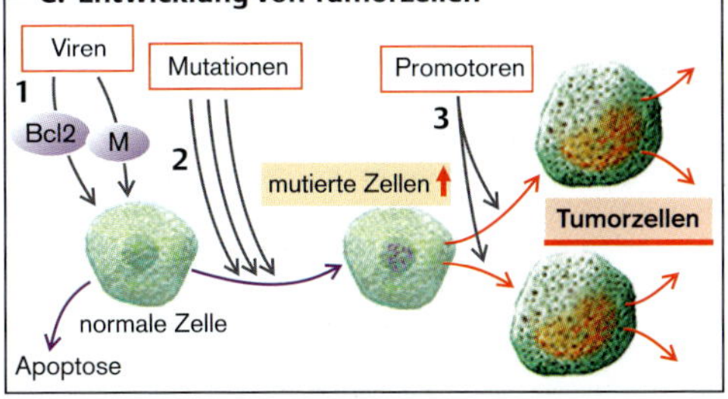

Bei unkontrollierter Zellteilung (S. 16) durchlaufen die Zellen eine zunehmende **Entdifferenzierung**. Dabei wird die veränderte Zelle vom **Immunsystem** häufig erkannt und eliminiert. Dem können sich die Tumorzellen entziehen, indem sie z. B. den Liganden für den CD 95-Rezeptor auf ihrer Zelloberfläche exprimieren (**A1**) und damit die Lymphozyten in die Apoptose treiben (S. 14). Auch eine *Immunschwäche* (z. B. AIDS, S. 62) begünstigt das Überleben von Tumorzellen.

Proliferiert die Tumorzelle, dann entwickelt sich ein Tumor, der bereits durch die **lokale Ausdehnung** schwere Auswirkungen haben kann. Ein Hirntumor z. B. verdrängt benachbarte Neurone und kann auf diese Weise u. a. Epilepsie auslösen (**A2** u. S. 364). Da die knöcherne Hülle des Schädels keine nennenswerte Volumenzunahme des Gehirns zuläßt, führt ein Hirntumor letztlich zur einer lebensbedrohlichen Steigerung des Hirndrucks (S. 384). Ein Bronchialkarzinom kann die Luftzufuhr zu den jeweiligen Alveolen unterbrechen und damit ein Kollabieren der Alveolen provozieren (Atelektase, S. 76).

Stark entdifferenzierte Tumoren können in andere Gewebe auswandern (**Metastasierung**, **A3**). Dazu müssen sich die Tumorzellen von ihrem Zellverband lösen, in Blutgefäße eindringen, in anderen Organen die Blutbahn wieder verlassen und dort eine neue Kolonie bilden. Das Verlassen des Gewebeverbandes erfordert die Fähigkeit zu *Migration* und den Abbau von Gewebeschranken. Letzteres wird durch Ausschüttung von proteolytischen Enzymen oder durch Unterdrückung der Expression oder Wirksamkeit von Proteinasehemmern erzielt. Die in das Gefäß eingeschwemmten Tumorzellen bleiben meist im nächsten Kapillarbett hängen. Um die Blutbahn zu verlassen, müssen sie an jeweils spezifische Adhäsionsmoleküle des Endothels andocken und durch die Gefäßwand brechen.

Eine Größenzunahme des Tumors bzw. seiner Metastasen erfordert die entsprechende Kapillarisierung zur Versorgung mit O_2 und Substraten. Die **Angiogenese** wird durch Freisetzung von Mediatoren stimuliert und kann durch Angiogenese-Hemmer (Angiostatin, Endostatin) gehemmt werden. Bei großen Tumoren belastet die zusätzlich erforderliche Durchblutung den Kreislauf (HZV ↑, **B**).

Der **Energiebedarf** der Tumorzellen wird selbst bei hinreichendem O_2-Angebot häufig durch *anaerobe Glykolyse* gedeckt, wobei die Energieausbeute pro mol Glucose nur 5 % des oxidativen Glucoseabbaus beträgt. Als Folgen treten *Hypoglykämie* und *Azidose* auf (**B**). Die Hypoglykämie stimuliert die Ausschüttung von Glucagon, Adrenalin und Glucocorticoiden, die den Fett- und Proteinabbau fördern. Letztlich magert der Patient stark ab: **Tumorkachexie** (**B**). Tumorzellen können Gerinnung und/oder Fibrinolyse aktivieren, so dass es zu Störungen der Blutstillung und *Blutverlusten* kommt. Blutungen, der hohe Eisenbedarf der Tumorzellen sowie die Tumorkachexie führen häufig zu **Anämie** (S. 40 ff.).

Oft verursachen Tumorzellen Störungen durch *Steigerung gewebespezifischer Leistungen* oder Übernahme neuer Leistungen. So bilden Plasmazelltumoren häufig große Mengen meist abnormer **Antikörper**, die u. a. die Niere schädigen können (S. 112). Durch ihre Entdifferenzierung exprimieren Turmorzellen ferner Proteine, gegen die Antikörper gebildet werden können. Von oder gegen Tumorzellen gebildete Antikörper können u. a. Ionenkanäle und Rezeptoren blockieren und so z. B. Myasthenie auslösen (S. 330).

Bereits kleine Tumoren endokriner Gewebe sowie entdifferenzierte Tumoren nicht-endokriner Gewebe (v. a. das kleinzellige Bronchialkarzinom) führen häufig zu massiven **Hormonstörungen** (**B**). Die gesteigerte Hormonausschüttung kann vielfältige Störungen auslösen (Kap. 9), wie z. B. Blutdrucksteigerungen, hypotone Hyperhydratation, Katabolismus, Akromegalie, Hypoglykämie, Knochenabbau, Hyperkalzämie und Nierensteine, Polyglobulie, Hyperthyreose, Virilisierung, Galaktorrhö, Durchfälle und Ulzera. Hormone werden andererseits als **Tumormarker** zur Diagnose bestimmter Tumoren verwendet, z. B. *Calcitonin* (medulläres Schilddrüsenkarzinom), *Choriongonadotropin* (u. a. Hodenkarzinom) oder *ACTH* (Lungentumoren). Bei Untergang von Tumorzellen führt freiwerdendes zelluläres K^+ zu **Hyperkaliämie** und der Abbau der Nukleinsäuren zu **Hyperurikämie** (**B** u. S. 272).

A. Tumoren: Versagen der lymphozytären Abwehr, lokale Schäden und Metastasen

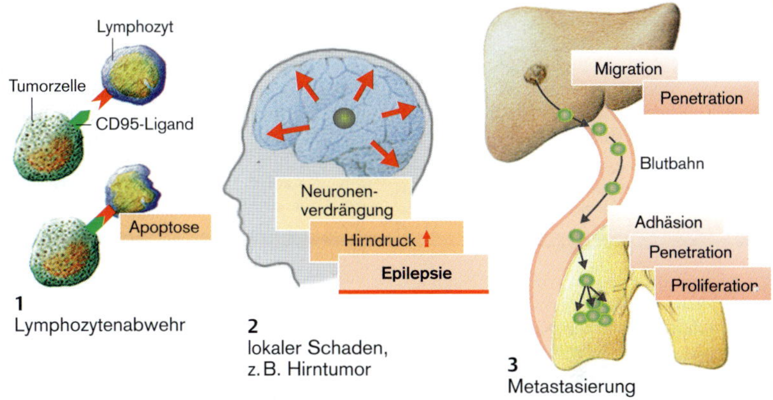

B. Systemische Tumorfolgen

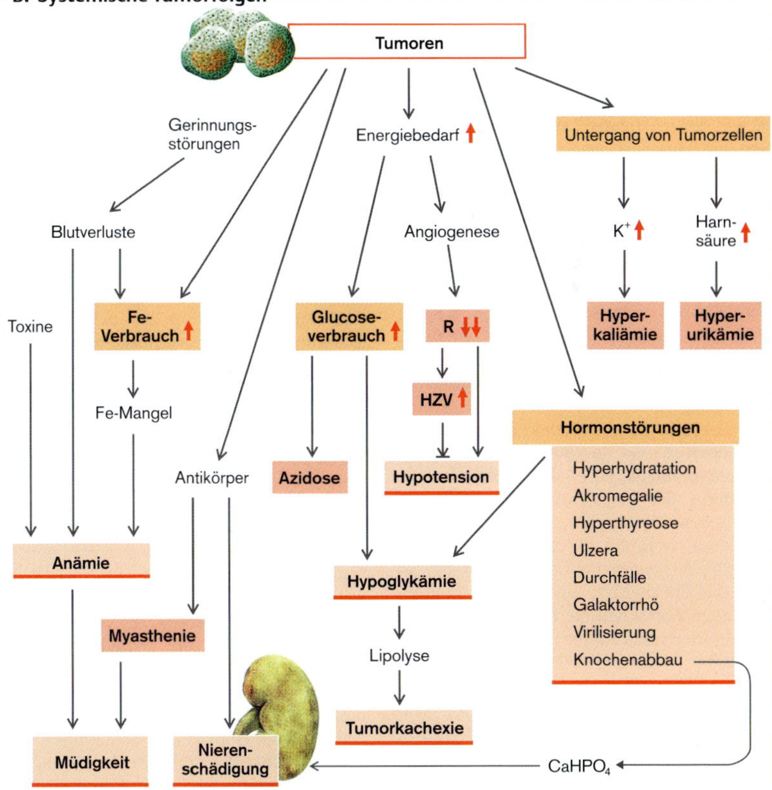

Altern ist ein normaler, unvermeidlicher Prozess, der mit dem *Tod* endet. Während die **mittlere Lebenserwartung von Neugeborenen** vor 50.000 Jahren (J.) auf nur ca. 10 J. und im alten Rom auf ca. 25 J. geschätzt wird (**A1**), betrug sie 2006 (**G**) zwischen 34 (Swasiland) und 83 J. (Andorra) und für Deutschland 75 (Jungen) und 81 J. (Mädchen).

Die mittlere Lebenserwartung einer bestimmten Altersgruppe steigt mit dem Alter, da die in jüngeren Jahren Verstorbenen ja nicht mehr mitzählen. So wurden 2008 70-jährige in Deutschland im Mittel 82 J. (Männer) und 85 J. (Frauen) alt.

V. a. bedingt durch die verringerte Säuglingssterblichkeit und die Beherrschung der meisten Infektionskrankheiten (Kinder!) ist die Lebenserwartung von Neugeborenen in den Industrienationen in den letzten 110 Jahren stark angestiegen (z. B. in den USA von 47 auf 74 J. bei Männern bzw. 80 J. bei Frauen). Daher stehen heute die Krankheiten des höheren Alters an der Spitze der **Todesursachen**: ca. 50 % Herz-Kreislauf-Erkrankungen (Männer > Frauen), 25 % Tumoren.

Es sind also meist Krankheiten, die ein Erreichen der **maximalen Lebensspanne** verhindern, die heute wie ehedem gut 100 J. beträgt (**A1**). So leben von den 98jährigen nach drei Jahren noch 10 % und nach 10 Jahren noch 0,005 % (**A2**). Der „Weltrekord" der Französin Jeanne Calment (122 J.) ist also eine ganz extrem seltene Ausnahme.

Einen *sekundären Einfluss* auf die Lebensspanne haben viele **erbliche Risiken**, z. B. für bestimmte Tumoren. Studien mit eineiigen Zwillingen zeigen jedoch, dass mindestens ⅔ der Variabilität der Lebensspanne *nicht genetisch bedingt* sind.

Altern führt zu einer **Reduktion von Körperfunktionen** (**C**), so des Atemgrenzwerts, des Herzzeitvolumens (HZV), der maximalen O_2-Aufnahme, der glomerulären Filtrationsrate (GFR) u. v. a. Die Muskel- und Knochenmasse nimmt ab, während die von Fett zunimmt, was großteils *endokrine Ursachen* hat (**D**). So ist es für die meisten (ansonsten gesunden) ganz alten Menschen die *Gebrechlichkeit*, die zum limitierenden Faktor wird. Diese „Altersschwäche" ist gekennzeichnet durch verminderte Muskelkraft, verlangsamte Reflexe, Gelenkschäden, Gleichgewichtsstörungen und fehlende Ausdauer. Die Folgen sind Stürze, Frakturen, Einschränkung der alltäglichen körperlichen Aktivitäten und Verlust der Unabhängigkeit.

Auch das **Altern des Immunsystems** (*Immunoseneszenz*) spielt beim Alterungsprozess eine Rolle. Beteiligt daran sind sowohl das unspezifische (natürliche Killerzellen [NK], neutrophile Granulozyten, Monozyten/Makrophagen, dendritische Zellen) als auch die spezifische Immunabwehr (T- und B-Lymphozyten). Als Folge davon wird die Immunantwort im Alter weniger rasch aktiviert, der Impfschutz ist weniger gut, die Anfälligkeit für Infektionskrankheiten (und auch für Tumore und Autoimmunkrankheiten) ist erhöht, sodass insgesamt eine gesteigerte Morbidität und Mortalität resultiert.

In schwedischen Studien bei 80- und 90-Jährigen zu diesem Thema wurde ein **Immun-Risiko-Profil** (IRP) für zu erwartende Mortalität identifiziert: erhöhte Zahl von $CD8^+$-T-Zellen (CMV-spezifisch; s. u.), reduzierte Anzahl von $CD4^+$-T-Zellen und $CD19^+$-B-Zellen sowie Fehlen von CD28, dem Kostimulator der T-Zellaktivierung. Ein hohes IRP war dabei vergesellschaftet mit persistierenden Cytomegalie-Virus(CMV)-Infektionen. Daher wird vermutet, dass die Immunoseneszenz durch eine *chronische Antigenbelastung* (v. a. CMV) verursacht wird.

Ursache rein altersbedingter **Gedächtnisprobleme** (v. a. Orientierungsprobleme in ungewohnter Umgebung) scheint die gestörte Langzeitpotenzierung in Kortex und Hippokampus zu sein (verminderte Dichte der Glutamatrezeptoren, Typ NMDA, im Gyrus dentatus). Dass ein ins Gewicht fallender Untergang von Neuronen, wie er bei der Alzheimer-Krankheit oder arteriosklerosebedingten Durchblutungsdefiziten auftritt, eine normale Alterserscheinung ist, wird heute bezweifelt.

Die **Ursachen des Alterns** sind unklar. Schon kultivierte Zellen „altern", d. h., sie hören nach einer bestimmten Anzahl von Zyklen auf, sich zu teilen (fetale Lungenfibroblasten etwa beim 70. Mal, **B**). Nur wenige Zellen sind „unsterblich" (unlimitierte Proliferation, z. B. Keimzellen und hämopoetische Stammzellen, krankhafterweise auch Krebszellen).

Replikative **Seneszenz** (**E**) ist ein altersbedingtes Aufhören der Zellteilung. Wie die Apoptose ist sie u. a. ein Mechanismus, die Tumorentstehung *in vivo* zu verhindern. In proliferativen Zellreservoirs entarten häufig Zellen durch somatische Mutationen. Eine der Anti-Tumor-Barrieren ist das *Telomer*, ein spezialisierter Nucleoprotein-Komplex, der als ▶

A. Lebenserwartung

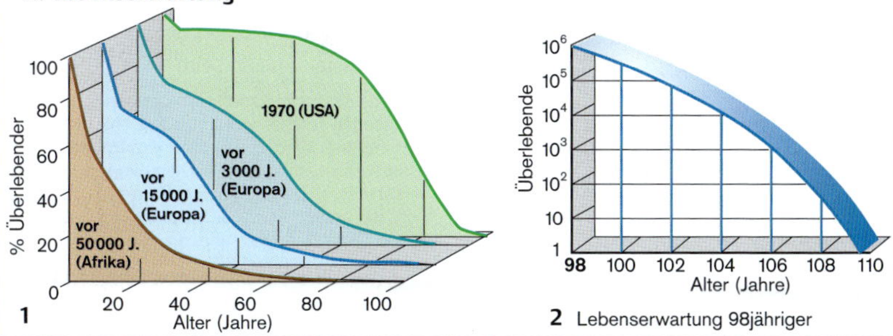

2 Lebenserwartung 98jähriger

B. Teilungsfähigkeit kultivierter Zellen

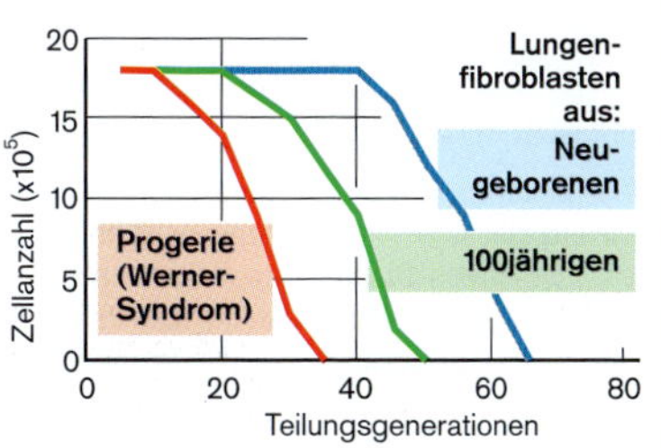

C. Altersabhängige Körperfunktionen

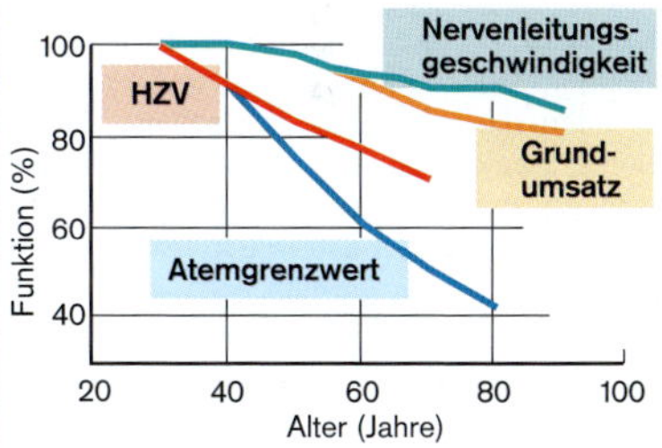

D. Endokrinologie des Alterns

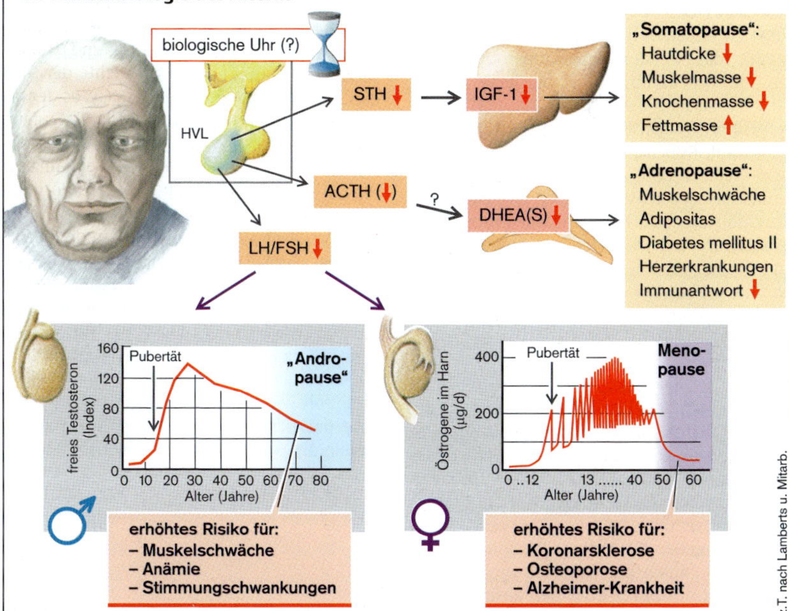

z.T. nach Lamberts u. Mitarb.

▶ Kappe auf den Chromosomen sitzt. In den somatischen Zellen wird das Telomer bei jeder Zellteilung etwas verkürzt. Teilen sich diese Zellen über viele Generationen (z. B. menschliche Fibroblasten ca. 70-mal), so verkürzen sich die Telomeren soweit, dass es zur Instabilität des Genoms und damit zur Gefahr der Tumorzellentstehung kommt. Dies wird dadurch weitgehend verhindert, dass diese gestörte Telomer-Funktion „automatisch" den *p53-Reaktionsweg* aktiviert, der die weitere Zellteilung stoppt (replikative Seneszenz) und/oder zur Apoptose dieser Zellen (S. 14) führt. *Telomerase* ist ein Enzym, das die Telomerverkürzung rückgängig macht und damit die Seneszenz verhindert. Beim Menschen trifft dies z. B. auf die Keimzellen zu, während in denjenigen somatischen Zellen, die sich selten teilen, die Telomerase abgeschaltet ist. Die Telomeraseaktivität in Tumorstammzellen hingegen macht diese durch ungehinderte Zellteilung quasi unsterblich, sodass der Tumor ungebremst proliferieren kann. *Telomerase-Hemmer* und *–Immunisierung* werden daher neuerdings zur Krebstherapie eingesetzt.

Lebensspanne und Altern sind **genetisch mitbestimmt**. Die (sehr seltene) Mutation des LMNA-Gens auf dem Chromosom 1 z. B. führt zu Defekten des Proteins Lamin A (Progerin), das in der Zellkernmembran vorkommt. Die dadurch destabilisierte Zellteilung ist Ursache der *Progerie Typ I* (Hutchinson-Gilford-Progerie-Syndrom, HGPS), bei dem Haut, Knochen und Blutgefäße schon ab dem ersten Lebensjahr altern und die Kinder kaum das Erwachsenen-Alter erreichen. Die Mutation des RECQL 1-Gens auf Chromosom 8, das für eine DNA-Helicase kodiert, führt zu Störungen der DNA-Reparatur. Hier kommt es bei Erwachsenen zur vorzeitigen Alterung (*Progeria adultorum = Morbus Werner = Progerie Typ II*).

Mehrere Mutationen von Genen sind bekannt (u. a. age-1, sgk), die die Lebensspanne eines Nematoden vervielfachen können. Bei der *age-1*-Mutation tritt u. a. eine erhöhte Resistenz gegen freie Radikale auf. Dafür, dass auch beim Menschen **oxidativen Schäden** beim Altern eine Rolle spielen, spricht der Befund, dass sich durch O_2-Radikale geschädigte Membranlipide, DNA und Proteine altersbedingt anhäufen und zugleich die Aktivität von Oxidationsschutz-Enzymen absinkt.

Auch über die **Regulation des Alterns auf molekularer Ebene** ist wenig bekannt, doch gibt es einige neue Erkenntnisse dazu. Bei einem sehr kurzlebigen Mäusestamm mit einer einzigen Genmutation traten eine Reihe von altersbedingten Krankheiten auf. Das Gen *Klotho* (benannt nach der den Lebensfaden spinnenden Tochter von Zeus und Themis) hemmt die Alterung. Wird es vermehrt exprimiert, wirkt es lebensverlängernd, fehlt es, ist die Lebensspanne verkürzt (s. o.). Klotho kodiert für ein Membranprotein, das an den Rezeptor für den fibroblast growth factor (FGF23) bindet und die Phosphat/Calcium-Homöostase reguliert. Unter anderem hemmen FGF23/Klotho die Bildung von Calcitriol. Fehlen von Klotho oder von FGF23 bewirkt massiv gesteigerte Bildung von Calcitriol mit Hyperphosphatämie und Hyperkalzämie gefolgt von massiver Gewebsverkalkung und beschleunigter Alterung. Das Klotho-Protein kann also als Ligand, als Co-Rezeptor und Enzym wirken. Welche dieser zahlreichen Funktionen des Klotho-Proteins die Alterung bremsen, bleibt noch zu klären.

Es ist bekannt, dass eine **niedrigkalorische Ernährung** die Lebenserwartung erhöht, da sie die Nüchtern-Plasmaglucosekonzentration, die Plasma-Cholesterin-Werte, die Insulinresistenz, die viszerale Fettansammlung und damit bestimmte, daraus freigesetzte Adipokine (S. 268 ff.) absenkt, also fast alles Risikofaktoren der koronaren Herzerkrankung. Da eine solche Ernährung sehr schwer durchzuhalten ist, wird nach deren hormonalen und metabolischen Wirkmechanismen gesucht, um durch deren Beeinflussung evtl. den positiven Effekt auf die Lebenserwartung zu simulieren, ohne auf das „gute" Essen zu verzichten. Ein Stoff, mit dem diese positiven Effekte simuliert werden können, ist das Polyphenol *Resveratrol*, das u. a. im Rotwein vorkommt.

Resveratrol aktiviert das Gen, das für die Sirtuine (Sirt1-7), NAD-abhängige Deacetylasen, kodiert. Sirt1 steigert bei vielen Species die Resistenz gegen oxidativen Stress sowie die Lebenserwartung, wobei die Transkriptionsfaktoren der FoxO-Gruppe (Forkhead box O) einige dieser Sirtuineffekte vermitteln. Die Frage, ob wir Menschen wirklich nach Maßgabe der Sirt1- bzw. FoxO-Expression altern, ist allerdings noch nicht beantwortet.

E. Telomerverkürzung/ -dysfunktion und replikative Seneszenz

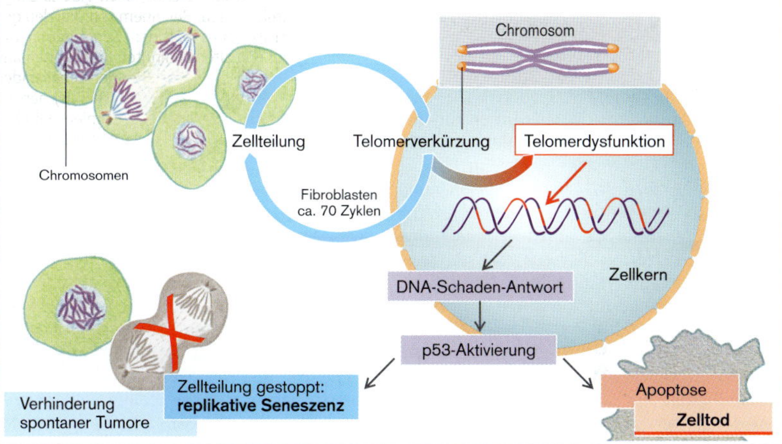

F. Beeinträchtigung des Energiehaushalts im Alter

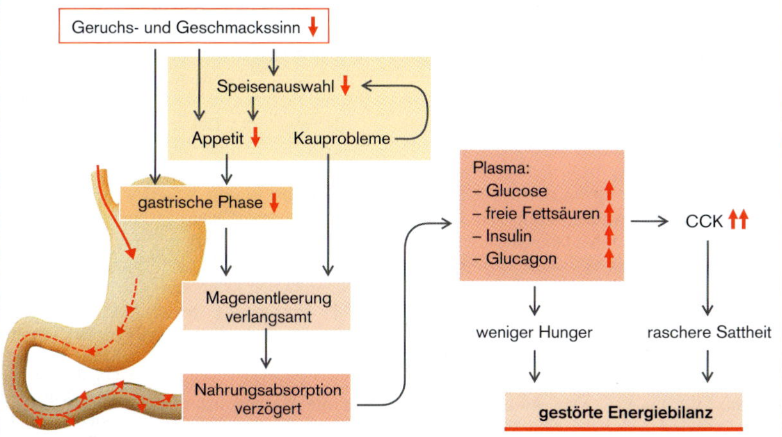

G. Mittlere Lebenserwartung Neugeborener in den UN-Mitgliedsstaaten (2006)

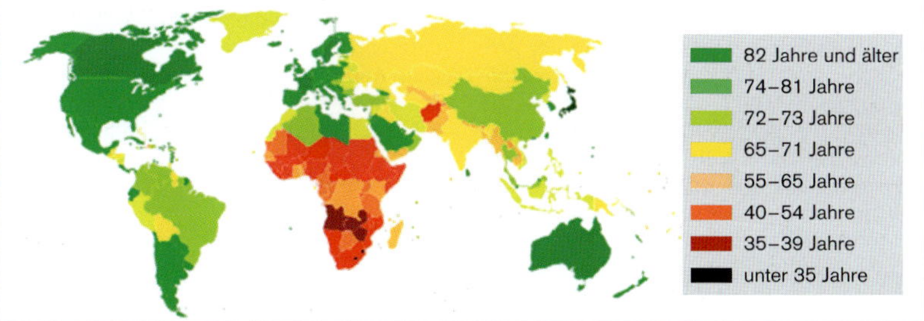

Ziel der Thermoregulation ist es, den *Istwert* der Körperkerntemperatur auf einem *„Sollwert"* um 37 °C (mit tageszeitlichen Schwankungen) konstant zu halten. Im Gegensatz zur Hyperthermie (S. 26) ist der Sollwert bei Fieber erhöht; in diesem Fall sorgen also die thermoregulatorischen Mechanismen für die Einhaltung der *erhöhten* Temperatur (**A5**, grüne Kurve). Dies macht sich beim *Fieberanstieg* bemerkbar: Wegen der Abweichung des Istwerts vom plötzlich erhöhten Sollwert wird die Wärmeabgabe durch *Verminderung der Hautdurchblutung* herabgesetzt, so dass die Haut abkühlt (*Kältegefühl*). Außerdem wird die Wärmeproduktion durch Zittern erhöht (*Schüttelfrost*). Dies dauert an, bis sich der Istwert (**A5**, rote Kurve) dem erhöhten Sollwert angeglichen hat (*Plateau*). Beim *Fieberabfall* sinkt der Sollwert wieder, so dass nun der Istwert zu hoch ist und es zu verstärkter Hautdurchblutung mit *Hitzegefühl* und starkem *Schwitzen* kommt (**A5**).

Fieber tritt v. a. bei Infektionen im Rahmen der *Akute-Phase-Reaktion* auf (S. 52), wobei fiebererzeugende Stoffe (Pyrogene) die „Sollwertverstellung" verursachen. **Exogene Pyrogene** sind Erregerbestandteile, von denen die Lipopolysaccharid-Komplexe („Endotoxine") gramnegativer Bakterien besonders wirksam sind. Solche Erreger bzw. Pyrogene werden durch Komplement opsonisiert (S. 48 ff.) und mittels Komplementrezeptoren von Makrophagen, z. B. von den *Kupffer-Sternzellen* der Leber, phagozytiert (**A1**). Diese schütten daraufhin zahlreiche *Zytokine* aus, u. a. die **endogenen Pyrogene** Interleukin 1α, 1β, 6, 8 und 11, Interferon α_2 und γ, die Tumornekrosefaktoren TNFα (Cachectin) und TNFβ (Lymphotoxin), das Makrophagen-inflammatorische Protein MIP 1 u. a.m. Man nimmt an, dass diese Zytokine mit einer Molekülmasse von ca. 15 – 30 ku (= kDa) auf dem Blutweg zu den *zirkumventrikulären Organen* des Gehirns gelangen, die keine Blut-Hirn-Schranke besitzen, um dort bzw. von dort aus in der *Area praeoptica* und im *Organum vasculosum laminae terminalis* (OVLT) mittels des Prostaglandins **PGE_2** die Fieberreaktion auszulösen (**A2**). Einige Zytokine (z. B. IL-10) sind auch für die *Begrenzung* des Fieberanstiegs (bis. ca. 41 °C) verantwortlich. Fieber senkende Medikamente (*Antipyretika*) greifen z. B. an **PGE_2** an: So hemmt Acetylsalicylsäure (Aspirin^R) die Cyclooxygenasen 1 und 2, die die PGE_2-Bildung aus Arachidonsäure katalysieren.

Da nach i. v. Injektion von Lipopolysacchariden (= Wandbestandteile gramnegativer Bakterien) die oben genannten Zytokine erst 30 min nach der Fieberauslösung ausgeschüttet werden und dies zudem durch subdiaphragmatische Vagotomie verhindert werden kann, scheinen exogene Pyrogene die Area praeoptica und das OVLT auch über *neuronale Afferenzen* aus dem Bauchraum zu aktivieren. So könnten von den Kupffer-Sternzellen der Leber freigesetzte Signalstoffe (Zytokine? PGE_2?) nahe gelegene afferente Vagusfasern aktivieren, die das pyrogene Signal über den Nucleus solitarius weiter zu den noradrenergen Zellgruppen A1 und A2 leiten, die ihrerseits im ventralen noradrenergen Bündel zu den fiebersteuernden Neuronen in der Area praeoptica und im OVLT projizieren (**A3**). Dort freigesetztes Noradrenalin löst schließlich die Bildung von PGE_2 und damit das Fieber aus. Dabei kommt es auch zur Ausschüttung von Adiuretin (ADH; V_1-Rezeptorwirkung), α-Melanozyten-stimulierendem Hormon (α-MSH) und Corticoliberin (CRH), die in einer negativen Rückkopplungsschleife dem Fieber als **endogene Antipyretika** entgegenwirken (**A4**).

Als **Folgen des Fiebers** erhöhen sich *Herzfrequenz* (8 – 12 min^{-1}/°C) und *Energieumsatz*; es kommt zu Abgeschlagenheit, Glieder- und Kopfschmerzen (s. a. S. 54 ff.), zu vermehrtem *Slow-wave-Schlaf* (dem restaurative Funktion für das Gehirn zukommt) sowie u. U. zu Bewusstseins- und Sinnestrübung (*Fieberdelir*) und zerebralen Krämpfen (s. u.).

Der **Nutzen des Fiebers** liegt wohl darin, der Infektion entgegenzuwirken. Die erhöhte Temperatur hemmt die Vermehrung mancher Erreger und tötet andere sogar ab. Auch sinken die Plasmakonzentrationen der für die Bakterienvermehrung essenziellen Metalle Eisen, Zink und Kupfer. Schließlich fallen virusgeschädigte Zellen vermehrt der Zerstörung anheim, so dass die Virusreplikation behindert wird. Aus diesen Gründen sollten exogene Antipyretika in der Regel nur dann eingesetzt werden, wenn das Fieber zu **Fieberkrämpfen** führt (häufig bei Säuglingen und Kleinkindern) oder so hoch ansteigt (> 39 °C), dass diese zu befürchten sind.

A. Fieber

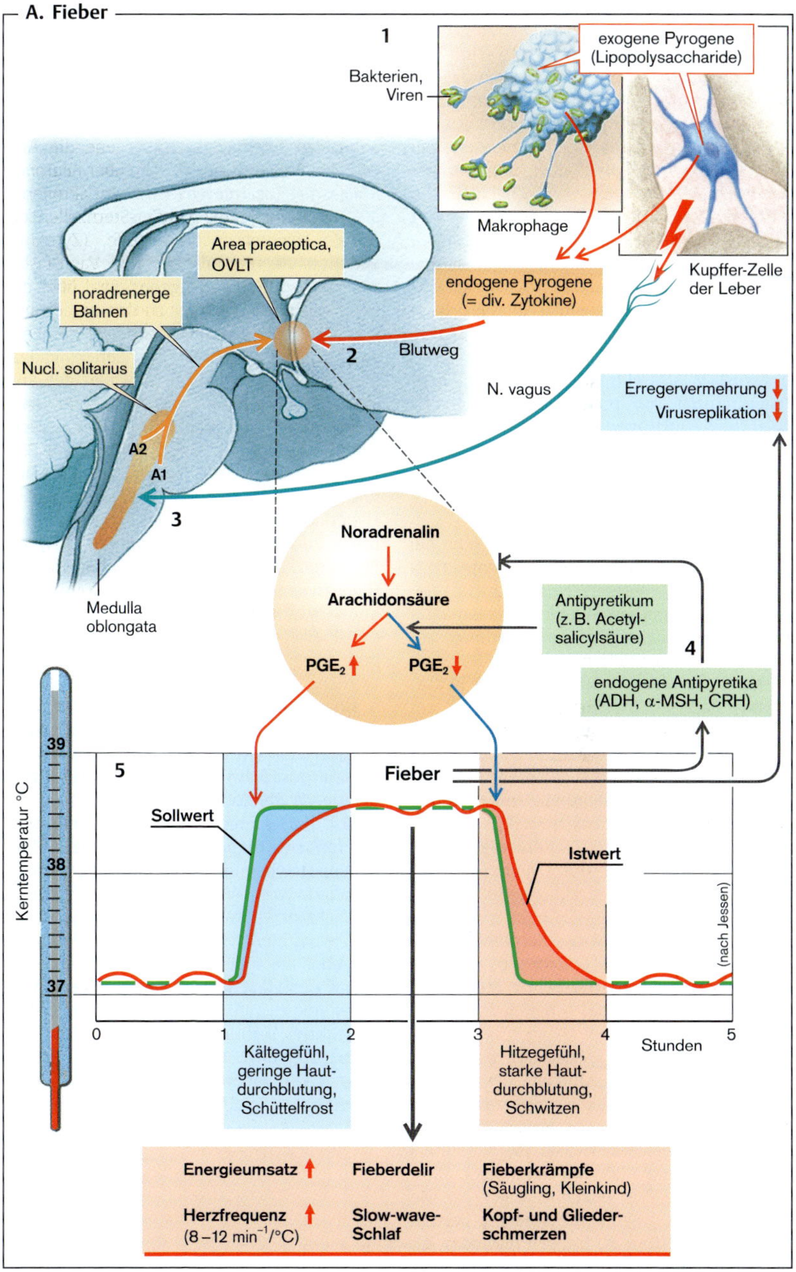
1
Bakterien, Viren
exogene Pyrogene (Lipopolysaccharide)
Makrophage
Kupffer-Zelle der Leber
endogene Pyrogene (= div. Zytokine)
Area praeoptica, OVLT
noradrenerge Bahnen
Nucl. solitarius
A2
A1
2
Blutweg
N. vagus
3
Medulla oblongata
Erregervermehrung ↓
Virusreplikation ↓
Noradrenalin
Arachidonsäure
PGE2 ↑
PGE2 ↓
Antipyretikum (z. B. Acetylsalicylsäure)
4
endogene Antipyretika (ADH, α-MSH, CRH)
5
Fieber
Sollwert
Istwert
Kerntemperatur °C
39
38
37
0
1
2
3
4
5
Stunden
(nach Jessen)
Kältegefühl, geringe Hautdurchblutung, Schüttelfrost
Hitzegefühl, starke Hautdurchblutung, Schwitzen
Energieumsatz ↑
Herzfrequenz ↑ (8–12 min⁻¹/°C)
Fieberdelir
Slow-wave-Schlaf
Fieberkrämpfe (Säugling, Kleinkind)
Kopf- und Gliederschmerzen

Bei starker körperlicher Anstrengung (erhöhte Wärmebildung) und/oder heißer Umgebung (verminderte Nettowärmeabgabe) sind die thermoregulatorischen Mechanismen des Organismus – insbesondere bei Wassermangel und hoher Luftfeuchtigkeit – überfordert: Die Körperkerntemperatur kann nicht mehr auf dem, im Gegensatz zum Fieber (S. 24), unveränderten *„Sollwert"* von etwa 37 °C gehalten werden, so dass es zu **Hyperthermie** kommt (**A oben**). Im Stehen lässt die wärmebedingte Vasodilatation einen Teil des Blutes in den Beinen „versacken", und durch Schwitzen verringert sich das Extrazellulärvolumen. Folglich sinken Herzzeitvolumen und Blutdruck, zumal die Vasodilatation der Haut den peripheren Widerstand mindert. Schon bei Kerntemperaturen von unter 39 °C können als Folge des *erniedrigten Blutdrucks* Schwächegefühl, Schwindel, Übelkeit und Ohnmacht auftreten: **Hitzekollaps** (**A1**). Flachlagerung und Flüssigkeitsersatz lassen den Blutdruck wieder ansteigen.

Wesentlich gefährlicher wird es, wenn die Körperkerntemperatur 40,5 °C erreicht, da das Gehirn solche Temperaturen nicht mehr toleriert. Zum **Schutz vor einem Hitzschlag** kann das Gehirn vorübergehend kühler als der übrige Körperkern gehalten werden, indem eine steigende Kerntemperatur (auch bei Dehydratation) starkes Schwitzen am Kopf, v. a. im Gesicht, auslöst (**A2**). Das solcherart gekühlte Blut erreicht das endokraniale Venensystem und den Sinus cavernosus, wo es die Bluttemperatur in den begleitenden Arterien senkt. Nur so ist es wohl zu erklären, dass ein Marathonläufer, bei dem ein kurzzeitiger Kerntemperaturanstieg auf 41,9 °C gemessen worden war, nicht vom Hitzschlag getroffen wurde.

Bei einem längerfristigen Kerntemperaturanstieg auf 40,5 bis 43 °C kommt es zum *Versagen der thermoregulatorischen Zentren* im Zwischenhirn (S. 24), das Schwitzen hört auf. Der/die Betroffene wird verwirrt, teilnahmslos und bewusstlos (**Hitzschlag**). Es kommt zum *Hirnödem* mit Schädigung des Zentralnervensystems, und ohne rasche Hilfe von außen tritt der Tod ein. Kinder sind dabei gefährdeter als Erwachsene, da das Verhältnis Oberfläche/Masse bei ihnen größer, ihre Schweißproduktion jedoch geringer ist. Die *Therapie* für den Hitzschlagpatienten besteht darin, ihn ins Kühle zu bringen und/oder ihn in kühles Wasser einzutauchen. Allerdings sollte die Körperoberfläche dabei nicht zu kalt werden, da die dadurch verursachte Vasokonstriktion die Senkung der Kerntemperatur verzögern würde. Ein überstandener Hitzschlag kann bleibende Schäden der thermoregulatorischen Zentren hinterlassen, was die zukünftige Toleranz gegenüber extremen Umgebungstemperaturen einschränkt.

Die **maligne Hyperthermie** (**B**) ist die potenziell tödliche Folge von genetischen Defekten des sarkoplasmatischen Ca^{2+}-Transports, wobei häufig der als *Ryanodinrezeptor* bezeichnete Ca^{2+}-Freisetzungskanal betroffen ist. Bestimmte Inhalationsnarkotika (Halothan, Enfluran, Isofluran) und depolarisierende Muskelrelaxanzien (Typ Succinylcholin) lösen in der Skelettmuskulatur plötzlich eine exzessive *Freisetzung von* Ca^{2+} aus dem sarkoplasmatischen Retikulum aus, so dass es zu generalisierten, unkoordinierten Muskelzuckungen mit sehr hohem O_2-Verbrauch und enormer Wärmebildung kommt. Azidose, Hyperkaliämie, Tachykardie, Arrhythmie und rasch zunehmende Hyperthermie sind die Folge. Rechtzeitig erkannt, kann die maligne Hyperthermie durch Absetzen des Narkotikums bzw. Muskelrelaxans, durch Gabe des Ca^{2+}-Freisetzungsblockers *Dantrolen* sowie mit Körperkühlung erfolgreich behandelt werden.

Hitzekrämpfe kommen bei schwerer körperlicher Arbeit in hoher Umgebungstemperatur (z. B. am Hochofen) vor, wenn zwar das mit dem Schweiß verlorene Wasser, aber nicht auch das Kochsalz ersetzt wird.

Von der Hyperthermie zu unterscheiden ist der **Sonnenstich**, der durch unmittelbare Sonneneinstrahlung auf Kopf und Nacken entsteht und von Übelkeit, Schwindel, heftigen Kopfschmerzen sowie von Gehirnhyperämie und einer serösen *Meningitis* begleitet ist und ebenfalls tödlich enden kann.

Auf der **Haut** kann Kontakt- oder Strahlungshitze zu *Verbrennungen* 1., 2. und 3. Grades führen (Rötung, Blasenbildung bzw. Nekrosen). Häufige und starke Sonneneinwirkung erhöht außerdem das Risiko eines *Melanoms*.

A. Hitzekollaps, Hitzschlag

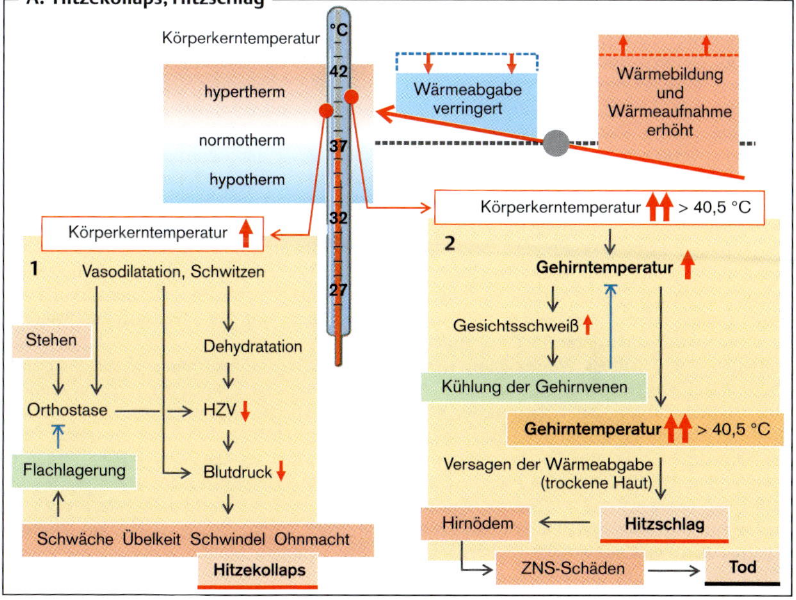

B. Maligne Hyperthermie

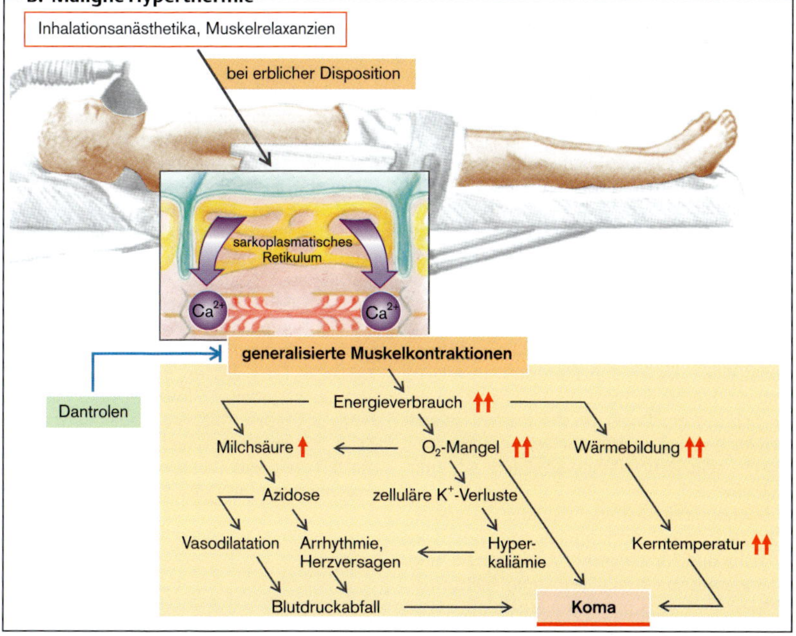

Droht die Körperkerntemperatur abzusinken, so kommt es zur (gegen)regulatorischen Wärmeproduktion (*Muskelzittern* und *-bewegungen*) (**A**). Deren enge Grenzen werden gewöhnlich deshalb nicht überschritten, weil die drohende Auskühlung eine *Verhaltensänderung* auslöst (Windschutz, zusätzliche Kleidung, Verlassen des Schwimmbeckens). Bleibt diese Reaktion aus – sei es dadurch, dass ein Entkommen aus der Situation physisch nicht möglich ist, dass die Gefährlichkeit der Situation nicht erkannt wird oder dass metabolische, hormonale oder neurologische Störungen vorliegen –, so kommt es zu einer **Hypothermie** oder Unterkühlung, d. h., die Kerntemperatur sinkt **unter 35 °C** (**A**). Aufenthalt in 5 – 10 °C kaltem Wasser kann schon nach 10 min („Fettpolster"-abhängig) zu einer Hypoth. führen; das Tragen nasser Kleidung bei starkem Wind und 0 °C Lufttemperatur kann in < 1 h in einer irreversiblen Hypoth. enden. Gefährdet sind vor allem *ältere Menschen* (eingeschränkte Thermoregulationsbreite) und *Säuglinge* (v. a. *Frühgeborene*), die ein relativ großes Verhältnis Oberfläche / Masse, eine geringe Ruhewärmeproduktion und eine dünne subkutane Fettschicht aufweisen. Während ein unbekleideter jüngerer Erwachsener seine Kerntemperatur bis herab zu einer Umgebungstemperatur von ca. 27 °C durch Ruhewärmeproduktion konstant halten kann, droht einem Neugeborenen bereits bei einer Lufttemperatur < 34 °C eine Hypothermie.

Die **akuten Folgen** und **Symptome** einer Hypoth. können in **3 Stadien** eingeteilt werden (**A, I – III**):

♦ **Erregungsstadium** (milde Hypoth., 35 – 32 °C): Maximales Muskelzittern; dadurch steigt der Ruhestoffwechsel stark an, alle Glucosequellen werden in Anspruch genommen (Hyperglykämie), und der O_2-Verbrauch erhöht sich auf das ca. 6fache. Tachykardie und Vasokonstriktion lassen den Blutdruck ansteigen, und an den Akren führt die Vasokonstriktion zu Schmerzen. Dabei ist der Patient zuerst hellwach-erregt und später verwirrt bis apathisch, sein Beurteilungsvermögen schränkt sich ein.

♦ **Erschöpfungsstadium** (mäßige Hypoth., 32 – 28 °C): Die Glucosequellen versiegen (Hypoglykämie). Bradykardie, Arrhythmien und Atemdepression treten beim nun halluzinierenden und sich paradox verhaltenden Patienten auf, der bewusstlos wird und keine Schmerzen mehr spürt.

♦ **Lähmungsstadium** (schwere Hypoth., < ca. 28 °C): Koma; die Pupillenreaktion erlischt (hier kein Zeichen des Hirntodes!), schließlich folgen Kammerflimmern, Asystolie und Apnoe. Je tiefer allerdings die Temperatur bis zum Ausfall der Gehirnperfusion abgefallen war, desto länger toleriert das Gehirn den Kreislaufstillstand (30 °C: 10 – 15 min; 18 °C: 60 – 90 min!). Dieser Tatsache verdanken einige Patienten mit extremer Hypothermie (< 20 °C!) ihr Leben, und sie wird auch bei der *therapeutischen Hypothermie* genutzt (offene Herzchirurgie; Transplantatkonservierung).

Die **Wiederaufwärmung** ist selbst bei Hypoth. von < 20 °C noch zu versuchen. Allerdings ist die Aufwärmung, insbesondere wenn sie von außen und zu rasch, d. h. schneller als wenige °C/h, erfolgt, von u. U. tödlichen Komplikationen begleitet (**B**). Bei Phase I (> 32 °C) wird *passiv extern* erwärmt (warmer Raum, Decke, Folie). Bei Phase II muss (unter Monitorüberwachung) *aktiv* Wärme zugeführt werden (Heizdecken, warme Infusionen, u. U. Hämodialyse). Bei Phase-III-Hypoth. mit Kreislaufstillstand ist die aktive Aufwärmung mittels extrakorporaler Zirkulation (Herz-Lungen-Maschine) am wirksamsten.

Zu den **Langzeitfolgen** einer überstandenen Hypoth. zählen eine Herzinsuffizienz, Leber- und Nierenversagen, Erythropoesestörungen, Myokardinfarkte, eine Pankreatitis und neurologische Dysfunktionen.

Erfrierungen. Schon bei leichter Hypoth. und/oder bei niedrigen Umgebungstemperaturen wird die Haut- und Extremitätendurchblutung stark gedrosselt, um hin und wieder kurz gelockert zu werden (Lewis-Reaktion: bei Hauttemperaturen < 10 °C etwa alle 20 min). Trotzdem kann es zu Erfrierungen 1. Grades (erst Blässe und Gefühllosigkeit, nach Erwärmung, Schwellung und Schmerzen), 2. Grades (Blasenbildung nach 12 – 24 h mit späterer Abheilung) und 3. Grades (nach Tagen und Wochen: tiefgreifende Gewebsnekrosen mit Defektheilung) kommen.

A. Hypothermie

Kerntemperatur ↓ → Muskelzittern → Kerntemperatur ↑

Kerntemperatur ↓ → Verhaltensänderung → Kerntemperatur ↑

Kerntemperatur ↓ ⇢ Kerntemperatur ↓↓

Verhaltensänderung nicht möglich/unzureichend:

kaltes Wasser (Schiffsunfall, Einbrechen ins Eis), Schneelawine, Gletscherspalte, Bergunfälle

Obdachlosigkeit, Unterernährung

Schock, Bewusstlosigkeit, Alkoholisierung, Drogenrausch, Barbiturate (Suizidversuch)

psychische Erkrankungen, Hypothyreose, Parkinson-Krankheit

Prädisposition:
Säugling, Kleinkind
Hilflosigkeit, Nichterkennung der Gefahr, Oberfläche: Masse groß, geringe Ruhewärmebildung, dünne subkutane Fettschicht
im Alter
Desorientierung, geringe Thermoregulationsbreite

akzidenzielle Unterkühlung

Stadium	Symptome	Stoffwechsel	Bewusstseinslage	Herz-Kreislauf, Atmung	Wiedererwärmung
I Erregung	Kältezittern, Schmerzen (Akren)	Stoffwechsel ↑↑ Hyperglykämie O_2-Verbrauch ↑	hellwach-erregt ↓ verwirrt	Tachykardie, periphere Vasokonstriktion Blutdruck ↑	warmer Raum, Decke
II Erschöpfung	Muskelstarre Pupillenreflex noch auslösbar	Hypoglykämie Stoffwechsel ↓	Halluzinationen, somnolent ↓ bewusstlos	Bradykardie Atemdepression **Arrhythmien** ↓	Heizdecken, warme Infusion, u. U. Hämodialyse
III Lähmung	weite, lichtstarre Pupillen	Stoffwechsel ↓↓	Koma	**Kammerflimmern** **Asystolie** **Apnoe**	extrakorporale Zirkulation

°C: 37, 35, 33, 31, 29 — Kerntemperatur

B. Komplikationen der Wiedererwärmung

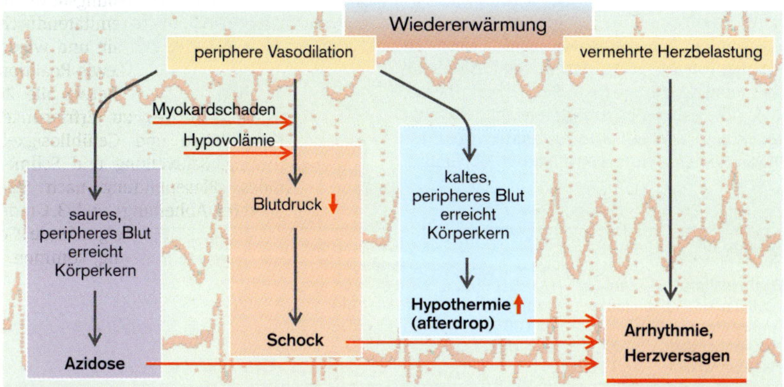

Das Gesamtvolumen des Blutes korreliert mit der (fettfreien) Körpermasse (s. Tab.) und beträgt im Durchschnitt bei Frauen 3,6 l und bei Männern 4,5 l. Zu den **Aufgaben** des Blutes gehören u. a. der *Transport* zahlreicher Stoffe (O_2, CO_2, Nahrungsstoffe, Stoffwechselprodukte, Vitamine, Elektrolyte usw.), der Transport von Wärme (Heizung, Kühlung), die *Signalübermittlung* (Hormone), die *Pufferung* sowie die *Abwehr* körperfremder Stoffe und Mikroorganismen. Daran beteiligt sind die **Blutzellen** (**A** und Tab.), wovon die *Erythrozyten* für den O_2-Transport und einen Teil des CO_2-Transports und der pH-Pufferung sorgen. Von den *Leukozyten* sind die *neutrophilen Granulozyten* für die unspezifische Immunabwehr und die *Mono-* und *Lymphozyten* für spezifische Immunreaktionen verantwortlich. Die *Thrombozyten* haben wesentlichen Anteil an der Blutstillung. Das Verhältnis Blutzellvolumen/Gesamtblutvolumen wird *Hämatokrit* (**Hkt**) genannt (S. 33 A). Er wird zu > 99 % durch Erythrozyten repräsentiert.

In der flüssigen Phase des Blutes, dem **Plasma,** sind Elektrolyte, Nährstoffe, Stoffwechselprodukte, Vitamine und Gase sowie Proteine gelöst (s. Tab.). Zu den **Aufgaben der Plasmaproteine** zählen u. a. die humorale Immunabwehr, die Aufrechterhaltung des kolloidosmotischen (= onkotischen) Druckes, der für die Konstanz des Blutvolumens sorgt, sowie der Transport wasserunlöslicher Stoffe und der Schutz mancher Substanzen vor dem Abbau im Blut und der Ausscheidung über die Nieren (z. B. Häm). Eine solche Proteinbindung kleinerer Moleküle verringert einerseits ihre osmotische Wirksamkeit, andererseits können sie dadurch als Haptene antigene Wirkung erlangen (S. 56 f.). Die Koppelung von Hormonen, Medikamenten und Giften an Plasmaproteine setzt deren signalisierende, therapeutische bzw. toxische Wirkung herab, verhindert aber gleichzeitig ihre schnelle Ausscheidung. Schließlich sind zahlreiche Plasmaproteine an Blutgerinnung und Fibrinolyse beteiligt. Gerinnt Blut, wird das Fibrinogen des Plasmas verbraucht, und es entsteht *Serum*.

Bildung der Blutzellen (**A**): Das hämopoetische Gewebe, also beim Erwachsenen das *rote Knochenmark* und beim Fetus *Milz und Leber*, enthalten *pluripotente Stammzellen*, die sich unter der Wirkung von hämopoetischen Wachstumsfaktoren (s. u.) zu myeloiden, erythroiden und lymphoiden Vorläuferzellen differenzieren. Diese Stammzellen reproduzieren sich selbst, sodass ihr Bestand lebenslang aufrechterhalten wird (S. 2 ff.). Während die von den lymphoiden Vorläuferzellen abstammenden Lymphozyten noch einer Prägung bedürfen (z. T. im Thymus, z. T. im Knochenmark) und später nicht nur im Knochenmark, sondern auch in Milz und Lymphknoten gebildet werden (*Lymphopoese*), proliferieren und reifen alle anderen Vorläuferzellen bis zu ihrer Endstufe im Knochenmark heran (*Myelopoese*), um schließlich von dort ins Blut zu gelangen (**A**). Daran sind u. a. zwei *Hormone* beteiligt, nämlich *Erythropoetin* aus der Niere für die Reifung und Proliferation von Erythrozyten (**A** und S. 34) und *Thrombopoetin* aus der Leber für die der Megakaryozyten bzw. Thrombozyten (**A**). Daneben existieren weitere Faktoren, die die Blutzellbildung im Knochenmark *parakrin* steuern. Aufgrund ihrer Wirkung in Zellkulturen werden sie z. T. auch *CSFs* (colony-stimulating factors) genannt. Weitere Stammzell-Wachstumsfaktoren sind *SCF* (= stem cell factor = steel factor = c-*kit*-Ligand) und *FL* (= flt 3-Ligand). Sie lösen die Ausschüttung von synergistisch wirkende Faktoren wie CSF und Interleukinen aus (IL-3, -6, -11, -12) und werden u. a. von TGFβ (transforming growth factor β) und TNF-α (tumor necrosis factor α) gehemmt.

Gesamtblut	Blutvolumen (l)	♂ 0,041 · kgKG + 1,53; ♀ 0,047 · kgKG + 0,86
	Hämatokrit (l_{Zellen}/l_{Blut})	♂ 0,40 – 0,54; ♀ 0,37 – 0,47
Erythrozyten	Zahl ($10^{12}/l_{Blut} = 10^6/\mu l_{Blut}$)	♂ 4,6 – 6,2; ♀ 4,2 – 5,4
	Hämoglobin (g/l_{Blut})	♂ 140 – 180; ♀ 120 – 160
Leukozyten	Zahl ($10^9/l_{Blut} = 10^3/\mu l_{Blut}$)	3 – 11 (davon 63 % Granuloz., 31 % Lymphoz., 6 % Monoz.)
Thrombozyten	Zahl ($10^9/l_{Blut} = 10^3/\mu l_{Blut}$)	♂ 170 – 360; ♀ 180 – 400
Plasmaproteine	(g/l Serum)	66 – 85, davon 55 – 64 % Albumin

A. Entwicklungsstammbaum und Differenzierung der Blutzellen

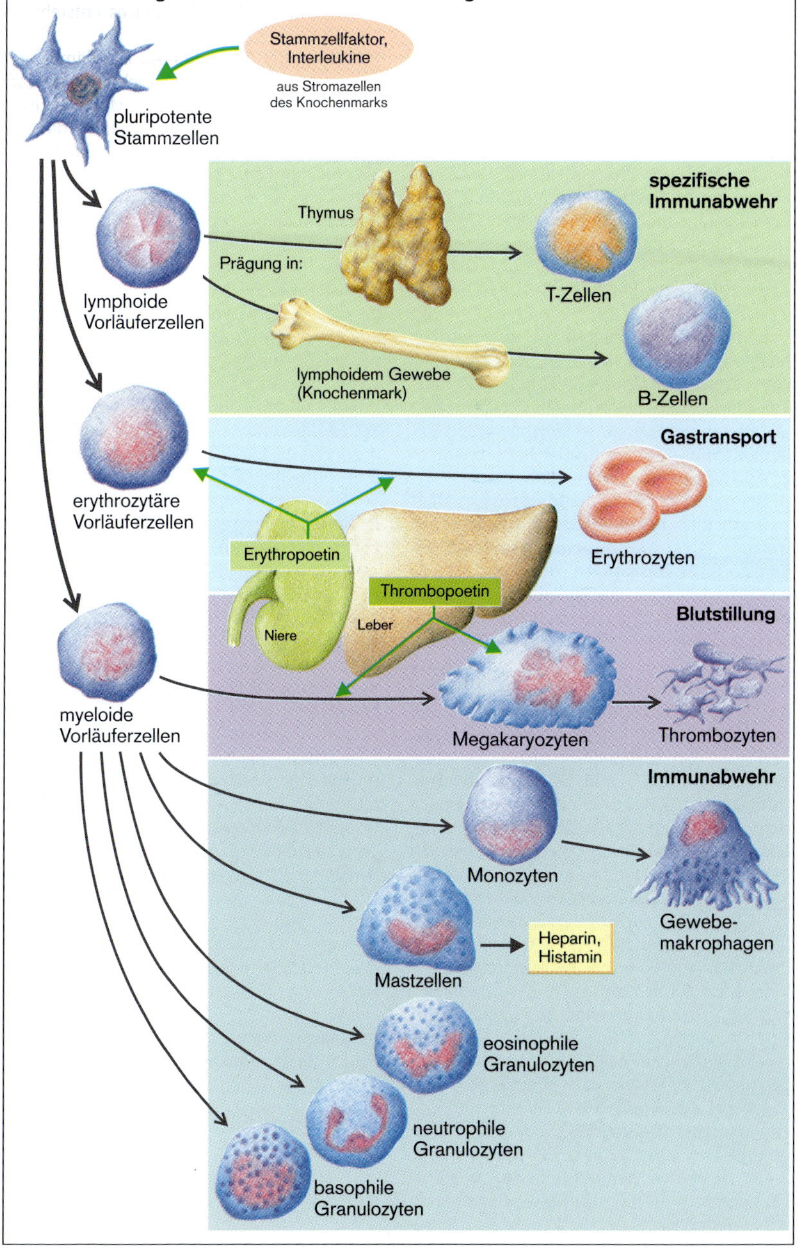

Erythrozyten werden im Knochenmark aus kernhaltigen, erythroiden Vorläuferzellen gebildet (**B** und S. 31 A) und gelangen als kern- und mitochondrienlose, scheibchenförmige Zellen (ca. 7,5 × 2 µm) in die Blutbahn. Sie können in den Blutkapillaren stark deformiert werden, was ihnen dort die Passage sowie den Stoff- und Gasaustausch mit dem umliegenden Gewebe sehr erleichtert. Frisch ins Blut gelangte Erythrozyten enthalten noch für 1 – 2 Tage netzförmige Reste der Organellen (*Retikulozyten*). Bei der normalen *Lebensdauer* der Erythrozyten von etwa 110 – 120 Tagen beträgt der Retikulozytenanteil normalerweise 1 – 2 %.

Erythrozyten enthalten in sehr großer Menge **Hämoglobin** (**Hb**), ihre mittlere zelluläre Hb-Konzentration (*MCHC*) beträgt normalerweise 300 – 360 g pro Liter Erythrozyten (**A**). Da ein normal großer Erythrozyt ein Volumen (*MCV*) von 80 – 100 fl hat, enthält er 26 – 35 pg Hb (*MCH* = Hb_E = Färbeindex).

Der hohe Hb-Gehalt der Erythrozyten trägt wesentlich zur **intrazellulären Osmolalität** bei, sodass zur Vermeidung eines osmotisch bedingten Wassereinstroms die intrazelluläre Ionenkonzentration auf einem tieferen Wert gehalten werden muss als er im Plasmawasser herrscht. Essentiell dafür ist die *Na^+-K^+-ATPase*, wobei das benötigte *ATP* in den Erythrozyten (wegen des Fehlens von Mitochondrien) nur aus der *anaeroben Glykolyse* stammt. Die eigentliche *Volumenregulation* geschieht indirekt v. a. über volumensensitive Ionentransporter, die den K^+- und Cl^--Gehalt der Erythrozyten bei Zellschwellung senken können (S. 12 f.). Beim Versiegen der ATP-Produktion oder bei Membranschädigungen schwellen die Erythrozyten und haben daher eine verkürzte Lebensdauer (vorzeitige Hämolyse).

In der Pulpa der **Milz** verlassen die roten Blutzellen regelmäßig die Arteriolen, um durch schmale Poren in die Milzsinus zu gelangen. Im Bereich dieser Poren („Härtetest") werden alte oder krankhaft brüchige Erythrozyten ausgesondert und zerstört. Die Bruchstücke werden von den Makrophagen in Milz, Leber, Knochenmark u. a. phagozytiert und abgebaut: **extravasale Hämolyse** im retikuloendothelialen System (**RES**) oder, besser, mononukleären phagozytotischen System (**MPS**; S. 48). Das freiwerdende *Häm* wird zu *Bilirubin* abgebaut (S. 182), das freiwerdende *Eisen* wird wiederverwendet (S. 40). Bei einer **intravasalen Hämolyse** kann freiwerdendes Hb bis zu einem bestimmten Ausmaß an *Haptoglobin* gebunden werden (S. 40), was die glomeruläre Filtration von Hb und damit seine Ausscheidung (Hämoglobinurie) verhindert.

Erythropoese, Anämie

Mit Anämie (An.) bezeichnet man eine *Verminderung der Erythrozytenzahl, der Hb-Konzentration und/oder des Hämatokrits* unter der Voraussetzung, dass das Gesamtblutvolumen normal ist. Kurz nach akuten größeren Blutverlusten, bei Exsikkose oder Hyperhydratation muss das Blutvolumen zur Diagnose Anämie also erst normalisiert werden. Mit Hilfe der Erythrozytenparameter MCV und MCH (**A**) lassen sich An. nach dem *Zellvolumen* (MCV: mikro-, normo- oder makrozytär) und nach der *Hb-Masse/Ery* (MCH: hypo-, normo- oder hyperchrom) klassifizieren. Eine pathogenetische Einteilung der An. spiegelt die einzelnen *Schritte der Erythropoese* sowie die *Lebensdauer* der zirkulierenden Erythrozyten im Blut wider (*hämolytische Anämie*; **B**). Schließlich kann auch akuter oder chronischer *Blutverlust* zu einer Anämie führen.

Störungen der Erythropoese (**B**) können auftreten durch 1. Mangel an oder fehlende Differenzierung der pluripotenten, hämopoetischen Stammzellen (*Aplastische An.* bei Panmyelopathie oder akuter myeloischer Leukämie); 2. eine vorübergehende (Virusinfekte) oder chronische Verminderung nur der erythrozytären Vorläuferzellen (*isolierte aplastische An.*) durch Autoantikörper gegen Erythropoetin oder gegen Membranproteine der Vorläuferzellen; 3. Erythropoetinmangel bei Niereninsuffizienz (*renale An.*); 4. chronische Entzündungen und Tumoren, die u. a. Interleukine aktivieren, welche die Erythropoese hemmen (*sekundäre An.*); 5. Störungen der Zelldifferenzierung (ineffektive Erythropoese), wobei neben Gendefekten v. a. ein Mangel an Folsäure oder Vit. B12 zugrunde liegen kann (*megaloblastische An.*; S. 36); 6. Störungen der Hb-Synthese (*mikrozytär-hypochrome An.*; S. 38 ff.).

A. Die Erythrozytenparameter MCH, MCV und MCHC

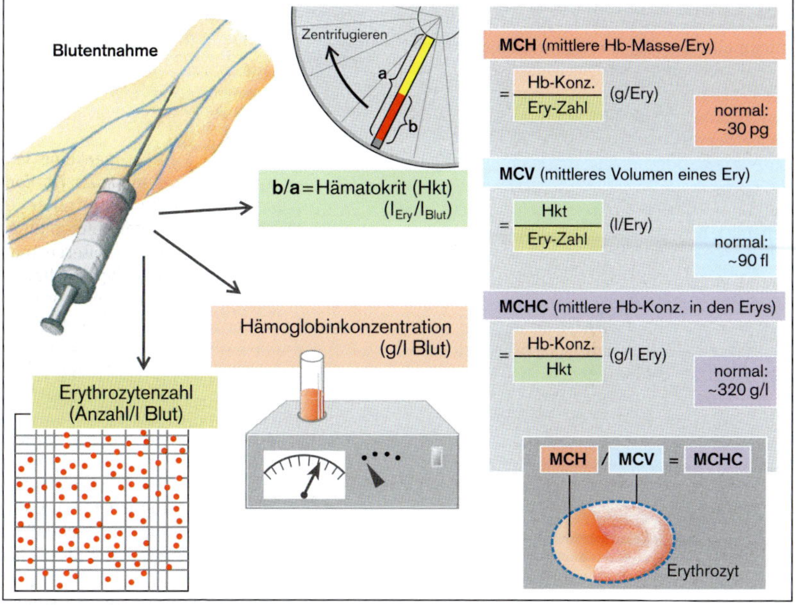

B. Formen der Anämie

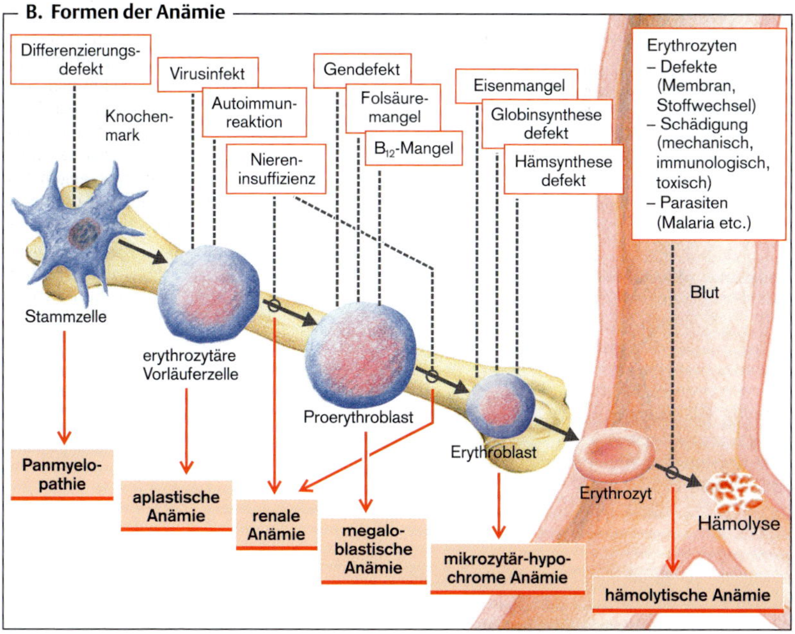

Die Proliferation und Differenzierung der erythroiden Vorläuferzellen bis hin zu den fertigen Erythrozyten (Erys) dauert nur knapp eine Woche. Diese Zeit kann auf wenige Tage verkürzt werden, wenn die Erythropoese z. B. durch erhöhten Zellverlust (Hämolyse, Blutung) stimuliert wird. Da die **Verweildauer** der Erys im peripheren Blut mehr als 100 Tage beträgt, macht sich eine kurzzeitige Zellbildungsstörung nicht bemerkbar, ein erhöhter Zellverlust führt jedoch schnell zur Anämie. (Bei den neutrophilen Granulozyten, deren Differenzierungszeit etwa gleich lang ist, ist es gerade umgekehrt, da ihre Verweildauer im peripheren Blut nur rund 10 Stunden beträgt: Eine Neutropenie tritt bei einer akuten Zellbildungsstörung, nicht jedoch nach einem Zellverlust auf.)

Bei einer Lebensdauer von ca. 10^7 s und einer Ery-Gesamtzahl von $1{,}6 \times 10^{13}$ im Blut errechnet sich eine **Bildungsrate** von 1,6 Millionen Erys/s. Diese Produktionsrate steigt bei Bedarf bis auf das 10fache an, ohne dass es zu einer Erschöpfung des Knochenmarks kommt. Damit kann z. B. auch eine lebenslang bestehende hämolytische Anämie weitgehend kompensiert werden.

Störungen des Erythrozytenumsatzes, seien es solche der Erythropoese mit ihren verschiedenen Schritten (**A**), eine verkürzte Lebensdauer oder ein chronischer Blutverlust, lassen sich durch eine Reihe von *diagnostischen Parametern* differenzieren:

- Durch Knochenmarkspunktion gewonnene Stammzellen können in der Zellkultur mit Erythropoetin zur Proliferation und Differenzierung stimuliert werden. Dabei bilden sich Kolonien weniger oder mehr differenzierter, hämoglobinhaltiger Zellen („E"): *burst-forming units* (**BFU-E**), bzw. *colony-forming units* (**CFU-E**). Ihre Anzahl ist vermindert, wenn die Anämie auf einer Zellbildungsstörung beruht; sie ist erhöht, wenn die Zellen in einem späten Differenzierungsstadium (Erythroblast, -zyt) verlorengehen (**A1**).
- **Erythroblasten** lassen sich im angefärbten Knochenmarkpunktat morphologisch erkennen und quantifizieren: Ihre Anzahl ist bei Aplasie und Defekten der Stammzelldifferenzierung vermindert, bei stimulierter Erythropoese, z. B. wegen gesteigerter Hämolyse, erhöht (**A2**).
- Mit der Bestimmung der **Retikulozytenzahl** (S. 32) kann die *Effizienz der gesamten Erythropoese* erfasst werden. Sind die Retikulozyten vermindert, so muss auf eine Zellbildungsstörung geschlossen werden (**A3**), da die zweite theoretisch mögliche Ursache, eine Verlängerung der Erythrozytenlebensdauer, nicht vorkommt. Andererseits ist eine längerfristig erhöhte Retikulozytenanzahl (*Retikulozytose*) ein Beleg für eine chronisch verkürzte Verweildauer der Erys im Kreislauf (chronische Blutung oder Hämolyse). Eine vorübergehende Retikulozytose ist ein Zeichen für eine stimulierte Erythropoese, etwa nach akutem Blutverlust, im Gefolge einer akuten Hämolyse oder nach Behebung einer Zellbildungsstörung (mit hohen Erythropoetinspiegeln; **B2, 3**).
- Beim Abbau der Erys in den Makrophagen (S. 32) entsteht aus dem freiwerdenden Häm **Bilirubin,** das nach seiner Konjugierung in der Leber mit der Galle ausgeschieden wird. Die Konzentration des unkonjugierten („indirekten") Bilirubins im Serum erhöht sich bei Hämolyse (**A4**; s. a. S. 178 ff.), u. U. aber auch bei erhöhtem Hämoglobinumsatz infolge ineffektiver Erythropoese.
- Die **Lebensdauer** der Erys (bei hämolytischen Anämien verkürzt; **A5**) sowie ihr **Gesamtvolumen** lassen sich dadurch bestimmen, dass Erys in vitro mit ^{51}Cr radioaktiv markiert (Cr-Bindung an Hb-β-Kette) und anschließend reinfundiert werden. Da das ^{51}Cr bei Hämolyse frei wird und renal ausgeschieden wird, kann aus dem Absinken der täglich gemessenen Radioaktivität im Blut die Ery-Lebenszeit errechnet werden. Das Ery-Gesamtvolumen lässt sich nach dem Prinzip der Indikatorverdünnung aus der injizierten ^{51}Cr-Menge und der initialen ^{51}Cr-Konzentration im Blut bestimmen.
- **Erythropoetinbestimmung** (**A6**): Eine erniedrigte Erythropoetinkonzentration im Plasma lässt auf einen nephrogenen Ursprung einer Anämie schließen (**B4**). Die meisten Anämien gehen jedoch mit einer (kompensatorisch) erhöhten Erythropoetinkonzentration einher (**B2, 3**).

A. Diagnostische Parameter bei Anämien

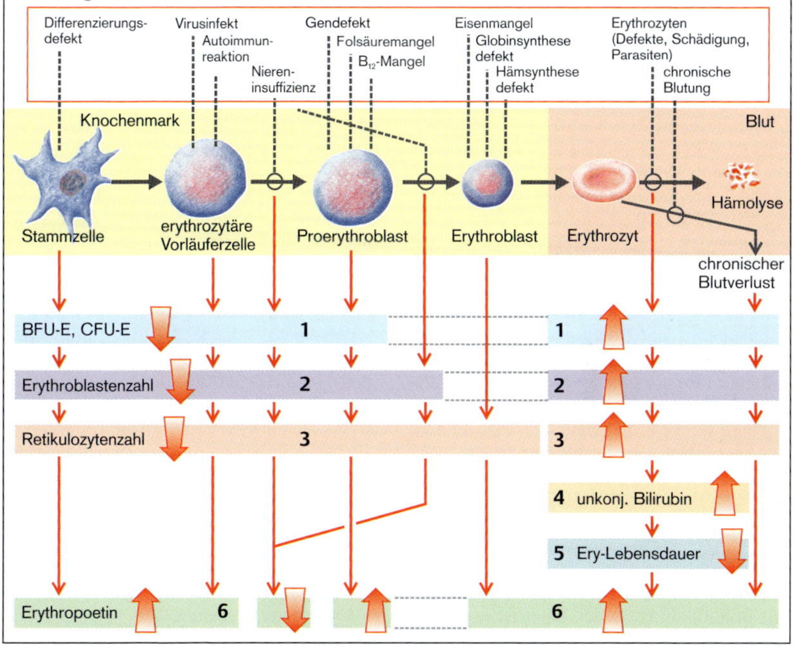

B. Erythropoetinkonzentration als Anämie-Indikator

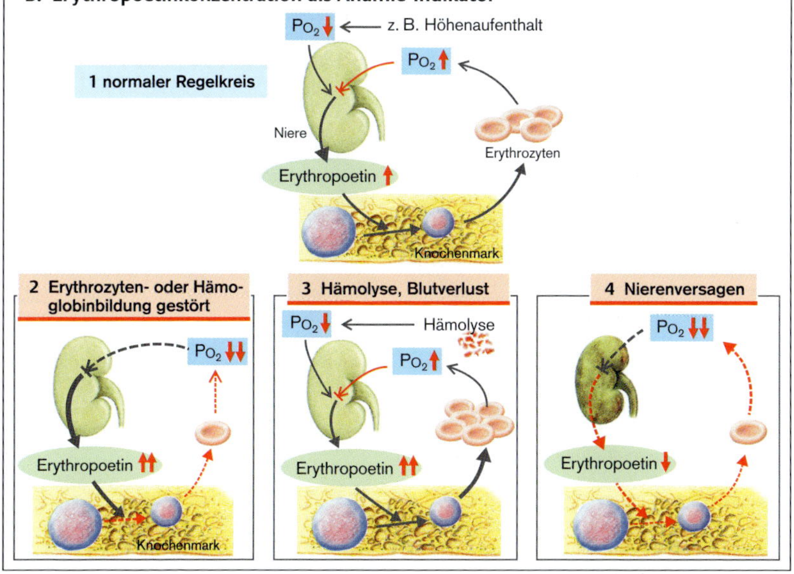

Einige erworbene Anämieformen entstehen durch **Aufnahme-** oder **Stoffwechselstörungen** von **Folat** oder **Cobalamin** (**Vit. B_{12}**) (**A**). Diese haben zur Folge, dass die *DNA-Synthese behindert* und damit der Zellzyklus während der Erythropoese verzögert wird. Die Hämoglobinsynthese im Zytoplasma läuft währenddessen weiter, sodass sich die Erythroblasten vergrößern (*Megaloblasten*) und ins Blut übergroße, ovale Erythrozyten übertreten (*Megalozyten:* MCV > 100 fl). Auch die Bildung von Granulozyten und Megakaryozyten ist gestört. Neben der Proliferationsverzögerung tragen zur Anämie auch die vorzeitige Zerstörung der Megaloblasten im Knochenmark (*erhöhte ineffiziente Erythropoese,* S. 40) sowie eine verkürzte Lebensdauer der ins Blut abgegebenen Megalozyten bei (*vorzeitige Hämolyse*).

Folat: Der Folatmetabolit N^5,N^{10}-Methylentetrahydrofolat wird für die Synthese von *Desoxythymidylat* benötigt (**A3**), das die einzige Quelle für das bei der DNA-Synthese benötigte Thymin darstellt. Folatmangel hemmt daher die DNA-Synthese, was sich besonders auf die Bildungsraten schnell proliferierender Zellen auswirkt, so u. a. auf die Erythropoese und die Tumorbildung. In der Leber ist der Folatbedarf für 2 – 4 Monate gespeichert. In der Nahrung liegt es überwiegend als Pteroylpolyglutamat vor, von dem die überzähligen Glutamatreste abgespalten werden müssen, bevor es in Form von *Pteroylmonoglutamat* im oberen Dünndarm über einen Carrier absorbiert werden kann (**A1**). In der Darmmukosa entsteht dann N^5-Methyltetrahydrofolat, das Substrat für die Tetrahydrofolat-Bildung (**A2**). Für diesen Schritt ist Methyl-Cobalamin essentiell (s. u.). Aus Tetrahydrofolat wird N^5,N^{10}-Methylentetrahydrofolat gebildet, das zusammen mit Desoxyuridylat von der Thymidylatsynthase zu *Desoxythymidylat* und 7,8-Dihydrofolat umgesetzt wird. Schließlich wird das verbrauchte Tetrahydrofolat wieder aus 7,8-Dihydrofolat regeneriert (**A3**).

Folgende **Störungen von Folataufnahme** bzw. **-stoffwechsel** behindern die DNA-Synthese und damit die Erythropoese (**A**, rote Einrahmung und rote Pfeile):

- *Zu geringe Folataufnahme* mit der Nahrung (< 50 µg/d; langes Kochen z. B. zerstört Folat);
- Bedarfsanstieg (*Schwangerschaft*);
- *Malabsorption*, z. B. bei Dünndarmerkrankungen oder Hemmung des Folatcarriers durch Methotrexat (**A1**);
- Cobalaminmangel (**A4**);
- *Hemmung der Thymidylatsynthase* durch den Fluoruracil-Metaboliten Fluordesoxyuridylat;
- *Hemmung der Dihydrofolatreduktase* durch Aminopterin oder Methotrexat, dessen Affinität zum Enzym 100mal höher ist als die des natürlichen Substrats 7,8-Dihydrofolat (**A3**).

Da eine Hemmung des Folatstoffwechsels auch das Tumorwachstum bremst, werden die genannten Medikamente Fluoruracil, Methotrexat und Aminopterin als *zytostatische Chemotherapeutika* eingesetzt. Ihre Wirkung auf die Erythropoese ist dabei meist unerwünscht und häufig limitierend für die Dosis.

Cobalamin (**Vitamin B_{12}**) muss vom Menschen mit der Nahrung aufgenommen werden (Bedarf 3 – 5 µg/d). Die etwa tausendfache Menge ist normalerweise in der Leber gespeichert. Gebunden an unterschiedliche Proteine wird es von der Nahrung an den Wirkort im Organismus transportiert, wo es in Form von *Methylcobalamin* als Coenzym bei der Demethylierung von N^5-Methyltetrahydrofolat dient (**A2**).

Ursachen eines Cobalaminmangels können sein (**A4**):

- *Verminderte Aufnahme* (z. B. veganische Ernährung);
- *Mangel an Intrinsic factor* (IF; bei atrophischer Gastritis u. a.; s. a. S. 154): IF ist für die Bindung und Absorption des Cobalamins notwendig, das im Dünndarmlumen aus der Bindung an Speichelproteine freigesetzt wird;
- *Konkurrenz* um das Cobalamin und Spaltung von IF durch Bakterien (Blind-Loop-Syndrom; S. 160) oder durch einen Fischbandwurm im Darmlumen;
- *Fehlen* (kongenital; Resektion) oder *Entzündung des terminalen Ileums*, also des Absorptionsortes von Cobalamin (S. 164 f.);
- *Defekt von Transcobalamin II* (TC II), das für den Cobalamintransport im Zytoplasma sorgt.
- Wegen des großen Cobalaminvorrats in der Leber treten die Symptome des Cobalaminmangels (*perniziöse Anämie*, neurologische Störungen) erst nach Jahren der blockierten Zufuhr auf.

A. Anämien durch Störungen der DNA-Synthese

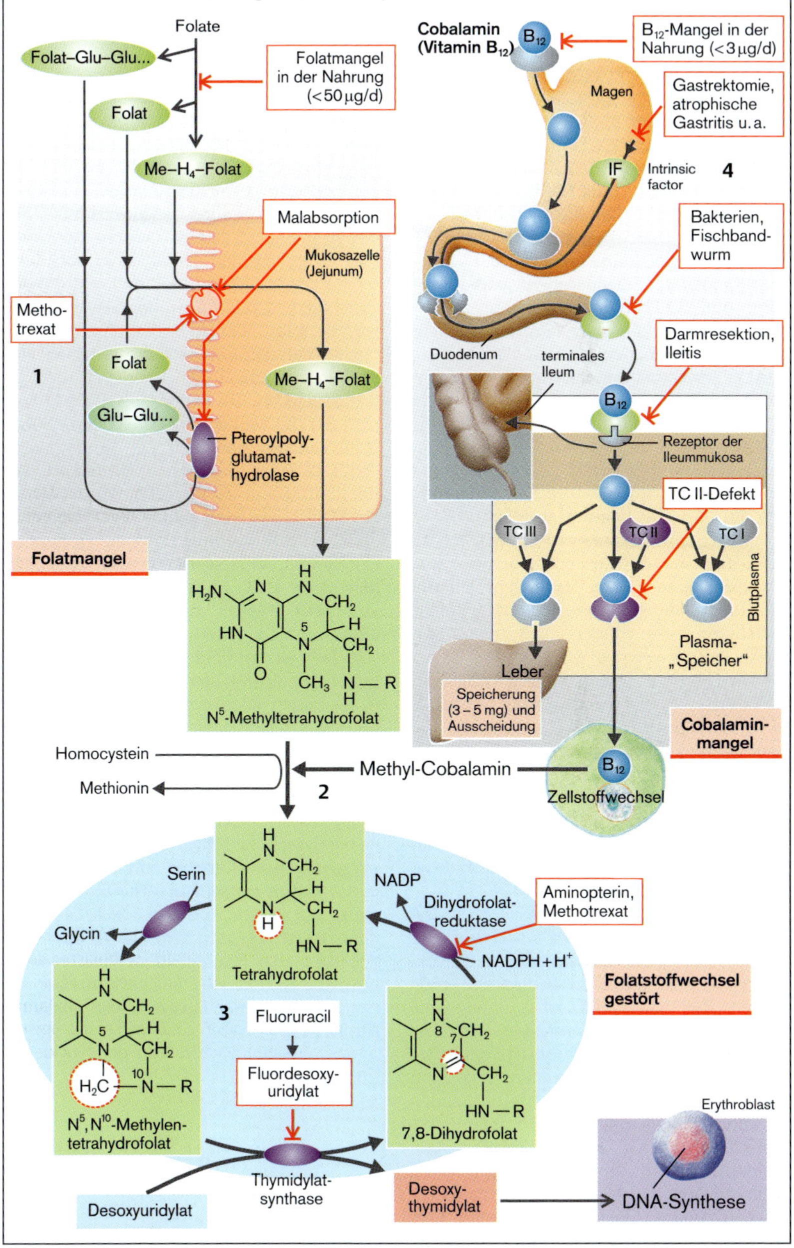

Erythrozyten (Erys) dienen dem *O_2- und CO_2-Transport* sowie der *pH-Pufferung*. Essentiell für alle drei Funktionen ist das **Hämoglobin** (**Hb**). Es besteht aus *vier* Untereinheiten (2 α, 2 β), von denen jede aus *drei Komponenten* gebildet wird: *Protoporphyrin, Eisen* (*Fe^{2+}*) und *Globin* (α oder β). Wird das Fe^{2+} in Protoporphyrin eingebaut, entsteht **Häm**. Bei einem Mangel oder einem Defekt von einer der Komponenten ist die Hb-Synthese behindert. Die Erys sind dann meist klein (MCV ↓), und ihr Hb-Gehalt ist vermindert (MCH ↓): **mikrozytär-hypochrome Anämie**.

Störungen der Protoporphyrinsynthese beruhen auf erblichen Enzymdefekten (S. 280), so z. B. die *hereditäre sideroblastische Anämie*, bei der die Bildung von δ-Aminolävulinsäure (δ-ALA) aus Glycin und Succinyl-CoA vermindert ist und damit auch die Häm-Synthese (**A1**). Häm hemmt negativ rückkoppelnd die δ-ALA-Synthase. Verringert sich nun die Hämkonzentration, so wird das Enzym enthemmt und es werden trotz des Defekts einigermaßen ausreichende Mengen an Häm gebildet. Defekte nachgeschalteter Enzyme führen dazu, dass sich die Konzentration von Zwischenprodukten erhöht. Dadurch wird zwar die Häm-Bildungsrate wieder angehoben, doch lösen diese Verbindungen andere Störungen aus: *Porphyrien* (S. 280).

Störungen der Globinsynthese (**A2**): Normalerweise besteht Hb aus 2 α-Ketten mit je 141 Aminosäuren und 2 β-Ketten mit je 146 Aminosäuren (**HbA_1** = $Hb\alpha_2\beta_2$). Nur 2–3 % des Hb enthalten statt der β-Ketten sog. δ-Ketten (**HbA_2** = $Hb\alpha_2\delta_2$). Vor der Geburt wird ein Hb gebildet, das eine höhere O_2-Affinität besitzt (Anpassung an geringen P_{O2} in der Plazenta). Dieses fetale Hb (**HbF**) enthält statt der β- sog. γ-Ketten ($Hb\alpha_2\gamma_2$).

Die Eigenschaften des Hb (Löslichkeit, O_2-Affinität, Oxidierbarkeit u. a.) sind von der Aminosäuresequenz abhängig. Bei den meisten der über 300 genetisch bedingten Hb-Varianten, die man kennt, ist allerdings die Funktion nur wenig beeinträchtigt. Dass aber andererseits bereits eine einzige „falsche" Aminosäure (Valin statt Glutamat an Position 6 in der β-Kette = **HbS**; **A2**) zu weitreichenden Funktionsstörungen führen kann, zeigt die **Sichelzellanämie** (**A3**), die bei homozygotem Gendefekt aufritt. In der desoxygenierten Form aggregiert HbS und führt dabei zu einer sichelförmigen Veränderung der Erys (**A**). Diese *Sichelzellen* sind nicht mehr deformierbar und bleiben in den Kapillaren hängen, was schließlich zum *Verstopfen kleiner Gefäße* führt. Die Aggregation des HbS benötigt einige Sekunden, so dass besonders Kapillaren mit *langer Passagezeit* betroffen sind (Milz; Vasa recta des Nierenmarks; s. a. S. 116). Bei systemisch *verlangsamter Strömung* (Schock) oder *Hypoxie* (Höhenaufenthalt, Flugpassagen, Narkose) kann sich die Störung auch auf andere Organe erstrecken (z. B. Herz). Wegen der Gefäßverlegung wird die Strömung in den betroffenen Bereichen noch langsamer und der P_{O2} sinkt noch weiter, sodass ein Teufelskreis entsteht (*Krise*). Die Krankheit kommt fast nur bei Schwarzen vor, die selbst oder deren Vorfahren aus Gebieten Zentralafrikas mit hohem Malaria-Vorkommen stammen. Das „Überleben" des defekten Gens bei 40 % der dortigen Bevölkerung trotz der (bis vor kurzem) bereits in der Kindheit tödlichen Krankheit der Homozygoten lässt sich damit erklären, dass die heterozygoten Genträger gegen die gefährlichen Formen der Malaria geschützt sind (Selektionsvorteil).

Bei der **β-Thalassämie (T)** ist die Produktion der β-Kette eingeschränkt, was zu einem Mangel an HbA_1 führt (**A4**). Er kann durch gesteigerte Bildung von HbA_2 und HbF nur teilweise kompensiert werden. Der Einbau von Fe^{2+} ist vermindert, sodass es in den Erys liegenbleibt (*Sideroachresie*) und sich u. U. im Körper übermäßig ansammelt (sekundäre Hämochromatose; S. 274). Obwohl die osmotische Resistenz der Erys (S. 42) sogar erhöht ist, sind sie mechanisch verletzbarer (rascher Abbau in der Milz, frühe Hämolyse). Während die heterozygote Form (*T. minor*) wenig Symptome hervorruft, verläuft die homozygote Form (*T. major*) bereits vor der Pubertät tödlich. Die seltene **α-Thalassämie** führt meist schon zum Absterben des Fetus, da ohne α-Ketten ja auch kein HbF gebildet werden kann. Das fetal gebildete $Hb\gamma_4$ und das postnatal auftretende $Hb\beta_4$ sind offenbar nur ein unzureichender Ersatz für die normalen Hb-Formen.

A. Defekte der Hämoglobinsynthese

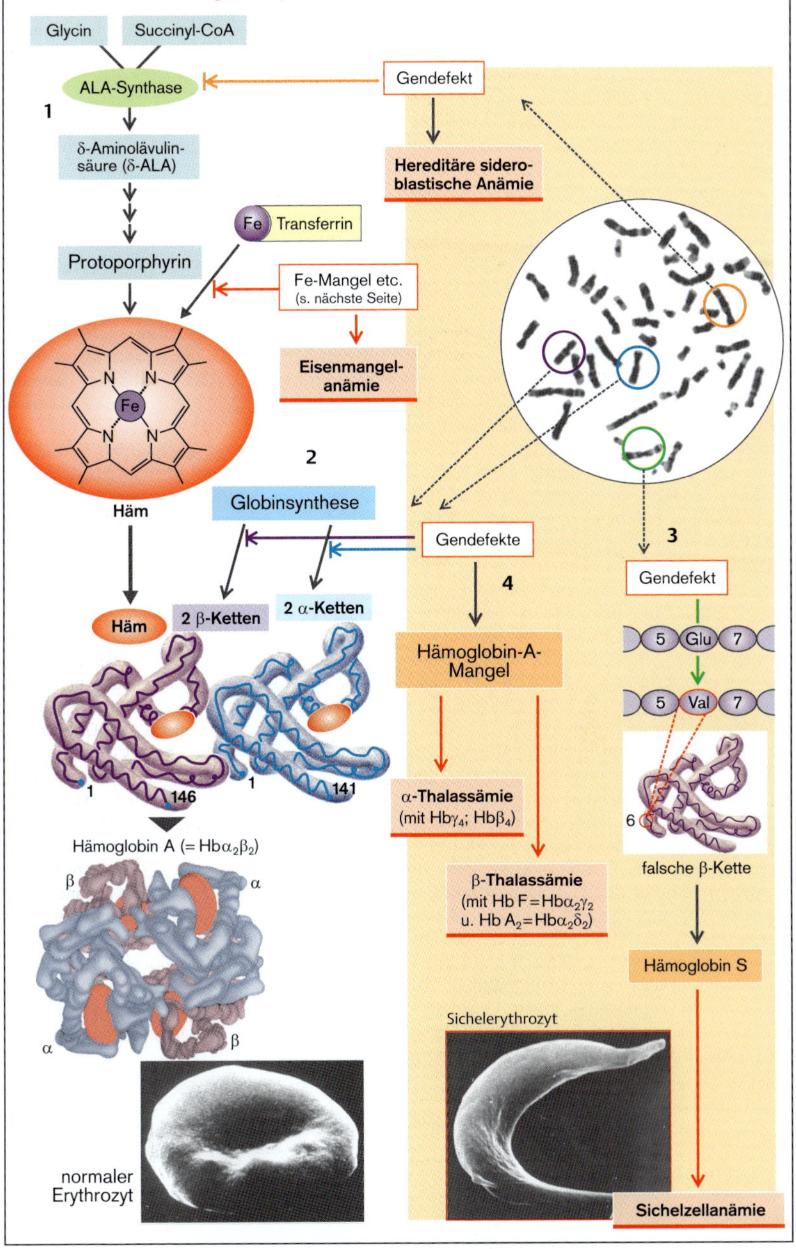

Vom **Eisen**(**Fe**)-Bestand des Körpers (2 g [Frau] – 5 g [Mann]) sind ca. ⅔ an *Hämoglobin* (Hb) gebunden, ¼ ist *Speichereisen* (Ferritin, Hämosiderin), der Rest *Funktionseisen* (Myoglobin, Fe-haltige Enzyme). Die **Fe-Verluste** betragen bei Männern ca. 1 mg/d, bei Frauen bis 2 mg/d (Menstruation, Schwangerschaft, Geburt). Vom Nahrungs-Fe werden duodenal 3 – 15 % absorbiert (**A**), bei Fe-Mangel bis über 25 % (s. u.). Die **Fe-Aufnahme** mit der Nahrung sollte daher mindestens 10 – 20 mg/d betragen (Frauen > Kinder > Männer).

Fe-Absorption (**A1**): Fe kann relativ effizient als **Häm-**$\mathbf{Fe^{2+}}$ (Fleisch, Fisch) mittels des *Häm-Transporters HCP1* absorbiert werden, wobei das (dann vom Häm abgespaltene) Fe entweder als Ferritin-Fe^{3+} in der Mukosa verbleibt (und bei der Zellmauserung ins Darmlumen zurückkehrt) oder ins Blut gelangt. **Nicht-Häm-Fe** kann nur als Fe^{2+} absorbiert werden, das von einem Fe^{2+}-H^+-Symportcarrier (DCT 1) transportiert wird. Wichtig dafür ist ein *niedriger pH-Wert des Chymus*, da er a) den H^+-Gradienten erhöht, der Fe^{2+} über DCT 1 in die Zelle treibt, und b) Nahrungs-Fe aus Komplexen freisetzt. Nicht-Häm-Fe^{3+} in der Nahrung muss erst von einer *Ferrireduktase* (+ Ascorbat) auf der luminalen Mukosazelloberfläche zu Fe^{2+} reduziert werden (**A1**: FR). Für die Aufnahme aus der Mukosazelle ins Blut wird Fe^{2+} von der Multi-Kupfer-Ferroxidase *Hephaestin* (bei Aufnahme aus Makrophagen: *Coeruloplasmin*) zu Fe^{3+} oxidiert. Dieses verlässt die Zelle über *Ferroportin*, ein Fe-Transporter, dessen Dichte in der Zellmembran (Duodenum, Leber, Makrophagen) durch das Peptid-Hormon *Hepcidin* aus der Leber vermindert wird (erhöhte Internalisierung). **Im Blut** reagieren jeweils 2 Fe^{3+} mit *Apotransferrin* zu *Transferrin*, das für den **Fe-Transport im Plasma** sorgt (**A**) und das Fe^{3+} über *Transferrinrezeptoren* bei Erythroblasten, Leber-, Plazenta- u. a. Zellen abliefert. Danach steht Apotransferrin erneut zur Fe-Aufnahme aus Darm und Makrophagen (s. u.) zur Verfügung.

Als **Fe-Speicher** (**A2** u. S. 274) dienen *Ferritin* (rasch verfügbares Fe) und *Hämosiderin*.

Fe-Recycling: Aus fehlgebildeten Erythroblasten (*ineffiziente Erythropoese*) und hämolysierten Erys freigesetztes Hb-Fe und Häm-Fe wird an *Haptoglobin* bzw. *Hämopexin* gebunden, von den Makrophagen des Knochenmarks, der Leber und der Milz endozytiert und zu 97 % wiederverwertet. Renal filtriertes Transferrin wird tubulär via Cubilin resorbiert.

Bei **Fe-Mangel** steigt die intestinale Fe-Absorption dadurch, dass sowohl die mukosale Ferritin-Translation (durch Bindung des Fe-regulierenden Proteins IRP1 an Ferritin-mRNA) als auch die Hepcidin-Synthese gehemmt werden. Ein manifester Fe-Mangel (Serum-Fe < 0,4 mg/l; Serum-Ferritin ↓) hemmt die Hb-Synthese (s. a. S. 38), sodass es zu einer **hypochrom-mikrozytären Anämie** kommt: MCH < 26 pg, MCV < 70 fl, Hb < 110 g/l. **Ursachen** (**A** u. Tab.):

- *Blutverlust* (Magen-Darm-Trakt, vermehrte Menstruationsblutung) ist beim Erwachsenen die *häufigste Ursache* für einen Eisenmangel (pro ml Blut gehen 0,5 mg Fe verloren);
- *Fe-Recycling vermindert:* Diese (weltweit zweithäufigste) Anämieform tritt bei *chronischen Infektionen* auf (**A2**). Dabei steigern Entzündungcytokine (IL-1 und -6, TNFα u. a.) die Hepcidin-Synthese, sodass die Ferroportin-Dichte sinkt und daher das von den Makrophagen aufgenommene Fe nicht mehr ausreichend wiederverwertet werden kann;
- *Fe-Aufnahme zu gering* (Mangelernährung, v. a. in der Dritten Welt);
- *Fe-Absorption vermindert* wegen a) Achlorhydrie (atrophische Gastritis, nach Gastrektomie; S. 154, 160) sowie wegen b) *Malabsorption* bei Erkrankungen des oberen Dünndarms oder in Anwesenheit von Fe-bindenden Nahrungsbestandteilen (Phytat in Getreide und Gemüse; Gerbsäure im Tee, Oxalat u. a.);
- *Erhöhter Fe-Bedarf* (Wachstum, Schwangerschaft, Stillen);
- Apotransferrin defekt (selten).
- Bei einer **Fe-Überladung** des Körpers werden innere Organe geschädigt: **Hämochromatosen** (S. 274).

	normal	**Fe-Mangel**	**Apotransferrin defekt**	**Fe-Verwertung defekt**	**Fe-Recycling defekt**
Serum-Fe: Fe-Bindungskapazität	1 mg/l : 3,3 mg/l	↓ : ↑	↓ : ↓	↑ : normal	↓ : ↓
Transferrinsättigung	ca. 33 %	< 10 %	0	> 50 %	> 10 %

A. Eisen (Fe)-Mangel hemmt die Hämoglobinsynthese

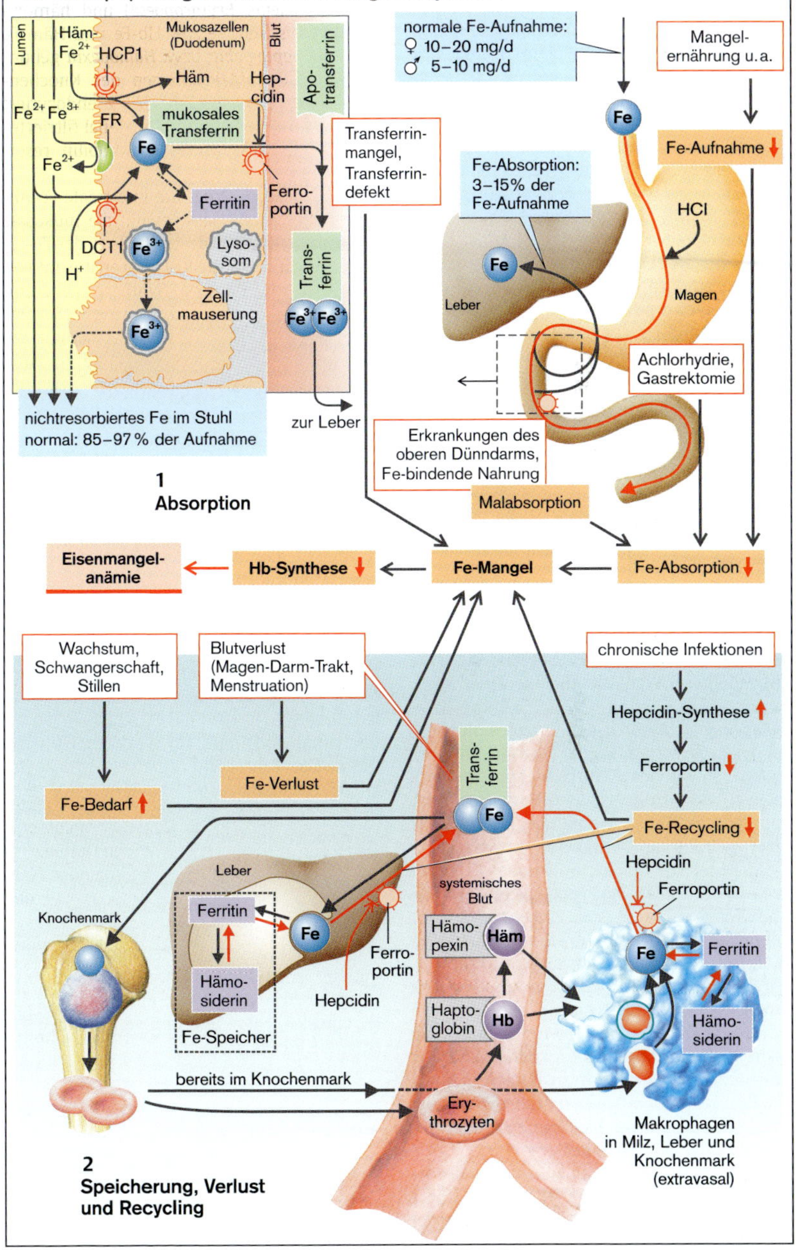

Erythrozyten (Erys) können ihre normale Lebensdauer nur erreichen, wenn ihre Flexibilität, ihre osmotische und mechanische Belastbarkeit, ihr reduktives Potential und ihre Energieversorgung normal sind (S. 32). Defekte dieser Eigenschaften führen zu einer Verkürzung der Ery-Lebensdauer (u. U. bis auf wenige Tage): *korpuskuläre hämolytische Anämie*. Andererseits gibt es viele Ursachen, die die Lebenszeit normaler Erys verkürzen: *extrakorpuskuläre hämolytische Anämien*. Diesen Anämien gemeinsam ist eine *erhöhte Erythropoetinkonzentration*, die die Erythropoese kompensatorisch stimuliert (S. 35 A u. B3).

Ursachen korpuskulärer hämolytischer Anämien (**A**) sind meist Gendefekte:

♦ Zu den *Membranopathien* gehört die *hereditäre Sphärozytose* (Kugelzellanämie). Sie beruht auf einer Funktionsstörung (defektes Ankyrin) oder einem Mangel an Spectrin, das als wesentlicher Bestandteil des Zytoskeletts für dessen Stabilität essenziell ist (**A1**). Die Sphärozyten haben ein normales Volumen, doch führt der Zytoskelettdefekt dazu, dass die Erys statt der normalen, flexiblen Scheibchenform eine Kugelform besitzen. Die *osmotische Resistenz* dieser Zellen ist *verringert*, d. h., sie hämolysieren bereits bei einer rel. geringen Hypotonie des Außenmediums. Sie werden vorzeitig in der *Milz* ausgesondert; eine Splenektomie ist daher therapeutisch wirksam.

♦ *Enzymdefekte* stören den Glucosestoffwechsel der Erys (**A2**): a) Ist die *Pyruvatkinase* betroffen, stockt der ATP-Nachschub; Energiemangel hemmt die Na^+-K^+-ATPase, es kommt zur Zellschwellung, womit die Erys vulnerabler werden und frühzeitig hämolysieren. b) Eine defekte *Glucose-6-Phosphat-Dehydrogenase* (Glu-6-PDH; **A3**) verlangsamt den Pentosephosphat-Zyklus, sodass das bei oxidativem Stress gebildete, oxidierte Glutathion (GSSG) nicht mehr ausreichend zur reduzierten Form (GSH) regeneriert werden kann. Dadurch sind freie SH-Gruppen von Enzymen und Membranproteinen sowie Phospholipide nicht mehr ausreichend vor der Oxidierung geschützt, was zu vorzeitiger Hämolyse führt. Ernährung mit Saubohnen (führt zu Favismus) oder bestimmte Medikamente (z. B. Primaquin oder Sulfonamide) erhöhen den oxidativen Stress und aggravieren damit die Situation. c) Ein Defekt der *Hexokinase* führt sowohl zu ATP- als auch zu GSH-Mangel (**A2, 3**).

♦ Die *Sichelzellanämie* und die *Thalassämien* (S. 38) haben ebenfalls eine hämolytische Komponente (**A4**).

♦ Bei der (erworbenen) *paroxysmalen nächtlichen Hämoglobinurie* (**PNH**) besitzt ein Teil der Erys (die von einer somatisch mutierten Stammzelle abstammen) eine *erhöhte Komplementsensitivität*. Sie beruht auf einem Defekt des Membranankers (Glycosyl-Phosphatidylinositol) von Proteinen, die die Erys vor der Attacke des Komplementsystems schützt (v. a. CD 55 = DAF, decay accelerating factor; oder CD 59 = membrane inhibitor of reactive lysis; **A5**). Eine Komplementaktivierung ist die Folge, die mit einer Perforation der Ery-Membran endet.

Zu den **Ursachen extrakorpuskulärer hämolytischer Anämien** zählen

♦ *mechanische Ursachen* wie eine Schädigung der Erys durch Kollision mit künstlichen Herzklappen oder Gefäßprothesen, insbesondere bei erhöhtem Herzzeitvolumen;

♦ *immunologische Ursachen*, z. B. bei AB0-Fehltransfusionen oder bei Rh-Inkompatibilität zwischen Fetus und Mutter;

♦ *Toxine*, z. B. bestimmte Schlangengifte.

♦ Bei den meisten hämolytischen Anämien werden die Erys, wie normalerweise auch, extravasal in Knochenmark, Milz und Leber von den Makrophagen phagozytiert und „verdaut" (*extravasale Hämolyse*), das Fe wird wiederverwendet (S. 40). In geringem Maß intravasal freiwerdendes Hb wird an Haptoglobin gebunden (S. 40). Bei massiver **akuter intravasaler Hämolyse** (**B**) wird das Haptoglobin jedoch überladen und freies Hb wird renal filtriert (S. 44). Dies führt nicht nur zu einer *Hämoglobinurie* (dunkler Urin), sondern kann auch durch Verstopfung der Tubuli ein *akutes Nierenversagen* auslösen (S. 118). **Chronische Hämoglobinurie** hat zusätzlich eine *Fe-Mangel-Anämie* zur Folge, das Herzzeitvolumen steigt, und die dadurch bedingte mechanische Hämolyse schließt einen Teufelskreis (**B**). Schließlich lösen die bei der intravasalen Hämolyse entstehenden Ery-Fragmente u. U. *Thrombosen* und *Embolien* aus, die in Gehirn, Herzmuskel, Niere und anderen Organen zur *Ischämie* führen können.

A. Ursachen korpuskulärer hämolytischer Anämien

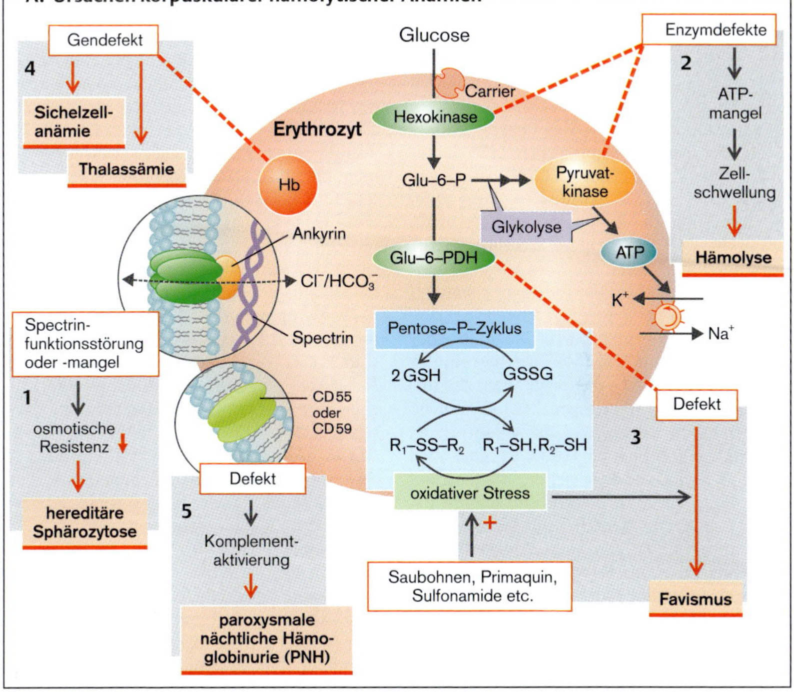

B. Ursachen und Folgen von akuter intravasaler Hämolyse

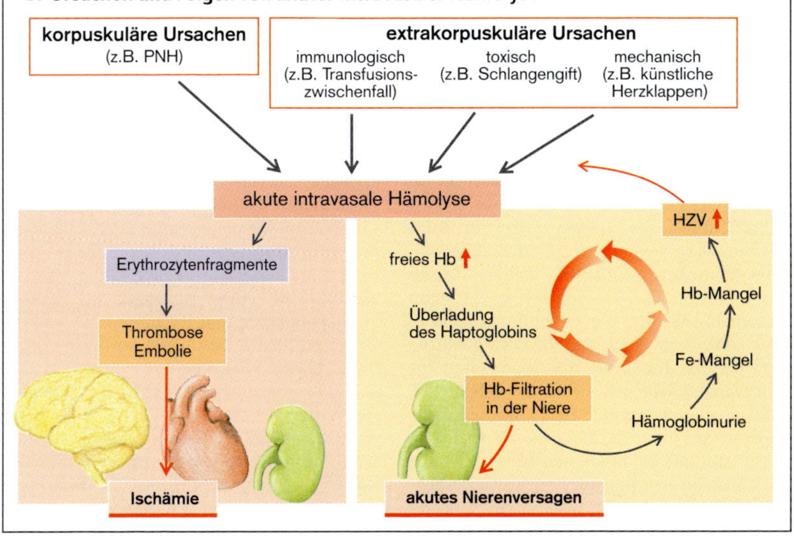

Malaria (M.) ist eine Tropenkrankheit, die von parasitären Einzellern der Gattung *Plasmodium (Pl.)* verursacht wird. Die M. fordert weltweit jährlich über eine Million Todesopfer, wovon etwa die Hälfte Kinder unter 5 Jahren sind. Hauptverbreitungsgebiet sind die Tropen und Subtropen (Afrika, v. a. südlich der Sahara [90%], der Norden Südamerikas, Mittelamerika, Indien, Indonesien, China u. a.). In Deutschland werden jährlich ca. 700 – 1000 M.-Fälle (mit ca. 5 Todesfällen) gemeldet, wobei es sich um Tropenrückkehrer sowie um Infektionen durch mit dem Flugzeug eingeschleppte Anophelesmücken handelt („Flughafen-M.").

Die **Infektion** erfolgt durch den Stich einer weiblichen Stechmücke (Moskito) bestimmter *Anopheles*-Arten (**A1**), die dabei einen der folgenden **Erreger** übertragen: *Pl. falciparum* verursacht die *M. tropica*, die gefährlichste, oft tödliche Form der M. Die *M. tertiana* wird durch *Pl. vivax* und *P. ovale*, die *M. quartana* durch *Pl. malariae* verursacht. Die Anophelesmücken und der Mensch sind das Reservoir der pathogenen Pl.

Lebenszyklus des Erregers (**A2–4**). Für die Plasmodien ist die Mücke der Anfangs- und Endwirt, der Mensch der Zwischenwirt:

- **In der Mücke** (**A2**) läuft die *sexuelle Phase* der Pl.-Vermehrung ab (= Sporogenie). Sticht die Mücke einen Menschen mit Malaria, saugt sie mit seinem Blut männliche und weibliche *Gametozyten* des Erregers auf. Im Mückendarm enstehen daraus Mikro- und Makro-*Gameten*. Verschmelzen diese miteinander, entsteht eine motile Zygote und anschließend eine *Oozyste*, die rund tausend *Sporozoiten* enthält. Die Oozyste platzt dann, und die Sporozoiten werden freigesetzt. Sie liegen dann u. a. in der Speicheldrüse der Mücke bis zu ihrem nächsten Stich bereit. Dieser Zyklus dauert ein bis zwei Wochen, wobei eine Mindesttemperatur von ca. 15 °C notwendig ist.
- **Im Menschen** laufen zwei weitere Phasen des Lebenszyklus des Erregers ab, die erste außerhalb (**A3**) und die zweite innerhalb der Erys (**A4**). Beim *Stich* der infizierten Mücke (**A1**) werden hunderte von Sporozoiten ins Blut injiziert, von wo sie in die **Leberzellen** eindringen, um dort zum *Leberschizont* heranzureifen (**A3**). Durch asexuelle Vermehrung entstehen dort zehntausende *Merozoiten*, die nach Platzen des Hepatozyten ins Blut abgegeben werden. Bei Pl. ovale und Pl. vivax bleibt ein Teil ungeteilt (Hypnozoit) und überlebt so u. U. jahrelang in der Leber (Rückfälle der M. tertiana!). Im Blut dringen die Merozoiten in die **Erythrozyten** ein und verwandeln sich in diagnostisch wichtige *Ringformen* (Blutausstrich, **A5**), die erneut zum Schizonten reifen (**A4**), der schließlich ca. ⅔ des Hb aufgebraucht hat und fast den ganzen Ery ausfüllt. Der Ery platzt, sodass zahlreiche Merozoiten freigesetzt werden, die wieder weitere Erys befallen (*Ery-Kreislauf* des Erregers, der z. B. bei Pl. malariae 72 h dauert). Ein kleiner Teil der Merozoiten reift zu *Gametozyten* (s. o.), die beim Stich der nächsten Mücke von dieser aufgenommen werden.

Die **Symptome** der Malaria, die nach einer *Inkubationszeit* von 5 – 35 Tagen auftreten, sind hohes, rezidivierendes bis periodisches *Fieber* mit Schüttelfrost und Schweißausbrüchen (bei M. tertiana und M. quartana dazwischen 1 Tag bzw. 2 Tage fieberfrei). Die *M. tropica* zeigt keine klare Fieberrhythmik, ruft aber im Gegensatz zu den anderen M.-Formen *Krämpfe*, sowie *Bewusstseinsstörungen* bis hin zum *Koma* hervor.

Pathophysiologie (**B**). Wenn die infizierten Erys platzen, werden mit den Merozoiten auch *Toxine* freigesetzt, die im Patienten *Zytokine* aktivieren. Dadurch kommt es zu *Fieber* und (mitverursacht durch den Pl.-Stoffwechsel) einer *Hypoglykämie* mit *Laktazidose*. Geplatzte Erys (siehe hämolytische Anämie, S. 42) werden in der Milz abgebaut (⇒ *Splenomegalie, Ikterus*), und im Knochenmark wird durch die Zytokine TNFα freigesetzt. Dieses hemmt die Erythropoese, was die *Anämie* verstärkt. Bei der M. tropica bildet der Trophozoit u. a. *PfEMP1* (Plasmodium falciparum-infected erythocyte membrane protein1), das eine Anhaftung der infizierten Erys ans Endothel und an andere Erys (⇒ Rosettenbildung und Agglutination) vermittelt (*Zytoadhärenz*). Zusammen mit der mangelnden Verformbarkeit der infizierten Erys verursacht diese Adhärenz eine Verlegung kleiner Gefäße, sodass es u. a. zu einer ischämischen Hypoxie kommt. Hypoxie und Hypoglykämie sind die Ursachen für die besonders bei kleinen Kindern schwer wiegenden Störungen im ZNS (s. o.). Das beim Platzen der Erys massenhaft freiwerdende *Hämoglobin* entgeht großteils der Bindung an Haptoglobin und wird daher renal filtriert: Es kommt zu sehr dunklem Harn („Schwarzwasserfieber") sowie u. U. zum Nierenversagen mit *Anurie* (Verlegung der Tubuli durch Hb).

A. Malaria: Plasmodium-Zyklus und Infektion

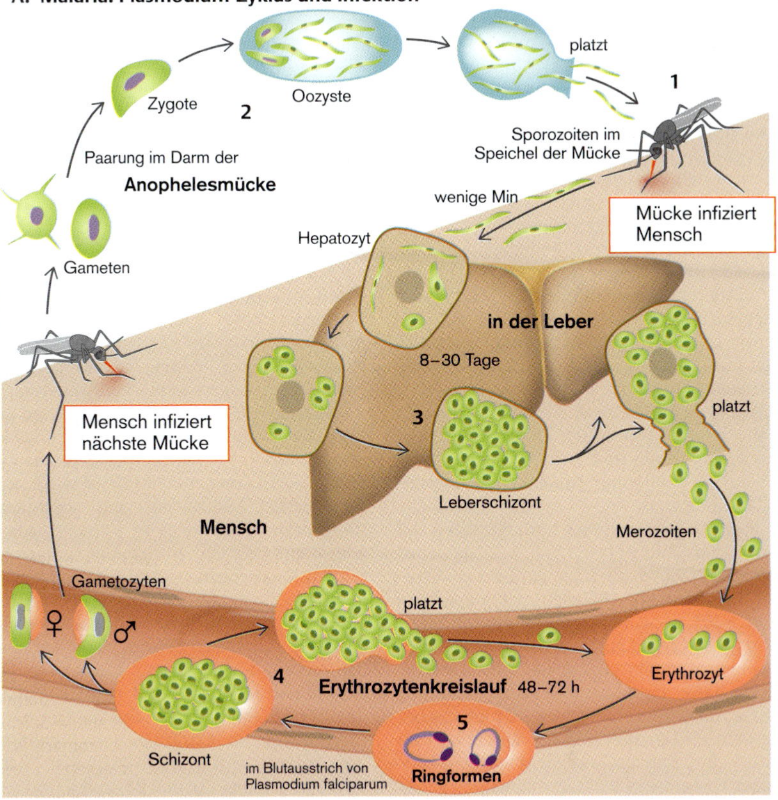

B. Symptome und Folgen der Malaria tropica

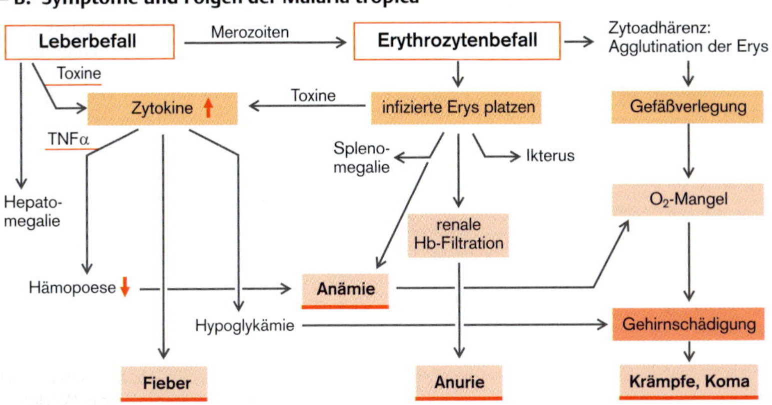

Gegen Mikroorganismen (Bakterien, Viren, Pilze, Parasiten) und als „fremd" identifizierte Makromoleküle besitzt der Körper eine *unspezifische, angeborene* und eine (damit verzahnte) *spezifische, erworbene* oder *adaptive* Immunabwehr. Erregerteile und großmolekulare Fremdstoffe stellen **Antigene** dar, auf die das spezifische Abwehrsystem mit der *Aktivierung* und *Vermehrung* monospezifischer **T- und B-Lymphozyten** (kurz: B- bzw. T-Zellen) reagiert. B-Zellen differenzieren dabei zu Plasmazellen, die **Antikörper** (**Immunglobuline, Ig**, mit den Untergruppen IgA, IgD, IgE, IgG, IgM) produzieren. Deren Aufgabe ist es, Antigene a) zu neutralisieren und b) zu opsonisieren (s. u.) sowie c) das Komplementsystem zu aktivieren (s. u.). Diese hochspezifischen Mechanismen der Immunabwehr dienen der *Erkennung* des jeweiligen Antigens, dessen Eliminierung dann relativ unspezifisch erfolgt. Außerdem wird das Antigen (mit T- bzw. B-Gedächtniszellen) „in Erinnerung" behalten: *immunologisches Gedächtnis.*

Aus den lymphatischen Vorläuferzellen, die noch keine Antigenrezeptoren besitzen, wird bei der **Prägung** im Thymus (T-Zellen) bzw. im Knochenmark (B-Zellen) ein Repertoire von $>10^8$ verschiedenen monospezifischen, also jeweils gegen ein bestimmtes Antigen gerichteten, Lymphozytentypen gebildet. Solche, noch „naive" Lymphozyten kreisen durch den Organismus (Blut → peripheres lymphatisches Gewebe → Lymphe → Blut). Entdecken sie dabei „ihr" Antigen, was meist im lymphatischen Gewebe geschieht, vermehrt sich genau dieser Lymphozytentyp (**klonale Selektion** und **Proliferation**), und es entstehen zahlreiche, monospezifische Tochterzellen. Diese differenzieren sich zu „bewaffneten" T-Zellen bzw. Plasmazellen, die für die Erkennung mit anschließender Eliminierung des Antigens sorgen.

Lymphozyten mit Rezeptoren gegen körpereigenes Gewebe werden nach der Erkennung „ihres" Antigens frühzeitig im Thymus bzw. im Knochenmark eliminiert. Diese **klonale Deletion** bewirkt also eine (*zentrale*) *immunologische Toleranz*. Solcherart zwischen fremden und körpereigenen Antigenen zu unterscheiden, „lernt" das Immunsystem etwa zum Zeitpunkt der Geburt. Die Stoffe, mit denen es zu dieser Zeit Kontakt bekommt, erkennt es normalerweise lebenslang als körpereigen, alle später dazukommenden als „fremd". Versagt diese Unterscheidung, kommt es zu Autoimmunerkrankungen (S. 60).

Das unspezifische System alleine kann, z. B. bei einer erstmaligen Maserninfektion, selten verhindern, dass sich die Viren im Körper vermehren und ausbreiten, d. h., es kommt zur Erkrankung. Die spezifische Immunabwehr mit T-Killerzellen (**B2** auf S. 51 f.) und Immunglobulinen (zuerst IgM, dann IgG; **B5**) tritt nur langsam in Aktion (**Primärantwort** oder **Sensibilisierung**), schafft es aber dann doch, die Erreger unschädlich zu machen, d. h. die Masern heilen ab. Bei einer Zweitinfektion setzt die Antikörperproduktion (v. a. IgG) schlagartig ein (**Sekundärantwort**), die Viren werden gleich anfangs eliminiert, und eine erneute Erkrankung bleibt aus: *Immunität*. (Die Primärantwort mit anschließender Immunität kann auch durch **Impfung** mit Erreger-Antigen erreicht werden: *aktive Immunisierung.*)

Der **unspezifischen Abwehr** (**A**) dienen **gelöste Abwehrstoffe** wie *Lysozym* und *Komplementfaktoren* (**A1**) sowie **Phagozyten**, also v. a. *Makrophagen* (entstehen im Gewebe aus eingewanderten Monozyten) und *neutrophile Granulozyten* (**A2**). Letztere werden, ebenso wie Monozyten und eosinophile Granulozyten, im Knochenmark gebildet, durchstreifen den Körper und werden schließlich an Orte, wo sich Erreger befinden, durch *Chemokine* angelockt (*Chemotaxis*). Dort setzen sie über die Ausschüttung weiterer Mediatoren die *Entzündung* in Gang (**A2, 4** u. S. 52 ff.). Die Phagozyten endozytieren den Erreger oder „fangen" ihn in extrazellulären Pseudopodien-Netzen, schädigen ihn (vor allem nach ihrer Aktivierung, s. u. und **B6**) durch *Lysozym*, durch *Oxidantien* wie Wasserstoffperoxid (H_2O_2) und Sauerstoffradikale ($O_2^{\cdot-}$, OH•, $^1O_2$), durch *Stickstoffmonoxid* (*NO*) u. a. und „verdauen" ihn mit ihren lysosomalen Enzymen (*Lyse*). Ist das Antigen zu groß (z. B. Würmer), werden die genannten Abwehrstoffe auch exozytiert (in diesem Fall v. a. von eosinophilen Granulozyten; S. 170). Normalerweise wird die Konzentration der genannten Oxidantien durch reduzierende Enzyme wie *Katalase* und *Hyperoxiddismutase* niedrig gehalten. Diese „Zügelung" wird bei der Aktivierung des Phagozyten aufgegeben, wobei allerdings auch der Phagozyt selbst und u. U. sogar andere körpereigene Zellen geschädigt werden.

Phagozytose und Lyse werden verstärkt (und bei Bakterien mit Polysaccharidkapsel ▶

A. Unspezifische Immunabwehr, verstärkt durch spezifische Antikörper

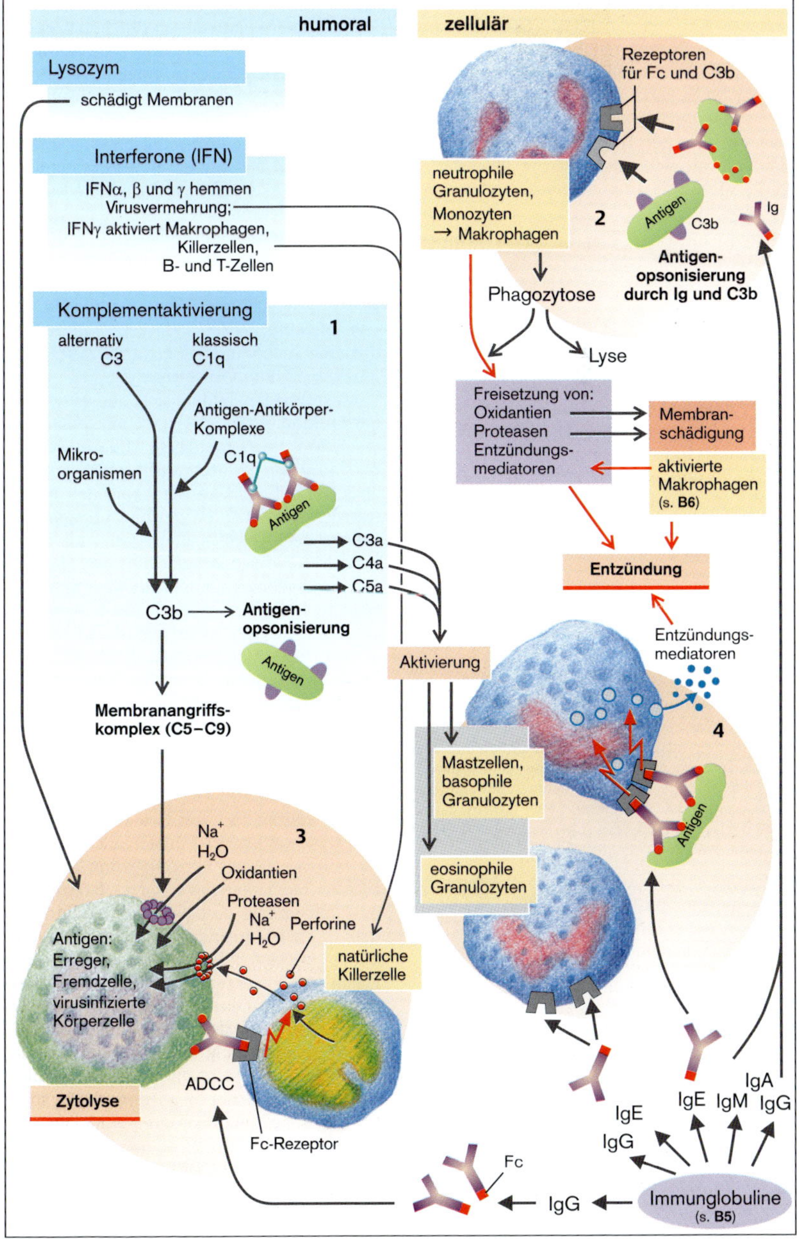

► erst ermöglicht), wenn die Antigenoberfläche mit IgM, IgG oder der Komplementkomponente C3b „gespickt" ist (**Opsonisierung, A1, 2**): Die Phagozyten besitzen Rezeptoren für den antigenunabhängigen Fc-Teil der Immunglobuline und für C3b, über die sie an das opsonisierte Antigen andocken können (wichtig v.a. bei TI-Antigenen; s.u.). Damit wird die an sich unspezifische Phagozytose in die spezifische Immunabwehr einbezogen.

Darüber hinaus scheint das *Mannose-Bindungsprotein* (**MBP**), das an Mannan-Gruppen auf der Oberfläche von Bakterien und manchen Viren bindet, als „unspezifischer Antikörper" opsonisierend zu wirken.

Mit Ig opsonisierte (sog. klassischer Weg), aber auch nichtopsonisierte Erreger (sog. alternativer Weg) und evtl. auch MBP setzen zudem die **Komplementkaskade** in Gang (**A1**). An deren Ende wird aus den Komponenten C5 – C9 der *Membranangriffskomplex* gebildet, mit dem die Außenwand von (gramnegativen) Bakterien perforiert wird, was deren Untergang bedeutet. Gleichzeitig baut **Lysozym** (auch in Plasma, Lymphe und Sekreten) die Wand der Bakterien enzymatisch ab: *Zytolyse* (**A3**).

Weitere Bestandteile des angeborenen Immunsystems sind die erst kürzlich entdeckten **Toll-like Rezeptoren (TLR1 – TLR11)**. Sie sitzen in der Membran u.a. von Phagozyten, Enterozyten (S. 171 B 1,2) und Nierenepithelzellen und erkennen funktionale Bestandteile (sog. PAMPS = Pathogen Associated Molecular Patterns) von diversen Erregern und steuern über intrazelluläre Signale Abwehrmechanismen (z.B. die NFκB-Synthese oder die Expression von Defensinen, s.u.). TLR2 erkennt z.B. bakterielle Lipoproteine, TLR7 Einzelstrang-RNA (ssRNA, S. 62), TLR9 bakterielle DNA-Teile (CpG, S. 170) und TLR11 uropathogene E. coli-Bakterien.

Defensine sind Peptide (mit ca. 30 Aminosäuren), die u.a. von Phagozyten oder Enterozyten (S. 171 B 1, 2) freigesetzt werden und (u.a. durch Ionenkanalbildung in der Zielzellmembran) unspezifisch zytotoxisch auch auf Erreger wirken, die gegen NK-Zellen (s.u.) resistent sind.

Auf die unspezifische Abwehr v.a. von *Viren*, *Mykobakterien* und *Tumorzellen* sind die sog. **natürlichen Killerzellen** (**NK-Zellen**) spezialisiert. Sie erkennen ihr „Opfer", die infizierte Zelle oder die Tumorzelle, an der „fremden" Oberfläche (Fehlen körpereigener HLA; s.u.) oder koppeln sich mit ihren Fc-Rezeptoren an IgG-opsonisierte Antigene auf der Oberfläche der Opferzelle an (ADCC = *a*ntigen-*d*ependent *c*ell-mediated *c*ytotoxicity; **A3**). In jedem Fall durchlöchern die Killerzellen die Opfer-Zellmembran durch exozytierte *Perforine*, was die attackierte Zelle absterben lässt (*Zytolyse*; **A3**). Dies entzieht den Viren nicht nur ihre Vermehrungsmöglichkeit (Enzymapparat der Zelle!), sondern macht sie (und auch andere intrazellulär weiterlebende Erreger) für das übrige Abwehrsystem angreifbarer. Aktiviert werden die NK-Zellen durch **Interferone** (**IFN**), nämlich durch *IFNα* und *IFNβ*, die u.a. von Leukozyten und Fibroblasten stammen, sowie durch *IFNγ*, das von aktivierten T-Zellen und von den NK-Zellen selbst ausgeschüttet wird. Interferone, die von infizierten Zellen freigesetzt werden, induzieren zudem in noch nicht infizierten Zellen eine erhöhte Virusresistenz.

Makrophagen bilden sich aus eingewanderten Monozyten oder sind (mit lokaler Beweglichkeit) ortsständig, so etwa in den Lebersinus (*Kupffer-Sternzellen*), den Lungenalveolen, auf der Darmserosa, in den Milzsinus, den Lymphknoten, der Haut (*Langerhans-Zellen*), den Gelenkspalten (*synoviale A-Zellen*), im Gehirn (*Mikroglia*) und am Endothel (z.B. in den Nierenglomeruli). Man nennt sie zusammen auch *mononukleäres phagozytotisches System* (**MPS**) oder *retikuloendotheliales System* (**RES**). Makrophagen erkennen relativ unspezifisch Kohlenhydratkomponenten auf der Oberfläche von Bakterien und phagozytieren diese daraufhin. Um mit Erregern fertig zu werden, die in den Phagosomen überleben, müssen die Makrophagen aktiviert werden (s.u. und **B6**).

Die **spezifische zelluläre Immunabwehr** durch „bewaffnete" T-Effektorzellen, die relativ langsam (Tage) aktiviert wird (sog. *verzögerte Immunantwort*), setzt voraus, dass das aufbereitete Antigen (Peptidfragmente) den vorbeikommenden „naiven" T-Zellen durch „professionelle" **antigenpräsentierende Zellen** (**APC**) „vorgezeigt" wird: **Präsentation** (**B1**). Dabei wird das Antigen in eine molekulare „Tasche" der **MHC-Klasse-I-** und **-II-Proteine** eingebaut, beim Menschen auch HLA-Klasse-I bzw. -II (*h*uman *l*eukocyte *a*ntigen) genannt. (MHC, *m*ajor *h*istocompatibiliy *c*omplex, ist der zugehörige Genort.) Als APC wirken v.a. *dendritische Zellen*, die ihren Sitz vorwiegend im lymphatischen Gewebe, aber z.B. auch in der Darmmukosa, s. S. 171 B) haben. Zur Präsentation (**B1**) bindet ICAM auf der APC-Oberfläche an LFA1 (lymphocyte func- ►

▶ tion-associated antigen-1) auf der T-Zell-Membran. Wenn eine für das Antigen spezifische T-Zelle andockt, wird die Bindung verstärkt und die T-Zelle durch ein **Doppelsignal** aktiviert, das die Klonselektion auslöst (**B1**). Das Doppelsignal besteht aus 1. der Erkennung des (MHC-I- oder -II-Protein-gebundenen) Antigens durch den *T-Zell-Rezeptor* mit seinem *Corezeptor* (CD 8 bei zytotoxischen T-Zellen bzw. CD 4 bei T-Helferzellen, s. u.) sowie 2. dem *Costimulierungssignal*, d. h. der Bindung des B7-Proteins (auf der APC) an das CD28-Protein der T-Zelle. (Bei einer Antigenbindung *ohne* Costimulation [z. B. in der Leber, wo es gewöhnlich keine APCs gibt], wird der Lymphozyt sogar *inaktiviert*, d. h., er wird *anergisch*: *periphere Immuntoleranz*.) Die T-Zelle kann das APC-Doppelsignal auch von infizierten Makrophagen oder von B-Zellen bekommen, die ihr Antigen mittels ihrer Rezeptoren aufgenommen haben (z. B. Insekten- oder Schlangengifte, Allergene).

Das APC-Doppelsignal löst in der T-Zelle die Expression von **Interleukin-2** (**IL-2**) sowie den Einbau des zugehörigen *IL-2-Rezeptors* in die Zellmembran aus. IL-2 (alternativ auch IL-4, -7, -15) ist das eigentliche (auto- und parakrine) Signal für die *klonale Expansion* dieser monospezifischen T-Zelle. Dabei differenzieren sich die T-Zellen zu drei „bewaffneten" Typen (T-Killerzellen, T_{H1}- und T_{H2}-Zellen), die keine Costimulierung mehr benötigen und neue Adhäsionsmoleküle exprimieren (VLA-4 statt L-Selektine), so dass sie nun am Endothel von entzündeten Gewebeabschnitten „ankern" (statt im lymphatischen Gewebe wie ihre „naiven" Mutter-Zellen). Die Bedeutung des IL-Signals geht daraus hervor, dass bei seiner Hemmung mit IL-2-Hemmern wie *Cyclosporin A* oder *Rapamycin* eine hochwirksame *Immunsuppression* durchgeführt werden kann (z. B. bei der Organtransplantation).

Zytotoxische T-Zellen (**T-Killerzellen**) entstehen aus „naiven" CD 8-T-Zellen nach MHC-I-assoziierter Antigenpräsentation, wobei das MHC-I-Protein sein Antigen meist aus dem *Zytosol* der APC aufgenommen hat (Viren, zytosolische Proteine: endogene Antigenpräsentation). Die zytotoxischen T-Zellen erkennen dann mit ihrem CD 8-assoziierten T-Zell-Rezeptor das MHC-I-Protein-gebundene zugehörige Antigen auf (virus-)infizierten Körperzellen, auf Tumorzellen und auf Zellen transplantierter Organe wieder und töten diese ab (**B2**): *Perforine* bilden Poren, durch die *Granzym B* (Protease) ins Zellinnere gelangt und *Apoptose* sowie *Zytolyse* auslöst. Auch die Ankoppelung des Fas-Liganden an das Fas-Protein (= CD 95) löst Apoptose aus (**B2** u. S. 14).

Die „naiven" CD 4-T-Zellen wandeln sich nach MHC-II-Protein-assoziierter Präsentation des Antigens (aus intrazellulären Vesikeln, z. B. phagozytierte Bakterien oder Virushüllproteine: exogene Antigenpräsentation) in unreife T-Effektorzellen um (T_{H0}). Aus diesen entstehen bei der Differenzierung T-Helferzellen, und zwar entweder **inflammatorische T-Zellen** (**T_{H1}**), die Makrophagen mittels IFNγ aktivieren (**B6**), oder **T-Helferzellen vom Typ 2** (**T_{H2}**), die für die B-Zell-Aktivierung notwendig sind (**B4**). Diese beiden Zelltypen hemmen sich gegenseitig (*Suppression*), sodass, ist die Weiche einmal gestellt, nur einer der beiden Typen vorherrscht (**B6**).

Die **spezifische humorale Immunabwehr** nimmt ihren Ausgang von **B-Lymphozyten** (**B3**). Auf deren Oberfläche sind *IgD* und Monomere des *IgM* verankert (gelöstes IgM liegt hingegen als Pentamer vor), von denen mehrere an das zugehörige Antigen binden. Die dadurch ausgelöste *Antikörpervernetzung* löst in der B-Zelle die *Internalisierung* und *Aufarbeitung* des Antigen-Antikörper-Komplexes aus. Zur anschließenden Aktivierung der B-Zelle ist aber noch ein *zweites Signal* notwendig. Das kann bei sog. thymusunabhängigen oder TI-Antigenen (*t*hymus-*i*ndependent) vom Antigen selbst herrühren (z. B. bakterielle Polysaccharide); bei thymusabhängigen oder TD-Antigenen (*t*hymus-*d*ependent) stammt es von T_{H2}-Zellen, denen die B-Zellen das MHC-II-Protein-assoziierte TD-Antigen präsentieren (**B4**). „Erkennt" der T-Zell-Rezeptor der T_{H2}-Zelle das Antigen, so exprimiert diese auf der Oberfläche den *CD 40-Liganden* (der an das CD 40-Protein der B-Zelle bindet) und sezerniert außerdem IL-4. CD 40-Ligand und IL-4 (später auch IL-5 und IL-6) lösen die klonale Selektion der B-Zelle aus, die Sekretion von monospezifischem IgM sowie die Differenzierung zu **Plasmazellen**. Diese produzieren, je nach Umcodierung für die Fc-Region (*Klassensprung, „Switch"*) nun IgA, IgG oder IgE, wobei alle Ig, die von einem B-Zell-Klon stammen, für das gleiche Antigen spezifisch sind.

B. Spezifische Immunabwehr

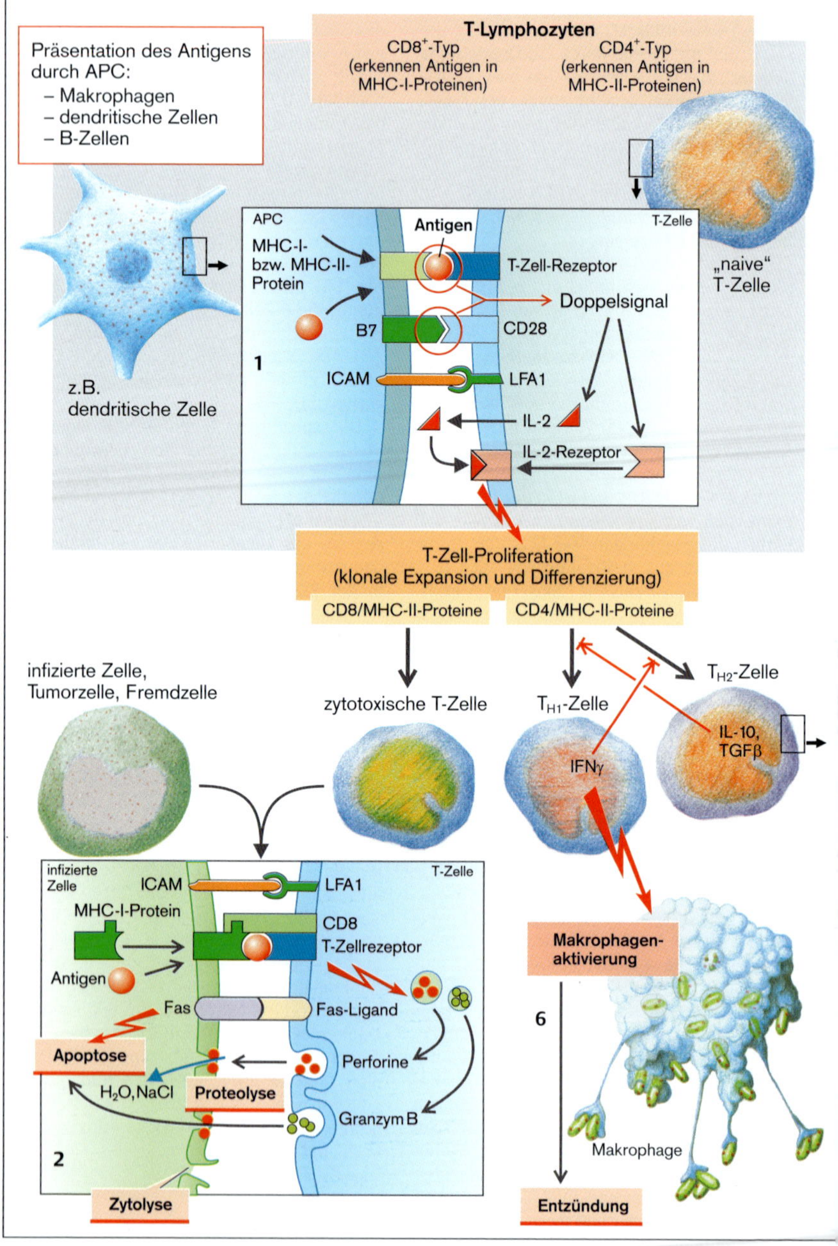

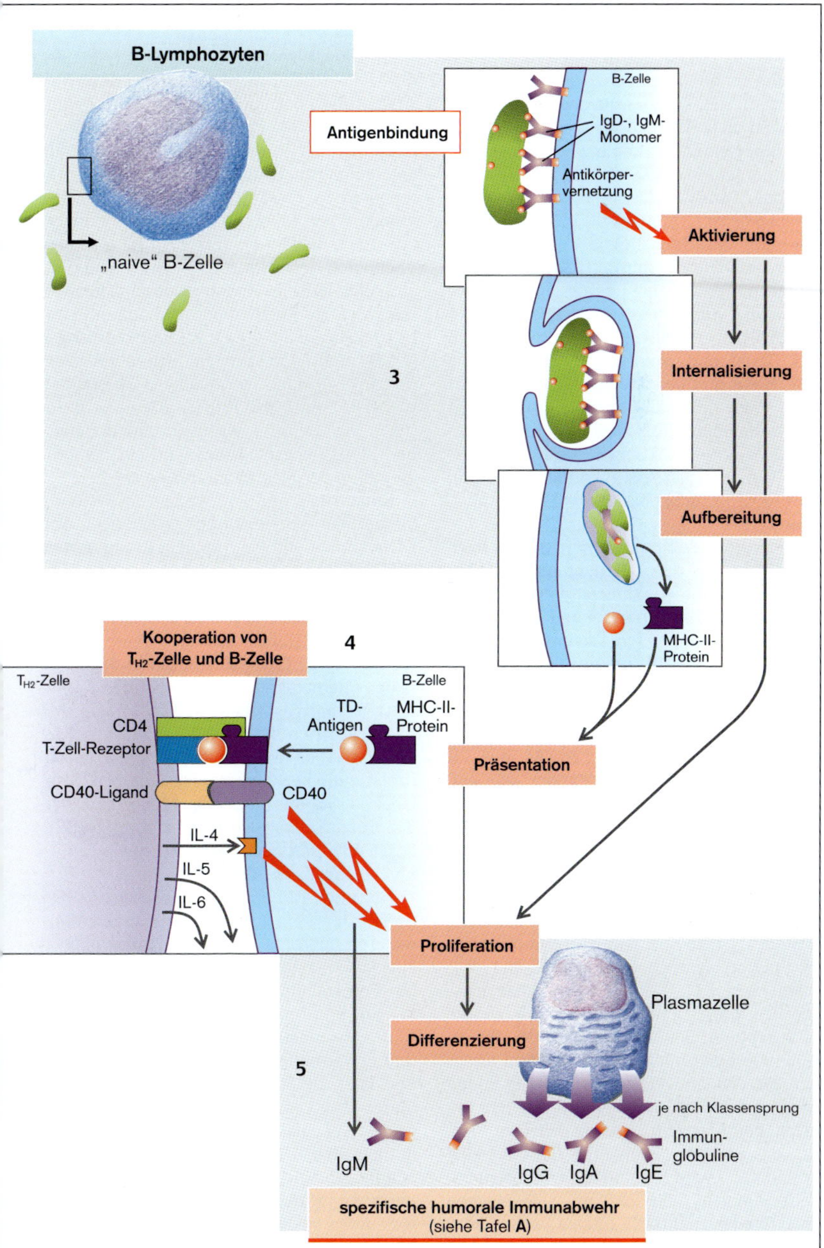
B-Lymphozyten
„naive“ B-Zelle
Antigenbindung
B-Zelle
IgD-, IgM-
Monomer
Antikörper-
vernetzung
Aktivierung
3
Internalisierung
Aufbereitung
MHC-II-
Protein
Kooperation von
T_{H2}-Zelle und B-Zelle
4
T_{H2}-Zelle
B-Zelle
CD4
T-Zell-Rezeptor
TD-
Antigen
MHC-II-
Protein
Präsentation
CD40-Ligand
CD40
IL-4
IL-5
IL-6
Proliferation
Plasmazelle
Differenzierung
5
je nach Klassensprung
Immun-
globuline
IgM
IgG
IgA
IgE
spezifische humorale Immunabwehr
(siehe Tafel A)

Entzündung ist eine **Abwehrreaktion** des Organismus und seiner Gewebe gegen schädigende Reize. Ziel ist, den Schaden zu beheben oder ihn zumindest lokal zu begrenzen und außerdem die Schadensursache, also etwa Bakterien oder Fremdkörper, zu beseitigen.

Auslöser einer Entzündung können sein:

♦ *Mikroorganismen* (**A**) wie Bakterien, Viren, Pilze oder Parasiten,

♦ *Fremdkörper* (Fremdeiweiß, z. B. Pollen; Asbest- oder Silicatkristalle) oder

♦ *Gewebezerstörung* mit der Bildung von Gewebetrümmern, etwa durch *mechanische Schädigung* wie Schnitt, Stich, Reibung oder Fremdkörper, *chemische Noxen* wie Säuren oder Basen und *physikalische Einflüsse* wie Kälte, Hitze, Strahlen (UV, Röntgen, Radioaktivität), sowie durch *körpereigene Auslöser*, wie z. B. zerfallende Tumorzellen, extravasales Blut, Autoimmunreaktionen (S. 60) oder Kristalle von im Körper ausgefällten Stoffen (Harnsäure, Calciumoxalat und -phosphat, Cholesterin).

Die akute Entzündung äußert sich als **lokale Reaktion** mit den seit dem Altertum bekannten Symptomen *Schmerz* (dolor), *Schwellung* (tumor), *Rötung* (rubor) und *Erwärmung* (calor). Außerdem treten **allgemeine Entzündungsreaktionen** auf (*Akute-Phase-Antwort*; s. u.).

Die rasche Aktivierung von *Mastzellen* (im Gewebe) oder ihrer Gegenstücke im Blut, den *basophilen Granulozyten*, ist ein Beispiel für die Auslösung einer sehr starken **akut-entzündlichen Reaktion** (**A**), die besonders bei den Überempfindlichkeitsreaktionen vom Typ I (S. 56) im Mittelpunkt steht. War der Organismus zuvor bereits mit einem Antigen (= Allergen bei Überempfindlichkeit), z. B. mit Bienengiftproteinen, in Kontakt gekommen, so sind als Reaktion darauf B-Lymphozyten sensibilisiert worden (Kooperation mit T_{H2}-Zellen; S. 51, B4). Davon abstammende Plasmazellen produzieren IgE, das sich an die Fc_{ε}-Rezeptoren der Mastzellen bindet. Bei erneutem Kontakt mit dem Antigen wird dieses nun mit den antigenspezifischen Fab-Enden des IgE gebunden. Wichtig für die weitere Reaktion der Mastzelle scheint dabei zu sein, dass das Allergen an mehrere IgE-Moleküle gebunden wird (*Antikörpervernetzung*); große Antigene, die mit unterschiedlichen Molekülteilen mehrfach antigen wirken können (Polyvalenz), sind dabei also besonders wirksam (z. B. Parasiten, Proteine mit mehreren gebundenen Haptenen).

Die Antikörpervernetzung setzt in der Mastzelle Second messenger frei (cGMP, Inositoltrisphosphat, Ca^{2+}), die eine rasche *Degranulation* der Mastzellen auslösen, d. h. die Exozytose der in den Granula gespeicherten **Entzündungsmediatoren**: *Histamin*, *IL-8* (Interleukin 8), *Eotaxin*, *NCF* (Neutrophilenchemotaktischer Faktor) u. a. Das Ca^{2+} aktiviert außerdem die Phospholipase A_2, die aus Phospholipiden der Zellmembran Arachidonsäure abspaltet. Diese ist Ausgangssubstanz für weitere wichtige Entzündungsmediatoren, nämlich *Prostaglandine* (E_2 u. a.) und *Leukotriene* (C4, D4 und E4, zusammen auch SRS-A [slow reacting substance of anaphylaxis] genannt, sowie B4). Auch der *Platelet-activating factor* (*PAF*), ein weiterer wichtiger Entzündungs- und Blutstillungsmediator, wird aus der Zellmembran der Mastzellen freigesetzt.

Leukotriene und PAF werden im weiteren Verlauf der Entzündungsreaktion auch von eosinophilen und neutrophilen Granulozyten, von Makrophagen sowie (PAF) von Thrombozyten freigesetzt, was wesentlich zur Verstärkung der Reaktion sowie zur *Einbeziehung des Blutstillungssystems* beiträgt. Diese Zellen werden durch **Chemokine** angelockt (**Chemotaxis**). Chemotaktisch auf eosinophile Granulozyten (und T_{H2}-Zellen) wirken Eotaxin, PAF und Leukotrien B4. Da PAF u. a. auch wieder die Mastzellen aktiviert, entsteht eine *Kooperation* zwischen den beiden Zelltypen. Neutrophile Granulozyten und Monozyten werden durch Leukotrien B4, C5 a (s. u.), NCF, IL-8, TNFα (tumor necrosis factor) sowie IL-1, -4 und -8 angelockt (**A**).

Histamin, PAF und die Leukotriene C4, D4, und E4 bewirken zusammen mit anderen Mediatoren (Prostaglandin E_2, Bradykinin) a) eine Vasodilatation, b) eine erhöhte parazelluläre Permeabilität des Endothels sowie c) eine Reizung von Nozizeptoren (**A**).

Die **Vasodilatation** ist Ursache der Rötung und Erwärmung des Entzündungsortes (s. o.) und lässt die Strömungsgeschwindigkeit des Blutes absinken, was den chemotaktisch angelockten Leukozyten ein Schwimmen in endothelnahen Bereichen erlaubt. Das im Entzündungsbereich u. a. von IL-4 (aus T_{H2}-Lymphozyten) aktivierte Endothel fährt *Selectine* ins Lumen aus, die als *Adhäsionsmoleküle* ein Entlangrollen der Leukozyten auf dem Endo- ►

A. Akute Entzündung

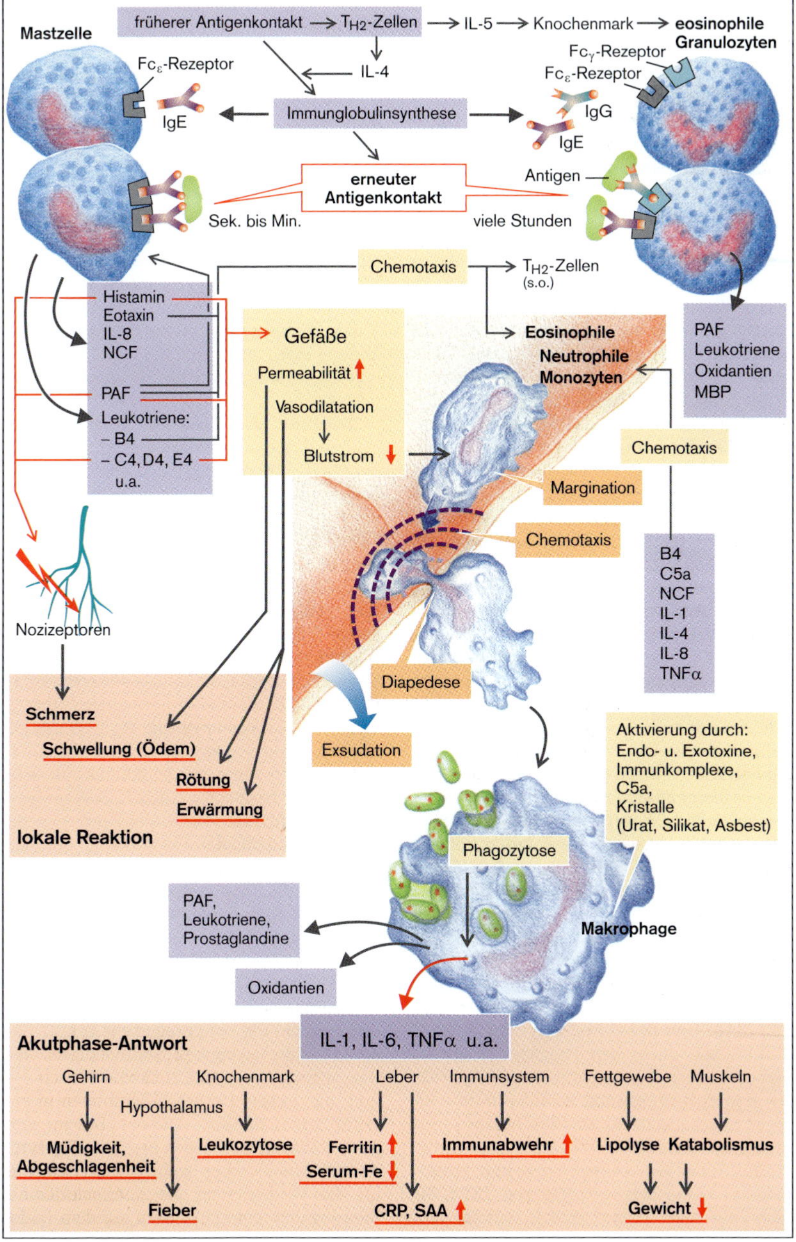

▶ thel und damit die Aktivierung weiterer Adhäsionsmoleküle bewirken (Integrine; ICAM-1, VCAM). Diese ermöglichen den Leukozyten ein Festhaften an der Gefäßwand (*Margination*). Die **erhöhte Endotheldurchlässigkeit** (Lockerung des Endothelzellverbandes) lässt die Leukozyten in den extravasalen Raum durchschlüpfen (*Diapedese*, **A**). Außerdem gelangt jetzt vermehrt proteinreiche Flüssigkeit (*entzündliches Exsudat*) ins Interstitium und führt zur **ödematösen Schwellung**. Im Extremfall verlassen sogar Erythrozyten die Blutbahn: *hämorrhagische Entzündung*. Schließlich werden **Schmerzen** ausgelöst, die die Schädigung bewusst machen (Verhaltensänderung) und reflektorisch eine Schonung des Entzündungsgebietes (z. B. einer Extremität) auslösen.

Die zum Entzündungsort migrierten *neutrophilen Granulozyten* und die aus eingewanderten Monozyten differenzierten *Makrophagen* versuchen nun, die Entzündungsverursacher zu **phagozytieren** (S. 48).

Bei der Entzündung wird auch das **Komplementsystem** aktiviert (S. 48), und zwar auf dem raschen, „klassischen" Weg in Anwesenheit von Antigen-Antikörper-Komplexen oder auf dem langsameren, sog. alternativen Weg durch weniger spezifische Bindung an Bakterien oder virusinfizierte Zellen. Beidesmal wird die Komponente **C3 b** gebildet. Sie dient nicht nur der Opsonisierung von Antigenen, sondern ruft auch die Polymerisation weiterer Komponenten (C5-C9) auf der Zellmembran des attackierten Erregers hervor, die den *Membranangriffskomplex* bilden und damit die Lyse des Erregers herbeiführen (S. 46). Das Komplementsystem kann darüber hinaus auch Viruspartikel und Antigen-Antikörper-Komplexe zerstückeln. Nebenprodukte des Komplementsystems (C3 a, C4 a und C5 a, sog. *Anaphylatoxine*) wirken chemotaktisch und aktivieren Makrophagen.

Makrophagen werden v. a. durch Exo- und Endotoxine von Erregern sowie durch Antigen-Antikörper-Komplexe, C5 a oder Kristalle (s. o.) sowie durch den Phagozytosevorgang *aktiviert*, woraufhin Oxidantien wie O_2^-, HO•, $^1O_2$ und H_2O_2 freigesetzt werden, um die Erreger zu schädigen (**A**). Darüber hinaus sezernieren die Makrophagen Entzündungsmediatoren. Neben PAF, Leukotrienen und Prostaglandinen sind dies IL-1, IL-6 und TNFα, die nicht nur lokal chemotaktisch wirken, sondern nun auch den gesamten Organismus in die Entzündungsreaktion miteinbeziehen: **Akute-Phase-Antwort** (**A**). Über spezifische Rezeptoren werden u. a. durch IL-1, IL-6 und TNFα

- im Gehirn Schlafreaktionen ausgelöst (*Müdigkeit, Abgeschlagenheit*),
- im Hypothalamus der Sollwert der Körpertemperatur verstellt (*Fieber*; S. 24),
- das Knochenmark zur vermehrten Leukozytenausschüttung veranlasst,
- die Leber zu erhöhter Aufnahme von Eisen stimuliert (um es den Bakterien im Serum zu entziehen) sowie zur Produktion von sog. *Akute-Phase-Proteinen* anregt (u. a. C-reaktives Protein = CRP und Serumamyloid-A = SAA),
- das Immunsystem stimuliert (Antikörperbildung usw.) und
- Lipolyse und Katabolismus ausgelöst (*Gewichtsverlust*).

Reparatur des Gewebes: Nach vorübergehender Bildung von zellreichem *Granulationsgewebe* (Makrophagen u. a.), das durch eingesprosste Gefäße gekennzeichnet ist, stimulieren PDGF (platelet-derived growth factor) und andere Mediatoren die Vermehrung und Einwanderung von *Fibroblasten*. Sie produzieren *Glykosaminoglykane*, die quellen und sich an Kollagenfasern anlagern. Auch neues *Kollagen* wird gebildet, das durch seine *Schrumpfung* die Wundränder schließt. Schließlich werden die Kollagenfasern (*Narbe*) durch das für diesen Ort normale Gewebe ersetzt (*Restitutio ad integrum*; **B**). Letzteres gilt allerdings nur für kleine, nichtinfizierte Gewebsschäden. Kann die Entzündungsursache nicht gleich beseitigt werden (z. B. Fremdkörper oder Wundinfektion), verzögert sich die Wundheilung und der Abwehrkampf der Phagozyten intensiviert sich. Dabei wird viel Energie verbraucht (vermehrte Erwärmung), das gleichzeitig aktivierte Gerinnungssystem verschließt Gefäße in der Umgebung, sodass ATP auch wegen des O_2-Mangels knapp wird und der pH-Wert abfällt (anaerobe Milchsäurebildung). Die freigesetzten Oxidantien schädigen auch die körpereigenen Zellen. Bei deren Untergang werden lysosomale Enzyme frei, sodass schließlich auch die Leukozyten und die Zellen des entzündeten Gewebes selbst zugrundegehen. Dieser Gewebsuntergang (*Nekrose*, S. 12), der bis zur Höhlenbildung (*Abszess*) gehen kann (**B**), ist der Preis für die Verhinderung der Entzündungsausbreitung und hinterlässt meist eine dauerhafte ▶

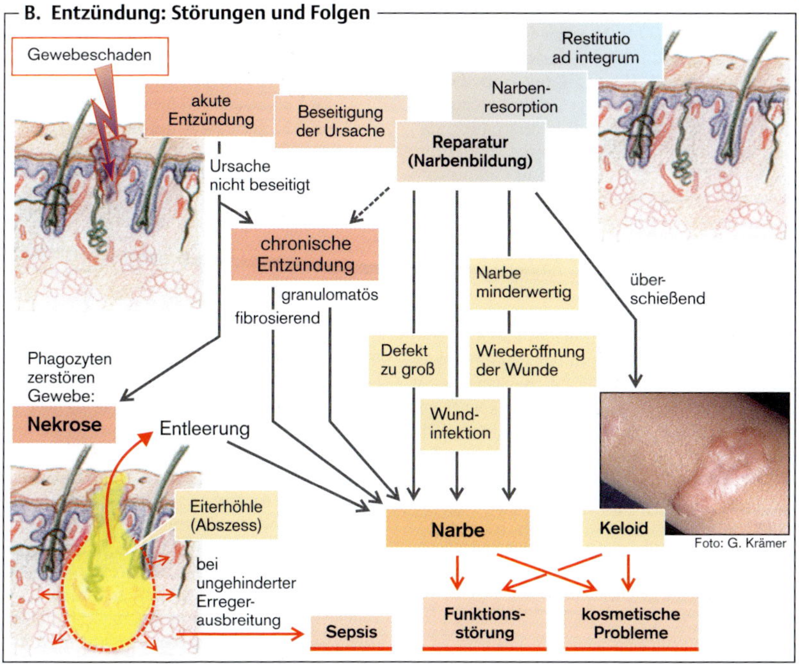

▶ **Narbe.** Sie entsteht auch dann, wenn der Defekt zu groß ist (z. B. klaffende Wunde).

Zu einer **Störung der Wundheilung** (**B**) kommt es auch dann, wenn sich Entzündungs- und Heilungsprozesse die Waage halten: **chronische Entzündung** (z. B. bei Raucherbronchitis oder Leberschädigung durch Alkohol). Wird dabei besonders viel Kollagen gebildet, entsteht eine *fibrosierende Entzündung* (z. B. Leberzirrhose, S. 186 ff.), während eine übermäßige Bildung von Granulationsgewebe eine *granulomatöse Entzündung* kennzeichnet (z. B. bei Tuberkulose, Fremdkörper).

Ist das *Narbengewebe minderwertig*, z. B. bei einer Hemmung der Kollagensynthese durch Corticoide oder einer Kollagenvernetzungsstörung bei Vitamin-C-Mangel, kann eine Belastung zur Wiedereröffnung der Wunde führen, so etwa beim gefürchteten „Platzbauch“ nach Bauchoperationen. Größere Narben, insbesondere im Gesicht, können zu **kosmetischen Problemen** führen, v. a. aber eine überschießende Narbenbildung (*Keloid*, **B**). Narben haben u. U. auch erhebliche **Funktionsstörungen** zur Folge, so z. B. an der Kornea (Sehstörungen), an den Herzklappen (Stenose, Insuffizienz; S. 208 ff.) oder im Bauchraum (Adhäsionen und Strikturen des Darmes; S. 168).

Gelingt es nicht, eine erregerbedingte Entzündung lokal einzugrenzen, breitet sie sich, meist über das Lymphsystem, auf den gesamten Organismus aus: **Sepsis**. Sie entsteht auch dann, wenn z. B. das großflächige Bauchfell akut mit Erregern überschwemmt wird (Darmruptur, Abszesseröffnung).

Allergie ist eine spezifische Überreaktion des Immunsystems (Atopie) auf eine körperfremde (ansonsten oft harmlose) Substanz, also auf ein Antigen (S. 46), das damit zum *Allergen* wird. Durch Bindung kleinmolekularer Fremdstoffe (sog. *Haptene*) können auch körpereigene Proteine allergen wirksam werden. Während die verstärkte Immun-(Sekundär-) reaktion bei wiederholtem Antigenkontakt normalerweise protektiv wirkt (*Immunisierung;* S. 46 ff.), führt sie bei der Allergie über prinzipiell ganz ähnliche Immunmechanismen zur *Zerstörung* von intaktem Gewebe. Der Primärkontakt hat hier also eine *Allergisierung* ausgelöst. Zu ähnlichen Zerstörungen kommt es aber auch, wenn das Immunsystem körpereigene Proteine fälschlicherweise nicht als solche erkennt, sodass *Autoantikörper* gebildet werden (S. 60 ff.). Es sind in jedem Fall *Entzündungsreaktionen* (S. 52 ff.), die den Schaden anrichten.

Atopischer „Marsch": Häufig bekommen Allergiker (z. B. atopisches Ekzem) eine zweite (Heuschnupfen) und dritte Allergie (Asthma). Gemeinsames Kennzeichen dieser drei Allergien ist eine erhöhte Blutkonzentration des Zytokins **TSLP** (= thymisches stromales Lymphopoetin). Es aktiviert Immunzellen im ganzen Körper.

Die Überempfindlichkeitsreaktionen werden in die (z. T. überlappenden) Typen I – V eingeteilt. Häufig ist die **Typ-I-Reaktion**. Ihr geht die Allergisierung voraus: Bei der Kooperation von B- und T_{H2}-Zellen wird das Allergen präsentiert sowie u. a. IL-4 und IL-5 freigesetzt. Durch IL-4 proliferieren antigenspezifische B-Zellen (IgE-Bildung; S. 51, B4), und durch IL-5 werden eosinophile Granulozyten im Knochenmark zu Differenzierung und Übertritt ins Blut angeregt (S. 53, oben). Beim Zweitkontakt kommt es dann in Sekunden bis Minuten zur *Sofortreaktion* (*Anaphylaxis*), der nach Stunden *Spätreaktionen* folgen können. Der Sofortreaktion liegt die rasche Freisetzung und Neubildung von gefäßaktiven Entzündungsmediatoren aus *IgE*-besetzten Mastzellen zugrunde, während die Spätreaktionen von angelockten eosinophilen und neutrophilen Granulozyten und *IgG* vermittelt sind (S. 53, oben). Die Typ-I-Sofortreaktion kann je nach Allergenexposition *lokal* oder mehr oder weniger *generalisiert* ablaufen. Allergene in der Luft (z. B. Pollen, Milbenstaub, Tierhaare) lösen Reaktionen im *Respirationstrakt* aus, wo es zu Schleimhautödemen mit Übersekretion (z. B. Heuschnupfen) und Bronchospasmus (Asthma) kommt, während Nahrungsallergene (z. B. Milch-, Früchte- oder Fischbestandteile) in erster Linie zu *Magen-Darm-Symptomen* wie Bauchschmerzen, Übelkeit, Erbrechen und Durchfall führen. Die *Haut* reagiert auf Allergene (z. B. auf Bienengiftproteine) mit Jucken, Schwellung, Urtikaria (Quaddelbildung) sowie u. U. mit atopischem Ekzem (= „Neurodermitis"). Gelangt das Allergen durch Injektion direkt ins Blut (z. B. Serum oder Haptene wie z. B. Penicillin), kommt es zu einer systemischen Sofortreaktion, wobei die Freisetzung von gefäßaktiven Mediatoren zu einem lebensbedrohlichen Blutdruckabfall führen kann: *anaphylaktischer Schock* (S. 246 ff.). Er kann, etwas verzögert, auch nach starker gastrointestinaler oder respiratorischer Allergenexposition auftreten, ebenso wie es bei einer Lebensmittelallergie zu einer Urtikaria kommen kann.

Bei der **Typ-II-** oder **zytotoxischen Überempfindlichkeit** (**A**) stehen meist antigen wirksame *Zellen* oder extrazelluläre Matrixproteine im Mittelpunkt, sei es, dass sich *Haptene* (z. B. Medikamente) an körpereigene (Blut-) Zellen binden oder dass körperfremde Blutzellen in den Organismus gelangen. Nach der Allergisierung beim Erstkontakt mit dem Allergen werden bei nachfolgenden Antigenexpositionen in großen Mengen allergenspezifische *IgM* und *IgG* gebildet, die sich in hoher Dichte (10^4 – 10^5 pro Zelle) an die allergene Zelloberfläche binden (*Opsonisierung*; **A**). Dadurch wird das *Komplementsystem* aktiviert (S. 47, A1), und NK-Zellen entfalten ihre zytotoxische Wirkung (ADCC; S. 47, A3). Beides führt nach einigen *Stunden* zur Zerstörung der allergenen Zelle: *Zytolyse* (**A**). Haptenbindung an körpereigene Erythrozyten hat daher eine hämolytische Anämie (S. 42) und eine an Thrombozyten eine Thrombozytopenie zur Folge. Fremderythrozyten werden (z. B. bei AB0-Unverträglichkeit) agglutiniert, d. h. über IgM miteinander verbunden, und rasch hämolysiert (akuter Transfusionszwischenfall; S. 43, B). In prinzipiell ähnlicher (nicht ganz geklärter) Weise führen Autoantikörper gegen 3α(IV)-Kollagen der Basalmembran (S. 114) zu Gewebezerstörungen in Niere und Lunge (*Goodpasture-Syndrom*). Das IgG wird renal entlang der Glomeruluskapillaren abgelagert, was dort starke Entzündungsreaktionen auslöst (rasch progrediente Glomerulonephritis mit drohender Niereninsuffizienz [RPGN]; S. 112 ff.), während die Lungenbeteiligung ►

A. Typ-II- (zytotoxische) Überempfindlichkeit auf zellständige Antigene

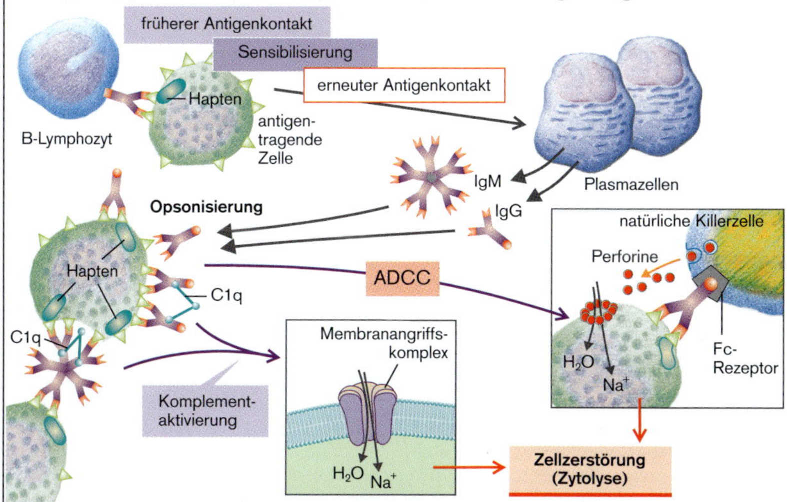

Antigen	Fremd-erythrozyt	Hapten + Erythrozyt	Hapten + Granulozyt	Hapten + Thrombozyt	Basalmembran (Niere, Lunge)
Lyse	**Hämolyse**	**Hämolyse**	**Agranulozytose**	**Thrombozytopenie**	**Goodpasture-Syndrom, RPGN**

B. Typ-III-Überempfindlichkeit auf Antigen-Antikörper-Komplexe

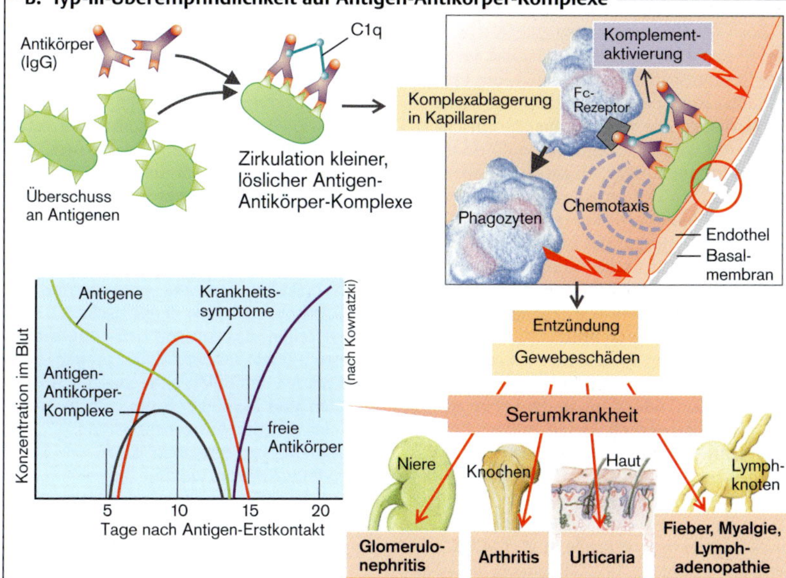

▶ durch lebensbedrohliche Blutungen gekennzeichnet ist.

Die **Typ-III-Reaktion** (**B**) wird durch Bildung und Ablagerung von *Antigen-Antikörper-Komplexen* ausgelöst, wobei die Antigene häufig über die beteiligten Immunglobuline (IgM, IgG) miteinander vernetzt sind. Solche Immunkomplexe aktivieren sowohl das *Komplementsystem* (S. 47, A1) als auch Makrophagen, Granulozyten und Thrombozyten (über deren Fc-Rezeptoren). Insbesondere, wenn das Antigen im Vergleich zum Antikörper im Überschuss vorhanden ist, zirkulieren über längere Zeit *kleine, lösliche Immunkomplexe* im Blut (**B**, Kurven), die nur langsam abgebaut werden. Sie lagern sich v. a. in den Kapillaren der Nierenglomeruli (granulär) ab, finden sich aber auch in den Gelenken, in der Haut und andernorts. Die Kapillarwand wird nun vom Komplementsystem sowie von chemotaktisch angelockten und aktivierten Phagozyten attackiert. Diese setzen Proteasen, Oxidantien und Entzündungsmediatoren frei, sodass es zu (Immunkomplex-)Glomerulonephritis, Gelenkschmerzen, Urtikaria, Lymphknotenentzündung und Fieber kommt – Symptomen, die nach der früher durchgeführten passiven Immunisierung mit dem Serum von Tieren (Rind, Schaf, Pferd) auftraten und als **Serumkrankheit** bezeichnet wurden.

Auch *Infektionen* können eine systemische Typ-III-Reaktion auslösen, und zwar, wenn es dem Immunsystem nicht gelingt, die Erreger (z. B. Streptokokken oder bestimmte Malariaerreger) ganz zu eliminieren, es aber doch genug Antikörper bildet, um die Konzentration von Immunkomplexen im Blut hochzuhalten. Auch der systemische Lupus erythematodes ist eine Typ-III-Reaktion, die von den Toll-like-Rezeptoren TLR 7 und 9 (S. 48) vermittelt werden. Diese halten körpereigene Nukleinsäuren fälschlicherweise für solche viralen Ursprungs, sodass es zur autoimmunen Gewebeschädigung kommt.

Eine *lokale* Typ-III-Reaktion kann, z. B. nach einer Impfung, in der Haut vorkommen (**Arthus-Reaktion**) oder dann in der Lunge auftreten, wenn wiederholt kleine Antigenmengen eingeatmet werden: Bei weiteren Kontakten werden große IgG-Mengen ausgeschüttet (Antigenüberschuss), es bilden sich Komplexe, die in der Lunge präzipitieren (*exogene allergische Alveolitis*). Beispiele sind *Taubenzüchterlunge* (Antigene im Taubenkot) und Farmerlunge (Dreschfieber; Schimmelpilzantigene im Heu).

Die **Typ-IV-Reaktion** (**C, D**) wird v. a. durch T_{H1}-Zellen, T-Killerzellen und Makrophagen getragen und erreicht ihr Maximum nach 2 – 4 Tagen („verzögerter" Reaktionstyp oder **delayed type hypersensitivity, DTH**). Auslösend sind v. a. *Erregerproteine* (Viren, Tuberkulose, Lepra, Bilharziose, Leishmaniose, Listeriose, Pilzinfektionen), andere Fremdproteine (z. B. das Weizenprotein Gliadin, das die *Zöliakie* auslöst) und *Haptene*, z. B. Medikamente, Metalle (z. B. Nickel, **D**), Kosmetika, Pflanzenbestandteile (z. B. Pentdekacatechol im nordamerikanischen *poison ivy* [*Rhus radicans*] oder im Gift-Sumach [*Rhus toxicodendron*]). Auch die *primäre Abstoßung transplantierter Organe* ist eine Typ-IV-Reaktion.

Das Antigen wird von *Makrophagen* phagozytiert, aufgearbeitet und den (DTH-)T_H-Zellen präsentiert (**C**). Die Sensibilisierung dauert mehr als fünf Tage. Beim Zweitkontakt werden zahlreiche T-Zellen zu T_{H1}-Zellen aktiviert (S. 49 ff.). Diese regen über IL-3 und GM-CSF die Monozytenbildung im Knochenmark an, locken mittels MIC und MIF Monozyten bzw. Makrophagen herbei, aktivieren diese über Interferon γ (IFNγ) und führen mit ihnen (sowie mit TNFβ) zu einer starken *Entzündungsreaktion*, bei der körpereigenes bzw. transplantiertes Gewebe in großem Umfang zerstört werden kann (Tbc, Lepra, Organabstoßung).

Auf der *Haut* sind es Haptene, die eine Typ-IV-Reaktion in Form einer **Kontaktdermatitis** hervorrufen. Aus nickelhaltigen Armbanduhren z. B. gelangt Ni in die Haut, wo es, gebunden an körpereigenes Protein, von den Hautmakrophagen (Langerhans-Zellen) als Antigen phagozytiert und aufgearbeitet wird (**D**). Die Makrophagen wandern zu den regionalen Lymphknoten und präsentieren dort (nach Umwandlung zu dendritischen, B7-positiven Zellen) das Antigen den antigenspezifischen T-Zellen aus Blut und Lymphe. Diese proliferieren und differenzieren sich (zu T-Killerzellen und T_{H1}-Zellen), um nun in großer Zahl den Ort der Antigenexposition (v. a. auf dem Blutweg) zu erreichen (**C, D**).

Typ-V-Reaktionen werden durch Autoantikörper gegen Transmitter- oder Hormon-Rezeptoren hervorgerufen (S. 60).

C. Verzögerte Überempfindlichkeit (Typ IV)

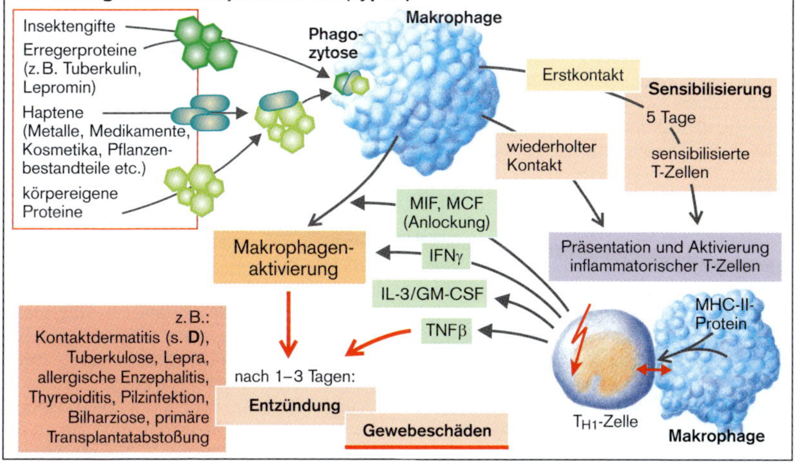

D. Entstehung einer Kontaktdermatitis

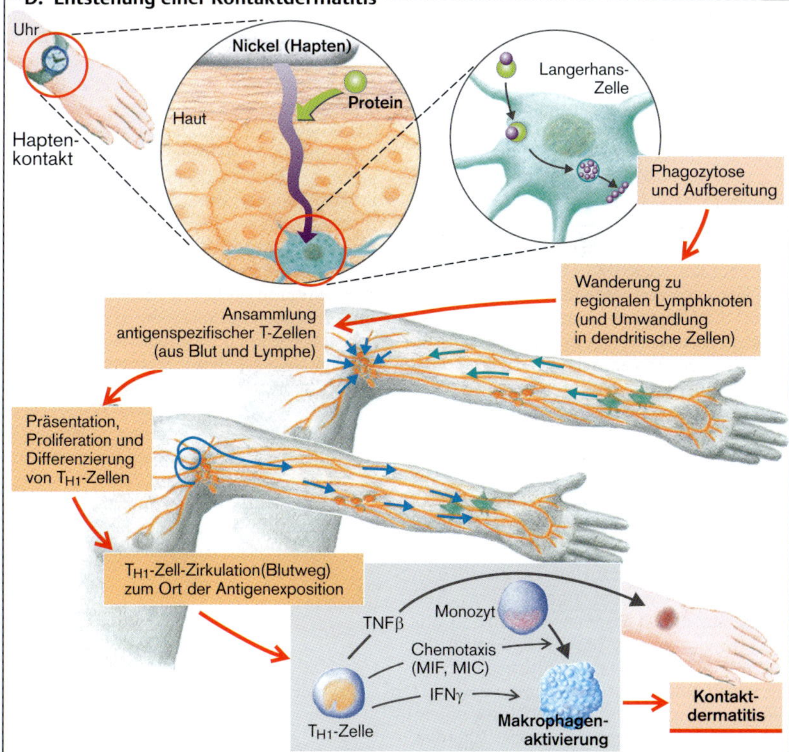

Wenn das Immunsystem gegen ein körpereigenes Antigen kontinuierlich *Autoantikörper* (*AAK*) bildet bzw. T-Zellen aktiviert, so kann dies Ursache von Gewebe- und Organschädigungen sein: *Autoimmunkrankheit* (*AIK*). (Das Auftreten von AAK alleine ist kein Beweis für eine AIK, da AAK oft auch als vorübergehende Folge einer Gewebeschädigung nachweisbar sind.)

AIK werden normalerweise verhindert, weil

♦ unreife T-Zellen, die die häufigen, ubiquitären Autoantigene (*AAG*) erkennen, der **klonalen Deletion** im Thymus unterliegen (S. 46);

♦ reife T-Zellen **klonal inaktiviert** werden (*Anergie;* S. 60). Der Grund dafür ist, dass Zellen im Gewebeverband *kein Costimulationssignal* abgeben (z. B. B7-Protein, S. 51, B1);

♦ die AAG-spezifischen T-Zellen in bestimmten Fällen trotz Erkennung nicht aktiviert werden (**immunologische Ignoranz**; s. u., Punkt 3).

Ätiologie und Pathogenese der AIK sind nur unzureichend geklärt, doch beruht die AAK-Bildung bzw. die T-Zell-Aktivierung auf den gleichen Mechanismen, wie sie bei Immunreaktion auf Fremdantigene ablaufen (S. 40 ff. u. 52 ff.). Folgende (Teil-)Ursachen für die Entstehung von AIK kommen in Frage (**A**):

1. Eine **genetische Prädisposition** ist durch bestimmte HLA-Allele bedingt: Träger der HLA-II-Allele DR3 + DR4 erkranken z. B. 500mal häufiger an Typ-I-Diabetes (S. 312) als Träger der Allele DR2 + DR2.

2. Eine in der Pubertät deutliche Geschlechtsabhängigkeit weist auf **hormonelle Einflüsse** hin. So beträgt das Verhältnis Frau/Mann beim *systemischen Lupus erythematodes* 10 : 1, bei der *Spondylitis ankylosans* 1 : 3.

3. AAG aus **immunologisch privilegierten Regionen** (Gehirn, Auge, Hoden, Uterus) können diese zwar verlassen (über Blut-, nicht über Lymphbahnen) und mit T-Zellen interagieren, doch wird dabei gewöhnlich keine AIK ausgelöst, da die AAG von TGF β begleitet werden, das wahrscheinlich bewirkt, dass (anstelle der zerstörerischen T_{H1}-Zellen) T_{H2}-Zellen aktiviert werden. Trotzdem lösen AAG gerade aus diesen Regionen AIK aus, so z. B. MBP (myelin basic protein) des Gehirns die *Multiple Sklerose*, eine der häufigsten AIK. Tierexperimentell lässt sich zeigen, dass MBP keine Toleranz oder Anergie der T-Zellen auslöst, sondern eine *immunologische Ignoranz*; diese schlägt in eine Myelinzerstörung um, wenn (etwa im Zusammenhang mit Infektionen) an anderer Stelle MBP-spezifische, inflammatorische T_{H1}-Zellen aktiviert werden, die dann ins Gehirn eindringen. In ähnlicher Weise können bei Verletzung eines Auges Proteine freiwerden und die Immunantwort darauf das intakte Auge gefährden (Ophthalmia sympathica). Infertilität durch Spermatozoen-AAK ist ein weiteres Beispiel. Der Embryo bzw. Fetus mit seinen zahlreichen (vom Vater ererbten) Fremdantigenen wird immunologisch völlig toleriert, da die Plazenta mütterliche T-Zellen anergisch macht (S. 49).

Infektionen können an der Entstehung von AIK beteiligt sein. So werden z. B. MBP-spezifische T-Zellen (s. o.) dann aktiviert, wenn bestimmte Bakterien anwesend sind (experimentell z. B. durch Tbc-Erreger im sog. *Freund-Adjuvans*). Evtl. lösen diese Erreger das fehlende Costimulationssignal aus (s. o.). Außerdem können gegen bestimmte Erregerantigene gerichtete Antikörper bzw. T-Zellen mit AAG *kreuzreagieren* („*molekulares Mimikry*"), so etwa Antikörper gegen A-Streptokokken mit AAG in Herz (Endokarditis), Gelenken (Polyarthritis) und Niere (Glomerulonephritis).

5. Eine **Fehlregulation des Immunsystems** unbekannter Art (Fehlen suppressiver CD 8-Zellen, die antigenpräsentierende CD 4-Zellen abtöten?) könnte ebenfalls mitbeteiligt sein.

Die Immunmechanismen der AIK entsprechen den Typen II – V der Überempfindlichkeitsreaktionen (S. 56 ff.). Daneben unterscheidet man *systemische AIK* (z. B. der systemische Lupus erythematodes [Typ-III-Reaktion]) von *organ-* und *gewebespezifischen AIK* (**B**): Beispiele für Typ-II-Reaktionen sind die autoimmune hämolytische Anämie und das Goodpasture-Syndrom, für Typ IV die rheumatoide Arthritis, die Multiple Sklerose (?) und der Typ-I-Diabetes mellitus (bei dem CD 8-T-Zellen die eigenen β-Zellen zerstören; S. 312). Zu Typ V zählen u. a. die Hormonrezeptor-aktivierenden (Morbus Basedow) oder -blockierenden AAK (Myasthenia gravis).

A. Ursachen von Autoimmunkrankheiten

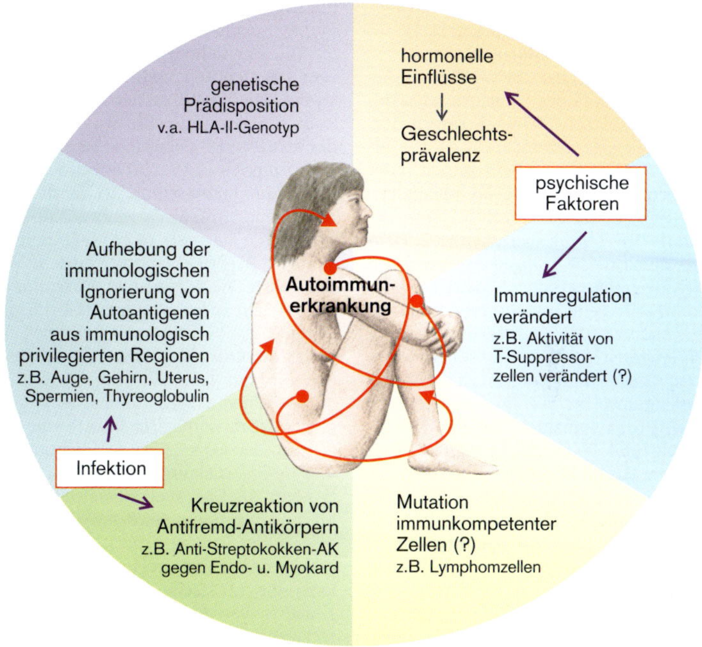

B. Organ- und gewebespezifische Autoimmunkrankheiten

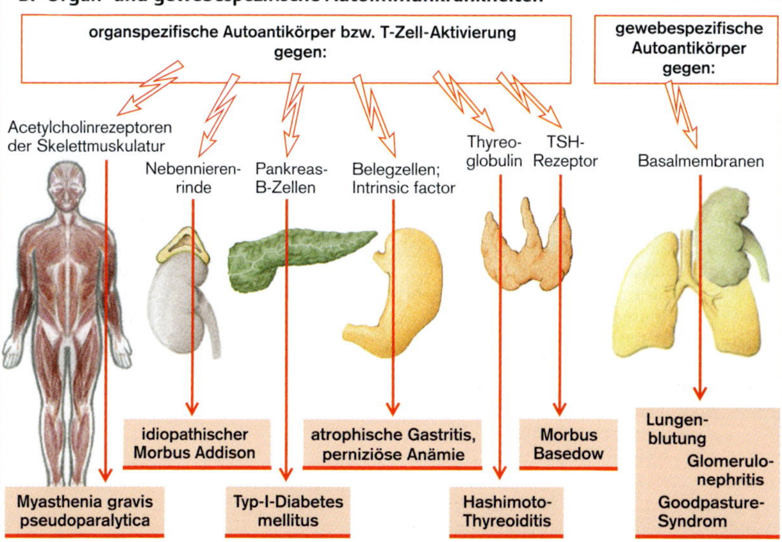

Immundefekte äußern sich durch *häufige, langwierige* und oft *lebensbedrohliche Infektionen* (auch mit ansonsten harmlosen Erregern) sowie durch bestimmte *Tumoren*.

Zu den Defekten der **unspezifischen Abwehr** gehören solche des *Komplementsystems* (Infektion mit extrazellulären Erregern, v. a. Neisserien), der *NK-Zellen* (Infektion mit intrazellulären Erregern, z. B. Listerien oder Herpesviren) sowie des *Mannose-Bindungsproteins* (*MBP;* S. 48). Störungen der *Phagozytose* können die Zellzahl betreffen (z. B. Neutropenie durch G-CSF-Mangel; Agranulozytose durch Bestrahlung oder Zytostatika) oder funktionell sein: Beim Leukozyten-Adhäsionsdefekt (LAD) verhindert ein Defekt der Integrin-Untereinheit (CD18) die Margination, beim Lazy-Leukozyten-Syndrom ist die Migration verlangsamt, bei der chronischen (oder septischen) Granulomatose fehlt die Oxidantienbildung und beim Chediak-Higashi-Syndrom ist die Fusion von Phagosomen mit Lysosomen gestört.

Humorale Immundefekte können durch *Reifungs-, Funktions-* oder *Aktivierungsstörungen der B-Zellen* verursacht sein. Ohne Antikörper ist der Körper v. a. gegen Eitererreger machtlos, da sie wegen ihrer Polysaccharidhülle ohne Opsonisierung nicht phagozytiert werden können. Beispiele sind a) der mit (1 : 700 sehr häufige) selektive IgA-Mangel, bei dem der mangelnde Schleimhautschutz häufig zu Atemwegs- und Magen-Darm-Infektionen sowie zu erhöhter Allergieanfälligkeit führt; b) die Agammaglobulinämie, bei der ein Defekt der Bruton-Tyrosinkinase die B-Zell-Reifung stört; c) das Hyper-IgM-Syndrom, das durch überhöhte IgM-, aber niedrige IgG- und IgA-Konzentrationen gekennzeichnet ist (fehlender Klassensprung wegen Defekts des CD 40-Liganden; S. 51, B4) sowie d) der sog. variable Immundefekt (mangelhafte B-Zell-Stimulierung durch CD 4-T-Zellen).

Störungen der **zellulären Immunabwehr** treten bei *Thymusaplasie* (*DiGeorge-Syndrom*) und kombiniert mit humoralen Immundefekten auf. Diese reichen von einer gestörten Stammzelldifferenzierung (*retikuläre Dysgenese*) über eine defekte HLA-Bildung (*Syndrom der nackten Lymphozyten*) bis hin zur bedrohlichen kombinierten B- und T-Zell-Störung (*SCID*, severe combined immunodeficiency disease, z. B. durch Adenosindeaminase- oder Purinnukleosidphosphorylase-Mangel).

AIDS (acquired immunodeficiency syndrome) wird durch HIV-1 oder HIV-2 (HIV = human immunodeficiency virus) hervorgerufen (**A**). Das Genom dieser Retroviren ist in zwei fast identischen Molekülen einer Einzelstrang-RNA (ssRNA) kodiert. In die Virionhülle ist u. a. das gp120-Protein eingebaut (**A1**), das an *CD 4* und gleichzeitig an einen *Chemokinrezeptor* (= CCR5 bei Infektionsbeginn; = CXCR4 im Endstadium) der Wirtszellmembran andockt, was Membranfusion und Virionendozytose auslöst (**A2**). (Menschen mit einem CCR5-Defekt sind vor einer HIV-Infektion weitgehend geschützt.) Betroffen sind (neben CD 8-Zellen) v. a. die *CD 4-T_H-Zellen*, in denen die ssRNA durch eine virioneigene *reverse Transkriptase* in eine cDNA umgeschrieben wird, um schließlich als doppelsträngige dsDNA (Provirus) ins Genom der Wirtszelle eingesetzt zu werden (*latentes Stadium*). *Aktivierung* der CD 4-Zelle (zu Infektionsbeginn und im Spätstadium) löst die Expression des Provirus aus. Die dabei entstehenden Proteine *tat* und *rev* sowie *NFκB* aus der Wirtszelle sind an der Bildung neuer Virionen beteiligt, die exozytiert werden (*Virämie*; **A3, 4**). Dabei kann die CD 4-Zelle zugrundegehen (Foto), zumal sie von der eigenen Immunabwehr attackiert wird (Anti-gp120-IgG + Komplement; Viruspeptiderkennung durch zytotoxische T-Zellen). Auch nichtinfizierte CD 4-Zellen sterben ab (MHC-unabhängige Apoptose), sodass im Spätstadium ein gravierender *CD 4-T-Zell-Mangel* entsteht (**A4**). Die Änderungen der Zytokinkonzentrationen (**A5**) bewirken eine Dezimierung von T_{H1}- und zytotoxischen T-Zellen. Der Körper ist nun ansonsten harmlosen Erregern (z. B. Pilzen) und bestimmten Tumorzellen (Kaposi-Sarkom, Lymphome) zunehmend hilfloser ausgesetzt (< 500 CD 4-Zellen/µl Blut: ARC = AIDS-related complex; < 200: AIDS-Vollbild). Zwischen der anfänglichen Virämie (hohe p24-Antigen-Spiegel mit IgM-Bildung) und dem ARC mit erneuter Virämie (kein IgM mehr) können viele Jahre vergehen (**A4**), in denen die Proviren in relativ wenigen (10^6), inaktiven CD 4-Zellen (v. a. in Lymphknoten) überleben.

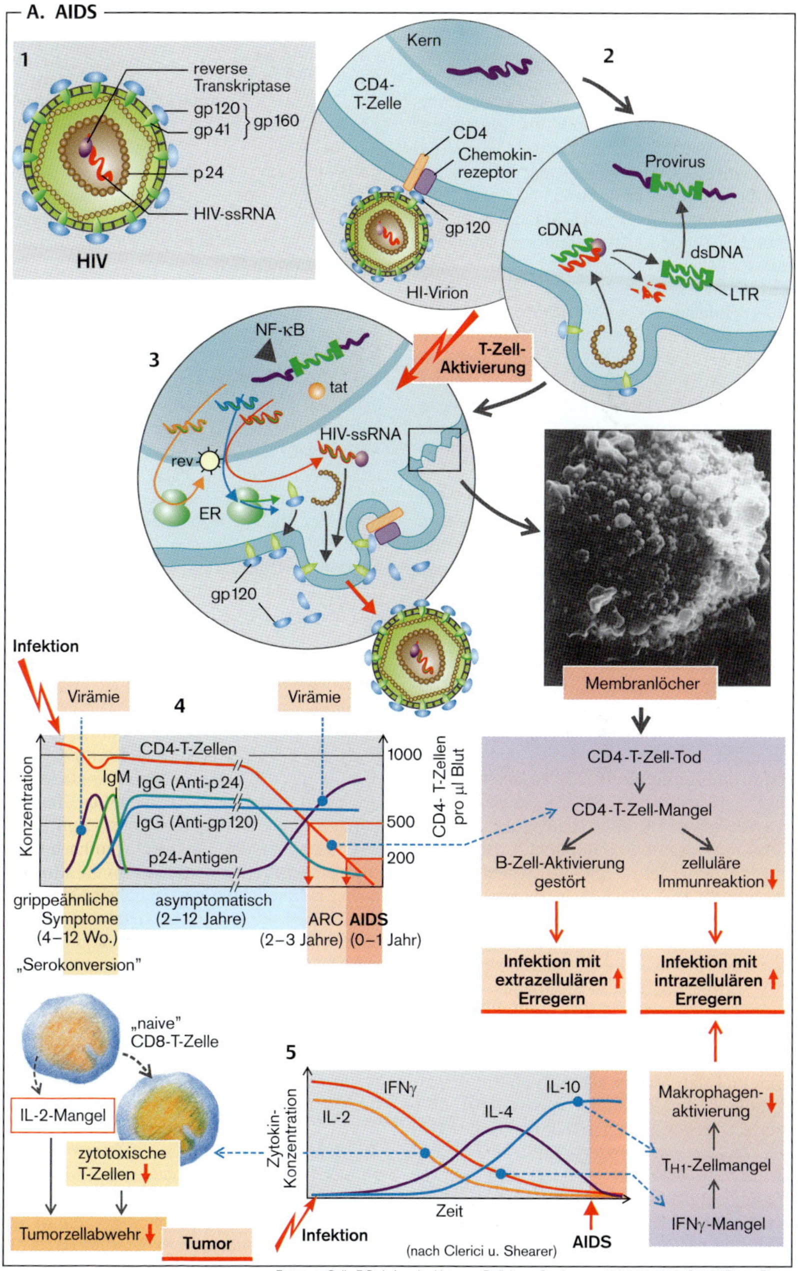
A. AIDS
1
reverse Transkriptase
gp120
gp41
gp160
p24
HIV-ssRNA
HIV
Kern
CD4-T-Zelle
CD4
Chemokin-rezeptor
gp120
HI-Virion
2
Provirus
cDNA
dsDNA
LTR
T-Zell-Aktivierung
3
NF-κB
tat
rev
HIV-ssRNA
ER
gp120
Membranlöcher
Infektion
Virämie
4
Virämie
Konzentration
CD4-T-Zellen
IgM
IgG (Anti-p24)
IgG (Anti-gp120)
p24-Antigen
1000
500
200
CD4-T-Zellen pro µl Blut
grippeähnliche Symptome (4–12 Wo.)
„Serokonversion"
asymptomatisch (2–12 Jahre)
ARC (2–3 Jahre)
AIDS (0–1 Jahr)
CD4-T-Zell-Tod
CD4-T-Zell-Mangel
B-Zell-Aktivierung gestört
zelluläre Immunreaktion
Infektion mit extrazellulären Erregern
Infektion mit intrazellulären Erregern
„naive" CD8-T-Zelle
IL-2-Mangel
zytotoxische T-Zellen
Tumorzellabwehr
Tumor
5
Zytokin-Konzentration
IFNγ
IL-2
IL-4
IL-10
Zeit
Infektion
AIDS
(nach Clerici u. Shearer)
Makrophagen-aktivierung
TH1-Zellmangel
IFNγ-Mangel

Das hämostatische System schützt vor Blutungen und Blutverlusten. Beteiligt sind *Plasmafaktoren, Thrombozyten* sowie die *Gefäßwand*. Deren Interaktionen gewährleisten lokal die Abdichtung des Gefäßlecks, wobei die Thrombozyten es vorläufig „verkleben" („weißer Thrombus") und anschließend das plasmatische Gerinnungssystem einen festen Fibrinfilz („roter Thrombus") und damit einen stabilen Verschluss bildet. Dabei muss eine überschießende Gerinnselbildung (*Thromben*) mit der Folge des Verschlusses größerer Gefäße (*Thrombose*) und der Thrombenverschleppung (*Embolie*; S. 256) vermieden werden. Um diese Balance zu halten, wird das Hämostasesystem bei Bedarf zwar lokal sehr rasch (Minuten) aktiviert, aber ein Ausufern der Hämostase wird durch (z. T. rückgekoppelte) Hemmfaktoren verhindert. Für eine Wiederauflösung überschüssiger Fibringerinnsel sorgt das *Fibrinolysesystem* (**E**).

Thrombozyten (TZ; 170 – 400 × 10^3/µl Blut) sind kernlose Abschnürungen aus den Megakaryozyten des Knochenmarks (S. 30). Endothelverletzungen führen mittels des in den Endothelzellen gebildeten von-Willebrand-Faktors (vWF) zu einer sofortigen Anheftung (*Adhäsion*) der TZ an freiggelegtes Kollagen, wozu u. a. das Glykoprotein Ib auf der TZ-Oberfläche notwendig ist (**G1**). Durch die Adhäsion werden die TZ *aktiviert*, d. h. sie verkleben sehr rasch miteinander (*Aggregation*, gefördert durch Thrombin), ändern ihre Form und sezernieren u. a. *vasokonstriktorische* (Serotonin, PDGF = platelet-derived growth factor, Thromboxan A_2) und *aggregationsfördernde Stoffe* (Fibronectin, vWF, Fibrinogen). Außerdem verstärkt Thromboxan A_2 zusammen mit ebenfalls sezerniertem ADP und dem Entzündungsmediator PAF (s. a. S. 52) die TZ-Aktivierung. Bei der Aggregation kontrahieren sich die TZ und ändern stark ihre Form (Bildung von Mikrovilli), wobei u. a. die Glykoproteine IIb/IIIa auf ihrer Oberfläche exponiert werden; diese dienen sowohl zur Anheftung an das Fibronectin der subendothelialen Matrix als auch an Fibrinogen, das die TZ untereinander vernetzt (**G**). Aktivierte TZ geben auch den in ihnen gespeicherten PAI-1 (Plasminogen-Aktivator-Inhibitor) ab, der im Endothel gebildet wird und die Plasminogenaktivatoren tPA und Urokinin und damit die Fibrinolyse hemmt (**E**).

Das **Gerinnungssystem** wird von zahlreichen Faktoren (F.) gebildet. Dazu gehören (**D**):

- F. I (Fibrinogen),
- F. II (Prothrombin),
- F. III (Gewebsthromboplastin),
- F. IV (Ca^{2+}),
- F. VII – XIII,
- Präkallikrein (PKK; Fletcher-Faktor),
- hochmolekulares Kininogen (HMK; Fitzgerald-Faktor)

sowie die **Hemmfaktoren** (**F**):

- Antithrombin III,
- α_2-Makroglobulin,
- α_1-Antitrypsin,
- Protein C^K und
- Protein S^K.

Mit Ausnahme des Ca^{2+} handelt es sich dabei um globuläre Proteine mit einer Molekülmasse (kDa = ku) zwischen 54 kDa (α_1-Antitrypsin) und 2000 kDa (F. VIII), die großteils in der Leber (F I, II^K, V, VII^K, IX^K, X^K, XIII, Kininogen) synthetisiert werden. Für die Bildung der mit ^{K} gekennzeichneten Faktoren und Proteine ist *Vitamin K* erforderlich, das an der posttranslationalen γ-*Carboxylierung* einer Reihe von Glutamylresten im N-Terminus der Peptidkette beteiligt ist. Diese γ-Carboxyglutamylgruppen werden zur Ca^{2+}-vermittelten Fixierung an Phospholipiden z. B. der Thrombozytenmembran benötigt (*Komplexbildung*).

Gerinnungsaktivierung (**D, oben**). Die meisten Gerinnungsfaktoren sind normalerweise nicht aktiv (= Zymogen). Ihre *Aktivierung* (Index *a*) läuft in einer *Kaskade* ab, die Verstärkungswirkung hat. Die Gerinnung kann *„exogen"* oder *„endogen"* gestartet werden. Bei der sog. *exogenen (extravaskulären)* Aktivierung nach **Gefäßverletzungen** (**D,** links oben) bildet der **Tissue-Faktor** (**TF** = Gewebsthrombokinase, ein integrales Membranprotein) auf Phospholipidoberflächen (**PL**) mit dem im Blut vorhandenen F.VIIa und Ca^{2+} einen *Komplex*. Dieser aktiviert F. VII, IX und X, was zur Bildung geringer Mengen von Thrombin führt (**Startreaktion, D**, dünne Pfeile). Dieses Thrombin reicht aber aus, die F. V, VIII, XI, IX und X zu aktivieren (**D**, dicke Pfeile) und in einer positiven Rückkoppelungsschleife dann genug Thrombin für die **Thrombusbildung** freizusetzen (s. u.). Die Wirkungen des TF-PL-Ca^{2+}-VIIa-Komplexes werden jetzt durch *TFPI* (Tissue factor pathway inhibitor) gehemmt (**D**, links). Die sog. *endogene Aktivierung* (**D** rechts oben) beginnt mit der **Kontaktaktivierung** von ▶

A. Ursachen und Folgen einer Blutungsneigung

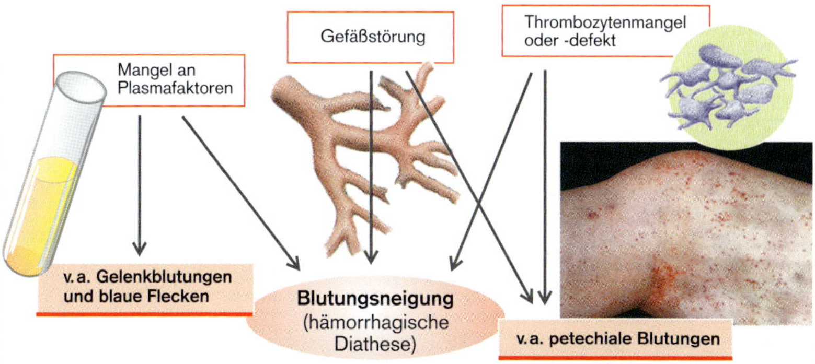

B. Gerinnungstests zur Erfassung plasmatischer hämorrhagischer Diathesen

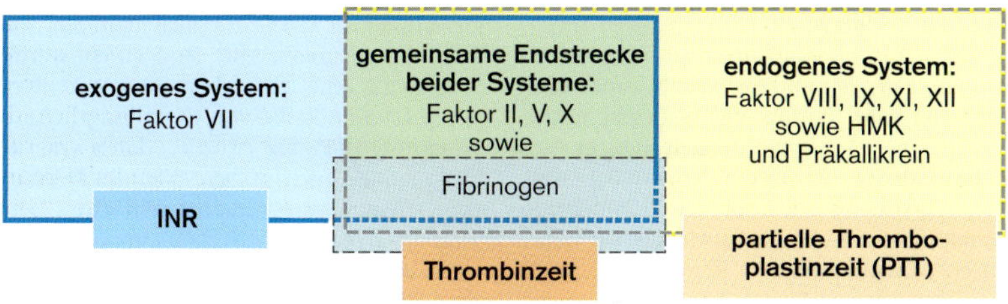

C. Interpretation von Gerinnungstestergebnissen

INR	PTT	Thrombozytenzahl	Blutungszeit	wahrscheinliche Ursachen der hämorrhagischen Diathesen (gilt für mittelschwere bis schwere Störungen)
normal	normal	normal	normal	**vaskuläre Ursache, Faktor-XIII-Mangel**
↑	normal	normal	normal	**Faktor-VII-Mangel**
normal	↑	normal	normal	**Heparingabe, Faktormangel VIII, IX, XI, XII, HMK, Präkallikrein**
normal	normal	↓	↑	**Thrombozytopenie**
↑	↑	normal	normal	**Cumaringabe, Vitamin-K-Mangel, Faktormangel I, II, V, X**
normal	↑	normal	↑	**v. Willebrand-Jürgens-Syndrom**
↑	↑	↓	↑	**Leberschaden, Verbrauchskoagulopathie, Sepsis**

(nach E. Lechler)

↓ erniedrigt ↑ verlängert

Foto aus: Siegenthaler W. Differentialdiagnose innerer Krankheiten. 17. Aufl. Stuttgart: Thieme; 1993.

▸ F.XII. Da Patienten mit einem Gendefekt von F. XII keine Blutungsneigung haben, wird neuerdings angenommen, dass dieser Aktivierungstyp nur auf externen (Reagenzglas) oder internen (Gefäßprothesen) Fremdoberflächen eine Rolle spielt.

Der Gerinnung (Fibrinbildung) schließt sich die **Fibrinolyse** an (**E**).

Einer **Blutungsneigung** (**hämorrhagische Diathese**, H. D.) können Störungen des Gerinnungs- oder Fibrinolysesystems (plasmatische H. D.), solche der TZ (thrombozytäre H. D.) sowie Gefäßdefekte (vaskuläre H. D.) zugrunde liegen (**A**). Während bei plasmatischen Störungen alltägliche mechanische Belastungen Hämatome („blaue Flecken") und Gelenkblutungen verursachen, sind thrombozytäre und vaskuläre H. D. durch punktförmige, flohstichähnliche Hautblutungen (Petechien) gekennzeichnet (**A**, Foto). Mit einfachen **Gerinnungstests** (INR [= International normalized ratio], partielle Thromboplastinzeit [PTT], Plasma-Thrombinzeit, Thrombozytenzahl und Blutungszeit) kann bereits die wahrscheinliche Ursache einer H.D. eruiert werden (**B**).

Plasmatische hämorrhagische Diathesen (Koagulopathien) entstehen durch angeborenen oder erworbenen Faktormangel. Die **hereditären Koagulopathien** können praktisch jeden der Plasmafaktoren betreffen, doch ist der Mangel einiger Faktoren relativ symptomarm (z. B. Faktoren der Kontaktphase, F. XI). Die häufigste ($1:10^4$ neugeborene Knaben), X-chromosomal-rezessiv vererbte Form ist die *„klassische" Hämophilie* (*Typ A*), die z. B. von der Königin Victoria von England auf zahlreiche männliche Nachkommen europäischer Herrscherhäuser vererbt wurde (Frauen sind Überträgerinnen). Häufigste Blutungslokalisationen sind die Muskulatur und die großen Beingelenke, wobei letztere chronisch stark deformiert werden (hämophile Arthropathie). Die Ursache der Hämophilie A ist ein Fehlen, eine verminderte Bildung oder ein Defekt des F. VIII. Auch die fünfmal seltenere *Hämophilie B* (F. IX-Mangel) entspricht in ihrer Vererbung und Symptomatik der A-Form. Der (relativ selten) homozygot auftretende hereditäre Mangel an F. I (Afibrinogenämie), F. II (Hypoprothrombinämie), F. V, F. VII oder F. X führt v. a. bei schweren Verletzungen oder Operationen zu starken Blutungen. Das homozygote Auftreten des Mangels an α_2-Antiplasmin, eines wichtigen Hemmers der Fibrinolyse (**E**), führt ebenfalls zu einer hämophilieartigen Blutungsneigung. Der F. XIII-Mangel ist durch eine Instabilität des Fibrins gekennzeichnet, sodass Blutungen erst nach einem längeren Intervall (bis zu 1,5 Tagen) auftreten. Mit den gewöhnlichen Blutgerinnungstests (**B**) ergeben sich beim F. XIII-Mangel meist normale Befunde, da die eigentliche Gerinnung ja nicht gestört ist.

Erworbene Koagulopathien treten auf, wenn die Bildung der Faktoren zu gering ist, wenn sie gehemmt werden (z. B. durch Heparingabe [**F**] oder bei Immunkoagulopathien, z. B. F.-VIII-Antikörper) oder wenn ihr Verbrauch zu hoch ist (Verbrauchskoagulopathie). Da die meisten Gerinnungsfaktoren in der Leber gebildet werden, haben *Leberschäden* (v. a. die Leberzirrhose; S. 186 ff.) Gerinnungsstörungen zur Folge. Dabei erhöht ein gleichzeitig auftretender portaler Hochdruck die Blutungsgefahr (meist aus Ösophagusvarizen; S. 184) zusätzlich dadurch, dass TZ in der gestauten Milz sequestriert werden und somit eine Thrombozytopenie entsteht (s. u.). Da eine Reihe von Gerinnungsfaktoren Vitamin-K-abhängig ist (s. o.), kann eine Koagulopathie auch durch *Vitamin-K-Mangel* oder *-Hemmung* verursacht sein. Gründe für Vitamin-K-Mangel sind:

- ein Verschlussikterus, bei dem die fettlöslichen Vitamine (z. B. Vit. K_1 aus Grünpflanzen oder synthetisches Vit. K_3) wegen des Gallensalzmangels nicht absorbiert werden können (S. 182),
- eine generelle Malabsorption (S. 164 ff.), z. B. bei Sprue.

Eine *disseminierte intravasale Gerinnung* (*Verbrauchskoagulopathie*) ist eine Blutstillungsstörung durch Aktivierung von Thrombin mit Gerinnselbildung und Thrombozytenaktivierung, was sekundär mit einer Hyperfibrinolyse beantwortet wird. Ursachen sind die Einschwemmung großer Mengen von Gewebsthromboplastin in die Blutbahn, etwa bei Fruchtwasserembolien, bei größeren Gehirnverletzungen, bei Tumorerkrankungen (z. B. Leukämien) oder bei einer Sepsis (z. B. Petechien bei Meningokokkensepsis: Waterhouse-Friderichsen-Syndrom). Vaskulär bedingt ist eine Verbrauchskoagulopathie z. B. beim Aortenaneurysma (S. 254 ff.) oder bei Gefäßmissbildungen, immunologisch bei AB0-Unverträglichkeit und enzymatisch bei bestimmten Schlangengiften.

Ursachen für **Thrombosen** sind u. a. Übergewicht (S. 266 ff.), Operationen, lange Flug- ▸

D. Blutgerinnung

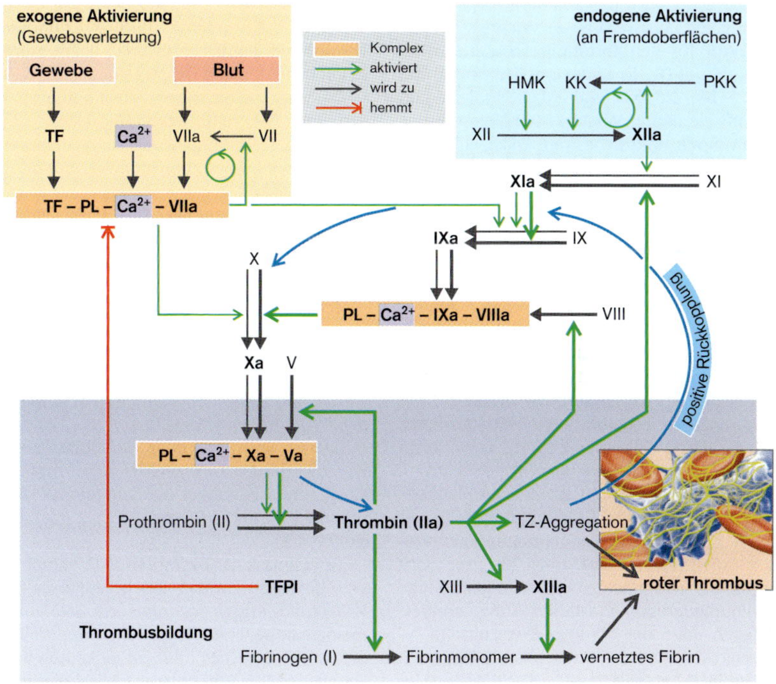

E. Fibrinolyse

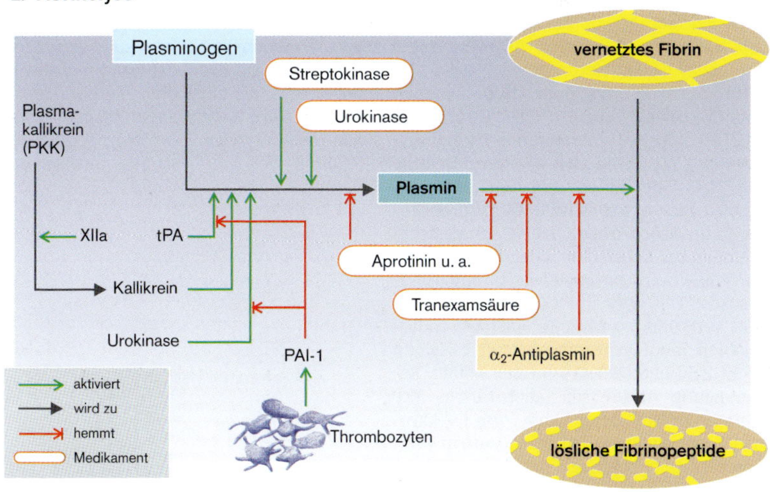

▸ reisen im Sitzen, Bettlägerigkeit, die Einnahme von Ovulationshemmern („Pille") und die sog. APC-Resistenz (s. u.). Wichtigster Plasmafaktor für den **Thromboseschutz** ist **Antithrombin III** (**F**). Es bildet mit Thrombin und den F. IXa, Xa, XIa und XIIa Komplexe und hemmt sie damit. Verstärkt wird diese Hemmung durch natürliches (aus Mastzellen und Granulozyten) oder injiziertes **Heparin** sowie durch heparinähnliche Glukosaminoglykane des Endothels. Ein weiterer Thromboseschutz wird dadurch erreicht, dass Thrombin an das *Thrombomodulin* des Endothels bindet und dadurch antikoagulatorisch wirkt (negative Rückkoppelung) und dass es *Protein C* zu Protein Ca aktiviert, das, nach Koppelung an *Protein S*, die F. Va und VIIIa inaktiviert (**F**). Ein genetischer Defekt von F. V (sog. *Faktor-V-Leiden-Mutation*) verhindert die Bindung von Protein Ca an den Faktor Va (*APC-Resistenz*), womit dieser Thromboseschutz unwirksam ist.

Bei Thrombosegefahr ist eine prophylaktische Herabsetzung der Gerinnungsfähigkeit des Blutes (**Antikoagulantientherapie**) entweder durch sofort wirksames *Heparin* oder durch oral verabreichte Cumarinabkömmlinge (Phenprocoumon, Warfarin, Acenocumarol) möglich, die die Vitamin-K-vermittelte γ-Carboxylierung (s. o.) in der Leber hemmen (*Vitamin-K-Antagonisten*). Cyclooxygenasehemmer wie *Acetylsalicylsäure* (Aspirin®) hemmen die Aggregation von Thrombozyten durch Blockierung von deren TXA_2-Synthese. *Clopidogrel* hemmt die ADP-vermittelte Thrombozyten-Aktivierung.

Thrombozytär bedingte H. D. werden durch Thrombozytopenien oder Thrombozytopathien verursacht. **Erworbene Thrombozytopenien** (TZP) sind die häufigste Ursache einer H. D. Eine TZP entsteht durch eine *verminderte Bildung* (aplastische TZP; z. B. bei Tumoren im Knochenmark, bei Strahlungsschäden oder bei Cobalamin- oder Folatmangel), durch einen *vermehrten Abbau* (thrombozytoklastische TZP) oder eine *TZ-Sequestrierung* in einer vergrößerten Milz. Zu einer wesentlich erhöhten Blutungsneigung kommt es, wenn die TZ-Zahl unter $20 \times 10^3/\mu l$ Blut abfällt. Relativ häufig ist die sog. idiopathische TZP (*Morbus Werlhof*), deren akute Form 1 – 3 Wochen nach einem viralen Infekt auftritt (verkürzte TZ-Überlebenszeit bedingt durch Immunkomplexe). Chronisch tritt sie als Autoimmunerkrankung auf. Medikamentös-allergische TZP durch Pharmaka (z. B. durch Chinin oder Sulfonamide) entstehen durch deren Wirkung als Haptene (S. 56). **Erworbene Thrombozytopathien** kommen bei urämischen Patienten und Dysproteinämien (TZ-Beschichtung) vor. Sie können auch durch Medikamente wie z. B. Acetylsalicylsäure (Cyclooxygenase-Hemmung) hervorgerufen werden, ein Effekt, der zur *Thromboseprophylaxe* genutzt wird.

Angeborene thrombozytäre H. D. sind die autosomal-dominant und -rezessiv vererbten Thrombozytopenien (Bildungsstörungen) und folgende Funktionsstörungen:

- *Membrandefekte*, wie a) Mangel des TZ-Glykoproteins Ib (**G1**), was die Adhäsion stört (*Bernard-Soulier-Syndrom*), b) Mangel am Glykoproteinkomplex IIa/IIIb (**G2**), was die Aggregation und Adhäsion vermindert (*Thrombasthenie Glanzmann-Naegeli*);
- diverse *Speicher-* oder *Sekretionsdefekte*, wie z. B. der Cyclooxygenase- und Thromboxansynthetase-Mangel, bei dem die ADP-Freisetzung reduziert ist (engl.: storage pool deficiency; **G3**).

Zu den **vaskulär bedingten H. D.** zählen die verschiedenen Formen des hereditären *von-Willebrand-Jürgens-Syndroms*, ein Gefäßendotheldefekt, bei dem der vWF vermindert oder defekt ist (**G4**). Dies führt zu einer Abschwächung der TZ-Adhäsion sowie sekundär zu einem Mangel an F. VIII, da der vWF eine Art Carrierfunktion für diesen Faktor hat (Komplexbildung). Schließlich gibt es eine Reihe von Funktionsstörungen und geweblichen Veränderungen der Gefäßwand und des Bindegewebes, die angeboren (*Purpura simplex*; *Morbus Osler-Weber-Rendu*; *Purpura Schoenlein-Henoch*) oder erworben sein können (*Skorbut* bei Vit.-C-Mangel; medikamentös vermittelte Immunreaktionen).

F. Hemmung des Gerinnungssystems

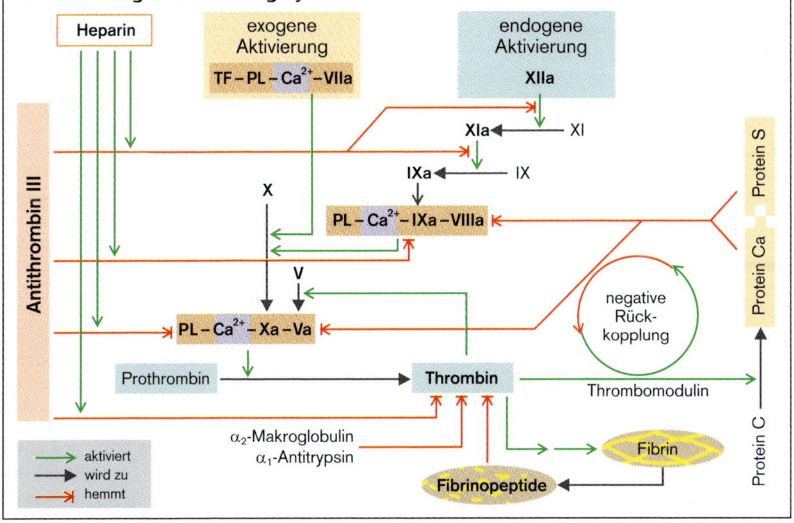

G. Ursachen thrombozytärer und vaskulärer Blutungsneigungen

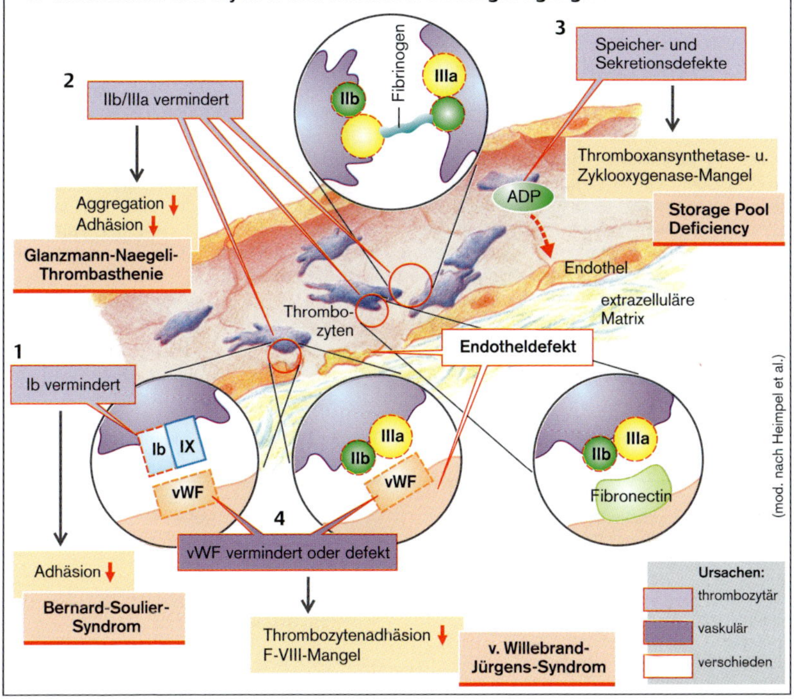

Aufgabe der Lungenatmung ist zum einen die Beladung des Blutes mit O_2 und zum andern die Regulation des Säure-Basen-Haushalts über die CO_2-Konzentration im Blut. Die Atemmechanik dient der Belüftung (Ventilation) der Alveolen, durch deren Wand O_2 in das Blut und CO_2 aus dem Blut diffundieren können. Der Transport der Atemgase im Blut geschieht zum größten Teil in gebundener Form, die transportierte Menge hängt u. a. von der Konzentration in Blut und Alveolen sowie von der Lungendurchblutung (Perfusion) ab. Aufgabe der Atemregulation ist es, die Ventilation dem jeweiligen Bedarf anzupassen.

Eine Reihe von **Störungen** kann die Atmung in einer Weise behindern, dass schließlich eine hinreichende O_2-Aufnahme und CO_2-Abgabe nicht mehr gewährleistet ist.

Bei **obstruktiven Lungenerkrankungen** (S. 80) ist der Strömungswiderstand (Resistance) der Atemwege erhöht und damit die Ventilation der Alveolen behindert (**A1**). Folge ist in erster Linie eine Hypoventilation eines Teiles (Verteilungsstörungen, S. 76) oder aller (globale Hypoventilation) Alveolen. Fällt die Ventilation einer Alveole vollkommen aus, entsteht ein funktioneller arteriovenöser Shunt. Die Hypoxie führt jedoch zur Kontraktion der versorgenden Gefäße und mindert damit den Blutfluss durch die minderbelüfteten Alveolen.

Bei **restriktiven Lungenerkrankungen** (S. 78) ist die Dehnbarkeit der Lunge (Compliance) herabgesetzt. Ursache ist neben Einschränkungen der Atembewegungen ein Verlust an funktionstüchtigem Lungengewebe, der über Abnahme der Diffusionsfläche den Gasaustausch beeinträchtigt. Die Diffusionsfläche ist auch beim Emphysem vermindert (S. 82), das durch großlumige, in der Zahl verminderte Alveolen gekennzeichnet ist. Diffusionsstörungen können ferner durch eine verlängerte Diffusionsstrecke zwischen Alveole und Blutkapillare auftreten (**A2;** S. 74, 84). Werden Alveole und Kapillare völlig voneinander getrennt, ensteht einerseits ein funktioneller Totraum (nicht durchblutete Alveole) und andererseits ein arteriovenöser Shunt.

Erkrankungen der Lunge und des Kreislaufs können die **Lungenperfusion** in Mitleidenschaft ziehen (**A3;** S. 72). Eine herabgesetzte Perfusion hat zur Folge, dass trotz adäquater O_2-Sättigung und CO_2-Entladung des Blutes in den Alveolen eine geringere Menge Gas durch das Blut transportiert wird. Ein erhöhter Perfusionswiderstand zwingt das rechte Herz zu gesteigerter Arbeit, muss doch das gesamte Herzzeitvolumen die Lunge passieren (S. 228).

Die Atmung ist ferner bei **Fehlfunktionen der atemregulierenden Neurone** (S. 86), sowie der von ihnen kontrollierten Motoneurone, Nerven und Muskeln beeinträchtigt (S. 72). Die bei gestörter Atemregulation auftretenden Änderungen der Atembewegungen (Tab. 1) führen jedoch nicht notwendigerweise zu gleichsinnigen Änderungen der alveolären Belüftung [Ventilation].

Konsequenzen inadäquater Atmung können **Hypoxämie** (**A5;** S. 90), **Hyperkapnie** oder **Hypokapnie** (erhöhter bzw. verminderter CO_2-Gehalt, **A4;** S. 94 ff.) im arterialisierten Blut sein. Die Versorgung der Zellen mit O_2 sowie der Abtransport von CO_2 aus der Peripherie hängen freilich nicht nur von der Atmung, sondern auch von der Transportfunktion des Blutes (Kapitel 3) und des Kreislaufs (Kapitel 7) ab.

Tabelle 1 Begriffe zur Beschreibung der Atemtätigkeit

Hyperpnoe	gesteigerte Atembewegungen
Eupnoe	normale Atembewegungen
Hypopnoe	verminderte Atembewegungen
Apnoe	Atemstillstand
Bradypnoe	verminderte Atemfrequenz
Tachypnoe	gesteigerte Atemfrequenz
Dyspnoe	Atemnot
Asphyxie	Atemlähmung
Orthopnoe	Atmung erfordert aufrechten Körper

Tabelle 2 Definition einiger Lungenfunktionsparameter

Atemzugvolumen (VT)	ein- und ausgeatmetes Volumen
Vitalkapazität (VC)	max. Atemzugvolumen
Atemgrenzwert ($\dot{V}_{max}$)	max. mögliche Ventilationsstromstärke
Compliance (C)	Dehnbarkeit der Lunge
Sekundenkapazität (FEV_1)	maximales in 1 Sekunde ausgeatmetes Volumen
funktionelle Residualkapazität (FRC)	endexspiratorisches Lungenvolumen

A. Pathophysiologie der Atmung (Übersicht)

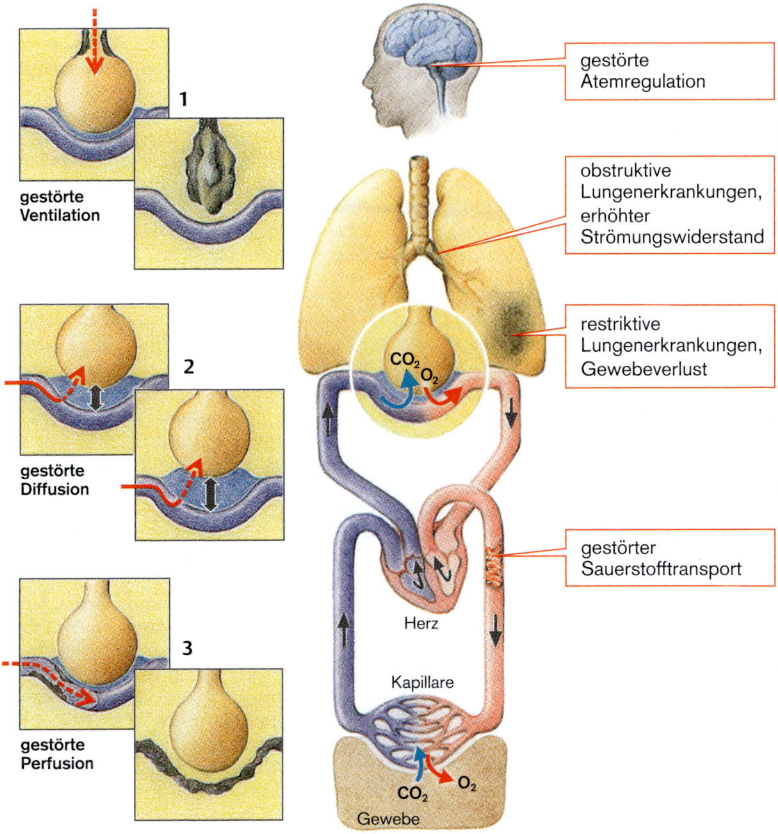

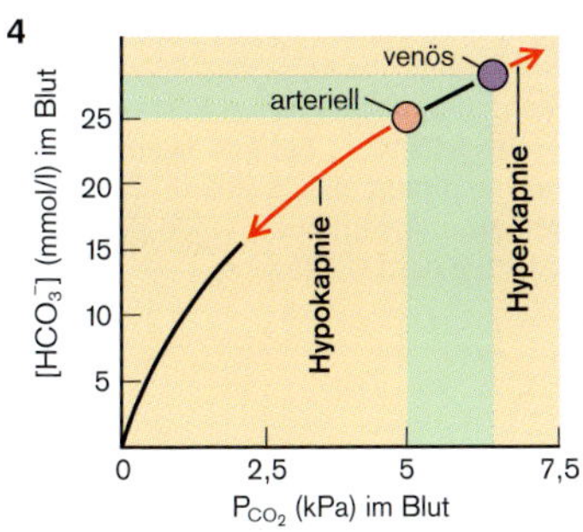

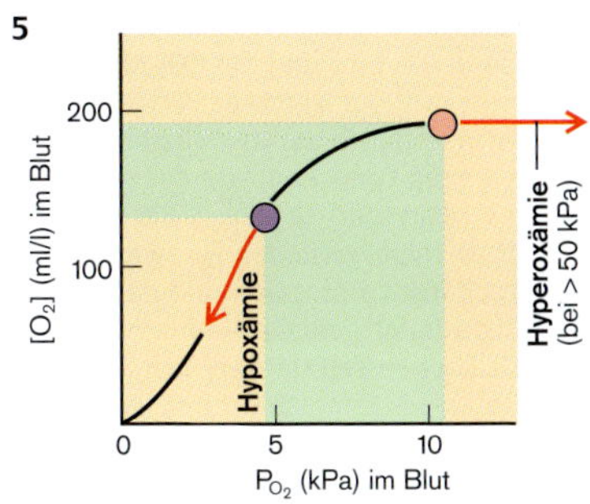

1 kPa = 7,5 mmHg

Inspirierte Luft muss, um zu den Alveolen zu gelangen, die Atemwege passieren, in denen kein Gasaustausch stattfindet (Totraum), also normalerweise Mund, Rachenraum, Trachea, Bronchien und Bronchiolen. Auf diesem Weg wird die Luft erwärmt, mit Wasserdampf gesättigt und gereinigt.

Das **Atemzugvolumen** (V_T) enthält neben der Luft, welche bis zu den Alveolen vordringt (V_A), auch diejenige Luft, die im Totraum verbleibt (V_D). Ist das Atemzugvolumen geringer als das V_D (normalerweise 150 ml), werden die Alveolen nicht ventiliert (**A** rechts). Bei Atemzugvolumina, die größer sind als das V_D, steigt der Anteil alveolärer Ventilation mit zunehmender Atemtiefe. Selbst bei Hyperpnoe kann die alveoläre Ventilation vermindert sein, wenn die Atemtiefe gering ist und in erster Linie der Totraum belüftet wird.

Eine **gesteigerte Ventilation** kann durch physiologisch (z. B. Arbeit) oder pathophysiologisch (z. B. metabolische Azidose, S. 96) erhöhten Bedarf (Mehrventilation) oder durch eine inadäquate Überaktivität der atemregulierenden Zellen (S. 86) zustande kommen.

Eine **verminderte Ventilation** kann, außer bei herabgesetztem Bedarf, bei Schädigung der atemregulierenden Neurone oder Störungen der neuralen und neuromuskulären Übertragung auftreten. Weitere Ursachen sind Erkrankungen der Atemmuskulatur, eine eingeschränkte Beweglichkeit des Thorax (z. B. Deformierungen, Entzündungen der Gelenke, Übergewicht), eine Vergrößerung des Pleuraraumes durch Pleuraergüsse und Pneumothorax (S. 78) sowie restriktive und obstruktive Lungenerkrankungen (S. 80 ff.). V. a. bei Fettsucht nimmt im Schlaf der Atemantrieb ab (S. 86) und es kann zur Schlafapnoe kommen.

Änderungen der alveolären Ventilation wirken sich nicht gleichermaßen auf die **O_2-Aufnahme** in das Blut und die **CO_2-Abgabe** an die Alveolen aus: Der sigmoide Verlauf der O_2-Bindungskurve macht die O_2-Aufnahme in der Lunge in weiten Grenzen unabhängig vom alveolären O_2-Partialdruck (PA_{O2}). Bei einer *geringgradigen Hypoventilation* ist zwar der O_2-Partialdruck in den Alveolen und damit auch im Blut vermindert, die O_2-Bindungskurve ist jedoch im flachen Teil, so dass sich der Sättigungsgrad des Hämoglobins und damit die O_2-Aufnahme ins Blut praktisch nicht verändert (**B** rechts). Andererseits führt die gleichzeitige Zunahme des CO_2-Partialdruckes in Alveolen und Blut zu einer spürbaren Behinderung der CO_2-Abgabe (**B** links). Eine *massive Hypoventilation* senkt den O_2-Partialdruck in Alveolen und Blut bis zum steilen Teil der Hämoglobinbindungskurve und beeinträchtigt damit die O_2-Aufnahme viel stärker als die CO_2-Abgabe. Eine *Hyperventilation* erhöht den O_2-Partialdruck in Alveolen und Blut, kann aber wegen des bereits gesättigten Hämoglobins die O_2-Aufnahme in das Blut nicht nennenswert steigern. Hyperventilation fördert jedoch die CO_2-Abgabe.

Die **Lungenperfusion** wird z. B. bei körperlicher Arbeit gesteigert. Vermindert werden kann sie durch Herz- bzw. Kreislaufinsuffizienz (S. 238) oder durch Kontraktion oder Verschluss von Lungengefäßen (S. 228).

Eine mäßige Zunahme der Lungenperfusion bei gleichbleibender Ventilation steigert die **O_2-Aufnahme** praktisch proportional zur Blutstromstärke (**C** rechts). Zwar sinkt durch die erhöhte O_2-Aufnahme aus den Alveolen der alveoläre O_2-Partialdruck ab, dies hat aber zunächst keinen Einfluss auf die O_2-Sättigung des Blutes (s. o.). Erst wenn der alveoläre O_2-Partialdruck in den steilen Bereich der O_2-Bindungskurve abfällt, dann steigt die Sauerstoffaufnahme bei weiterer Zunahme der Lungenperfusion nur noch gering an. Bei sehr hohen Lungenperfusionsraten ist ferner die Kontaktzeit mit den Alveolen nicht ausreichend, um einen weitgehenden Angleich des O_2-Partialdruckes im Blut an den in der Alveole zu garantieren (S. 74). Bei einer herabgesetzten Lungenperfusion ist die O_2-Aufnahme proportional vermindert.

Die **CO_2-Abgabe** ist in geringerem Ausmaß von der Lungenperfusion abhängig als die O_2-Aufnahme (**C** links). Bei herabgesetzter Lungenperfusion (aber konstant bleibender Ventilation und venöser CO_2-Konzentration) sinkt der CO_2-Partialdruck in der Alveole und begünstigt damit die CO_2-Abgabe, wodurch die Wirkung der verminderten Perfusion wieder abgeschwächt wird. Bei gesteigerter Lungenperfusion nimmt die alveoläre CO_2-Konzentration zu und verhindert einen proportionalen Anstieg der CO_2-Abgabe.

A. Totraum (V_D), Alveolenvolumen (V_A) und Atemzugvolumen (V_T)

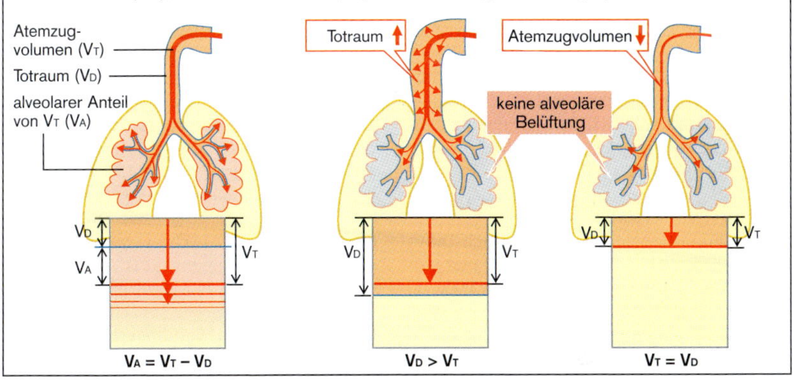

B. O_2 und CO_2 im arteriellen Blut bei gestörter Ventilation

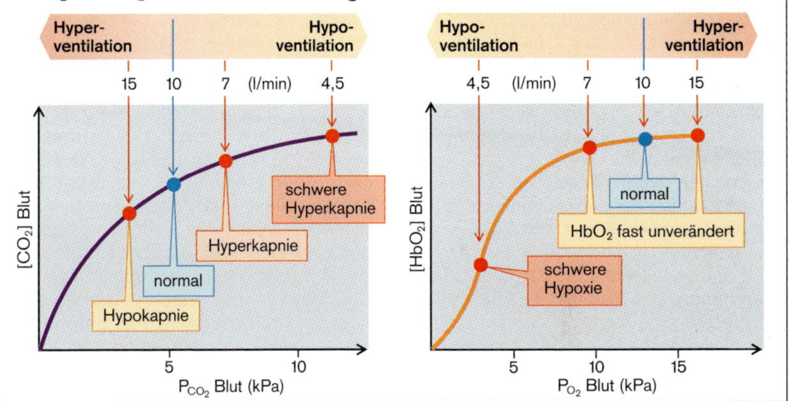

C. CO_2-Abgabe und O_2-Aufnahme bei unterschiedlicher Perfusion

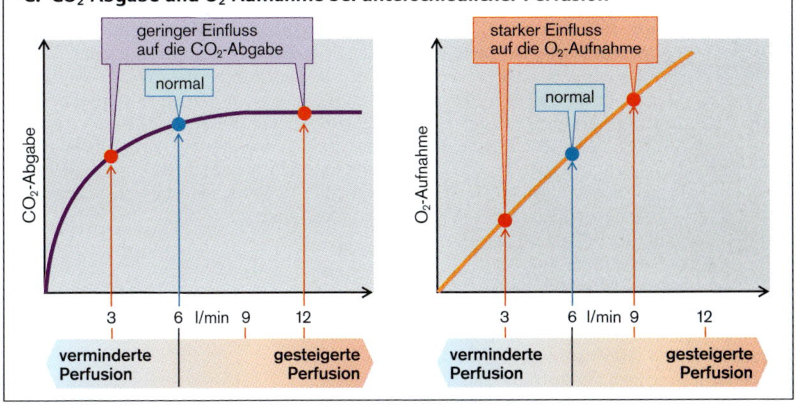

O_2 muss von den Alveolen zum Hämoglobin der Erythrozyten und CO_2 von den Erythrozyten in die Alveolen diffundieren. Die pro Zeiteinheit durch die Diffusionsbarrieren zwischen Alveolen und Blut diffundierenden *Gasmengen* ($\dot{M}$) sind proportional zur Diffusionsfläche (F) und zur Partialdruckdifferenz zwischen Alveolarluft (P_A) und Blut (P_{Blut}), sowie umgekehrt proportional zur Diffusionsstrecke (d):

$$\dot{M} = K \cdot F\,(P_A - P_{Blut})/d$$

Der Proportionalitätsfaktor K (Krogh-Diffusionskoeffizient) ist für CO_2 etwa 20 mal größer als für O_2. Die *Diffusionskapazität* $D = K \cdot F/d$ erreicht für O_2 beim Gesunden einen Wert von etwa 230 ml/min · kPa.

Von einer **Diffusionsstörung** spricht man bei einem verminderten Quotienten aus Diffusionskapazität und Lungendurchblutung (bzw. Herzzeitvolumen = HZV).

Die Diffusionskapazität kann zunächst aufgrund einer **verlängerten Diffusionsstrecke** herabgesetzt sein (**A**): Bei einem Lungenödem (S. 84) führt ein gesteigerter intravasaler Druck zur Exsudation von Plasmawasser in das Interstitium des Lungengewebes bzw. in die Alveolen und verlängert auf diese Weise die Diffusionsstrecke. Entzündungen führen über Ödeme und Bildung von Bindegewebe zur Verbreiterung des Spaltes zwischen Alveole und Blutkapillare. Bei der interstitiellen Lungenfibrose (S. 78) drängt das Bindegewebe die Alveolen und Blutkapillaren auseinander. Entscheidend ist der Abstand zwischen Hämoglobin und Alveolarluft, die Diffusionsstrecke kann daher auch durch Gefäßdilatation (Entzündung) und Anämie geringfügig verlängert werden.

Eine verringerte Diffusionskapazität kann ferner auf einer **Verminderung der Diffusionsfläche** beruhen (**A**), wie z. B. nach Resektion eines Lungenflügels, bei Verlust von Alveolarsepten (Lungenemphysem, S. 82) oder bei Ausfall von Alveolen durch Pneumonie, Lungentuberkulose oder Lungenfibrose (s. o.). Auch ein Kollabieren von Alveolen (Atelektase, S. 76), sowie ein Lungenödem oder -infarkt (S. 84) reduzieren die Diffusionsfläche.

Normalerweise ist der Gasaustausch bereits nach einem Drittel der Kapillarstrecke fast vollständig. Eine Diffusionsstörung wird daher häufig erst dann sichtbar, wenn das **Herzzeitvolumen** (HZV) groß ist (**A**), das Blut die Lunge also schnell durchströmt und damit die Kontaktzeit des Blutes in den Alveolen kurz ist. Der gesteigerte O_2-Bedarf bei Muskelarbeit erzwingt eine Erhöhung des HZV und kann daher eine Diffusionsstörung entlarven. Durch Verminderung der Diffusionsfläche (z. B. Resektion eines Lungenflügels) wird gleichfalls eine Verminderung der Kontaktzeit im verbleibenden Lungengewebe erzwungen, da pro Zeiteinheit nun mehr Blut das noch verbliebene Lungengewebe passieren muss.

Die **Auswirkungen einer Diffusionsstörung** betreffen in erster Linie den O_2-Transport: Damit jeweils die gleiche Gasmenge diffundiert, muss der Gradient für O_2 20mal größer sein als für CO_2. Ist nun die Diffusionskapazität in einer Alveole bei zunächst gleichbleibender Ventilation vermindert, dann sinkt der O_2-Partialdruck im pulmonal-venösen Schenkel dieser Alveole. Ist die Gesamtheit der Alveolen betroffen, sinkt der O_2-Partialdruck im arterialisierten Blut. Bei konstantem O_2-Verbrauch muss folglich auch der O_2-Partialdruck im desoxygenierten Blut sinken (**B2**). Aus diesem Grund bekommen Patienten mit einer Diffusionsstörung bei körperlicher Belastung schnell blaue Lippen (*zentrale Zyanose*; S. 90). Die primären Auswirkungen auf den CO_2-Transport und den Säure-Basen-Haushalt sind weitaus geringer. Durch die Hypoxie kommt es zu einer Stimulation des Atemzentrums, und die folgende Zunahme der Ventilation kann eine *Hypokapnie* nach sich ziehen. Die Hypoxämie infolge von Diffusionsstörungen kann durch Hyperventilation nur geringfügig beeinflusst werden. Im Beispiel (**B3**) steigert eine Verdoppelung der alveolären Ventilation bei gleichbleibendem O_2-Verbrauch den alveolären O_2-Partialdruck um etwa 4 kPa auf 17 kPa, der gesteigerte O_2-Gradient normalisiert jedoch nicht die O_2-Sättigung des Blutes. Gleichzeitig kommt es trotz der Diffusionsstörung durch die verstärkte Abatmung von CO_2 zu einer *respiratorischen Alkalose* (S. 94). Die Hypoxämie durch Diffusionsstörung kann mit O_2-reicher Inspirationsluft aufgehoben werden (**B4**). Auch durch Senkung des O_2-Verbrauchs läßt sich die Hypoxämie vermindern.

A. Entstehung von Diffusionsstörungen

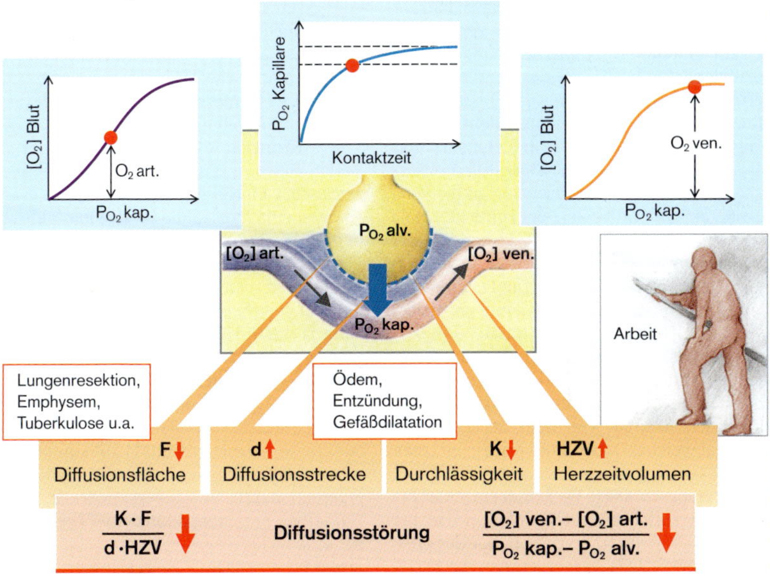

B. Diffusionsstörung: CO_2- und HbO_2-Konzentration im Blut

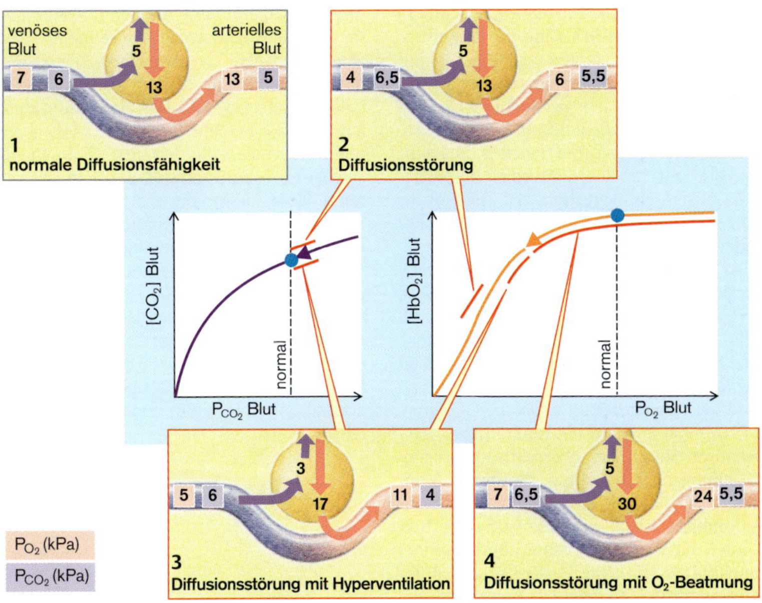

O_2- und CO_2-Konzentration in einer Alveole und der dazugehörenden Kapillare hängen vom Verhältnis der Belüftung (Ventilation, $\dot{V}_A$) zur Durchblutung (Perfusion, $\dot{Q}$) ab. Im Idealfall ist das Verhältnis der Ventilation zur Perfusion ($V_A/\dot{Q}$) und damit die O_2- und CO_2-Konzentration in allen Alveolen identisch. Die Lungengefäße kontrahieren bei Hypoxie und garantieren so normalerweise eine weitgehende Anpassung der Perfusion an die Ventilation einzelner Alveolen. Bei aufrechter Haltung sind Ventilation und Perfusion in den basalen Lungenabschnitten größer als in den apikalen Lungenabschnitten. Die Perfusion ist stärker betroffen, und $\dot{V}_A/\dot{Q}$ damit normalerweise apikal etwas höher als basal.

Von **Verteilungsstörung** spricht man, wenn das Verhältnis von Ventilation und Perfusion einzelner Alveolen in einem funktionell bedeutenden Ausmaß von dem der gesamten Lunge abweicht. Dabei sind prinzipiell zwei Möglichkeiten denkbar:

Eine eingeschränkte Perfusion einzelner Alveolen im Verhältnis zur Ventilation tritt bei Gefäßverschlüssen auf, wie z. B. bei der Lungenembolie (S. 228). Ferner können die Kapillaren durch wucherndes Bindegewebe von den dazugehörenden Alveolen abgedrängt werden, was bei der Lungenfibrose der Fall ist (S. 74, 78). Schließlich kann bei einem Untergang von Alveolarsepten auch die Kapillarversorgung der Alveolen schwinden, wie es beim Lungenemphysem geschieht (S. 82).

Die fehlende Perfusion ventilierter Alveolen *vergrößert den funktionellen Totraum*, denn die Luft in diesen Alveolen nimmt ja am Gasaustausch nicht mehr teil. Die Störung kann durch vertiefte Atmung kompensiert werden. Wird ein großer Teil ventilierter Alveolen nicht perfundiert, macht sich zusätzlich die *verminderte Diffusionsfläche* bemerkbar (S. 74), die dann auch durch vertiefte Atmung nicht mehr kompensiert werden kann.

Bei **mangelhafter Ventilation** perfundierter Alveolen (**A**) wird das Blut nicht mehr hinreichend mit O_2 aufgesättigt und von CO_2 befreit. Im Extremfall entsteht ein funktioneller arteriovenöser Shunt. Bei obstruktiven Lungenerkrankungen (z. B. Asthma, chronische Bronchitis; S. 80) sind die Bronchien zum Teil verengt und lassen eine normale Belüftung ihrer Alveolen nicht zu. Die Ventilation einzelner Bronchi(ol)en kann bei Verlegung durch Tumoren unterbunden sein. Die Entfaltung und damit Belüftung von Teilen der Lunge kann z. B. durch Narben (Pleuraschwarte) oder eine Zwerchfell-Lähmung beeinträchtigt sein. (Funktionelle) arteriovenöse Shunts treten schließlich auch bei Lungenfibrosen auf, oder bei pathologischer Gefäßneubildung (z. B. hereditäre hämorrhagische Teleangiektasie Osler-Rendu-Weber, Leberinsuffizienz).

Die Perfusion mangelhaft ventilierter Alveolen führt zu einer *Zumischung nicht-arterialisierten Blutes* zum Blut der Lungenvene. Folge ist eine *Hypoxämie* (**A**; P_A = Partialdrücke in der Alveolarluft), die auch durch Hyperventilation der „intakten" Alveolen nicht kompensiert werden kann (die O_2-Aufnahme in das Blut, welches ventilierte Alveolen passiert, kann ja durch Hyperventilation kaum gesteigert werden; S. 72). Eine Hyperkapnie tritt dagegen meist nicht auf, da die reduzierte CO_2-Abgabe in minderbelüftete Alveolen (**A** rechts) durch die vermehrte Abgabe in hyperventilierte Alveolen (**A** links) gut kompensiert werden kann. Im Gegenteil: Die Hypoxämie erzwingt häufig eine *überschießende Hyperventilation* mit Entwicklung einer *Hypokapnie*. Bei erheblicher venöser Zumischung kann die arterielle Hypoxämie selbst durch Beatmen mit reinem O_2 nicht aufgehoben werden.

Bei völligem Verschluss zuführender Atemwege kollabieren die Alveolen (**Atelektase**): Im Gewebe wird normalerweise mehr O_2 aufgenommen als CO_2 abgegeben, der O_2-Partialdruck sinkt also stärker als der CO_2-Partialdruck ansteigt (**B1**). Das Blut nimmt daher aus der Alveole mehr O_2 auf als es CO_2 abgibt, und das Alveolenvolumen sinkt. Dadurch wird alveoläres N_2 konzentriert, das dem Gradienten folgend gleichfalls ins Blut diffundiert. Schließlich wird das gesamte Alveolarvolumen resorbiert. Der Vorgang wird durch die Abnahme der alveolären O_2-Konzentration und folgende Kontraktion der Gefäße (s. o.) verzögert. Beatmung mit O_2 kann die Entwicklung von Atelektasen begünstigen (**B2**), da die O_2-Aufnahme durch den hohen alveolären O_2-Partialdruck gesteigert wird und die Kontraktion der zuführenden Gefäße wegfällt.

A. Auswirkungen von Verteilungsstörungen auf O_2-Aufnahme und CO_2-Abgabe

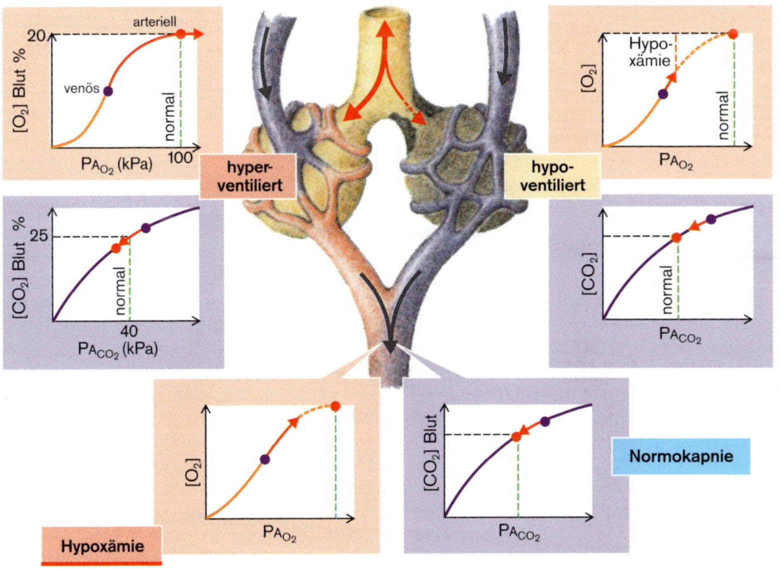

B. Entstehung der Atelektase

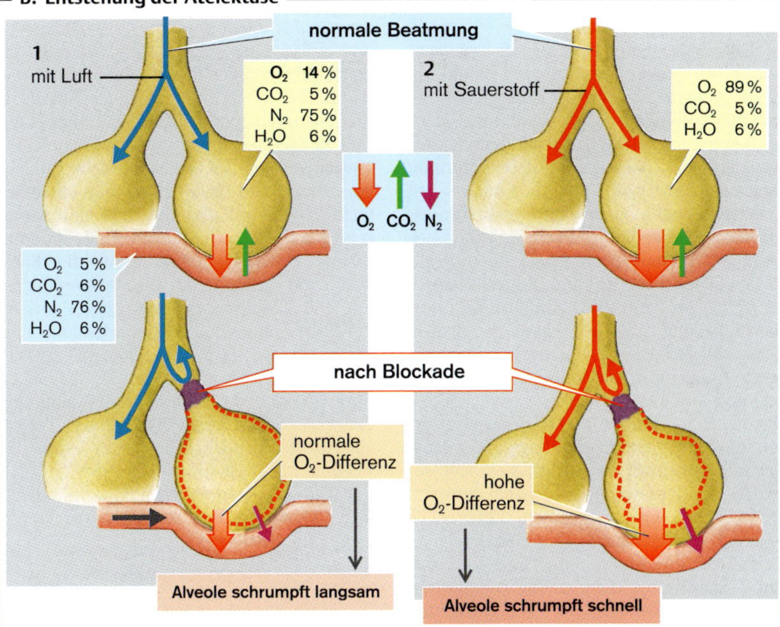

Bei anatomischem oder funktionellem Verlust von Lungengewebe (parenchymal) oder eingeschränkten Atembewegungen (extraparenchymal) spricht man von restriktiver Lungenerkrankung (**A**).

Extraparenchymale Ursachen sind neuromuskuläre Erkrankungen (u. a. Myasthenia gravis), Fettsucht, Fehlbildungen des Thorax (Kyphoskoliose), Versteifung der Gelenke und *Verklebungen* der beiden Pleurablätter (*Pleuraschwarte* infolge von Entzündungen).

Ein **anatomischer Verlust** von Lungengewebe kann Folge von Entfernung (Resektion) oder Verdrängung (z. B. durch Karzinome) sowie von Atelektasen (S. 76) sein.

Eine **funktionelle Einschränkung** der Gasaustauschfläche liegt bei *Exsudation von Plasmawasser* in Alveolen vor, wie etwa beim Lungenödem (S. 84) oder bei Entzündung (gesteigerte Gefäßpermeabilität, z. B. bei Pneumonie). Bei der *Lungenfibrose* verdrängt proliferierendes Bindegewebe intaktes Lungenparenchym (Abnahme der Diffusionsfläche), drängt sich zwischen Kapillaren und Alveolen (Verlängerung der Diffusionsstrecke) und behindert die normale Entfaltung der Lunge (Einschränkung der alveolären Belüftung). Eine Lungenfibrose kann u. a. durch Entzündungsreaktionen gegen das Bindegewebe (Kollagenkrankheiten) oder durch Inhalation von silikat- oder asbesthaltigem Staub ausgelöst werden. Bisweilen ist keine Ursache erkennbar (idiopathische Lungenfibrose Hamman-Rich). Stimulatoren der Bindegewebsbildung sind u. a. TGFβ und CTGF (transforming bzw. connective tissue growth factor).

Auswirkungen einer restriktiven Lungenerkrankung sind die Verminderung von Compliance (C), Vitalkapazität (VC), funktioneller Residualkapazität (FRC) und Diffusionskapazität (S. 70). Letzteres führt zu *Diffusionsstörungen* (S. 74) und damit zur *Hypoxämie* (**A**; S_{O2} = Sauerstoffsättigung des Blutes). Atemgrenzwert ($\dot{V}_{max}$ = maximale willkürliche Ventilation) und absolute Sekundenkapazität (FEV_1 = das in einer Sekunde maximal exspirierbare Volumen) sind meist erniedrigt, die relative Sekundenkapazität (normalerweise 80 % von VC) ist jedoch meist normal. Um ein bestimmtes Volumen einzuatmen, ist ein stärkerer Unterdruck im Pleuraraum (P_{pl}) erforderlich als beim Gesunden, und es muss daher insgesamt mehr Energie für die Atmung (Atemarbeit) aufgewendet werden (**A**; $\dot{V}$ = Ventilationsstromstärke). Die Einschränkung des Gefäßbettes durch Entfernung von Lungengewebe oder durch Verdrängung von Blutgefäßen steigert den Gefäßwiderstand. Um das Herzzeitvolumen durch den Lungenkreislauf zu pumpen, ist daher ein höherer Druck erforderlich, der vom rechten Herzen aufgewendet werden muss (pulmonaler Hochdruck). Folge ist eine *erhöhte Rechtsherzbelastung* (Cor pulmonale, S. 228).

Auch der **Pneumothorax** zählt zu den restriktiven Lungenerkrankungen (**B**). Bei *offener Verbindung* zwischen Pleuraraum und Außenluft (Thoraxverletzungen, **B** oben) oder Alveolen (Riss der Alveolarwand durch Überdehnung) dringt Luft in den Pleuraspalt ein, und der gleichseitige Lungenflügel kollabiert. Aber auch die Atmung im anderen Lungenflügel wird behindert, da der bei Inspiration auf der gesunden Seite sinkende Pleuradruck das Mediastinum auf diese Seite verzieht. Bei Exspiration läßt der Unterdruck nach, und das Mediastinum wandert wieder in Richtung der kranken Seite. Dieses Mediastinalflattern mindert die Atemexkursionen des Lungenflügels auf der gesunden Seite. Wenn die verletzte Stelle einen Ventilmechanismus ausbildet, der zwar Luft hinein, nicht aber hinaus läßt, entsteht ein sog. *Spannungs-Pneumothorax* (**B** unten). Vor allem geplatzte Alveolen wirken häufig als Ventile, da sich der kollabierte Lungenflügel bei jeder Inspiration entfaltet und damit Luft durch die geschädigte Alveole in den Pleuraraum eindringen kann, aber Lunge und Alveole bei Exspiration kollabieren und ein Entweichen der Luft verhindern. Das Mediastinum wird zunehmend zur gesunden Seite verschoben und die Atmung entsprechend behindert. Die Zunahme des intrathorakalen Druckes schränkt ferner den Rückstrom von venösem Blut zum rechten Herzen ein. Die herabgesetzte Füllung des rechten Ventrikels mindert das Herzzeitvolumen. In der *Ganzkörper-Plethysmographie* ist die Luft in der Pleura nicht von der Alveolarluft zu unterscheiden, da beide bei Exspiration gleichermaßen abnehmen. Eingeatmetes Testgas verteilt sich jedoch nur in der Lunge. Bei Pneumothorax ist daher das durch Ganzkörper-Plethysmographie ermittelte intrathorakale Volumen größer als das durch Testgas ermittelte alveoläre Volumen.

A. Ursachen und Auswirkungen restriktiver Lungenerkrankungen

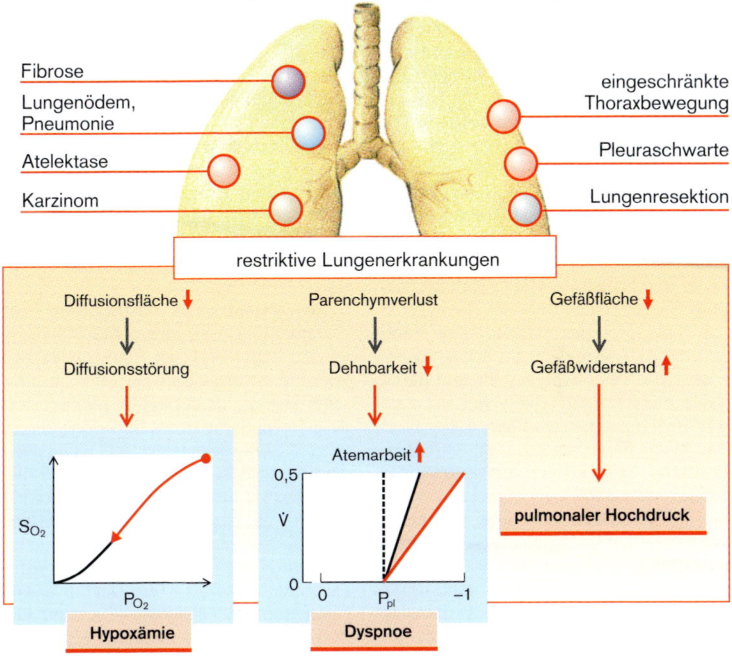

B. Pneumothorax

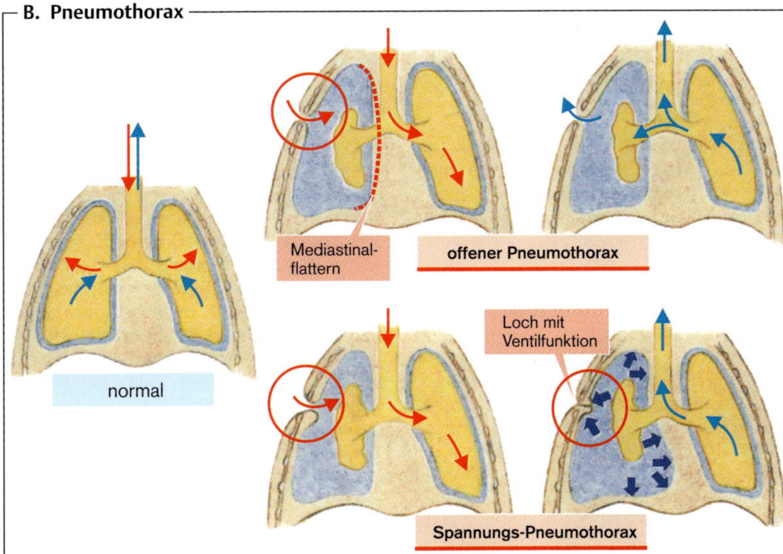

Auf dem Weg in die Alveolen passiert Luft die Atemwege (S. 72), die der Strömung einen Widerstand (Resistance) entgegensetzen. Der Widerstand wird durch das Lumen der Atemwege (v. a. ≤ 2 mm) diktiert. Das Lumen kann durch Schleim und durch Kontraktion der Bronchialmuskulatur eingeengt werden. Der *Schleim* wird sezerniert, um Erreger und Schmutzpartikel abzufangen. Über Flimmerhaare wird er zum Rachen transportiert und dann verschluckt. Da die Flimmerhaare im zähflüssigen Schleim nicht schlagen können, wird normalerweise Elektrolytlösung sezerniert, die den Schleim von den Flimmerhaaren abhebt. Auf einer dünnen Flüssigkeitsschicht schwimmt der Schleim dann oralwärts. Über Aktivierung der Bronchialmuskulatur kann das Lumen enggestellt und damit die Wahrscheinlichkeit erhöht werden, dass Erreger im Schleim hängen bleiben. Der Preis ist eine Widerstandszunahme. Bei gesteigerter Resistance spricht man von *obstruktiven Lungenerkrankungen*.

Eine **intrathorakale Zunahme der Resistance** ist meist auf Verengung bzw. Verlegung der Bronchien zurückzuführen, sei es durch Kompression von außen, durch Kontraktion der Bronchialmuskulatur, durch Verdickung der die Atemwege auskleidenden Schleimhaut oder durch Verlegung des Lumens mit Schleim. Meist sind die genannten Veränderungen Folgen von *Asthma* oder *chronischer Bronchitis*. Bei Asthma liegt eine Allergie gegen inhalierte Antigene vor (z. B. Blütenstaub, Pollen). Diese Antigene lösen eine Entzündung der Bronchialschleimhaut aus, die u. a. zur Freisetzung von Histamin, Leukotrienen (v. a. LTD_4), Prostaglandinen, Thromboxan, PAF (platelet-activating factor), Cytokinen, Bradykinin, Tachykininen, reaktiven Sauerstoffspezies, Adenosin, Anaphylatoxinen, Endothelin, NO und Wachstumsfaktoren führt. In der Folge kontrahiert die Bronchialmuskulatur, und Schleimsekretion sowie Gefäßpermeabilität (Schleimhautödem) sind gesteigert (**A** oben). Neben inhalierten Antigenen können auch in der Schleimhaut sitzende Mikroorganismen antigen wirken (infektallergisches Asthma). Hier sind die Grenzen zur chronischen Bronchitis fließend. Eine obstruktive Lungenerkrankung kann auch Folge von *Mukoviszidose* sein: Durch einen genetischen Defekt des CFTR (S. 176) überwiegt die Flüssigkeitsresorption, und der Schleim kann nicht mehr abtransportiert werden. Auch eine herabgesetzte Retraktionskraft der Lunge (sog. *schlaffe Lunge*, S. 82) kann zu obstruktiven Lungenerkrankungen führen, da bei gesteigerter Compliance zur Exspiration ein Überdruck aufgewendet werden muss, der die intrathorakalen Atemwege komprimiert (s. u.).

Eine **extrathorakale Zunahme der Resistance** tritt z. B. bei Stimmbandlähmung, Glottisödem und Kompression der Trachea von außen auf (z. B. Tumoren, Struma [S. 306 ff.]). Bei der sog. Tracheomalazie ist die Trachealwand aufgeweicht und kollabiert bei Inspiration.

Auswirkung einer obstruktiven Lungenerkrankung ist eine eingeschränkte Ventilation. Bei *extrathorakalen Hindernissen* ist vorwiegend die Inspiration betroffen (inspiratorischer Stridor), da der bei Exspiration steigende prästenotische Druck im Lumen der Atemwege die Engstelle weitet. *Intrathorakale Hindernisse* beeinträchtigen vorwiegend die Exspiration, da der bei Inspiration sinkende intrathorakale Druck die Atemwege erweitert. Der Atemzeitquotient (Exspirationsdauer/Inspirationsdauer) nimmt zu. Die erschwerte Exspiration überbläht die Ductuli alveolares (*zentrilobuläres Emphysem*, S. 82), die Retraktionskraft der Lunge nimmt ab (Zunahme der Compliance), und die Atemmittellage wird in Richtung Inspiration verschoben (*Fassthorax*, S. 82). Dabei ist die funktionelle Residualkapazität erhöht. Durch die Zunahme von Compliance und Resistance muss zur Exspiration ein intrathorakaler Überdruck erzeugt werden. Dieser bewirkt eine Kompression der Bronchiolen, so dass der Atemwegswiderstand weiter zunimmt. Während die Arbeit zur Überwindung der elastischen Lungenwiderstände normal oder sogar vermindert sein kann, ist die Arbeit zur Überwindung der viskösen Widerstände und damit die *Gesamt-Atemarbeit* massiv gesteigert (**A** Mitte). Die Obstruktion schränkt Atemgrenzwert ($\dot{V}_{max}$) und Sekundenkapazität ein, die unterschiedliche Ventilation verschiedener Alveolen führt zu *Verteilungsstörungen* (S. 76). Die Hypoxie hypoventilierter Alveolen führt zu Vasokonstriktion, Widerstandszunahme im kleinen Kreislauf, pulmonaler Hypertonie und Rechtsherzbelastung (Cor pulmonale, S. 228).

A. Obstruktive Lungenerkrankungen

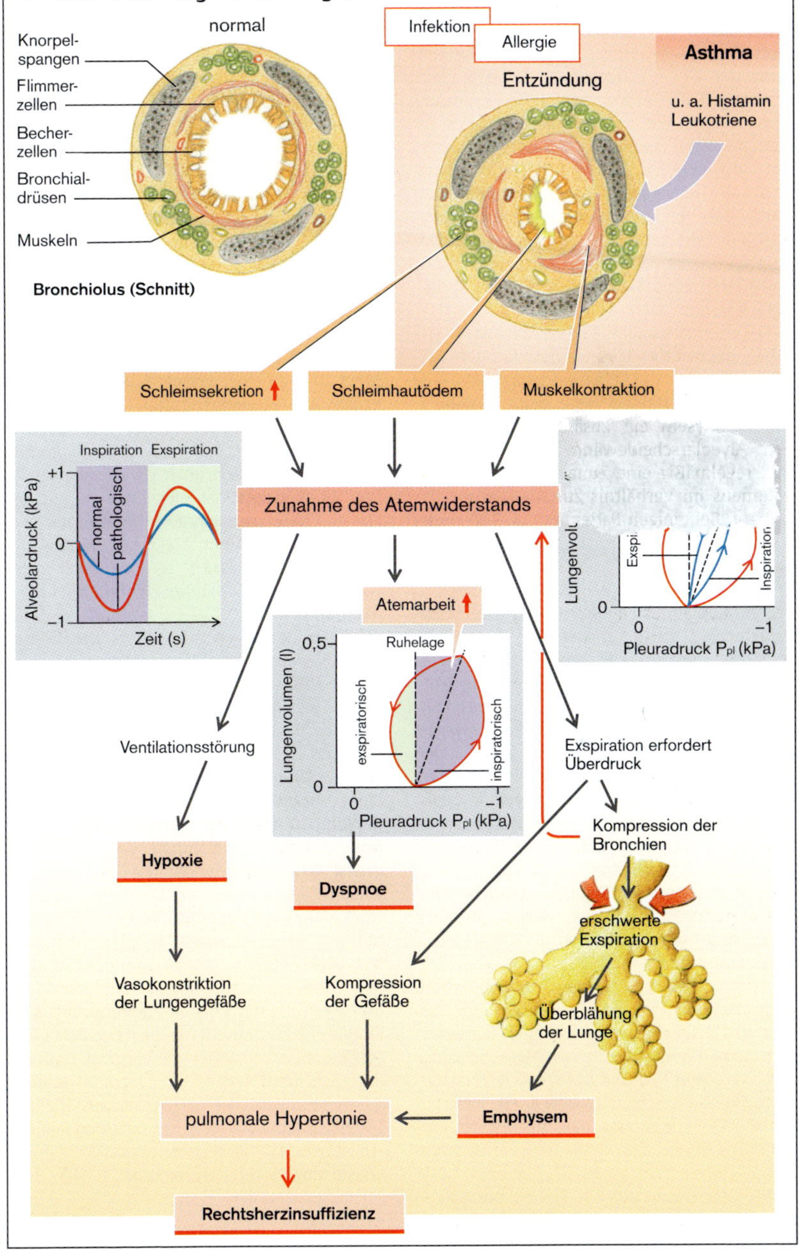

Das Emphysem ist gekennzeichnet durch Volumenzunahme der Lufträume distal der Bronchioli. Man unterscheidet ein **zentrilobuläres Emphysem** mit vorwiegender Überblähung der Ductuli alveolares und Bronchioli respiratorii von einem **panlobulären Emphysem**, bei dem vor allem die endständigen Alveolen erweitert sind (**A**). Bei der sog. **schlaffen Lunge** liegt lediglich ein Verlust an Retraktionskraft vor. Die Erkrankung kann einen umschriebenen Lungenbezirk (lokales Emphysem) oder die gesamte Lunge (generalisiertes Emphysem) in Mitleidenschaft ziehen. Das Emphysem gehört zu den häufigsten Todesursachen.

Das zentrilobuläre Emphysem wird v. a. durch **obstruktive Lungenerkrankungen** hervorgerufen, bei der schlaffen Lunge liegt eine Verarmung an Bindegewebe, beim panlobulären Emphysem ein zusätzlicher Untergang von Alveolarscheidewänden vor. Im **Alter** tritt regelmäßig eine Zunahme des Alveolarvolumens im Verhältnis zur Alveolaroberfläche auf. Bei einigen Patienten (ca. 2 %) findet man einen genetisch bedingten **Mangel an α_1-Proteinase-Inhibitor** (α-Antitrypsin), einem Protein, das normalerweise die Wirkung von Proteinasen (z. B. Leukozytenelastase, Serinproteinase 3, Cathepsine, Matrix Metalloproteinasen) hemmt. Die herabgesetzte Hemmung der Proteinasen führt über gesteigerten Proteinabbau zu Elastizitätsverlust des Lungengewebes. Bei gestörter Sekretion kann die Akkumulation des defekten Proteins in den Leberzellen zusätzlich die Leber schädigen. Schließlich macht sich die mangelnde Hemmung von Proteinasen auch in anderen Geweben bemerkbar, u. a. werden Nierenglomeruli und Pankreas geschädigt. Durch Rauchen wird der α_1-Proteinasen-Inhibitor oxidiert und damit gehemmt. Rauchen fördert so auch beim genetisch Gesunden die Entwicklung eines Emphysems.

Neben einem Mangel an Inhibitoren kommt eine **gesteigerte Produktion von Elastase** als Ursache in Frage (v. a. einer Serinelastase aus Granulozyten, einer Metalloelastase aus alveolären Makrophagen) sowie verschiedene Proteinasen von Erregern. Das Übergewicht an Elastasen führt bei chronischen Entzündungen u. a. zum Abbau von elastischen Lungenfasern.

Bei den **Auswirkungen** stehen die Folgen der *verminderten Retraktionskraft* im Vordergrund. Die Retraktion der Lunge erzeugt den zur normalen Exspiration notwendigen Überdruck in den Alveolen im Vergleich zur Außenluft. Zwar kann ein Überdruck in den Alveolen auch durch Kompression von außen erzeugt werden, also durch die Tätigkeit der Exspirationsmuskulatur, dabei kommt es allerdings auch zu einer Kompression der Bronchiolen und damit zu einer Zunahme der Resistance. Die maximale Exspirations-Stromstärke ($\dot{V}_{max}$) ist daher eine Funktion des Verhältnisses von Retraktionskraft (K) und Resistance (R_L) (**A** rechts). Eine verminderte Retraktionskraft kann somit die gleichen Auswirkungen wie eine obstruktive Lungenerkrankung haben (S. 80). Die Retraktionskraft kann durch Vertiefung der Inspiration gesteigert werden (**A** rechts). Die erhöhte Compliance führt auch zu einer *Verschiebung der Atemruhelage* in Richtung Inspiration (*Fassthorax*, **B**): Bei gleichem Atemzugvolumen sind funktionelle Residualkapazität und Residualvolumen gesteigert, bisweilen auch die Totalkapazität. Die Vitalkapazität ist allerdings wegen der eingeschränkten Exspiration vermindert. Bei Verlagerung der Atemruhelage in Richtung Inspirationsstellung wird das Zwerchfell abgeflacht und zur weiteren Inspiration muss (nach dem Laplace-Gesetz) eine höhere Muskelspannung aufgebaut werden. Der Verlust von Alveolarwänden führt zu einer *verminderten Diffusionsfläche* (S. 74), der Verlust an Lungenkapillaren zu einer *Zunahme des funktionellen Totraums* sowie einem erhöhten Widerstand und Druck im kleinen Kreislauf mit Entwicklung eines *Cor pulmonale* (S. 228). Beim zentrilobulären – nicht jedoch beim panlobulären – Emphysem kommt es zusätzlich zu einer *Verteilungsstörung* (S. 76) aufgrund der unterschiedlichen Resistance in verschiedenen Bronchioli. Die Verteilungsstörung zieht eine *Hypoxämie* nach sich, Patienten mit zentrilobulärem Emphysem infolge von obstruktiven Lungenerkrankungen werden daher als „blue bloater" bezeichnet (**A**). Im Gegensatz dazu bieten Patienten mit panlobulärem Emphysem in Ruhe das Bild eines „pink puffers", da ihnen die Vergrößerung des funktionellen Totraums eine vertiefte Atmung aufzwingt. Erst bei massiv eingeschränkter Diffusionskapazität oder bei gesteigertem O_2-Verbrauch (Arbeit) resultiert auch die Diffusionsstörung in einer Hypoxämie (S. 74).

A. Emphysem

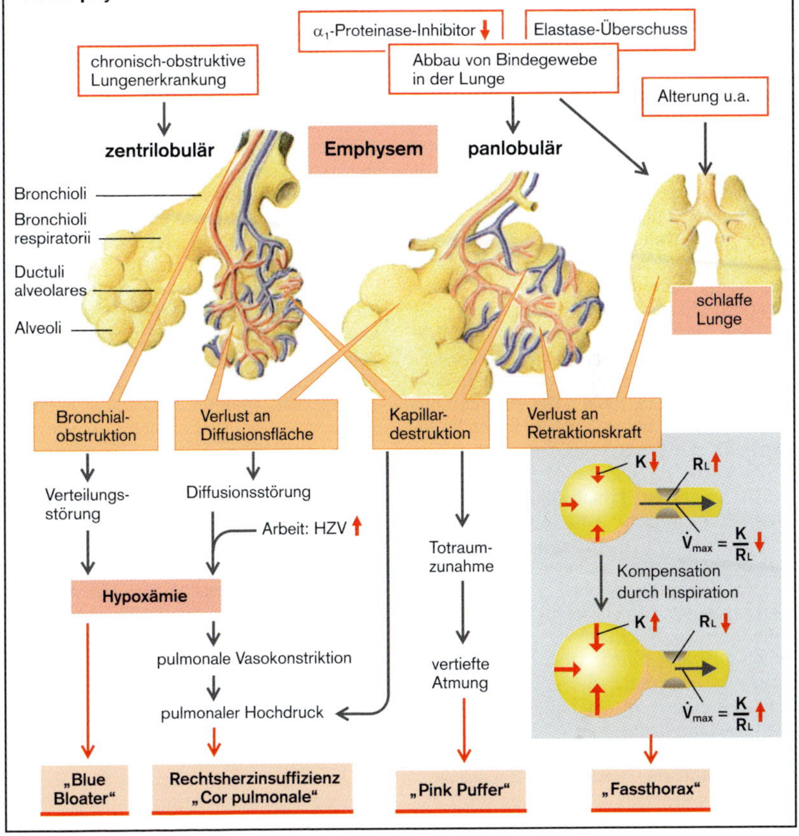

B. Atemruhelage beim Emphysem

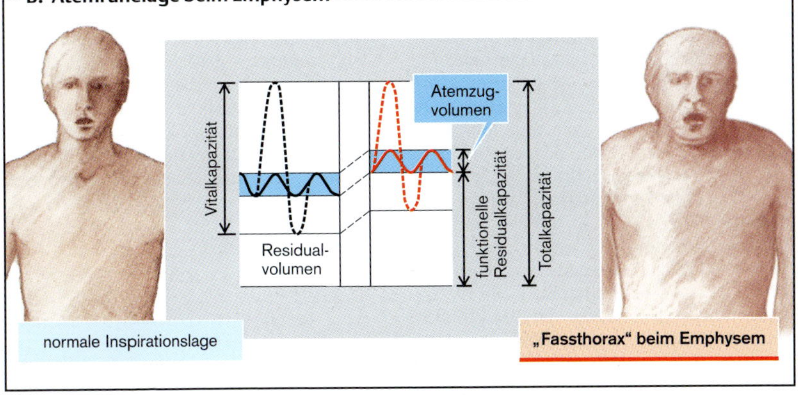

Wie in peripheren Kapillaren (S. 250) entscheidet auch in Lungenkapillaren über die Filtration der effektive Filtrationsdruck, d. h. die Differenz zwischen hydrostatischem und onkotischem Druckgradienten. Bei einem gesteigerten Druck in den Lungengefäßen spricht man von **Lungenstauung**, bei Filtration von Plasmawasser ins Interstitium von **interstitiellem Lungenödem** (**A1**) und bei Austritt von Plasmawasser in Alveolen von **alveolärem Lungenödem** (**A2**).

Zu einer **Steigerung des hydrostatischen Druckes** in den Lungenkapillaren kommt es bei mangelhafter Förderleistung des linken Herzens (**A3**). Ursachen sind eine herabgesetzte Leistungsfähigkeit oder Überforderung der Herzmuskulatur (Myokardinsuffizienz, S. 238), und eine verengte oder undichte Mitralklappe (S. 208 ff.). Der aufgrund dieser Störungen erhöhte Druck im linken Vorhof setzt sich in die Pulmonalgefäße fort.

Die Entwicklung eines Lungenödems wird durch **gestörten Lymphabfluss** begünstigt (**A4**). Normalerweise wird überschüssig filtrierte Flüssigkeit über das Lymphgefäßsystem abtransportiert. Die Kapazität des pulmonalen Lymphgefäßsystems ist jedoch schon unter physiologischen Bedingungen gering. Tritt zur Linksherzinsuffizienz eine Rechtsherzinsuffizienz hinzu, dann steigt auch der Druck in den Venen des großen Kreislaufs und damit auch an der Mündungsstelle der Lymphgefäße im Venenwinkel, wodurch der Lymphabfluss behindert wird.

Der **onkotische Druck** in den Kapillaren ist bei *Hypoproteinämie* herabgesetzt (**A5**); dies begünstigt die Entwicklung eines Lungenödems. Die Hypoproteinämie ist meist Folge einer Hyperhydratation, etwa durch inadäquat hohe Zufuhr von Flüssigkeit bei Patienten, deren Fähigkeit zur renalen Ausscheidung herabgesetzt ist (z. B. bei Niereninsuffizienz, S. 120 ff.). Natürlich führt auch eine reduzierte Bildung von Plasmaproteinen in der Leber (Leberinsuffizienz, S. 188) oder deren Verlust z. B. über die Niere (nephrotisches Syndrom, S. 114) zu einer verminderten Plasmaproteinkonzentration.

Schließlich kann eine **gesteigerte Kapillarpermeabilität** ein Lungenödem auslösen (**A6**). Die Durchlässigkeit der Kapillarwand für Proteine mindert den onkotischen Druckgradienten und erhöht damit den effektiven Filtrationsdruck. Die Kapillarpermeabilität wird z. B. durch Inhalation ätzender Gase oder längere Beatmung mit reinem O_2 (S. 92) gesteigert.

Auswirkungen der Lungenstauung sind eine herabgesetzte Lungenperfusion und damit eine Einschränkung der maximalen O_2-Aufnahme. Die Aufblähung der gestauten Gefäße behindert die Weitung der Alveolen und mindert die Dehnbarkeit (Compliance) der Lunge. Ferner werden durch die gestauten Gefäße die Bronchien eingeengt (**A7**) und der Atemwiderstand nimmt zu (S. 80), erkennbar an einer Minderung des Atemgrenzwerts und der Sekundenkapazität (S. 70).

Bei einem **interstitiellen Lungenödem** ist das Interstitium zwischen Kapillare und Alveole verbreitert. Folge ist eine Diffusionsstörung (**A8**), die vor allem die O_2-Aufnahme beeinträchtigt (S. 74). Tritt durch körperliche Belastung ein erhöhter O_2-Verbrauch hinzu, dann sinkt die O_2-Konzentration im Blut (Hypoxämie, Zyanose).

Eine weitere Druckzunahme und eine Schädigung der Alveolarwand führen zu einem **Übertritt von Filtrat in den Alveolarraum**. Die flüssigkeitsgefüllten Alveolen fallen für die Atmung aus, und es entstehen funktionelle arteriovenöse Shunts mit Abnahme der O_2-Sättigung im arterialisierten Mischblut (zentrale Zyanose). Die Flüssigkeit dringt in die Atemwege ein und erhöht somit auch den Atemwiderstand. Durch gesteigerte Filtration von Flüssigkeit in den Pleuraraum (Pleuraerguss) wird die Atmung zusätzlich behindert.

Das Lungenödem zwingt den Patienten zur Atmung in aufrechter Körperhaltung (**Orthopnoe A9**): Beim Wechsel vom Liegen zur aufrechten Haltung (Orthostase) sinkt der zentrale Venendruck (S. 192) im Bereich des rechten Vorhofs. Dies führt zu einem besseren Lymphabfluss aus der Lunge, mindert die Förderleistung des rechten Herzens und bewirkt dadurch eine Abnahme des hydrostatischen Druckes in den Lungenkapillaren. Auf diese Weise werden Lungenstauung, interstitielles und alveoläres Lungenödem zurückgedrängt.

A. Lungenödem

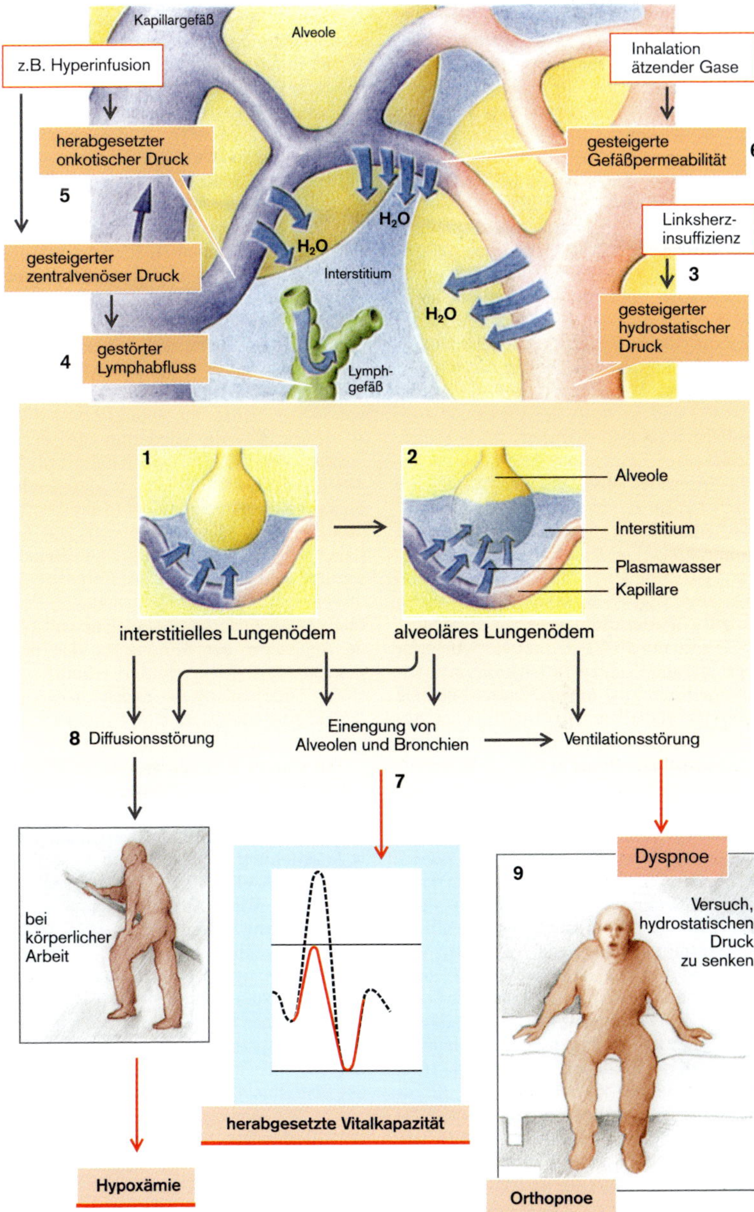

Eine Vielzahl von Faktoren beeinflusst die atemregulierenden Neurone in der Medulla oblongata (**A**):

Die **Ventilation wird gesteigert** durch Azidose, Hyperkapnie, Hypoxie, Hormone (Progesteron, Testosteron, Corticotropin) Transmitter (Adrenalin, Noradrenalin im Blut, Histamin, Acetylcholin und Prostaglandine im ZNS), Ca^{2+}- und Mg^{2+}-Abfall im Liquor. Auch Schmerz, Angst, Anstieg oder mäßiger Abfall der Körpertemperatur, intensive Kalt- und Warmreize auf der Haut, Blutdruckabfall sowie Muskelarbeit (Mitinnervation) steigern die Ventilation.

Umgekehrt wird die **Ventilation herabgesetzt** durch Alkalose, Hypokapnie, Hypoxie im ZNS, periphere Hyperoxie, Ganglienblocker sowie hohe Konzentrationen an Atropin, Catecholaminen, Endorphinen und Glycin im ZNS, Ca^{2+}- und Mg^{2+}-Anstieg im Liquor, tiefe Hypothermie, Blutdruckanstieg, sowie Schlaf.

Schlafapnoe, ein mehrere Sekunden bis Minuten dauerndes Aussetzen der Atmung im Schlaf, ist Folge von herabgesetzter CO_2-Empfindlichkeit der atemregulierenden Neurone (zentrale Apnoe) oder Kollaps der Atemwege durch Erschlaffung der Muskulatur im Schlaf (obstruktive Apnoe). **Schlafapnoe** wird durch metabolische Alkalose und Fettsucht begünstigt. Sie wird durch Aktivierung des Sympathicus gefolgt und kann zu Tachykardie, arterieller Hypertonie und myokardialer Ischämie führen. Die Hyperkapnie bei nächtlicher Abnahme des Atemantriebes kann über zerebrale Vasodilatation morgendliche Kopfschmerzen nach sich ziehen.

Barbiturate (Schlafmittel) und **chronische Ateminsuffizienz** mindern die Empfindlichkeit der atemregulierenden Neurone für Liquor-pH bzw. CO_2. Dabei wird *O_2-Mangel zum wichtigsten Atemstimulus*. In beiden Fällen führt das Angebot O_2-reicher Luft zu Hypoventilation und respiratorischer Azidose (S. 96 ff.). Verstärkend wirken u. a. Urämie (S. 120 ff.) oder Schlaf. Da die O_2-Aufnahme in weiten Grenzen von der alveolären Ventilation unabhängig ist (S. 72), kommt es erst bei einer deutlich verminderten alveolären O_2-Konzentration mit Abnahme der O_2-Sättigung des Blutes zum Atemstimulus. Die resultierende Ventilationssteigerung wird wieder eingestellt, sobald die O_2-Sättigung des Blutes wieder normalisiert ist; die Atmung ist daher unregelmäßig.

Normalerweise übt der **pH um die atemregulierenden Neurone** bzw. der Liquor-pH den entscheidenden Einfluss auf die Ventilation aus. Die pH-Verschiebungen im Gehirn bei schnellen Änderungen des P_{CO2} werden durch die geringe Pufferkapazität des Liquors (geringe Eiweißkonzentration) begünstigt. Da CO_2 im Gegensatz zu HCO_3^- und H^+ schnell die Blut-Liquor- bzw. Blut-Hirn-Schranke passiert, wird die Ventilation bei Änderungen der CO_2-Konzentration im Blut schnell, bei Änderungen des Blut-pH oder des Blut-HCO_3^- erst mit einer Verzögerung von Stunden bis Tagen angepasst. Bei plötzlich eintretender *metabolischer Azidose* (**B** oben, s. a. S. 96 ff.) setzt die respiratorische Kompensation daher nur langsam ein (**B3, 4**). Umgekehrt bleibt nach der Behandlung einer respiratorisch teilweise kompensierten Azidose, z. B. durch Infusion von HCO_3^-, häufig eine *respiratorische Alkalose* zurück (**B5**), die wiederum nur langsam ausgeglichen wird (**B6**). Auch bei plötzlichem Abfall des O_2-Partialdrucks in der Inspirationsluft (Höhenaufenthalt) wird die Ventilation nicht sofort adäquat gesteigert: Die beginnende Hyperventilation führt zur Hypokapnie, und die resultierende intrazerebrale Alkalose hemmt dann vorübergehend den weiteren Anstieg der Ventilation. Eine vollständige Anpassung der Atmung an das herabgesetzte O_2-Angebot erfordert erhöhte renale HCO_3^--Ausscheidung mit folgender Abnahme der HCO_3^--Konzentration im Plasma und (verzögert) im Liquor.

Schädigung oder massive Stimulation der atemregulierenden Neurone können zu **pathologischer Atmung** führen (**C**):

Die **Kussmaul-Atmung** (**C1**) ist eine adäquate Reaktion der Atemregulation auf eine metabolische Azidose. Die Atemzüge sind stark vertieft, die Atmung jedoch regelmäßig.

Die **Cheyne-Stokes-Atmung** (**C2**) ist hingegen unregelmäßig: Die Atemtiefe wird periodisch tiefer und wieder flacher. Ursache ist u. a. Mangeldurchblutung des Gehirns oder Regulation der Atmung durch Sauerstoffmangel mit verspäteter Reaktion der Atemregulation auf Änderungen der Blutgase und folgender überschießender Reaktion (s. o.).

Die **Biot-Atmung** (**C3**) ist durch Atempausen unterbrochen. Sie ist Ausdruck einer Schädigung atemregulierender Neurone. Auch die **Schnappatmung** (**C4**), signalisiert eine massive Störung der Atemregulation.

A. Einflüsse auf die atemregulierenden Neurone

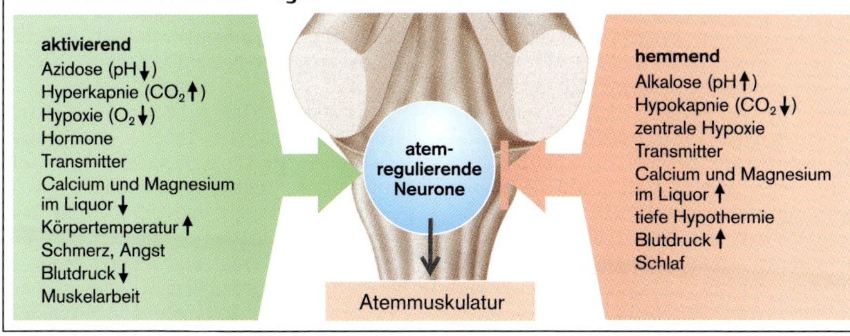

B. Einfluss der Blut-Liquor-Schranke

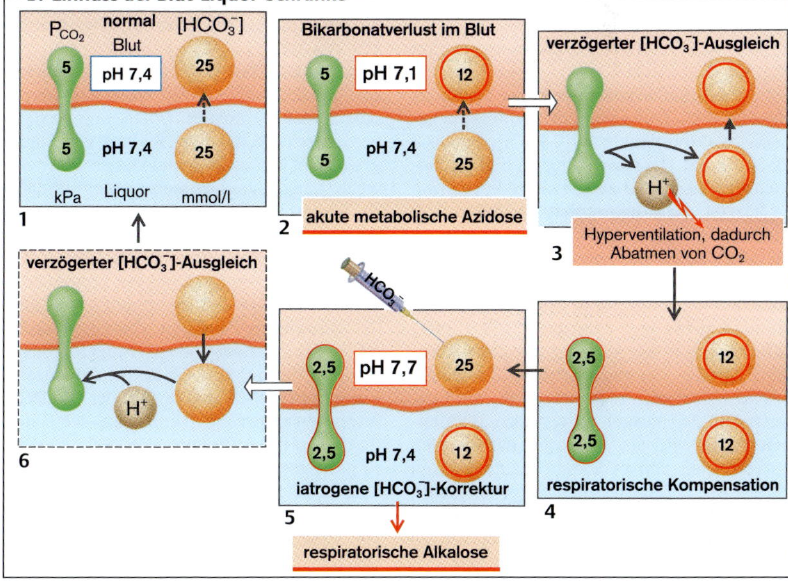

C. Pathologische Atemtypen

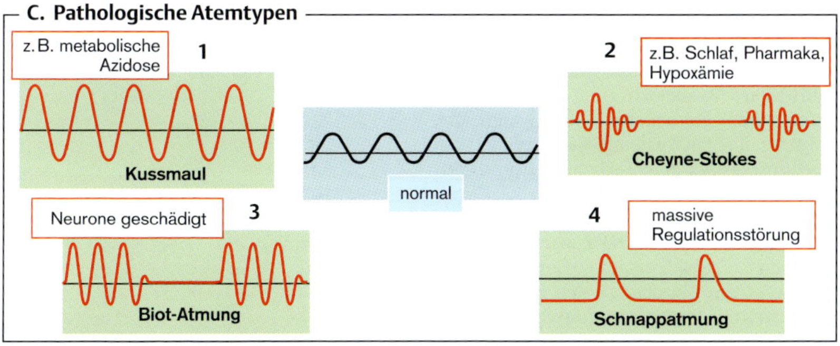

Beim akuten respiratorischen Distress Syndrom (ARDS) liegt eine lebensbedrohliche Beeinträchtigung der Lungenfunktion vor.

Ursachen des ARDS sind u. a. Sepsis, Pneumonie, Lungenverletzungen, Ertrinken, Inhalation toxischer Dämpfe, Vergiftungen, schwere Verletzungen (insbesondere Thorax, Schädel, mehrfache Knochenbrüche, Verbrennungen), mehrfache Transfusionen, Aspiration von Mageninhalt und Pankreatitis. Die Wahrscheinlichkeit der Entwicklung eines ARDS wird durch das Zusammentreffen von mehr als einer der genannten Ursachen gesteigert. So steigt die Wahrscheinlichkeit des Auftretens von ARDS bei Patienten mit schweren Verletzungen von 25 % auf 56 %, wenn zusätzlich Sepsis auftritt.

Das ARDS verläuft typischerweise in drei Phasen:

In der ersten, **exsudativen Phase** kommt es zu einer Freisetzung von Entzündungsmediatoren (u. a. Interleukin 1 [IL-1], Interleukin 8 [IL-8], Tumor Nekrosis Faktor [TNFα], Leukotrien B_4 [LTB4]) und einer Einwanderung von Leukozyten (v. a. neutrophile Granulozyten). Die Schädigung der Alveolarzellen und Endothelzellen sowie die Entzündungsmediatoren bewirken einen Verlust der Barrierefunktion zwischen Kapillare und Alveole und es treten Plasmaproteine und Flüssigkeit in das Interstitium und in die Alveolen. Die Plasmaproteine, Anteile von abgestorbenen Zellen und defektes Surfactant verkleben in Alveolarraum und Atemwegen zu hyalinen Membranen. Damit wird die Ventilation der Alveolen unterbrochen und es kommt zu Atelektasen (S. 76). Die Compliance der Lunge ist herabgesetzt und die Atemarbeit nimmt entsprechend zu. Der Kontakt zwischen ventilierten Alveolen und pulmonalen Kapillaren geht verloren und es treten arteriovenöse Shunts auf mit entsprechender Abnahme der Sauerstoffsättigung des arterialisierten Blutes. Die Abnahme der alveolären O_2-Konzentration führt zur Vasokonstriktion und steigert damit den pulmonalen Gefäßwiderstand. Folge ist die Entwicklung eines pulmonalen Hochdruckes mit entsprechender Druckbelastung des rechten Herzens (S. 228). Gleichzeitig kommt es zu pulmonalen Gefäßverschlüssen und damit zu weiterer Zunahme des pulmonalen Gefäßwiderstandes. Der Verlust des Kontaktes von Alveolen zu den Lungenkapillaren steigert ferner den funktionellen Totraum. Die Beeinträchtigung des Gasaustausches zieht Hypoxämie, Hyperkapnie und Dyspnoe nach sich. Die Atmung ist trotz Zunahme des Totraumvolumens flach, frequent und die Patienten haben das Gefühl, zu ersticken.

Nach etwa 7 Tagen geht die exsudative Phase typischerweise in eine **proliferative Phase** über. Im Lungengewebe werden die neutrophilen Leukozyten nunmehr weitgehend von Lymphozyten abgelöst. Die Typ-II-Alveolarepithelzellen vermehren sich, bilden neues Surfactant und differenzieren zu Typ-I-Alveolarepithelzellen. In dieser Phase erholen sich die Patienten allmählich, die Hypoxämie, Tachypnoe und Dyspnoe schwinden jedoch häufig nur langsam. Bei vielen Patienten erfordert die Erholung etwa drei bis vier Wochen.

Bei einem Teil der Patienten entwickelt sich aus der proliferativen Phase eine **fibrotische Phase**. Alveolares Ödem und Exsudat wird dabei von massiver Bildung von Bindegewebe im Interstitium und Lumen der Atemwege gefolgt. Typischerweise kommt es dabei zur Bildung von Typ-III-Prokollagenpeptid, ein wertvoller diagnostischer Hinweis auf die Entwicklung einer pulmonalen Fibrose. Bei Auftreten des Peptids droht ein protrahierter Verlauf des ARDS mit gesteigerter Mortalität der betroffenen Patienten. Die Lungenarchitektur wird verzerrt und es treten großlumige Alveolen (Bullae) auf, wie sie für ein Lungenemphysem typisch sind (S. 82). Der Verlust an Alveolen steigert die Compliance der Lunge. Das Risiko des Auftretens von Pneumothorax ist gesteigert. Das Lumen der pulmonalen Gefäße wird durch intimale Fibroproliferation eingeengt und durch fibrotisches Gewebe von außen komprimiert. Der Verschluss von Gefäßen führt zur Zunahme des Totraumes und zu pulmonaler Hypertonie. Mündet der Verlauf eines ARDS in eine fibrotische Phase, dann führt die Erkrankung letztlich zu einem substanziellen, bleibendem Verlust an Lungenfunktion.

A. Akutes respiratorisches Distress-Syndrom (ARDS)

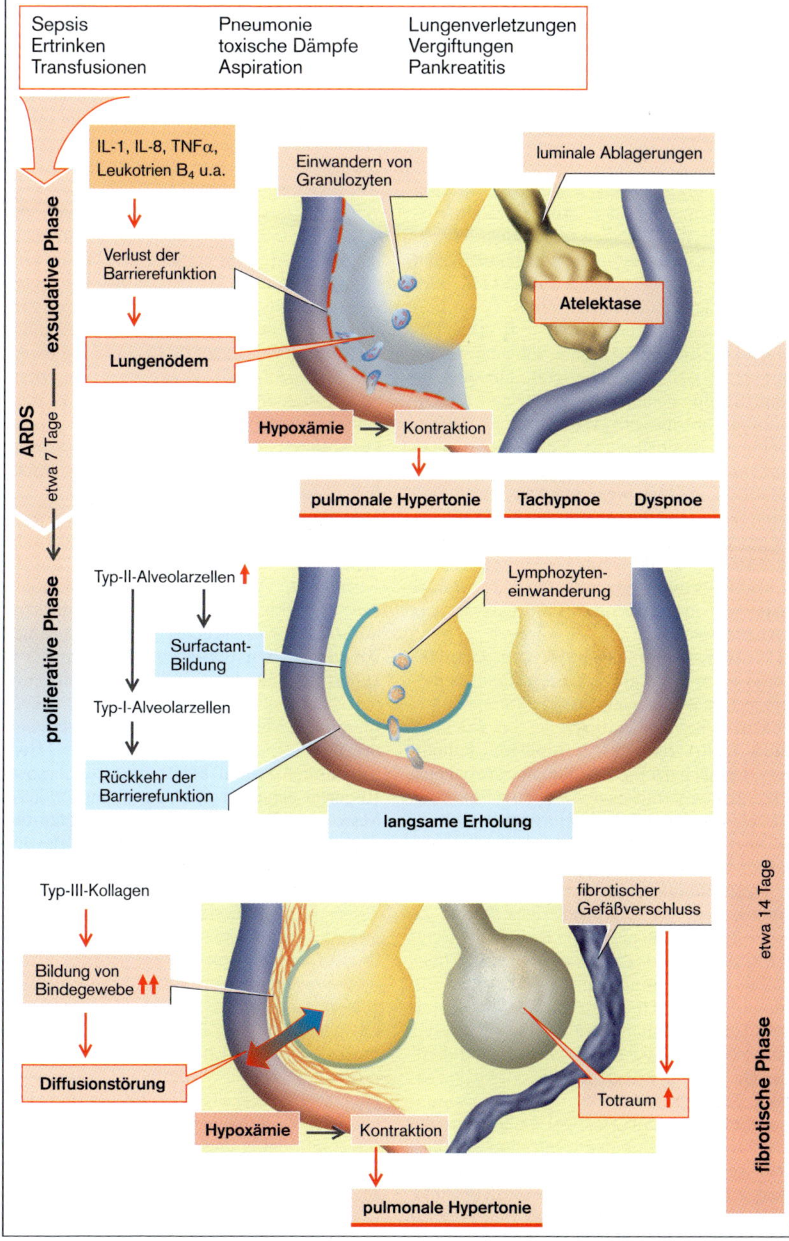

Bei Behinderung des O_2-Transports von der Außenluft zur Zelle kommt es zur **Hypoxie**. Folgende Ursachen kommen in Frage (**A**):

- **Hypoventilation** mindert den Diffusionsgradienten zum pulmonal-arteriellen Blut und behindert so die O_2-Aufnahme (Hypoxämie). Allerdings muss die Ventilation erheblich eingeschränkt sein, um die O_2-Aufnahme spürbar zu reduzieren (S. 72).
- Eine **herabgesetzte Diffusionskapazität** (S. 74) verhindert den Konzentrationsausgleich zwischen Alveolen und Kapillarblut.
- Eine **herabgesetzte O_2-Aufnahmefähigkeit des Blutes** liegt bei Anämie vor (S. 32 ff.) oder bei Unfähigkeit des Hämoglobins, O_2 zu binden oder abzugeben. So bindet z. B. CO an Hämoglobin mit einer Affinität, die jene von O_2 um den Faktor 200 übertrifft. Ein an eine Häm-Gruppe gebundenes CO steigert die O_2-Affinität der übrigen 3 Häm-Gruppen des betroffenen Hämoglobins, so dass dieses nicht nur weniger O_2 binden kann, sondern den gebundenen O_2 auch weniger leicht abgibt. Eine gesteigerte O_2-Affinität mit verminderter peripherer O_2-Abgabe liegt auch bei 2,3-BPG-Mangel und Alkalose vor.
- **Kreislaufinsuffizienz** (S. 238) oder lokale Ischaemie beeinträchtigt den O_2-Transport im Gefäßsystem.
- Die **Diffusion im Gewebe** ist bei großem Abstand einer Zelle zur nächsten Kapillare behindert, wie bei Gewebshypertrophie ohne adäquate Kapillarisierung oder bei Ödemen. Auch Kontraktion des präkapillären Sphinkters der nächstgelegenen Kapillare verlängert die Diffusionsstrecke, weil die Versorgung aus der übernächsten Kapillare erfolgt.
- Durch einige **Gifte der Atmungskette** kann die O_2-Verwertung unterbunden sein.

Hypoventilation, pulmonale Diffusionsstörungen und Kreislaufinsuffizienz führen zu einer **Zyanose** (Blaufärbung der Haut), wenn die Konzentration an desoxigeniertem Hämoglobin in den Kapillaren im Mittel etwa 0,7 mmol/l (5 g/100 ml) erreicht (**A**). Bei Hypoventilation und pulmonalen Diffusionsstörungen ist bereits das arterialisierte Blut hypoxisch, man spricht daher von *zentraler Zyanose*. Es muss betont werden, dass Zyanose nicht immer mit O_2-Mangel einhergeht: Bei erhöhter Hämoglobinkonzentration im Blut tritt relativ leicht eine Zyanose auf, ohne dass ein O_2-Mangel vorliegen muss (**Pseudozyanose**). Umgekehrt kann bei Hämoglobinmangel (Anämie) ein O_2-Mangel vorliegen, ohne dass die zur Zyanose erforderliche Konzentration an desoxigeniertem Hämoglobin erreicht wird.

Wichtigste **Auswirkung** einer Hypoxie ist die Gefährdung der aeroben Energieversorgung der Zellen.

Bei mangelhafter O_2-Zufuhr decken einige Zellen ihren Energiebedarf durch Abbau von Glucose zu Milchsäure. Dabei ist die Energieausbeute jedoch gering (2 ATP pro Glucose im Vergleich zu ca. 32 ATP bei oxidativer Verbrennung), und die Dissoziation der Milchsäure führt zu metabolischer (nicht-respiratorischer) **Azidose** (S. 96). Der Energiemangel bewirkt zunächst eine reversible Funktionseinschränkung und schließlich eine irreversible Schädigung der Zellen (S. 12, 232). Die anoxische Zeitspanne, die gerade noch eine erfolgreiche Wiederbelebung ermöglicht (Wiederbelebungszeit), beträgt bei Neuronen etwa 10 Minuten, bei Niere und Leber mehrere Stunden, beim gesamten Organismus jedoch nur etwa 4 Minuten. Durch Abnahme des Energieverbrauches (z. B. Hypothermie, s. S. 28) kann sie wesentlich gesteigert werden.

Unter O_2-Mangel wird **HIF** (Hypoxia-inducible factor) hochreguliert (**B**). Der Transkriptionsfaktor wird bei hinreichendem O_2-Angebot durch HIF-Prolyl-4-Hydroxylasen hydroxyliert und in der Folge unter Vermittlung des von-Hippel-Lindau-Proteins (vHL) ubiquitiniert und abgebaut. Die Hydroxylasen werden durch O_2 aktiviert und verlieren bei Hypoxie ihre Aktivität. Bei Hypoxie wird daher HIF nicht abgebaut, wandert in den Zellkern, bindet an Hypoxie-responsive Elemente der DNA und stimuliert die Genexpression. U. a. wird HIF-abhängig VEGF (vascular endothelial growth factor, stimuliert Neubildung von Gefäßen [Angiogenese]), und TGFβ (tumor growth factor β, stimuliert Bildung von Matrixproteinen [Fibrosierung]) gebildet. Damit wird einerseits der lokale O_2-Verbauch herabgesetzt, andererseits jedoch die spezifische Gewebsfunktion (z. B. Kontraktion des Herzmuskels) beeinträchtigt. Die Stoffwechselumstellungen bei wiederholter kurzfristiger oder anhaltender Hypoxie steigern die Hypoxie- bzw. Ischämietoleranz des Gewebes (Preconditioning und Hibernation). Die Niere bildet HIF-abhängig das Hormon Erythropoetin (S. 34), das die Neubildung von Erythrozyten und damit die O_2-Transportkapazität des Blutes steigert.

A. Ursachen von Sauerstoffmangel

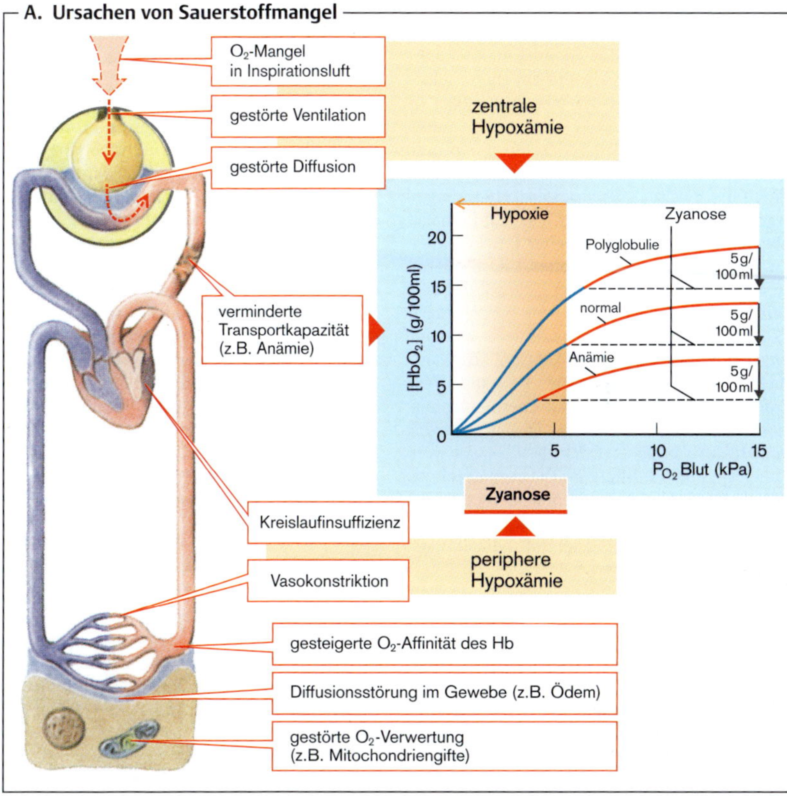

B. Folgen von O_2-Mangel

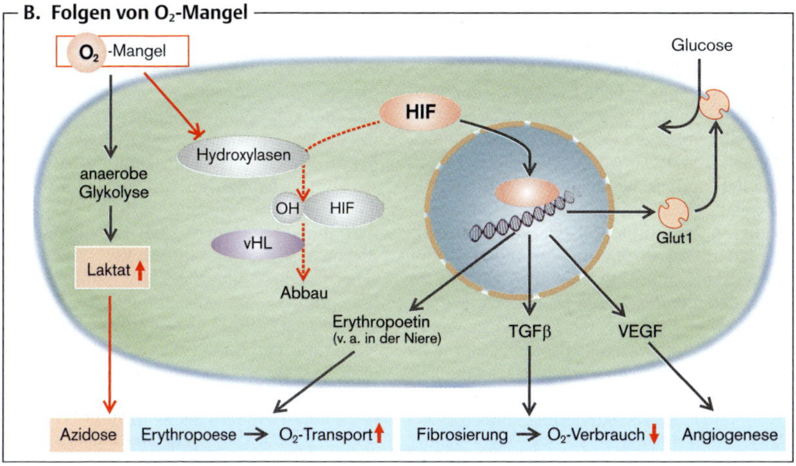

O_2 ist reaktionsfreudig und bildet einige höchst reaktionsbereite **Sauerstoffverbindungen**. U. a. bildet es das Hyperoxidanion $O_2^{\bullet -}$, Wasserstoffperoxid H_2O_2 und das Hydroxylradikal HO•. Ein kleiner Teil des O_2 reagiert in der Atmungskette zu O_2^-, das ferner unter dem Einfluss von *NADPH-Oxidase* und der *Xanthinoxidase* gebildet wird (**A**). O_2^- wird durch die *Hyperoxiddismutase* zu H_2O_2 umgewandelt, das unter dem Einfluss von *Katalase* abgebaut wird. Ein genetischer Defekt dieses Enzyms führt zur amyotrophen Lateralsklerose, einer neurodegenerativen Erkrankung mit Untergang von Neuronen im Rückenmark (S. 332). Reaktive Sauerstoffverbindungen werden ferner durch Peroxidasen abgebaut. Auch Metallionen-bindende Proteine, wie Transferrin, Haptoglobin und Caeruloplasmin sind antioxidativ wirksam. Die Wirkungen von reaktiven Sauerstoffverbindungen werden ferner durch Hitzeschockproteine abgeschwächt. Schließlich können α-Tocopherol (Vitamin E), Vitamin C, Glutathion, Bilirubin und Harnsäure als Sauerstoffradikalfänger wirken.

Reaktive Sauerstoffverbindungen werden von Leukozyten gebildet, um die Membranen von Erregern zu schädigen, sie spielen daher bei der Abwehr gegen Erreger eine wichtige Rolle. Mäßige, physiologische Konzentrationen von $O_2^{\bullet -}$ sind zudem bei der Regulation von Zellfunktionen bedeutsam. Durch Hemmung der Phosphatase PTEN fördern sie Wirkungen über den Phosphatidylinositol-3 (PI3)-Kinaseweg und steigern somit u. a. die Signaltransduktion des Insulinrezeptors (S. 10). In hohen Konzentrationen sind sie jedoch für die Zellen **toxisch**. O_2 bzw. die Sauerstoffverbindungen oxidieren Lipide und stören damit u. a. die Struktur und Funktion von Zellmembranen und Mitochondrienmembranen. Durch Oxidation wird die DNA geschädigt und es können DNA-Strangbrüche auftreten. Reaktive Sauerstoffverbindungen oxidieren ferner freie -SH-Gruppen an Proteinen zu -S-S-Gruppen und verändern somit die Struktur und Aktivität von Enzymen, Ionenkanälen und weiteren Transportproteinen. In der Folge kann u. a. die Ca^{2+}-Permeabilität der Zellmembran gesteigert sein. Ferner können durch reaktive Sauerstoffverbindungen Caspasen aktiviert werden (S. 14). Ca^{2+}-Einstrom und Caspasenaktivierung können suizidalen Zelltod (Apoptose) zur Folge haben (S. 14). $O_2^{\bullet -}$ inaktiviert NO, fördert die Vermehrung, Hypertrophie und Kontraktion von glatten Gefäßmuskelzellen (S. 252) und begünstigt daher die Entwicklung von Hypertonie. Über Stimulation der Expression des Tissue-Faktors (S. 64) fördern sie die Blutgerinnung. Reaktive Sauerstoffverbindungen stimulieren ferner die Expression von Adhäsionsmolekülen und die Expression von Matrixmetalloproteinasen. Sie fördern damit u. a. die Einwanderung von Leukozyten in das betroffene Gewebe. Gesteigerte Bildung von reaktiven Sauerstoffverbindungen beschleunigt schließlich das Altern.

Sauerstoffradikale spielen insbesondere bei der Gewebsschädigung nach vorübergehender Ischämie (**Reperfusionsschäden)** eine Rolle. Der Wiedereintritt von O_2 nach einem O_2-Mangel führt zu gesteigerter Bildung von $O_2^{\bullet -}$ und H_2O_2. U. a. kommt es zur gesteigerten Expression von Adhäsionsmolekülen und damit zu einem Einwandern von Leukozyten, die durch Bildung von reaktiven Sauerstoffverbindungen zusätzliche Zellschäden hervorrufen.

Ursache von oxidativem Stress ist u. a. **Hyperoxie** (**B**), etwa durch Überdruckbeatmung beim Gerätetauchen oder durch tagelange Beatmung mit reinem O_2. Folge von Hyperoxie ist u. a. Hemmung der *Glykolyse*. Ein hoher O_2-Partialdruck senkt das Herzzeitvolumen und die Durchblutung von Niere und Gehirn. Klinische Folgen sind u. a. *Schwindel und Krämpfe*. In der Lunge treten durch Reizung der Atemwege *Husten und Schmerzen* auf, oxidative Schädigung der Alveolarepithelien und Endothelien führt zu Permeabilitätssteigerungen mit Entwicklung eines *Lungenödems* (S. 84). Auch Surfactants, die normalerweise die Oberflächenspannung von Alveolen herabsetzen und deren gleichmäßige Entfaltung gewährleisten, können oxidiert und dadurch inaktiviert werden. Damit kann durch unterschiedliche Größenänderungen der Alveolen eine Verteilungsstörung auftreten. Ferner wird durch O_2-Beatmung das Kollabieren von Alveolen begünstigt (*Atelektase*, S. 76). Bei Neugeborenen führen bereits Gemische mit über 40 % O_2 zur Ausbildung von *hyalinen Membranen* in der Lunge und damit zur Behinderung des Gasaustauschs. In Glaskörper und Netzhaut kommt es zu Gefäß- und Bindegewebswucherungen, die zum Erblinden führen können (*retrolentale Fibroplasie*).

A. Oxidativer Stress

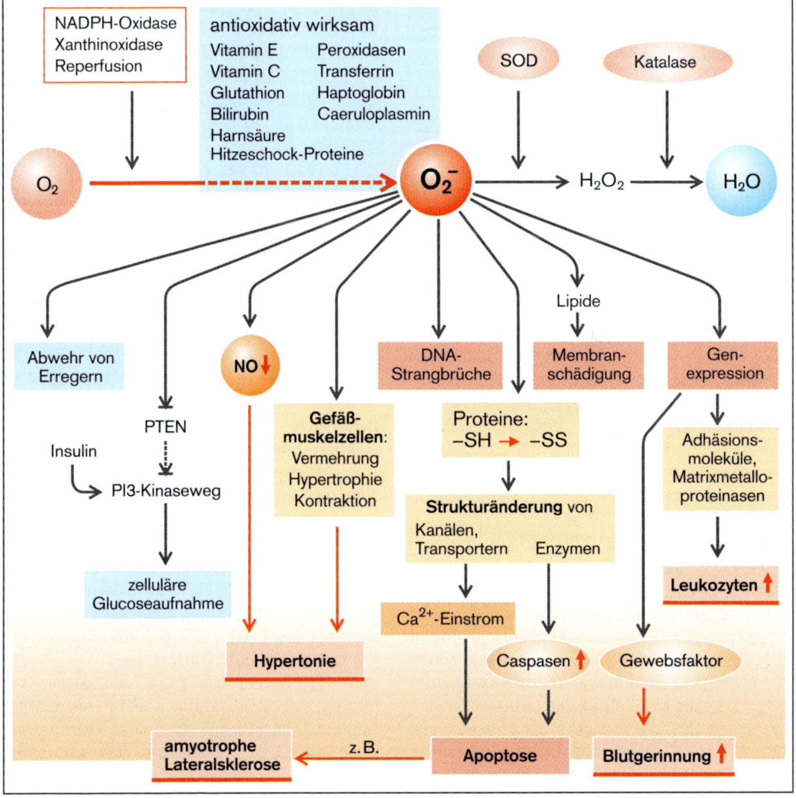

B. Folgen von Hyperoxie

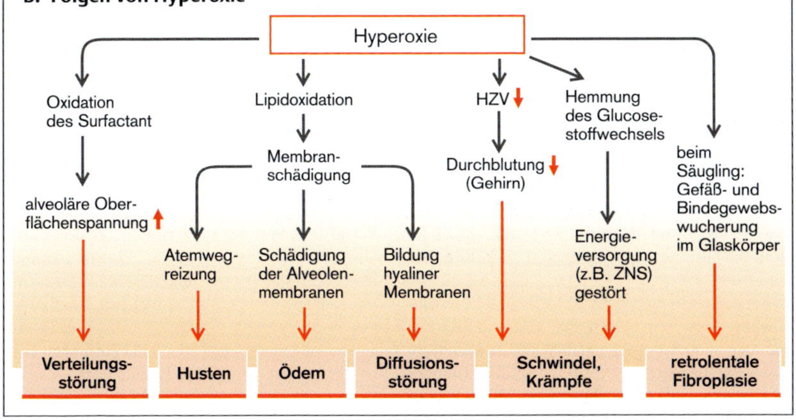

Der Blut-pH-Wert ist abhängig vom Verhältnis der Konzentrationen von CO_2 und HCO_3^-:

$pH = pK + lg\ [HCO_3^-]/[CO_2]$

pK beinhaltet die Dissoziationskonstante von H_2CO_3 und die Reaktionskonstante von CO_2 zu H_2CO_3. Eine Alkalose ($pH > 7{,}45$) entsteht somit entweder durch zu geringe CO_2-Konzentration (Hypokapnie, respiratorische Alkalose) oder durch zu hohe HCO_3^--Konzentration (Basenüberschuss, nicht-respiratorische Alkalose) im Blut.

Eine **respiratorische Alkalose** tritt bei **Hyperventilation** auf (**A3** und S. 82). Mögliche Ursachen sind psychische Erregung (Angst, Schmerzen), Schwangerschaft (Progesteron), Fieber, Hitze, Intoxikation mit Salizylaten oder eine Schädigung der atemregulierenden Neurone (u. a. durch Entzündungen, Verletzungen, Leberinsuffizienz). Bisweilen erzwingt Hypoxämie (z. B. Verteilungsstörungen, schwere Anämie, mangelhaftes O_2-Angebot in der Inspirationsluft) eine vestärkte Ventilation, die eine gesteigerte Abatmung von CO_2 nach sich zieht.

Mehrere Störungen können zur **metabolischen (= nicht-respiratorischen) Alkalose** führen:

♦ Bei **Hypokaliämie** (Ursachen S. 134) steigt an der Zellmembran der chemische Gradient für K^+. Dadurch kommt es in einigen Zellen zur Hyperpolarisation, die das negativ geladene HCO_3^- aus der Zelle treibt. Im proximalen Nierentubulus z. B. steigert die Hyperpolarisation den HCO_3^--Ausstrom über den $Na^+(HCO_3^-)_3$-Cotransport (**A4**). Die folgende intrazelluläre Azidose stimuliert den luminalen Na^+/H^+-Austauscher und fördert damit die proximal-tubuläre H^+-Sekretion und HCO_3^--Produktion. Beide Prozesse führen schließlich zur (extrazellulären) Alkalose.

♦ Bei **Erbrechen von Mageninhalt** verliert der Körper H^+ (**A6**). Zurück bleibt das bei der Sekretion von Salzsäure in den Belegzellen produzierte HCO_3^-. Normalerweise wird das im Magen gebildete HCO_3^- bei der Neutralisierung des sauren Mageninhalts im Duodenum wieder verbraucht und führt nur vorübergehend zu einer (geringfügigen) Alkalose (alkali tide).

♦ Bei Erbrechen kommt es ferner zur **Verminderung des Blutvolumens**. Unter anderem führen auch Ödeme, extrarenale und renale Flüssigkeitsverluste zum Volumenmangel (**A4**, s. a. S. 132). Der Mangel an Blutvolumen stimuliert den Na^+/H^+-Austauscher im proximalen Tubulus und zwingt der Niere selbst bei Alkalose eine vermehrte HCO_3^--Resorption auf. Ferner wird bei Volumenmangel Aldosteron ausgeschüttet, das die H^+-Sekretion im distalen Nephron stimuliert (**A5**). Folge ist eine **Volumen-Depletions-Alkalose**. Auch ohne Volumenmangel führt **Hyperaldosteronismus** zur Alkalose.

♦ Parathormon hemmt die proximal-tubuläre HCO_3^--Resorption (**A4**). Ein **Hypoparathyreoidismus** kann daher eine Alkalose auslösen.

♦ Die Leber bildet aus dem beim Aminosäureabbau freiwerdenden NH_4^+ entweder Glutamin oder Harnstoff. Für die Bildung von Harnstoff ist neben zwei NH_4^+ der Einsatz von zwei HCO_3^- erforderlich, die mit der Ausscheidung von Harnstoff verloren gehen. (Aus Glutamin wird hingegen in der Niere NH_4^+ abgespalten und als solches ausgeschieden.) Bei **Leberinsuffizienz** ist die hepatische Harnstoffproduktion eingeschränkt (**A7**), die Leber verbraucht weniger HCO_3^-, und es entwickelt sich eine Alkalose. Allerdings überwiegt bei Leberinsuffizienz häufig eine respiratorische Alkalose infolge inadäquater Stimulation der atemregulierenden Neurone (s. o.).

♦ Eine gesteigerte Zufuhr **alkalischer Salze** oder die Mobilisierung alkalischer Salze aus dem Knochen (**A2**), z. B. bei Immobilisierung, können zu Alkalose führen.

♦ Im Stoffwechsel können sich **organische Säuren**, wie Milchsäuren und Fettsäuren, anhäufen. Beim Blut-pH sind diese Säuren praktisch vollständig dissoziiert, d. h. pro Säure wird ein H^+ freigesetzt. Werden die Säureanionen verstoffwechselt, dann verschwindet auch wieder das H^+ (**A1**). Der Verbrauch der Säuren kann daher eine Alkalose hervorrufen.

♦ Durch Abbau von Cystein und Methionin entsteht normalerweise $SO_4^- + 2\,H^+$, durch Abbau von Arginin und Lysin H^+. Herabgesetzter Proteinabbau (z. B. bei Proteinmangelernährung; **A8**) mindert die metabolische Bildung von H^+ und begünstigt daher die Entwicklung einer Alkalose.

Das Ausmaß der Änderungen des Blut-pH hängt u. a. von der **Pufferkapazität** des Blutes ab (z. B. Bindung von H^+ an Plasmaproteine: $Pr^- \rightarrow PrH$), die bei herabgesetzter Plasmaproteinkonzentration vermindert ist.

A. Ursachen der Alkalose

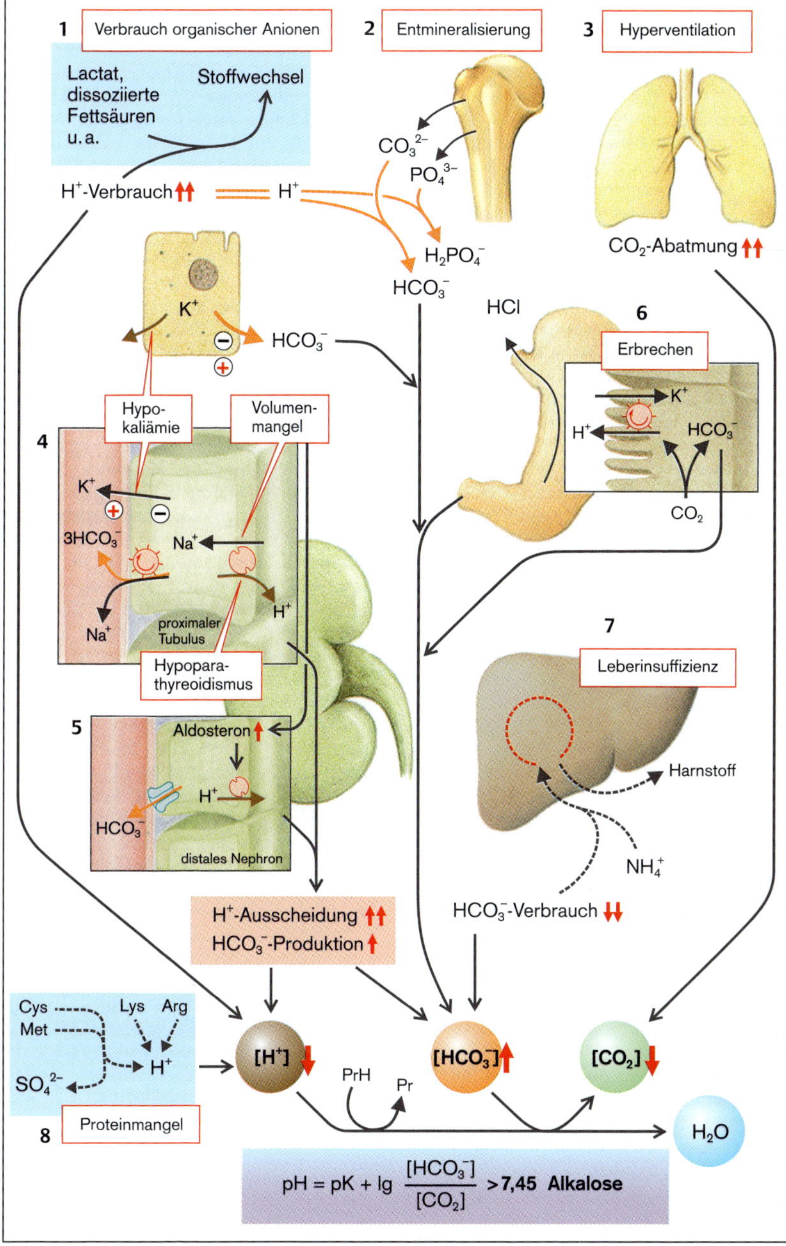

$$pH = pK + lg\,\frac{[HCO_3^-]}{[CO_2]} > 7{,}45 \text{ Alkalose}$$

Der Blut-pH ist eine Funktion der Konzentrationen von HCO_3^- und CO_2 (S. 86). Eine Azidose (pH < 7,35) entsteht durch zu hohe CO_2-Konzentrationen (Hyperkapnie, respiratorische Azidose) oder zu geringe HCO_3^--Konzentrationen (metabolische oder nicht-respiratorische Azidose) im Blut.

Erkrankungen des Atemapparates (S. 70–84) sowie Störungen der Atemregulation (S. 86) können **respiratorische Azidose** hervorrufen (**A3**). Auch Hemmung der erythrozytären Carboanhydrase führt zu respiratorischer Azidose, da in der Lunge die Bildung von CO_2 aus HCO_3^- verzögert und die CO_2-Abatmung daher beeinträchtigt ist.

Ursachen einer **metabolischen Azidose:**

♦ Bei **Hyperkaliämie** (**A4**, Ursachen S. 134) nimmt der chemische K^+-Gradient über die Zellmembran ab. Die folgende Depolarisation mindert die elektrische Triebkraft für den elektrogenen HCO_3^--Transport aus der Zelle. Im proximalen Tubulus bremst sie den HCO_3^--Ausstrom über den $Na^+(HCO_3^-)_3$-Cotransport. Die folgende intrazelluläre Alkalose hemmt den luminalen Na^+/H^+-Austauscher und schränkt damit die proximal-tubuläre H^+-Sekretion und HCO_3^--Produktion ein. Diese Prozesse führen schließlich zur (extrazellulären) Azidose.

♦ Weitere Ursachen einer verminderten renalen H^+-Ausscheidung und HCO_3^--Produktion sind **Niereninsuffizienz** (S. 120 ff.), renal-tubuläre **Transportdefekte** (S. 104 ff.) und **Hypoaldosteronismus** (**A5**). (Aldosteron stimuliert normalerweise die H^+-Sekretion im distalen Nephron; S. 296).

♦ Parathormon hemmt die proximal-tubuläre HCO_3^--Resorption; bei *Hyperparathyreoidismus* ist daher die renale HCO_3^--Ausscheidung gesteigert. Da Parathormon gleichzeitig die Mobilisierung alkalischer Mineralien im Knochen fördert (S. 142), kommt es dabei jedoch selten zur Azidose. Massive renale HCO_3^--Verluste treten bei **Hemmung der Carboanhydrase** (S. 104 ff.) auf, deren Aktivität Voraussetzung für die proximal-tubuläre HCO_3^--Resorption ist.

♦ Bicarbonatverluste über den Darm (**A6**) treten bei **Erbrechen von Darminhalt**, bei **Durchfällen** oder offenen Verbindungen von Darm oder Drüsenausführungsgängen nach außen auf (**Fisteln**). So gehen bei einer Pankreasgangfistel große Mengen an alkalischem Pankreassaft verloren.

♦ Da die Leber beim Einbau von zwei NH_4^+ in Harnstoff jeweils zwei HCO_3^--Ionen benötigt (S. 94), kann eine gesteigerte Harnstoffproduktion zur Azidose führen. Auf diese Weise erzeugt **Zufuhr von NH_4Cl** eine Azidose (**A7**).

Unter Umständen kann auch die **Infusion großer Mengen NaCl-Lösungen** zur Azidose führen, da auf diese Weise extrazelluläres HCO_3^- „verdünnt" wird. Außerdem hemmt die Expansion des Extrazellulärvolumens den proximal-tubulären Na^+/H^+-Austauscher, wodurch nicht nur die proximal-tubuläre Na^+-Resorption, sondern auch die H^+-Sekretion und HCO_3^--Resorption beeinträchtigt wird.

♦ Bei **Infusionen von $CaCl_2$** wird Ca^{2+} teilweise in Form alkalischer Salze (Calciumphosphat, Calciumcarbonat) im Knochen eingelagert (**A2**). Das bei der Dissoziation von Bicarbonat und Phosphat freiwerdende H^+ kann eine Azidose auslösen.

♦ Auch ohne Infusion von $CaCl_2$ begünstigt die **Mineralisierung des Knochens** die Entwicklung einer Azidose (**A2**).

♦ Zur Azidose kann es ferner bei gesteigerter Bildung bzw. bei vermindertem Abbau von **organischen Säuren** kommen (**A1**). Die Säuren dissoziieren beim Blut-pH praktisch vollständig, d. h. pro Säure entsteht ein H^+. *Milchsäure* wird immer dann gebildet, wenn die Energieversorgung aus anaerober Glykolyse gedeckt wird, wie etwa bei O_2-Mangel (S. 90), Kreislaufinsuffizienz (S. 246), schwerer Muskelarbeit, Fieber (S. 26), Tumoren (S. 18) oder Diabetes mellitus (S. 314). Der *Milchsäureabbau* ist bei Leberinsuffizienz und einigen Enzymdefekten herabgesetzt. Fettsäuren, β-Hydroxybuttersäure und Acetessigsäure werden bei einigen Enzymdefekten, vor allem aber bei gesteigerter Mobilisierung von Fett angehäuft, wie z. B. bei Hunger, Diabetes mellitus, Alkoholentzug und Hyperthyreose.

♦ Proteinreiche Kost fördert die Entwicklung einer metabolischen Azidose, da beim Abbau schwefelhaltiger Aminosäuren (Methionin, Cystin, Cystein) $SO_4^{2-} + 2\,H^+$, beim Abbau von Lysin und Arginin H^+ frei werden (**A8**).

Das Ausmaß der Azidose hängt u. a. von der **Pufferkapazität** des Blutes (z. B. Bindung von H^+ an Plasmaproteine: $Pr^- \rightarrow PrH$) ab.

A. Ursachen der Azidose

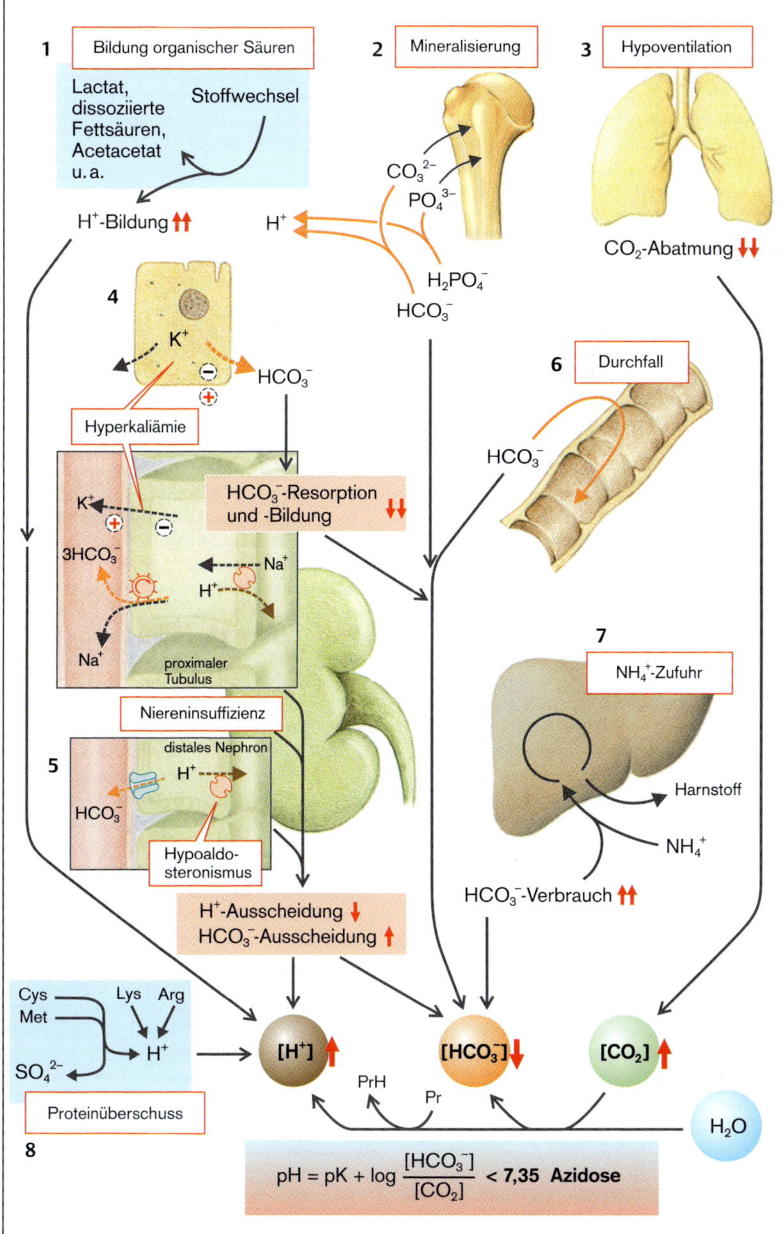

Atmung und Nieren versuchen, Störungen des Säure-Basen-Haushalts zu kompensieren, den Blut-pH also konstant zu halten. Störungen und ihre Kompensation können graphisch dargestellt werden, u. a. [HCO_3^-] als Funktion von P_{CO2} (**A** links) oder Logarithmus des P_{CO2} als Funktion des pH (**A** rechts, Siggaard-Andersen-Nomogramm: graue Linien = CO_2-Äquilibrierungslinien).

- Eine **respiratorische Alkalose** (**A1**) wird durch herabgesetzte HCO_3^--Resorption in der Niere kompensiert.
- Eine **metabolische Alkalose** (**A2**) kann theoretisch durch Hypoventilation kompensiert werden; die Notwendigkeit, genügend O_2 aufzunehmen, setzt dieser Kompensation jedoch enge Grenzen.
- Eine **metabolische Azidose** (**A3**) kann respiratorisch, also durch Hyperventilation, kompensiert werden. Je niedriger die CO_2-Konzentration im Plasma wird, desto weniger CO_2 wird jedoch pro Atemzug abgeatmet. Um dennoch die anfallende CO_2-Menge abzuatmen, muss die Hyperventilation also beibehalten werden, bis die HCO_3^--Konzentration im Plasma wieder normalisiert ist, sei es durch gesteigerte renale Säureausscheidung oder durch Abbau organischer Anionen (S. 94).
- Eine **respiratorische Azidose** (**A4**) wird durch vermehrte renale Säureausscheidung (bzw. HCO_3^--Bildung) kompensiert. Die so erhöhte HCO_3^--Plasmakonzentration erfordert dabei anhaltend gesteigerte renale HCO_3^--Resorption bis zur Normalisierung der CO_2-Konzentration im Plasma.

Auswirkung einer Alkalose ist meist *Hypokaliämie*, da die Zellen weniger HCO_3^- abgeben, weniger depolarisieren und damit weniger K^+ verlieren. Wird H^+ durch den Na^+/H^+-Austauscher aus der Zelle transportiert, so gelangt Na^+ in die Zelle, das im Austausch gegen K^+ wieder aus der Zelle gepumpt wird (**B**). U.a. über Hypokaliämie begünstigt Alkalose kardiale Arrhythmien. Bei Alkalose wird ferner mehr Ca^{2+} an Plasmaproteine gebunden (**B** rechts). Dadurch *sinkt die Konzentration an freiem Ca^{2+} im Plasma*. Da ein Teil des Blut-Ca^{2+} auch an HCO_3^- gebunden wird, fällt das freie Ca^{2+} bei metabolischer Alkalose stärker ab als bei respiratorischer Alkalose. Respiratorische Alkalose (Hypokapnie) *steigert die neuromuskuläre Erregbarkeit* und löst so Krämpfe aus, eine Folge v. a. der Kontraktion von Gehirngefäßen mit Mangeldurchblutung des Gehirns. Andererseits kann intrazelluläre Alkalose die neuromuskuläre Erregbarkeit durch Aktivierung von K^+-Kanälen hemmen. Hypokapnie stimuliert ferner die *Kontraktion der Bronchialmuskulatur* und erhöht dadurch den Atemwiderstand. Alkalose hemmt die Gluconeogenese und fördert die Glykolyse, so dass *Hypoglykämie und Laktatämie* auftreten können. Schließlich begünstigt intrazelluläre Alkalose die *Zellteilung*. Hemmung des Atemantriebes kann bei Alkalose zu Hypoxämie führen.

Die **Auswirkungen der respiratorischen und metabolischen Azidose** (**B**, rote Pfeile) decken sich weitgehend. Sie sind z. T. Folge der Stimulation von H^+-Rezeptoren. Bei extrazellulärer Azidose verlieren die Zellen HCO_3^- und durch die Depolarisation auch mehr K^+. Außerdem hemmt Azidose die Na^+/K^+-ATPase. Es entwickelt sich eine *Hyperkaliämie* (S. 134). Intrazelluläre Azidose stimuliert andererseits den Na^+/H^+-Austauscher. Folge ist nicht nur Na^+-Aufnahme, sondern auch Zellschwellung.

Darüber hinaus hemmt intrazelluläre Azidose K^+-Kanäle und wirkt negativ inotrop sowie (durch Blockierung der interzellulären Verbindungen) negativ dromotrop auf den *Herzmuskel* (**B** rechts). Azidose fördert *Dilatation der Bronchialmuskulatur* und kann pulmonale Vasokonstriktion bewirken, die über Anstieg des pulmonalen Gefäßdruckes die Entwicklung von Lungenödem begünstigt. Hyperkapnie fördert *Dilatation der Bronchialmuskulatur* und *periphere Vasodilatation* (Blutdruckabfall, Hirndrucksteigerung). Azidose führt zu Kopfschmerzen, Lethargie bis zum Koma. Intrazelluläre Azidose hemmt die Schrittmacherenzyme der Glykolyse, und es kommt zur *Hyperglykämie*. Eine anhaltende Azidose fördert die *Entmineralisierung des Knochens* (**B** rechts) durch Auflösung der alkalischen Knochensalze, sowie durch Hemmung der Apoptose von Osteoclasten, der renalen Ca^{2+} Resorption und der Calcitriolbildung (S. 142). Bei intrazellulärer Azidose werden H^+ im Austausch gegen Ca^{2+} in Mitochondrien aufgenommen. Ferner hemmt H^+ die Adenylatcyclase und beeinträchtigt damit Hormonwirkungen. Azidose hemmt schließlich die Zellteilung und begünstigt den Zelltod. Stimulation des Atemantriebes kann bei Azidose zu Kussmaul'scher Atmung führen (S. 86).

A. pH-Störungen und ihre Kompensationen

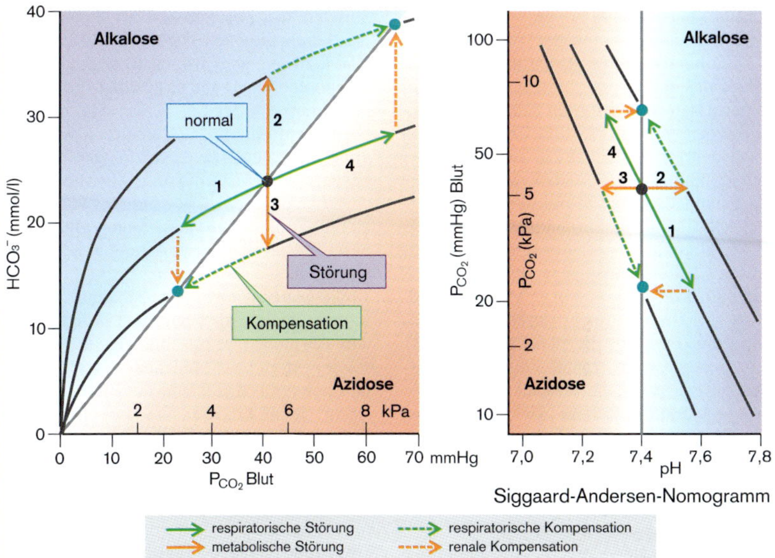

B. Auswirkungen von Azidose und Alkalose

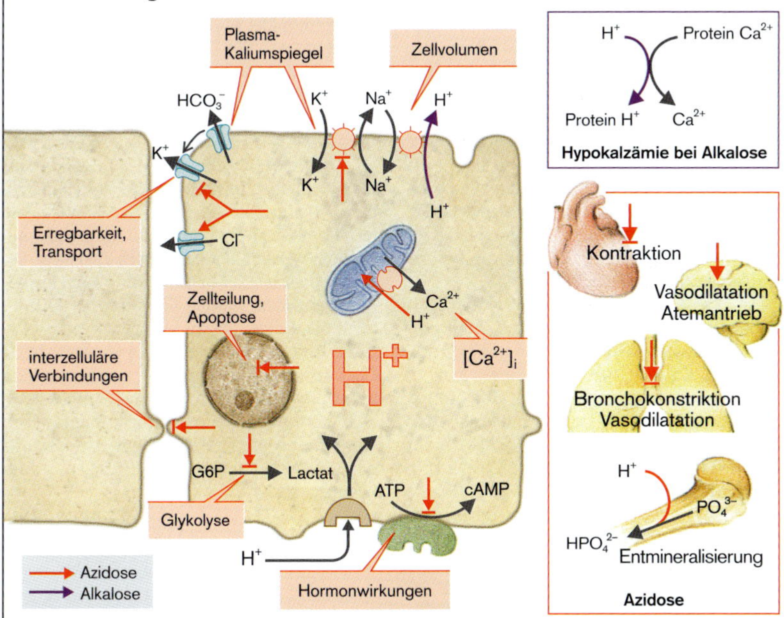

Eine Nierenschädigung kann die **Durchblutung**, die **glomeruläre** und/oder die **tubuläre Funktion** beeinträchtigen (**A**). Ferner kann eine inadäquate Zusammensetzung des Urins zu Ausfällungen führen (**Urolithiasis**), die den Abfluss des Harns unterbinden. Ein defekter glomerulärer Filter kann zu renalen Proteinverlusten, eine gestörte tubuläre Resorption zu vermehrter Ausscheidung für den Körper wichtiger Substanzen (Elektrolyte, Mineralien, Bicarbonat, Glucose, Aminosäuren) führen. Umgekehrt kann Nierenschädigung die **renale Ausscheidung** unnützer oder schädlicher Substanzen beeinträchtigen (z. B. Harnsäure, Harnstoff, Kreatinin, Vanadat [VnO_4], Fremdstoffe, sog. Urämietoxine), deren Plasmakonzentration dann entsprechend ansteigt (**A3**). Eine herabgesetzte renale Ausscheidungsfunktion erschwert die Aufgabe der Niere in der **Regulation des Wasser-, Elektrolyt-, Mineral- und Säure-Basen-Haushalts** (S. 94 ff., 132 ff.). Über die Regulation des Wasser- und Elektrolythaushalts steht die Niere auch im Mittelpunkt der langfristigen **Blutdruckregulation** (S. 222 ff.).

Die Fähigkeit der Niere, die Zusammensetzung der extrazellulären Flüssigkeit zu regulieren, ist eine Funktion des Volumens, das pro Zeiteinheit der Kontrolle durch ihre Epithelien unterzogen wird. Für Substanzen, die nicht durch Tubuluszellen sezerniert werden können, entspricht das kontrollierte Volumen der **glomerulären Filtrationsrate** (**GFR**). Alle im Filtrat gelösten Substanzen können entweder durch das Tubulusepithel resorbiert oder ausgeschieden werden. Für Substanzen, die durch das Epithel sezerniert werden können (z. B. Kalium) ist das kontrollierte Volumen letztlich das gesamte, die Niere passierende Blutplasma (**renaler Plasmafluss, RPF**).

Die renale Ausscheidung wird durch **Hormone** reguliert bzw. gesteuert (z. B. Adiuretin [ADH], Aldosteron, Parathormon, Calcitriol, Calcitonin, Cortisol, Prostaglandin E_2, Insulin, Gestagene, Östrogene, Thyroxin, Somatotropin und natriuretische Peptide (NP), wie ANP [atriale NP], LANP [long acting NP], BNP [brain NP], CNP [C-type NP], DNP [Dendroaspis NP], Adrenomedullin, (Uro)guanylin, Vessel Dilator sowie Kaliuretisches Peptid). Störungen der Hormonausschüttung beeinträchtigen somit auch die renale Ausscheidungsfunktion.

Normalerweise ist die filtrierte Menge an Wasser und gelösten Substanzen ein Vielfaches der Menge, die zur Ausscheidung gelangt: Immerhin passiert binnen 20 Minuten das gesamte Plasmawasser und binnen 3 Stunden das gesamte Extrazellulärvolumen die Nierenepithelien. Die Ausscheidungskapazität der Niere wird also bei weitem nicht ausgeschöpft. Daher kann es zu einer erheblichen Einschränkung der GFR – also des durch die Niere kontrollierten Volumens – kommen, ohne dass negative Auswirkungen für den Körper auftreten müssen. Allerdings geht eine Abnahme der GFR schon zu Beginn mit einer **verminderten Regelbreite** einher, die unter entsprechender Belastung sichtbar werden kann.

Die Niere ist nicht nur Zielorgan von Hormonen, sondern sie beeinflusst durch **Bildung von Hormonen** selbst ihre eigene Funktion sowie extrarenale Stellglieder des Mineralhaushalts (Calcitriol) und der Blutdruckregulation (Renin/Angiotensin) (**A2**). Die in der Niere gebildeten Prostaglandine und Kinine dienen v. a. der Steuerung renaler Funktion. Bei geschädigter Niere addieren sich die Auswirkungen gestörter renaler Ausscheidungsfunktion und gestörter renaler Hormonausschüttung. Das in der Niere gebildete Hormon Erythropoetin steuert die Erythropoese. Sein Ausfall führt entsprechend zur Anämie (S. 36). Die Niere bildet Klotho, das - gemeinsam mit FGF23 - u. a. die Calcitriolbildung hemmt sowie die Lebensspanne verlängert (S. 20).

Schließlich erfüllt die Niere **metabolische Aufgaben** (**A1**). So spaltet sie u. a. bei Azidose Ammoniak aus Glutamin ab (Ammoniak wird als NH_4^+ ausgeschieden; S. 94), und bildet aus dem Kohlenstoffgerüst Glucose (Gluconeogenese). Im proximalen Tubulus wird Glucose ferner aus resorbiertem Lactat aufgebaut. Außerdem werden hier Fettsäuren abgebaut. Die Niere spielt bei der Inaktivierung von Hormonen eine wichtige Rolle. So finden ca. 40 % der Insulininaktivierung in der Niere statt. Die Niere baut auch Steroidhormone ab. Filtrierte Oligopeptide (u. a. Hormone) werden im Tubuluslumen gespalten und die Aminosäuren wieder resorbiert. Eine Reduzierung funktionierenden Nierengewebes zieht zwangsläufig die genannten Stoffwechselleistungen in Mitleidenschaft.

A. Pathophysiologie der Niere (Übersicht)

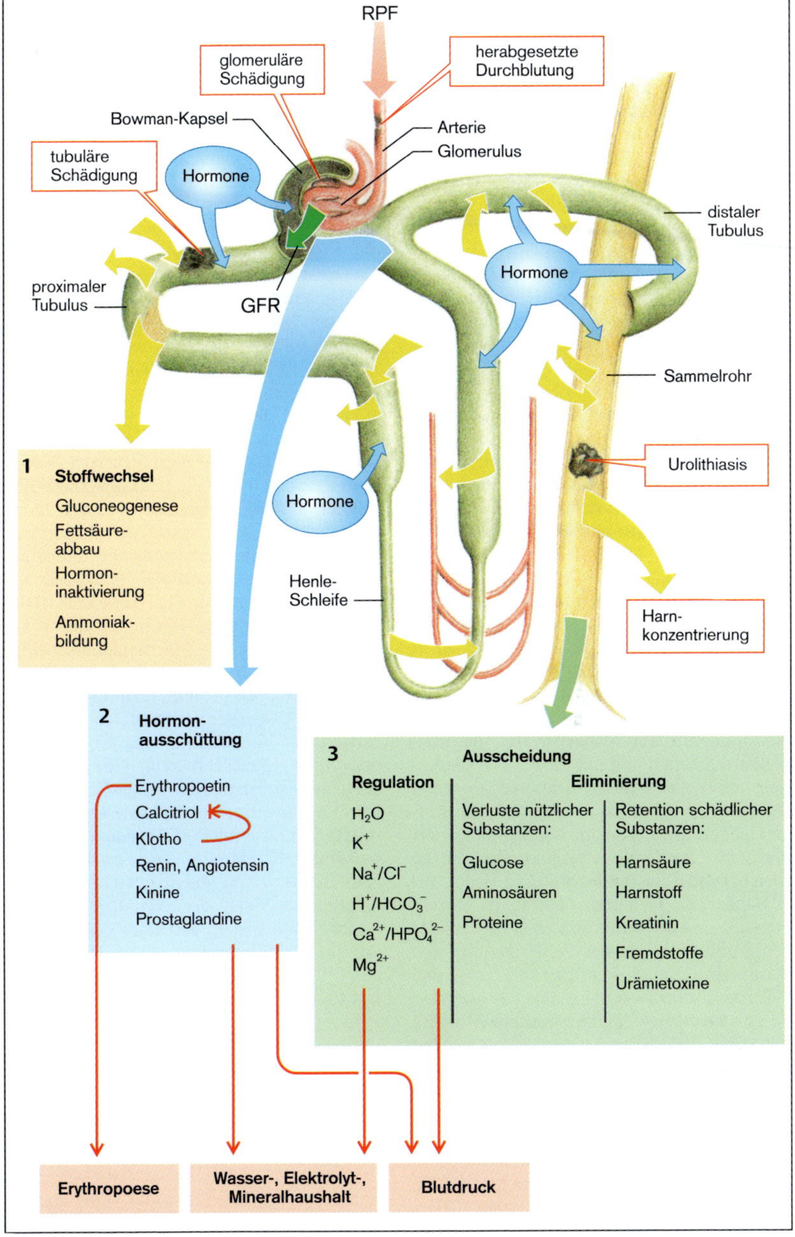

Die renale Eliminierung einer Substanz ist bei Verminderung von Filtration und tubulärer Sekretion eingeschränkt, bei herabgesetzter tubulärer Resorption oder vermehrter Sekretion gesteigert. Dies kann die **Plasmakonzentration** der Substanz ändern. Diese hängt jedoch auch von **extrarenalen Faktoren** ab (**A**), wie Produktion oder Abbau, enteraler Absorption oder extrarenaler Ausscheidung (z. B. Darm, Schweiß) sowie Ablagerung oder Mobilisierung. Die Substanzmenge, die pro Zeiteinheit aus der Summe extrarenaler Prozesse resultiert, ist das sog. **prärenale Load**.

Die richtige Interpretation veränderter Plasmakonzentrationen setzt die Kenntnis des quantitativen **Zusammenhangs zwischen Plasmakonzentration und renaler Ausscheidung** voraus (**B**):

Dieser Zusammenhang ist einfach bei Substanzen, die frei filtriert, aber nicht nennenswert sezerniert oder resorbiert werden (Beispiel: Kreatinin). Die ausgeschiedene Menge (M_a) ist identisch mit der filtrierten Menge (M_f) und damit gleich dem Produkt von Plasmakonzentration (P) und **glomerulärer Filtrationsrate** (GFR): $M_a = M_f = P \cdot GFR$ (**B1**, grüne Gerade). Die Clearance (M_a/P) ist identisch mit der GFR und damit unabhängig von der Plasmakonzentration (**B2**, grüne Gerade). Bei konstanter Produktion von Kreatinin führt eine **GFR-Abnahme** vorübergehend zu einer verminderten Kreatininausscheidung (**B3 a**). Die produzierte Menge ist damit höher als die ausgeschiedene Menge, so dass die Plasmakonzentration und mit ihr die pro Zeiteinheit ausgeschiedene Kreatininmenge steigt (**B3 b**), bis wieder gleich viel Kreatinin ausgeschieden wird, wie im Körper produziert wird. Die renale Ausscheidung spiegelt im Gleichgewicht das **prärenale Load** wider. Bei ausschließlich filtrierten Substanzen besteht eine lineare Korrelation zwischen Plasmakonzentration und renaler Ausscheidung und damit auch zwischen prärenalem Load und Plasmakonzentration (**B4**, grüne Gerade).

Bei **Resorption durch Transportprozesse mit hoher Affinität** (z. B. Glucose, die meisten Aminosäuren, Phosphat, Sulfat) wird praktisch die gesamte filtrierte Menge resorbiert und nichts ausgeschieden, solange die Plasmakonzentration niedrig ist (**B1**, blaue Kurve). Übersteigt jedoch die filtrierte Menge die maximale Transportrate, so wird die gesamte im Überschuss filtrierte Menge ausgeschieden. Die Plasmakonzentration, bei der filtrierte Menge und Transportmaximum identisch sind, wird als *Nierenschwelle* bezeichnet (**B1**, roter Bereich der blauen Kurve).

Transportprozesse mit geringer Affinität (z. B. Harnsäure, Glycin) resorbieren auch bei niedrigen Plasmakonzentrationen nicht alles. Bei zunehmender Plasmakonzentration steigen sowohl Resorptionsrate als auch renale Ausscheidung (**B1**, gelbe Kurve).

Bei **Sekretion** (z. B. Paraaminohippursäure, PAH) wird nicht nur die filtrierte, sondern auch die sezernierte Substanz ausgeschieden (**B1**, violette Kurve). Bei hoher Affinität des Transportsystems und geringen Plasmakonzentrationen wird die gesamte in die Niere gelangte Menge ausgeschieden. Die renale Clearance entspricht damit dem renalen Plasmafluss, d. h. dem pro Zeiteinheit durch die Niere fließenden Blutplasma. Übersteigt die angebotene Substanzmenge die maximale Transportrate, kann die Ausscheidung nur noch durch Zunahme der filtrierten Menge ansteigen und die renale Clearance sinkt (**B2**).

Eine **Störung prärenaler Faktoren** kann über Zunahme von Plasmakonzentration und filtrierter Menge trotz intaktem tubulärem Transport die Ausscheidung der betroffenen Substanz steigern. Auch bei normalem renalem Glucosetransport kommt es daher zur Glukosurie, wenn die Glucoseplasmakonzentration über die Nierenschwelle hinaus gesteigert ist, wie beim Diabetes mellitus (**Überlaufglukosurie**). Gleichermaßen führen Abbaustörungen von Aminosäuren zur Überlaufaminoazidurie. Umgekehrt kann eine Änderung der Plasmakonzentration bei gestörtem renalen Transport durch extrarenale Regulationsmechanismen verhindert werden (**A**). So wird bei eingeschränkter renaler Ca^{2+}-Resorption eine Hypokalzämie durch Ausschüttung von Parathormon verhindert, das Ca^{2+} aus dem Knochen mobilisiert und über Calcitriolausschüttung die enterale Ca^{2+}-Absorption steigert (S. 138). Folge ist also Hyperkalzurie, nicht aber Hypokalzämie.

A. Determinanten der Plasmakonzentration

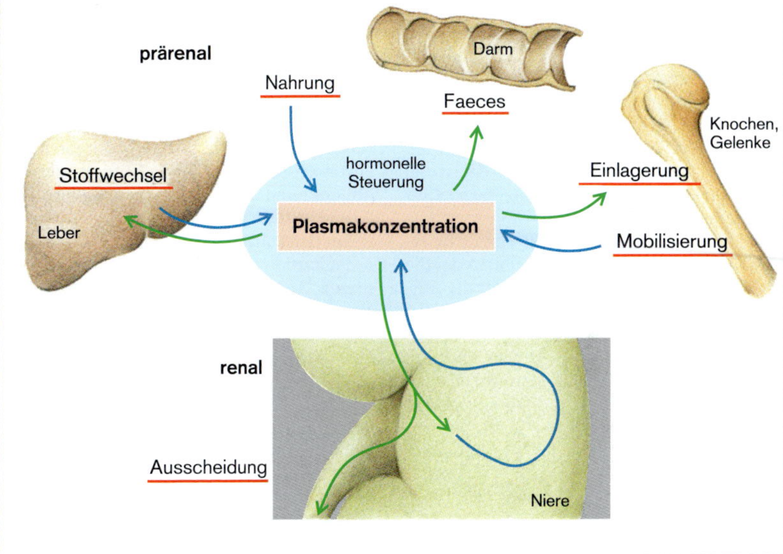

B. Plasmakonzentration, renale Ausscheidung, Clearance

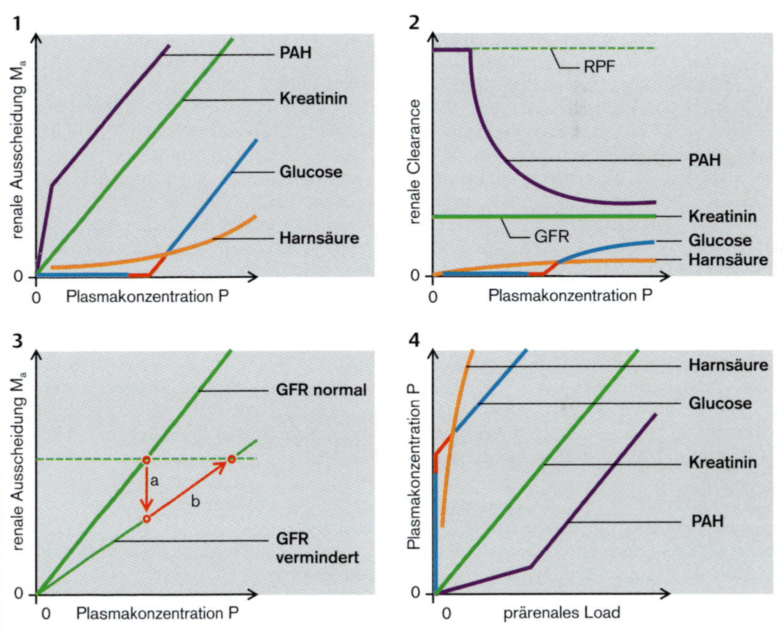

Genetische oder toxische Ursachen, Pharmaka oder Hormonstörungen können tubuläre Transportprozesse in Mitleidenschaft ziehen (s. a. tubuläre Proteinurie, S. 114).

Zwei luminale Transporter bewerkstelligen die proximal-tubuläre Glucoseresorption. Ein genetischer Defekt des renalen und intestinalen Na^+-Glucose/Galactose-Transporters SGLT 1[SLC5A1] (**A1**) führt zur **Glucose-Galactose-Malabsorption** aber nur zu geringfügiger Glucosurie. Ein Defekt des renalen Glucosetransporters (SGLT 2) [SLC5A2] zieht klassische **renale Glukosurie** nach sich, wobei entweder die maximale Transportrate (Typ A) oder die Affinität (Typ B) eingeschränkt sein kann (**D3**). Bei Typ 0 fehlt die Glucoseresorption vollständig. Basolateral verlässt Glucose die Zelle über den Uniporter GLUT 2 [SLC2A2]. Ein genetischer Defekt des Carriers führt u. a. zu Glucosurie, Hyper- und Hypoglykämie, Glykogen-Speicherung und Rachitis (Fanconi-Bickel-Sydrom).

Der Na^+-Phosphat-Cotransport (**A2**) wird durch Parathormon (PTH, s. S. 140) und durch FGF23 (fibroblast growth factor 23) gehemmt. Dessen Wirkung wird durch das renale Hormon Klotho verstärkt. FGF23 wird normalerweise durch die Protease PHEX (phosphate regulating homology of endopeptidase on X chromosome) abgebaut. Genetische Defekte können zu inaktivem PHEX (X-linked hypophosphatemic rickets) oder PHEX-resistentem FGF23 (autosomal dominant hypophosphatemic rickets) führen. In beiden Fällen kommt es zu **renalem Phosphatdiabetes.** FGF23 und weitere Phosphattransport-hemmende „Phosphatonine" (u. a. PTH-related peptide) werden von einigen Tumorzellen gebildet. Die renale Phosphatresorption ist auch bei Mangel an *Calcitriol* eingeschränkt. Die renalen Phosphatverluste führen über Phosphatmangel zu Entmineralisierung des Knochens (Rachitis, S. 142). Eine **gesteigerte renale Phosphatresorption**, z. B. bei Mangel an (*Hypoparathyreoidismus*) oder gestörter Wirkung von (*Pseudohypoparathyreoidismus*) Parathormon, führt zur Hyperphosphatämie (S. 140).

Ein Defekt des Na^+-Cotransports neutraler Aminosäuren (B^0AT 1 [SLC6A19]) in Niere und Darm führt zum **Hartnup-Syndrom** mit erhöhter Aminosäurenausscheidung (**A3**). Da Tryptophan für die Nicotinsäuresynthese notwendig ist, kann es zu Nicotinsäure-Mangel und damit zu Schäden von Nervensystem und Haut kommen.

Ein Defekt des Aminosäureaustauschers für neutrale und dibasische Aminosäuren ($B^{0,+}AT$-rBAT) steigert die Ausscheidung von Ornithin, Lysin, Arginin und Cystin (**Zystinurie**, **A4**). Das schwer lösliche Cystin fällt dabei aus und erzeugt Harnsteine (S. 130). Bei der **familiären Proteinintoleranz** ist die Resorption basischer Aminosäuren gestört (Y^+LAT 1-4F2hc [SLC3A2/SLC7A7]).

Ein Defekt des Na^+-Cotransporters für saure Aminosäuren (EAAT 3 [SLC1A1]) führt zur **sauren Aminoazidurie** (**A5**), ein Defekt des Na^+-Cotransports von zyklischen Aminosäuren wie Prolin (SIT 1 [SLC6A20]) zur harmlosen **Iminoglyzinurie** (**A6**).

Unzureichende Aktivität des Na^+/H^+-Austauschers NHE3 (**A7**) oder des $Na^+, 3HCO_3^-$-Cotransporters NBC1 (**A8**) führen zur **proximalen renal-tubulären Azidose** RTA II (S. 94 ff.). Da die herabgesetzte HCO_3^--Resorption im proximalen Tubulus durch die beschränkte distal-tubuläre Transportkapazität nicht ausgeglichen werden kann, kommt es bei normalem HCO_3^--Load zur Bikarbonaturie (**E2**). Bei verminderter HCO_3^--Plasmakonzentration kann das proximale Nephron den größten Teil der filtrierten Bicarbonatmenge resorbieren, und das distale Nephron erzeugt dann einen normal sauren Urin (**E3**). Bei Ausfall der Carboanhydrase (CA) sind proximale und distale H^+ Sekretion betroffen (Typ III RTA).

Der $Na^+, 3HCO_3^-$-Cotransport ist vom Membranpotenzial abhängig (**A15**). Hyperkaliämie depolarisiert die Zellmembran und hemmt die proximal-tubuläre HCO_3^--Resorption, Hypokaliämie steigert sie. Die renale H^+-Ausscheidung ist also eine **Funktion der extrazellulären K^+**-Konzentration (S. 94 ff.).

Volumenmangel stimuliert den Na^+/H^+-Austauscher (**A7**) und damit die proximal-tubuläre HCO_3^--Resorption. Folge ist eine **Volumendepletions-Alkalose**. Hemmung des Na^+/H^+-Austauschers bzw. der Carboanhydrase steigert die Kochsalzausscheidung (**Salurese**). Die Hemmung der proximal-tubulären Na^+-Resorption wird jedoch durch erhöhte Resorption v. a. in der Henle-Schleife teilweise kompensiert.

Beim genetisch oder toxisch bedingten **Fanconi-Syndrom** sind mehrere Na^+-gekoppelte Transportprozesse beeinträchtigt (**A1 – 7**); Folgen sind Glukosurie, Aminoazidurie, Phos- ▶

A. Transportprozesse im proximalen Tubulus

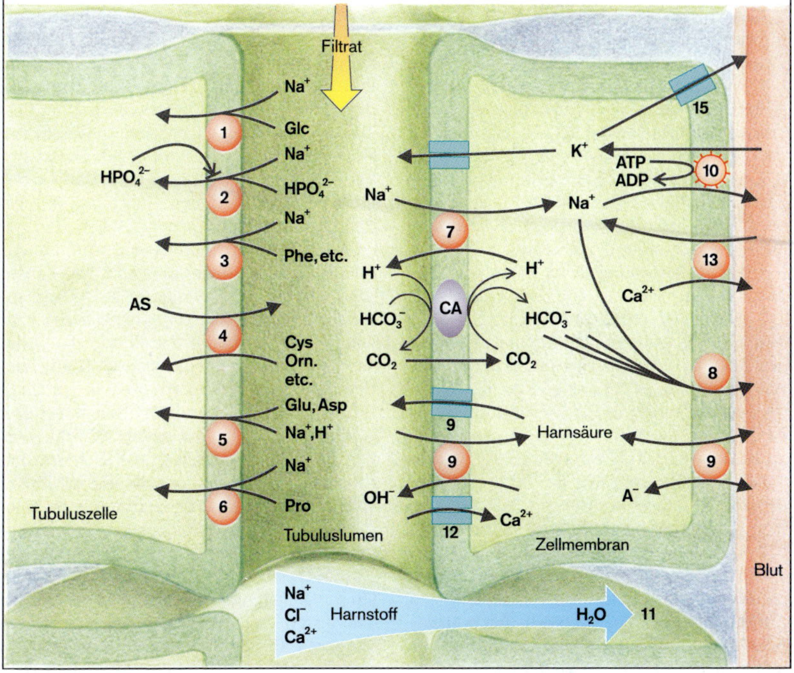

B. Transportprozesse im dicken, aufsteigenden Teil der Henle-Schleife

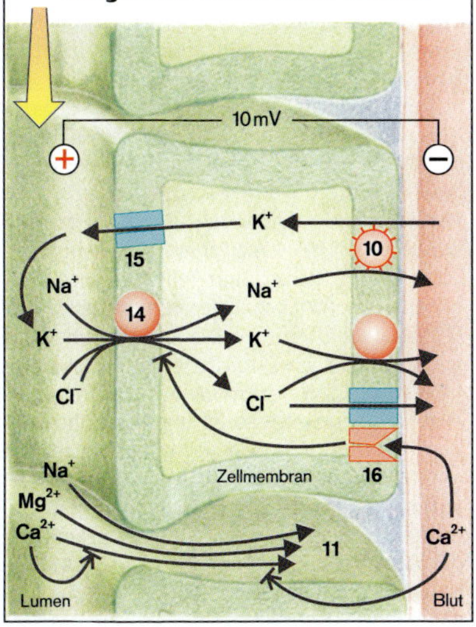

C. Transportprozesse im distalen Nephron

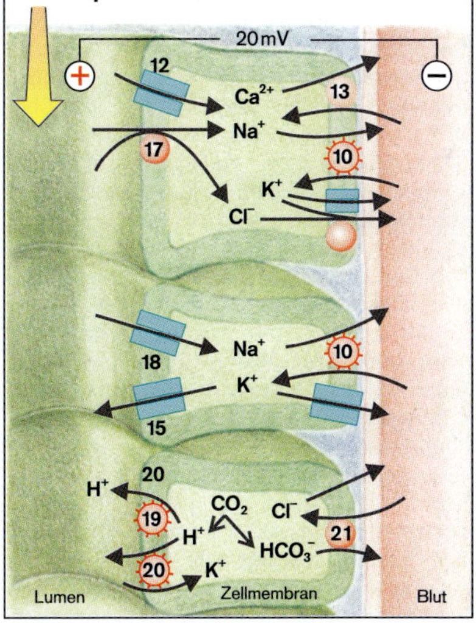

▶ phaturie, proximal tubuläre Azidose und Hypokaliämie (s. u.).

Gesteigerte proximale Na^+- und Wasserresorption konzentriert die luminale Harnsäure und fördert somit die Harnsäureresorption über luminale und basolaterale Anionenaustauscher und -kanäle (**A9**). Folge ist Hyperurikämie mit Ausfällung der schwer löslichen Harnsäure in Gelenken (**Gicht**; S. 272).

Energiemangel (z. B. Ischämie) beeinträchtigt die **Na^+/K^+-ATPase** (**ABC10**) mit eingeschränkter Elektrolytresorption (Salzverlustniere), Zellschwellung und Zelltod.

Die **Ca^{2+}-Resorption** wird in proximalem Tubulus, Henle-Schleife und distalem Tubulus z. T. durch parazellulären Transport (**AB11**), durch Ca^{2+}-Kanäle in der luminalen (**AC12**) und 3 Na^+/Ca^{2+}-Austauscher in der peritubulären Membran (**AC 13**) bewerkstelligt. Parathormon stimuliert die Ca^{2+}-Resorption, Hypoparathyreoidismus führt daher zu Hyperkalzurie. Hohe Ca^{2+}-Konzentrationen (Hyperkalzämie) hemmen über den Ca^{2+}Rezeptor (**B16**) den Na^+-K^+-2 Cl^--Cotransporter (NKCC 2) und blockieren den parazellulären Shunt (**B11**). Dabei wird die Resorption von Ca^{2+}, Mg^{2+}, K^+ und Na^+ sowie die Harnkonzentrierung (S. 108) eingeschränkt.

Hemmung des NKCC 2 (**B14**) durch **Schleifendiuretika** unterbindet die NaCl-Resorption in der Henle-Schleife und damit die Harnkonzentrierung (S. 108). Es kommt zu massiver Salurese und Diurese. Distaler Tubulus und Sammelrohr werden durch Na^+ überflutet, resorbieren Na^+ im Austausch gegen K^+ (s. u.) und erzeugen so Kaliurese und Hypokaliämie. Der NKCC 2 benötigt als Substrat K^+, das über K^+-Kanäle (ROMK, **B15**) rezirkulieren muss. Bei K^+-Mangel bzw. Hypokaliämie wird der K^+-Kanal verschlossen, so dass die NaCl-Resorption in der Henle-Schleife beeinträchtigt ist. Ein genetischer Defekt des NKCC 2, des Cl^--Kanals (Untereinheiten ClC-Kb oder Barttin) oder des K^+-Kanals ist Ursache des **Bartter-Syndroms** mit gestörter Harnkonzentrierung, Natriurese, Hypokaliämie und erniedrigtem Blutdruck trotz gesteigerter Bildung von Renin, Angiotensin und Aldosteron (S. 124). Die kompensatorische distal-tubuläre Natriumresorption wird durch Prostaglandine gehemmt, die wegen der gesteigerten Transportbelastung gebildet werden. Hemmung der Cycloxygenase kann in den betroffenen Patienten die ansonsten lebensbedrohende Volumendepletion mindern. Im frühdistalen Tubulus wird Kochsalz über einen Na^+Cl^--Cotransporter (**C17**) resorbiert. **Thiazid-Diuretika** bewirken über Hemmung des Carriers Salurese und Kaliurese. Der Volumenverlust steigert die proximal-tubuläre Na^+- und Ca^{2+}-Resorption. Folge ist Antikalziurese. Ein genetischer Defekt des NaCl-Transporters führt zum Gitelman-Syndrom, einer milden Variante des Bartter-Syndroms. Ein genetischer Defekt der Kinasen (WNK = with no K), die den Carrier normalerweise hemmen, führt zur Hypertonie (Gordon-Syndrom).

Im spätdistalen Tubulus und im Sammelrohr wird Na^+ über luminale **Na^+**-Kanäle (**C18**) und die basolaterale Na^+/K^+-ATPase resorbiert. Der Na^+-Einstrom depolarisiert die luminale Zellmembran und fördert damit die Sekretion von K^+ über luminale K^+-Kanäle. Bei Hemmung der Na^+-Resorption in proximalem Tubulus, Schleife oder frühdistalem Tubulus gelangt mehr Na^+ in das distale Nephron und wird dort im Austausch gegen K^+ resorbiert. Folgen sind renale K^+-Verluste (s. o.). Na^+-Kanäle und Na^+/K^+-ATPase werden durch **Aldosteron** aktiviert (**D1**). Mangel an (*Hypoaldosteronismus*) oder herabgesetzte Wirkung von (*Pseudohypoaldosteronismus*, z. B. durch defekten Na^+-Kanal) Aldosteron führt zu renalen Na^+-Verlusten, Volumenmangel und niedrigem Blutdruck. **Distale Diuretika** wirken über Blockierung der Aldosteronrezeptoren oder über direkte Hemmung des Na^+-Kanals. Sie führen zu milder Natriurese und renaler K^+-Retention. Ein überaktiver Na^+-Kanal (**Liddle-Syndrom**, Pseudohyperaldosteronismus) führt zu Na^+-Retention und Hypertonie.

Die distal-tubuläre H^+-Sekretion wird durch H^+-ATPasen (**C19**), K^+/H^+-ATPasen (**C20**) und den Anionenaustauscher AE1(**C21**) bewerkstelligt. Ein Defekt führt zur **distalen renal-tubulären Azidose** RTA I (**D2**). Betroffene können auch bei erniedrigten HCO_3^--Konzentrationen im Plasma nur mäßig sauren Urin produzieren (**E4**). Sie leiden ferner unter $CaHPO_4$-Steinen, da Phosphat im alkalischen Harn leicht ausfällt.

Wasser kann – außer in der aufsteigenden Henle-Schleife – im gesamten Nephron resorbiert werden. Die Wasserresorption in distalem Tubulus und Sammelrohr erfordert allerdings ADH. ADH-Mangel, defekte ADH-Rezeptoren oder Wasserkanäle beeinträchtigen die Wasserresorption und können so zum **Diabetes insipidus** führen (S. 108).

D. Mechanismen renaler K⁺-Verluste, H⁺-Sekretion, Glukosurie-Typen

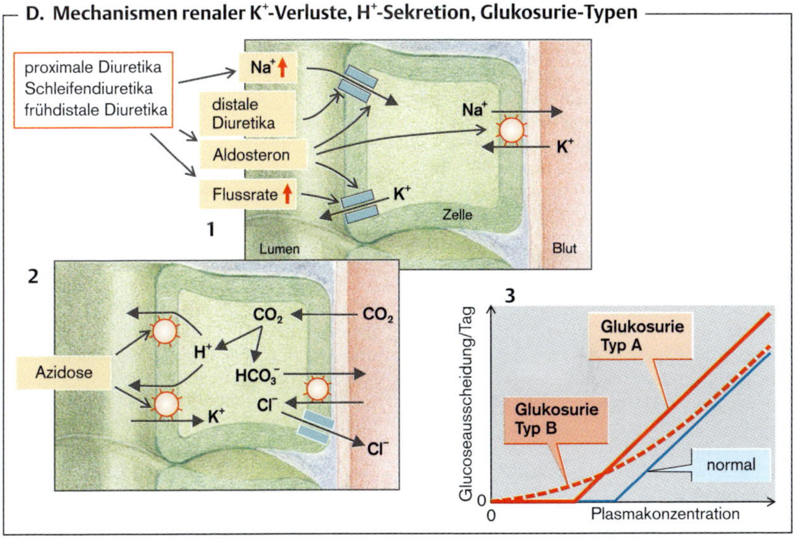

E. Renal-tubuläre Azidosen

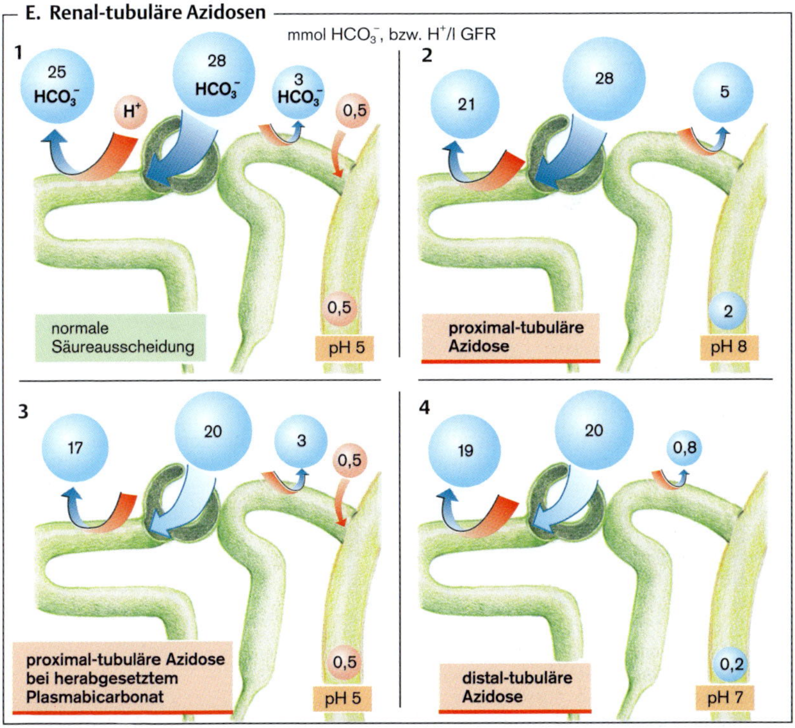

Normalerweise kann die Niere je nach Bedarf hypotonen (< 100 mosmol/l) oder hypertonen (> 1200 mosmol/l) Harn ausscheiden. Harnkonzentrierung und -verdünnung sind in erster Linie Folge der Vorgänge im **dicken aufsteigenden Schenkel der Henle-Schleife** (Pars ascendens), die Kochsalz (**A**, rote Pfeile) in das Nierenmark-Interstitium transportiert (s. a. S. 104), ohne dass Wasser (blaue Pfeile) folgen kann. Die Tubulusflüssigkeit wird dadurch bis zum Ende der Pars ascendens hypoton (50 – 100 mosmol/l) und das Interstitium hyperosmolar. Das hyperosmolare Interstitium entzieht dem **absteigenden Schenkel der Henle-Schleife** mehr Wasser (blaue Pfeile) als Elektrolyte (rote Pfeile), so dass die Osmolalität in der absteigenden Tubulusflüssigkeit bis zur Schleifenspitze ansteigt.

Die Anordnung der Nierenmarkgefäße (**Vasa recta**) in Schleifen verhindert ein Auswaschen der Markhyperosmolalität.

Harnstoff (violette Pfeile) folgt in proximalem Tubulus, Henle-Schleife und distalem Tubulus nur teilweise dem resorbierten Wasser, so dass die luminale Harnstoffkonzentration bis zum Sammelrohr steigt. Die Harnstoffpermeabilität des Sammelrohrs ist im Nierenmark hoch, und Harnstoff diffundiert ins Interstitium. Die hohen Harnstoffkonzentrationen im Nierenmark entziehen dem absteigenden Teil der Henle-Schleife Wasser. Harnstoff diffundiert z. T. in das Tubuluslumen und gelangt über Henle-Schleife und distalen Tubulus erneut in das Sammelrohr.

ADH bewirkt in distalem Tubulus und Sammelrohr den Einbau von Wasserkanälen in die Zellmembran und schafft so die Voraussetzung für die Wasserresorption in diesen Nephronsegmenten. Wasser verlässt das Lumen dem osmotischen Gradienten folgend. Im distalen Tubulus ist die Tubulusflüssigkeit zunächst hypoton (s. o.), erreicht jedoch gegen Ende des distalen Tubulus die Blutosmolalität. Im Nierenmark wird dem Sammelrohr weiterhin Wasser entzogen, bis die Osmolalität zwischen Nierenmark und Harn ausgeglichen ist.

Bei **ADH-Mangel** (zentraler Diabetes insipidus) oder bei Unempfindlichkeit des distalen Nephrons für ADH (renaler Diabetes insipidus, S. 106) ist die Wasserpermeabilität von distalem Tubulus und Sammelrohr gering (**A1**), und bis zu 20 l/d hypotonen Urins werden ausgeschieden. Auch die Ausscheidung von Natrium und Harnstoff kann gesteigert sein.

Bei **Hemmung der Schleifenresorption** bricht die Hyperosmolalität des Nierenmarks zusammen. Die therapeutisch eingesetzten Schleifendiuretika hemmen den Na^+-K^+-2 Cl^--Cotransport (**A2**). Hyperkalzämie hemmt die Resorption über den Ca^{2+}-Rezeptor und durch Hemmung der parazellulären Resorption. Hypokaliämie oder defekte K^+-Kanäle (ROMK) hemmen die Rezirkulation von K^+ und damit indirekt den Na^+-K^+-2 Cl^--Cotransport (S. 105 B).

Gesteigerte Durchblutung des Nierenmarks wäscht die Markhyperosmolalität aus (**A3**). Bei Entzündung freigesetzte Mediatoren (u. a. Kinine, Prostaglandine) wirken vasodilatatorisch, senken also die Markosmolalität und schränken damit die Harnkonzentrierung ein. Auch Koffein wirkt dilatierend auf die Vasa recta. Schließlich kann ein erhöhter Blutdruck die Perfusion der Vasa recta steigern und das Nierenmark auswaschen (Druckdiurese).

Die Resorption von Wasser kann auch durch **Ansteigen der luminalen Osmolalität** herabgesetzt werden, wenn in der Tubulusflüssigkeit schlecht oder gar nicht resorbierbare Substanzen enthalten sind. Durch Flüssigkeitsresorption werden diese Substanzen konzentriert und halten Wasser zurück (**A4**). Es entsteht eine osmotische Diurese. Die eingeschränkte Wasserresorption führt sekundär zu herabgesetzter Kochsalz- und Harnstoffresorption. Dadurch wird die Osmolalität im Nierenmark verringert und die Harnkonzentrierung beeinträchtigt. Therapeutisch wird osmotische Diurese durch Mannitol, einen schwer resorbierbaren Polyalkohol, ausgelöst. Sie tritt ferner bei gesteigerter Ausscheidung von Glucose (Diabetes mellitus), Bicarbonat, Harnstoff und Phosphat auf.

Proteinarme Ernährung beeinträchtigt die Konzentrierungsfähigkeit der Niere wegen des herabgesetzten Beitrages von Harnstoff zum Konzentrierungsmechanismus (**A5**).

Eingeschränkte Konzentrierungsfähigkeit fällt durch nächtliches Wasserlassen (**Nykturie**), **Durst**, und große, unkonzentrierte **Harnvolumina** auf.

A. Störungen der Harnkonzentrierung

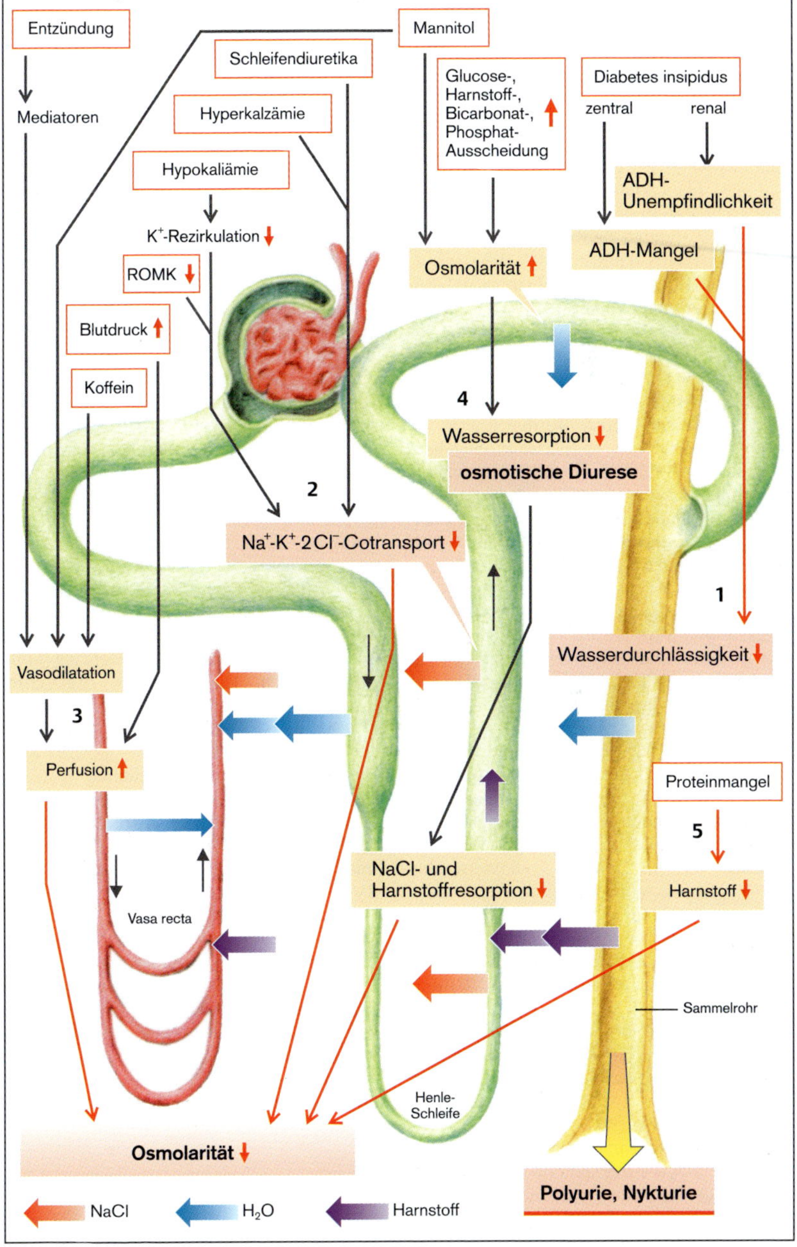

Bei einigen genetischen Erkrankungen entstehen mehrere Flüssigkeits-gefüllte Zysten in der Niere und teilweise auch in anderen Organen (u. a. Leber, Pankreas, Samengang). Bisweilen treten zusätzlich Aneurysmen (S. 254), Mitralklappenprolaps, Aortenklapeninsuffizienz und Hernien der Bauchwand auf. Renale Zysten entwickeln sich durch Ausweitungen tubulären Epithels (v.a distaler Tubulus und Sammelrohr), verlieren jedoch bei ihrer Vergrößerung den Kontakt zu dem Nephron, aus dem sie entstanden sind.

Bei der relativ häufigen (0,2 % der Gesamtbevölkerung) **autosomal dominanten polyzystischen Nierenerkrankung** (ADPKD) liegt ein genetischer Defekt des Membranproteins Polycystin 1 (PKD1) oder des Ca^{2+}-permeablen TRP(transient receptor potential)-Kanals Polycystin 2 (PKD2) vor. Die beiden miteinander interagierenden Proteine werden u. a. in die luminalen Zilien von Epithelzellen eingebaut und bewirken dort einen Ca^{2+} Einstrom bei Zunahme der luminalen Stromstärke (**C1**). Die beiden Proteine beeinflussen ferner mehrere Signalwege, die bei genetischem Ausfall eines der beiden Proteine entsprechend gestört sind.

Die Zystenbildung und -erweiterung ist Folge einer Vermehrung der Epithelzellen mit Zunahme der Zirkumferenz des Epithels auf der einen Seite sowie einer Sekretion von Flüssigkeit auf der anderen (**A1**).

Die **Vermehrung der Zellzahl** wird u. a. durch den Wegfall der hemmenden Wirkung von Polycystin 1,2 auf den β-Catenin-regulierenden Wnt-Signalweg (S. 10) erklärt (**A2**). Polycystin 1 bindet an Cadherin und β-Catenin. Überexpression von β-Catenin sowie Ausschalten von APC, das normalerweise den Abbau von β-Catenin vermittelt (S. 10), kann auch bei intaktem Polycystin Nierenzysten zur Folge haben. Bei ADPKD kommt es ferner zur gesteigerten Aktivierung von mTOR (**A3**), das Transport, Proteinsynthese und Zellproliferation fördert (S. 10).

Die **Sekretion von Flüssigkeit** wird durch Einbau des Na^+-K^+-$2Cl^-$-Cotransporters NKCC2 (**A4**) in die basolaterale Membran und von Cl^- Kanälen (u. a. CFTR) in die luminale Membran bewirkt (**A5**). Das über den Na^+-K^+-$2Cl^-$-Cotransporter in die Zelle gelangte Na^+ wird über die basolaterale Na^+/K^+-ATPase wieder aus der Zelle gepumpt. Das dabei in die Zelle gepumpte K^+ verlässt die Zelle über basolaterale K^+ Kanäle. Apikale Cl^- Kanäle und basolaterale K^+ Kanäle erzeugen ein Lumen-negatives transepitheliales Potenzial, das parazellulär Na^+ in das Lumen treibt (**A6**). Dem sezernierten NaCl folgt osmotisch Wasser. Die Cl^--Sekretion wird bei ADPKD durch gesteigerte cAMP-Bildung stimuliert (**A7**).

Die wachsenden Zysten verdrängen und verzerren normales Gewebe, steigern den Druck im Nierengewebe, komprimieren Gefäße und führen so zu lokaler Ischämie (**B**). Die Dehnung der Nierenkapsel erzeugt **Schmerzen**, die Einengung der Lumina stört den Harnabfluss und begünstigt die Entwicklung von **Urolithiasis** (v.a Calciumoxalat und Harnsäure). Dabei spielt auch eine herabgesetzte Bildung bzw. Sekretion von Citrat und Ammoniak in den geschädigten proximalen Tubuli eine Rolle: Mangel an Zitrat fördert Ausfällung von Calcium, herabgesetzte Ammoniakbildung erfordert stärkere Harnansäuerung, wodurch das Ausfallen von Harnsäure begünstigt wird (S. 130). Die Ischämie fördert die intrarenale Bildung von Renin und damit u. a. über den Renin-Angiotensin-Aldosteron-Mechanismus die Entwicklung von arterieller **Hypertonie**. Ischämie stimuliert ferner die Bildung von VEGF (vascular endothelial growth factor), der Gefäßneubildung stimuliert. Die Kapillarisierung begünstigt Blutungen in die Zysten. Letztlich kann der Untergang funktionnierenden Nierengewebes zur chronischen **Niereninsuffizienz** führen.

Seltenere zystische Nierenerkrankungen sind die autosomal-rezessive polyzystische Nierenerkrankung, die medulläre zystische Nierenerkrankung, die medulläre Schwamm-Erkrankung (medullary sponge disease) und die Nephronophthise. Bei Typ 2 Nephronophthise ist *Inversin* defekt, das normalerweise die Wnt-abhängige Signaltransduktion durch Stimulation des Abbaus von Dishevelled (S. 10) unterbindet. Nierenzysten werden auch bei **Tuberöser Sklerose** (Mutation von Tuberin oder Hamartin, S. 10) und bei der **von-Hippel-Lindau-Erkrankung** (Mutationen von vHLV, S. 10) beobachtet, beides Erkrankungen, bei denen Tumoren gehäuft auftreten. Bei ADPKD treten Nierenkarzinome jedoch nicht häufiger auf als in der Normalbevölkerung.

A. Ursachen der Zystenniere

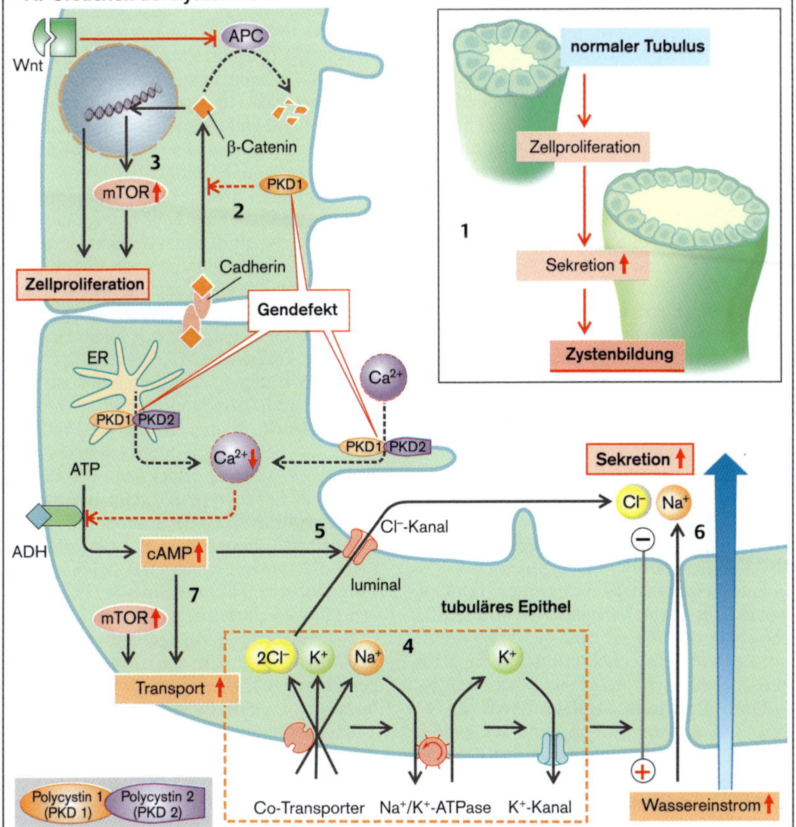

B. Folgen der Zystenniere

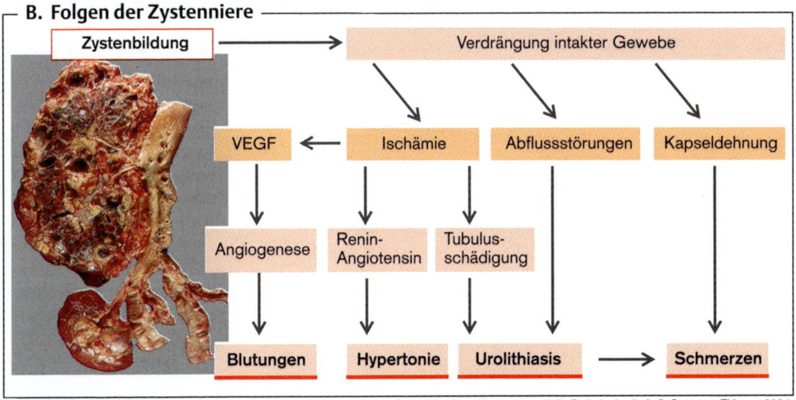

Foto: Riede, Werner, Schaefer Allgemeine und spezielle Pathologie. 5. Aufl. Stuttgart: Thieme; 2004.

Aufgabe der Glomeruli ist die Erzeugung einer ausreichenden glomerulären Filtrationsrate (**GFR**), also desjenigen Volumens an Plasmawasser, das der Kontrolle durch das Nierenepithel unterzogen wird. Die Permselektivität des Filters (S. 114) gewährleistet dabei die Bildung eines annähernd proteinfreien Filtrats. Da das gesamte die Niere durchströmende Blut die Gefäße der Glomeruli passieren muss, bestimmt der Widerstand dieser Gefäße auch den renalen Plasmafluss (**RPF**).

Die GFR wird durch den effektiven Filtrationsdruck (P_{eff}), die hydraulische Leitfähigkeit (k) und die Filterfläche (F) diktiert: $GFR = k \cdot F \cdot P_{eff}$. Der **effektive Filtrationsdruck** wiederum setzt sich aus dem hydrostatischen (ΔP) und onkotischen ($\Delta\pi$) Druckgefälle über den Filter zusammen (**A**): $P_{eff} = \Delta P - \Delta\pi$. Selbst bei defektem Filter ist π im glomerulären Kapselraum vernachlässigbar, d. h., $\Delta\pi$ ist praktisch gleich dem onkotischen Druck in der Kapillare (π_{kap}). Durch die Filtration nimmt die Proteinkonzentration im Plasma zu, und π_{kap} erreicht in der Regel gegen Ende der glomerulären Kapillarschlinge die Höhe des hydrostatischen Druckgefälles (Filtrationsgleichgewicht).

Eine **herabgesetzte hydraulische Leitfähigkeit** (**A2**) bzw. eine verminderte Filtrationsfläche senkt die GFR. Es kann sich kein Filtrationsgleichgewicht einstellen; durch die geringere Zunahme von π_{kap} steigt schließlich P_{eff}.

Eine **Kontraktion des Vas afferens** (**A3**) bei konstantem systemischem Blutdruck mindert den Filtrationsdruck und damit den Anteil filtrierten Plasmawassers (Filtrationsfraktion = GFR/RPF). Gleichzeitig sinkt wegen der Widerstandzunahme die renale Durchblutung und mit ihr die GFR.

Eine **Kontraktion des Vas efferens** (**A4**) steigert den effektiven Filtrationsdruck und damit GFR/RPF. Gleichzeitig senkt sie aber die glomeruläre Durchblutung, so dass eine Kontraktion des Vas efferens (z. B. Infusion von Angiotensin II) oder eine Behinderung des venösen Abflusses (z. B. Nierenvenenthrombose) die GFR senken kann.

Die Glomeruli können entzündlich geschädigt werden (**Glomerulonephritis**, **B**). Ursache können lösliche Antigen-Antikörper-Komplexe sein, die in den Glomeruli hängenbleiben und über Komplementaktivierung eine lokale Entzündung auslösen (S. 52 ff.). Dadurch werden die glomerulären Kapillaren verlegt und der Filter zerstört (**Immunkomplexnephritis**). Als Antigene kommen Medikamente, Allergene und Erreger (v. a. Streptokokken, Gruppe A, Typ 12) in Frage. Die Antikörper sind IgG, IgM und häufig IgA (IgA-Nephritis). Wesentlich seltener als die Immunkomplexnephritis ist eine **Immunreaktion gegen die Basalmembran** (Goodpasture-Syndrom). Die Glomerula können ferner bei Infektionen in Mitleidenschaft gezogen werden. Folgen der Entzündung sind initial Hyperämie, Einschwemmung von neutrophilen Granulozyten (exsudative Phase) und Schädigung der Basalmembran, die oft deutlich verdickt ist. Häufig kommt es zur Proliferation von Endothelzellen, Mesangiumzellen oder Kapselepithelzellen und schließlich zur überschießenden Bildung von mesangialer Matrix (Sklerosierung) und/oder Kollagenfasern (Fibrosierung).

Eine Schädigung von Glomeruli ist auch ohne lokale Entzündung möglich, z. B. durch **hohen Druck** in den Glomeruluskapillaren (u. a. arterielle Hypertonie, Nierenvenenthrombose, venöser „Rückstau" bei Rechtsherzinsuffizienz, Hyperfiltration bei diabetischer Nephropathie oder Niereninsuffizienz), **mangelhafte Perfusion** (z. B. Arteriosklerose, Arteriolosklerose), **toxischeSchädigung**, thrombotische Mikroangiopathie, hohe Konzentrationen filtrierbarer Proteine im Plasma (z. B. Plasmozytom), **Ablagerung** von Amyloid bei Amyloidose oder von Glycosphingolipid bei Morbus Fabry, sowie einige **genetische Defekte** glomerulärer Proteine (S. 114).

Bei Glomerulonephritis nimmt der Widerstand von Vas afferens und efferens zu, und der RPF sinkt bei i. d. R. erhöhtem Filtrationsdruck. Die reduzierte hydraulische Leitfähigkeit verhindert das Erreichen des Filtrationsgleichgewichts und senkt die GFR. Die eingeschränkte renale Durchblutung stimuliert die Ausschüttung von Renin, das über Angiotensin und Aldosteron den Blutdruck steigert. Ferner begünstigt die wegen der GFR-Abnahme eingeschränkte NaCl- und H_2O-Ausscheidung die Entwicklung einer **Hypertonie** (S. 124).

Durch Schädigung des glomerulären Filters geht die Permselektivität verloren, es entwickeln sich **Proteinurie** und **Ödeme** (S. 114).

Die Nierenschädigung kann u. a. die Erythropoetin-Bildung einschränken und zur Entwicklung einer **Anämie** führen.

A. Glomeruläre Filtration: Gefäßwiderstand und hydraulische Leitfähigkeit

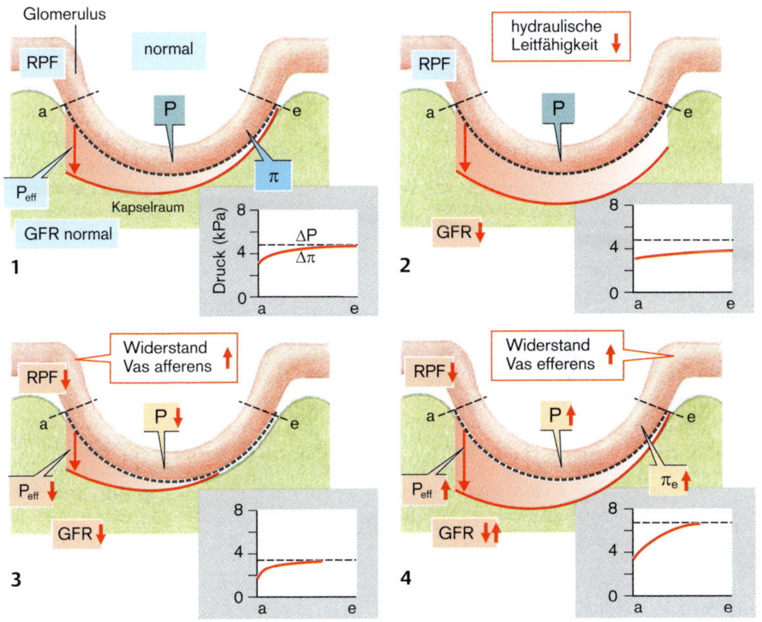

B. Glomeruläre Erkrankungen

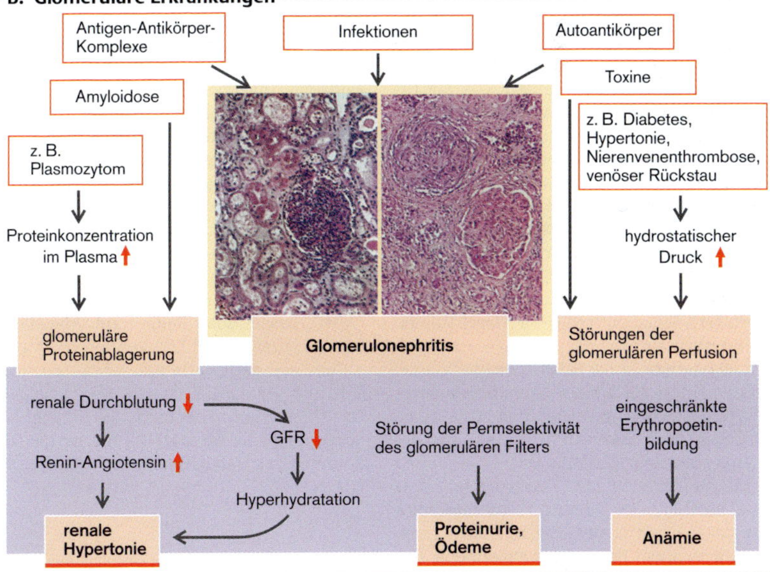

Fotos aus: Doerr, W. ed. Organpathologie. Stuttgart: Thieme; 1974

Der **glomeruläre Filter** (Endothelzellfenster, Basalmembran, Podozyten-Schlitzmembran, **A1**) ist nicht für alle Bestandteile des Blutes gleichermaßen durchlässig (Permselektivität). Die Filtration hängt von Molekül-Größe, -Form und -Ladung ab. Makromoleküle mit einem Durchmesser von > 4 nm können die Basalmembran und Schlitzmembran normalerweise nicht passieren. Negativ geladene Makromoleküle (z. B. Albumine) werden durch negative Ladungen an den Endothelzellfenstern abgestoßen (**A1**). Die Basalmembran enthält u. a. Kollagen Typ IV Ketten 3α, 4α und 5α sowie Laminin β_2. Genetische Defekte von 3α(IV), 4α (IV), oder 5α(VI) (Alport-Syndrom und „thin basement membrane" Erkrankung) sowie von Laminin β_2 (Pierson Syndrom) führen u. a. zu Glomerulosklerose. Autoantikörper gegen 3α(IV) wurden beim Goodpasture-Syndrom gefunden, einer Autoimmunerkrankung gegen die Basalmembran, die u. a. Glomerulonephritis auslöst.

Die Podozyten sind über Nephrin, einem transmembranalen Protein mit großem extrazellulärem Anteil, miteinander verbunden. Nephrin bindet das Adaptorprotein CD2AP (CD2-associated protein) und das Membranprotein Podocin. Podozyten exprimieren ferner den Ca^{2+}-permeablen Kationenkanal TRPC6 (transient receptor potential channel 6) und die zytoskeletalen Proteine α-Actinin-4 und NMMHC-IIA (non muscle myosin heavy chain IIA). Die Genexpression in Podocyten wird u. a. durch WT 1 reguliert, das die Expression von mehreren Wachstumsfaktoren unterdrückt (S. 10). Genetische Defekte von Nephrin (Nephrotic Syndrome Finnish type), CD2AP, Podocin (Autosomal recessive steroid resistant Nephrotic Syndrome), TRPC6, α-Actinin-4, NMMHC-IIA oder WT 1 (Danys-Drash-Syndrom, Frasier Syndrom) können zu Glomerulosklerose führen. Schließlich sind genetische Defekte für das Auftreten der glomerulären Schädigungen beim „Nagel-Patella" Syndrom verantwortlich.

Viel häufiger ist die Schädigung des glomerulären Filters Folge einer **Glomerulonephritis** oder einer Schädigung der Glomerula durch eine Systemerkrankung, wie Hypertonie oder Diabetes mellitus (S. 112).

Ist die Integrität des glomerulären Filters durchbrochen, so können Plasmaproteine und sogar Erythrozyten Zugang zum Kapselraum gewinnen. Folgen sind Proteinurie und Hämaturie. Wie die Elektrophorese zeigt, werden vor allem die relativ kleinen, stark **negativ geladenen Albumine** durchgelassen (**A3**).

Auch ein intakter Glomerulus lässt kleinere Proteine durch, die dann im proximalen Nephron wieder resorbiert werden. Die geringe Transportkapazität kann jedoch mit dem massiven Angebot filtrierter Proteine bei geschädigtem glomerulärem Filter nicht Schritt halten, und es kommt zur **Proteinurie**. Bei primärer Störung der tubulären Proteinresorption werden v. a. kleinmolekulare Proteine ausgeschieden (*tubuläre Proteinurie*).

Der renale Verlust von Proteinen bei glomerulärer Schädigung führt zu **Hypoproteinämie**. In der Serumelektrophorese fällt v. a. eine Abnahme der Albumine auf (**A4**). Der verminderte onkotische Druck steigert die Filtration von Plasmawasser in der Peripherie. Die Filtration wird durch Schädigung der Kapillarwand begünstigt, die bei Glomerulonephritis gleichfalls entzündlichen Veränderungen unterworfen sein kann. Durch Filtration von Proteinen in der Peripherie steigen Proteinkonzentration und onkotischer Druck im Interstitium, so dass sich das Filtrationsgleichgewicht zugunsten des interstitiellen Raums verschiebt (**A5**). Kann der Abtransport über Lymphgefäße nicht Schritt halten, dann entwickeln sich **Ödeme** (**A7**). Durch die periphere Filtration steigt die Konzentration großer Plasmaproteine, die nicht über die Glomerula verloren gehen (u. a. Lipoproteine).

Bei Vorliegen von Proteinurie, Hypoproteinämie und peripheren Ödemen spricht man vom **nephrotischen Syndrom**. Durch Anstieg der Lipoproteine kommt es zur Hyperlipidämie und damit auch zur Hypercholesterinämie (**A6**). Sie ist Folge der Konzentrierung von Lipoproteinen (s. o.) und einer herabgesetzten Lipoproteinlipase-Aktivität.

Verlust von Plasmawasser ins Interstitium führt über Mangel an Blutvolumen zu *Durst*, Ausschüttung von *antidiuretischem Hormon* (ADH) sowie über Renin und Angiotensin von *Aldosteron* (S. 132). Vermehrte Wasserzufuhr und gesteigerte Resorption von Kochsalz und Wasser liefern den „Nachschub" für die Ödeme. Da Aldosteron die renale Ausscheidung von K^+ und H^+ fördert, (S. 106), kommt es zu *Hypokaliämie* und *Alkalose*.

A. Störung der glomerulären Permselektivität und nephrotisches Syndrom

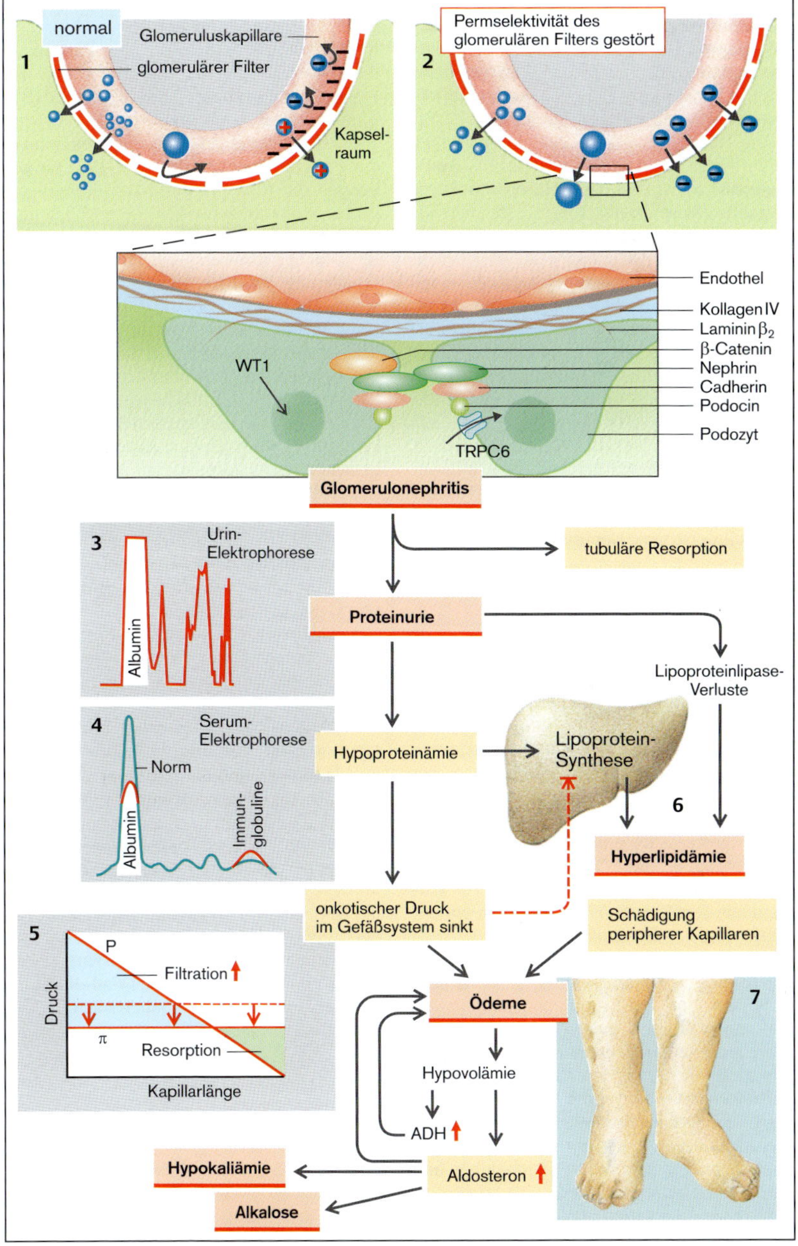

Von interstitieller Nephritis spricht man bei entzündlichen Veränderungen der Niere, wenn die Entzündung nicht von den Glomeruli ausgeht. Das Nierengewebe ist dabei von Entzündungszellen (v. a. Granulozyten) übersät. Die Entzündung kann zur lokalen Zerstörung des Nierengewebes führen.

Die häufigste Form der interstitiellen Nephritis ist die bakterielle Nephritis (**Pyelonephritis**). Meist geht die Infektion vom Harnweg aus (Blase Ureter Niere: *aszendierende* Pyelonephritis), seltener von der Blutseite (*deszendierende* Pyelonephritis) (**A1**). Besonders anfällig ist das Nierenmark, da bei dessen hoher Azidität, Tonizität und Ammoniakkonzentration die Abwehrmechanismen des Körpers geschwächt sind. Auswaschen des Nierenmarks vermindert somit die Gefahr einer Infektion. Die Infektion wird durch eine Harnabflussstörung (Harnleiterstein [S. 130], Schwangerschaft [S. 126], Prostatahyperplasie, Tumoren) und durch herabgesetzte Immunabwehr (z. B. Diabetes mellitus [S. 316) begünstigt.

Eine interstitielle Nephritis kann auch ohne Infektion durch **Ablagerung von Konkrementen** (Calciumsalze, Harnsäure) im Nierenmark hervorgerufen werden (**A2**). Harnsäureablagerungen in der Niere entstehen in erster Linie bei übermäßiger diätetischer Zufuhr von Purinen, die im Körper zu Harnsäure abgebaut werden, sowie bei massiv gesteigerter endogener Harnsäureproduktion, wie sie unter zytostatischer Therapie z. B. von Leukämien und in seltenen Fällen bei Enzymdefekten des Harnsäurestoffwechsels auftritt. Calciumablagerungen sind Folge von Hyperkalzurie, wie sie bei gesteigerter enteraler Absorption von Calcium (z. B. bei Vitamin-D-Überschuss) sowie bei gesteigerter Mobilisierung von Calcium aus dem Knochen (z. B. Tumoren, Immobilisierung, S. 142) auftritt.

Eine interstitielle Nephritis kann schließlich **toxisch** (z. B. Phenacetin-Niere), **allergisch** (z. B. Penicillin), bei **Bestrahlung** oder als **Abstoßungsreaktion** einer transplantierten Niere auftreten. Das Nierenmark ist besonders hypoxisch, da O_2 aus den absteigenden in die aufsteigenden Schenkel der Vasa recta diffundiert. Bei **Sichelzellanämie** (S. 38) führt die Desoxigenierung daher vor allem im Nierenmark zur Aggregation von Hämoglobin und damit zu Gefäßverschlüssen.

Massive Applikation von **Prostaglandinsynthesehemmern** kann über Ischämie zur Schädigung des Nierenmarks führen: Normalerweise wird die Nierenmarkdurchblutung bei geringem Perfusionsdruck durch Ausschüttung vasodilatierend wirkender Prostaglandine aufrechterhalten. Eine Hemmung der Prostaglandinsynthese unterbindet diesen protektiven Mechanismus.

Entsprechend der Lokalisation der Entzündungsvorgänge entstehen die ersten **Auswirkungen** durch Läsion der Nephronsegmente im Nierenmark (Henle-Schleife und Sammelrohr). Bereits relativ früh tritt eine **verminderte Urinkonzentrierung** auf als Folge einer Schädigung der Pars ascendens, eines Auswaschens des Nierenmarks durch entzündliche Hyperämie sowie einer ADH-Unempfindlichkeit des geschädigten distalen Nephrons. Die gesteigerten Urinvolumina zwingen den Patienten zu nächtlichem Wasserlassen (Nykturie). Die herabgesetzte K^+-Sekretion im Sammelrohr kann eine *Hyperkaliämie* verursachen, eine verminderte Na^+-Resorption *Hypovolämie* (**A3**). Allerdings kann die eingeschränkte Na^+-Resorption in der Henle-Schleife auch zu einer vermehrten distalen K^+-Sekretion mit *Hypokaliämie* führen, v. a. wenn die Aldosteronausschüttung aufgrund der Hypovolämie gesteigert ist (S. 292).

Die Säureausscheidung kann eingeschränkt sein, wodurch zum einen ein alkalischer Urin gebildet und zum andern eine *systemische Azidose* ausgelöst wird.

Funktionen des **proximalen Tubulus** (Resorption von Glucose und Aminosäuren, PAH-Sekretion) und der **Glomeruli** (GFR) werden erst bei fortgeschrittener Pyelonephritis gestört.

Infektion mit **Urease-spaltenden Erregern** führt zum Abbau von Harnstoff zu Ammoniak im Urin. Da Ammoniak Wasserstoffionen bindet (**A4**), entsteht alkalischer Urin. Dieser fördert die Ausfällung von phosphathaltigen Konkrementen (S. 130), die wiederum zu Abflussstörungen führen können und damit die Entwicklung einer aszendierenden Pyelonephritis fördern (Circulus vitiosus).

A. Interstitielle Nephritis

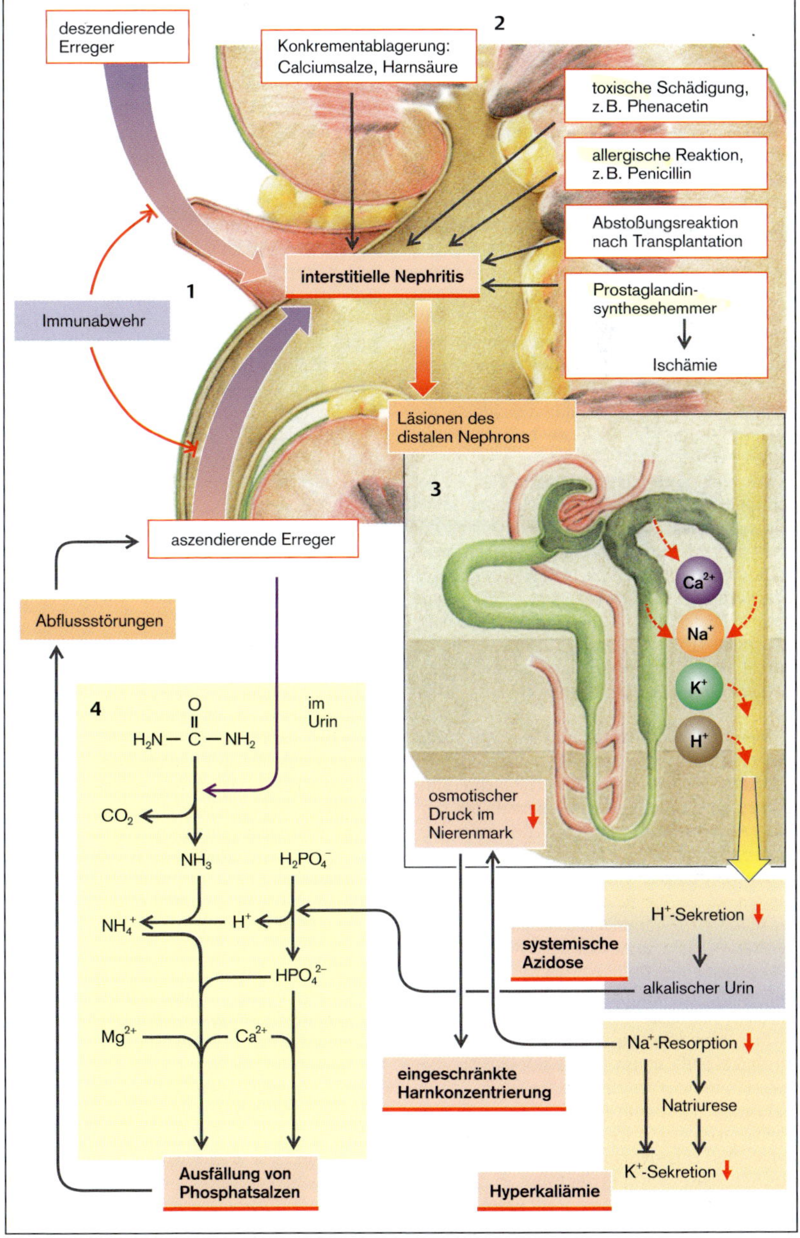

Verschiedene prärenale, intrarenale und postrenale Ursachen können zu plötzlicher Einstellung der Nierenfunktion führen (**A1**):

Die Harnausscheidung wird auch bei zunächst intakter Niere durch **Verlegung der abführenden Harnwege**, z. B. durch Harnsteine (S. 130), unterbunden (postrenal).

Bei **Hämolyse** und bei Untergang von Muskelzellen (**Myolyse**) werden Hämoglobin bzw. Myoglobin filtriert und fallen im sauren Tubuluslumen aus, zumal ihre Konzentration im Tubuluslumen durch die Volumenresorption ansteigt. Die resultierende Obstruktion unterbindet die Harnausscheidung. Auch intrarenale Ausfällungen von Harnsäure und Calciumoxalat können Tubuli und Harnwege verstopfen. Ferner können schnell verlaufende Nierenerkrankungen (z. B. **Glomerulonephritis**, S. 112), **toxische Schädigung** der Niere oder arterielle oder venöse Gefäßverschlüsse die Nierenfunktion zum Erliegen bringen (intrarenal).

Bei **Blut- und Flüssigkeitsverlusten**, eingeschränkter Förderleistung des Herzens sowie peripherer Vasodilatation (prärenal) kann der Blutdruck nur durch Zentralisation des Kreislaufs (S. 246) aufrecht erhalten werden. Die Aktivierung des Sympathikus führt dabei über α-Rezeptoren zur Kontraktion der Nierengefäße. Trotz renaler Bildung vasodilatierender Prostaglandine kann es dabei zum ischämischen akuten Nierenversagen kommen.

Mehrere **pathophysiologische Mechanismen** können auch nach überstandenem Schock und nach Normalisierung des Blutdrucks eine Erholung der GFR bzw. die normale Ausscheidung glomerulär filtrierter Substanzen verhindern (**A1**):

- **Kontraktion der Vasa afferentia**: Der **Energiemangel** beeinträchtigt die Na^+/K^+-ATPase; die dadurch erhöhte intrazelluläre Na^+-Konzentration zieht über den 3 Na^+/Ca^{2+}-Austauscher auch eine Steigerung der intrazellulären **Ca^{2+}**-Konzentration (S. 12, 114) und damit Vasokonstriktion nach sich. Die Ischämie fördert primär und über gesteigertes NaCl-Angebot an der Macula densa (herabgesetzte Na^+-Resorption in der Pars ascendens) die Reninausschüttung und damit die intrarenale Bildung von vasokonstriktorisch wirkendem **Angiotensin II**. Bei Energiemangel entsteht **Adenosin** aus ATP. Dieses wirkt in der Niere – im Gegensatz zu anderen Organen – stark vasokonstriktorisch.
- **Verlegen des glomerulären Filters** durch Fibrin und Erythrozytenaggregate.
- **Versiegen filtrierter Flüssigkeit** in geschädigten Tubuli.
- **Verlegung der Tubuluslumina** durch abgeschilferte Tubuluszellen, Kristalle oder als Folge der Schwellung von Tubuluszellen.
- **Intravasale Stase** durch Thrombose sowie Anheften von suicidalen Erythrocyten an die Gefäßwand („Sludge"). Thrombose und Erythrocytensuicid wird durch Endothelzellschädigung und folgenden Mangel an endothelialem NO gefördert. Die Blutzellen können v. a. im Gefäßnetz zwischen Nierenmark und Nierenrinde nicht mehr ausgespült werden, selbst wenn der Perfusionsdruck wieder zunimmt. Die gesteigerte Bildung von vasokonstriktorischem Endothelin spielt beim Menschen wahrscheinlich nur eine untergeordnete Rolle.

In den ersten 1 – 3 Tagen des ischämischen akuten Nierenversagens wird meist kein (Anurie) oder wenig, gering konzentrierter Urin (Oligurie) ausgeschieden (**oligurische Phase**, **A2**). Das Harnvolumen selbst ist ein sehr schlechter Indikator für die Leistungsfähigkeit der Niere im akuten Nierenversagen, da die tubulären Transportprozesse massiv eingeschränkt sind und damit die Resorption filtrierter Flüssigkeit herabgesetzt ist.

Nach der oligurischen Phase kann – im Zuge der Erholung – eine **polyurische Phase** einsetzen, die durch allmähliche Zunahme der glomerulären Filtrationsrate bei noch eingeschränkter Resorptionstätigkeit des Nephronepithels charakterisiert ist (**Salzverlustniere, A3**). Bei Schädigung der Nierentubuli (z. B. durch Schwermetalle) kommt es bereits primär zum polyurischen Nierenversagen, d. h. zur Ausscheidung eher großer Urinvolumina trotz erheblich eingeschränkter GFR.

Die **Gefahren** des akuten Nierenversagens liegen in der Unfähigkeit der Niere, die Wasser- und Elektrolytbilanz zu regulieren. In der oligurischen Phase drohen vor allem Hyperhydratation (besonders bei Infusion zu großer Flüssigkeitsmengen) und Hyperkaliämie (vor allem bei gleichzeitigem Freiwerden von intrazellulärem K^+, wie bei Verbrennungen, Quetschungen, Hämolyse usw.). In der polyurischen Phase können die Na^+-, Wasser-, HCO_3^-- und v. a. K^+-Verluste lebensbedrohende Ausmaße annehmen.

A. Akutes Nierenversagen

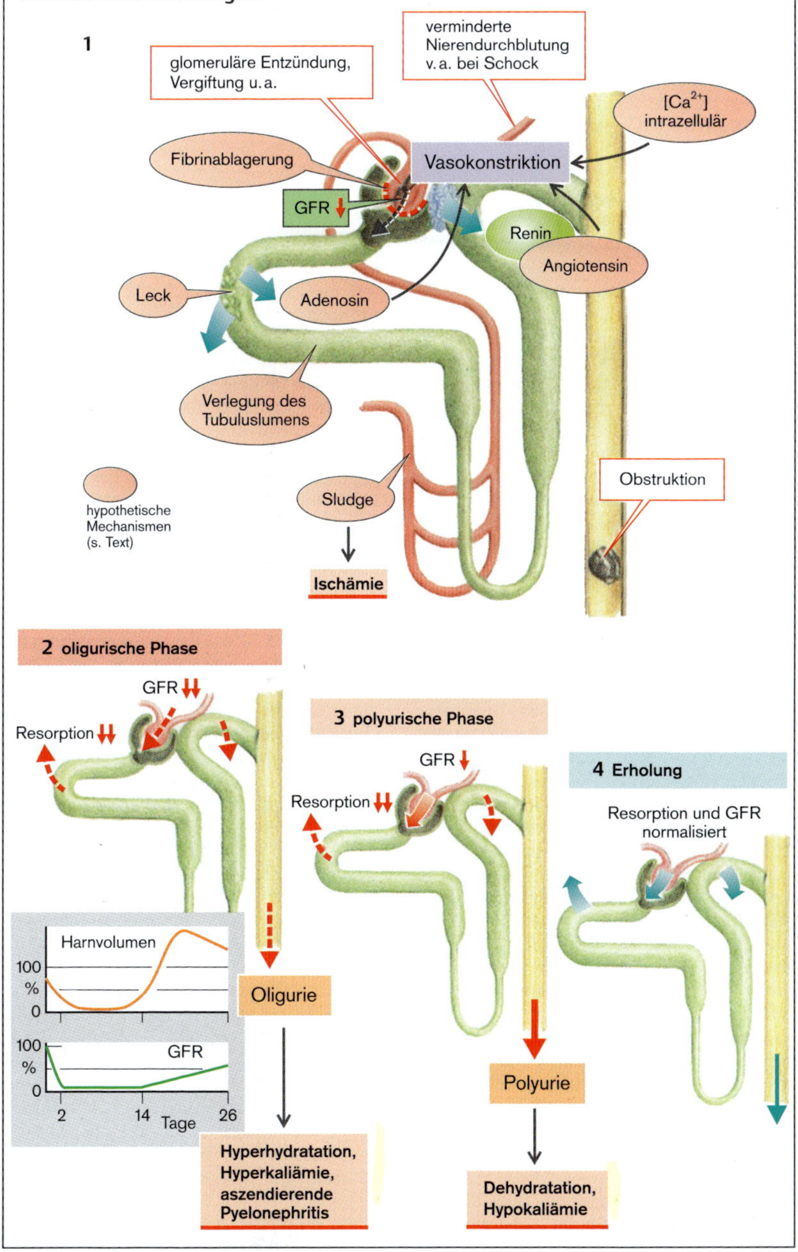

Verschiedene Nierenerkrankungen (S. 112 ff.), Diabetes mellitus (S. 316) und/oder Hypertonie (S. 124, 222 ff.) können letztlich zum Untergang von Nierengewebe führen. Ist das verbleibende Nierengewebe nicht in der Lage, die renalen Aufgaben hinreichend zu erfüllen, entwickelt sich das Bild der Niereninsuffizienz.

Entscheidende Bedeutung kommt **herabgesetzter renaler Ausscheidung** zu. Der Ausfall von Nephronen steigert kompensatorisch die GFR in den noch funktionnierenden Nephronen. Hyperfiltration und Proteinurie beschleunigen jedoch den Untergang auch dieser Nephrone. Die GFR-Abnahme steigert umgekehrt proportional den Plasma-Kreatinin-Spiegel (**A** oben, s. a. S. 102). Die Plasmakonzentration resorbierter Substanzen steigt weniger steil an, da die renal-tubuläre Resorption bei Niereninsuffizienz eingeschränkt ist. So wird die Resorption von Na^+ und Wasser bei Niereninsuffizienz u. a. durch natriuretische Peptide, und Parathormon gehemmt (S. 122). Die herabgesetzte proximal-tubuläre Na^+-Resorption mindert auch die Resorption u. a. von Phosphat, Harnsäure, HCO_3^-, Ca^{2+}, Harnstoff, Glucose und Aminosäuren. Die Phosphatresorption wird zudem durch Parathormon reduziert. Herabgesetzte NaCl-Resorption in der Pars ascendens beeinträchtigt den **Konzentrierungsmechanismus** (S. 108). Das große Volumen- und NaCl-Angebot aus proximalen Nephronabschnitten fördert die distale Na^+-Resorption und begünstigt die distal-tubuläre K^+- und H^+-Sekretion. Die Wasser- und Elektrolyt-Bilanz kann daher auch bei erheblich reduzierter GFR noch annähernd normal bleiben (**kompensierte Niereninsuffizienz**). Störungen treten oft erst auf, wenn die GFR auf weniger als 25% abgesunken ist. Die Anpassung geschieht auf Kosten der Regelbreite, und die geschädigte Niere kann (z. B. bei gesteigerter oraler Zufuhr) die Ausscheidung von Wasser, Na^+, K^+, H^+, Phosphat usw. nicht adäquat steigern.

Harnsäure kann bei hohen Konzentrationen v. a. in Gelenken ausfallen und **Gicht** auslösen (S. 272). Renale Retention von Oxidantien steigert oxidativen Stress und Entzündung. Herabgesetzte renale Eliminierung und oxidativer Stress steigern Plasmakonzentrationen von *„Urämietoxinen"* (z. B. Azetonin, 2,3-Butylenglykol, Hippurate, Guanidinbernsteinsäure, Methylguanidin, Methylglyoxal, Indole, Phenole, Dimethyl-Arginin [ADMA], aliphatische und aromatische Amine, Hippurate, Homozystein, „middle molecules" [Lipide oder Peptide mit einem Molekulargewicht von 300 – 2000 Dalton]). Die Substanzen wirken über unterschiedliche Mechanismen toxisch. ADMA, z. B., hemmt die NO-Synthase, die herabgesetzte NO-Bildung begünstigt **Gewebsischämie** und Blutdruckanstieg. Methylglyoxal löst suizidalen Zelltod aus und trägt zur Pathophysiologie der Blutzellen bei (**beschleunigter Erythrozytenabbau, gestörte Leukozytenfunktion**). *Harnstoff* kann in hohen Konzentrationen Proteine destabilisieren und zu Zellschrumpfung führen, seine Wirkung wird jedoch z. T. durch zelluläre Aufnahme stabilisierender Osmolyte (v. a. Betain, Glycerophosphorylcholin) aufgehoben. Die bakterielle Bildung von Ammoniak aus Harnstoff im Gastrointestinaltrakt führt zu Mundgeruch (Foetor uraemicus) und trägt zu den **gastrointestinalen Beschwerden** (Übelkeit, peptische Ulzera, Durchfall) bei. Harnstoff und mehrere Urämietoxine stammen aus dem Proteinstoffwechsel und ihre Konzentration kann durch Proteinrestriktion gesenkt werden.

Die eingeschränkte renale Bildung von *Erythropoetin* führt zur Entwicklung einer renalen **Anämie** (S. 32 ff.), die eine **Aktivierung des Sympathicus** nach sich zieht (**A**). Die intrarenale Bildung von Renin und von Prostaglandinen kann gesteigert (z. B. bei Ischämie) oder vermindert sein (Untergang von Renin- bzw. Prostaglandin-produzierenden Zellen). Vermehrte Bildung von *Renin* fördert, herabgesetzte Renin-Bildung und gesteigerte *Prostaglandin*-Bildung (S. 322) verzögern die Entwicklung der bei Niereninsuffizienz häufigen **Hypertonie** (S. 124 ff.). Die Hypertonie trägt zur weiteren Schädigung der Niere bei und die Progression des chronischen Nierenversagens ist bei genetisch bedingter Zunahme der ACE-Aktivität beschleunigt.

Der Ausfall renaler *Inaktivierung von Hormonen* (S. 100) sollte die Trägheit hormoneller Regelkreise steigern. Ein verzögerter Abbau von Insulin, z. B., begünstigt das Auftreten von **Hypoglykämie**. Hyperprolaktinämie hemmt die Ausschüttung von Gonadotropinen und mindert somit die Ausschüttung von Östrogenen (♀) und Testosteron (♂). Folgen sind u. a. **Amenorrhö** (♀) und **Impotenz** (♂).

Ein verminderter Verbauch von Fettsäuren könnte zur **Hyperlipidämie** beitragen, die he- ▶

A. Chronische Niereninsuffizienz

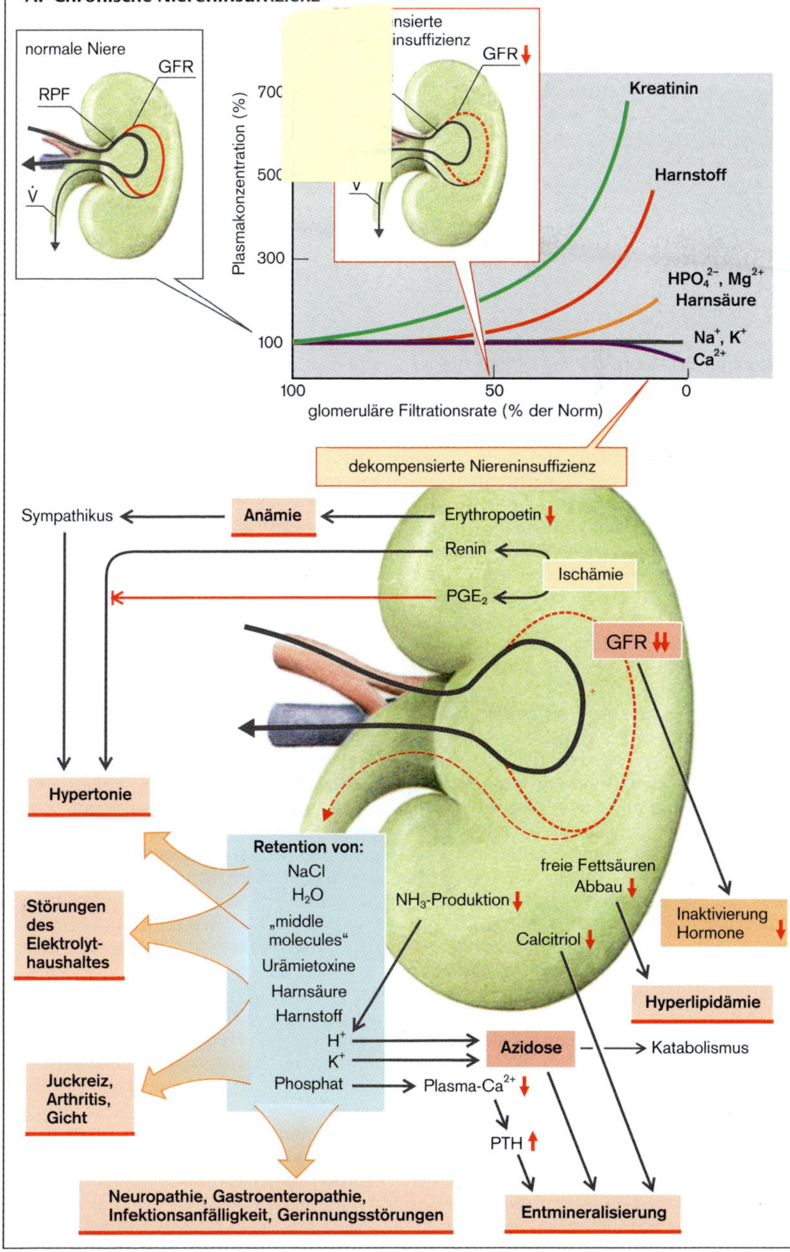

▶ rabgesetzte Gluconeogenese zur Entwicklung von Hypoglykämie, die verminderte Ammoniakbildung zur **Azidose**. Die Azidose fördert wiederum den **Proteinkatabolismus**. Überschuss an Kochsalz und Wasser (**B**) expandiert das Extrazellulärvolumen, und es kommt zu **Hypervolämie** und **Ödemen** (S. 132), wobei das **Lungenödem** die gefährlichste Komplikation darstellt (S. 84). Bei vorwiegendem Überschuss an Wasser nimmt aufgrund des osmotischen Wassereinstroms das Intrazellulärvolumen zu (**B**), und es droht die Entwicklung eines **Hirnödems** (S. 384).

Die Hypervolämie führt zur Ausschüttung von natriuretischen Faktoren (S. 132), die teilweise die Na^+/K^+-ATPase hemmen (**B1**). Bei **Hemmung der Na^+/K^+-ATPase** nimmt die intrazelluläre K^+-Konzentration ab, und die Zellen depolarisieren. Die intrazelluläre Na^+-Konzentration steigt, was den $3\,Na^+/Ca^{2+}$-Austausch beeinträchtigt (**B2**), sodass auch die intrazelluläre Ca^{2+}-Konzentration zunimmt. Folgen der Depolarisation sind u. a. **gestörte neuromuskuläre Erregbarkeit** (Polyneuropathie, Verwirrtheit, Koma, Krampfanfälle), zelluläre Akkumulation von Cl^- und **Zellschwellung** (**B**, s. a. S. 12). Die erhöhte intrazelluläre Ca^{2+}-Konzentration bewirkt u. a. **Vasokonstriktion** sowie gesteigerte **Hormonausschüttung** (u. a. Gastrin, Insulin) und -wirkung (u. a. Adrenalin).

Auch die Entgleisung des **Mineralhaushalts** trägt entscheidend zur Symptomatik der Niereninsuffizienz bei (**C**). Ist die GFR auf weniger als 20 % der Norm reduziert, wird weniger *Phosphat* filtriert als enteral absorbiert wird. Selbst wenn die gesamte filtrierte Phosphatmenge ausgeschieden wird, also die Resorption völlig unterbunden wird, kann daher die renale Ausscheidung nicht mit der enteralen Absorption Schritt halten, und die Plasmakonzentration von Phosphat nimmt zu. Wenn das Löslichkeitsprodukt überschritten wird, verbindet sich Phosphat mit Ca^{2+} zu schwer löslichem Calciumphosphat. Ausfallendes Calciumphosphat (Calciphylaxis) lagert sich in Gelenken (**Arthritis**) und Haut (**Pruritus**) ab, die Ablagerung in Gefäßen führt zur **Gefäßverkalkung**. Die Löslichkeit von $CaHPO_4$ ist schlechter als von $Ca(H_2PO4)_2$. Azidose fördert die Bildung von $H_2PO_4^-$ und bremst das Ausfallen von $CaHPO_4$. Korrektur einer Azidose bei Vorliegen von Hyperphosphatämie begünstigt daher Gefäßverkalkungen. Die Kalzifizierung wird durch Aldosteron gefördert, das über eine osteoinduktive Signalkaskade (u. a. Phosphattransporter PIT 1, TNFα, Transkriptionsfaktoren MSX2, CBFA1/RUNX2, Osterix) die alkalische Phosphatase aktiviert, welche ihrerseits das Ausfällen von Calciumphoshat begünstigt.

Durch die Komplexierung mit Phosphat sinkt die Konzentration an Ca^{2+}. Die *Hypokalzämie* stimuliert in der Nebenschilddrüse die Ausschüttung von **Parathormon** (**PTH**), das Calciumphosphat aus dem Knochen mobilisiert (**C**). Folge ist ein gesteigerter Knochenabbau (**Osteitis fibrosa**). Normalerweise erreicht Parathormon durch gleichzeitige Hemmung der renalen Phosphatresorption, dass die Plasmakonzentration von Phosphat sinkt, dass also trotz Mobilisierung von Calciumphosphat aus dem Knochen das Löslichkeitsprodukt im Plasma nicht überschritten wird und die Konzentration an Ca^{2+} ansteigen kann. Bei Niereninsuffizienz kann die renale Phosphatausscheidung jedoch nicht weiter gesteigert werden, das aus dem Knochen mobilisierte Calciumphosphat fällt aus, und die Konzentration an Ca^{2+} bleibt niedrig. Daher bleibt der Stimulus für die Parathormonausschüttung erhalten. Unter dem ständigen Sekretionsreiz hypertrophieren die Nebenschilddrüsen und schütten immer größere Mengen Parathormon aus (Circulus vitiosus).

Rezeptoren für Parathormon werden nicht nur in Niere und Knochen, sondern u. a. auch im Nervensystem, Magen, Blutzellen und Gonaden gefunden. Parathormon trägt daher zur Entwicklung von Störungen in diesen Organen bei.

Auch die bei Niereninsuffizienz herabgesetzte Bildung von **Calcitriol** ist ursächlich an den Störungen des Mineralhaushalts beteiligt. Das Hormon stimuliert normalerweise die enterale Absorption von Calcium und Phosphat (**C**). Der Mangel an Calcitriol mindert zwar die enterale Phosphatabsorption, verschärft jedoch die Hypokalzämie. Ein Calcitriolmangel begünstigt die Entwicklung von adynamischer Knochenerkrankung und Osteomalazie. Auch für Calcitriol wurden Rezeptoren in verschiedensten Organen gefunden. U.a. wirkt Calcitriol immunsuppressiv und ein Mangel an Calcitriol könnte zur gesteigerten **Entzündungsbereitschaft** bei Niereninsuffizienz beitragen. Calcitriolsubstitution gefährdet den niereninsuffizienten Patienten freilich durch Stimulation der enteralen Phosphatabsorption.

B. Störungen des Kochsalz- und Wasserhaushalts bei Niereninsuffizienz

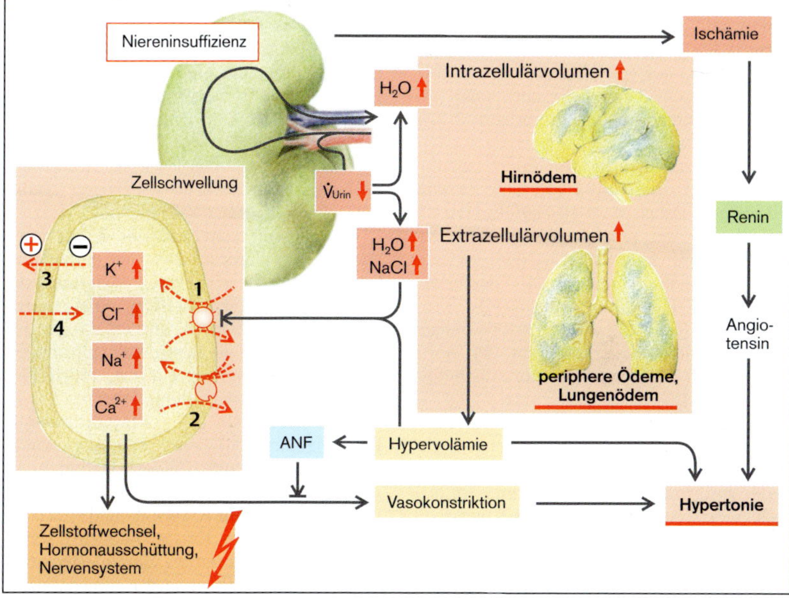

C. Einflüsse der Niereninsuffizienz auf den Mineralhaushalt

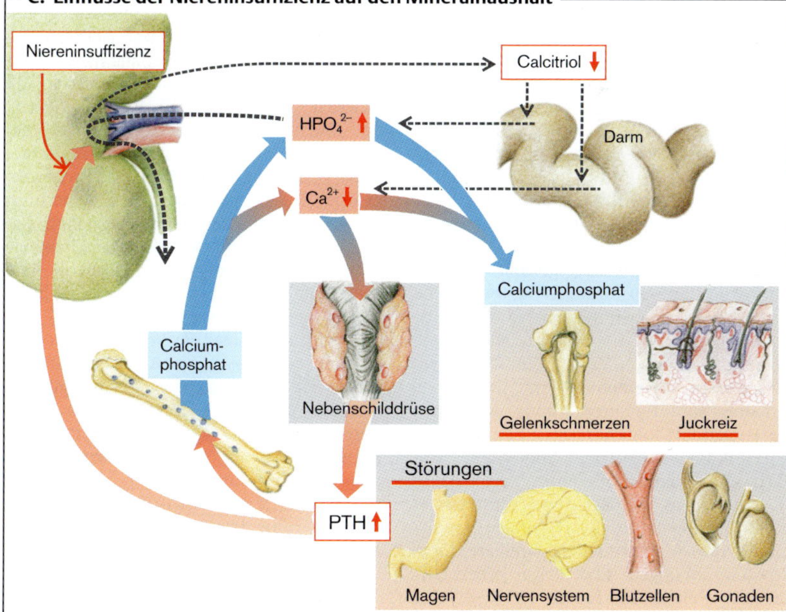

Die meisten Nierenerkrankungen können Hypertonie auslösen, und etwa 7 % aller Hypertonien sind Folge von Nierenerkrankungen. Darüber hinaus spielt die Niere bei Entwicklung und Verlauf von Hochdruckerkrankungen eine entscheidende Rolle, auch wenn primär keine Nierenerkrankung vorliegt (S. 222 ff.).

Wesentliche **Ursache** für durch Nierenerkrankungen ausgelöste Hypertonie ist **renale Ischämie**. Dabei ist es gleichgültig, wo die Behinderung der renalen Durchblutung zustande kommt: Innerhalb der Niere im Zuge von Nierenerkrankungen (z. B. Glomerulonephritis [S. 112], Pyelonephritis [S. 116], Zystenniere [S. 110]), an der Arteria renalis (Nierenarterienstenose) oder an der Aorta oberhalb der Nierenarterien (Aortenisthmusstenose) (**A1**).

Die Mangeldurchblutung der Niere führt u. a. über die Stimulierung des **Renin-Angiotensin-Mechanismus** zur Hypertonie (**A2**): Renin wird u. a. bei renaler Ischämie im juxtaglomerulären Apparat freigesetzt und spaltet von dem aus der Leber kommenden Plasmaprotein Angiotensinogen das Angiotensin I ab, aus dem durch Vermittlung des in vielen Geweben vorliegenden Converting enzyme (ACE) Angiotensin II gebildet wird. Angiotensin II wirkt stark vasokonstringierend und steigert damit den Blutdruck. Gleichzeitig stimuliert Angiotensin II die Ausschüttung von Aldosteron und ADH, die über Aktivierung von Na^+-Kanälen bzw. Wasserkanälen eine Retention von Kochsalz bzw. Wasser bewirken (**A3**).

Die Plasmakonzentration des in der Leber gebildeten Angiotensinogens ist für Renin normalerweise nicht sättigend, d. h., eine Zunahme der Angiotensinogenkonzentration kann den Blutdruck steigern. Überexpression von Angiotensinogen begünstigt somit die Entwicklung eines Hochdruckes ebenso wie Überexpression von Renin. Ein Renin-produzierender **Nierentumor** kann auch ohne Ischämie zum Hyperreninismus und damit zur Hypertonie führen.

Retention von Natrium und Wasser löst auch ohne Renin-Angiotensin-Mechanismus Hochdruck aus, wie bei primär gesteigerter Aldosteronausschüttung (Hyperaldosteronismus, S. 106). Mehrere seltene familiäre Hochdruckerkrankungen sind Folge genetischer Defekte, welche die renale Na^+-Resorption steigern, wie u. a. Liddle-Syndrom (überaktiver Na^+-Kanal), Gordon-Syndrom (fehlende Hemmung des NaCl-Cotransporters durch defekte WNK-Kinase), „Hypertension exacerbated by pregnancy" (Mutation des Mineralocorticoid-Rezeptors, die zur Stimulation durch Progesteron führt), „Apparent mineralocorticoid excess" (AME, defekte 11β-Hydroxysteroid-Dehydrogenase, und damit fehlende Inaktivierung von Cortisol, das dann ungehindert den Mineralocorticoid-Rezeptor stimulieren kann, S. 292).

Eine Vielzahl relativ häufiger Genvarianten steigern den Blutdruck zwar nur geringfügig, begünstigen aber bei einem großen Anteil der Bevölkerung die Entwicklung einer Hypertonie. Solche Varianten wurden u. a. in den Genen gefunden, die Renin, Angiotensinogen, Angiotensin converting enzyme, 11β-Hydroxylase (Aldosteronsynthese), Prostacyclinsynthase, Somatotropin, IGF1, CRH (Corticotropin releasing hormone), Rezeptoren (Angiotensin, ANP, Insulin, Glucocorticoide, Dopamin, Adrenalin, Leptin) oder Signalmoleküle (G-Proteine, Guanylatcyclase A, Serum- und Glucocorticoid-induzierbare Kinase, Adducin) kodieren. Die Varianten wirken zumindestens teilweise über Beeinflussung der renalen Kochsalzausscheidung.

Auswirkungen der Hypertonie sind in erster Linie Schädigung von Herz, Gefäßen und Niere (**A** unten). Eine länger andauernde Hypertonie schädigt die renalen Arteriolen (S. 222 ff.) und Glomeruli (Nephrosklerose) und führt in der Folge zur renalen Ischämie. Über die Entwicklung einer Nephrosklerose kann sich somit eine primär extrarenal ausgelöste Hypertonie zur renalen Hypertonie entwickeln. Dadurch kommt es zu einem Circulus vitiosus, in dem sich renale Ischämie und Hypertonie gegenseitig fördern. Eine Niere mit Nierenarterienstenose oder beide Nieren bei Aortenisthmusstenose sind „geschützt", da ja hinter der Stenose ein normaler oder sogar erniedrigter Blutdruck herrscht, sodass die Arteriolen nicht geschädigt werden. Ein besonderer Fall liegt vor, wenn durch die Stenose einer Nierenarterie eine Hypertonie hervorgerufen wird, welche die – ursprünglich gesunde – kontralaterale Niere schädigt. Nach Beseitigung der Stenose kann die Hypertonie durch die kontralaterale Niere aufrecht erhalten bleiben.

A. Renale Hypertonie

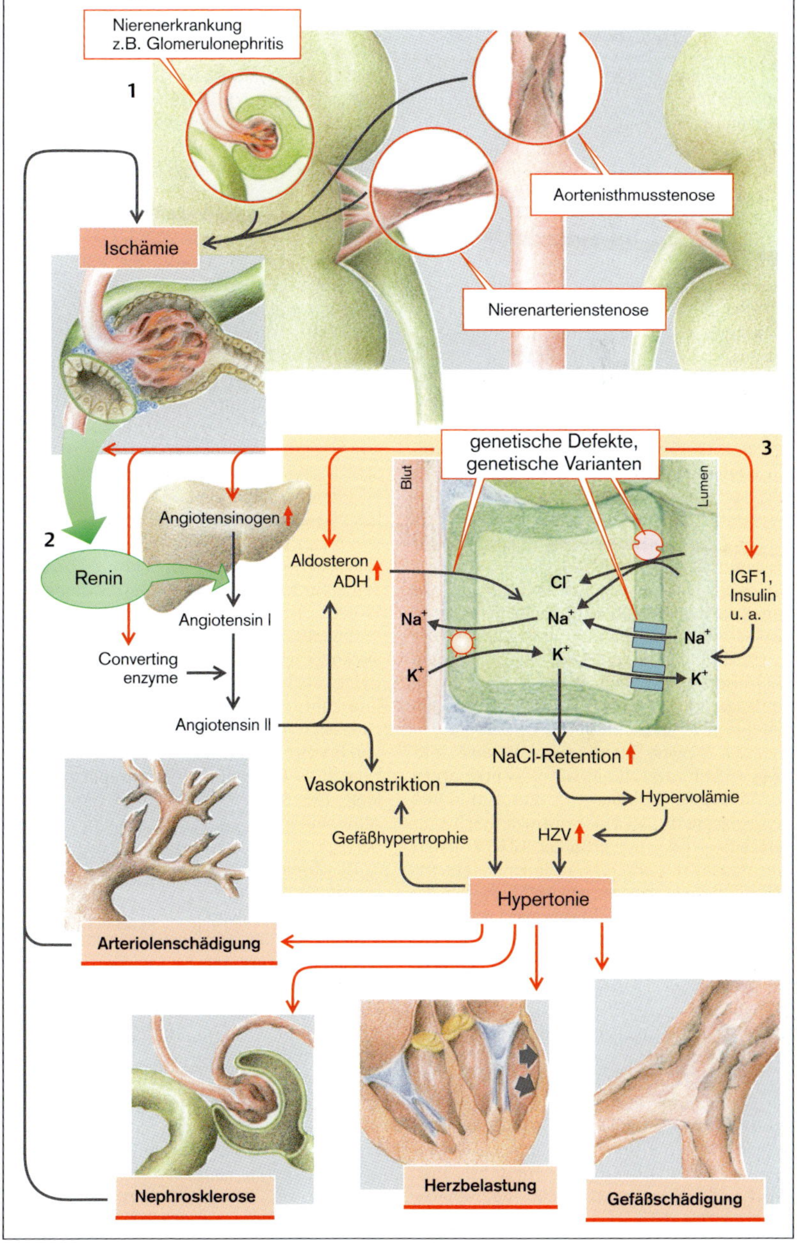

In einer **normalen Schwangerschaft** (**A**) werden Gestagene und Relaxin gebildet, welche die endotheliale Bildung von NO stimulieren und Vasodilatation bewirken. Dadurch wird der periphere Widerstand (R) herabgesetzt und der Blutdruck sinkt trotz steigendem Herzzeitvolumen. Auch in der Niere sinkt der Gefäßwiderstand, renaler Plasmafluss (RPF) und glomeruläre Filtrationsrate (GFR) sind gesteigert. Die Hyperfiltration begünstigt das Auftreten von Albuminurie.

Die proximale Na^+-Resorption hält mit der hohen GFR nicht Schritt. Ferner hemmen *Östrogene* proximal-tubuläre K^+-Kanäle. Die resultierende Depolarisation hält HCO_3^- in der Zelle zurück, und die intrazelluläre Alkalose hemmt den Na^+/H^+-Austauscher (S. 105 A). Die Depolarisation hemmt ferner die elektrogenen Transportprozesse für Glucose, Aminosäuren usw. Durch die herabgesetzte Na^+- und Flüssigkeitsresorption wird Harnsäure luminal weniger konzentriert und damit gleichfalls weniger resorbiert. Folgen der herabgesetzten proximal-tubulären Resorption sind u. a. ein Sinken der Nierenschwelle für Glucose (Neigung zu Glucosurie).

Gesteigertes Na^+-Angebot und die folgende Zunahme der Resorption im distalen Nephron fördert die renale Bildung von Prostaglandin E_2 (S. 322), das gemeinsam mit Östrogenen die Ausschüttung von Renin stimuliert. In der Folge sind auch die Plasmaspiegel von Angiotension II und Aldosteron erhöht. Angiotensin II steigert Durst und ADH-Ausschüttung, ADH fördert die renale Wasserresorption, Aldosteron die renale Na^+-Resorption und den Salzappetit. Bei einer normalen Schwangerschaft wird trotz erhöhter GFR Kochsalz und Wasser retiniert, extrazelluläres, interstitielles und Plasmavolumen nehmen zu, die Osmolarität sinkt. Gleichzeitig wird durch Stimulation der Erythropoese die Erythrocytenzahl gesteigert. Wegen der geringen Reaktivität peripherer Gefäße für vasokonstriktorische Stimuli entwickelt sich jedoch trotz hoher Angiotensinspiegel und Hypervolämie keine Hypertonie.

Bei ca. 5 % aller Schwangeren treten Ödeme, Proteinurie und Hypertonie auf (sog. **Präeklampsie** oder **EPH-Gestose** [„**e**dema, **p**roteinuria, **h**ypertension"). Die Symptome weisen auf eine Schädigung der Niere hin, man spricht daher auch von **Schwangerschaftsnephropathie** (**B**).

Bei EPH-Gestose bildet die Plazenta (u. a. wegen Hypoxie) vermehrt sFlt-1(Soluble fms-like tyrosine kinase-1), einen trunkierten löslichen VEGF-Rezeptor (vascular endothelial growth factor-Rezeptor). Dieser lösliche Rezeptor bindet VEGF und PlGF (placental growth factor) und mindert daher die Konzentration an freiem VEGF und PlGF. Die Placenta bildet ferner Endoglin. Beide, sFlt-1 und Endoglin beeinträchtigen die Angiogenese und Endothelzellfunktion. Bei Patientinnen mit EPH-Gestose ist die Bildung von NO und Prostacyclin eingeschränkt, die Bildung von vasokonstriktorisch wirksamem Endothelin gesteigert und die Empfindlichkeit der Gefäße für konstriktorische Einflüsse (z. B. Angiotensin II) erhöht. Durch ihre Wirkung auf die Gefäße führen sFlt-1 und Endoglin zu Hypertonie und Schädigung von Glomerula mit Auftreten von Proteinurie und Hypoalbuminämie. Der abnehmende onkotische Druck und eine Schädigung peripherer Gefäße führt zur Entwicklung von peripheren **Ödemen** auf Kosten des Plasmavolumens. Bisweilen kann Lungenödem auftreten.

Bei EPH-Gestose ist die Bildung Thrombose-hemmender Proteine (Antithrombin III, Protein C und Protein S; S. 68) herabgesetzt und damit die Blutgerinnung begünstigt (u. a. auch durch Prostacyclinmangel, s. o.). Die Aktivierbarkeit von Thrombozyten ist gesteigert, ihre Zahl herabgesetzt. Bei massiver Aktivierung der Thrombocyten droht Schädigung von Erythrocyten und Leber (HELLP-Syndrom, **H**emolysis, **E**levated **L**iver enzymes, **L**ow **P**latelets). Die Beeinträchtigung der hepatischen Albuminbildung trägt zur Hypoproteinämie bei.

Die Zunahme des Widerstandes von Nierengefäßen (**B**) mindert RPF und v. a. GFR. Als Folge des Volumenmangels wird im proximalen Tubulus vermehrt Na^+ resorbiert, die luminale Stromstärke ist reduziert, die Kontaktzeit mit dem resorbierenden Epithel verlängert und die Resorption von Harnsäure daher gesteigert. Der Harnsäurespiegel im Plasma nimmt zu, ein wertvoller diagnostischer Hinweis.

Die gestörte Blutgerinnung kann im Gehirn zu Fibrinablagerungen und kleinen Blutungen führen. Ferner kann Hirnödem auftreten. Folgen sind schwere Kopfschmerzen, Beeinträchtigungen der Sinneswahrnehmung, Krampfanfälle und Koma (**Eklampsie**).

A. Normale Schwangerschaft

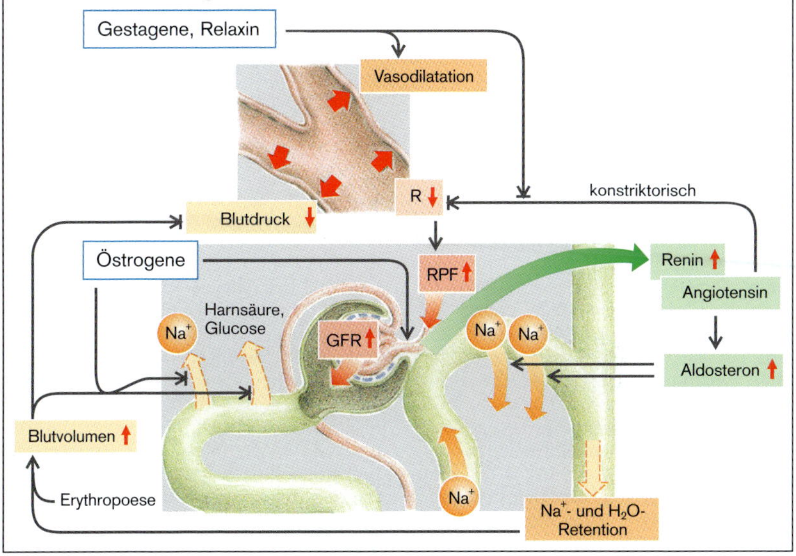

B. Schwangerschaftsnephropathie

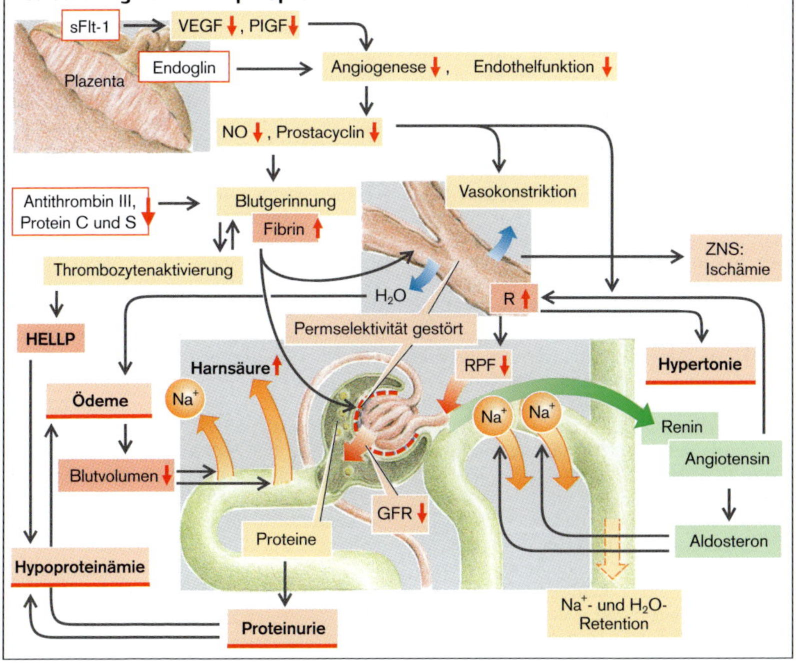

Bei Patienten mit Leberzirrhose kommt es relativ häufig zu renaler Ischämie und letztlich zum oligurischen Nierenversagen, einem Krankheitsverlauf, den man als hepatorenales Syndrom bezeichnet. Eine Reihe von Faktoren trägt zur Entwicklung eines hepatorenalen Syndroms bei:

Bei Leberzirrhose kommt es durch die Einengung des Gefäßbettes in der Leber zu Blutrückstau (S. 194). Der hydrostatische Druck in den Sinusoiden der Leber nimmt zu, und es wird vermehrt Flüssigkeit in die Bauchhöhle filtriert (**Aszites**, S. 184). Wegen der hohen Proteinpermeabilität der Lebersinusoide folgen dabei auch Plasmaproteine. Zudem werden im geschädigten Leberparenchym weniger Plasmaproteine produziert. Die resultierende Hypoproteinämie zieht eine gesteigerte Filtration von Plasmawasser und damit die Entwicklung **peripherer Ödeme** nach sich (S. 250). Die Bildung von Aszites und peripheren Ödemen geschieht auf Kosten des zirkulierenden Plasmavolumens, damit sinken zentraler Venendruck, Füllung des rechten Herzens und damit Schlagvolumen. Dem Kreislauf wird gleichzeitig eine **periphere Vasodilatation** aufgezwungen. Im Darm gebildete vasodilatatorisch wirkende Mediatoren (u. a. Substanz P) und von Bakterien freigesetzte Endotoxine werden normalerweise in der Leber entgiftet. Bei Leberzirrhose führen der Verlust an Lebergewebe und das verstärkte Passieren von Blut aus dem Pfortaderkreislauf in den systemischen Kreislauf unter Umgehung der Leber (S. 184) dazu, dass diese Substanzen ungehindert in den systemischen Kreislauf gelangen. Die Mediatoren wirken direkt vasodilatierend, Endotoxine über Stimulation der Expression von induzierbarer NO-Synthase. Damit droht ein Blutdruckabfall, der zu massiver Aktivierung des Sympathikus führt. Die Sympathikusaktivierung bewirkt eine **verminderte Nierendurchblutung** und damit einen Abfall der GFR. Die herabgesetzte Nierendurchblutung fördert die Freisetzung von Renin und damit die Bildung von Angiotensin II, ADH und Aldosteron (S. 292). ADH und Aldosteron steigern die tubuläre Rückresorption von Wasser und Kochsalz (dabei entstehen Kaliumverluste! S. 134), und die Niere scheidet kleine Volumina hochkonzentrierten Harns aus (**Oligurie**).

Verabreichung von vasokonstriktorisch wirkenden Pharmaka (u. a. Vasopressin-Analoga und α-adrenerge Agonisten) in Kombination mit Albumin sind in zwei Drittel der Patienten mit hepatorenalem Syndrom wirksam. In diesen Patienten steht offenbar die Abnahme des effektiven Plasmavolumens im Vordergrund. Dennoch können weitere Mechanismen zum hepatorenalen Syndrom beitragen.

Eine renale Vasokonstriktion kann auch durch **hepatische Enzephalopathie** (S. 188) begünstigt werden. Die herabgesetzte Stoffwechselleistung der Leber führt zu Veränderungen der Aminosäurekonzentrationen und einem Anstieg der NH_4^+-Konzentration in Blut und Gehirn. Folgen sind Gliazellschwellung und tiefgreifende Störungen des Transmitterstoffwechsels, die über Aktivierung des sympathischen Nervensystems eine Vasokonstriktion der Nierengefäße auslösen können.

Zur renalen Vasokonstriktion trägt auch unvollständige hepatische Inaktivierung von Mediatoren bei, die eine direkte vasokonstriktorische Wirkung in der Niere ausüben (z. B. **Leukotriene**). Aufgrund eingeschränkter Syntheseleistung der Leber wird ferner zu wenig **Kininogen** gebildet und damit auch zu wenig vasodilatatorische Kinine (z. B. Bradykinin). Bei Patienten mit hepatorenalem Syndrom wurde ferner eine herabgesetzte Fähigkeit zur Bildung vasodilatatorischer Prostaglandine beobachtet. Renale Ischämie stimuliert normalerweise die Freisetzung von **Prostaglandinen**, die eine weitere Einschränkung der Nierendurchblutung verhindern (S. 322). Bei mangelhafter Bildung von Prostaglandinen (z. B. Verabreichung von Prostaglandinsynthese-Hemmern) ist dieser Schutzmechanismus unterbunden und die Entwicklung eines Nierenversagens begünstigt.

Eine GFR-Abnahme könnte ferner durch einen hepatorenalen Reflex bewirkt werden, der bei Leberzellschwellung ausgelöst wird.

Zur Schädigung der Niere könnte schließlich eine **Störung des Fettstoffwechsels** bei Leberinsuffizienz beitragen: Unter anderem bildet die Leber weniger Lecithin-Cholesterin-Acyltransferase (LCAT), ein Enzym, das Cholesterin mit Fettsäuren verestert (S. 262) und beim Abbau bzw. Umbau der Lipoproteine eine wesentliche Rolle spielt. Vollständiger familiärer LCAT-Mangel führt über glomeruläre Schädigung zum Nierenversagen.

A. Hepatorenales Syndrom

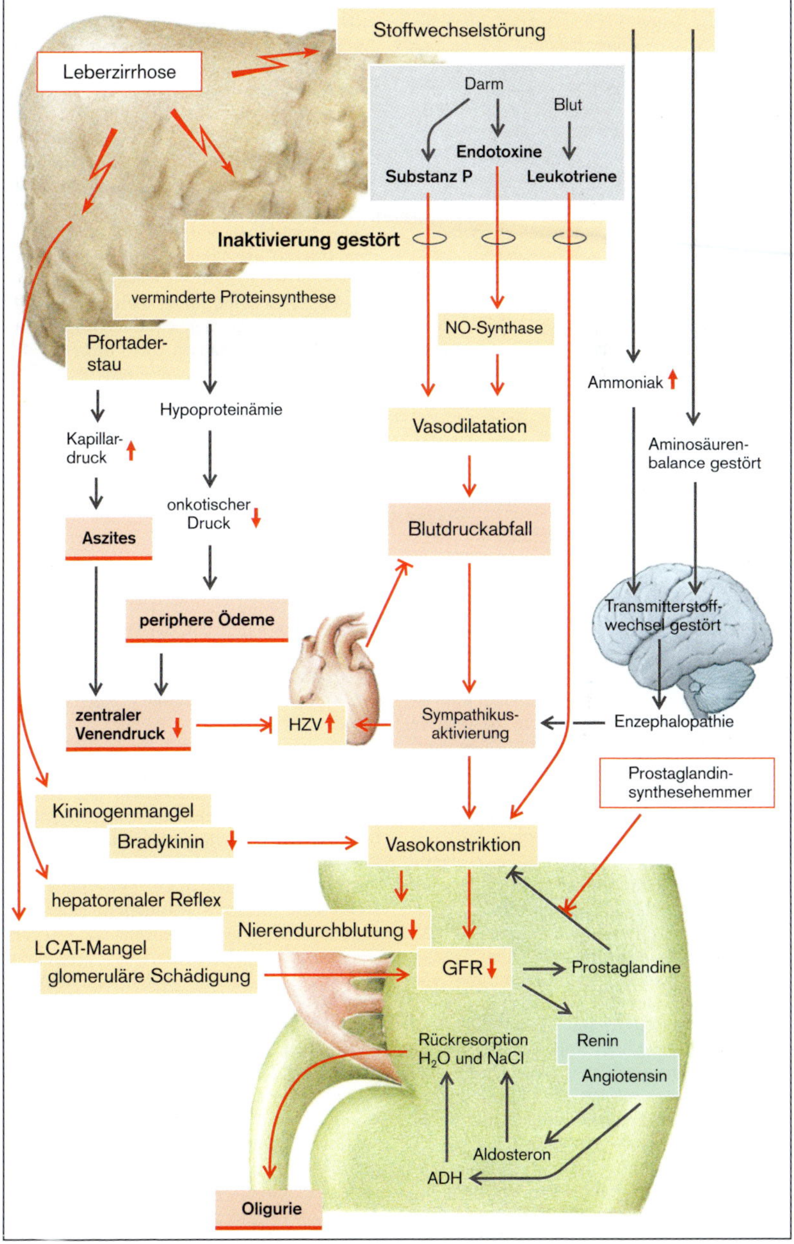

Lithogene Harnbestandteile (**A1**) können Konzentrationen erreichen, die über ihrer Löslichkeitsgrenze liegen. Im sog. **metastabilen Bereich** kann trotz Übersättigung der Lösung die Bildung von Kristallen ausbleiben oder sehr langsam ablaufen. Übersteigen die Konzentrationen jedoch den metastabilen Bereich, so kommt es zur Kristallisation. Ein Auflösen bereits gebildeter Kristalle ist nur durch Senkung der Konzentrationen unter den metastabilen Bereich möglich.

Die **häufigsten in Nierensteinen gefundenen Substanzen** sind Calciumoxalat (ca. 70 %), Calciumphosphat oder Magnesium-Ammonium-Phosphat (ca. 30 %), Harnsäure oder Urat (ca. 30 %) sowie Xanthin oder Cystin (< 5 %). Häufig sind an der Bildung von Steinen mehrere Substanzen beteiligt, da bereits gebildete Kristalle als **Kristallisationskern** wirken und die Anlagerung weiterer metastabil gelöster Substanzen begünstigen (deshalb Summe > 100 %).

Bestimmte **Komplexbildner**, wie Citrat, Pyrophosphat und (saures) Phosphat, können Ca^{2+} binden und durch Senkung der Ca^{2+}-Konzentration das Ausfallen von Calciumphosphat und Calciumoxalat verhindern.

Ursachen der Steinbildung: Die gesteigerte Konzentration lithogener Substanzen kann sowohl prärenale als auch renale Ursachen haben:

Prärenale Ursachen erzwingen über eine **erhöhte Plasmakonzentration** die gesteigerte Filtration und Ausscheidung lithogener Substanzen (S. 102). So sind prärenale Hyperkalzurien und Phosphaturien Folge gesteigerter enteraler Absorption oder Mobilisierung aus dem Knochen, z. B. bei Überschuss an Parathormon oder Calcitriol (**A2**). Hyperoxalämie kann durch einen Stoffwechseldefekt beim Aminosäurenabbau oder durch vermehrte enterale Absorption hervorgerufen werden (**A3**). Zu Hyperurikämie kommt es bei übermäßiger Zufuhr, gesteigerter de-novo-Synthese von Purinkörpern oder bei vermehrtem Purinabbau (**A3**). Xanthinsteine können auftreten, wenn die Bildung von Purinkörpern massiv gesteigert und der Abbau von Xanthin zu Harnsäure gehemmt ist. Xanthin ist jedoch wesentlich besser löslich als Harnsäure, so dass diese Steine sehr selten sind.

Die Ursache für eine gesteigerte **renale Ausscheidung** liegt bei Hyperkalzurie häufig, bei Zystinurie stets in einer gestörten renalen Resorption (S. 104). Die Ca^{2+}-Konzentration im Blut wird dann durch enterale Absorption und Mobilisierung von Knochenmineralien aufrechterhalten, die Cystinkonzentration durch verminderten Abbau. Urolithiasis wird ferner durch herabgesetzte Citratausscheidung (gesteigerte proximal-tubuläre Resorption) begünstigt.

Ausschüttung von ADH (Volumenmangel, Stress usw. S. 286) führt über **Harnkonzentrierung** zur Steigerung der Konzentrationen lithogener Substanzen (**A4**).

Die **Löslichkeit** einiger Substanzen hängt vom **Urin-pH** ab: Phosphate sind im sauren Milieu gut, im alkalischen Milieu schlecht löslich. Phosphatsteine findet man daher in der Regel nur in alkalischem Urin. Die Unfähigkeit zur Bildung eines sauren Urins führt bei distaler renal-tubulärer Azidose gehäuft zu Urolithiasis. Umgekehrt ist dissoziierte Harnsäure (Urat) besser löslich als undissoziierte, die Bildung von Harnsäuresteinen ist daher im sauren Urin begünstigt. Bei herabgesetzter Bildung von NH_3 ist zur Säureeliminierung eine stärkere Ansäurung des Urins notwendig, wodurch die Bildung von Harnsäuresteinen begünstigt wird.

Schließlich ist die **Verweildauer** bereits gebildeter Kristalle im übersättigten Urin bedeutsam. Sie hängt von der Diurese und den Strömungsverhältnissen im ableitenden Harntrakt ab, die z. B. zum Hängenbleiben von Kristallen führen können (*postrenale Ursache*).

Auswirkung der Urolithiasis ist die Blockierung der abführenden Harnwege (**A5**). Die Dehnung der Uretermuskulatur löst äußerst schmerzhafte Kontraktionen aus (*Nierenkoliken*). Die Abflussbehinderung führt zu einem Rückstau bis zur Niere mit Unterbrechung der Ausscheidung. Auch nach Entfernung des Steins kann die Niere geschädigt bleiben. Der Stau begünstigt die Vermehrung von Erregern (*Harnwegsinfekt*, *Pyelonephritis*; S. 116). Harnstoff-spaltende Erreger bilden aus Harnstoff NH_3, das den Harn alkalisiert (S. 116). Dies begünstigt wiederum die Bildung von Phosphatsteinen (Circulus vitiosus). Intrarenale Ablagerungen von Harnsäure (*Gichtniere*) oder von Calciumsalzen (*Nephrokalzinose*) können auch ohne bakterielle Besiedelung zu Entzündung und Zerstörung des Nierengewebes führen.

A. Urolithiasis

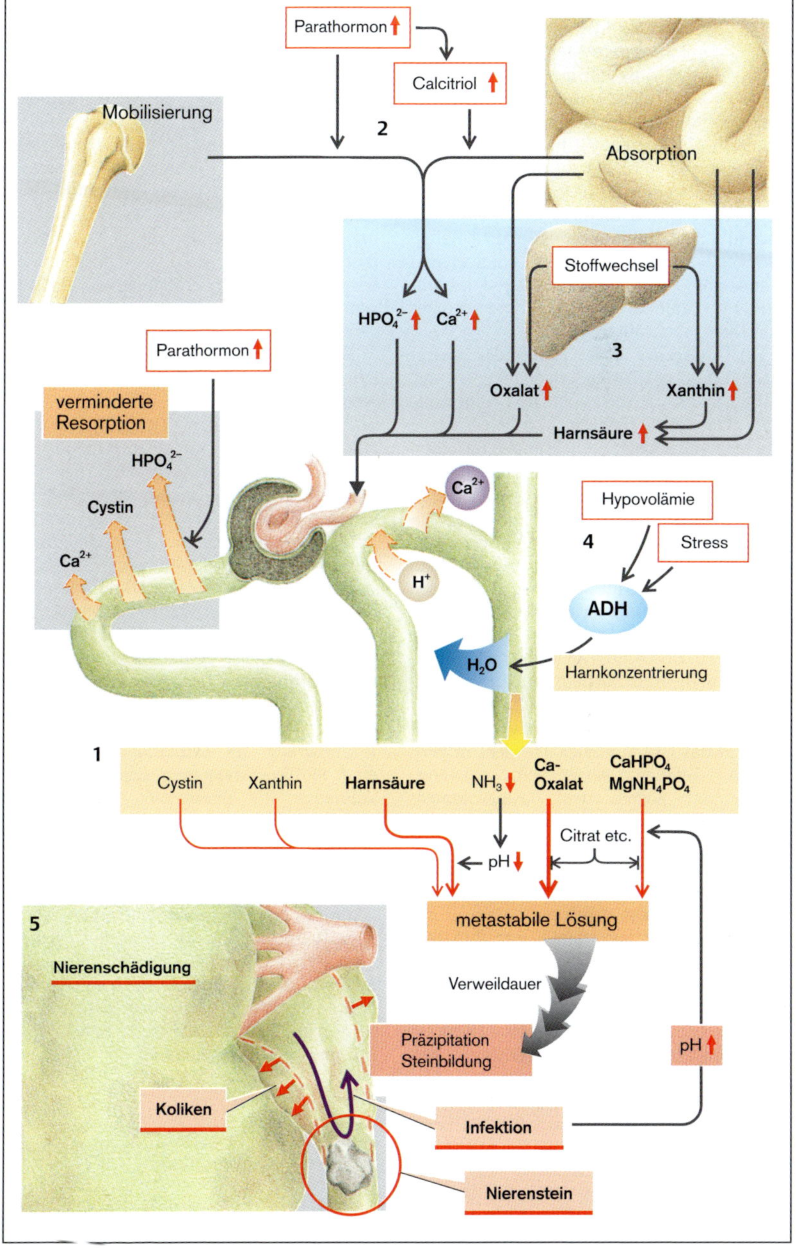

Wasserüberschuss hemmt normalerweise über Herabsetzung der Osmolalität (Rezeptoren in Leber und Gehirn) und über Hypervolämie (Rezeptoren im rechten Vorhof des Herzens) die ADH-Ausschüttung und löst damit Diurese aus (S. 108). Der durch die Hypervolämie erhöhte Blutdruck hemmt das Renin-Angiotensin-Aldosteron-System.

Gleichzeitig wird die Ausschüttung natriuretischer Peptide (S. 100) stimuliert. Folge ist Natriurese und damit – verzögert – die Korrektur von Plasmavolumen und Osmolalität. *Kochsalzüberschuss* führt über Hyperosmolalität zu gesteigerter ADH-Ausschüttung und damit zur Antidiurese und ebenfalls zum Osmolalitätsausgleich.

Ein **Überschuss an NaCl und/oder Wasser** (**A**) tritt u. a. bei Zufuhr von Flüssigkeit auf, deren Osmolalität die maximale Urinosmolalität übersteigt (*Trinken von Meerwasser* durch Schiffbrüchige). Die renale Ausscheidung von Wasser und NaCl ist ferner bei *eingeschränkter Nierenfunktion* (GFR ↓) beeinträchtigt. Unkontrollierte Infusion von isotonen NaCl-Lösungen kann dann zu Überschuss an NaCl und Wasser führen, Infusion isotoner Glucoselösungen zu Überschuss an Wasser, das nach Verstoffwechselung der Glucose im Körper zurückbleibt. Auch bei intakter Niere entsteht ein Überschuss an Wasser oder Kochsalz, wenn die *Ausschüttung von ADH oder Mineralocorticoiden* inadäquat gesteigert ist (z. B. durch hormonproduzierende Tumoren, S. 286, 292). Ist das Filtrationsgleichgewicht in peripheren Gefäßen verschoben, entstehen *Ödeme* auf Kosten des Plasmavolumens (S. 250). Folge ist ein vermindertes Plasmavolumen, wodurch die Ausschüttung natriuretischer Faktoren unterbunden und die von Renin stimuliert wird. Die renale Retention von Kochsalz führt dann zur Korrektur des Plasmavolumens und damit zur Zunahme des Extrazellulärvolumens.

Ein **Mangel an NaCl und Wasser** (**B**) kann Folge von *Flüssigkeitsverlusten nach außen* sein, wie bei exzessivem Schwitzen (Fieber!), Erbrechen, Durchfällen, Blutverlusten, Verbrennungen, osmotischer Diurese (z. B. Glukosurie), Diuretikabehandlung, Hypoaldosteronismus oder Salzverlustniere (S. 118). Renale Wasserverluste treten ferner bei ADH-Mangel (zentraler Diabetes insipidus, S. 282) sowie bei Unempfindlichkeit der Niere für ADH (renaler Diabetes insipidus, S. 108) auf. Auch bei völlig ausgeglichener Bilanz nach außen können gefährliche *„Verluste nach innen"* auftreten, wie eine Verschiebung von Plasmavolumen in das Darmlumen (bei Darmlähmung, „Ileus", S. 168), in die Bauchhöhle (Aszites, S. 184) oder in die Peripherie (Ödeme, S. 250).

Wasserüberschuss (**Hyperhydratation**) führt zwangsläufig zur Vergrößerung eines Körperkompartiments (**C**). Bei gleichzeitigem Überschuss an NaCl (isotone oder hypertone Hyperhydratation) ist der Extrazellulärraum vergrößert. Bei *hypertoner Hyperhydratation* nimmt der Extrazellulärraum z. T. durch osmotischen Wasserentzug aus den Zellen zu. Bei normalem oder herabgesetztem NaCl-Bestand (*hypotone Hyperhydratation*) ist vorwiegend der Intrazellulärraum vergrößert.

Bei Wassermangel (**Dehydratation**) ist der Extrazellulärraum vor allem dann vermindert, wenn gleichzeitig ein Salzmangel vorliegt (isotone bzw. hypotone Dehydratation). Der intrazelluläre Raum ist bei einem überwiegenden Wassermangel vermindert (hypertone Dehydratation), bei einem überwiegenden Salzmangel erhöht (hypotone Dehydratation).

Die *Verminderung des Extrazellulärraums* ist vor allem wegen der Abnahme des Plasmavolumens (**Hypovolämie**) gefährlich. Klinische Zeichen sind ein verminderter zentraler Venendruck, Tachykardie und Kollapsneigung. Bei Blutdruckabfall ist die Funktion der Niere beeinträchtigt, und die Ausschüttung von ADH und Aldosteron führt zur **Oligurie** (Gefahr der Urolithiasis!). Umgekehrt führt eine *Vergrößerung des Extrazellulärvolumens* zu einer **Blutdrucksteigerung**, wenn ein Teil des Volumens im intravasalen Raum bleibt (S. 124). Die Verdünnung intravasaler Proteine begünstigt andererseits die Filtration in peripheren Kapillaren und damit die Bildung von **Ödemen** (S. 250), im gefährlichsten Fall kommt es zum Lungenödem (S. 84).

Bei Vergrößerung des *intrazellulären Volumens* ist vor allem die Entwicklung des **Hirnödems** bedrohlich (S. 384). Auch eine Verminderung des Intrazellulärraums zieht v. a. Störungen im ZNS nach sich, die zu Bewusstlosigkeit und Tod führen können.

A. Ursachen der Hyperhydratation

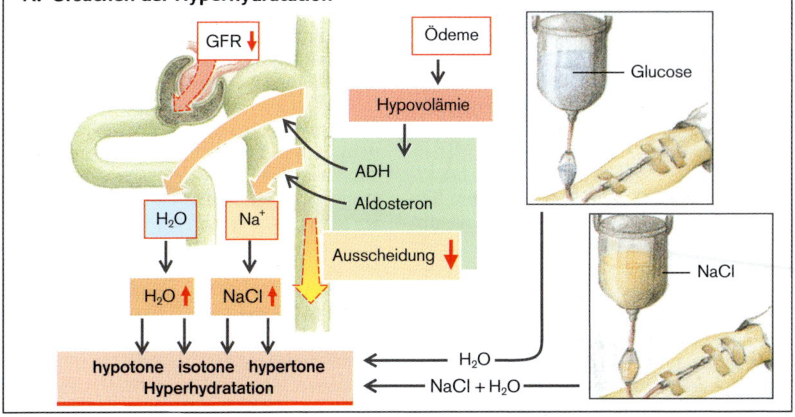

B. Ursachen der Dehydratation

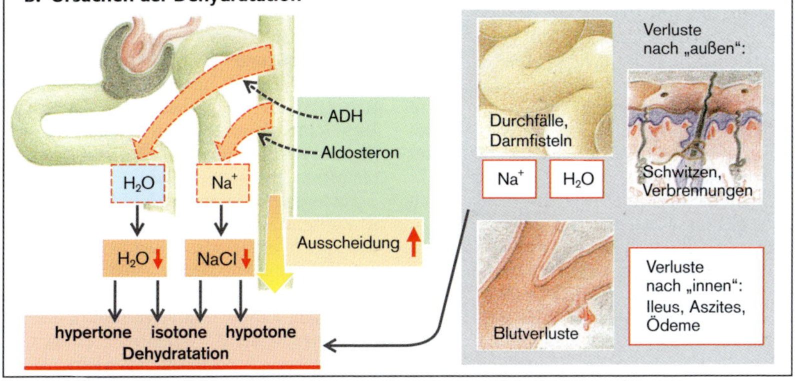

C. Wichtigste Folgen von Hyper- und Dehydratation

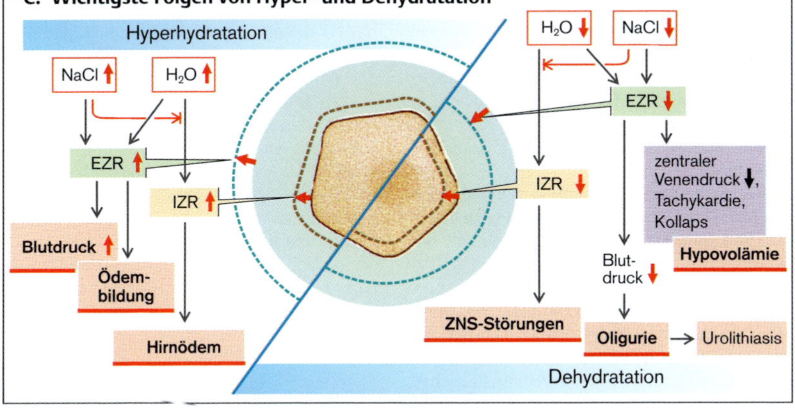

Ein pathologischer Kaliumplasmaspiegel ist Ergebnis gestörter K^+-Bilanz oder einer K^+-Umverteilung zwischen Intra- und Extrazellulärraum.

Störungen der Kaliumbilanz treten z. B. bei **inadäquater Zufuhr** auf (**A1**). Intravenöse Zufuhr von K^+ erfolgt über ein Kompartiment (Plasma) mit niedriger K^+-Konzentration. Schnelle K^+-Zufuhr kann daher selbst bei K^+-Mangel zu gefährlichen Hyperkaliämien führen. Für die **renale K^+-Eliminierung** ist die distal-tubuläre Sekretion im Austausch gegen Na^+ maßgebend (**A2**, s. a. S. 104 ff.). Renale K^+-Verluste entstehen u. a. bei Hyperaldosteronismus (S. 292) oder gesteigertem distalem Na^+-Angebot (S. 107 D). Die renale K^+-Eliminierung ist umgekehrt bei eingeschränkter distal-tubulärer Na^+-Resorption herabgesetzt, wie bei Hypoaldosteronismus, unter distalem Diuretika-Einfluss oder bei vermindertem Na^+-Angebot (u. a. bei Niereninsuffizienz). Bei **Alkalose** werden distal weniger H^+-Ionen sezerniert und es geht mehr K^+ verloren, umgekehrt mindert **Azidose** die distale K^+-Sekretion. K^+-Verluste sind auch über den **Darm** möglich (**A3**): Bei gesteigertem Na^+-Angebot und bei Hyperaldosteronismus wird im Kolon vermehrt Na^+ im Austausch gegen K^+ absorbiert. K^+ kann schließlich über den **Schweiß** verloren gehen (**A4**).

Verschiebungen zwischen intra- und extrazellulärer Flüssigkeit können zu massiven Änderungen der Plasma-K^+-Konzentration führen, da in den Zellen mehr als das 30fache an K^+ vorliegt als im Extrazellulärraum. Zelluläre K^+-Verluste und Hyperkaliämie treten z. B. bei zellulärem **Energiemangel** auf (**A5**), bei schwerer körperlicher **Arbeit** (muskuläre K^+-Verluste), **Zelluntergang** (z. B. Hämolyse, Myolyse), und bei Transfusion länger gelagerter Blutkonserven (erythrozytäre K^+-Verluste). Andererseits kann Hämolyse bei der Blutabnahme die K^+-Konzentration im abgenommenen Plasma steigern und eine Hyperkaliämie vortäuschen.

Bei (extrazellulärer) **Alkalose** geben die Zellen über den Na^+/H^+-Austauscher vermehrt H^+ ab (und pumpen das so aufgenommene Na^+ wieder im Austausch gegen K^+ (Na^+/K^+-ATPase) hinaus (**A6**). Die zelluläre K^+-Aufnahme erzeugt dabei eine Hypokaliämie. Umgekehrt führt **Azidose** zu Hyperkaliämie. Glucose stimuliert die Ausschüttung von **Insulin**, das durch Aktivierung von Na^+/H^+-Austauscher, Na^+-K^+-2 Cl^--Cotransporter und Na^+/K^+-ATPase die zelluläre K^+-Aufnahme stimuliert. Bei Insulinmangel oder Hypoglykämie (Fasten) verlieren die Zellen K^+. Insulingabe bei diabetischer Hyperglykämie (S. 312 ff.) oder Nahrungszufuhr an ausgehungerte Patienten führt dann über zelluläre K^+-Aufnahme zu gefährlichen Hypokaliämien. **Catecholamine** fördern über β-Rezeptoren die zelluläre K^+-Aufnahme und über α-Rezeptoren den K^+-Ausstrom. Auch bei massiver **Neubildung von Zellen** (z. B. Erythropoese) wird vermehrt K^+ zellulär aufgenommen. Schließlich kann **Intoxikation** mit Hemmern von K^+ Kanälen (z. B. Ba^{2+}) Hypokaliämie hervorrufen.

Auswirkungen veränderter Plasma-K^+-Konzentrationen sind v. a. Änderungen des Membranpotenzials. Hypokaliämie hyperpolarisiert, Hyperkaliämie depolarisiert das K^+-Gleichgewichtspotenzial und damit das Membranpotenzial K^+-selektiver Zellen. Hypokaliämie mindert so die Erregbarkeit von Nervenzellen (Hyporeflexie), quergestreiften (Adynamie) und glatten Muskeln (Darm, Blase usw.). Folge kann u. a. lebensbedrohliche Darmlähmung (Ileus) sein (**A7**). Hyperkaliämie kann umgekehrt die Erregbarkeit des Nervensystems (Hyperreflexie) und der glatten Muskulatur steigern (**A8**).

Andererseits mindert eine Abnahme der K^+-Konzentration die Leitfähigkeit der K^+-Kanäle, der hyperpolarisierende Einfluss von K^+ auf das Membranpotenzial sinkt und heterotope Automatie am Herzen wird begünstigt. Folge kann Kammerflimmern sein (S. 202 ff.). Die Abnahme der K^+-Leitfähigkeit ist auch für die verzögerte Repolarisation der Purkinje-Fasern verantwortlich, die sich im EKG als U-Welle niederschlägt (**A7**). Umgekehrt steigert Hyperkaliämie die K^+-Leitfähigkeit. Sie verkürzt somit das kardiale Aktionspotenzial und damit die ST-Strecke im EKG (**A8**).

K^+-Mangel fördert die zelluläre Aufnahme von H^+ und die distal-tubuläre H^+-Sekretion. Folge ist eine Alkalose (S. 94). Umgekehrt führt K^+-Überschuss zur Azidose (S. 96). Hypokaliämie bewirkt ferner Polyurie (S. 108) und kann zu irreversibler Schädigung der Tubuluszellen führen. Bei K^+-Mangel ist schließlich die Ausschüttung einer Reihe von Hormonen (v. a. Insulin [S. 312], Aldosteron [S. 292]) gestört.

A. Störungen des Kaliumhaushalts

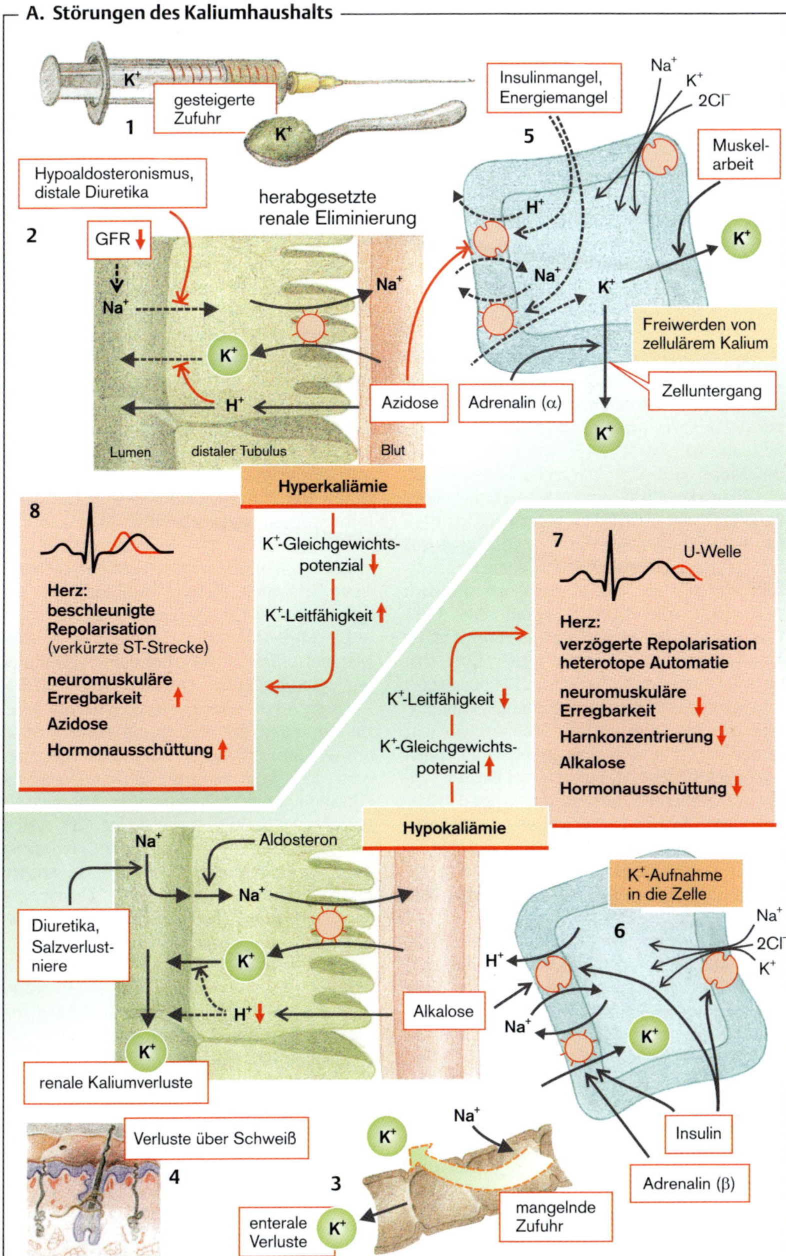

Die Hälfte des Körper-Magnesiums ist im Knochen gebunden, die andere Hälfte liegt vorwiegend intrazellulär vor. Die Plasmakonzentration ist daher ein unzuverlässiger Indikator für die Mg^{2+} Bilanz. Mg^{2+} bindet an ATP und ist für die Aktivität zahlreicher Enzyme erforderlich. Es wirkt teilweise antagonistisch zu Ca^{2+}, das es aus seiner Bindung an Proteine verdrängen kann. Mg^{2+} kann die Ausschüttung von Neurotransmittern und damit die synaptische Übertragung hemmen. Intrazelluläres Mg^{2+} blockiert ferner Ca^{2+}-permeable NMDA-Kanäle. Extrazelluläres Mg^{2+} hemmt über den Ca^{2+}-Rezeptor die Parathormonausschüttung..

Mg^{2+}-Mangel tritt v. a. bei unzureichender Zufuhr sowie bei Verlusten über Darm (*Malabsorption, Erbrechen, Durchfälle, Fisteln,Vitamin-D-Mangel, primäre infantile Hypomagnesiämie* **A1**, s. a. S. 164 ff.) oder Niere auf. In der Niere wird Mg^{2+} parazellulär über Claudin-16/paracellin-6 und transzellulär über den Mg^{2+}-Kanal TRPM6 resorbiert (S. 104). Die parazelluläre Resorption wird durch das transepitheliale Potenzial getrieben, das indirekt durch die NaCl-Resorption aufgebaut wird (**A2**). Die Durchlässigkeit der Tight junctions ist bei *Hyperkalzämie* und *Azidose* herabgesetzt; Ca^{2+} hemmt ferner über den Ca^{2+}-Rezeptor den Na^+-K^+-2 Cl^--Cotransport und senkt damit das transepitheliale Potenzial und die Mg^{2+}-Resorption. Magnesiurie tritt ferner bei (sehr seltenen) genetischen Transportdefekten (S. 104) auf, wie bei Bartter Syndrom, Gitelman-Syndrom, defektem TRPM6, defektem Claudin-16/Paracellin-1 (autosomal dominant renal hypomagnesemia with hypercalciuria) oder defekter Na^+/K^+-ATPase (autosomal dominant renal hypomagnesemia with hypocalciuria).

Die Resorption von Mg^{2+} ist ferner in *Salzverlustnieren*, bei osmotischer Diurese (z. B. Glukosurie bei Diabetes mellitus) sowie unter der Wirkung von Alkohol und *Schleifendiuretika* herabgesetzt. Bei *Hyperaldosteronismus* mindert eine Volumenexpansion die Na^+- und Mg^{2+}-Resorption in proximalem Tubulus und Pars ascendens (**A2**). Mg^{2+} kann ferner über den Schweiß und bei Laktation über die Milch verloren gehen.

Auch bei ausgeglichener Mg^{2+}-Bilanz können **Verschiebungen von Mg^{2+}** zwischen Extra- und Intrazellulärraum oder Knochen die Plasma-Mg^{2+}-Konzentration ändern. Insulin stimuliert die zelluläre Aufnahme von Mg^{2+} (**A3, A7**), und bei Diabetes mellitus oder bei längerem Fasten treten zelluläre Mg^{2+}-Verluste auf. Substitution von Insulin bzw. Realimentation führt dann zur Hypomagnesiämie. Alkalose (oder Korrektur einer Azidose) stimuliert die zelluläre Aufnahme, Azidose die zelluläre Abgabe von Mg^{2+}. Eine gesteigerte Mg^{2+}-Aufnahme in den Knochen tritt z. B. nach Parathyeoidektomie auf.

Bei akuter **Pankreatitis** (**A4**) spalten Lipasen aus dem geschädigten Pankreas im Fettgewebe Triacylglyzerine (TG). Die Bindung von Mg^{2+} an frei werdende Fettsäuren (FS) senkt dabei die Konzentration von ionisiertem Mg^{2+}.

Auswirkungen eines Mg^{2+}-Mangels sind u. a. gesteigerte neuromuskuläre Erregbarkeit, Hyperreflexie, Krämpfe, Depressionen und Psychosen (**A5**). Die Krämpfe gleichen bisweilen einem Ausfall der Basalganglien (S. 338 ff.). Am Herzen können Tachykardie und Rhythmusstörungen bis zum Kammerflimmern auftreten. Der Blutdruck kann steigen. Die Symptome werden bei gleichzeitiger Hypokalzämie verstärkt. Meist ist ein Mg^{2+}-Mangel mit einem K^+-Mangel vergesellschaftet (gemeinsame Ursachen, S. 134), wodurch sich die Symptome der Hypokaliämie addieren.

Ein **Mg^{2+}**-Überschuss ist meist Folge einer *Niereninsuffizienz* (**A6**). Bei einer verminderten glomerulären Filtrationsrate (GFR ↓) kann die Mg^{2+}-Ausscheidung zunächst durch Herabsetzung der Resorption aufrechterhalten werden. Erst bei Absinken der GFR unter etwa 30 ml/min kann die Verminderung der Filtration tubulär nicht mehr kompensiert werden. Bei genetisch defektem Ca^{2+}-Rezeptor (familiäre hypokalziurische Hyperkalzämie) ist die renale Resorption gesteigert. Hypermagnesiämie (ohne Mg^{2+}-Überschuss) kann ferner bei *Diabetes mellitus* auftreten (**A7**). Schließlich kann *exzessive Zufuhr* von Mg^{2+} (Mg^{2+}-haltige Einläufe, parenterale Ernährung oder therapeutische Mg^{2+}-Zufuhr zur Minderung der neuromuskulären Erregbarkeit) Hypermagnesiämie erzeugen.

Auswirkungen des Mg^{2+}-Überschusses sind eingeschränkte neuromuskuläre Erregbarkeit (Hyporeflexie) bis zum Atemstillstand, kardiale Erregungsbildungs- und -ausbreitungsstörungen, Erbrechen und Obstipation (**A8**).

A. Störungen des Magnesiumhaushalts

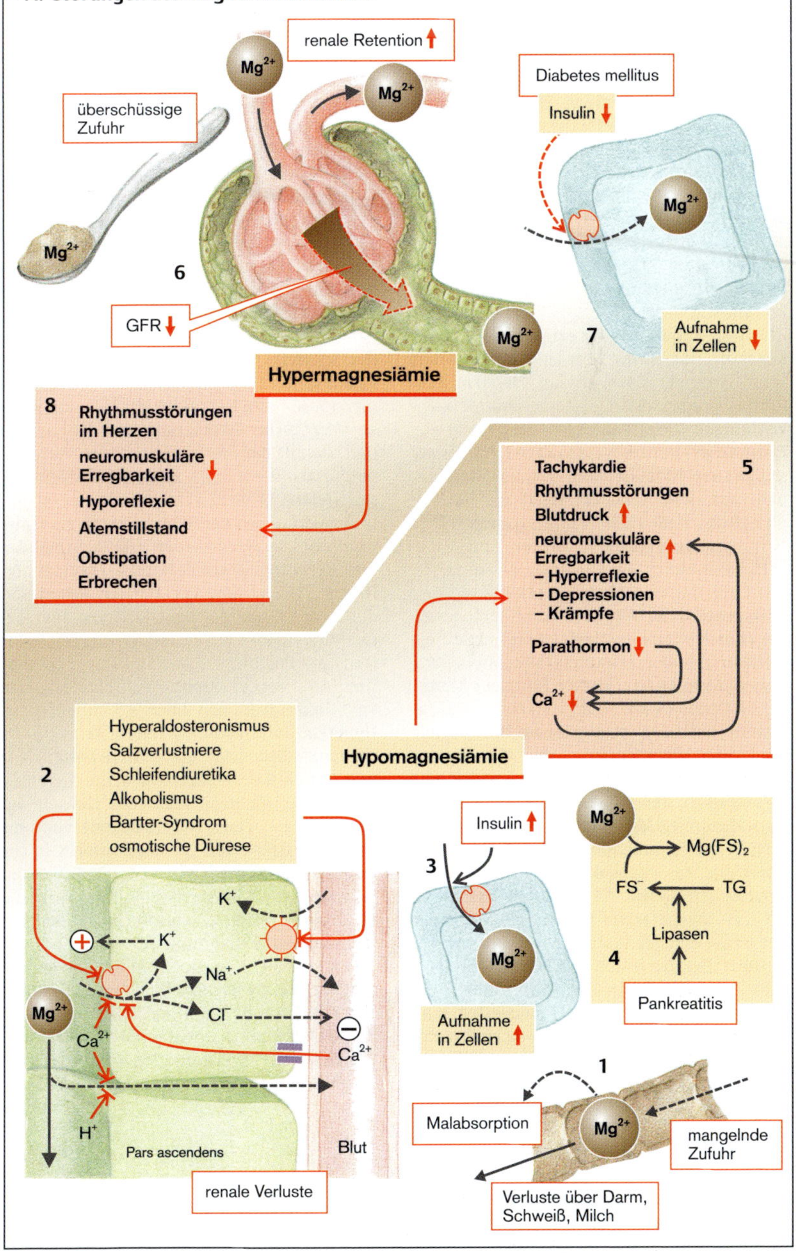

Ca^{2+} reguliert als „intrazellulärer Transmitter" (S. 6 ff.) die elektromechanische Koppelung, die Ausschüttung von Neurotransmittern und Hormonen, die Sekretionstätigkeit exokriner Drüsen sowie die Aktivität von Enzymen (u. a. Glykogenolyse, Phospholipase A, Adenylylcyclase, Phosphodiesterasen) und einigen K^+-Kanälen.. Extrazelluläres Ca^{2+} stabilisiert Na^+-Kanäle, setzt die Durchlässigkeit von tight junctions herab, ist an der Blutgerinnung beteiligt und stimuliert den Ca^{2+}-Rezeptor, der u. a. die Parathormonausschüttung, den renalen Na^+-K^+-$2Cl^-$-Cotransport und die Zellproliferation hemmt sowie die gastrale H^+-Sekretion stimuliert.

Für die **Regulation der extrazellulären Ca^{2+}-**Konzentration ist in erster Linie Parathormon verantwortlich: Es wird bei Hypokalzämie (und Hypomagnesiämie) ausgeschüttet. Seine Wirkungen zielen auf eine Steigerung der Plasma-Ca^{2+}-Konzentration ab (**A1**, **A2**). Es stimuliert die Mobilisierung von Calciumphosphat aus dem Knochen, senkt die Plasmaphosphat- und HCO_3^--Konzentration durch Hemmung der renalen Resorption und stimuliert die Bildung von Calcitriol, das die enterale Ca^{2+}- und Phosphatabsorption fördert.

Hypokalzämie (**A1**) kann Folge *herabgesetzter Parathormonausschüttung* (Hypoparathyreoidismus) oder -wirkung (Pseudohypoparathyreoidismus) sein. Ferner führt ein *Mangel an* Calcitriol (S. 142) zur Hypokalzämie. Bei *Niereninsuffizienz* ist die renale Phosphateliminierung eingeschränkt, der Plasmaphosphatspiegel steigt und Calciumphosphat fällt im Körper aus (S. 120). Folge ist u. a. Hypokalzämie. *Mg^{2+}-Mangel* führt über herabgesetzte Stimulation der Parathormonausschüttung zu Hypokalzämie. Beim seltenen genetischen Defekt von Claudin-16/Paracellin-1 ist die parazelluläre Ca^{2+} Resorption in der Henle-Schleife (S. 106) unterbunden.

Auch bei normaler Gesamt-Ca^{2+}-Konzentration im Blut kann die Konzentration des (physiologisch relevanten) ionisierten Ca^{2+} wegen gesteigerter *Komplexierung* an Proteine (bei Alkalose), Bicarbonat (bei metabolischer Alkalose), Phosphat (bei Niereninsuffizienz, s. o.) sowie an Fettsäuren (bei akuter Pankreatitis, S. 136, 172) erniedrigt sein (**A3**).

Hyperkalzämie (**A2**) tritt bei *Hyperparathyreoidismus* und *Vitamin-D-Überschuss* auf. *Tumore* können auch ohne Knochenmetastasierung über knochenmobilisierende Hormone (S. 142), wie PTHrP (PTH-reated protein) oder Osteoklasten-aktivierenden Faktor (OAF) Hyperkalzämie bewirken. Knochenmineralien werden schließlich bei akuter *Immobilisierung* mit Inaktivitätsatrophie des Skeletts mobilisiert. Eine gesteigerte (u. a. parazelluläre) enterale Ca^{2+}-Absorption wird durch *exzessive Zufuhr* von Ca^{2+} erzwungen. Sie wird durch alkalische Anionen gesteigert (Milch-Alkali-Syndrom). Einige genetische Defekte führen zu Störungen des Knochenstoffwechsels und Hyperkalzämie (S. 144).

Die klinisch bedeutsamste **Auswirkung von Hypokalzämie** ist *gesteigerte Erregbarkeit* von Muskeln und Nervensystem mit Auftreten unwillkürlicher Muskelspasmen (Tetanie) sowie Parästhesien (**A4**). Sie ist Folge einer Senkung der Schwelle von Na^+-Kanälen. In schweren Fällen kann es zu epileptischen Anfällen kommen (S. 364). Im Herz führt die Hypokalzämie zu verzögerter Aktivierung von K^+-Kanälen und damit zur Verlängerung des Aktionspotenzials, die sich im EKG als Verlängerung der ST-Strecke niederschlägt.

Auswirkungen der Hyperkalzämie sind *gastrointestinale Beschwerden* (Aktivierung des Ca^{2+}-Rezeptors Übelkeit, Nausea, Obstipation), *Polyurie* (Hemmung der renalen Resorption durch Verschluss der tight junctions und Aktivierung des Ca^{2+}-Rezeptors), gesteigerter *Durst* mit Polydipsie sowie Störungen der *Psyche* (**A5**). Ferner droht *Nephrolithiasis*. Bei Ca^{2+}-Konzentrationen über 3,5 mmol/l (sog. Hyperkalzämiesyndrom) treten *Koma*, *Herzrhythmusstörungen* und *Niereninsuffizienz* (v. a. durch Ca^{2+}-Ablagerungen im Nierengewebe) auf. Wichtiger klinischer Hinweis auf das Vorliegen eines Hyperkalzämiesyndroms ist das Ausfallen von Calciumphosphat in der lokal (durch Abrauchen von CO_2) alkalischen Kornea (sog. „Bandkeratitis"). Im EKG ist die ST-Strecke verkürzt, entsprechend der beschleunigten Aktivierung der repolarisierenden K^+-Kanäle. Von großer klinischer Bedeutung ist die gesteigerte Digitalisempfindlichkeit des Herzens bei Hyperkalzämie, da die Digitaliswirkung ja durch Erhöhung der intrazellulären Ca^{2+}-Konzentration vermittelt wird (S. 196).

A. Störungen des Calciumhaushalts

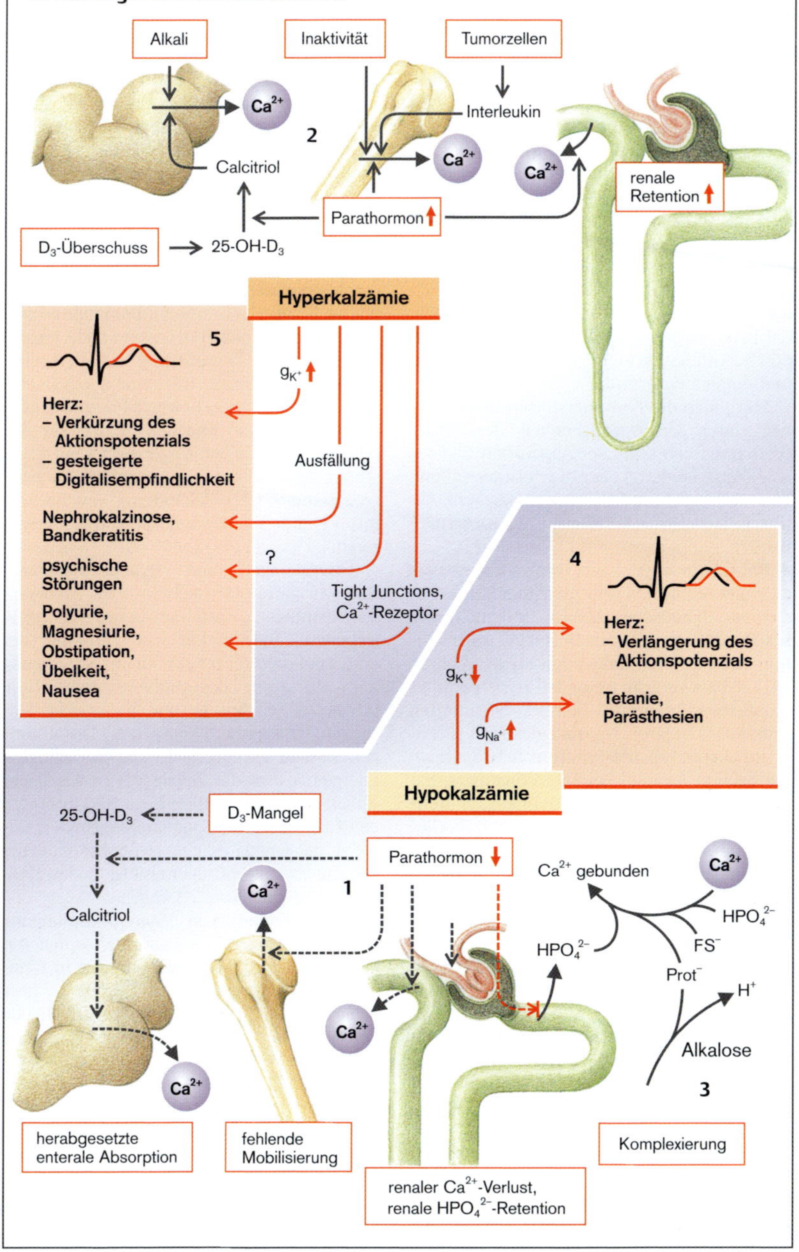

Phosphat ist Bestandteil z. B. von Nukleotiden (ATP, cAMP, cGMP usw.), Nukleinsäuren, Kreatinphosphat, intermediären Substraten des Kohlenhydratstoffwechsels (z. B. Glucosephosphat) und Phospholipiden. Phosphat dient der Aktivierung bzw. Inaktivierung vieler Enzyme und ist wesentlicher Puffer in Zellen und im Urin. Es ist an der Mineralisierung des Knochens entscheidend beteiligt.

Für die **Regulation des Phosphathaushalts** sind Parathormon und Calcitriol maßgebend. Parathormon senkt bei intakter Niere den Plasmaphosphatspiegel durch Hemmung der renalen Resorption, fördert jedoch zugleich die Phosphatmobilisierung aus dem Knochen. Calcitriol steigert den Plasmaphosphatspiegel durch Stimulation der enteralen Absorption und renalen Resorption.

Störungen des Phosphatstoffwechsels können durch Unausgeglichenheit der Bilanz (Verhältnis von enteraler Absorption und renaler Ausscheidung) oder durch Umverteilung innerhalb des Körpers (Intrazellulärraum, Extrazellulärraum, Knochen) hervorgerufen werden.

Phosphatmangel kann Folge *mangelhafter enteraler Absorption* sein, etwa durch unzureichende diätetische Zufuhr (Alkoholiker!), Malabsorption, Vitamin-D-Mangel oder Zufuhr von Phosphat-bindenden Medikamenten (**A1**). *Renale Verluste* treten bei Hyperparathyreoidismus, Vitamin-D-Mangel, bestimmten proximal-tubulären Transportdefekten (Phosphatdiabetes, Fanconi-Syndrom, S. 104) und in geringerem Ausmaß bei Salzverlustniere, Expansion des Extrazellulärvolumens, diuretischer Therapie, osmotischer Diurese (z. B. Glucosurie bei Diabetes mellitus) und Glucocorticoidüberschuss auf. Einige Tumoren bilden Phosphatonine mit phosphaturischer Wirkung, wie z. B. PTHrP (PTH related peptide) (S. 104).

Phosphatüberschuss kann Folge exzessiver oraler Zufuhr, Vitamin-D-Überschuss (S. 142) oder Mangel an (Hypoparathyroidismus) bzw. herabgesetzter Wirksamkeit von (Pseudohypoparathyroidismus) Parathormon sein (**A2**). Die renale Eliminierung von Phosphat ist ferner bei Niereninsuffizienz eingeschränkt.

Die Phosphatkonzentration ist in den Zellen wesentlich höher als im Extrazellulärraum (vgl. Kalium, S. 134), daher spielen **Verschiebungen zwischen Intra- und Extrazellulärraum** für den Plasmaphosphatspiegel eine wesentliche Rolle. Zelluläre Phosphataufnahme erfolgt bei Einschleusen von Phosphat in den Stoffwechsel, z. B. Bildung von Glucosephosphat aus freier Glucose. Nahrungszufuhr bei ausgehungerten Patienten und Alkoholikern, Insulingabe bei diabetischem Koma sowie schwere Alkalose führen über zelluläre Phosphataufnahme zu mitunter massiver Hypophosphatämie (**A3**). Umgekehrt wird Phosphat bei Azidose, im diabetischen Koma sowie bei Zellschädigung (z. B. hämolytische Anämie) aus Zellen freigesetzt (**A4**).

Schließlich kann Hyperphosphatämie durch **Mobilisierung aus dem Knochen** auftreten (z. B. durch Tumoren, Immobilisierung, Hyperparathyreoidismus), wenn nicht gleichzeitig die renale Eliminierung stimuliert wird. Bei Niereninsuffizienz trägt eine durch Hyperparathyreoidismus gesteigerte Phosphatmobilisierung aus dem Knochen (S. 142) zur Hyperphosphatämie bei. Umgekehrt kann überstürzte Mineralisierung (u. a. nach Parathyreoidektomie oder Behandlung von Rachitis mit Vitamin D) Hypophosphatämie hervorrufen.

Auswirkungen von Hypophosphatämie sind Myopathie (Muskelschwäche, Myolyse), Herzinsuffizienz, respiratorisches Versagen, Hämolyse, Dysfunktion von Thrombozyten und Leukozyten, renaltubuläre Schädigung und Störungen des Nervensystems (u. a. Schwäche, sensorische und motorische Störungen, Verwirrtheit, Koma) (**A5**). Die Störungen werden v. a. durch den beeinträchtigten Energiehaushalt der Zellen (ATP) erklärt. Der Abfall des erythrozytären 2,3-BPG führt zu einer verminderten Sauerstoffabgabe ans Gewebe. Bei langdauernder Hypophosphatämie kommt es zur Entmineralisierung des Knochens (Osteomalazie, S. 142 ff.).

Auswirkungen von Hyperphosphatämie sind Ausfällungen von Calciumphosphat mit der Entwicklung von Verkalkungen in Gefäßen und bradytrophen Geweben (z. B. Schleimbeutel, Gelenke, Haut). Entsprechende Folgen sind Juckreiz (Pruritus), Gelenkschmerzen (Arthrose) usw. Ca^{2+}-Ausfällungen in Gefäßen führen zu Gefäßverkalkungen. Die Plasmakonzentration an ionisiertem Ca^{2+} sinkt, und die Ausschüttung von Parathormon wird stimuliert. Bei Niereninsuffizienz entwickelt sich auf diese Weise ein Circulus vitiosus (S. 120 ff.).

A. Störungen des Phosphathaushalts

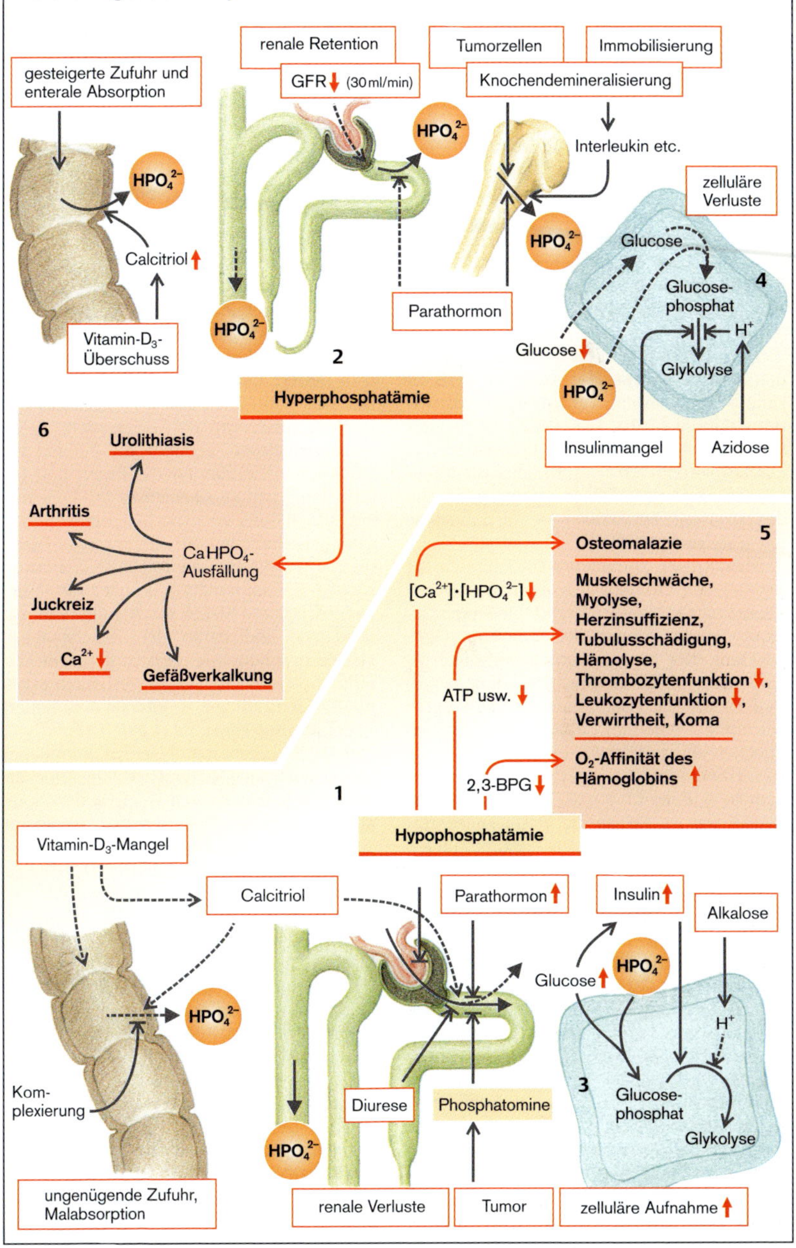

Knochen besteht aus Grundsubstanz (u. a. Typ-I-Kollagen [> 90 %], Thrombospondin, Osteopontin, Fibronectin, Osteocalcin, Proteoglykane), Mineralien (alkalische Salze von Ca^{2+}, Phosphat, Na^{+}, CO_3^{2-}, Mg^{2+}, K^{+} und F^{-}) und Zellen (Osteozyten, Osteoblasten, Osteoklasten.

Osteozyten sind mechanosensitiv und passen über Beeinflussung von Osteoblasten und Osteoklasten die Knochenbildung den mechanischen Erfordernissen an.

Osteoblasten entstehen unter dem Einfluss von BMPs (Bone morphogenetic proteins) aus mesenchymalen Progenitorzellen. BMPs fördern über den Transkriptionsfaktor CBFA1 (cor binding factor A1) die Expression v. a. von Typ-I-Kollagen, Osteocalcin, Osteopontin und RANKL (receptor activator of NFκB ligand). Osteoblasten werden durch Wachstumsfaktoren (TGFβ, FGF, PDGF, IGF) stimuliert. Sie bilden alkalische Phosphatase, die durch Spaltung von Pyrophosphat die Mineralisierung fördert. Die Plasmakonzentration des Enzyms ist bei Aktivierung von Osteoblasten gesteigert (**A**).

Über RANKL stimulieren Osteoblasten die Bildung von **Osteoklasten** aus hämatopoetischen Progenitorzellen. RANKL-bindendes Osteoprotegerin hemmt die Osteoklastenentwicklung. Der antiapoptotisch wirksame M-CSF (macrophage colony-stimulating factor) fördert sie. Die Osteoklasten werden durch Calcitonin gehemmt. Osteoklasten bauen Knochen durch Proteinasen (u. a. Kathepsin K) und Sekretion von H^{+} (H^{+}-ATPase, Carboanhydrase II [CaII], Cl^{-} Kanal) ab. Die Osteoklastenaktivität ist u. a. an der Plasmakonzentration von Typ-I-Kollagen-Abbauprodukten (Peptiden) erkennbar.

Beim Kind entsteht Knochen aus Knorpel, der durch **Chondrozyten** gebildet wird. Sie werden von IGF, Parathormon, PTHrP (PTH related peptide) FGF, Somatotropin, Glucocorticoiden und Östrogenen reguliert. Hohe Phosphatkonzentrationen stimulieren die Apoptose von Chrondrozyten. Eine Vielzahl unterschiedlicher, insgesamt seltener, genetischer Defekte (u. a. von FGF3) führt zu gestörter Knorpelbildung (*Osteochondrodysplasie*).

Knochen wird durch ständigen Umbau den **mechanischen Erfordernissen** angepasst. Bei Frakturen, Infektionen und Ischämie wird toter Knochen abgebaut, die Blutversorgung durch Angiogenese verbessert und neuer Knochen aufgebaut. Bei instabiler Verbindung wird Bindegewebe und Knorpel gebildet.

Die **Regulation von Knochenaufbau und -mineralisierung** ist ferner eine Funktion von Ca^{2+} und Phosphatplasmakonzentrationen sowie des Einflusses von Hormonen. **Parathormon** führt akut zur Demineralisierung und längerfristig zur Bildung von Osteoblasten und (über RANKL und M-CSF) Osteoklasten. Parathormon steigert somit den Knochenumbau, bei anhaltendem Parathormonüberschuss überwiegt der Knochenabbau. **Calcitriol** (1,25$(OH)_2D_3$) stimuliert über den Vitamin-D-Rezeptor (VDR) die Bildung von Knochenmatrixproteinen, Osteocalcin, Osteopontin und RANKL. Über RANKL und M-CSF fördert es die Bildung reifer Osteoklasten. Calcitriol fördert somit Knochenauf- und -abbau. Der VDR kann auch durch exzessive 25(OH) D_3-Konzentrationen aktiviert werden.

Glucocorticoide hemmen die Bildung von Calcitriol sowie von Typ-I-Kollagen und fördern damit den Knochenabbau. *Insulin* stimuliert die Bildung von Knochengrundsubstanz. **Östrogene** hemmen die Apoptose von Osteoblasten und fördern die Apoptose von Osteoklasten. Ferner mindern sie über Hemmung von RANKL und M-CSF die Bildung reifer Osteoklasten und damit den Knochenabbau. **Schilddrüsenhormone** steigern den Knochenumsatz. Der Knochenabbau wird durch exzessive Konzentrationen an **Vitamin A** stimuliert.

Bei **Morbus Paget** führt eine Überaktivität von Osteoklasten mit folgender Stimulation von Osteoblasten zu gesteigertem Knochenumsatz mit Bildung von wenig widerstandsfähigem Knochen. Ursachen sind u. a. gesteigerte Empfindlichkeit von Osteoklastenvorläuferzellen gegenüber 1,25$(OH)_2D_3$ oder gesteigerte Bildung bzw. Wirksamkeit von RANKL. Mutationen von RANK führen zu einem ähnlichen Krankheitsbild. Juveniler Morbus Paget wird durch einen genetischen Defekt von Osteoprotegrin hervorgerufen. Störungen von Knochenauf- und abbau können ferner Folge seltener **genetischer Defekte** sein, wie Mutationen von Typ-I-Kollagen (*Osteogenesis imperfecta*) oder inaktivierende Mutationen von CBFA1 (*Cleidocraniale Dysplasie*). Ein Defekt der alkalischen Phosphatase (*Hypophosphatasie*) behindert die Knochenmineralisierung. Die Osteoklastentätigkeit ist bei Defekten der Protonenpumpenuntereinheit TC1RG1, des Cl^{-}-Kanals ClCN7, der Carbo- ▶

A. Pathophysiologie des Knochens - lokale Mechanismen

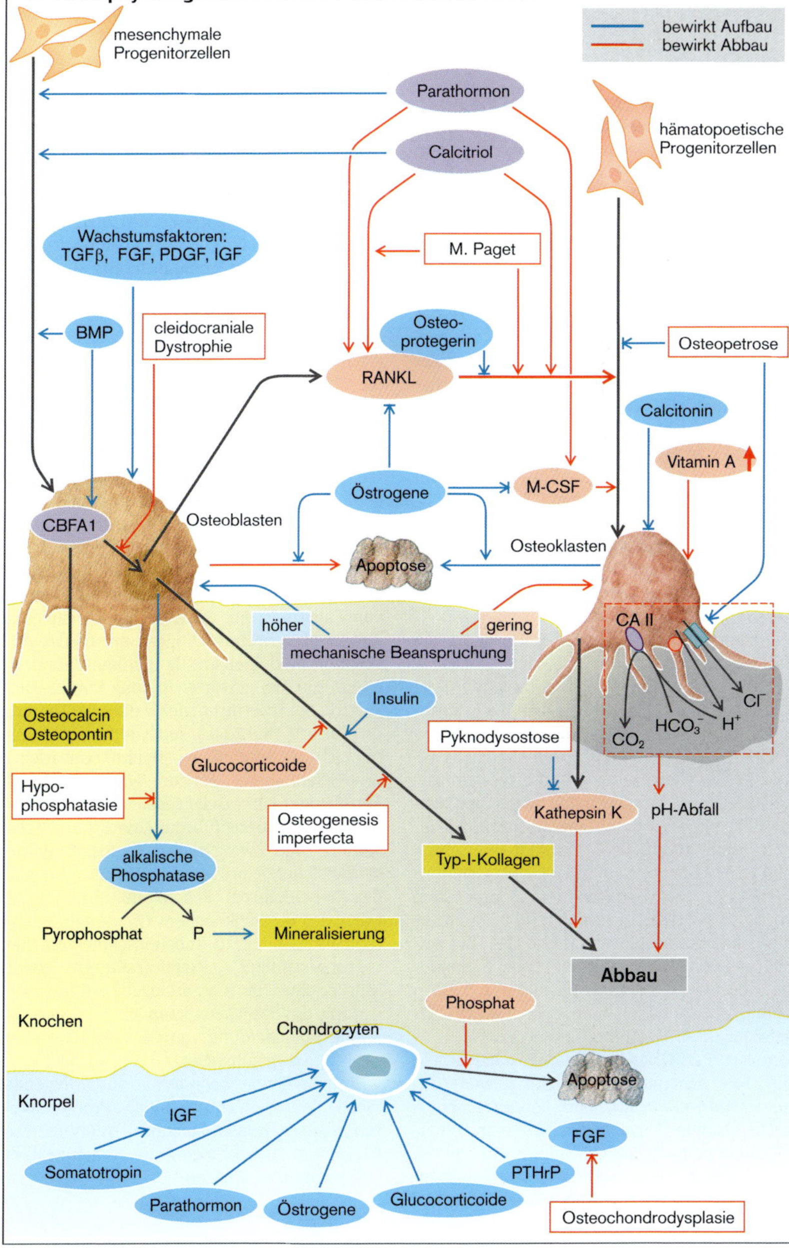

▸ anhydrase II oder von RANK beeinträchtigt (*Osteopetrose*). Der Knochenabbau ist auch bei genetischem Defekt von Kathepsin K gestört (*Pyknodysostose*, wahrscheinlich die Erkrankung von Toulouse Lautrec).

Ursachen gestörter Knochenbildung liegen häufig **außerhalb des Knochens**, wie bei einer gestörten Ausschüttung von Parathormon oder Calcitriol (**B**). Die Auschüttung von **Parathormon** wird durch Hypokalzämie stimuliert (S. 138) und durch Calcitriol gehemmt. Genetische Defekte des Ca^{2+} Rezeptors führen zur *familiären benignen Hyperkalzämie*, aktivierende Mutationen des Parathormonrezeptors zur *Jansen-Krankheit* (Hyperkalzämie, Hypophosphatämie, Skelettdeformierungen, Zwergwuchs). Bei genetisch beeinträchtigter Parathormon-Ausschüttung (Hypoparathyreoidismus) oder -Wirkung (Pseudohypoparathyreoidismus, z. B. durch G-Protein-Defekt) kommt es zu Hypokalzämie und teilweise zu Knochendeformierungen. Ein hereditärer Mangel an Parathormon kann ferner Kalzifizierung und Schädigung der Basalganglien zur Folge haben. Bei primärem *Hyperparathyreoidismus* (durch unkontrollierte Zellproliferation, S. 16) wird normales Knochengewebe durch Bindegewebe ersetzt.

Andererseits stimuliert Parathormon die Bildung von **Calcitriol** ($1{,}25(OH)_2D_3$) (**A1** u. S. 138): Aus 7-Dehydrocholesterin wird in der Haut unter Einwirkung von UVB-Strahlung Vitamin D_3 gebildet, das in der Leber zu $25(OH)D_3$ und durch das Enzym 1α-Hydroxylase in der Niere unter Parathormoneinfluss zu $1{,}25(OH)_2D_3$ umgewandelt wird. Die Calcitriolbildung wird durch Somatotropin stimuliert und durch Ca^{2+}-Phosphat-Überschuss und FGF23 (gemeinsam mit Klotho) gehemmt (S. 104). In Makrophagen und Lymphozyten wird $1{,}25(OH)_2D_3$ unabhängig von Parathormon und Calciumphosphat gebildet. Bei Anhäufung von Makrophagen (z. B. bei Sarkoidose, Tuberkulose) oder Lymphozyten (z. B. Lymphome) wird daher inadäquat $1{,}25(OH)_2D_3$ gebildet. Eine Vitamin-D-24-Hydroxylase inaktiviert $1{,}25(OH)_2D_3$. Ein genetischer Defekt der 1α-Hydroxylase führt zur *Pseudo-Vitamin-D-Mangel-Rachitis*, eine hereditär gesteigerte Vitamin-D-Empfindlichkeit zur Hyperkalzämie beim *Williams-Syndrom*.

Störungen können **Bildung von Knochengrundsubstanz** und die **Mineralisierung beeinträchtigen.** Die sehr häufige **Osteoporose** ist Folge eines langfristigen Ungleichgewichtes zwischen Knochenauf- und -abbau, das zu herabgesetzter Knochendichte führt. Ursachen sind u. a. Glucocorticoidüberschuss, Östrogenmangel (Postmenopause), Insulinmangel (Diabetes mellitus) und Inaktivität (Gipsverband, Tetraplegie, Schwerelosigkeit). Meist bleibt die Ursache jedoch unbekannt (primäre Osteoporose). Auswirkungen sind statische Skelettschmerzen, Wirbelkörperprolaps, Unterarm- und Schenkelhalsbrüche. In extremen Fällen kann Hyperkalzämie auftreten. Je nach Ursache ist die Osteoporose lokalisiert (z. B. Gipsverband) oder generalisiert (z. B. Glucocorticoidüberschuss).

Bei **Osteomalazie** und **Rachitis** ist die *Mineralisierung* gestört. Vor Abschluss des Längenwachstums und vor Epiphysenschluss führt die Störung meist zu *Rachitis* (Erweiterung der Epiphysenfugen und Fehlwuchs). Dabei fördert Hypophosphatämie das Überleben von Chrondrozyten in den Epiphysenfugen. Nach Abschluss des Längenwachstums kommt es v. a. zu verminderter Mineralisierung der im Rahmen des normalen Skelettumbaus neu gebildeten Knochengrundsubstanz (*Osteomalazie*). Ursache für beide Krankheitsbilder kann herabgesetzte Bildung von Calcitriol sein, etwa bei unzureichender Zufuhr bzw. beeinträchtigter intestinaler Absorption und gleichzeitig geringer Sonnenexposition, bei gestörter Bildung von 25-OH-D_3 (z. B. bei *Leberinsuffizienz*) oder bei Niereninsuffizienz (S. 120 ff.). Auch ohne Calcitriolmangel können Hypophosphatämie (Phosphatdiabetes, Fanconi-Syndrom, S. 104, 120 ff.) oder chronische renal-tubuläre Azidose zu Osteomalazie führen. Auswirkungen der Rachitis sind Zwergwuchs, X- oder O-Beine, Wirbelsäulendeformierungen, Auftreibungen der Rippenknorpel (Rosenkranz) und geringe Härte des Schädelknochens (Kraniotabes). Osteomalazie führt zu Knochenschmerzen (Bewegungsschmerz), Pseudofrakturen sowie Muskelschwäche (Ca^{2+}-Mangel). Entmineralisierung des Knochens kann über gesteigerte renale Ausscheidung von Ca^{2+} und Phosphat Urolithiasis begünstigen.

Knochenabbau kann ferner durch fehlende mechanische Beanspruchung (**Immobilisierung**) oder durch **Tumoren** (Bildung von PTHrP und Osteoklasten-aktivierenden Faktor OAF) stimuliert werden.

B. Pathophysiologie des Knochens

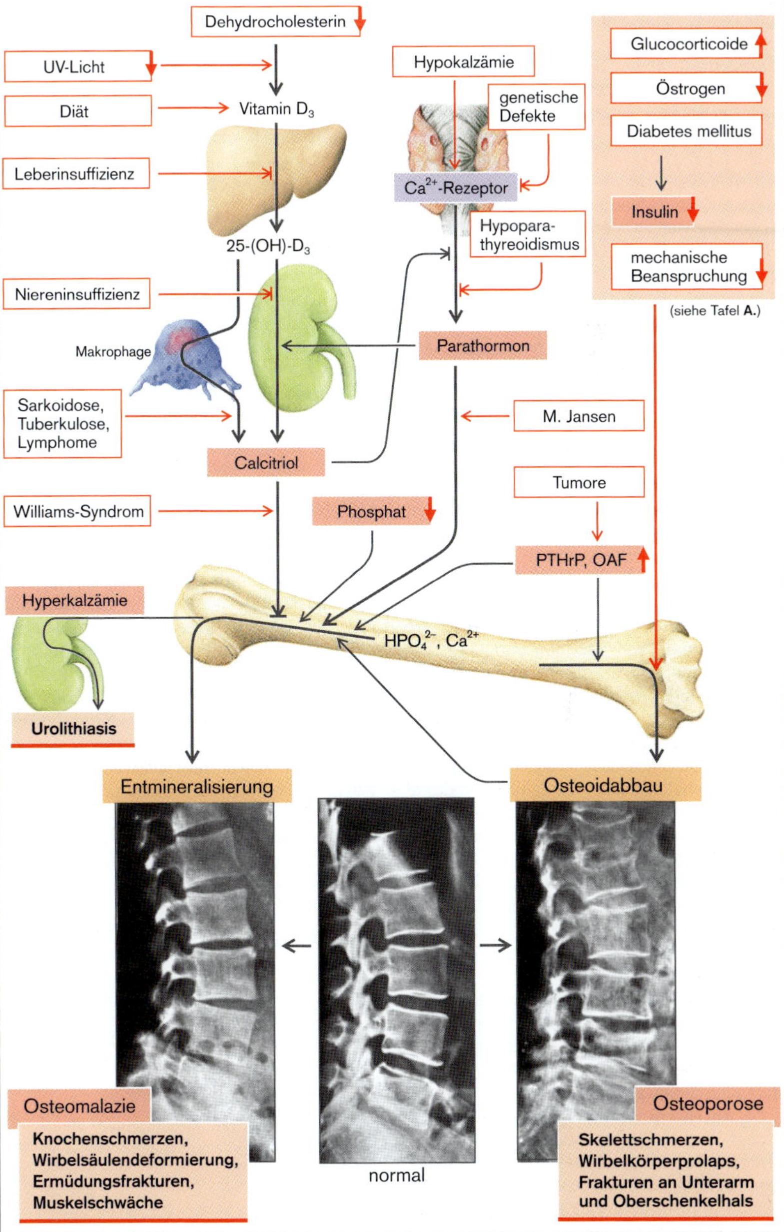

Fotos: Siegenthaler, W. et al. Innere Medizin. Stuttgart: Thieme; 1992

Um den Stoff- und Energiebedarf des Organismus zu decken, muss die Nahrung geschluckt, aufbereitet und aufgespalten (**Verdauung**) sowie aus dem Darm aufgenommen werden (**Absorption**). Feste Nahrungsmittel werden mit den Zähnen zerkaut, wobei der Bissen auch mit Speichel aus den Speicheldrüsen gemischt wird. Der **Speichel** dient dank seines Muzingehaltes als Schmierfilm und enthält neben Abwehrstoffen (s. u.) auch α-Amylase zur Polysaccharidverdauung. Aufgabe des **Ösophagus** ist der rasche Transport des Bissens vom Rachen in den Magen. Der untere Ösophagussphinkter öffnet sich dabei kurz, verhindert aber ansonsten einen Reflux des aggressiven Magensaftes. Der **proximale Magen** dient in erster Linie der Speicherung der während der Mahlzeiten aufgenommenen Nahrung. Sein Tonus bestimmt den Nachschub für den **distalen Magen**. Hier wird die Nahrung aufbereitet (zerkleinert und emulgiert), Proteine werden durch die Magensäure und Pepsine denaturiert und aufgespalten, und Lipasen beginnen mit der Fettverdauung. Dem distalen Magen obliegt auch die Portionierung des Chymus. Außerdem sezerniert der Magen den für die Cobalaminabsorption essenziellen *Intrinsic factor*.

Im **Dünndarm** wird mit Hilfe der *Enzyme* von **Pankreas** und Dünndarmmukosa die Spaltung der Nahrungsbestandteile vervollständigt. Die HCO_3^--Ionen des Pankreassaftes sind zur Neutralisierung des sauren Chymus notwendig. Für die Fettverdauung sind zusätzlich die mit der **Galle** angelieferten Gallensalze essenziell. Die Verdauungsprodukte (Monosaccharide, Aminosäuren und Dipeptide sowie Monoacylglyzerine und freie Fettsäuren) werden ebenso im Dünndarm absorbiert wie Wasser, Mineralstoffe und Vitamine.

Mit der von der **Leber** sezernierten Galle gelangen *Ausscheidungsprodukte* (z. B. Bilirubin) in den Stuhl. Darüber hinaus hat die Leber zahlreiche Aufgaben im Stoffwechsel. So ist sie u. a. obligate Zwischenstation für fast alle aus dem Darm aufgenommenen Stoffe und in der Lage, zahlreiche Fremdstoffe und Stoffwechselendprodukte zu *entgiften* und ihrer Ausscheidung zuzuführen.

Der **Dickdarm** ist die letzte Station für die Wasser- und Ionenabsorption. Er ist von *Bakterien* besiedelt (Darmflora), denen eine wichtige physiologische Funktion zukommt. Der Dickdarm, insbesondere **Zäkum** und **Rektum**, sind zudem Speicherorte für die Fäzes, sodass die *Defäkation* trotz häufiger Nahrungsaufnahme nur relativ selten erfolgen muss.

Der **Steuerung von Motilität und Sekretion** im Gastrointestinaltrakt dienen die beiden *Plexus* in der Wand von Ösophagus, Magen und Darm, wobei überregionale Reflexe und modulatorische Einflüsse des Zentralnervensystems durch das *vegetative Nervensystem* und *viszeral-afferente Bahnen* vermittelt werden. Außerdem sezerniert der Magen-Darm-Trakt zahlreiche *Peptidhormone* und *Transmitter*, die an Steuerung und Regelung des Magen-Darm-Traktes und seiner Anhangdrüsen beteiligt sind.

Der **Abwehr** von körperfremden Erregern auf der ca. 100 m^2 großen Innenoberfläche des Magen-Darm-Traktes dienen zahlreiche unspezifische und spezifische Mechanismen. Bereits im Mund hemmen Speichelbestandteile, wie *Muzine*, *Immunglobulin A* (*IgA*) und *Lysozym*, das Eindringen von Erregern. Im Magen wirken *Salzsäure* und *Pepsine* bakterizid, und mit den **Peyer-Plaques** besitzt der Magen-Darm-Trakt ein eigenes immunkompetentes Lymphgewebe. Spezielle *M-Zellen* („membranöse Zellen") der Mukosa verschaffen luminalen Antigenen Zugang zu den Peyer-Plaques, die daraufhin mit der Ausschüttung von IgA antworten können (orale *Immunisierung* oder, pathologischerweise, *Allergisierung*). Im Darmepithel wird dem IgA eine sog. *sekretorische Komponente* angehängt, die das sezernierte IgA gegen Verdauungsenzyme schützt. Gleichzeitig ist dafür gesorgt, dass die intestinalen Abwehrmechanismen die physiologische Darmflora erkennen, um zu verhindern, dass diese attackiert wird. (s. S. 171 **B1**) **Makrophagen** in der Darmwand sowie in den Sinusoiden der Leber (*Kupffer-Sternzellen*) bilden eine weitere Barriere gegen eindringende Erreger.

A. Funktion der Organe des Magen-Darm-Trakts

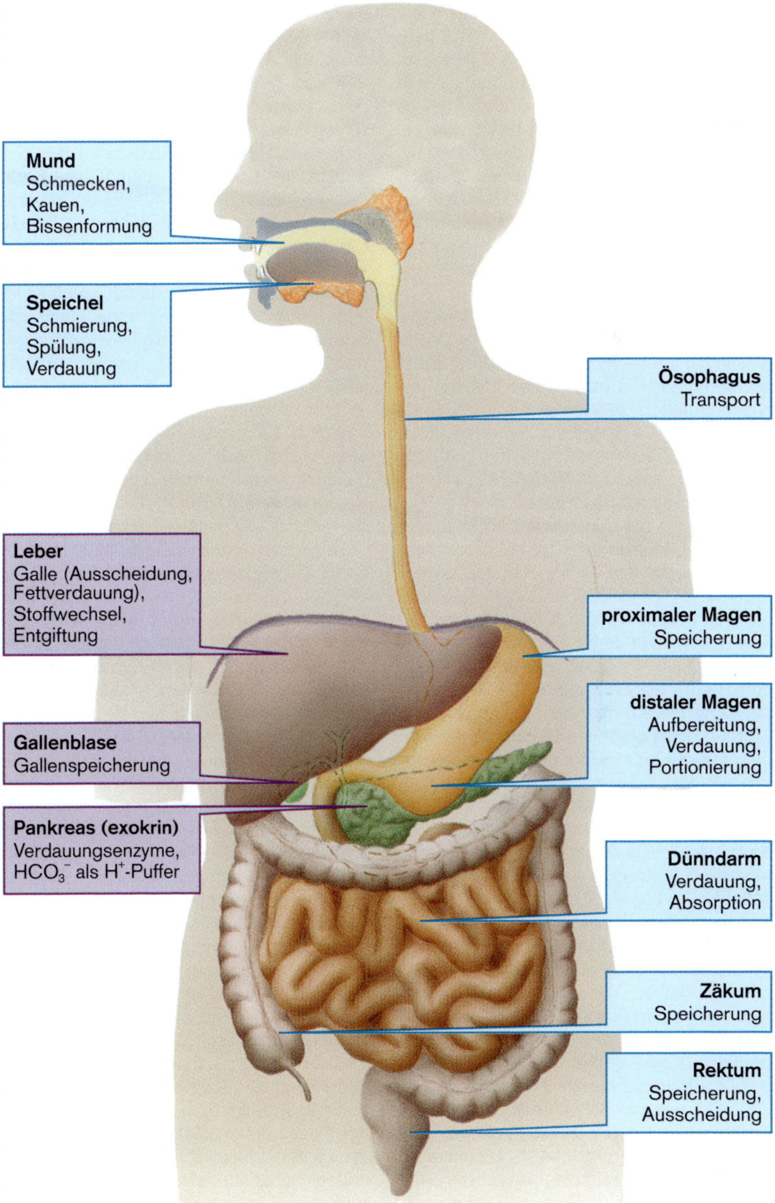

Die Wandmuskulatur des Ösophagus ist z. T. quergestreift (oberes Drittel), z. T. glatt. Beim **Schlucken** öffnet sich reflektorisch der *obere Ösophagussphinkter*, und eine (primäre) **peristaltische Reflexwelle** befördert den Bissen im Ösophagus. Dort löst die Dehnung weitere (sekundäre) Peristaltikwellen aus, die so lange anhalten, bis der Bissen den Magen erreicht hat. Schon beim Beginn des Schluckens wird der *untere Ösophagussphinkter* durch einen vagovagalen Reflex geöffnet. Diese **rezeptive Relaxation** wird durch die inhibitorischen nicht-cholinergen-nicht-adrenergen (*NCNA-*)*Neurone* des Plexus myentericus vermittelt (**A**).

Die Ösophagusmotilität, z. B. das Wandern der Peristaltikwelle, wird meist über **Druckmessungen** in den verschiedenen Ösophagusabschnitten geprüft (**A1, 2**). Innerhalb des unteren Sphinkters beträgt der Ruhedruck ca. 20 – 25 mmHg. Während der rezeptiven Relaxation fällt er auf die wenigen mmHg ab, die im proximalen Magen herrschen (**A3**), was ein Öffnen des Sphinkters anzeigt.

Ebenso wie der obere ist auch der **untere Ösophagussphinkter** meist geschlossen. Diese **Barriere gegen den Reflux** des aggressiven Magensafts (Pepsin und HCl) wird verstärkt, wenn der Sphinkterdruck erhöht wird (**B** oben links), etwa durch *Acetylcholin*, das aus Ganglienzellen des Plexus myentericus freigesetzt wird, durch α-adrenerge Agonisten, durch *Hormone* wie Gastrin (Refluxschutz während der digestiven Magenmotorik), Motilin (Refluxschutz während der interdigestiven Motorik), Somatostatin und Substanz P, durch *parakrine Einflüsse* (Histamin, $PGF_{2\alpha}$), durch proteinreiche Kost sowie durch einen *hohen Intraabdominaldruck* (Bauchpresse, Adipositas, Aszites). Dieser würde den Sphinkter sprengen, läge nicht ein Teil des 3 – 4 cm langen unteren Ösophagussphinkters selbst im Bauchraum. Damit wird der Sphinkterdruck (von außen) umso mehr erhöht, je höher der Intraabdominaldruck steigt. Außerdem liegen Teile des Zwerchfells scherenförmig um den unteren Ösophagussphinkter (Crura dextrum et sinistrum), so dass der Sphinkter bei der Zwerchfellanspannung während der Bauchpresse automatisch abgeklemmt wird. Für den *Refluxschutz beim Schlucken* ist auch ein intaktes Ligamentum phrenico-oesophageale (**E1**) sowie ein relativ spitzer (His-)Winkel zwischen Ösophagusende und Magen wichtig.

Refluxfördernd sind Einflüsse, die den Sphinkterdruck senken (**B** oben rechts). Neben VIP und ATP, den Transmittern der inhibitorischen *NCNA-Neurone*, gehören dazu β-adrenerge Agonisten, *Hormone* wie Sekretin, CCK und GIP, *parakrine Einflüsse* (NO, PGI_2, PGE_2, Dopamin), Schwangerschaft (Progesteronwirkung), fettreiche Kost u. a. m.

Ein **sporadischer Reflux** von Magensaft in den distalen Ösophagus ist ein alltäglich-physiologisches Ereignis, sei es beim unverhofften Druck auf den vollen Magen, beim **Schlucken** (Sphinkteröffnung für mehrere Sekunden; **B5 rechts**) oder bei den sog. **transienten Sphinkteröffnungen** (**B5 links**), die bis zu einer halben Minute dauern und nicht durch den Schluckakt, sondern durch eine starke Dehnung der Magenwand ausgelöst werden. Wahrscheinlich sind diese transienten Sphinkteröffnungen Teil des Aufstoßreflexes, mit dem mitverschluckte Luft und CO_2 aus dem Magen entfernt werden können. Dass dabei ein nicht unerheblicher Reflux stattfindet, ist an dem starken Absinken des pH-Wertes im distalen Ösophagus abzulesen (**B4**).

Drei Mechanismen sind für den Schutz der Ösophagusschleimhaut nach einem Reflux verantwortlich:

- Die **Volumenclearance**, d. h. die rasche Wiederentleerung des Refluxvolumens in den Magen durch den Peristaltikreflex des Ösophagus. Ein Refluxvolumen von 15 ml bleibt (bis auf einen kleinen Rest) normalerweise nur 5 – 10 s im Ösophagus (**B1**).
- Die Magensaftreste, die die Volumenclearance zurücklässt, haben einen unverändert tiefen pH-Wert. Er steigt erst stufenweise (**B2**) bei jedem Schluckakt (**B3**), d. h. der verschluckte *Speichel sorgt für die Pufferung* des Refluxrestvolumens: **pH-Clearance**. Die pH-Clearance hängt von Menge und Pufferkapazität des Speichels ab.
- Die Ösophaguswand besitzt ein **Epithel mit Barriereeigenschaften**. Von seinen 25 – 30 Zelllagen (**E rechts**) ist v. a. das luminal lokalisierte Stratum corneum (ca. 10 Zelllagen) besonders dicht. Damit wird das Eindringen aggressiver Magensaftbestandteile (H^+-Ionen, Pepsin und u. U. Gallensalze) weitgehend verhindert. Außerdem werden, ähnlich wie in der Magenmukosa (S. 156), in die Zelle eingedrungene H^+-Ionen sehr effektiv wieder nach außen geschafft (Na^+/H^+-Austauschcarrier) und, in geringerem Umfang, HCO_3^--Ionen sezerniert.

▶

A. Motilität des Ösophagus

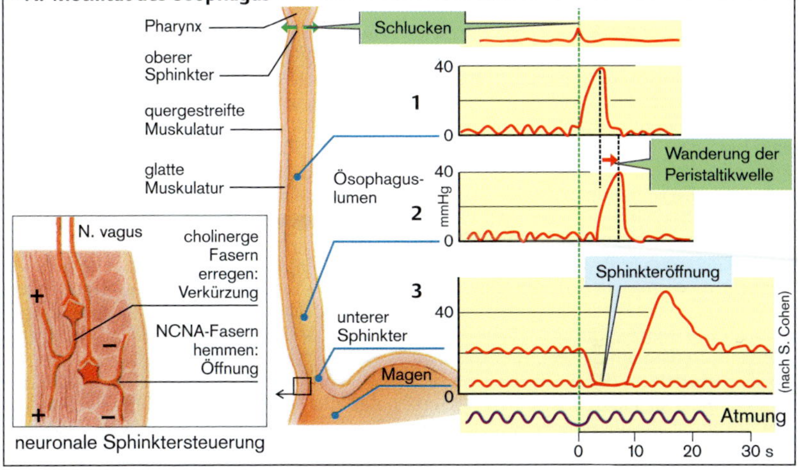

B. Druck, Volumen- und pH-Clearance des distalen Ösophagus

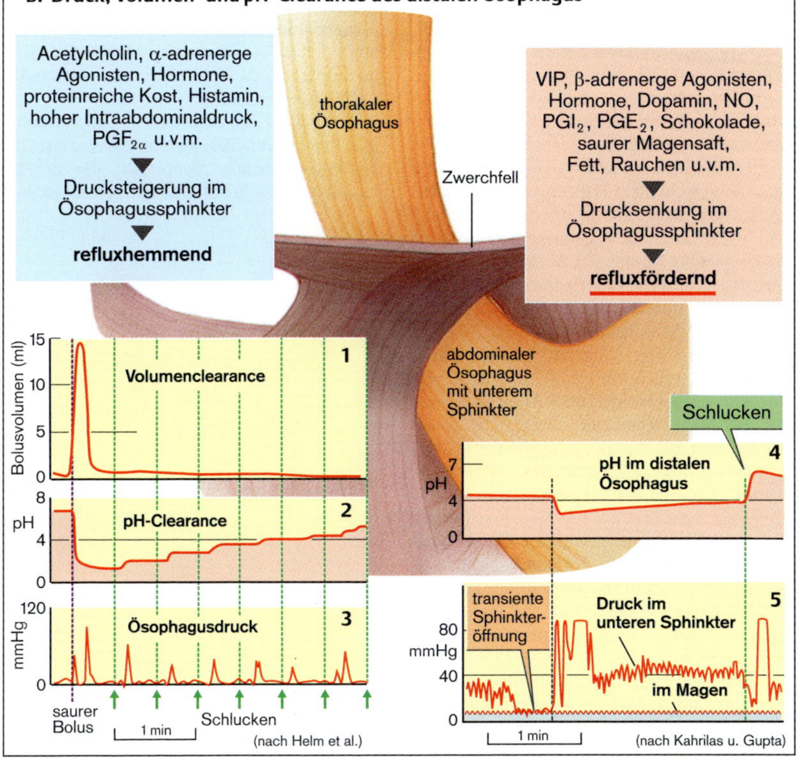

► Die wichtigsten **funktionellen Störungen des Ösophagus** sind durch eine abnorme Ösophagusmotorik verursacht (Hyper- oder Hypomotilität, gestörte Koordination) oder dadurch, dass die Schutzmechanismen mit dem Reflux nicht mehr fertig werden.

Ursache für eine **Hypermotilität** können eine *verdickte Muskelschicht*, eine erhöhte *Empfindlichkeit des Muskels* gegenüber exzitatorischen Transmittern (Acetylcholin) und Hormonen (Gastrin u. a.) oder eine verminderte Empfindlichkeit gegenüber inhibitorischen Einflüssen (z. B. VIP) sein. Auch eine vermehrte *neuronale Aktivität* cholinerger Neurone und eine verminderte Aktivität von hemmenden NCNA-Neuronen können Ursache einer Hypermotilität sein. Letzteres trifft für die **Achalasie** zu (**C**), für die eine verminderte Anzahl an intramuralen *NCNA-Neuronen* sowie ein herabgesetztes Reaktionsvermögen dieser Neurone auf präganglionär freigesetztes Acetylcholin verantwortlich gemacht werden. Als **Folge** dieser Störungen ist bei Achalasiepatienten der *Ruhedruck im unteren Ösophagussphinkter* stark *erhöht*, die rezeptive Relaxation setzt spät ein und ist vor allem zu schwach ausgeprägt, so dass der Druck im Sphinkter auch während der rezeptiven Relaxationsphase wesentlich höher ist als der im Magen (**C unten**). Folglich sammelt sich die verschluckte Nahrung im Ösophagus an, so dass dort überall der Druck ansteigt und es zu einer u. U. enormen *Ausweitung des Ösophagus* kommt (**C**). Auch das Wandern der Peristaltikwelle unterbleibt (vgl. **A1, 2** mit **C rechts**). **Symptome** der Achalasie sind daher Dysphagie (Schluckbeschwerden), Wiederhochkommen der Nahrung (nicht Erbrechen!), Schmerzen hinter dem Brustbein und Gewichtsverlust. Gravierende **Komplikationen** der Achalasie sind eine *Ösophagitis* sowie *Pneumonien*, die durch Aspiration des (bakterienhaltigen) Ösophagusinhaltes entstehen.

Eine **Hypomotilität** des Ösophagus hat die umgekehrten Ursachen wie sie oben bei der Hypermotilität genannt wurden. Bei der **Sklerodermie** (**D**), einer Autoimmunerkrankung, beruht sie in einem frühen Stadium auf neuronalen Defekten, die später von einer Atrophie der glatten Ösophagusmuskulatur gefolgt werden, so dass die Peristaltik in den distalen Ösophagusteilen schließlich erlischt. Im Gegensatz zur Achalasie ist der *Sphinkterdruck vermindert*, so dass sich eine gastroösophageale Refluxkrankheit entwickelt (s. u.).

Gastroösophageale Refluxkrankheit (**E**): Ein Reflux des Magensaftes ist in gewissem Ausmaß ein physiologisches Ereignis (s. o.), doch zeigt *Sodbrennen* eine refluxbedingte Ösophagitis an. **Auslösend** dafür können sein:

- Einflüsse, die den Druck im unteren Ösophagussphinkter vermindern (**B, D**),
- eine erhöhte Frequenz von transienten Sphinkteröffnungen (Luftschlucken; CO_2-haltige Getränke), eine herabgesetzte Volumenclearance (gestörte distale Ösophagusperistaltik),
- eine verkürzte oder verlangsamte pH-Clearance, z. B. bei vermindertem Speichelfluss (Schlaf, chronischer Speichelmangel [Xerostomie]) oder bei herabgesetzter Pufferkapazität des Speichels (Zigarettenraucher),
- eine Hiatushernie, bei der der abdominale Teil des Ösophagus in den Thoraxraum verlagert wird (**E rechts**), so dass ein wichtiger Sphinkterverschlussmechanismus bei erhöhtem Intraabdominaldruck fehlt,
- direkte Irritierung und Schädigung der Ösophagusschleimhaut, z. B. durch Zitrusfrüchte, Speisen auf Tomatenbasis, scharfe Gewürze, hochprozentigen Alkohol, nichtsteroidale Antiphlogistika (S. 154).
- Die **Folge** einer chronischen gastroösophagealen Refluxkrankheit ist eine *Metaplasie des Epithels* im distalen Ösophagus, die als Präkanzerose zu einem *Karzinom* führen kann.

C. Achalasie

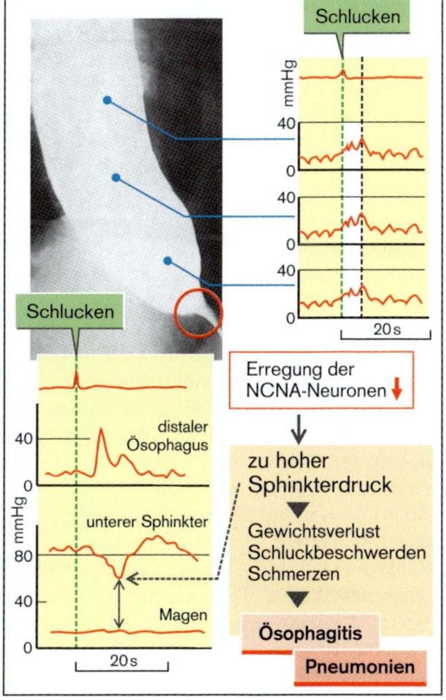

D. Sklerodermie

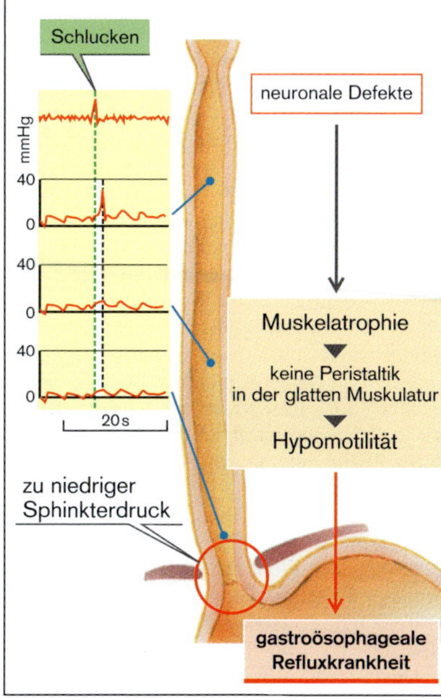

E. Gastroösophageale Refluxkrankheit

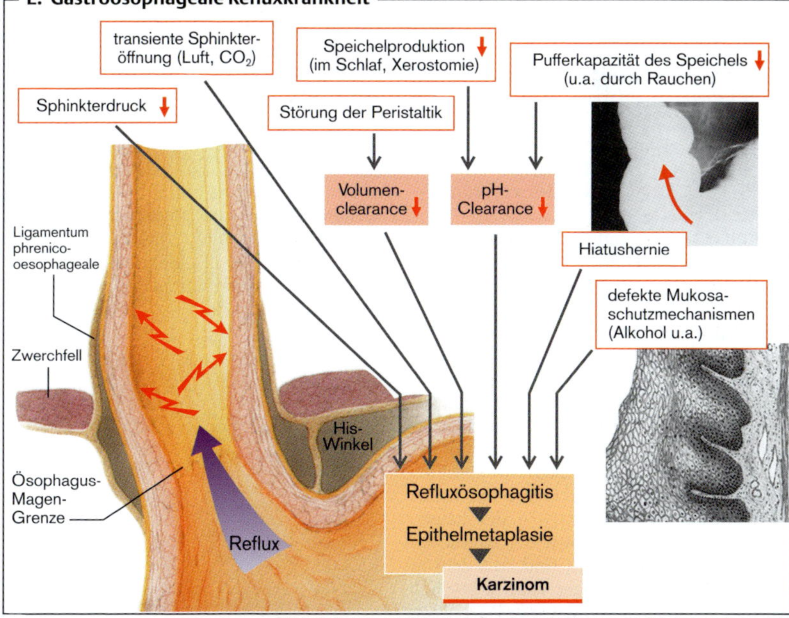

Foto in C.: Thurn P, et al. Einführung in die radiologische Diagnostik. 10. Aufl. Stuttgart: Thieme, 1998
Foto in E.: Treichel J. Doppelkontrastuntersuchung des Magens. 2. Aufl. Stuttgart: Thieme; 1990

Erbrechen mit seinen **Vorboten** Übelkeit und Würgen ist v. a. ein *Schutzreflex*, aber auch ein wichtiges *Symptom*. Chronisches Erbrechen ruft schwere *Störungen* hervor.

Das **Brechzentrum** in der Medulla oblongata (**A oben**) wird u. a. über **Chemosensoren** der Area postrema am Boden des IV. Ventrikels angesteuert (sog. *chemosens[rezept]orische Triggerzone, CTZ*), wo die Blut-Hirn-Schranke weniger dicht ist. Aktiviert wird die CTZ von Dopaminagonisten wie Apomorphin (therapeutisches **Emetikum** [Brechmittel]), von zahlreichen Medikamenten bzw. Toxinen wie Digitalisglykosiden, Nikotin, Staphylokokken-Enterotoxin sowie bei Hypoxie, Urämie und Diabetes mellitus. Die CTZ-Zellen besitzen auch Rezeptoren für Neurotransmitter (z. B. Noradrenalin, Serotonin, GABA, Substanz P), die eine neuronale Ansteuerung der CTZ ermöglichen.

Auch ohne Vermittlung der CTZ kann das Brechzentrum aktiviert werden, so bei unphysiologischer Reizung des Gleichgewichtsorgans: **Kinetose**. Ebenso lösen **Vestibularerkrankungen** wie die *Menière-Krankheit* Übelkeit und Erbrechen aus.

Über vagale Afferenzen aus dem **Magen-Darm-Trakt** wird das Brechzentrum aktiviert

- bei *Überdehnung* des Magens oder *Schädigung* der Magenschleimhaut, z. B. durch Alkohol,
- bei *verzögerter Magenentleerung*, verursacht durch vegetative Efferenzen (auch aus dem Brechzentrum selbst), durch schwer verdauliche Speisen sowie durch eine Blockade des Magenausgangs (Pylorusstenose, Tumor) oder des Darms (Atresie, Hirschsprung-Erkrankung, Ileus (S. 168),
- bei *Überdehnung* und *Entzündungen* des Peritoneums, der Gallenwege, des Pankreas und des Darms.

Schließlich lösen auch viszerale Afferenzen aus dem **Herz**, etwa bei Koronarischämie, Übelkeit und Erbrechen aus. Im ersten Drittel der **Schwangerschaft** tritt häufig Erbrechen auf (*Vomitus matutinus*), wobei es ausnahmsweise auch zu erbrechensbedingten Störungen (s. u.) kommen kann (*Hyperemesis gravidarum*). **Psychogenes Erbrechen** tritt meist bei (nichtschwangeren) jungen Frauen auf, wobei sexuelle Konflikte, Probleme in der häuslichen Umgebung, der Verlust der elterlichen Zuwendung u. ä. Ursachen sind. Mit dem in den Hals gesteckten Finger kann Erbrechen **willkürlich** ausgelöst werden (Afferenzen von Berührungssensoren im Pharynx), was gelegentlich befreiend sein kann, aber von *Bulimia nervosa*-Patienten (S. 270) so oft gemacht wird, dass bei ihnen mit gravierenden Folgen zu rechnen ist (s. u.).

Schließlich sind **Strahlenexposition** (z. B. bei Tumorbestrahlung) und ein **erhöhter Hirndruck** (intrakranielle Blutung, Tumor) klinisch wichtige Auslöser für Übelkeit und Erbrechen.

Die **Folgen von chronischem Erbrechen** (**A unten**) sind auf die verminderte Nahrungszufuhr (**Unterernährung**) sowie auf den **Verlust von Magensaft** zurückzuführen, wobei auch der verschluckte Speichel, Getränke sowie u. U. auch Dünndarmsekrete verlorengehen. Die Folge ist eine *Hypovolämie*. Die vom Brechzentrum initiierte *ADH-Ausschüttung* retiniert zwar Wasser, aber nun droht wegen der Plasmaverdünnung eine *Hyponatriämie*, die durch eine renale Mehrausscheidung von $NaHCO_3$ noch verstärkt wird. Auslöser für letztere ist eine *nichtrespiratorische Alkalose*. Sie entsteht dadurch, dass die Belegzellen des Magens für jedes ins Lumen sezernierte H^+-Ion ein HCO_3^--Ion ins Blut abgeben. Weil die H^+-Ionen (10 – 100 mmol/l Magensaft!) erbrochen werden und so zu ihrer Pufferung im Duodenum kein HCO_3^- verbrauchen, sammelt sich HCO_3^- im Organismus an. Die Alkalose wird vertieft durch eine *Hypokaliämie*: K^+ geht sowohl mit dem Erbrochenen (Nahrung, Speichel und Magensaft) als auch mit dem Harn verloren (der hypovolämiebedingte *Hyperaldosteronismus* führt im Zuge einer vermehrten Na^+-Resorption zur erhöhten K^+-Ausscheidung, S. 106 u. 132 ff.).

Der Brechakt und das Erbrochene richten **weitere Schäden** an: *Magenruptur, Risse in der Ösophaguswand* (Mallory-Weiss-Syndrom), *Karies* (Säure!), Mundschleimhautentzündung und *Aspirationspneumonie* sind die wichtigsten Beispiele.

A. Ursachen und Folgen des Erbrechens

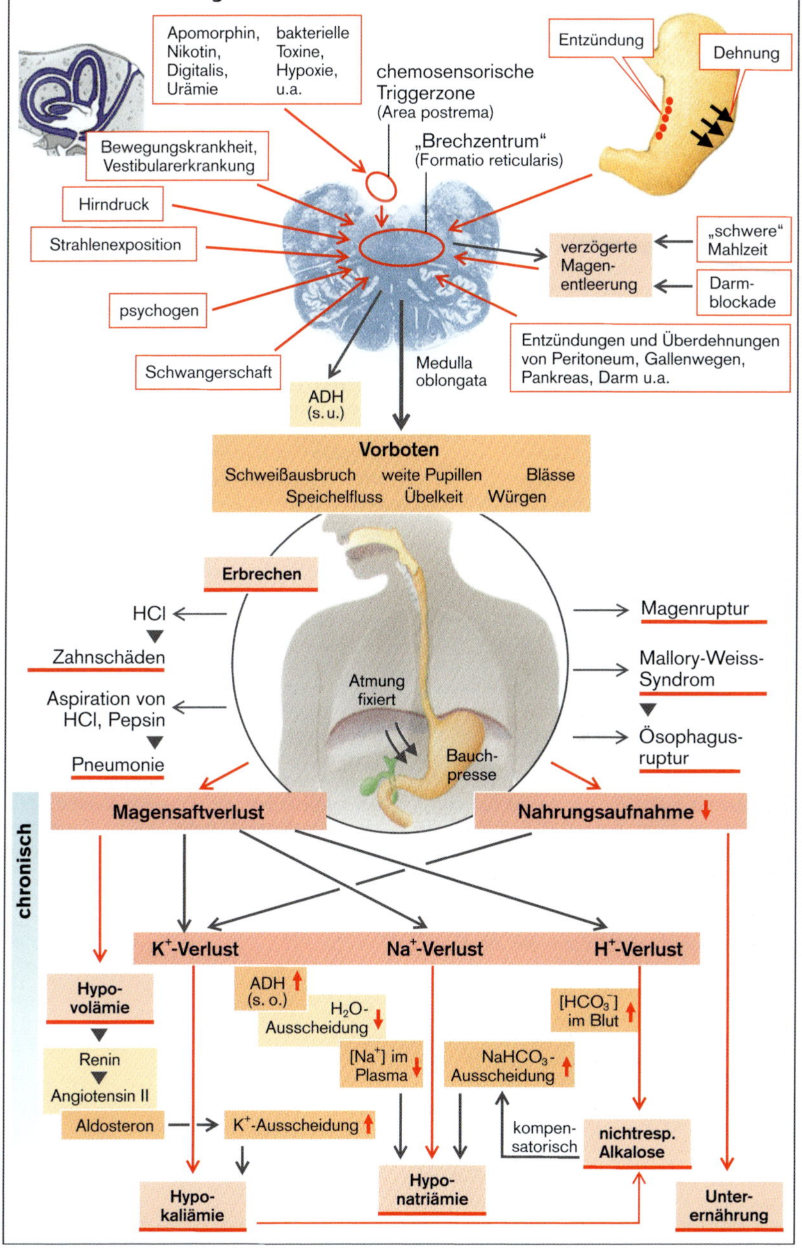

Etwas vereinfachend lassen sich drei Haupttypen der Gastritis unterscheiden, nämlich

- die erosive und hämorrhagische Gastritis,
- die nichterosive, chronisch aktive Gastritis und
- die atrophische (Fundusdrüsen-)Gastritis.

(Da eine volle Entzündungsreaktion bei vielen Gastritiden fehlt, spricht man neuerdings oft auch von *Gastropathien.*)

Die **erosive** und **hämorrhagische Gastritis** (**A1**) kann zahlreiche Ursachen haben, z. B.

- die Einnahme von nichtsteroidalen antientzündlichen Pharmaka (engl. NSAID = nonsteroidal antiinflammatory drugs), deren lokale und systemische mukosaschädigende Wirkung auf S. 158 näher beschrieben ist.
- eine Ischämie (z. B. Vaskulitis oder bei extremem Langlauf),
- Stress (Multiorganversagen, Verbrennung, Operation, ZNS-Traumen), wobei die Gastritis wohl z. T. ischämiebedingt ist,
- Alkoholabusus, Verätzungen,
- Traumen (Magensonde, verschluckte Fremdkörper, Würgen, Erbrechen usw.),
- Strahlentrauma.

Dieser Gastritistyp kann rasch zu einem **akuten Ulkus** führen (z. B. durch Stress oder NSAID; S. 158) mit der Gefahr einer größeren *Magenblutung* oder einer *Perforation* der Magenwand (**A1**).

Die **nichterosive, chronisch aktive Gastritis** („Typ B", **A2**) ist meist auf das *Antrum* beschränkt. Wie sich in den letzten Jahren klar gezeigt hat, ist die entscheidende Ursache eine bakterielle Besiedelung des Antrums mit **Helicobacter pylori**, die mit Antibiotika therapiert werden kann (s. a. Ulkus, S. 156 ff.). Die Helicobacter-Besiedelung vermindert nicht nur den Mukosaschutz, sondern kann auch die antrale Gastrinausschüttung erhöhen und somit die Magensaftsekretion im Fundus stimulieren, eine Konstellation, die die Entstehung eines **chronischen Ulkus** begünstigt.

Eine weitere Form, die sog. **reaktive Gastritis** (**A4**), entsteht in der Umgebung von erosiven Gastritiden (s. o.), von Ulzera oder von Operationswunden. Letzteres mag bei Antrum- und Pylorusoperationen z. T. durch enterogastrischen Reflux bedingt sein (**Refluxgastritis**), wobei Pankreas- und Darmenzyme sowie Gallensalze die Magenmukosa angreifen. Andererseits desinhibiert das alkalische Milieu des Darmsaftes die Gastrinausschüttung. Für Helicobacter pylori ist dies ein feindliches Milieu. (Aus ähnlichen Gründen ist der Helicobacter-Befall bei der atrophischen Gastritis seltener.)

Ganz andere Ursachen hat die **atrophische** (**Fundusdrüsen-**)**Gastritis** („Typ A", **A3**), die meist auf den Fundus beschränkt ist. Bei solchen Patienten finden sich in Magensaft und Plasma in den meisten Fällen **Autoantikörper** (hauptsächlich Immunglobulin G; Plasmazellen- und B-Lymphozyten-Infiltration) gegen Teile und Produkte der **Belegzellen** (**A rechts oben**), wie mikrosomale Lipoproteine, Gastrinrezeptor, Carboanhydrase, H^+/K^+-ATPase und Intrinsic factor (IF). Dadurch atrophieren die Belegzellen, sodass die Säure- und IF-Sekretion stark absinkt (*Achlorhydrie*). Zudem blockieren IF-Antikörper die Bindung von Cobalaminen (Vit. B_{12}) an IF oder die Endozytose des IF-Cobalamin-Komplexes im Ileum, sodass längerfristig ein Cobalaminmangel mit einer **perniziösen Anämie** entsteht (S. 36). Bei der atrophischen Gastritis steigt reaktiv die Gastrinausschüttung stark an, und die *G-Zellen hypertrophieren*. Wahrscheinlich als Folge der hohen Gastrinspiegel erfolgt eine *Hyperplasie der ECL-Zellen* („enterochromaffine-like"-Zellen), die Gastrinrezeptoren tragen und für die Histaminproduktion in der Magenwand verantwortlich sind. Diese ECL-Zell-Hyperplasie kann sich u. U. zu einem **Karzinoid** ausweiten. Die Hauptgefahr bei der atrophischen Gastritis sind allerdings die ausgedehnten *Metaplasien* der Mukosa, die als Präkanzerose zu **Magenkarzinomen** führen können.

Relativ selten sind **Gastritiden durch spezifische Erreger** wie TBC-Bakterien, Cytomegalie- und Herpesviren, Pilze wie Candida albicans u. a. Gehäuft treten solche Gastritiden bei immungeschwächten Patienten auf (AIDS, Immunsuppression bei Organtransplantationen usw.).

A. Gastritis

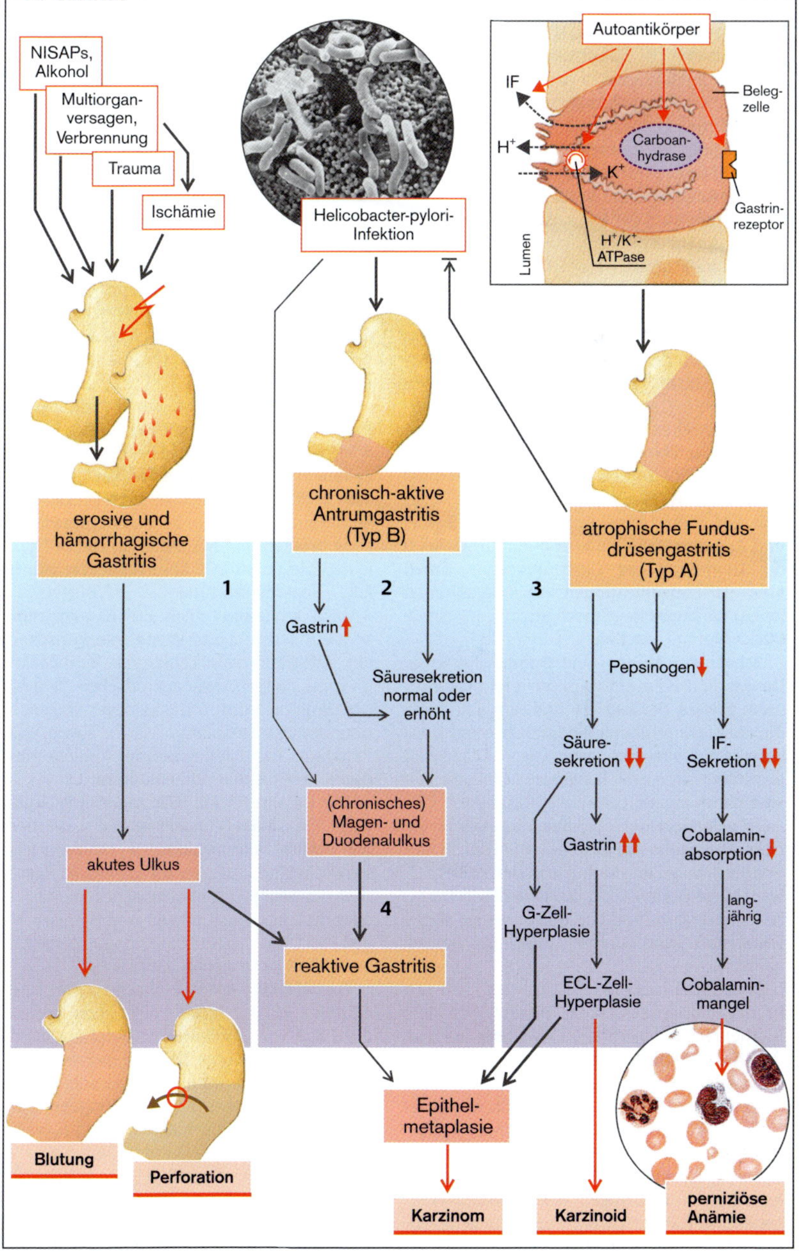

NISAPs, Alkohol
Multiorgan-versagen, Verbrennung
Trauma
Ischämie
erosive und hämorrhagische Gastritis
1
akutes Ulkus
Blutung
Perforation
Helicobacter-pylori-Infektion
chronisch-aktive Antrumgastritis (Typ B)
2
Gastrin
Säuresekretion normal oder erhöht
(chronisches) Magen- und Duodenalulkus
4
reaktive Gastritis
Epithel-metaplasie
Karzinom
Autoantikörper
IF
H^+
K^+
Carboan-hydrase
Beleg-zelle
Gastrin-rezeptor
H^+/K^+-ATPase
Lumen
atrophische Fundus-drüsengastritis (Typ A)
3
Pepsinogen
Säure-sekretion
IF-Sekretion
Gastrin
Cobalamin-absorption
G-Zell-Hyperplasie
lang-jährig
ECL-Zell-Hyperplasie
Cobalamin-mangel
Karzinoid
perniziöse Anämie

Die **H^+-Ionen** des Magensaftes werden von den Belegzellen sezerniert, die dafür in ihrer luminalen Membran eine H^+/K^+-ATPase besitzen, während die Hauptzellen das Drüsensekret mit *Pepsinogenen* anreichern (**A**). Durch die hohe H^+-Konzentration (pH 1 – 2) werden die Nahrungsproteine denaturiert und die Pepsinogene zu *Pepsinen* aktiviert, die als Endopeptidasen bestimmte Peptidbindungen der Nahrungsproteine spalten.

Die **Steuerung der Magensaftsekretion** (**A1**) erfolgt nerval, endokrin, parakrin und autokrin. **Stimulatorisch** wirken *Acetylcholin* (muskarinische M1-Rezeptoren und über GRP[gastrin-releasing-peptide]-Neurone, wobei GRP Gastrin freisetzt), *Gastrin* (endokrin), das aus den G-Zellen des Antrums stammt, und *Histamin* (parakrin; H_2-Rezeptoren), das von den ECL-Zellen („enterochromaffin-like“-Zellen) und Mastzellen der Magenwand sezerniert wird. Als **Inhibitoren** wirken *Sekretin* (endokrin) aus dem Dünndarm, *SIH* (hemmt Gastrinsekretion) sowie *Prostaglandine* (v. a. E_2 und I_2), *TGFα* (transforming growth factor) und Adenosin (alle para- und autokrin). Auch die Hemmung der Gastrinsekretion durch hohe H^+-Konzentrationen im Magenlumen ist ein wichtiger Regelmechanismus (negative Rückkopplung, **A1 links**).

Schutz der Magen- und Duodenalmukosa: Da das Säure-Pepsin-Gemisch des Magensekrets Eiweiß denaturiert und verdaut, muss die ebenfalls proteinhaltige Magen- und Duodenalwand vor dem aggressiven Magensaft geschützt werden. Folgende Mechanismen sind daran beteiligt (**A2**):

a. Ein gelartiger, 0,1 – 0,5 mm dicker **Schleim-** oder **Mukusfilm** schützt die Oberfläche des Epithels, wobei der Mukus von den Nebenzellen (Magen) bzw. den Becherzellen (Darm) sezerniert wird (und von den Pepsinen depolymerisiert und damit aufgelöst werden kann).

b. Das **Epithel sezerniert HCO_3^-**, das nicht nur in der Flüssigkeitsschicht direkt über dem Epithel angereichert wird, sondern auch in den Mukusfilm diffundiert, wo es vom Magenlumen her eingedrungene H^+-Ionen abpuffert; wesentliche Stimulatoren dieser HCO_3^--Sekretion sind *Prostaglandine*.

c. Auch das **Epithel selbst** (apikale Zellmembran, Tight junctions) *hat Barriere-Eigenschaften*, die ein Eindringen der H^+-Ionen weitgehend verhindern bzw. eingedrungene H^+-Ionen sehr effektiv wieder nach außen schaffen (Na^+/H^+-Austauschcarrier nur basolateral). Reguliert werden diese Eigenschaften u. a. durch *EGF* (epidermal growth factor), der im Speichel enthalten ist und an Rezeptoren der apikalen Epithelzellmembran bindet. Auch glutathionabhängige, antioxidative Mechanismen gehören zu dieser *Zytoprotektion*.

d. Als letzte „Verteidigungslinie“ dient schließlich eine gute **Mukosadurchblutung**, die u. a. H^+-Ionen rasch wegschafft bzw. für den Nachschub von HCO_3^- und Substraten des Energiestoffwechsels sorgt.

Epithelreparatur und Wundheilung: Für die Reparatur von Defekten im Epithel, die trotz dieser Schutzvorkehrungen entstehen, existieren folgende Mechanismen (**B unten links**):

- Dem Defekt benachbarte Epithelzellen flachen ab und schließen die Lücke durch seitliche Migration entlang der Basalmembran. Diese **Restitution** dauert etwa 30 min.
- Mehr Zeit braucht der Lückenschluss durch **Zellteilung**. Stimulierend wirken hier EGF, TGF α, IGF-1 (insulin-like growth factor 1), Bombesin und Gastrin. Bei einer Epithelverletzung proliferieren besonders solche Zelltypen rasch, die einen EGF-ähnlichen Wachstumsfaktor sezernieren.
- Wird schließlich auch die Basalmembran zerstört, setzen **akute Wundheilungsprozesse** ein: Anlockung von Leukozyten und Makrophagen, Phagozytose nekrotischer Zellreste, Revaskularisierung (Angiogenese), Regeneration der extrazellulären Matrix sowie, nach Reparatur der Basalmembran, Epithelschluss durch Restitution und Zellteilung.

Die Gefahr der *Epithelarrosion* und, in der Folge, eines **Ulkus** entsteht immer dann, wenn die *Schutz- und Reparaturmechanismen geschwächt* sind und/oder die *chemische Aggression* des Säure-Pepsin-Gemisches zu stark ist oder zu lange andauert (**A3** und **B** oben). Magen- und Duodenalulzera können daher ganz verschiedene **Ursachen** haben:

Die **Infektion mit Helicobacter pylori** ist die *häufigste Ulkusursache*. Folgerichtig hat sich die Gabe von Antibiotika inzwischen als die wirksamste Therapie bei den meisten Nicht-NSAID-Ulkuspatienten (s. u.) erwiesen. Das Bakterium überlebt die saure Umgebung der Mukusschicht wahrscheinlich deshalb, weil es eine spezielle Urease besitzt. Mit dieser erzeugt es aus Harnstoff CO_2 und NH_3 bzw. HCO_3^- und NH_4^+ und kann so H^+-Ionen in der Umgebung selbst abpuffern. H. pylori wird von Mensch zu Mensch übertragen und ▸

A. Magensaftsekretion, Schutz der Mukosa und Ulkusgefahr

1 Magensaftbildung

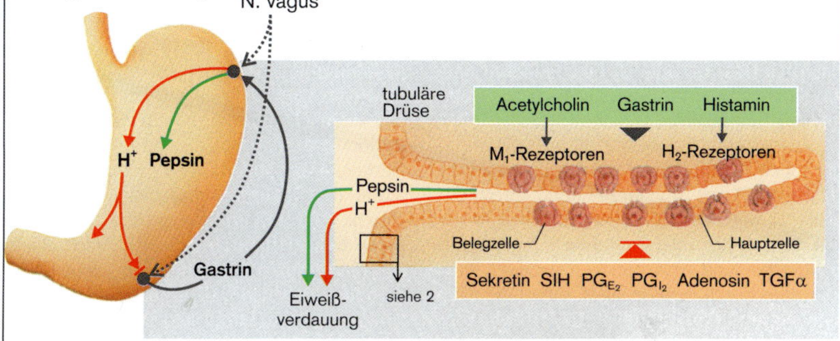

2 Mukosaschutz

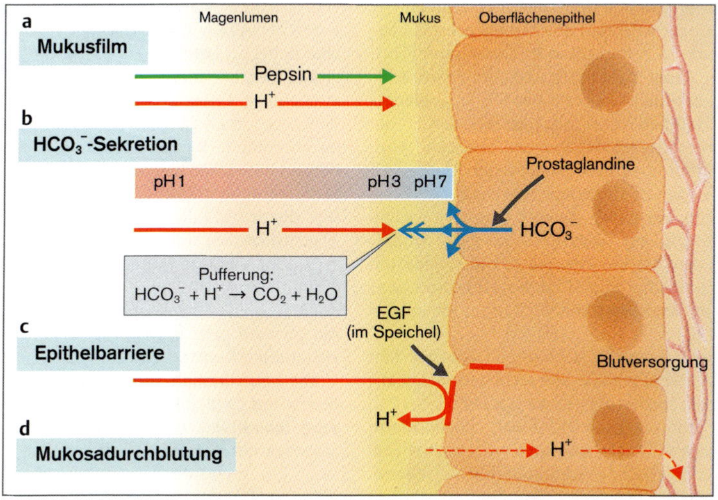

3 Ulkusgefahr

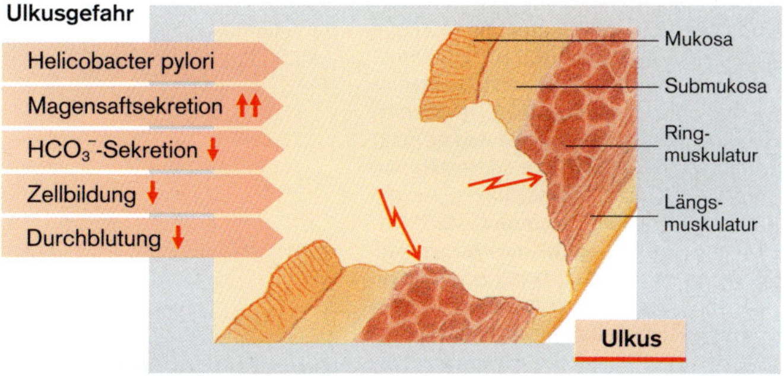

► verursacht eine Magenschleimhautentzündung (Gastritis, v. a. im Antrum; S. 154), aus der sich ein Magen- oder Duodenalulkus mit mehr als 10fach höherer Wahrscheinlichkeit entwickelt als bei Personen ohne eine solche Gastritis. Ulkusursache ist hier in erster Linie die durch die Infektion *gestörte Barrierefunktion* des Epithels (**A, B**).

Wahrscheinlich geht mit dieser infektionsbedingten Ulkusbildung auch eine vermehrte chemische Aggression einher, etwa durch O_2-*Radikale*, die von den Bakterien selbst sowie von den an der Infektionsabwehr beteiligten Leukozyten und Makrophagen gebildet werden, oder durch *Pepsine*, da H. pylori die Pepsinogensekretion stimuliert. Die H.-pylori-Infektion ist darüber hinaus mit einem erhöhten Risiko für Adenokarzinome und Non-Hodkin-B-Zell-Lymphome des Magens verbunden.

Dass die Infektion des Magenantrums häufig auch zu einem **Ulkus im Duodenum** führt, hängt damit zusammen, dass im Antrum infektionsbedingt die Zahl der SIH-sezernierenden D-Zellen vermindert ist und somit die Gastrinsekretion ungenügend gehemmt wird. Das erhöhte Gastrin steigert die Säure- und Pepsinogenausschüttung und setzt das Duodenalepithel einer vermehrten chemischen Aggression aus. Dies führt zu einer Umbildung des Epithels (*Metaplasie*), die wiederum die Einnistung von H. pylori erleichtert, was zu einer *Duodenitis* mit verstärkter Metaplasie führt usw.

Ebenfalls zu den häufigeren Ulkusursachen gehört die Einnahme von nichtsteroidalen antientzündlichen Pharmaka (**NSAID**, s. S. 154), wie Indometacin, Diclofenac, hochdosierte Acetylsalicylsäure u. a. Ihre antientzündliche und analgetische Wirkung beruht v. a. darauf, dass sie die Cyclooxygenase hemmen und so die *Prostaglandinsynthese* (aus Arachidonsäure) *blockieren*. Als unerwünschte Wirkung hemmen die NSAID systemisch auch die Prostaglandinsynthese im Magen- und Duodenalepithel, was dort einerseits die *HCO_3^--Sekretion vermindert* (geschwächter Mukosaschutz; **B** oben links), andererseits die *Säuresekretion enthemmt* (**A1**). Zusätzlich schädigen sie die Schleimhaut lokal durch nichtionische Diffusion in die Mukosazellen (pH des Magensafts << pKa'-Werte der NSAID!). Unter NSAID kann sich so nach Tagen bis Wochen ein akutes Ulkus entwickeln, wobei wegen der Hemmwirkung der NSAID auf die Thrombozytenaggregation die Gefahr von Blutungen aus dem Ulkus erhöht ist.

Akute Ulzera treten auch bei schwersten Belastungen des Organismus (**Stress**) auf, etwa nach großen Operationen, bei ausgedehnteren Verbrennungen und bei Multiorganversagen („Schock"). Hauptursache sind hier wahrscheinlich die hohen Plasmakonzentrationen von *Cortisol*, die mit *Durchblutungsstörungen* der Mukosa einhergehen.

Bei der Ulkusentstehung stehen oft **psychische Faktoren** im Vordergrund. Starke seelische Belastungen ohne „Ventil" nach außen (erhöhtes Cortisol) und/oder ein gestörtes Bewältigungsverhalten bei „normalen" Belastungen, etwa im Beruf, sind meist die Ursache. Psychogen erhöhte Sekretionsraten von Säure und Pepsinogen sowie belastungsbedingtes Fehlverhalten (starkes Rauchen, Kopfwehtabletten [NSAID!], hochprozentige Alkoholika) sind dabei oft beteiligt.

Rauchen ist ein Risikofaktor für die Ulkusentstehung. Dabei scheinen sich eine ganze Reihe von mäßig wirksamen Einzeleffekten zu summieren (**B**). **Alkohol** in großen Mengen oder in hoher Konzentration schädigt die Mukosa, während mäßiger Genuss von Wein und Bier durch nichtalkoholische Bestandteile die Magensekretion steigert.

Seltene Ulkusursachen sind Tumoren, die autonom Gastrin ausschütten (*Gastrinom*, Zollinger-Ellison-Syndrom), eine systemische *Mastozytose* oder eine *Basophilie* mit hohen Histaminkonzentrationen im Plasma.

Die **Ulkustherapie** umfasst neben der antibiotischen (s. o.) und der (selten notwendigen) operativen Therapie die Senkung der Säuresekretion mit Blockern der H^+/K^+-ATPase (S. 155, rechts oben). Sog. Antazida wirken z. T. als pH-Puffer im Lumen, haben aber auch weitere, nicht ganz geklärte Wirkungen auf die Mukosa.

B. Ulkusentstehung

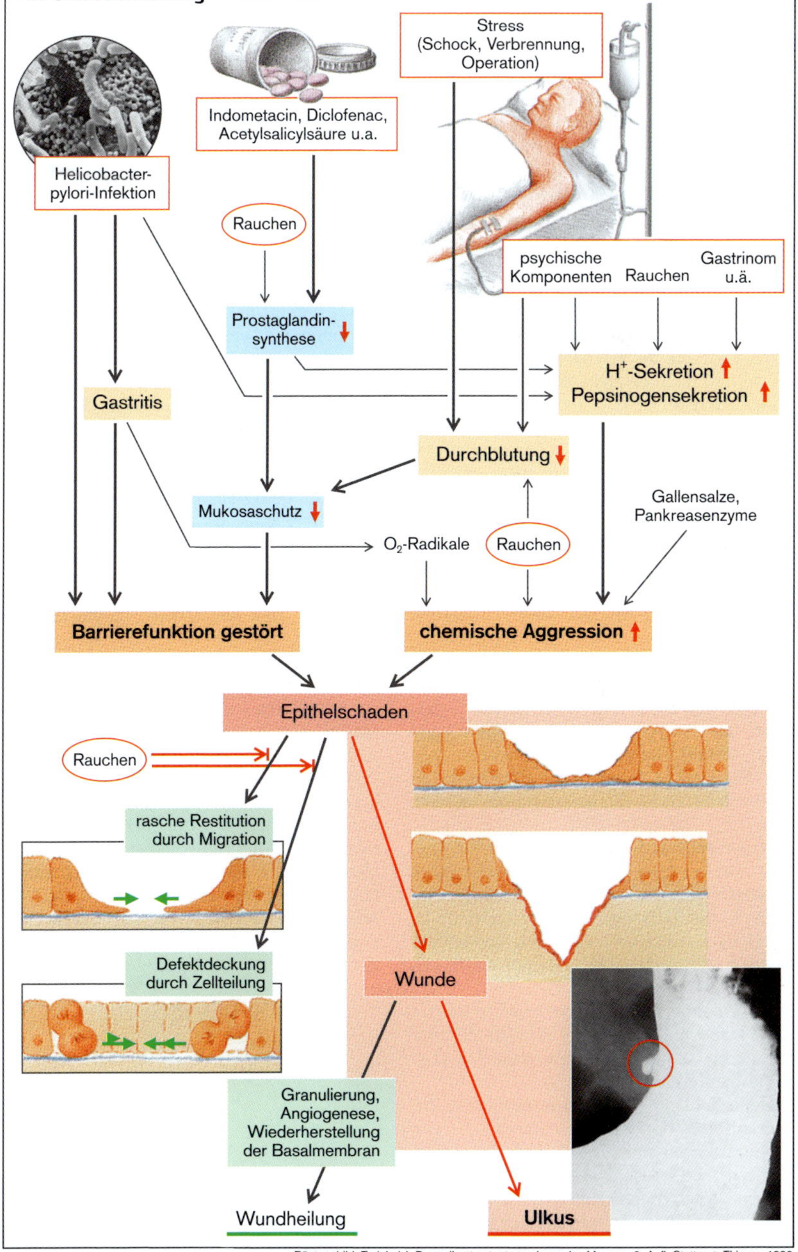

Röntgenbild: Treichel J. Doppelkontrastuntersuchung des Magens, 2. Aufl. Stuttgart: Thieme; 1990

Die Magenentfernung (**Gastrektomie**) mit Ersatzmagenbildung aus Jejunumschlingen sowie die **Magenresektion** (Billroth I oder II bzw. Roux) gehören zur Therapie von Magentumoren. Therapieresistente Magenulzera wurden auch mit selektiver **Vagotomie** (VT) behandelt. Die unselektive VT ist bei Tumoroperationen oder Blutungen oft unvermeidbar. Diese Eingriffe führen u. U. zu unerwünschten **Funktionsstörungen** (**A**):

Die operative Magenverkleinerung und die Störung von Akkommodationsreflex und rezeptivem Relaxationsreflex (nach VT) erhöhen die Magenwandspannung beim Essen, was zu *Völlegefühl, Übelkeit* und *Erbrechen* sowie *vorzeitigerSättigung* führt. Folgenschwer ist die **zu rasche Magenentleerung**. Sie kommt dadurch zustande, dass 1. der Akkomodationsreflex fehlt und so der Druckgradient vom Magen in Richtung Dünndarm erhöht ist, 2. die „Portionierer" Antrum und Pylorus fehlen und 3. die Magenentleerung nicht mehr aus dem Dünndarm retrograd gehemmt wird. Letzteres ist v. a. nach VT (Ausfall vagovagaler Reflexe) der Fall sowie bei Resektion nach Billroth II oder Roux (Umgehung der duodenalen Chemosensoren).

Folgen der zu raschen Magenentleerung sind (**A unten**):

♦ Das **zu hohe Chymusvolumen/Zeit** dehnt die Darmwand und löst *Übelkeit, Erbrechen, Krämpfe* und *Schmerzen* sowie *kutane Gefäßdilatation* (Flush), Tachykardie, Palpitationen und orthostatischen Regulationsstörungen aus. Für dieses (30 – 60 min nach dem Essen auftretende) **frühe Dumpingsyndrom** ist auch eine

♦ **Hypertonizität** des zu rasch entleerten Chymus mitverantwortlich, die über osmotisch bedingte *Wassersekretion* ins Dünndarmlumen 1. die Darmdehnung verstärkt, 2. zu *Durchfällen* führt und 3. wegen der entstehenden *Hypovolämie* zu weiteren kardiovaskulären Reaktionen führt.

♦ Außerdem *verdünnt* das sezernierte Wasser die *Enzyme* und *Gallensalze* im Dünndarmlumen, was u. a. für die Fettabsorption (Vit. D, s. u.) kritisch werden kann.

♦ Hohe Kohlenhydrat- und insbesondere Zuckerkonzentrationen (z. B. Marmelade) im Chymus führen auch deswegen zu Beschwerden, weil die rasche Glucoseabsorption einen *hohen Hyperglykämiegipfel* verursacht, der 90 – 180 min nach dem Essen eine insulinbedingte, also *reaktive Hypoglykämie* auslöst (Verwirrtsein, Bewusstseinsverlust): sog. **spätes Dumpingsyndrom**.

♦ Die rasche Chymusentleerung überfordert auch die Verdauungskapazität des oberen Dünndarms, was dadurch verstärkt wird, dass nach VT die Pankreassaftsekretion halbiert ist und bei Billroth II und Roux das Duodenum nicht im Chymusstrom liegt, sodass der normale Reiz für die Sekretin- und CCK-Sekretion fehlt. Die Folge ist, dass auch der *distale Dünndarm* zur Verdauung und Absorption herangezogen wird. Die dortigen Chemosensoren sind stark an der Auslösung von Reflexen und Hormonsignalen beteiligt, die Sättigung hervorrufen. Damit wird die **vorzeitige Sättigung** (s. o.) verstärkt, sodass diese Patienten zu wenig essen (**Gewichtsverlust**). Mitschuldig an der Verlagerung der Verdauung nach distal ist die **mangelhafte Chymusaufbereitung**. Nach distaler Magenresektion verlassen zu große Nahrungsteilchen (> 2 mm) den Magen. Da rund ein Drittel des Nahrungseisens aus dem Hämoglobin stammt (Fleisch), vermindert eine unvollständige Verdauung der zu großen Fleischpartikel u. a. die Verfügbarkeit von Häm-Eisen.

Billroth-II- (nicht Roux-Y-)Gastrektomie führt u. U. zum *Blind-Loop-Syndrom* (S. 36 u. 164).

Die **verminderte H^+**-Sekretion des Magens reduziert die Freisetzung von Nahrungs-Fe aus Komplexen sowie die Absorption von freiem Fe^{2+}. Das Versiegen der Eisenquellen führt schließlich zu einer **Eisenmangelanämie** (S. 40). Zusätzlich ist bei einer verminderten Belegzellanzahl und -aktivität auch die Sekretion von *Intrinsic factor* (IF) herabgesetzt. Fällt sie unter 10 % der Norm, leidet die *Cobalaminabsorption*, sodass es (langjährig) zu einem **Cobalaminmangel** kommen kann, der die Anämie noch verstärkt (S. 36). Durch *Ca^{2+}-* und *Vitamin-D-Mangel* kommt es schließlich zur **Osteomalazie** (S. 142).

A. Störungen nach Magenoperationen

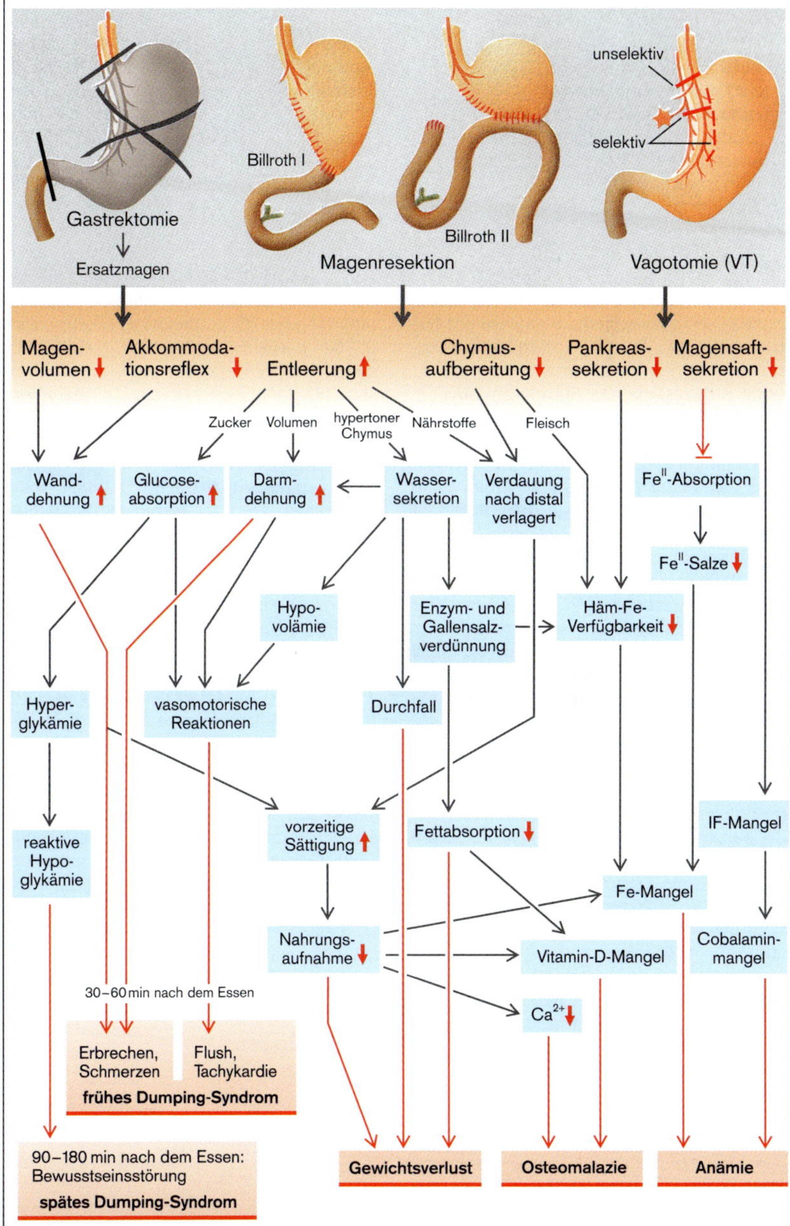

Von Durchfall oder Diarrhö spricht man, wenn der Stuhl seine normale Festigkeit verliert, was gewöhnlich mit einem Anstieg von Stuhlgewicht (Mann > 235, Frau > 175 g/d) und -frequenz (> 2/d) einhergeht. Durchfall kann unterschiedliche **Ursachen** haben:

Osmotischer Durchfall entsteht bei Aufnahme großer Mengen von Substanzen, die schon normalerweise nur langsam oder garnicht absorbierbar sind, oder bei Malabsorption (S. 164 ff.). Zur ersten Gruppe gehören *Sorbit*(*ol*) (in „zuckerfreien" Arzneizubereitungen und Süßigkeiten oder bestimmten Früchten), *Fructose* (in Limonaden, div. Obstsorten, Honig), *Magnesiumsalze* (Antazida, Laxanzien) sowie schlecht absorbierbare *Anionen* wie Natriumsulfat (Glaubersalz), -phosphat und -zitrat.

Die nichtresorbierten Substanzen sind im Dünndarm osmotisch aktiv und „saugen" daher Wasser ins Lumen: **„H_2O-Sekretion"** (**B links**). Tafel **A** zeigt dies in einem Modellversuch: Aufnahme von z. B. 150 mmol einer nicht resorbierbaren Substanz (hier: Polyethylenglykol, PEG) in 250 ml Wasser ([PEG] = 600 mmol/l) löst im Duodenum eine osmotische Wassersekretion aus, die das Volumen auf 750 ml erhöht ([PEG] sinkt auf 200 mmol/l). Die Osmolalität hat sich an die des Plasmas angepasst (290 mosm/l), wobei jetzt 90 mosm/l von Na^+, K^+ und den begleitenden Anionen getragen werden (Ioneneinstrom ins Lumen wegen hoher chemischer Gradienten). In Dünndarmmitte ist das Volumen auf 1000 ml gestiegen, [PEG] auf 150 mmol/l gesunken, und eingeströmte Ionen tragen 140 mosm/l bei. Wegen der hohen „Bergauf"-Absorption v. a. von Na^+ (+ $Anion^-$) in Ileum und Kolon (dichteres Epithel als im Jejunum!) sinkt die ionengetragene Osmolalität auf 90 bzw. 40 mosm/l. Im Stuhl ist K^+ das Hauptkation (hohe Na^+-Absorption in Ileum und Kolon). Fazit: Mit 150 mmol PEG in 250 ml H_2O wird ein Durchfall von 600 ml erzeugt. Ohne die Ionenabsorption in Ileum und Kolon (z. B. bei Resektion, Erkrankung) würde der Durchfall sogar 1000 ml betragen. (PEG wird z. B. zur Darmreinigung vor einer Darmspiegelung [Koloskopie] verabreicht.)

Bei der **Malabsorption von Kohlenhydraten** (**KH**) (**B rechts** und S. 164 ff.) führt die verminderte Na^+-Absorption im oberen Dünndarm (Wegfall des Na^+-Symports mit Glucose und Galactose) zu einer verminderten Wasserabsorption. Die osmotische Aktivität der nicht resorbierten KH führt zudem zur Wassersekretion. Allerdings können die **Dickdarmbakterien** bis zu 80 g/d (auf vier Mahlzeiten verteilt) an nicht resorbierten KH zu energetisch nutzbaren *organischen Säuren* verstoffwechseln, die im Kolon zusammen mit H_2O absorbiert werden (**B Mitte**). Nur die hohe Gasproduktion (**Flatulenz**) zeugt hier von der KH-Malabsorption. Werden allerdings > 80 g/d (d. h. > ¼ der normalen KH-Zufuhr) nicht absorbiert oder sind die Darmbakterien durch **Antibiotika** dezimiert, kommt es zum Durchfall.

Sekretorischer Durchfall i. e. S. tritt auf, wenn die **Cl^--Sekretion** der Dünndarmmukosa aktiviert wird (**C**). In den Mukosazellen wird Cl^- durch einen basolateralen Na^+-K^+-2 Cl^--Symportcarrier sekundär-aktiv angereichert und über *luminale Cl^--Kanäle* sezerniert. Diese werden durch **cAMP** aktiviert, das u. a. in Anwesenheit von bestimmten *Laxanzien* und *Bakterientoxinen* (Clostridium difficile, Choleravibrionen) vermehrt gebildet wird. *Choleratoxin* führt zu extremen Durchfällen (bis zu 1000 ml/h), die wegen des Wasser-, K^+- und HCO_3^--Verlustes (*hypovolämischer Schock, Hypokaliämie, nichtrespiratorische Azidose*) rasch lebensbedrohlich werden können. Gleiches gilt, wenn ein *VIP-sezernierender Tumor* der Pankreasinseln das **cAMP** erhöht (sog. *Pankreatische Cholera*).

Nach einer **Resektion des Ileums** und von Teilen des **Kolons** kommt es aus mehreren Gründen zu Durchfällen (**D**). Die normalerweise im Ileum resorbierten *Gallensalze* bewirken eine *beschleunigte Kolonpassage* (H_2O-Absorption vermindert). Außerdem werden die nichtresorbierten Gallensalze von den Kolonbakterien dehydroxyliert. Die entstehenden Gallensalzmetabolite stimulieren im Kolon die *Sekretion von NaCl und H_2O*. Schließlich fehlt natürlich die „Bergauf"-Absorption von Na^+ in den resezierten Darmabschnitten.

A. Osmotischer Durchfall

Aufnahme von 150 mmol einer nicht resorbierbaren, osmotisch aktiven Substanz (PEG) in 250 ml H_2O

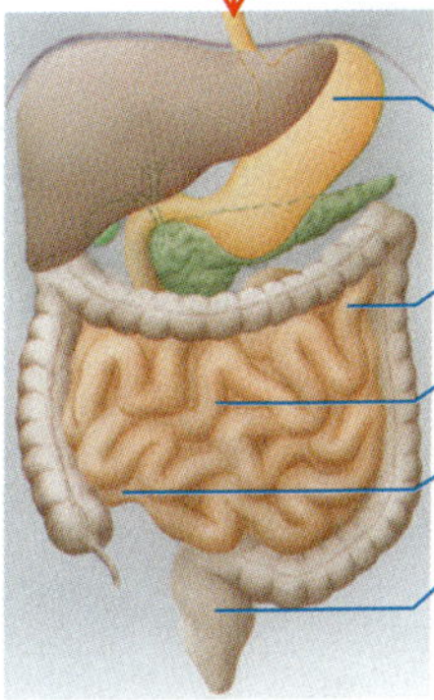

H_2O (ml)	PEG (mmol)	[PEG] (mmol/l)	$[Na^+]+[K^+]$ (mmol/l)	[Anionen] (mmol/l)	Osmol. (mosm/l)
250	150	600	~0	~0	600
750	150	200	45	45	290
1000	150	150	70	70	290
750	150	200	45	45	290
600	150	250	20	20	290

Sekretion von $H_2O + Na^+$ (+ Anionen + K^+)

Resorption von $H_2O + Na^+$, Sekretion von K^+

(nach K.D. Fine et al.)

B. Malabsorption von Kohlenhydraten

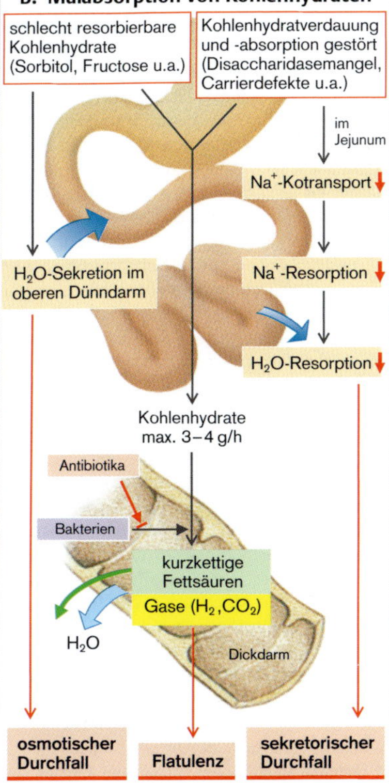

C. Erhöhte Cl^--Sekretion

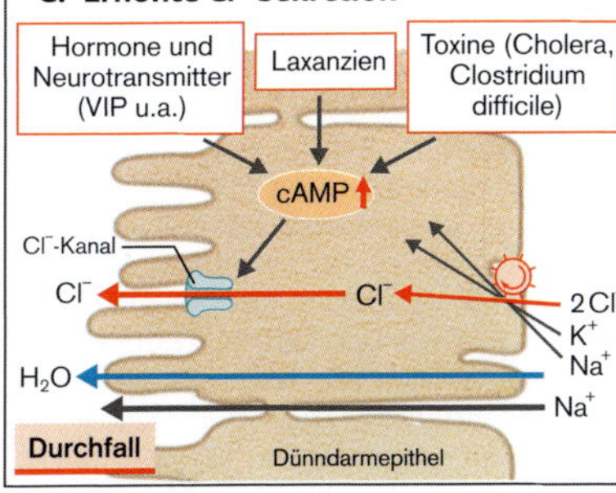

D. Teilweise Darmresektion

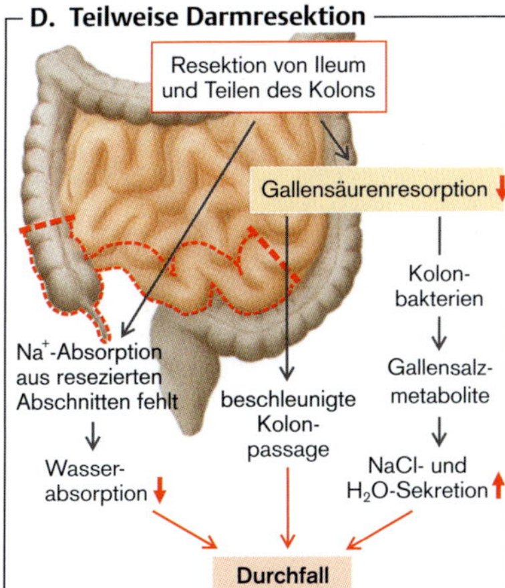

Ein Defekt bei der Aufarbeitung und enzymatischen Spaltung im Magen-Darm-Trakt wird *Maldigestion*, eine gestörte Absorption *Malabsorption* i. e. S. genannt. Da beide eng miteinander verzahnt sind, werden sie hier als Malabsorption (i. w. S.) zusammengefasst.

Von einer Malabsorption können die drei Energieträger der Nahrung, also Fette, Proteine und Kohlenhydrate, sowie Vitamine, Eisen, Calcium, Magnesium und Spurenelemente, z. B. Zink, betroffen sein (**C**). Auch die Malabsorption der enterohepatisch zirkulierenden Gallensalze ist klinisch bedeutsam (**D**). Der jeweilige **Absorptionsort** der genannten Stoffe (**A**) wird 1. von Anzahl und Dauer der vorangehenden Aufarbeitungs- und Spaltungsschritte und 2. von der Ausstattung der Darmabschnitte mit spezifischen Absorptionsmechanismen bestimmt.

So können Monosaccharide wie Glucose und Galactose bereits am Anfang des Duodenums absorbiert werden. Disaccharide müssen dagegen vorher von den Bürstensaumenzymen gespalten werden und Polysaccharide (ebenso wie Proteine und Fette) sogar erst mit dem Pankreassaft in Kontakt kommen, sodass deren Absorption bis weit ins Jejunum reicht (**A**). Eine beschleunigte Magenentleerung kann den Absorptionsort weit nach distal verschieben (S. 160), d. h., hier können stromabwärts gelegene Darmabschnitte die Absorption übernehmen, was längerfristig sogar zu einem Umbau der Mukosa führt; so kann das Ileum z. B. jejunumähnliche Eigenschaften bekommen. Dies ist nicht möglich bei Substanzen, für die nur das terminale Ileum spezifische Absorptionsmechanismen besitzt (Cobalamine, Gallensalze).

Die **normale Verdauung und Absorption** beinhaltet folgende serielle Schritte (**B**):

1. Die mechanische *Aufbereitung* der Nahrung (Kauen, distale Magenmotorik),
2. die *luminale Verdauung* (Magen-, Darm- und Pankreassaft; Galle),
3. die *mukosale Verdauung* durch Bürstensaumenzyme,
4. die *Absorption* durch das Mukosaepithel,
5. die *Verarbeitung* in der Mukosazelle und
6. den *Abtransport*, also die Ausschleusung in Blut bzw. Lymphe, mit denen die absorbierten Stoffe in die Leber bzw. in den systemischen Kreislauf gelangen.

Die **Ursachen einer Malabsorption** können all diese Schritte betreffen (**C, D**):

♦ Nach **Magenresektion** und/oder **Vagotomie** (s. a. S. 160) ist die Stimulation der enteralen Hormonsekretion (CCK u. a.) reduziert und die Synchronisation von Chymusportionierung auf der einen Seite und Stimulation von Pankreassaftsekretion, Gallenblasenentleerung und Cholerese auf der anderen Seite gestört. Außerdem ist die Dünndarmpassage beschleunigt und der pH-Wert im Duodenallumen zu sauer, was dort den Verdauungsprozess empfindlich stören kann (Enzyminaktivierung, Gallensalzfällung). Aus dem gleichen Grund kann ein **Gastrinom** (*Zollinger-Ellison-Syndrom*) Malabsorption verursachen.

♦ **Pankreaserkrankungen** wie chronische Pankreatitis (S. 174), ein Pankreaskarzinom, Mukoviszidose (S. 176) oder die Resektion des Pankreas führen zu Malabsorption, weil sie einen *Mangel an wichtigen Enzymen* (Lipase, Colipase, Trypsin, Chymotrypsin, Amylase u. a.) sowie an HCO_3^- zur Folge haben, das zur Pufferung des sauren Chymus notwendig ist.

♦ Eine **atrophische Gastritis** mit **Achlorhydrie** (S. 154) bringt 1. die Verdauung im Magen zum Erliegen und erleichtert 2. eine *Besiedelung des Dünndarms mit Bakterien*; daran kann auch eine Stase des Dünndarminhalts bei Divertikulose oder einem Dünndarmshunt schuld sein (Blind-loop-Syndrom, S. 160). Die Bakterien dekonjugieren Gallensalze (**D**) und spalten die Bindung zwischen Cobalamin (Vit. B_{12}) und Intrinsic factor (IF). Die daraus resultierende Cobalamin-Malabsorption führt ebenso zum **Cobalaminmangel** wie eine verminderte Aufnahme (z. B. veganische Diät; gilt auch für Säuglinge solcher Mütter, da deren Milch ebenfalls cobalaminarm ist), ein Mangel an IF (Achlorhydrie, S. 154), eine gestörte enzymatische Freisetzung der Cobalamine aus der Bindung anderer Proteine (hoher Magen-pH, Trypsinmangel) oder die Resektion des terminalen Ileums, dem Ort der Absorption des Cobalamin-IF-Komplexes.

♦ Ein **Mangel an Bürstensaum-Disaccharidasen** verursacht Malabsorption der entsprechenden Disaccharide. Häufig ist ein Mangel an *Lactase*, die Milchzucker (Lactose) in Glucose und Galactose spaltet. Lactasemangel, der mit einer Unverträglichkeit von Milch und lactosehaltigen Nahrungsmitteln einhergeht, ist selten angeboren, entwickelt sich aber häufig nach dem Abstillen. Dabei gibt es wesentliche ethnische Unterschiede.

♦ **Defekte spezifischer mukosaler Carrier** führen zur Malabsorption i. e. S. Bei der *Hartnup-* ►

A. Absorptionsorte malabsorptionsgefährdeter Substanzen

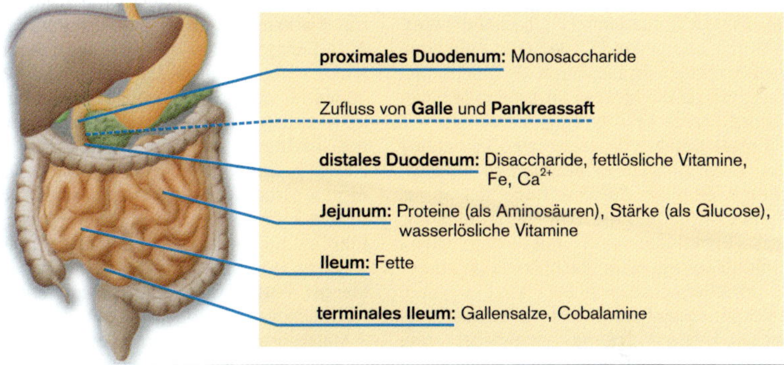

B. Verdauungsschritte, deren Versagen zu Malabsorption führt

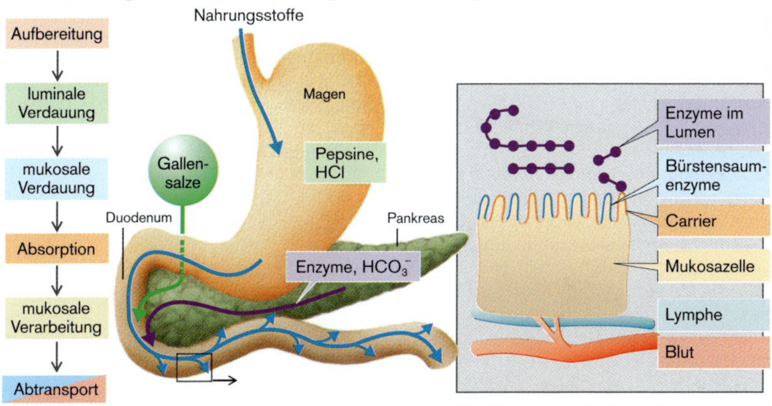

C. Ursachen und Folgen der Malabsorption (siehe auch **D.**)

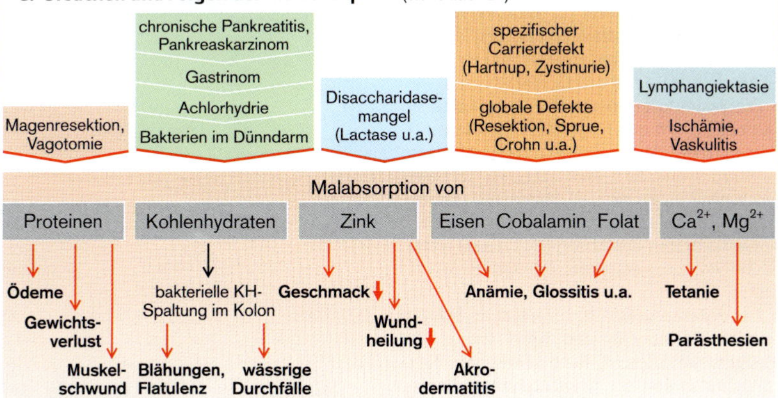

▶ *Erkrankung* z. B. ist ein bestimmter Carrier für neutrale Aminosäuren defekt, bei der *Zystinurie* einer für kationische („basische") Aminosäuren und Cystin (S. 104). (Die Aufnahme der betroffenen Aminosäuren als Dipeptid ist ungestört, da die Mukosa für Dipeptide einen eigenen Carrier besitzt.)

♦ **Globale Defekte** der mukosalen Verdauung und Absorption treten bei *diffusen Mukosaerkrankungen* wie Zöliakie, tropischer Sprue, Morbus Crohn (S. 170), Whipple-Erkrankung, AIDS, Infektionen (z. B. mit Salmonellen), *Strahlenenteritis* sowie nach *Resektion* größerer Dünndarmabschnitte auf.

♦ Neben **Alkohol** (Pankreasinsuffizienz, chronische Lebererkrankung) verursacht eine Reihe von **Medikamenten** Malabsorption: *Colchicin* (hemmt Kryptenzellteilung und Disaccharidasen), *Neomycin* und ähnliche Antibiotika (hemmen Kryptenzellteilung und Disaccharidasen; fällen Gallensalze und mizelläre Fettsäuren aus), *Methotrexat* (hemmt Folatabsorption), *Cholestyramin* (bindet Gallensalze), bestimmte *Laxanzien*, *Biguanide* u. a.

♦ Insbesondere bei der Fettabsorption ist die **Verarbeitung innerhalb der Mukosazelle** (Bildung von Chylomikronen) ein wichtiger Teilschritt, dessen Störung bei einer *Abetalipoproteinämie* zur Fettmalabsorption führt (**D**). Eine weitere Ursache dafür ist ein *lymphatisches Abflusshindernis* (Lymphangiektasie, Lymphom u. a.).

♦ Schließlich kommt es verständlicherweise zur Malabsorption, wenn die **Darmdurchblutung gestört** ist (Ischämie, z. B. bei Vaskulitis).

Die **Folgen der Malabsorption** hängen von der Art des malabsorbierten Stoffes ab:

♦ **Proteinmalabsorption** (**C**) kann zu Proteinmangel mit *Muskelschwund* und *Gewichtsverlust* führen, eine dabei entstehende Hypoproteinämie löst *Ödeme* aus (S. 250).

♦ Die **Malabsorption von Kohlenhydraten** im Dünndarm hat zur Folge (**C**), dass diese z. T. von den Dickdarmbakterien zu *kurzkettigen Fettsäuren* und zu Gasen (CO_2, H_2) verstoffwechselt werden, was zu **Blähungen und Flatulenz** führt. Entgehen mehr als 80 g/d an Kohlenhydraten der Absorption, treten osmotisch bedingte, wässrige *Durchfälle* auf (S. 162).

♦ **Fettmalabsorption** (**D**) zeigt sich an fettigen Stühlen (*Steatorrhö*) und führt wegen des Mangels an diesem hochkalorischen Nahrungsbestandteil zu *Gewichtsverlust*. Besonders wenn die Fettmalabsorption durch einen *Gallensalzmangel* oder eine anderweitig *gestörte Mizellenbildung* verursacht ist (**D**), tritt **Malabsorption der fettlöslichen Vitamine A, D, E** und **K** auf, da diese die absorbierende Mukosa nur in einem ununterbrochen lipophilen Milieu erreichen können, wozu Mizellen essenziell sind. Bei **Vitamin-K-Mangel** können die Glutamylreste von Prothrombin und anderen Gerinnungsfaktoren in der Leber nicht γ-carboxyliert werden, sodass es zu *Blutungen* kommen kann. Der **Vitamin-D-Mangel** führt bei Kindern zu *Rachitis* und bei Erwachsenen zu *Osteomalazie* (S. 144). Bei **Vitamin-A-Mangel** entwickeln sich *Hyperkeratose* und *Nachtblindheit*.

♦ **Malabsorption der wasserlöslichen Vitamine Cobalamin** (**B_{12}**) (Ursachen s. o.) und **Folat** (z. B. bei globaler Malabsorption oder Methotrexatgabe) führt zu einer makrozytären *Anämie* (S. 36), die bei Cobalaminmangel *perniziöse Anämie* genannt wird, zu *Glossitis* und *Aphthen* sowie, im Falle der Cobalamine, zu neurologischen Ausfällen (nervale Degeneration).

♦ **Eisenmalabsorption** führt zu einer hypochromen Anämie (S. 40).

D. Fettmalabsorption

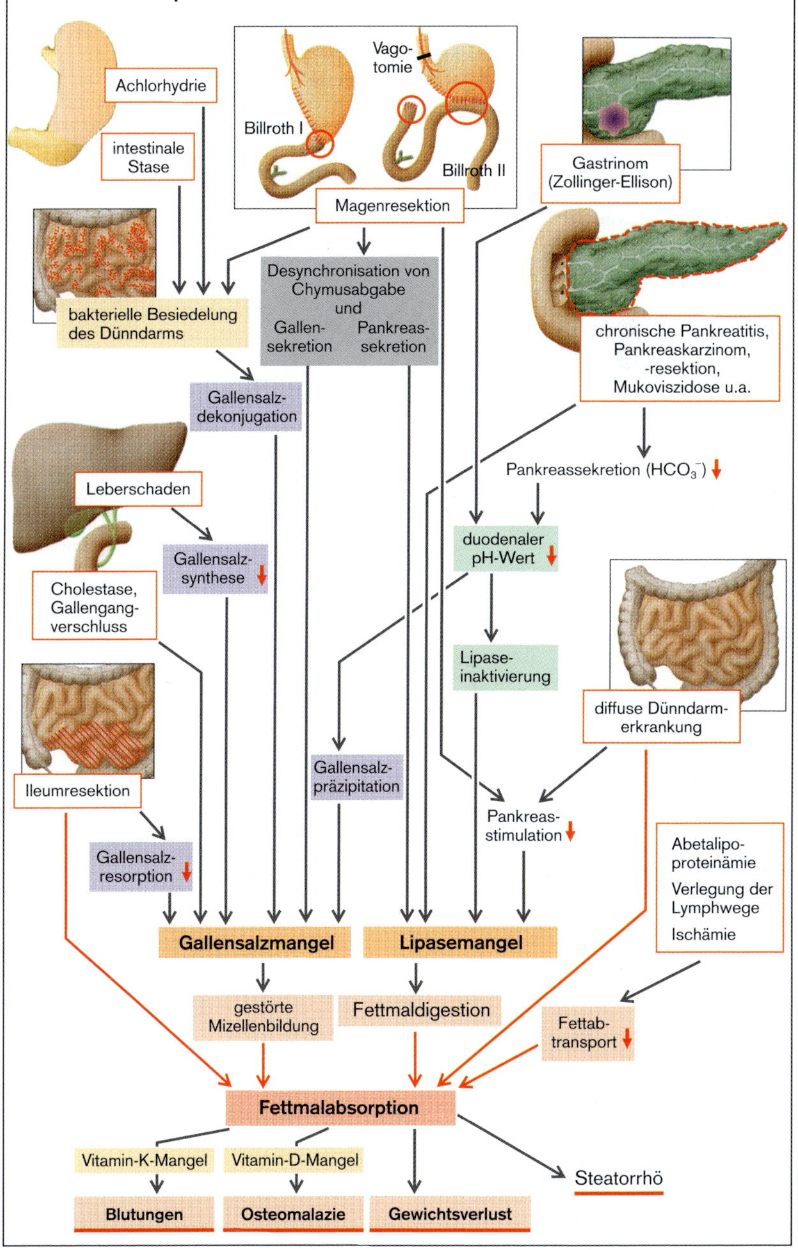

Das Symptom Obstipation (Verstopfung) kann individuell Unterschiedliches bedeuten, je nachdem, welcher Stuhlgang als „normal" angesehen wird: zu wenig, zu harter, zu seltener Stuhl, eine mühsame Defäkation oder das Gefühl, dass sie unvollständig ist. Obstipation ist oft harmlos, kann aber auch Zeichen zahlreicher Erkrankungen sein.

Ursachen einer Obstipation sind:

♦ Eine **ballaststoffarme Ernährung**, da die Darmmotilität vom Volumen des Darminhalts abhängig ist: Je größer das Volumen, desto höher die Motilität.

♦ **Reflektorische** und/oder **psychogene Störungen**. Dazu gehören 1. eine **Analfissur**, die schmerzt und reflektorisch den Tonus des Analsphinkters erhöht, was den Schmerz vermehrt usw.; 2. ein sog. **Anismus**, also eine Kontraktion (statt der normalen Dilatation) des Beckenbodens bei Dehnung des Rektums. Ein solcher *„falscher" Reflex* findet sich häufig bei Frauen, die als Kind sexuell missbraucht worden sind, aber auch bei Parkinson-Patienten; 3. ein **paralytischer Ileus** (akute Pseudoobstruktion), der durch Operationen (vor allem im Bauch), Traumen oder eine Peritonitis *reflektorisch* ausgelöst wird und im Kolon oft mehrere Tage anhält.

♦ **Funktionelle Transportstörungen**, seien sie neurogenen, myogenen, reflektorischen (s. o.), medikamentösen (z. B. Opiate) oder ischämischen Ursprungs (z. B. Traumen oder Arteriosklerose der Mesenterialarterien). Hier hat der Darmverschluss funktionelle Ursachen: **Pseudoobstruktion**.

♦ **Neurogene Ursachen:** Ein kongenitales Fehlen der anusnahen Ganglienzellen (Aganglionose bei der *Hirschsprung-Erkrankung*) führt wegen des Ausbleibens der rezeptiven Relaxation zu einem dauernden Spasmus des befallenen Segments (**A rechts unten**). Damit fehlt der rektoanale inhibitorische Reflex, d. h. der innere Analsphinkter öffnet sich nicht bei Rektumfüllung). Bei der *Chagas-Krankheit* denerviert der Erreger (Trypanosoma cruci) die Darmganglien, wobei es meist zu einer Kolondilatation kommt (Megakolon, s. u.). Aber auch *systemische Nervenerkrankungen* (Morbus Parkinson, diabetische Polyneuropathie, Virusneuritis, Tabes dorsalis, multiple Sklerose) oder *Nerven- und Rückenmarksläsionen*, die u. a. die intestinalen Fernreflexe unterbrechen, können eine Pseudoobstruktion verursachen.

♦ **Myogene Ursachen:** Muskuläre Dystrophien, Sklerodermie (vgl. S. 150), Dermatomyositis und systemischer Lupus erythematodes.

♦ Ein **mechanisches Hindernis** im Darmlumen (z. B. Fremdkörper, Spulwürmer, Gallenstein), in der Darmwand (z. B. Tumor, Divertikel, Stenose, Striktur, Hämatom, Infektion) oder von außen kommend (z. B. Schwangerschaft, Adhäsion, Hernie, Volvulus, Tumor, Zyste). Die Folge ist ein mechanischer Darmverschluss: **Obstruktion**.

♦ Schließlich tritt bei manchen Patienten Obstipation (abwechselnd mit Diarrhöen) auf, ohne dass eine der obigen Ursachen erkennbar ist. Emotionaler oder physischer Stress ist oft der Auslöser, man spricht vom **Colon irritabile**.

Folgen der Obstruktion und Pseudoobstruktion: Ein völliger Verschluss führt zur Ansammlung von Gas und Flüssigkeit proximal davon und weitet dort den Darm aus, der sich anfänglich in mehrminütiger Folge **schmerzhaft** kontrahiert. Die fortschreitende *Dehnung* drosselt die *Durchblutung* und löst, insbesondere wenn der proximale Dünndarm betroffen ist, **Erbrechen** mit der Folge der Dehydratation (**Hypovolämie**) aus. Diese kann deshalb rasch fortschreiten, weil im Darm vermehrt Flüssigkeit sezerniert wird. Neben der Dehnung ist daran ursächlich eine Aszension der Dickdarmbakterien in den Dünndarm beteiligt, deren Endotoxine die Ausschüttung von VIP, PGI_2 und $PGF_{2\alpha}$ auslösen. Eine bakterienbedingte **Entzündung** mit Ödembildung der Darmwand und Peritonitis sowie die evtl. entstehende **Ischämie** (s. o.) können die Situation rasch bedrohlich werden lassen. Ist die (Pseudo-)Obstruktion weit analwärts lokalisiert, kann sich ein **Megakolon** (**A**) entwickeln, das bei fulminanter Kolitis, bei Volvulus (Darmverschlingung) oder ohne erkennbare Ursache (Ogilvie-Syndrom) *akut* auftreten kann. Die Abgrenzung vom paralytischen Ileus (s. o.) ergibt sich vor allem aus der Anamnese.

A. Ursachen und Folgen von Obstipation und (Pseudo-) Obstruktion

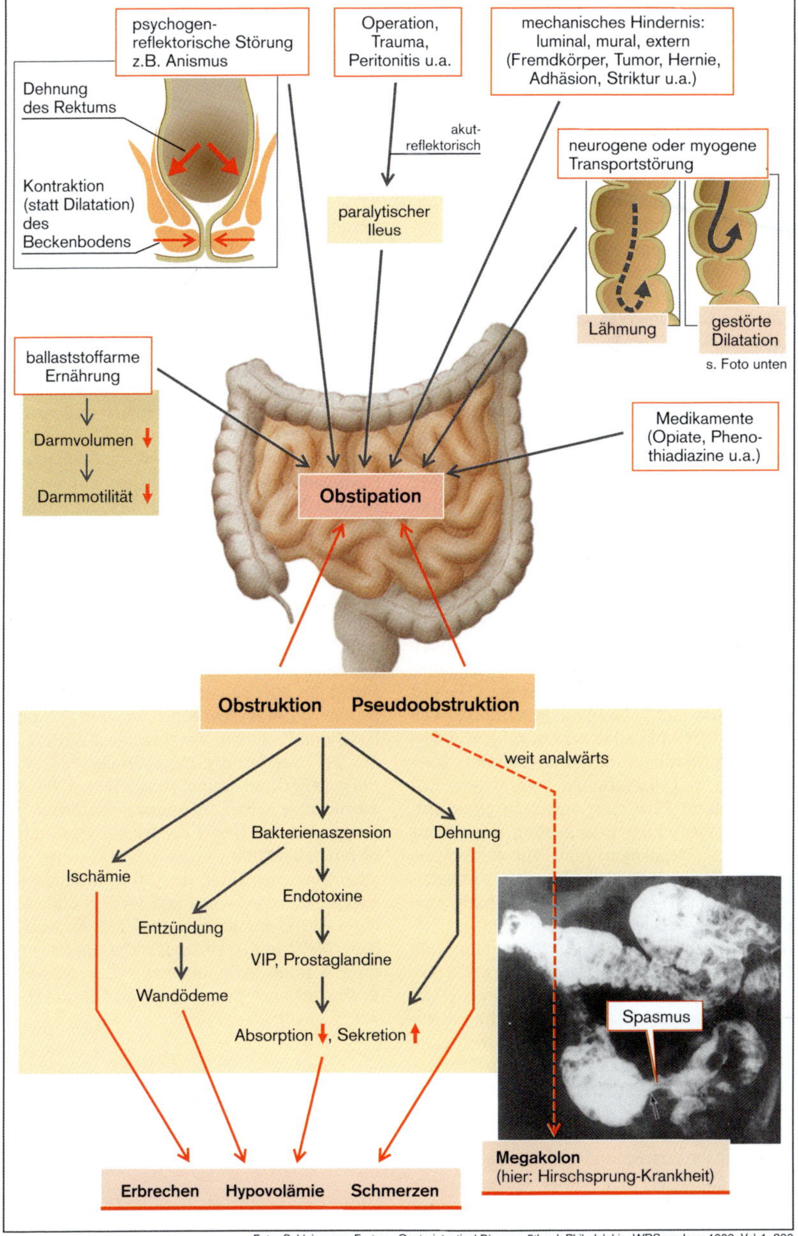

Foto: Schleisenger, Fortran. Gastrointestinal Disease. 5th ed. Philadelphia: WBSaunders; 1993; Vol. 1: 892

Morbus Crohn und Colitis ulcerosa sind chronisch-entzündliche Darmerkrankungen (= engl. **IBD** = inflammatory bowel diseases), die mit Rückfällen und Remissionen einhergehen. Die Erkrankungen treten meist vor dem 30. Lebensjahr auf und sind in unterschiedlichen Darmabschnitten lokalisiert (**A1a**, **A2a**). Verwandte ersten Grades von IBD-Patienten haben ein 5 – 20-fach erhöhtes Risiko, ebenfalls daran zu erkranken.

Beim **Morbus Crohn** (**MC**) ist die Entzündung *transmural* (**A1b**); sie befällt meist Ileum (Ileitis) und Kolon (Ileokolitis), doch können auch andere Darmabschnitte betroffen sein. In Biopsien finden sich nicht-verkäsende *Granulome* in der Darmwand (**A1c**: Granulom mit Makrophagen, Riesen- und Epitheloidzellen). *Symptome* sind gewöhnlich Durchfall und Bauchschmerzen, doch können Abszesse (ausgehend von den Krypten), Fisteln und Strikturen mit der Gefahr von Darmverschlüssen auftreten. Die Fisteln brechen oft in benachbarte Organe durch. Die vom MC befallenen Darmabschnitte sind gegenüber dem angrenzenden, normalen Darm scharf abgegrenzt. Die Patienten haben ein erhöhtes Darmkarzinom-Risiko.

Bei der **Colitis ulcerosa** (**CU**) finden sich Ulzera der Rektumschleimhaut, von wo aus sich die Entzündung nach proximal ausdehnen kann (blutiger Durchfall!), u. U. auf das ganze Kolon. Im Gegensatz zum MC ist die CU meist auf Mukosa und Submukosa beschränkt (**A2 b** u. **c**: eitriger Mikroabszess mit eingewanderten Neutrophilen). Ein transmurales Fortschreiten der Ulzerationen kommt aber vor und kann zu Peritonitis sowie zu einer entzündungsbedingten Erweiterung des Kolons (toxisches Megakolon) und zur Perforation führen. Das Langzeitrisiko für ein Kolonkarzinom ist hoch. Beteiligt an **Entstehung und Ausmaß der IBD** sind:

- die Darmmukosa mit ihrer Barrierefunktion (inkl. der Muzine und Proteine aus den Becherzellen), ihren Toll-like-Rezeptoren (TLR), ihren zytosolischen nucleotide binding oligomerization domain (NOD)-like receptors (NLRs) und ihren Chemokin- und Fc-Rezeptoren,
- die v. a. im Dickdarm lebenden Bakterien (kommensale Darmflora),
- das unspezifische und spezifische Immunsystem (S. 46 ff.) des Darms, wobei an Ersterem die Enterozyten wesentlich beteiligt sind,
- eine lange Liste von sog. Susceptibiliy-Genen, deren Träger anfällig für IBD sind,
- psychosoziale Faktoren (z. B. Tod in der Familie, Scheidung), die zur Verschlimmerung der IBD-Symptome führen können, sowie
- eine Appendektomie, die weitgehend vor CU, nicht aber vor MC schützt.
- Normalerweise besteht eine **Homöostase** *zwischen der normalen Darmflora und den Abwehrmechanismen* des Darms, was eine gewisse Immuntoleranz beinhaltet (**B1**). So tolerieren die Enterozyten die Besetzung ihrer TLRs durch Peptidoglykane (PGNs, binden an TLR2) bzw. durch CpG (Cytosin-phosphatidyl-Guanosin, ein DNA-internes Dinukleotid, bindet an TLR9). Letzteres bewirkt, dass der IKK (IκB-Kinase-Komplex) nicht aktiviert wird und damit die *NFκB-Bildung* (S. 10) niedrig gehalten bleibt. An der Regulation der intestinalen Mikroflora sind auch α-Defensine beteiligt (**B1**).

Treten im Darm hingegen pathologische **Fremdantigene** auf (z. B. Peitschenwürmer), so wird NFκB voll aktiviert und das Antigen durch β-Defensine sowie – vermittelt durch TSLP (= thymisches stromales Lymphopoetin und dendritische Zellen (DC) – durch eosinophile Granulozyten und IgE sezernierende B-Lymphozyten bekämpft (S. 52).

Die o. g. Homöostase ist bei bestimmten **Gendefekten** sehr labil. So verursacht z. B. ein *Defekt des IKK* (**B2**) einen Mangel an TSLP und β-Defensin, was dazu führt, dass die DCs über IL-12 und IL-23 eine *Entzündung* auslösen, an der IFN (Interferon)γ, eingewanderte Neutrophile (**A2c**) und Monozyten sowie TNF (Tumornekrosefaktor) als Apoptose-Auslöser beteiligt sind. Ein *Defekt der Panethzellen* (gain-of-function-Mutation des mNOD2-Gens) hat eine Übersensibilität des MDP(Muramyl-Dipeptid)-Rezeptors zur Folge, was im Endeffekt beim MC ebenfalls eine Entzündung auslöst (**B2**). Mehr und mehr dieser Pathomechanismen wurden zwar in letzter Zeit entdeckt, doch sind noch längst nicht alle Zusammenhänge geklärt.

A. Chronische Darmentzündungen

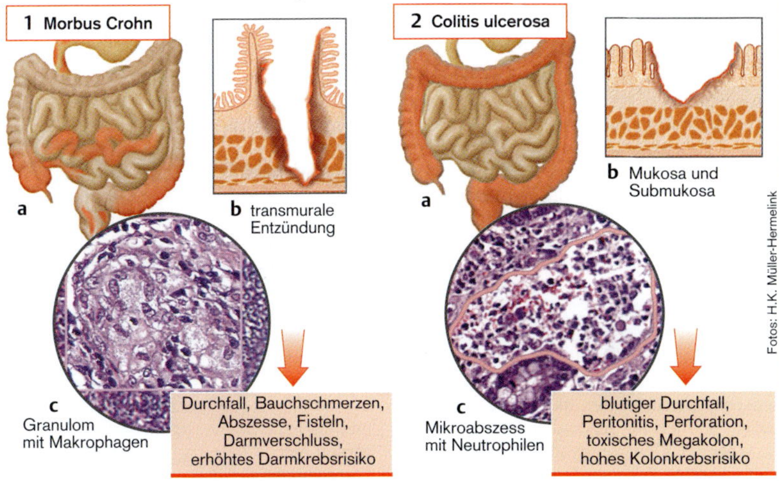

Fotos: H.K. Müller-Hermelink

B. Normale und gestörte Mukosa/Bakterien-Homöostase

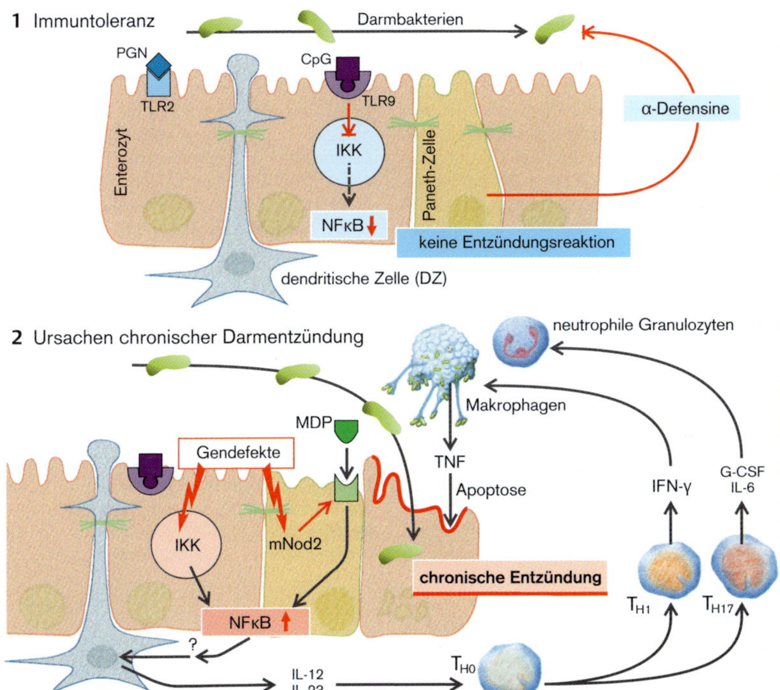

z.T. nach Ben-Neriah & Schmidt-Supprian

Die meisten Pankreasenzyme werden erst im Darmlumen aktiviert, wobei die Aktivierung von Trypsinogen zu Trypsin durch eine Enteropeptidase ein Schlüsselschritt ist, da Trypsin weitere Enzyme aktiviert. Wird es schon in den Azinuszellen aktiviert, sorgt das pankreatische *Trypsin-Inhibitor-Protein* dafür, dass Trypsin dort nicht wirksam wird. Hält dieser Schutzmechanismus mit der Trypsinaktivierung allerdings nicht Schritt oder wird Trypsin im Lumen des Pankreasganges aktiv, kommt es zur **Selbstandauung des Pankreas**, was neutrophile Granulozyten anlockt (Pankreatitis), die offenbar zur Trypsinogenaktivierung beitragen.

Obwohl chronisch hoher **Alkoholkonsum** und **Gallensteine** in mehr als 80 % der Fälle zur Vorgeschichte gehören, sind die **pathogenetischen Mechanismen** nicht ganz klar. Diskutiert werden die folgenden Möglichkeiten, die wohl z. T. gleichzeitig oder von Fall zu Fall alternativ eine Rolle spielen.

- Ein **erhöhter Druck im Pankreasgang** (Abflusswiderstand und/oder Flussrate zu hoch) kann an der Auslösung einer *akuten Pankreatitis* (**akute P.**) beteiligt sein (**A1**). Dies ist wohl auch die Ursache für die relativ häufige akute P. nach einer ERCP (= endoskopische retrograde Cholangiopankreatikographie). Ein *Verschluss des Ausführungsgangs* nach der Einmündung des Gallengangs (meist durch Gallensteine, **A2**) führt außerdem zu einem **Reflux von Galle** ins Pankreas, die dort das Gangepithel schädigt sowie die Fettandauung beschleunigt.
- Während bei Verschluss des Pankreasgangs unklar ist, wie Trypsin aktiviert wird, gelangt beim **duodenopankreatischen Reflux** (z. B. bei Duodenalverschluss) die im Duodenum anwesende Enteropeptidase ins Pankreas (**A3**).
- Alkohol, Acetylsalicylsäure, Histamin u. a. erhöhen die **Permeabilität des Pankreasgangepithels**, so dass es für größere Moleküle durchlässig wird. Daher diffundieren die von den Acini sezernierten Enzyme ins periduktuläre Interstitium und richten dort Schaden an (**A4**). Zudem scheint Alkohol im Gangsystem Proteine auszufällen, was stromaufwärts zu einer Druckerhöhung führt (**A4**).
- Untersuchungen an Tiermodellen mit akuter P. zeigten, dass die Pankreasenzyme u. U. auch **intrazellulär aktiviert** werden können. Dabei scheint die im Golgi-Apparat normalerweise stattfindende Sortierung in lysosomale Enzyme und H^+-ATPasen (für die Lysosomen) einerseits und in die zu sezernierenden Pankreasenzyme andererseits gestört zu sein (**A5**). Die Exportproteine werden daher zusammen mit den lysosomalen Proteasen in dieselben Vesikel eingebaut, sodass Trypsin dort aktiviert wird. Dazu reichen schon Spuren, da Trypsin sich autokatalytisch selbst aktivieren kann.

Trypsin aktiviert weitere **Enzyme** (Phospholipase A2, Elastase u. a.), **Gerinnungsfaktoren** (Prothrombin zu Thrombin), **Gewebshormone** (über Kallikrein werden Bradykinin und Kallidin aktiviert) und **zytotoxische Proteine** (Komplementsystem). Am **Pankreas** (**A6**, P im Computertomogramm) kommt es in der Folge zuerst zu einer allgemeinen Zellschwellung (*Pankreasödem*; **A7**, P + E). Vor allem die aktivierte Elastase verursacht *Gefäßarrosionen* mit Blutungen (hämorrhagische Pankreatitis) und ischämischen Organbezirken. Letztere weiten sich durch Thrombusbildung infolge Thrombinaktivierung weiter aus, sodass *Nekrosen* entstehen. Auch die endokrinen Langerhans-Inseln werden zerstört, was Insulinmangel und folglich eine *Hyperglykämie* zur Folge hat (S. 312 ff.). **Peripankreatisch** entstehen Fettnekrosen mit Seifenbildung, ein Prozess, der Ca^{2+} verbraucht (Ca^{2+}-Sequestrierung) und eine Hypokalzämie (s. u.) mitverursacht. Die Bindung von Mg^{2+}-Ionen des Plasmas an die freiwerdenden Fettsäuren erzeugt eine *Hypomagnesiämie* (S. 136). All diese Schäden können auch auf die retroperitoneal **benachbarten Organe** übergreifen, also Milz, Mesenterium, Omentum, Duodenum usw.

Da die aktivierten Enzyme im Plasma erscheinen, wo sie auch diagnostisch wichtig sind, kommt es zu einer **Hypalbuminämie** mit der Folge der **Hypokalzämie** sowie zu einer systemischen Vasodilatation und Plasmaexsudation (Auslöser: Bradykinin, Kallidin) bis hin zum **Kreislaufschock**. Phospholipase A2 und freie Fettsäuren (aus der vermehrten Lipolyse) im Plasma zerstören den Surfactant am Alveolarepithel mit der Folge der arteriellen **Hypoxie**. Schließlich werden auch die Nieren geschädigt (Gefahr der **Anurie**).

A. Ursachen und Folgen der akuten Pankreatitis

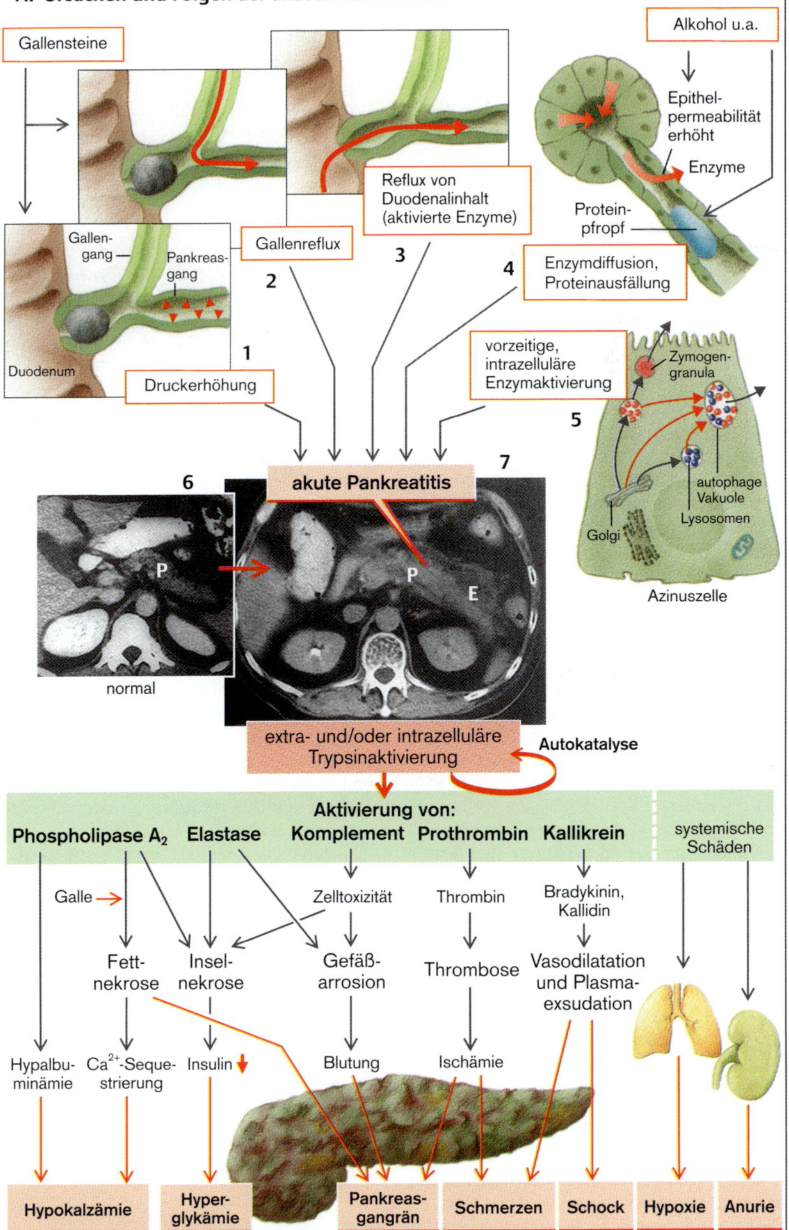

CTs: Schleisenger, Fortran. Gastrointestinal Disease. 5th ed. Philadelphia: WB Saunders; 1993; Vol. 2: 1641 (z. Verfüg. gest. von E.T. Steward M.D.)

Die chronische Pankreatitis ist ein entzündlicher Prozess, der das exokrine und endokrine Gewebe zerstört und das Organ fibrosiert. Folgende Formen werden unterschieden:

Die **chronisch-kalzifizierende Pankreatitis** (**A links**) ist mit 70 – 80 % die häufigste Form. Sie wird verursacht durch **chronischen Alkoholabusus** (> 80 g/d über Jahre) und ist charakterisiert durch unregelmäßig verteilte Gewebsläsionen mit intraduktalen Proteinpfröpfen und Steinen sowie durch Atrophie und Stenose des Gangsystems. Bei der Pathogenese spielen folgende Mechanismen eine Rolle:

- Während normalerweise der Stimulation der Azini (enzymreiches Sekret) eine erhöhte Sekretion der Ausführungsgänge (HCO_3^-, Wasser) parallelgeht, ist letztere bei der chronischen Pankreatitis vermindert. Daher erhöht sich die Proteinkonzentration des Sekrets, insbesondere bei Stimulation der Pankreassekretion. Dies führt zur Eiweißausfällung in den Ganglumina, wodurch sich dort **Proteinpfröpfe** und **-ablagerungen** bilden.
- In das ausgefällte Eiweiß lagern sich *Calciumsalze* ein, was die **Bildung von Steinen** im Lumen kleiner Gänge und konzentrische Kalkablagerungen an der Wand größerer Gänge zur Folge hat. Ursache dafür ist möglicherweise, dass bei der chronischen Pankreatitis zwei Bestandteile des Pankreassaftes vermindert sind, die normalerweise die Ausfällung von Kalksalzen aus dem Pankreassaft verhindern: Zum einen ist dies **Citrat**, das Calcium komplex bindet, zum anderen das 14-kDa-Protein **Lithostatin** (= pancreatic stone protein, **PSP**), das Calciumsalze bei der (physiologischerweise bestehenden) Übersättigung in Lösung hält.
- Ähnlich wie bei der akuten Pankreatitis (S. 172) kommt es zur intraduktalen **Aktivierung von Trypsin**, das nicht nur selbst zur Andauung des Pankreasgewebes beiträgt, sondern auch weitere aggressive Enzyme, wie Elastase und Phospholipase A_2, im Gangsystem und u. U. auch interstitiell aktiviert. Ursache für die vorzeitige Enzymaktivierung ist, so vermutet man, der durch die Abflussbehinderung erhöhte intraduktale Druck, der Epithelläsionen verursacht, im Verein mit dem erhöhten Proenzymgehalt (bei unveränderter Konzentration des Trypsin-Inhibitor-Proteins; S. 172).

Der selteneren **chronisch-obstruktiven Pankreatitis** (**A rechts**) liegt ein *Verschluss des Hauptausführungsgangs* (bzw. beider Ausführungsgänge) zugrunde, wobei u. a. ein Tumor, eine Narbenstriktur oder eine Papillenstenose die Ursache sein kann. Hier fehlen die Verkalkungen, und es steht eine starke **Erweiterung des Gangsystems** stromaufwärts der Stenose im Vordergrund (**A**: endoskopische retrograde Pankreatographie [ERP], eine Röntgenkontrastmitteldarstellung des Gangsystems). Kann die Obstruktion rechtzeitig beseitigt werden, ist diese Form der chronischen Pankreatitis (im Gegensatz zur kalzifizierenden) reversibel.

Weitere Formen der chronischen Pankreatitis sind u. a. eine **idiopathische**, nicht alkoholbedingte Pankreatitis bei mangelernährten Jugendlichen in den Tropen und eine chronische Pankreatitis bei **Hyperkalzämie** auf dem Boden eines Hyperparathyreoidismus.

Akute Exazerbationen einer chronischen Pankreatitis sind, besonders bei bestehender Alkoholanamnese, von einer akuten Pankreatitis meist nur schwer zu unterscheiden. In beiden Fällen steht die vorzeitige Aktivierung der Pankreasenzyme im Vordergrund (s. o. und S. 172), was über ein Pankreasödem zu Hämorrhagie und Nekrose führen kann sowie zu akuten Pseudozysten, zu einem Pankreasabszess und zur Beeinträchtigung benachbarter Organe wie Duodenum, Antrum, Ductus choledochus, Kolon usw.

Die **Folgen** der chronischen Pankreatitis sind Gewebeatrophien, Duktusstenosen und periduktale Fibrose mit Vernarbungen. Dies führt zum schrittweisen *Parenchymverlust* mit der Folge der exokrinen und später auch endokrinen **Pankreasinsuffizienz**. Damit verbunden sind intermittierende oder ununterbrochene *Schmerzen, Malabsorption* (S. 164 ff.), Durchfälle (S. 162) und *Gewichtsverlust* sowie ein *Diabetes mellitus* (S. 312 ff.) und eine *Schädigung der Nachbarorgane* (pankreatischer Aszites, Portal- und Milzvenenthrombose, Stauungsikterus u. a.).

A. Ursachen und Folgen der chronischen Pankreatitis

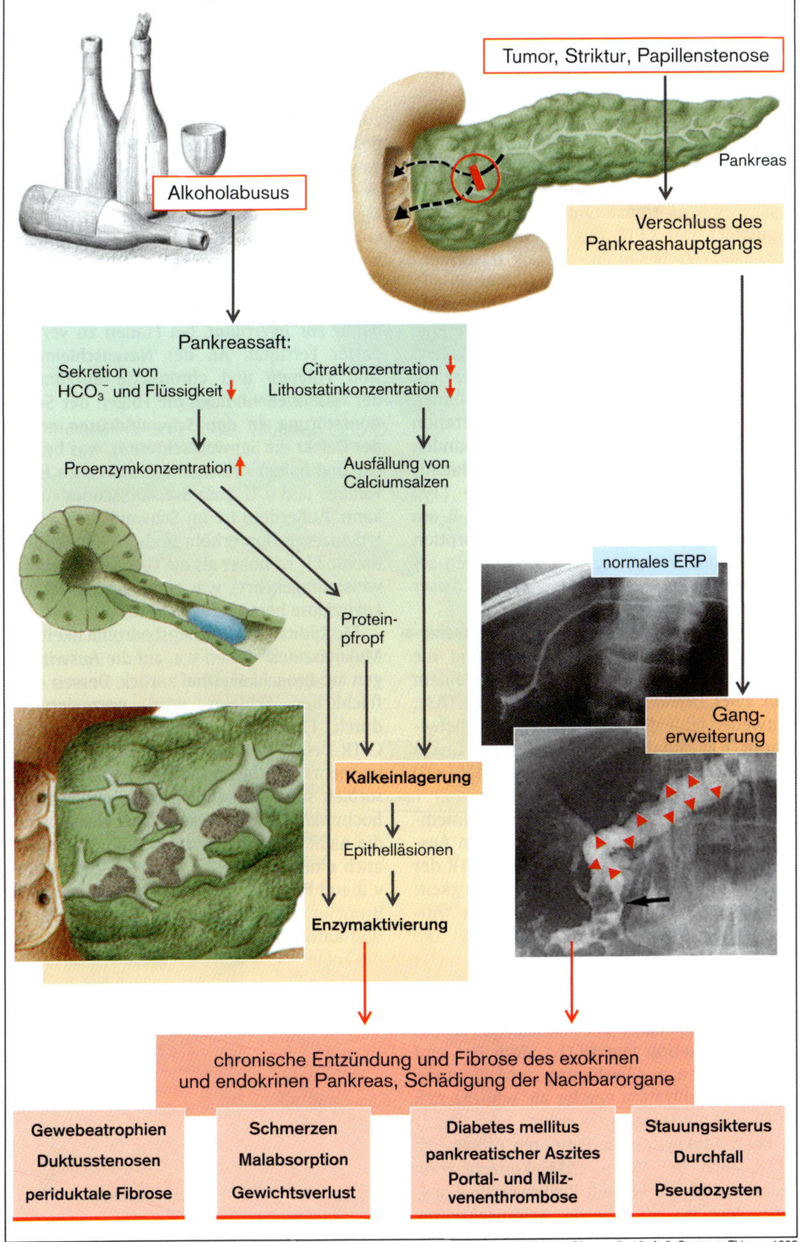

Foto Gangerweiterung: Thurn P. et al. Einführung in die radiologische Diagnostik. 10. Aufl. Stuttgart: Thieme; 1998

Gallensteine bestehen bei rund 75 % der Patienten aus Cholesterin (Frauen sind dabei häufiger betroffen als Männer), der Rest sind sog. Pigmentsteine, die v. a. unkonjugiertes Bilirubin enthalten. Beiden gemeinsam ist ihre schlechte Wasserlöslichkeit.

Cholesterin (**Ch**) fällt in der Galle normalerweise nur deswegen nicht aus, weil dort ausreichend konjugierte **Gallensalze** (**GS**), und **Phosphatidylcholin** (**Pch** = Lecithin) zu seiner *mizellären Lösung* zur Verfügung stehen (**A4**, grüne Fläche). Erhöht sich das Konzentrations-*Verhältnis* [**Ch**]/[**GS** + **Pch**], bleibt Ch in einem schmalen Bereich noch in „übersättigter" mizellärer Lösung (**A4**, orange Fläche). Diese scheinbare „Übersättigung" beruht wahrscheinlich darauf, dass die Leber Cholesterin auch hochkonzentriert im „Kern" unilamellärer Vesikel in die Galle sezerniert (**A2**), wobei Pch die lösungsvermittelnde „Schale" dieser 50 – 100 nm großen Vesikel bildet. Erhöht sich der relative Gehalt an Ch weiter, bilden sich multilamelläre Vesikel (bis 1000 nm), die weniger stabil sind und Ch abgeben, das dann in der wässrigen Umgebung in Form von **Cholesterinkristallen** ausfällt (**A2**; **A4**, rötliche Fläche). Die Kristalle sind die Vorstufen von Gallensteinen.

Wesentliche **Ursachen** der Erhöhung von [Ch]/[GS + Pch] sind:

- **Erhöhung der Cholesterinsekretion** (**A2**). Dazu kommt es entweder bei *vermehrter Ch-Synthese* (gesteigerte Aktivität der HMG[3-Hydroxy-3-methylglutaryl]-CoA-Reduktase) oder bei *Hemmung der Ch-Veresterung*, z. B. durch *Progesteron* in der Schwangerschaft (Hemmung der ACAT [Acyl-CoA-Cholesterin-Acyltransferase]).
- **Verminderte Gallensalzsekretion** (**A1**). Sie beruht entweder auf einer *Abnahme des GS-Pools*, etwa bei gestörter GS-Resorption im terminalen Ileum (z. B. bei Morbus Crohn oder nach Darmresektion), oder auf einer länger dauernden *Sequestrierung der GS* in der Gallenblase, etwa beim *Fasten* (evtl. schon über Nacht) oder bei *parenteraler Ernährung*. Dadurch ist der enterohepatische Kreislauf der GS vermindert, sodass deren Sekretion in die Galle absinkt. Da die Ch-Sekretion nicht linear mit der GS-Sekretion verbunden ist (**B rechts**), steigt bei niedriger GS-Sekretion das [Ch]/[GS + Pch]-Verhältnis. Dieses erhöht sich weiter unter dem Einfluss von *Östrogenen*, die das Konzentrationsverhältnis Cholat/Chenodeoxycholat ansteigen lassen (Aktivierung der 12α-Hydroxylase; **B links**), sodass pro mol GS mehr Ch sezerniert wird (**B**, S. 179; vergl. die beiden Kurven).
- Eine **verminderte Sekretion von Phosphatidylcholin** als Ursache von Cholesterinsteinen wurde bei chilenischen Frauen gefunden, die sich in hohem Maße von Gemüse ernähren.

Pigmentsteine (**C**) bestehen hauptsächlich (ca. 50 %) aus *Calciumbilirubinat*, das die Konkremente schwarz oder braun anfärbt. Die *schwarzen Steine* enthalten zudem Calciumcarbonat und -phosphat, die *braunen Steine* Stearat, Palmitat und Cholesterin. Der Pigmentsteinbildung liegt in erster Linie ein erhöhter Gehalt der Galle an **unkonjugiertem Bilirubin** zugrunde, das sich nur in Mizellen „löst". In der Galle ist es normalerweise nur zu 1 – 2 % enthalten. **Ursachen** für einen Anstieg der Konzentration können sein (**C**):

- Vermehrte Hämoglobinfreisetzung, z. B. bei einer *hämolytischen Anämie*, bei der soviel Bilirubin anfällt, dass der Glukuronidase-vermittelte Konjugierungsprozess in der Leber überfordert wird (S. 183);
- Verminderte Konjugierungskapazität in der Leber, z. B. bei *Leberzirrhose* (S. 186);
- *Nichtenzymatische Dekonjugierung* von zuvor bereits konjugiertem (v. a. monoglukuroniertem) Bilirubin in der Galle;
- Enzymatische Dekonjugierung (β-Glucosidase) durch *Bakterien*.

Letztere ist fast immer die Ursache für *braune Pigmentsteine*. Die Bakterien dekonjugieren enzymatisch auch die Gallensalze (verminderte Mizellenbildung mit Ch-Ausfällung) und setzen außerdem mittels ihrer Phospholipase A_2 aus Phosphatidylcholin Palmitat und Stearat frei, die als Calciumsalze ausfallen. *Schwarze Steine*, die v. a. durch die ersten drei Mechanismen entstehen, enthalten u. a. Calciumcarbonat und -phosphat, was auf eine verminderte Ansäuerungsfähigkeit der Gallenblase zurückgeführt wird.

Die **Gallenblase**, in der die spezifischen Gallebestandteile (Ch, GS, Pch) durch Wasserentzug vielfach konzentriert werden, spielt ebenfalls eine wichtige Rolle bei der Entstehung von Gallensteinen (eine Cholelithiasis nach Cholezystektomie ist selten!) (**D**). Dabei können **Störungen der Gallenblasenentleerung** kausal beteiligt sein, sei es, dass *nicht genug CCK* freigesetzt wird (Mangel an im Darmlumen freigesetzten Fettsäuren bei Pankreasinsuffizienz), sodass der Hauptstimulus für die Gallenblasenkontraktion abgeschwächt ▶

A. Cholelithiasis: gestörtes Cholesterin-Gallensalz-Verhältnis

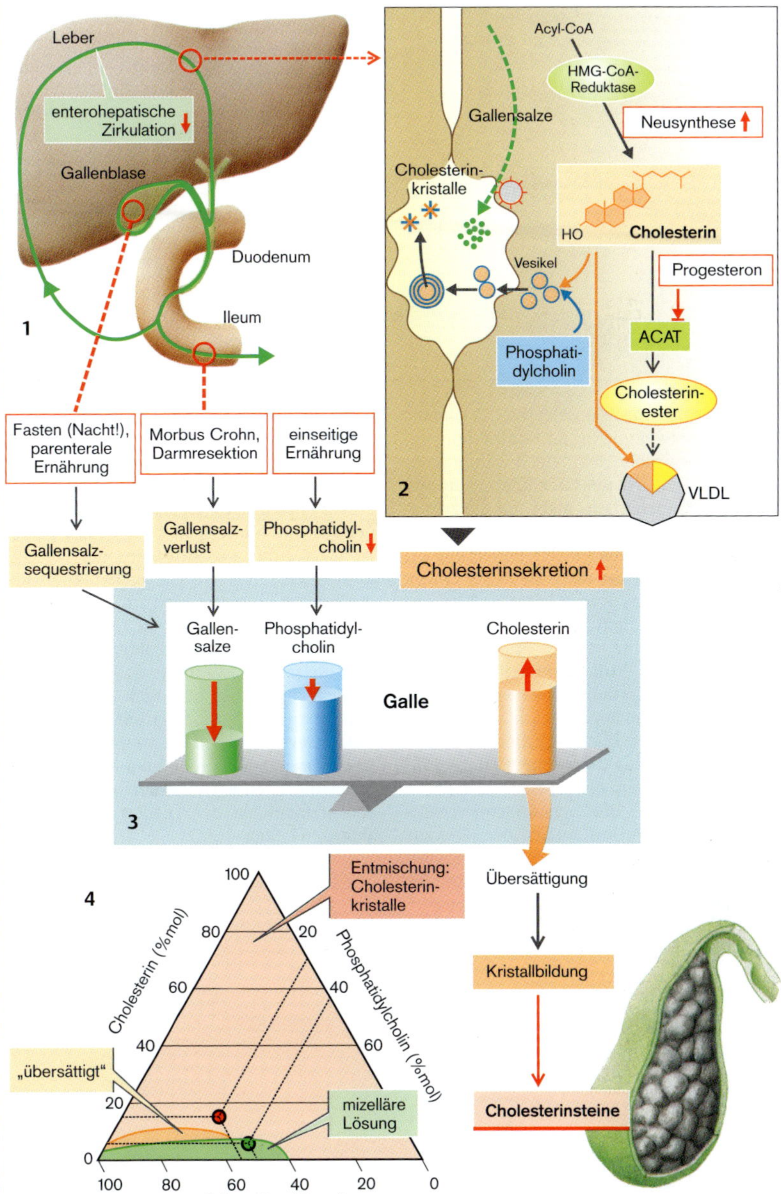

(nach Small et al.)

B. Cholesterin/Gallensalz: Abhängigkeit von Gallensalztyp und -sekretionsrate

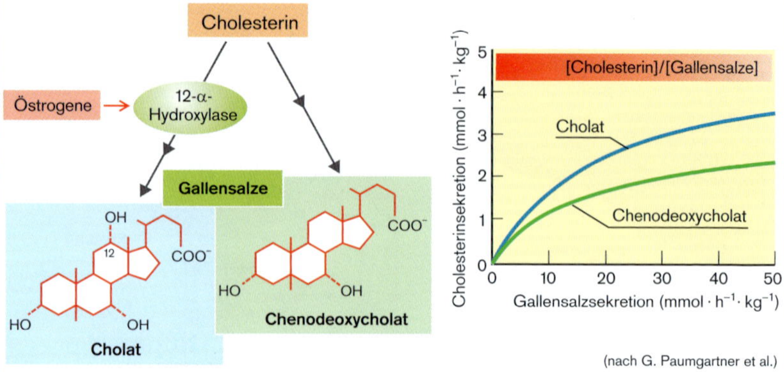

(nach G. Paumgartner et al.)

► ist, oder dass nach unselektiver *Vagotomie* (S. 160) das zweitwichtigste Kontraktionssignal, das Acetylcholin, fehlt. Auch während der *Schwangerschaft* ist die Gallenblasenkontraktion abgeschwächt. D. h., nicht nur die zu seltene oder ausbleibende Entleerung (s. o.), sondern auch eine *unvollständige* Entleerung erhöht die **Verweildauer der Galle in der Gallenblase**. Damit bleibt genug Zeit, dass sich aus ausgefällten Kristallen größere Konkremente bilden können. Eine erhöhte *Mukussekretion* (stimuliert durch Prostaglandine) kann dabei vermehrt Kristallisationskerne liefern.

Mögliche **Folgen** der Cholelithiasis sind (**E**):

♦ **Kolik.** Wird der Ductus cysticus oder der Ductus choledochus durch einen Stein vorübergehend blockiert, lösen Druckerhöhung in den Gallengängen und verstärkte peristaltische Kontraktionen im Bereich der Blockade einen starken viszeralen *Schmerz* im Epigastrium aus, der in den Rücken ausstrahlen sowie *Erbrechen* (S. 152) verursachen kann.

♦ Bei der **akuten Cholezystitis** gesellen sich zu obigen Symptomen Fieber und Leukozytose. Wesentliche Ursache sind steinbedingte Traumata des Gallenblasenepithels, aus dem neben Prostaglandinen Phospholipase A_2 freigesetzt wird. Diese spaltet Phosphatidylcholin zu Lysolecithin (= Entfernung der Fettsäure an C2), das seinerseits die akute Cholezystitis auslöst. Sie kann u. U. zur Perforation der Gallenblase führen.

♦ Eine **Cholangitis** durch Bakterien entwickelt sich meist dann, wenn die Galle wegen einer Choledocholithiasis chronisch gestaut ist. Es kommt zu Druckerhöhung mit Dilatation der Gallenwege sowie u. U. zu posthepatischer Cholestase und biliärer Pankreatitis.

♦ Relativ selten entwickelt sich ein **Gallenblasenkarzinom** auf dem Boden einer Cholelithiasis.

C. Ursachen der Pigmentsteinbildung

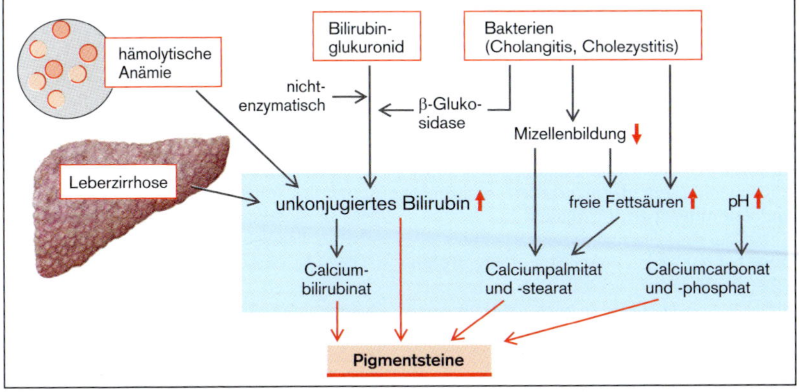

D. Rolle der Gallenblase bei Cholelithiasis

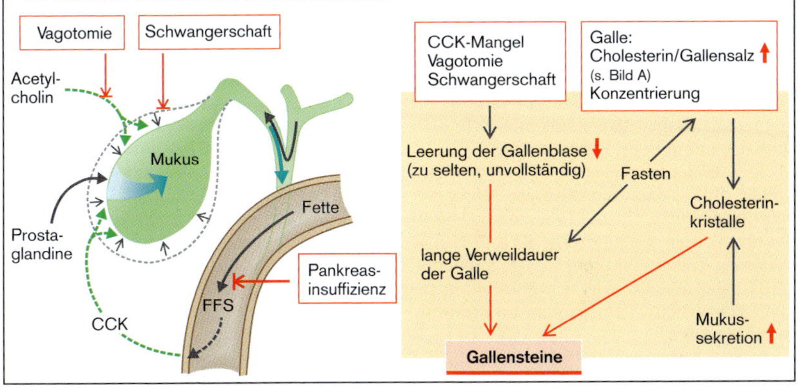

E. Folgen der Cholelithiasis

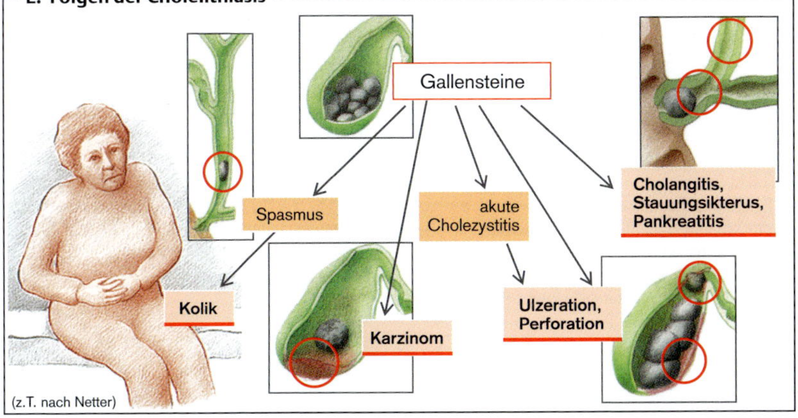

Ikterus

Das v. a. aus dem **Hämoglobinabbau** stammende Bilirubin (ca. 230 mg/d) wird von den Leberzellen aufgenommen und durch *Glukuronyltransferase* zu Bilirubinmono- und -bisglukuronid gekoppelt. Dieses dadurch hydrophilere, **konjugierte** („*direkte*") Bilirubin wird in die Gallenkanälchen sezerniert und zu 85 % mit dem Stuhl ausgeschieden. 15 % werden im Darm deglukuroniert, resorbiert und enterohepatisch rezirkuliert.

Die normale **Plasmakonzentration von Bilirubin** beträgt max. 17 µmol/l (= 1 mg/dl). Bei > 30 µmol/l färben sich die Skleren, bei noch höheren Konzentrationen auch die Haut gelb: **Ikterus** (Gelbsucht). Dabei werden folgende Formen unterschieden (**A**):

- Ein **prähepatischer Ikterus** entsteht durch eine gesteigerte Produktion von Bilirubin, etwa bei *Hämolyse* (hämolytische Anämien, S. 42 oder Toxine), ineffizienter Erythropoese (z. B. megaloblastische Anämien, S. 36), massiver Bluttransfusion (transfundierte Erythrozyten sind kurzlebig) oder Resorption größerer Hämatome. Dabei ist das unkonjugierte („*indirekte*") Bilirubin im Plasma erhöht.
- Ein **intrahepatischer Ikterus** entsteht entweder durch einen **spezifischen Defekt** der *Bilirubinaufnahme* in die Leberzelle (Gilbert-Syndrom), der *Konjugierung* (Crigler-Najjar-Syndrom, Gilbert-Syndrom, Neugeborenenikterus) oder der *Sekretion* von Bilirubin in die Gallenkanälchen (Dubin-Johnson-Syndrom, Rotor-Syndrom).

Bei den ersten beiden Defekten ist v. a. das unkonjugierte, bei der Sekretionsstörung das konjugierte Bilirubin im Plasma erhöht. Alle drei Schritte können bei **Lebererkrankungen und -störungen** betroffen sein (s. a. S. 184 ff.), z. B. bei Virushepatitis, Alkoholabusus, Medikamentennebenwirkungen (Isoniazid, Phenytoin, Halothan u. a.), Stauungsleber (z. B. Rechtsherzinsuffizienz, S. 228), Sepsis (Endotoxine) oder Vergiftungen (z. B. Knollenblätterpilz).

- Beim **posthepatischen Ikterus** sind die extrahepatischen Gallenwege blockiert, wobei v. a. Gallensteine (S. 178 ff.), Tumoren (z. B. Pankreaskopfkarzinom), eine Cholangitis oder eine Pankreatitis (S. 172ff.) die Ursache sein können. Dabei ist v. a. das konjugierte („direkte") Bilirubin im Serum erhöht.

Cholestase

Eine Cholestase (**A, B**), also ein Gallenstau, basiert entweder auf **intrahepatischen Störungen**, z. B. durch Mukoviszidose (S. 176), Granulomatosen, Medikamentennebenwirkungen (z. B. Allopurinol, Sulfonamide), auf hohen Östrogenkonzentrationen (Schwangerschaft, „Pille"), auf Graft-versus-host-Reaktionen nach Transplantationen (= Immunreaktionen des Transplantats gegen den Empfänger), oder, sekundär, auf einem **extrahepatischen Gallenwegsverschluss** (s. o.).

Bei Cholestase sind u. a. die Gallenkanälchen erweitert, die *Fluidität* der kanalikulären **Zellmembran** ist verringert (Cholesterineinlagerung, Gallensalzeinwirkung), deren Bürstensaum ist deformiert (oder er fehlt ganz) und die Funktion des **Zytoskeletts** inkl. der *kanalikulären Motilität* ist gestört. Zudem wird einer der beiden für die kanalikuläre Membran bestimmten, ATP-getriebenen **Gallensalzcarrier** bei Cholestase fälschlicherweise auch in die basolaterale Membran eingebaut. Retinierte Gallensalze wiederum erhöhen die Durchlässigkeit der **Tight junctions** und setzen die mitochondriale **ATP-Synthese** herab. Welche dieser Störungen allerdings Ursache und welche Folge der Cholestase ist, ist oft schwer zu sagen. Bestimmte *Medikamente* (z. B. Cyclosporin A) wirken cholestatisch, weil sie die Gallensalzcarrier hemmen, und *Östradiol*, weil es die Na^+-K^+-ATPase hemmt und die Membranfluidität vermindert.

Die meisten **Folgen der Cholestase** (**B**) lassen sich aus der **Retention von Gallebestandteilen** ableiten: Das Bilirubin führt zum *Ikterus* (Neugeborene: Gefahr des Kernikterus), das Cholesterin zum *Cholesterineinbau* in Hautfalten und Sehnen sowie in die Zellmembranen von Leber, Niere und Erythrozyten (Echinozyten, Akanthozyten). Der quälende *Pruritus* (Hautjucken) wird vermutlich durch retinierte *Endorphine* und/oder *Gallensalze* ausgelöst. Das **Fehlen der Galle im Darm** hat schließlich *Fettstühle* und *Malabsorption* zur Folge (S. 164 ff.). Schließlich führt eine Infektion der gestauten Galle zur *Cholangitis*, die ihrerseits wiederum cholestatisch wirkt.

A. Formen des Ikterus

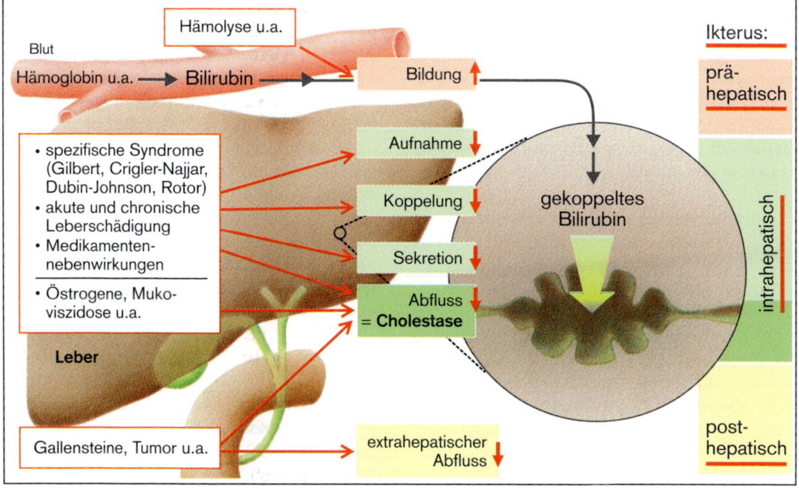

B. Mechanismen und Folgen der Cholestase

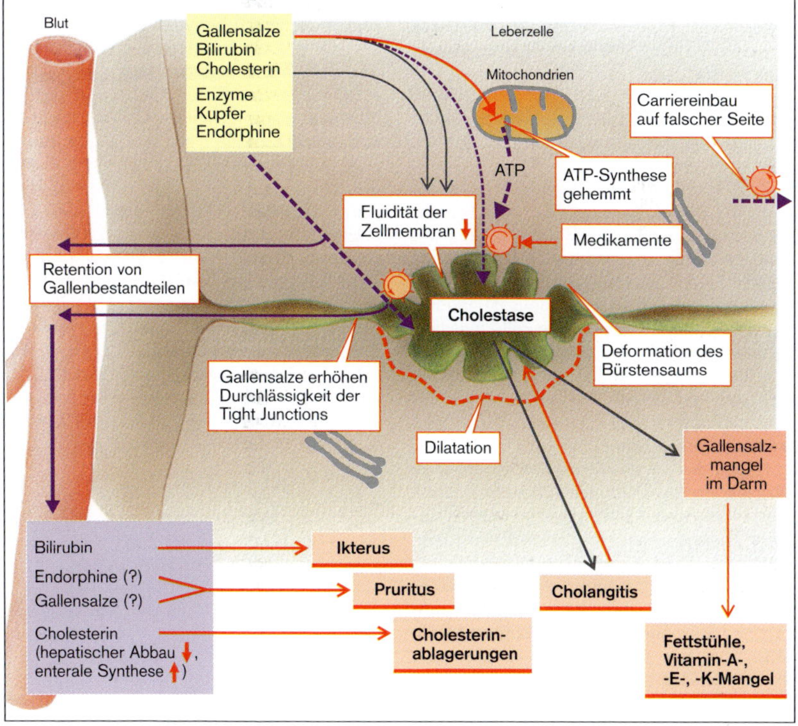

Das venöse Blut von Magen, Darm, Milz, Pankreas und Gallenblase gelangt über die *Pfortader* zur Leber, wo es in den *Sinusoiden* – nach Mischung mit dem sauerstoffreichen Blut der *Leberarterie* – in engen Kontakt mit den Hepatozyten tritt (**A1**). Durch die Leber fließen rund 25 % des Herzzeitvolumens, doch ist der Gefäßwiderstand so gering, dass der normale **Druck in der Pfortader** nur 4 – 8 mmHg beträgt.

Portaler Hochdruck. Wird der Querschnitt der Leberstrombahn eingeschränkt, so steigt der Pfortaderdruck. **Ursachen** dafür können Widerstandserhöhungen in folgenden Gefäßabschnitten sein, wobei eine strenge Abtrennung der drei intrahepatischen Obstruktionen nicht immer gegeben oder möglich ist:

- **Prähepatisch:** Pfortaderthrombose (**A2**);
- **Posthepatisch:** Rechtsherzinsuffizienz, konstriktive Perikarditis u. a. (**A2** u.S. 244);
- **Intrahepatisch** (**A1**):
  - *präsinusoidal:* chronische Hepatitis, primäre biliäre Zirrhose, Granulome bei Schistosomiasis, Tuberkulose, Leukämie u. a.;
  - *sinusoidal:* akute Hepatitis, **Alkoholschädigung** (Fettleber, **Zirrhose**), Toxine, Amyloidose u. a.;
  - *postsinusoidal:* Venenverschlusskrankheit der Venolen und kleinen Venen; Budd-Chiari-Syndrom (Obstruktion der großen Lebervenen).

Zu der sinusoidalen Obstruktion trägt sowohl die *Hepatozytenvergrößerung* (Fetteinlagerung, Zellschwellung, Hyperplasie), als auch die vermehrt produzierte *extrazelluläre Matrix* (S. 186) bei. Da letztere auch den Stoff- und Gasaustausch zwischen Sinusoid und Hepatozyt behindert, werden die Zellschwellungen noch verstärkt. *Amyloidablagerungen* können ähnlich obstruierend wirken. Bei akuter Hepatitis und akuter Lebernekrose kann der Sinusoidraum schließlich auch durch *Zelltrümmer* verlegt sein.

Folgen des portalen Hochdrucks. Bei allen Obstruktionslokalisationen führt der erhöhte Pfortaderdruck zu Störungen der vorgeschalteten Organe (*Malabsorption; Milzvergrößerung* mit Anämie und Thrombozytopenie) sowie dazu, dass das Blut aus den Bauchorganen über Bahnen abfließt, die die Leber umgehen. Diese **portalen Umgehungskreisläufe** (**A3**) benützen Gefäße, die normalerweise dünn, nun aber stark erweitert sind: **Varizenbildung** („Hämorrhoiden" am Plexus venosus rectalis; *Caput medusae* an den Vv. paraumbilicales). Die erweiterten *Vv. oesophageae* sind besonders **rupturgefährdet**. Dieser Umstand, gepaart insbesondere mit der o. g. *Thrombozytopenie* und einem *Mangel an Gerinnungsfaktoren* (verminderte Synthese bei Leberschaden), kann zu massiven **Blutungen** führen, die das Leben des Patienten akut bedrohen.

Die beim portalen Hochdruck freigesetzten *Vasodilatatoren* (Glucagon, VIP, Substanz P, Prostazykline, NO u. a.) führen außerdem zu einem *Absinken des systemischen Blutdrucks*, worauf sich kompensatorisch das Herzzeitvolumen erhöht, sodass es zur **Hyperperfusion** der Bauchorgane und der Umgehungskreisläufe kommt.

Bei der prähepatischen und der präsinusoidalen Obstruktion ist die **Leberfunktion** meist ungestört, da die Blutversorgung durch den kompensatorisch *erhöhten Zufluss aus der Leberarterie* sichergestellt wird. Bei der sinusoidalen, postsinusoidalen und posthepatischen Obstruktion hingegen ist die Leberschädigung meist die Ursache und z. T. dann auch Folge der Obstruktion. Dabei ist der Abfluss der proteinreichen Leberlymphe behindert, sodass der erhöhte Portaldruck, u. U. in Synergie mit dem bei Leberschädigung verringerten onkotischen Druck des Plasmas (*Hypoalbuminämie*), eine eiweißreiche Flüssigkeit in den Bauchraum abpresst; es entsteht ein **Aszites**. Dieser löst einen sekundären *Hyperaldosteronismus* aus (S. 188), in dessen Folge das Extrazellulärvolumen steigt, was eine zweite Ursache für den Anstieg des Herzzeitvolumens darstellt.

Da das Blut aus dem Darm die Leber umgeht, gelangen toxische Stoffe (NH_3, biogene Amine, kurzkettige Fettsäuren u. a.), die normalerweise von den Leberzellen aus dem Portalblut extrahiert werden, u. a. in das ZNS, sodass sich eine **portalsystemische** („hepatische") **Enzephalopathie** entwickelt (S. 188).

A. Ursachen und Folgen des portalen Hochdrucks

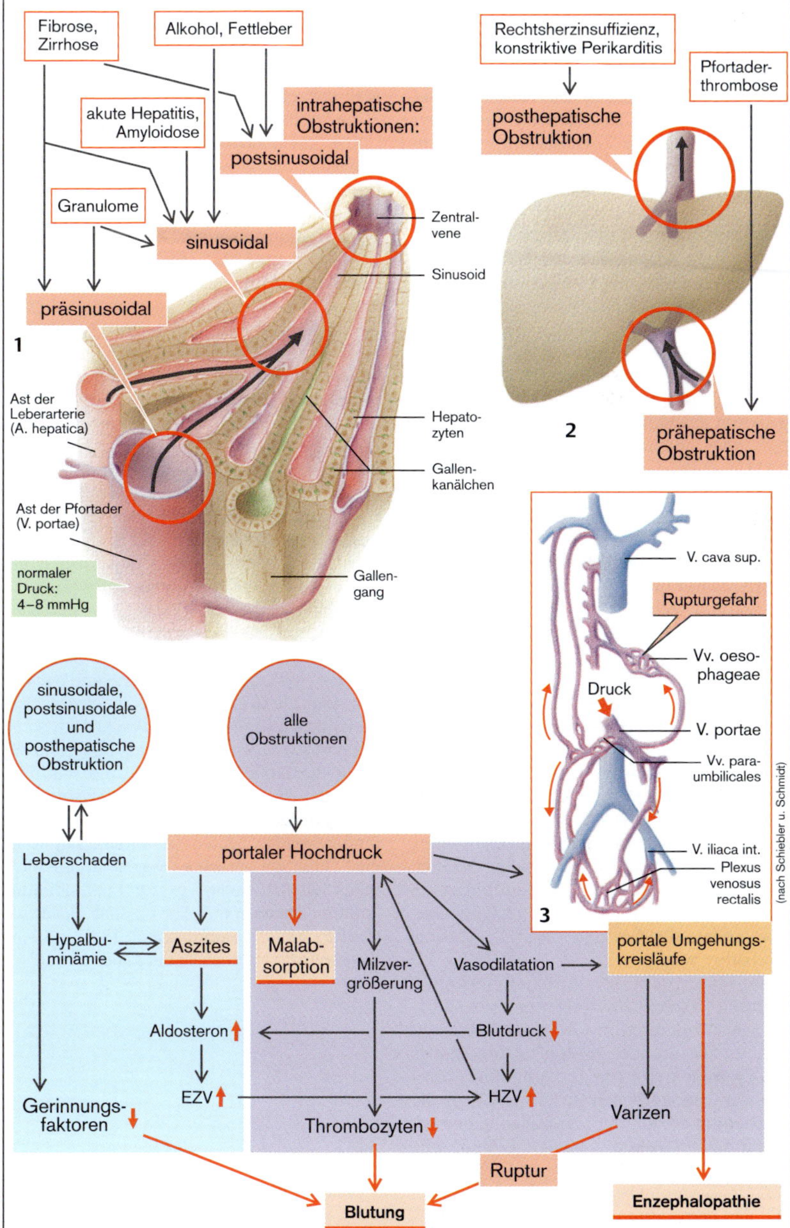

Die Leberzirrhose ist eine Erkrankung, bei der Nekrosen, Entzündung, Fibrose, knotige Regeneration und die Bildung von vaskulären Anastomosen mehr oder weniger simultan nebeneinander ablaufen. Auslösend sind meist chronische Noxen, v. a. **Alkoholabusus,** der weltweit ca. 50 % der Zirrhosen verursacht. Beträgt die Zirrhosewahrscheinlichkeit nach 13 kg kumulativ aufgenommenem Äthanol/kg Körpergewicht noch ca. 20 %, so steigt sie nach 40 kg auf über 90 %. Fibrose- und damit zirrhosefördernd ist v. a. der Äthanolmetabolit *Acetaldehyd*. Die Zirrhose kann auch Endstadium einer **Virushepatitis** sein (20 – 40 % der Zirrhosefälle in Europa); bei akuter, fulminant verlaufender Erkrankung tritt sie evtl. schon nach Wochen auf, bei chronisch-rezidivierender Erkrankung nach Monaten bis Jahren. Ebenso kann sie sich nach einer Obstruktion des Blutabflusses (*Stauungsleber;* S. 184) oder anderen Leberschädigungen entwickeln, z. B. als Endstadium von *Speicherkrankheiten* (Hämochromatose, Morbus Wilson, S. 274 ff.) oder genetisch bedingtem Enzymmangel.

An der **Leberzellschädigung** sind beteiligt:

- *ATP-Mangel* durch Störungen im zellulären Energiestoffwechsel;
- vermehrte Bildung hochreaktiver *Sauerstoffmetabolite* ($\cdot O_2^-$, $\cdot HO_2^\cdot$, H_2O_2) bei
- gleichzeitigem *Mangel an Antioxidantien* (Glutathion u. a.) und/oder *Schädigung protektiver Enzyme* (Glutathionperoxidase, Hyperoxiddismutase).

Die O_2-Metabolite reagieren u. a. mit ungesättigten Fettsäuren in Phospholipiden (**Lipidperoxidation**), was zur Schädigung von Plasmamembran und Zellorganellen (Lysosomen, endoplasmatisches Retikulum) führt. Dadurch steigt die intrazelluläre Ca^{2+}-Konzentration, was u. a. Proteasen und andere Enzyme aktiviert, sodass die Zelle schließlich irreversibel geschädigt wird.

Die **Fibrose** der Leber entsteht in mehreren Schritten (**A**). Beim Absterben der geschädigten Hepatozyten treten u. a. lysosomale Enzyme aus, die aus der extrazellulären Matrix u. a. **Zytokine** freisetzen. Diese und die Trümmer der abgestorbenen Zellen bewirken die **Aktivierung der Kupffer-Sternzellen** in den Lebersinusoiden (**A Mitte**) sowie die Anlockung von Entzündungszellen (Granulo-, Lympho- und Monozyten). Von den Kupffer-Sternzellen und den rekrutierten Entzündungszellen werden nun diverse *Wachstumsfaktoren* und *Zytokine* freigesetzt, die

- die fettspeichernden Ito-Zellen der Leber in **Myofibroblasten** umwandeln,
- die eingewanderten Monozyten in aktive **Makrophagen** umwandeln sowie
- die Proliferation von Fibroblasten auslösen.

Die chemotaktische Wirkung von **TGFβ** (transforming growth factor β) und **MCP-1** (monocyte chemotactic protein 1), dessen Ausschüttung aus Ito-Zellen wiederum durch TNFα (tumor necrosis factor α), PDGF (platelet-derived growth factor) und Interleukine stimuliert wird, verstärkt diese Prozesse ebenso wie eine Reihe anderer Signalstoffe. Als Resultat dieser zahlreichen (und noch nicht in allen Einzelheiten bekannten) Interaktionen erhöht sich die **Produktion von extrazellulärer Matrix** durch Myofibroblasten und Fibroblasten, d. h., es werden vermehrt Kollagene (Typ I, III, IV), Proteoglykane (Decorin, Biglycan, Lumican, Aggrecan) und Glykoproteine (Fibronectin, Laminin, Tenascin, Undulin) u. a. im *Dissé-Raum* abgelagert. Durch dessen Fibrosierung wird der Stoffaustausch zwischen Sinusoidblut und Hepatozyten behindert und der Strömungswiderstand in den Sinusoiden erhöht (S. 184).

Die vermehrte Matrix kann (in erster Linie durch Metalloproteasen) wieder abgebaut und die Hepatozyten können regeneriert werden. War die Nekrose auf die Zentren der Leberläppchen (**A links oben**) beschränkt, so ist sogar noch eine *Restitutio ad integrum* der Leberstruktur möglich. Hatten die Nekrosen hingegen den peripheren Parenchymring der Leberläppchen durchbrochen, so entstehen bindegewebige Septen (**A unten**). Damit ist eine funktionsgerechte Regeneration nicht mehr möglich, sodass es zur Knotenbildung kommt: **Zirrhose**. Ihre Folgen sind *Cholestase* (S. 182), *portaler Hochdruck* (S. 184) und eine *metabolische Insuffizienz* der Leber (S. 188).

A. Fibrose und Zirrhose der Leber

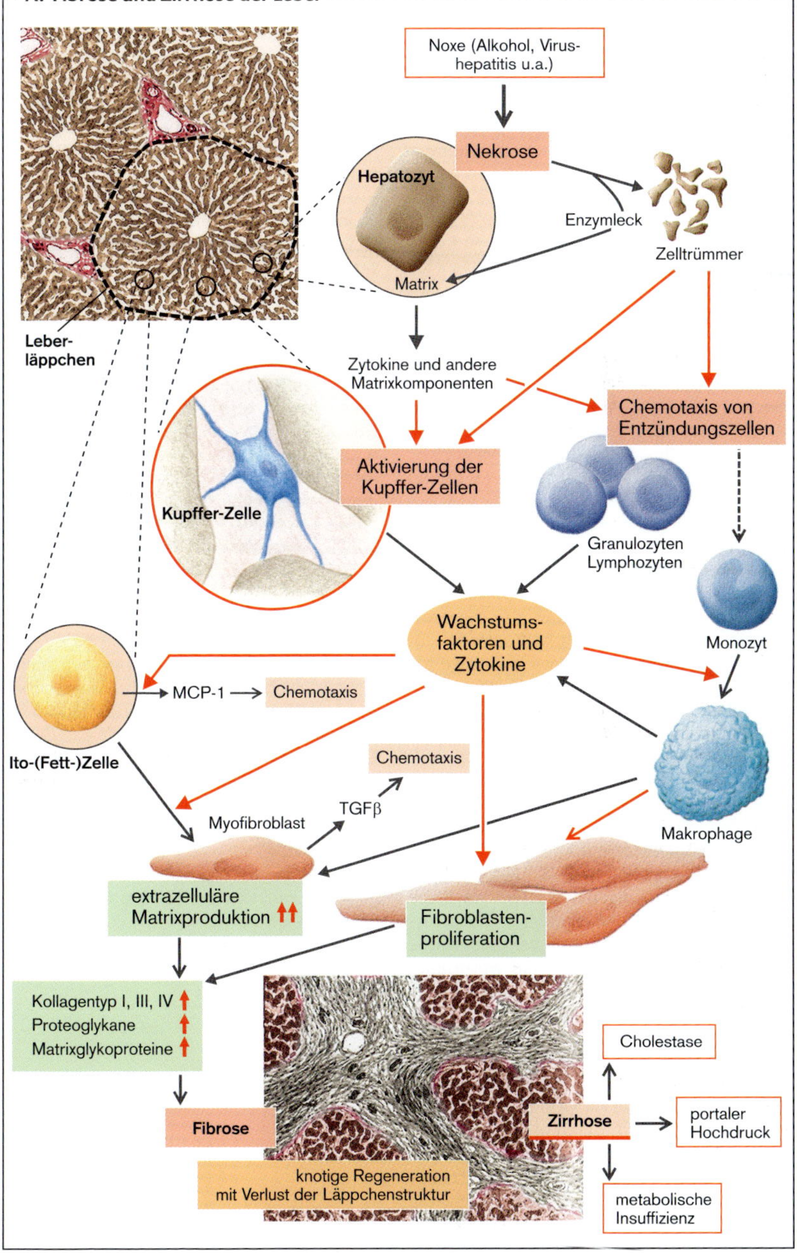

Ursachen für ein **akutes Versagen** der Leber sind *Vergiftungen* und *Entzündungen*, z. B. eine fulminant verlaufende *Cholangitis* oder *Virushepatitis* (v. a. bei Hepatitis B und E). Für ein **chronisches Leberversagen**, das von einer Fibrosierung (**Zirrhose**) der Leber (S. 186) begleitet ist, sind verantwortlich (**A**):

- *Entzündungen*, z. B. chronisch-persistierende Virushepatitis;
- *Alkoholismus*, die häufigste Ursache;
- bei disponierten Patienten *Nebenwirkungen von Medikamenten*, z. B. Folsäureantagonisten, Phenylbutazon;
- eine kardiovaskulär bedingte *Stauung des venösen Abflusses*, z. B. bei Rechtsherzinsuffizienz (S. 184);
- einige *Erbkrankheiten* (s. Kap. 8), z. B. Glykogenosen, Morbus Wilson, Galaktosämie, Hämochromatosen, α_1-Antitrypsinmangel u. a.;
- eine intra- oder posthepatische *Cholestase* (S. 182) über längere Zeit, z. B. bei Mukoviszidose (S. 176), Choledocholithiasis (S. 178 ff.) oder durch Tumoren.

Die gravierendsten **Folgen der Leberinsuffizienz** sind:

- Die **Proteinsynthese** in der Leber ist reduziert, was zum einen zu einer *Hypoalbuminämie* führt, die einen *Aszites*, also eine Ansammlung von Extrazellulärflüssigkeit im Bauchraum, und andere *Ödeme* zur Folge hat (S. 250). Damit verringert sich das Plasmavolumen, es kommt zu einem sekundären *Hyperaldosteronismus*, in dessen Folge eine *Hypokaliämie* entsteht, die wiederum das Auftreten einer *Alkalose* begünstigt (**A links**). Zum andern lässt die reduzierte Syntheseleistung der Leber die Plasmakonzentrationen der *Gerinnungsfaktoren absinken*.
- Es kommt zur **Cholestase** (S. 182), die nicht nur die Leberschädigung, sondern auch die Blutungsneigung verschlimmert. Mechanismus: Der Gallensalzmangel vermindert die Mizellenbildung und damit die Absorption von *Vitamin K* aus dem Darm, sodass die γ-Carboxylierung der Vitamin-K-abhängigen Gerinnungsfaktoren Prothrombin (II), VII, IX und X reduziert ist.
- Es entsteht ein **portaler Hochdruck** (S. 184), der u. a. wegen des *Lymphstaus* in der Leber den Aszites verstärkt, durch die Splenomegalie eine *Thrombozytopenie* hervorruft und zur Ausbildung von *Ösophagusvarizen* führt. Der Mangel an aktiven Gerinnungsfaktoren, die Thrombozytopenie und die Varizenbildung prädestinieren zu schweren **Blutungen**. Schließlich ruft der portale Hochdruck eine *exsudative Enteropathie* hervor. Diese verstärkt zum einen wegen des Albuminverlustes aus dem Plasma den Aszites weiter und bewirkt zum andern, dass die Dickdarmbakterien mit dem ins Darmlumen abgegebenen Protein „gefüttert" werden, sodass dort vermehrt das für das Gehirn toxische *Ammonium* freigesetzt wird.
- Diese *Hyperammoniämie*, die für die **Enzephalopathie** (Teilnahmslosigkeit, Gedächtnislücken, Tremor bis hin zum *Leberkoma*) mitverantwortlich ist (S. 368), wird dadurch verstärkt, dass
- auch *gastrointestinale Blutungen* zur vermehrten Eiweißanlieferung an das Kolon beitragen,
- die insuffiziente Leber nicht mehr ausreichend in der Lage ist, Ammonium ($NH_3 \rightleftharpoons NH_4^+$) zu Harnstoff umzuwandeln,
- die o. g. Hypokaliämie eine *intrazelluläre Azidose* hervorruft, was in der Niere die Ammoniumbildung ansteigen lässt und gleichzeitig eine systemische **Alkalose** auslöst. Diese erhält zusätzlich eine respiratorische Komponente, wenn der Patient wegen seiner Enzephalopathie *hyperventiliert*.

Beteiligt an der Enzephalopathie sind auch andere, für das Gehirn toxische Stoffe, wie *Amine*, *Phenole* und *kurzkettige Fettsäuren*, die normalerweise von der Leber extrahiert werden, beim portalen Hochdruck jedoch die Leber umgehen. Schließlich stellt das Gehirn aus den bei Leberinsuffizienz vermehrt im Plasma erscheinenden *aromatischen Aminosäuren* **„falsche Transmitter"** her (z. B. Serotonin), die wohl Mitursache der Enzephalopathie sind.

- Die Kreislaufstörungen beeinträchtigen auch die Funktion der **Nieren:** *hepatorenales Syndrom* (S. 128).

A. Ursachen und Folgen der Leberinsuffizienz

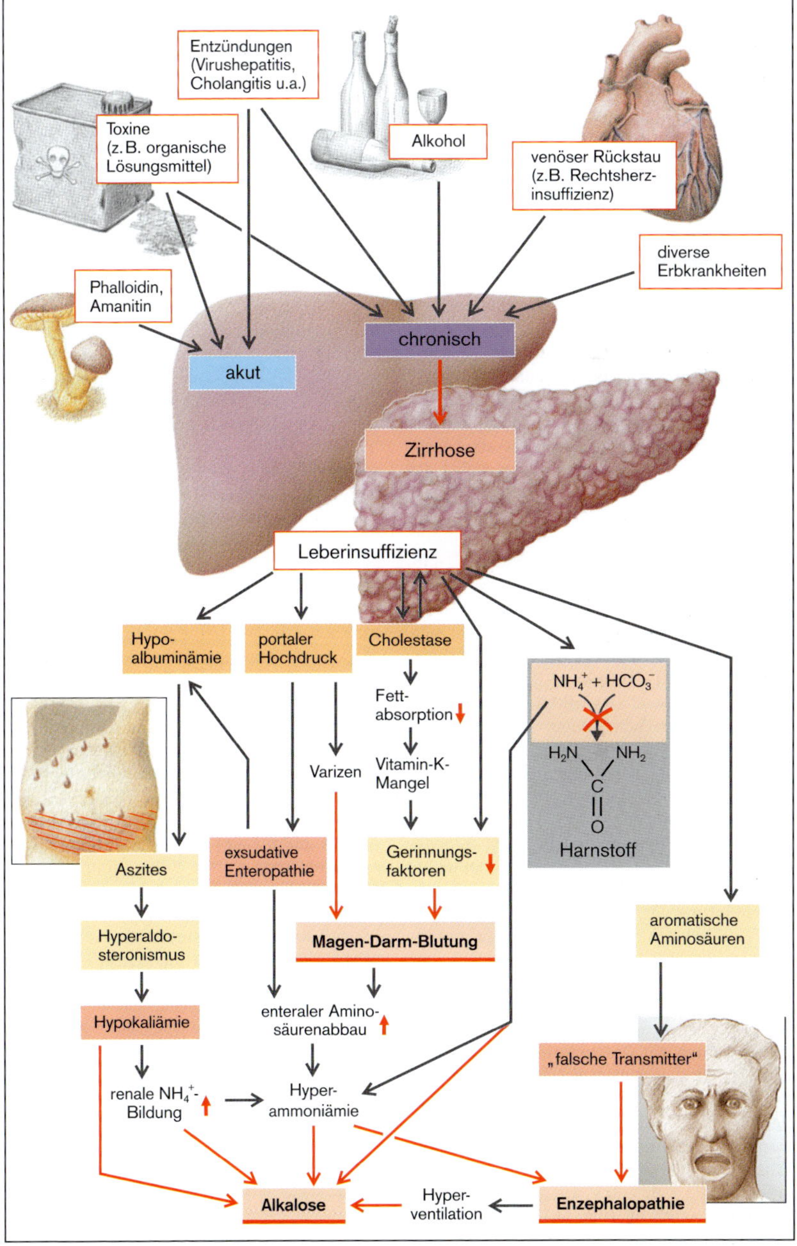

Das Herz pumpt mit seiner linken Kammer das Blut durch die arteriellen Blutgefäße des *großen* (*systemischen*) *Kreislaufs* zu den Blutkapillaren der Körperperipherie. Über die Venen gelangt es zurück zum Herzen und wird nun im *kleinen* (*Lungen-*)*Kreislauf* von der rechten Herzkammer durch die Lunge gepumpt und wieder dem linken Herz zugeleitet (**A**).

Das gesamte **Blutvolumen** beträgt rund 4,5 – 5,5 l (ca. 7 % der fettfreien Körpermasse; s. a. S. 30) und befindet sich zu ca. 80 % im sog. *Niederdrucksystem*: in den Venen, im rechten Herzen und in den Gefäßen des kleinen Kreislaufs (**A links**). Seiner *hohen Dehnbarkeit* und *großen Kapazität* wegen dient das Niederdrucksystem als *Blutspeicher*. Wird das normale Blutvolumen (z. B. durch eine Bluttransfusion) erhöht, so finden sich mehr als 98 % des transfundierten Volumens im Niederdrucksystem wieder und weniger als 2 % im arteriellen *Hochdrucksystem*. Umgekehrt ist bei einem zu geringen Blutvolumen auch fast ausschließlich das Niederdrucksystem verkleinert. Bei normaler Herz- und Lungenfunktion ist daher der **zentrale Venendruck** (normal 4 – 12 cmH_2O) ein guter Indikator für das Blutvolumen.

Das **Herzzeitvolumen** (**HZV**) errechnet sich aus *Herzfrequenz mal Schlagvolumen* und beträgt in Ruhe ca. 70 $[min^{-1}] \cdot 0{,}08$ [l], also ca. **5,6 l/min** (genauer: im Mittel 3,4 l/min pro m^2 Körperoberfläche). Eine Steigerung der Frequenz und/oder des Schlagvolumens kann das HZV auf ein Vielfaches erhöhen.

Das HZV verteilt sich auf die im **systemischen Kreislauf** parallel geschalteten **Organe** (**A**, $\dot{Q}$-Werte) einerseits nach ihrer *Lebenswichtigkeit*, andererseits nach dem *momentanen Bedarf*. Vorrangig wird eine ausreichende Durchblutung des *Gehirns* (ca. 13 % des Ruhe-HZV) aufrechterhalten, da es nicht nur ein lebenswichtiges Organ ist, sondern auch auf einen O_2-Mangel besonders empfindlich reagiert und einmal zerstörte Nervenzellen gewöhnlich nicht mehr ersetzt werden können (S. 2 ff.). Auch die Durchblutung der Koronararterien des *Herzmuskels* (in Ruhe ca. 4 % des HZV; S. 230) darf nicht abfallen, da die daraus resultierende Störung der Pumpfunktion den gesamten Kreislauf in Mitleidenschaft ziehen würde. Die *Nieren* erhalten rund 20 – 25 % des HZV. Diese im Verhältnis zu ihrem Gewicht (nur 0,5 % des Körpergewichts!) sehr hohe Durchblutung dient zum allergrößten Teil der *Kontroll-* und *Ausscheidungsfunktion* dieses Organs. Beim drohenden Schock (S. 246 ff.) kann daher die Nierendurchblutung vorübergehend zugunsten von Herz und Gehirn gedrosselt werden. Durch die *Skelettmuskulatur* fließen bei starker körperlicher Arbeit bis ca. ¾ des (dann erhöhten) HZV. Während der Verdauung bekommt der *Magen-Darm-Trakt* ebenfalls einen relativ hohen Anteil am HZV. Es ist daher einleuchtend, dass diese beiden Organgruppen nicht gleichzeitig maximal durchblutet werden können. Die Durchblutung der *Haut* (in Ruhe ca. 10 % des HZV) dient in erster Linie der *Wärmeabgabe*. Sie ist daher bei erhöhter Wärmeproduktion (körperliche Arbeit) und/oder bei hohen Außentemperaturen gesteigert (S. 24 ff.), kann andererseits aber auch zugunsten der lebenswichtigen Organe gedrosselt werden (Blässe, z. B. im Schock; S. 246 ff.).

Durch den **Lungenkreislauf** fließt das *gesamte* HZV, da er zum systemischen Kreislauf in Serie geschaltet ist (**A**). Über die *Pulmonalarterien* gelangt sauerstoffarmes („venöses") Blut in die Lunge, das dort mit O_2 angereichert („arterialisiert") wird. Zusätzlich wird über die *Bronchialarterien* eine relativ kleine Menge arterialisierten Blutes aus dem systemischen Kreislauf herangeführt, das der Versorgung des Lungengewebes selbst dient. Der Abfluss erfolgt gemeinsam in den *Pulmonalvenen*.

Der **Strömungswiderstand** im kleinen Kreislauf beträgt nur einen geringen Bruchteil des *totalen peripheren Widerstandes* (*TPR*) im großen Kreislauf, sodass die rechte Kammer einen wesentlich niedrigeren Mitteldruck in den Aa. pulmonales (ca. 15 mmHg = 2 kPa) erzeugen muss als die linke Kammer in der Aorta (100 mmHg = 13,3 kPa). Den Hauptwiderstand im großen Kreislauf bieten die kleinen Arterien und die Arteriolen (**A, rechts oben**), die daher *Widerstandsgefäße* genannt werden.

A. Herz-Kreislauf-System

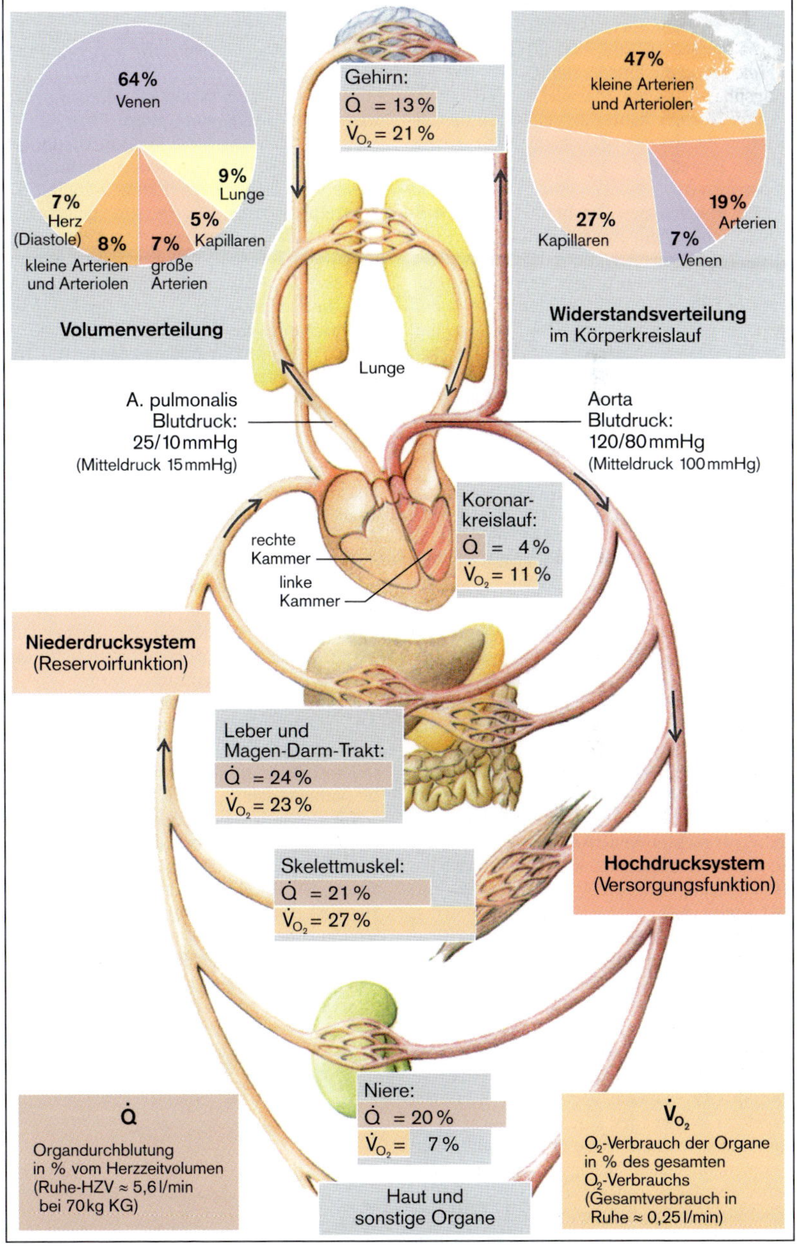

Die Herzfrequenz beträgt in Ruhe ca. 70/min. In knapp 1 s laufen also die **vier Aktionsphasen** der Herzkammern (Ventrikel) ab (**A**): Die Anspannungs- (I) und Auswurfphase (II) der *Systole* sowie die Entspannungs- (III) und Füllungsphase (IV) der *Diastole*, an deren Ende sich die Vorhöfe kontrahieren. Diesen mechanischen Phasen der Herzaktion geht die elektrische Erregung der Vorhöfe bzw. der Kammern voraus.

Die **Herzklappen** bestimmen die Strömungsrichtung im Herzen, nämlich von den Vorhöfen in die Kammern (Phase IV) und von diesen in die Aorta bzw. den Truncus pulmonalis (Phase II). Während der Phasen I und III sind alle Klappen zu. Das Öffnen und Schließen der Klappen wird von den Drücken beiderseits der Klappe bestimmt.

Herzzyklus: Gegen Ende der Diastole (Phase IVc) entlädt sich der Sinusknoten (P-Zacke im EKG; **A1**), der Vorhof kontrahiert sich, und anschließend werden die Kammern erregt (QRS im EKG). Der Kammerdruck beginnt zu steigen und übertrifft dann den der Vorhöfe, sodass die Segelklappen (Mitral- und Trikuspidalklappe) zuschlagen. Hier endet die Diastole, wobei das *enddiastolische Volumen* (*EDV*) in den Kammern unter Ruhebedingungen im Mittel ca. 120 ml beträgt (**A4**), genauer 70 ml/m² Körperoberfläche (= KO).

Jetzt beginnt die **Systole** mit der **Anspannungsphase** (Phase I), während der sich die Kammern kontrahieren (alle Klappen zu: *isovolumetrische Kontraktion; I. Herzton,* **A6**), sodass der Kammerdruck sehr rasch ansteigt. Im linken Ventrikel übersteigt er bei rund 80 mmHg (10,7 kPa) den Druck in der Aorta (bzw. im rechten Ventrikel bei ca. 10 mmHg den im Truncus pulmonalis), wodurch sich die Taschenklappen (Aorten- und Pulmonalklappe) öffnen (**A2**).

Damit beginnt die **Austreibungsphase** (Phase II), in der die Drücke im linken Ventrikel und in der Aorta ein Maximum von ca. 120 mmHg (16 kPa) erreichen. In dieser frühen Phase (IIa) wird der größte Teil des Schlagvolumens (SV) rasch ausgeworfen, die Stromstärke in der Aortenwurzel steigt auf ein Maximum (**A5**). Danach beginnt der Kammerdruck zu sinken (der Rest des SV wird langsamer ausgeworfen, Phase IIb), um schließlich unter den Aorten- bzw. Pulmonalarteriendruck abzufallen, sodass (kurz danach) die Taschenklappen zuschlagen (*II. Herzton*). In Ruhe beträgt das SV im Mittel 80 ml (genauer: 47 ml/m² KO), sodass die *Ejektionsfraktion* (= SV/EDV) in Ruhe rund 0,67 beträgt. In den Kammern verbleibt demnach ein *endsystolisches* (= *Rest*-)*Volumen* (*ESV*) von ca. 40 ml (**A4**).

Jetzt beginnt die **Diastole** mit ihrer isovolumetrischen **Entspannungsphase** (Phase III). Inzwischen haben sich die Vorhöfe wieder gefüllt, wozu die durch das *Senken der Klappenebene* verursachte Saugwirkung während der Austreibungsphase am meisten beigetragen hat (Druckabfall des *zentralen Venendrucks* [ZVD] von *c* nach *x;* **A3**). Der Ventrikeldruck fällt steil ab (**A2**), und der Vorhofdruck ist inzwischen angestiegen (*v*-Welle des ZVD), sodass sich die Segelklappen wieder öffnen.

Nun beginnt die **Füllungsphase** (IV). Das Blut fließt jetzt aus den Vorhöfen so rasch in die Kammern ab (Druckabfall *y* des ZVD), sodass diese (bei normaler Herzfrequenz) bereits nach nur einem Viertel der Diastolendauer zu 80 % gefüllt sind (rasche Füllungsphase [IVa]; **A4**). Die Füllung verlangsamt sich (IVb), und schließlich kontrahieren sich die Vorhöfe (Phase IVc und *a*-Welle des ZVD; **A2** und **A3**). Die Vorhofkontraktion trägt bei normaler Herzfrequenz ca. 15 % zur Ventrikelfüllung bei. Bei erhöhter Herzfrequenz ist der Herzzyklus v. a. auf Kosten der Diastole verkürzt, sodass die Vorhofkontraktion für die Ventrikelfüllung bedeutsamer wird.

Der *III. und IV. Herzton* (verursacht durch den frühdiastolischen Bluteinstrom bzw. die Vorhofkontraktion) kommt bei Kindern physiologischerweise vor, bei Erwachsenen sind sie pathologisch (S. 211 ff.).

Die stoßweise Herzaktion ruft eine **Pulswelle** hervor, die sich entlang der arteriellen Strombahn mit *Pulswellengeschwindigkeit* ausbreitet (Aorta: 3 – 5 m/s, A. radialis 5 – 10 m/s). Diese ist wesentlich höher als die *Strömungsgeschwindigkeit* (Aorta max. 1 m/s) und umso größer, je dicker und starrer die Gefäßwand (Anstieg bei Hochdruck und im Alter) und je kleiner der Gefäßradius ist.

A. Aktionsphasen des Herzens (Herzzyklus)

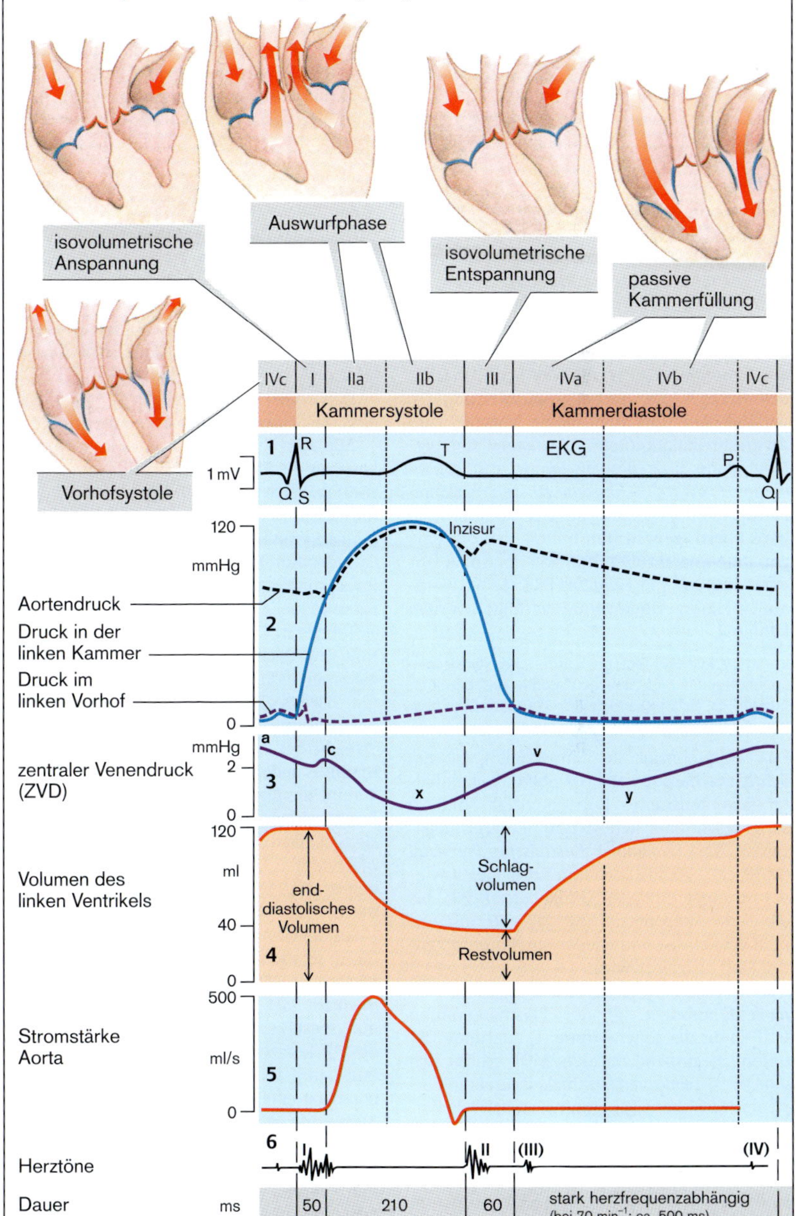

Das Herz besitzt Muskelzellen(-fasern), die Erregungsimpulse bilden und weiterleiten (*Reizleitungssystem*), sowie solche, die Impulse mit einer Kontraktion beantworten (*Arbeitsmyokard*). Im Gegensatz zum Skelettmuskel geschieht die Erregungsbildung also innerhalb des Organs: Autorhythmie oder **Autonomie** des Herzens. Die Muskelzellen von Vorhof und Ventrikel sind verzweigt und bilden Bündel. Die Zellen sind nicht gegeneinander isoliert, sondern durch *Gap junctions* (Nexus) miteinander verbunden. Ein Reiz, der irgendwo in den Ventrikeln bzw. Vorhöfen entsteht, führt daher immer zur vollständigen Kontraktion beider Kammern bzw. beider Vorhöfe (*Alles-oder-Nichts-Kontraktion*).

Erregt wird das Herz normalerweise durch den *Sinusknoten*, er ist also der **Schrittmacher** des Herzens. Die **Erregungsausbreitung** (**A**) verläuft von dort über beide Vorhöfe zum Atrioventrikularknoten (*AV-Knoten*) und gelangt dann über das *His-Bündel* mit seinen beiden *(Tawara-)Schenkeln* zu den *Purkinje-Fasern*, die die Erregung auf das Kammermyokard übertragen. In ihm breitet sich der Reiz von innen nach außen und von der Spitze zur Basis aus, was mit Hilfe des EKG (S. 198) auch am intakten Organismus verfolgt werden kann (**C**).

In Physiologie und Biologie werden die elektrischen Spannungen der Kürze wegen „Potenziale" genannt, obwohl es sich eigentlich um Potenzial*differenzen* handelt.

Das Zellpotenzial im Sinusknoten ist ein **Schrittmacherpotenzial** (**B1 oben**). Es beinhaltet *kein* konstantes Ruhepotenzial, sondern steigt nach jeder Repolarisation, deren negativster Wert *maximales diastolisches Potenzial* (**MDP**, ca. – 70 mV) genannt wird, gleich wieder so lange stetig an (*Präpotenzial*, **PP**), bis das *Schwellenpotenzial* (**SP**, ca. – 40 mV) erneut erreicht ist und wieder ein *Aktionspotenzial* (**AP**) ausgelöst wird.

Dem liegen folgende Änderungen der *Ionenleitfähigkeiten* (g) der Plasmamembran und damit der **Ionenströme** (I) zugrunde (**B1 unten**): Beginnend mit dem MDP erhöht sich eine nicht-selektive Leitfähigkeit, und ein Einstrom (I_f, wobei f für „funny" steht) von Kationen in die Zelle führt zur langsamen Depolarisation (PP). Ist das SP erreicht, erhöht sich g_{Ca} nun relativ rasch und das Potenzial steigt steiler an, d. h. der verstärkte Ca^{2+}-Einstrom (I_{Ca}) bewirkt den steilen Aufstrich des AP. Während des Überschießens des Potenzials auf positive Werte steigt g_K an, sodass es zum Auswärtsstrom I_K kommt, der die Schrittmacherzelle wieder auf das MDP repolarisiert.

Jedes Aktionspotenzial im Sinusknoten löst normalerweise einen Herzschlag aus, d. h., die **Impulsfrequenz** dieses Schrittmachers bestimmt die Schlagfrequenz des Herzens. Die Frequenz wird geringer, wenn

- die Anstiegsteilheit des PP abnimmt (**B3 a**),
- das SP weniger negativ wird (= negativ-bathmotrope Wirkung; **B3 b**),
- das MDP negativere Werte erreicht, sodass die spontane Depolarisation „tiefer" beginnt (**B3 c**) oder
- die Repolarisation des Aktionspotenzials später einsetzt oder langsamer (flacher) verläuft.

Den ersten drei Vorgängen ist gemeinsam, dass die Schwelle später erreicht wird.

Alle Anteile des Erregungsleitungssystems besitzen die Fähigkeit zur spontanen Depolarisation, doch spielt der Sinusknoten bei der normalen Herzerregung die führende Rolle (Sinusrhythmus: ca. 70 – 80 Schläge/min). Grund dafür ist, dass die anderen Teile des Erregungsleitungssystems eine langsamere Eigenfrequenz als der Sinusknoten aufweisen (s. Tabelle in **C**; Ursachen: PP und Repolarisation sind flacher, s. o.). Die vom Sinusknoten ausgehende Erregung trifft daher weiter „unten" bereits ein, bevor dort die spontane Depolarisation das eigene Schwellenpotenzial erreicht hat. Ist die Weiterleitung des Sinusimpulses jedoch unterbrochen (S. 200 ff.), so kommt die Eigenfrequenz distalerer Teile des Erregungsleitungssystems zum Tragen: Das Herz schlägt dann im *AV-Rhythmus* (40 – 60/min) oder u. U. in der noch niedrigeren Frequenz sog. tertiärer (ventrikulärer) Schrittmacher (20 – 40/min).

Im Gegensatz zu Sinus- und AV-Knoten mit ihrem relativ flachen, v. a. vom Ca^{2+}-Einstrom getragenen AP-Anstieg (**A**) gibt es im **Arbeitsmyokard** der Ventrikel sog. rasche, spannungsgesteuerte *Na^+-Kanäle*, was zu Beginn des AP kurzzeitig einen hohen Na^+-Einstrom und damit im Vergleich zum Schrittmacherpotenzial einen relativ raschen Aufstrich des AP bewirkt (**A**). Die im Gegensatz zum Skelettmuskel relativ lange Dauer des Myokard-AP in Form eines *Plateaus* hat eine wichtige Funktion. Sie verhindert nämlich ein Kreisen der Erregung im Myokard (*Reentry*; S. 200 ff.). Dies gilt auch für sehr hohe und sehr niedrige ▸

A. Herzerregung

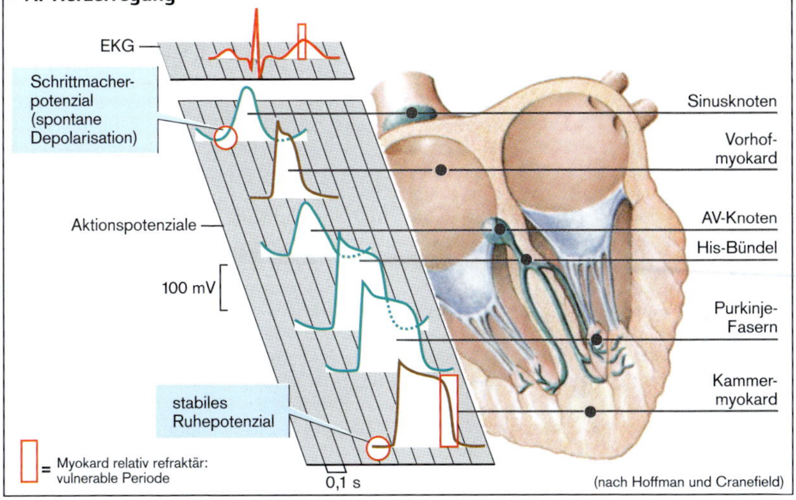

(nach Hoffman und Cranefield)

B. Schrittmacherpotenzial und Erregungsfrequenz am Herzen

1 Schrittmacherpotenzial und Ionenströme

(nach DiFrancesco)

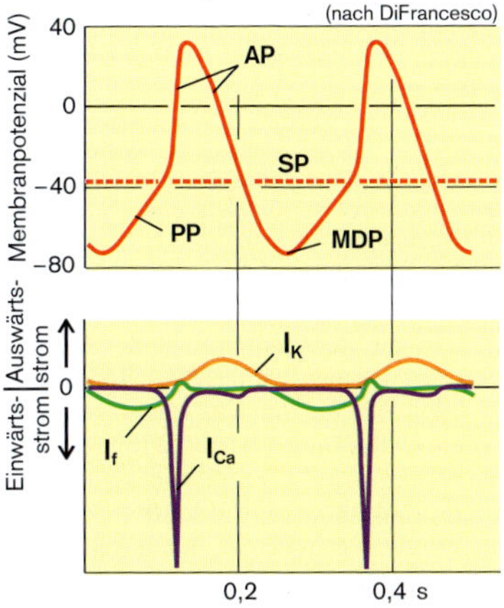

2 Aktionspotenzialdauer des Myokards ist abhängig von der Erregungsfrequenz

(nach Trautwein und Mitarb.)

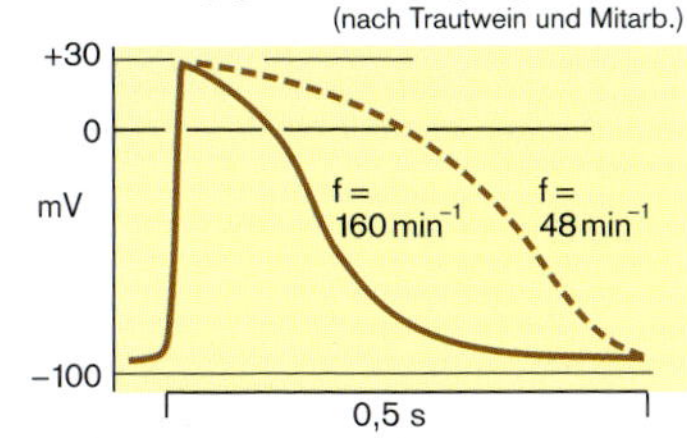

3 Herzfrequenzänderungen durch Änderungen (a–c) am Potenzial des Schrittmachers

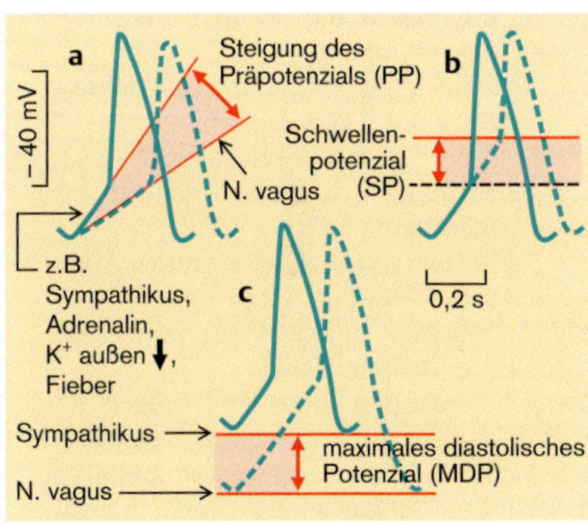

4 Einflüsse auf die Fortleitung der Aktionspotenziale (AV-Knoten)

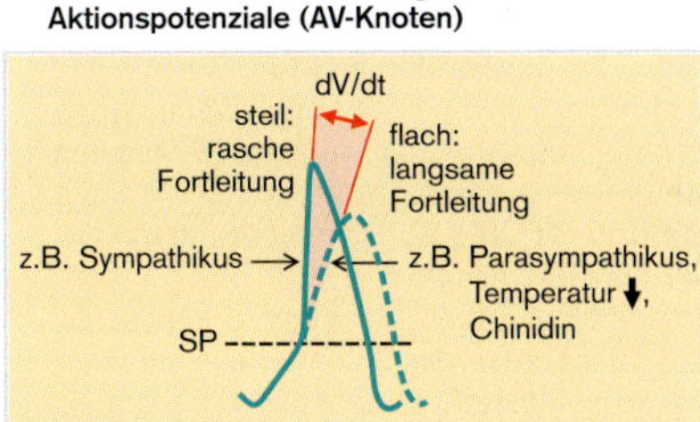

▶ Herzfrequenzen, da sich die AP-Dauer der Herzfrequenz anpasst (**B2**).

Durch das AP wird **Ca^{2+}** aus dem Extrazellulärraum über potenzialgesteuerte, Dihydropyridin-empfindliche Ca^{2+}-Kanäle aufgenommen. Dadurch steigt lokal die zytosolische Ca^{2+}-Konzentration (Ca^{2+}-„Funke"), woraufhin sich nun ligandengesteuerte, Ryanodin-sensitive Ca^{2+}-Kanäle des als Ca^{2+}-Speicher fungierenden sarkoplasmatischen Retikulums öffnen (sog. Triggereffekt). Das daraus ins Zytosol ausströmende Ca^{2+} führt schließlich die **elektromechanische Koppelung** der Herzkontraktion herbei. Die zytosolische Ca^{2+}-Konzentration wird außerdem vom Ca^{2+}-Rückstrom in die Ca^{2+}-Speicher (via SERCA = Ca^{2+}-ATPase) sowie in den Extrazellulärraum bestimmt (via Ca^{2+}-ATPase und 3 Na^{+}/Ca^{2+}-Austauschcarrier).

Das Herz schlägt zwar autonom, doch ist eine **Anpassung der Herztätigkeit** an den wechselnden Bedarf großteils an die efferenten *Herznerven* gebunden. Folgende Qualitäten der Herztätigkeit können nerval modifiziert werden:

- die *Frequenz* der Impulsbildung des Schrittmachers und damit die Schlagfrequenz des Herzens (*Chronotropie*),
- die *Geschwindigkeit der Erregungsleitung*, v. a. im AV-Knoten (*Dromotropie*),
- die Kraft der Herzmuskelzuckung bei gegebener Vordehnung, d. h. die *Kontraktilität* des Herzens (*Inotropie*),
- die *Relaxationsgeschwindigkeit* durch Änderung der SERCA-Aktivität (*Lusitropie*)
- die *Erregbarkeit* durch Veränderung der Reizschwelle (*Bathmotropie*).

Ausgelöst werden diese Änderungen der Herztätigkeit durch parasympathische Fasern des N. vagus und durch Äste des Sympathikus. Dabei wird die **Schlagfrequenz** durch die zum Sinusknoten laufenden Fasern des Sympathikus erhöht (positiv-chronotrope Wirkung über β_1-Rezeptoren) und durch die parasympathischen, muskarinergen Fasern vermindert (negativ-chronotrope Wirkung). Verantwortlich dafür sind eine Änderung der PP-Steigung und ein verändertes MDP im Sinusknoten (**B3 a** bzw. **3 c**). Die Abflachung des Präpotenzials und das negativere MDP unter Vagus-Einwirkung beruhen auf einer erhöhten g_K, das Steilerwerden des PP unter Sympathikus- bzw. Adrenalineinfluss auf einer erhöhten g_{Ca} und u. U. einer verminderten g_K. In nachgeordneten Anteilen des Erregungsleitungssystems wirkt nur der Sympathikus chronotrop, was ihm einen entscheidenden Einfluss bei einer eventuellen Übernahme der Schrittmacherfunktion durch AV-Knoten oder tertiäre Schrittmacher sichert (s. o.).

Die parasympathischen Fasern des linken Vagus-Astes verzögern, der Sympathikus beschleunigt die **Reizüberleitung im AV-Knoten**: negativ- bzw. positiv-dromotrope Wirkung. Beeinflusst werden dabei v. a. das MDP und die Anstiegssteilheit des AP (**B3 c** bzw. **B4**). Auch hier spielen Änderungen von g_K und g_{Ca} eine wichtige Rolle.

Im Gegensatz zur Chrono- und Dromotropie wirkt der Sympathikus bei der positiven Inotropie direkt auf das Arbeitsmyokard ein. Die Erhöhung der **Kontraktilität** beruht dabei auf einer durch β_1-Adrenozeptoren vermittelten *Erhöhung des Ca^{2+}-Einstroms* von extrazellulär, der die Ca^{2+}-Konzentration im Zytosol der Myokardzelle ansteigen lässt. (Dieser Ca^{2+}-Einstrom ist pharmakologisch durch sog. *Ca^{2+}-Antagonisten* hemmbar.) Bei der β_1-adrenergen Wirkung auf das Myokard wird auch Phospholamban phosphoryliert, was die SERCA-Aktivität und somit die Myokard-Relaxation steigert (*positiv-lusitrope Wirkung).*

Die Kontraktilität ist außerdem erhöht bei verlängertem AP (und damit protrahiertem Ca^{2+}-Einstrom) sowie bei Hemmung der Na^{+}-K^{+}-ATPase, z. B. durch die **Herzglykoside** Digitalis und Strophantin (flacherer Na^{+}-Gradient über der Zellmembran → geringere Effizienz des 3 Na^{+}/Ca^{2+}-Austauschers → verringerter Ca^{2+}-Ausstrom → erhöhte zytosolische Ca^{2+}-Konzentration).

Bei niedriger Herzfrequenz ist der Ca^{2+}-Einstrom/Zeit gering (wenig APs), sodass zwischen den APs für den Ca^{2+}-Ausstrom relativ viel Zeit bleibt. Damit wird die mittlere zytosolische Ca^{2+}-Konzentration niedrig und folglich die Kontraktilität relativ gering gehalten. Über diesen Mechanismus kann auch der N. vagus, allerdings indirekt, negativ-inotrop wirken (Frequenzinotropie). Umgekehrtes gilt für den Sympathikus.

C. Erregungsausbreitung im Herzen

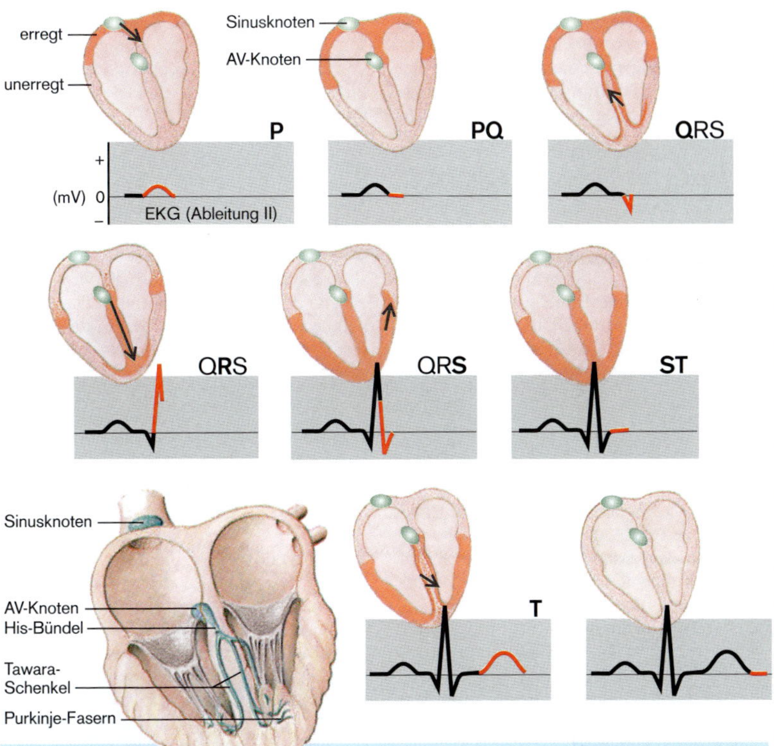

normaler Erregungsablauf		Zeit (ms)	EKG	Leitungs-geschwindig-keit ($m \cdot s^{-1}$)	Eigen-frequenz (min^{-1})
Sinusknoten					
Impulsbildung		**0**	P-Welle	0,05	60–100
Impulsankunft in entfernten Vorhofteilen	rechter Vorhof	**50**		0,8–1,0 im Vorhof	
	linker Vorhof	**85**			
AV-Knoten					
Impulsankunft		**50**	P-Q-Strecke (Erregungs-verzögerung)	0,05	40–55
Impulsweiterleitung		**125**			
His-Bündel aktiviert		**130**		1,0–1,5	25–40
Schenkelenden aktiviert		**145**		1,0–1,5	
Purkinje-Fasern aktiviert		**150**		3,0–3,5	
Myokardinnenseite vollständig aktiviert	rechter Ventrikel	**175**	QRS-Komplex	1,0 im Myokard	keine
	linker Ventrikel	**190**			
Myokardaußenseite vollständig aktiviert	rechter Ventrikel	**205**			
	linker Ventrikel	**225**			

Mit dem EKG werden die **Potenzialdifferenzen** (s. S. 194) oder **Spannungen** (mV) aufgezeichnet, die von der Herzerregung herrühren. Es kann Auskunft geben über Herzlage, Herzfrequenz, Erregungsrhythmus und -ursprung sowie Impulsausbreitung, Erregungsrückbildung und deren Störungen, jedoch *nicht* über Kontraktion und Pumpleistung des Herzens.

Die EKG-Potenzialdifferenzen entstehen an der Grenze zwischen erregten und unerregten Teilen des Myokards. Ein unerregtes oder ein völlig erregtes Myokard liefert *keine* im EKG sichtbare Spannung. Während der **Wanderung der Erregungsfront** durch den Herzmuskel entstehen dort vielfältige Potenzialdifferenzen, die sich in Größe und Richtung unterscheiden. Solche *Vektoren* sind als Pfeile darstellbar, wobei die Pfeillänge Ausdruck der Spannungshöhe, die Pfeilrichtung Ausdruck der Spannungsrichtung ist (Pfeilspitze: +). Die vielen Einzelvektoren summieren sich zu einem **Summen-** oder **Integralvektor** (**A**, roter Pfeil). Er ändert sich während der Herzerregung in Größe und Richtung, d. h., die Pfeilspitze des Summenvektors beschreibt schleifenförmige Bahnen (**A**), die im *Vektorkardiogramm* oszilloskopisch sichtbar gemacht werden können.

Auch mit den **Extremitäten- und Brustwandableitungen** des EKG lässt sich der zeitliche Verlauf des Summenvektors, projiziert auf die jeweilige Ableitungsebene, sichtbar machen. Eine Ableitung parallel zum Summenvektor zeigt den vollen Ausschlag, eine senkrecht dazu keinen Ausschlag. Die *Einthoven-Ableitungen I, II und III* sind bipolar (**C1**) und liegen in der Frontalebene. Bei den unipolaren *Goldberger-Ableitungen* (*aVL, aVR* und *aVF,* **C3**) wird jeweils eine Extremität (z. B. der linke Arm bei aVL) gegen den Zusammenschluss der beiden anderen Elektroden abgeleitet. Diese liegen ebenfalls in der Frontalebene. Die unipolaren *Brustwandableitungen* $V_1 - V_6$ (*Wilson;* **C4**) liegen etwa in der Horizontalebene; mit ihnen werden also v. a. zum Rücken gerichtete Vektoren erfasst.

Da der mittlere QRS-Vektor (s. u.) meist nach links unten und hinten zeigt, ist der Brustkorb durch eine zu diesem Vektor senkrecht stehende Ebene in eine positive und in eine negative Hälfte geteilt. Der QRS-Vektor ist daher in $V_1 - V_3$ meist negativ, in V_5 und V_6 positiv.

Eine **EKG-Kurve** (**B** u. S. 197, C) weist *Zacken, Wellen* und *Strecken* auf (Ausschlag nach oben +, nach unten –). Die *P-Welle* (< 0,25 mV, < 0,1 s) ist Ausdruck der Depolarisation des Vorhofs. Dessen Repolarisationswelle ist nicht sichtbar, da sie in den folgenden Zacken untergeht. Die *Q-Zacke* (mV < ¼ von R), die *R-* und die *S-Zacke* (R + S > 0,6 mV) werden zusammen *QRS-Komplex* (< 0,1 s) genannt (auch dann, wenn eine der drei Zacken fehlt). Er gibt die Weiterleitung der Depolarisation in den Kammern wieder, die *T-Welle* deren Repolarisation. Obwohl beides gegenteilige Vorgänge sind, zeigt die T-Welle normalerweise in die gleiche Richtung wie die R-Zacke (in den meisten Ableitungen +), d. h., die Sequenz von Erregungsausbreitung und -rückbildung ist unterschiedlich: Die Aktionspotenziale in den zuerst erregten Fasern (endokardnah) dauern länger als in den zuletzt erregten (epikardnah). Die *PQ-Strecke* (völlig erregte Vorhöfe) und die *ST-Strecke* (völlig erregte Kammern) liegen etwa in der 0-mV-Linie. Das *PQ-Intervall* (< 0,2 s; **B**) wird *Überleitungszeit* genannt. Das *QT-Intervall* ist herzfrequenzabhängig und beträgt bei 75/min 0,35 – 0,40 s (Zeit für De- und Repolarisation der Ventrikel).

Die sechs Frontalableitungen (Einthoven und Goldberger) sind im Cabrera-Kreis eingezeichnet (**C3**). Aus mindestens zwei synchronen Ableitungen kann mit Hilfe des Einthoven-Dreiecks oder des Cabrera-Kreises der gleichzeitige Summenvektor in der Frontalebene, z. B. der **mittlere QRS-Vektor**, bestimmt werden (**C2**, roter Pfeil), dessen Lage bei normaler Erregungsausbreitung etwa der anatomischen Längsachse des Herzens entspricht (*„elektrische Herzachse“*). Die Potenzialdifferenz des mittleren QRS-Vektors errechnet sich (unter Beachtung des Vorzeichens) aus der Höhensumme der Q-, R- und S-Zacke. Die normalen **Lagetypen** der „elektrischen Herzachse“ erstrecken sich von etwa + 90 ° bis ca. – 30 ° (Gradeinteilung **C3**). Krankhafte Lagetypen sind der sog. *überdrehte Rechtstyp* (> + 120 °), z. B. bei Rechtshypertrophie, und der *überdrehte Linkstyp* (negativer als – 30 °), z. B. bei Linkshypertrophie. Auch ausgedehntere Myokardinfarkte können die elektrische Herzachse drehen.

A. Vektorschleifen der Herzerregung

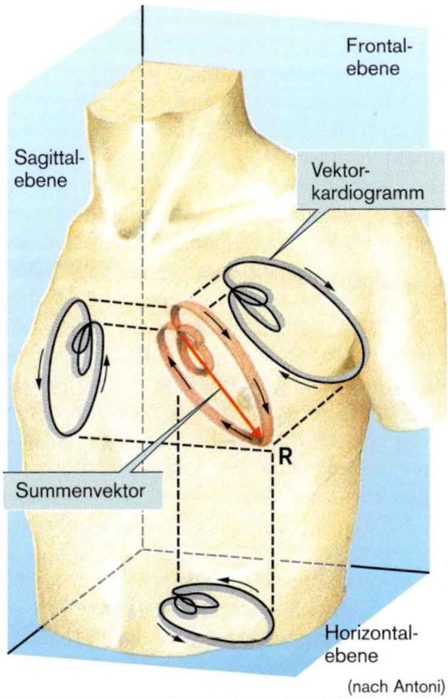

B. EKG-Kurve

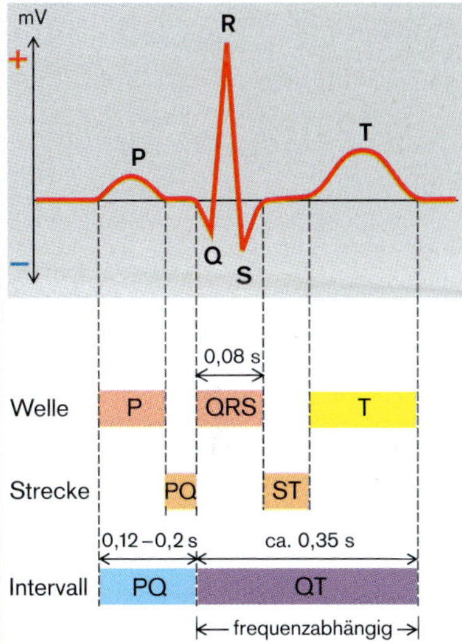

C. Bipolare (Einthoven: 1, 2, 3) und unipolare Ableitungen (Goldberger: 3, Wilson: 4)

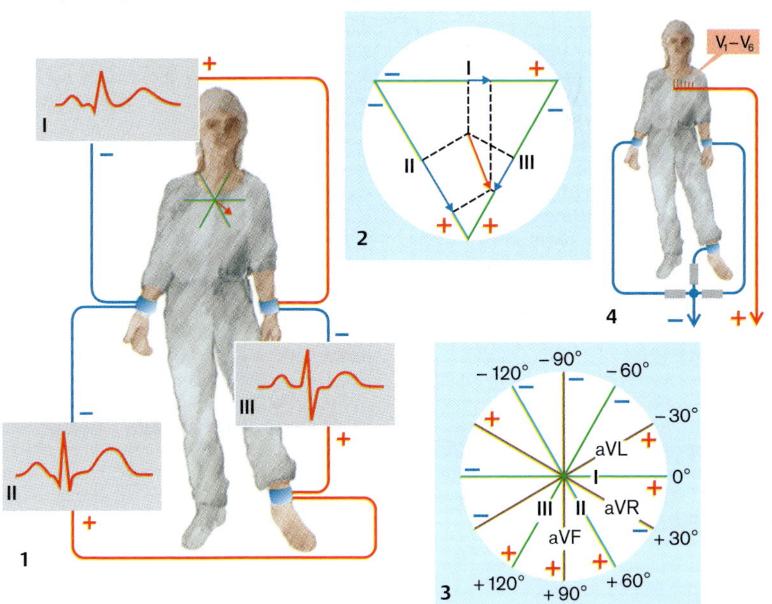

Rhythmusstörungen (**Arrhythmien**, Dysrhythmien) sind Änderungen der Erregungsbildung oder -fortleitung, die eine veränderte Abfolge der Vorhof- oder Kammererregung oder von deren Koppelung zur Folge haben. Dabei können Frequenz, Regelmäßigkeit oder Ort der Impulsbildung betroffen sein.

Die **Erregungsbildung im Sinusknoten** erfolgt mit einer Frequenz von 60 – 100/min (meist 70 – 80/min; **A1**). Sie kann im Schlaf oder bei trainierten Sportlern in Ruhe (Vagotonus) sowie bei Hypothyreose auf unter 60/min sinken (*Sinusbradykardie*) und bei körperlicher Anstrengung, Aufregung, Fieber (S. 24) oder Hyperthyreose (→ S. 308) auf weit über 100/min ansteigen (*Sinustachykardie;* **A2**). Beidesmal ist der Rhythmus regelmäßig, während bei der *Sinusarrhythmie* die Frequenz schwankt. Physiologischerweise tritt diese Arrhythmie bei Jugendlichen auf und ist atmungsabhängig: Inspiration beschleunigt, Exspiration verlangsamt die Frequenz.

Tachykardien heterotopen Ursprungs: Auch bei nomotoper Reizbildung im Sinusknoten (**A**) können von einem Fokus (Herd) im Vorhof (atrial), im AV-Knoten (nodal) oder im Ventrikel (ventrikulär) abnorme *heterotope* (*ektope*) Erregungen starten. Eine hochfrequente atriale Fokusentladung (sägezahnförmige „Grundlinie" statt regelrechter P-Wellen im EKG) löst eine **Vorhoftachykardie** aus, der der Ventrikel beim Menschen bis zu einer Frequenz von ca. 200/min folgt. Darüber hinaus wird nur jede 2. oder 3. Erregung weitergeleitet, weil die Impulse dazwischen in die Refraktärphase des nachgeschalteten Reizleitungssystems fallen. Dessen Komponente mit der längsten Aktionspotenzialdauer ist dabei entscheidend; meist sind dies die Purkinje-Fasern (**C**, untere Reihe). Sie wirken als *Frequenzfilter,* weil ihr langes Aktionspotenzial auch am längsten refraktär ist, sodass sie ab einer bestimmten Frequenz die Reizweiterleitung blockieren (in Tafel **C** zwischen 212 und 229/min; Ableitung beim Hund). Bei höheren Entladungsfrequenzen des atrialen Fokus (bis zu 350/min: *Vorhofflattern;* bis zu 500/min: *Vorhofflimmern*) wird nur ab und zu ein Reizimpuls weitergeleitet. Die Ventrikelerregung ist daher völlig unregelmäßig (*absolute Arrhythmie*).

Die **Kammertachykardie** ist eine rasche Folge ventrikulärer Reizbildungen, die gewöhnlich mit einer Extrasystole (ES, s. u.) beginnt (**B3**, zweite ES). Kammerfüllung und Auswurfleistung des Herzens nehmen ab, und es kommt zum *Kammerflimmern,* einem hochfrequenten, unkoordinierten Zucken des Myokards (**B4**). Ohne Gegenmaßnahmen ist es wegen der fehlenden Blutförderung genau so tödlich wie ein Herzstillstand.

Extrasystolen (**ES**): Werden Impulse von einem supraventrikulären ektopen Fokus zu den Ventrikeln weitergeleitet (atriale bzw. nodale ES), können diese aus ihrem Sinusrhythmus kommen: **Supraventrikuläre Arrhythmie**. Die atriale ES zeigt sich im EKG als Verformung der P-Zacke bei normalem QRS-Komplex. Bei der nodalen ES werden die Vorhöfe rückläufig erregt; die P-Welle wird daher negativ und ist im QRS-Komplex verborgen oder erscheint kurz nach ihm (**B1**, blauer Kasten, im Vergleich zu **A**). Da bei der supraventrikulären ES oft auch der Sinusknoten mitentladen wird, vergrößert sich das Intervall zwischen der R-Zacke der ES (= R_{ES}) und der nächsten, normalen R-Zacke um die Laufzeit, die der Reiz vom Fokus zum Sinusknoten braucht: *Postextrasystolische Pause.* Für die zeitlichen Abstände der R-Zacken gilt dabei: R_{ES}-R > R-R und (R-R_{ES} + R_{ES}-R) < 2 R-R (**B1**). Auch im Ventrikel kann ein ektoper Reiz entstehen: **Ventrikuläre Extrasystole** (**B2** u. **3**). Dabei ist der QRS-Komplex der ES verformt. Bei niedriger Sinusfrequenz wird die nächste Sinuserregung ungestört zu den Ventrikeln weitergeleitet: *Interponierte ES* (**B2**). Bei höherer Sinusfrequenz trifft der nächste Sinusreiz aber schon ein, wenn das Myokard noch refraktär ist, sodass erst der übernächste Sinusimpuls wirksam wird: *Kompensatorische Pause.* Für die R-Abstände gilt dabei: R-R_{ES} + R_{ES}-R = 2 R-R (Ursachen von ES s. u.).

Überleitungsstörungen im AV-Knoten (*AV-Block*) oder in den Tawara-Schenkeln (*Schenkelblock*) verursachen ebenfalls Arrhythmien. Als AV-Block 1. Grades bezeichnet man eine abnorm verlangsamte AV-Überleitung (PQ-Intervall > 0,2 s), als AV-Block 2. Grades eine Überleitung nur jedes 2. oder 3. Mal und als AV-Block 3. Grades eine völlige Blockade (**B5**). Bei letzterer steht das Herz vorübergehend still (*Adam-Stokes-Anfall*), doch übernehmen dann ventrikuläre Schrittmacher die Kammererregung (ventrikuläre Bradykardie bei normaler Vorhoferregungsfrequenz). Eine teilweise oder totale Unabhängigkeit des QRS-Komplexes von der P-Welle ist die Folge (**B5**). Dabei sinkt die Herzfrequenz auf 40 – 60/min, wenn der AV-Knoten die Schrittmacher- ▶

A. Nomotope Reizbildung mit normaler Weiterleitung

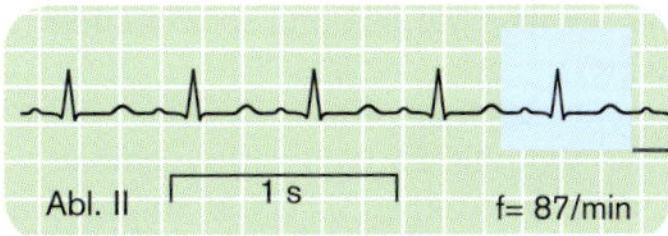

1 normaler Sinusrhythmus

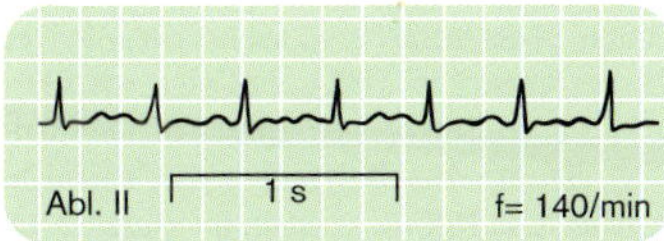

2 Sinustachykardie

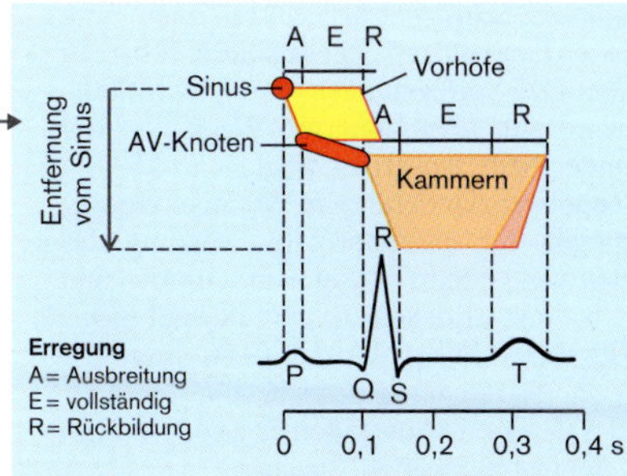

(nach Trautwein)

B. Heterotope Reizbildung (1–5) und Leitungsstörung (5)

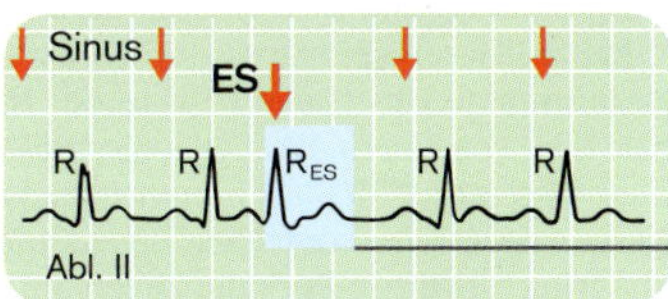

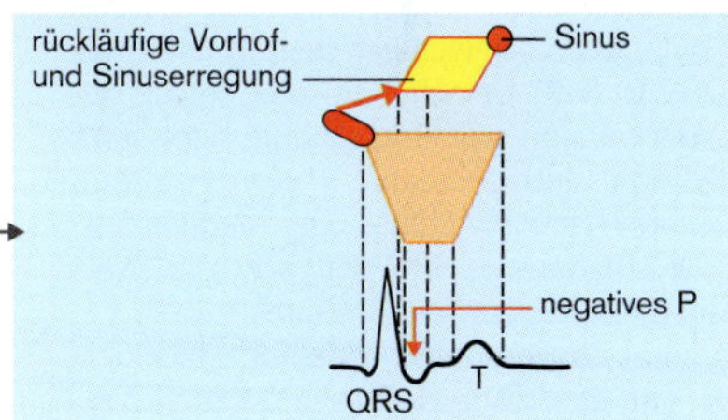

1 nodale (AV-) Extrasystole mit postextrasystolischer Pause

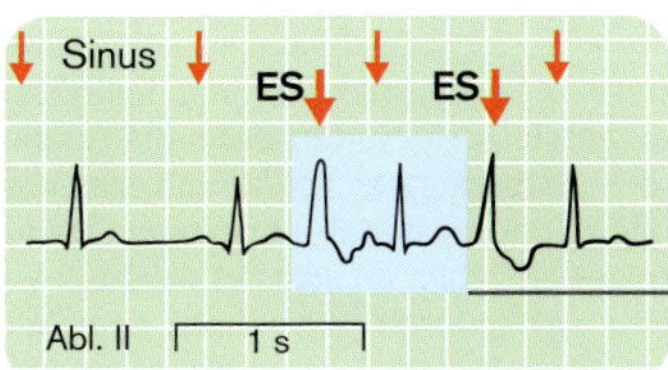

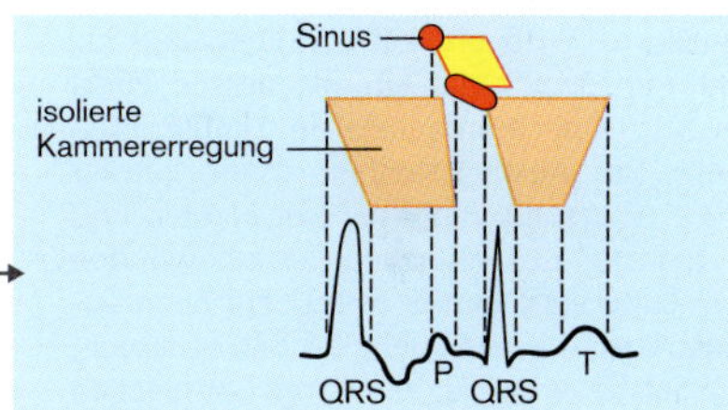

2 interponierte Kammerextrasystole

3 Kammertachykardie nach Extrasystole

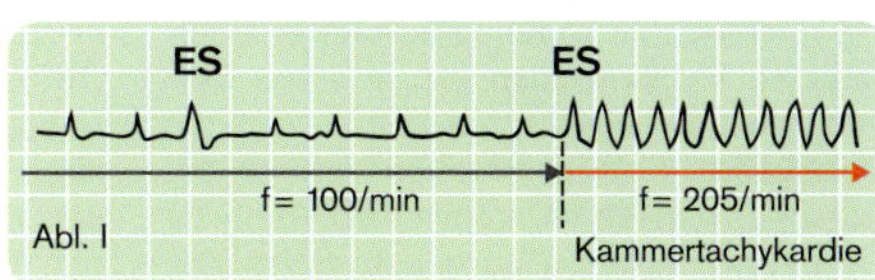

4 Kammerflimmern

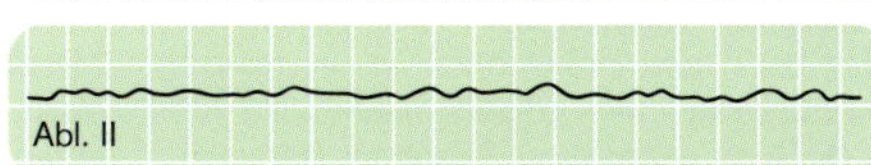

5 totaler AV-Block mit ventrikulärem Ersatzrhythmus

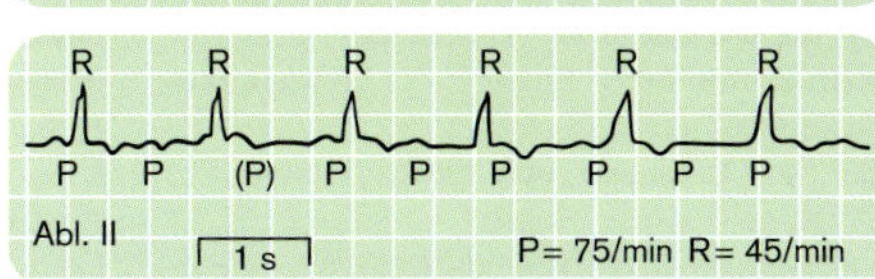

(z.T. nach Riecker)

▶ rolle übernimmt (**B5**), und auf 20 – 40/min, wenn dies sog. tertiäre Schrittmacher tun. Ein *künstlicher Schrittmacher* leistet hier gute Dienste. Ein völliger *Schenkelblock* führt zu starken EKG-Verformungen, da die betroffene Myokardseite über abnorme Wege von der gesunden Seite her erregt wird.

Zellpotenzialänderungen: Wichtige Voraussetzungen für eine normale Erregung des Reizleitungssystems sowie von Vorhof- und Ventrikelmyokard sind 1. ein normal tiefes und stabiles Ruhepotenzial (– 80 bis – 90 mV), 2. ein steiler Aufstrich (dV/dt = 200 – 1000 V/s) des Aktionspotenzials (AP) und 3. eine genügend lange AP-Dauer.

Diese drei Eigenschaften sind z. T. voneinander abhängig. So sind die „schnellen" Na^+-Kanäle (S. 194) nicht aktivierbar, wenn das Ruhepotenzial weniger negativ als etwa – 55 mV ist (**H9**). Ursachen für eine solche Depolarisation sind v. a. eine erhöhte oder stark erniedrigte extrazelluläre K^+-Konzentration (**H8**), eine Hypoxie, Azidose oder Medikamente wie Digitalis. Fehlt der schnelle Na^+-Strom, dann kommt der langsame (durch Verapamil, Diltiazem oder Nifedipin blockierbare) Ca^{2+}-Einstrom (L-Typ-Ca^{2+}-Kanal) vermehrt zum Tragen, dessen Aktivierungsschwelle bei – 30 bis – 40 mV liegt, und erzeugt nun seinerseits ein AP, dessen Form dem Schrittmacherpotenzial im Sinusknoten ähnelt: Die Anstiegssteilheit dV/dt beträgt nur 1 – 10 V/s, die Amplitude ist kleiner, und das Plateau ist weitgehend verschwunden (**H1**). (Außerdem kommt es u. U. zur Spontandepolarisation, einer Quelle für Extrasystolen; s. u.) Solche vom Ca^{2+}-Einstrom getragenen APs werden durch Noradrenalin und Zelldehnung verstärkt. Sie kommen bevorzugt in geschädigten Myokardzellen vor, in deren Umgebung sowohl die Noradrenalin- als auch die extrazelluläre K^+-Konzentration erhöht ist, sowie im dilatierten Vorhofmyokard. Ähnliche AP-Änderungen treten auch auf, wenn z. B. ein ektop gebildeter Reiz oder ein Stromschlag bei einem Elektrounfall in die *relative Refraktärphase* eines gerade ablaufenden APs fällt (**E**). Man nennt diese Phase der Herzerregung auch *vulnerabel* („verletzbar"); sie ist synchron mit dem Anstieg der T-Welle im EKG.

Zu den **Ursachen von Extrasystolen** (ES; **H4**) zählen

♦ ein *weniger negatives diastolisches Membranpotenzial* (s. o.) in Reizleitungs- oder Myokardzellen. Diese Depolarisation hat nämlich auch zur Folge, dass das Potenzial seine Stabilität verliert und spontan depolarisiert (**H1**);

♦ *depolarisierende Nachpotenziale* (DNPs). Hierbei wird die ES vom vorhergehenden AP ausgelöst („getriggert"). DNPs können während der Repolarisation („früh") oder nach deren Ende („spät") auftreten.

Frühe DNPs entstehen, wenn die AP-Dauer stark verlängert ist (**H2**), was sich im EKG in einem vergrößerten QT-Intervall ausdrückt (QT-Syndrom). *Auslöser früher DNPs* sind Bradykardie (z. B. Hypothyreose, AV-Block 2. oder 3. Grades), Hypokaliämie, Hypomagnesiämie (Schleifendiuretika!) und bestimmte Medikamente, wie z. B. die Na^+-Kanal-Blocker Quinidin, Procainamid und Disopyramid sowie die Ca^{2+}-Kanal-Blocker Verapamil und Diltiazem. Auch bestimmte genetische Defekte der Na^+-Kanäle oder von einem der K^+-Kanäle (HERG-, $K\vartheta_{LQT\,1}$- oder min K^+-Kanal) führen über Verlängerung der QT-Zeit zu frühen DNPs. Treten solche frühen DNPs in Purkinje-Zellen auf, so löst das frühe DNP im nachgeschalteten Myokard eine ventrikuläre ES aus (das Myokard hat ein kürzeres AP als Purkinje-Fasern und ist daher beim Eintreffen des DNP schon wieder repolarisiert). Dem kann sich eine salvenförmige Repetition des DNP mit Tachykardie (s. o.) anschließen. Nimmt dabei die Amplitude des (verbreiterten) QRS-Komplexes regelmäßig zu und wieder ab, entsteht ein spindelförmiges EKG-Bild: *torsade des pointes*.

Den **späten DNPs** geht meist eine Nachhyperpolarisation voraus, die in eine Nachdepolarisation umschlägt. Erreicht deren Amplitude das Schwellenpotenzial, wird ein erneutes AP ausgelöst (**H3**). Solch hohe späte DNPs kommen v. a. bei hoher Pulsfrequenz, Digitalisintoxikation und erhöhter extrazellulärer Ca^{2+}-Konzentration vor. Oszillationen der zytosolischen Ca^{2+}-Konzentration scheinen dabei ursächlich beteiligt zu sein.

Folgen einer Extrasystole: Bei normalem Membranpotenzial der Purkinje-Fasern (Frequenzfilter, s. o.) bleibt es entweder bei der einen ES oder es folgt eine ES-Salve mit Tachykardie (**H6, 7**). Sind die Purkinje-Fasern hingegen depolarisiert (Anoxie, Hypo- oder Hyperkaliämie, Digitalis; **H8**), ist dort der rasche Na^+-Einstrom nicht aktivierbar (**H9**). Die Anstiegssteilheit des AP (dV/dt) und somit die Fortleitungsgeschwindigkeit nehmen daher ▶

C. Überleitungsblock bei hoher Erregungsfrequenz

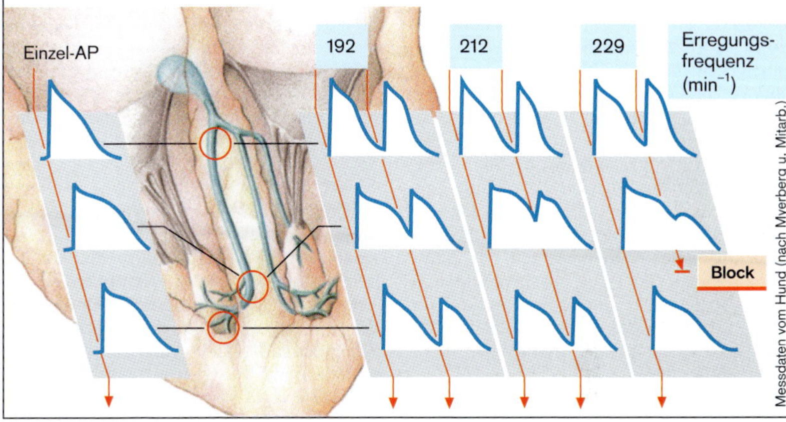

D. Reentry

1 schnelle Erregungsausbreitung und lange Refraktärzeit: Schutz vor Reentry

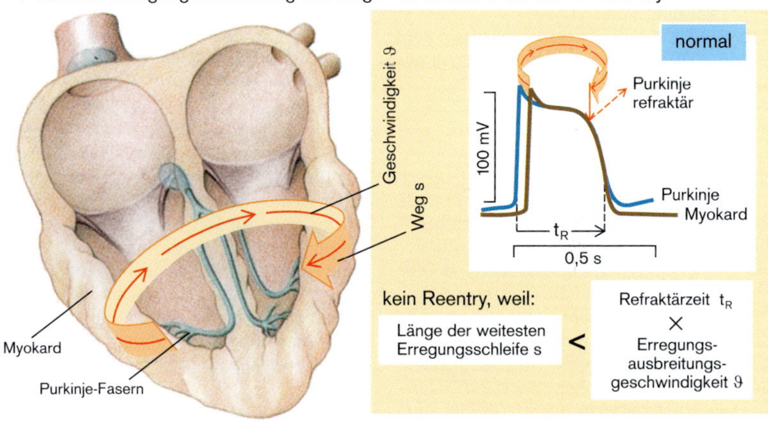

2 prinzipielle Ursachen für Reentry

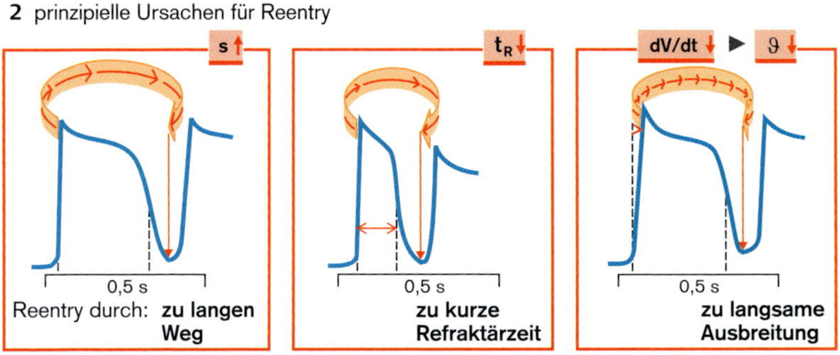

▶ stark ab (**H10**), und es kommt durch Reentry zu Kammerflimmern (**H11**).

Reentry im Myokard: Eine Abnahme von dV/dt führt zu einer *verringerten Ausbreitungsgeschwindigkeit* (ϑ) der Erregung, und eine Verkürzung des AP bedeutet eine *kürzere Refraktärzeit* (t_R). Beides sind wichtige Ursachen für einen Wiedereintritt (**Reentry**), d. h. ein Kreisen der Erregung. Bei der Impulsausbreitung von den Purkinje-Fasern aus über das Kammermyokard trifft die Erregung normalerweise nirgendwo auf wiedererregbare Myokard- oder Purkinje-Zellen, da diese noch refraktär sind. D. h., das Produkt $\vartheta \cdot t_R$ ist normalerweise immer größer als die Länge *s* der weitesten Erregungsschleife (**D1**). Zum Reentry kann es demzufolge aber dann kommen, wenn

- die maximale Schleifenlänge *s* zugenommen hat, z. B. bei einer Herzhypertrophie,
- die Refraktärzeit t_R verkürzt ist und/oder
- die Ausbreitungsgeschwindigkeit ϑ der Erregung vermindert ist (**D2**).

So kann z. B. ein starker elektrischer Reiz (Stromunfall) oder eine heterotope Extrasystole (**B3**) während der vulnerablen Phase APs mit verminderter Anstiegssteilheit und Dauer auslösen (**E**), die zum Kreisen der Erregung und u. U. zum Kammerflimmern führen (**B4**, **H11**). Rechtzeitig diagnostiziert, lässt dieses sich oft mit einem sehr kurzen Stromstoß hoher Spannung (*Defibrillator*) wieder beenden. Dabei wird das Myokard vollständig depolarisiert, sodass der Sinusknoten wieder seine Schrittmacherrolle übernimmt.

Reentry im AV-Knoten: Während ein vollständiger AV-Block eine Bradykardie auslöst (s. o.), kann eine teilweise Überleitungsstörung im AV-Knoten auch zur *Tachykardie* führen. Die Erregungsweiterleitung erfolgt dort normalerweise auf parallelen Wegen entlang der nur relativ losen, durch wenige Gap junctions miteinander verbundenen Zellen des AV-Knotens. Verlangsamen nun z. B. O_2-Mangel oder Narbenbildung (evtl. verstärkt durch einen Vagotonus mit seiner negativdromotropen Wirkung) die sowieso schon relativ langsame Weiterleitung im AV-Knoten (Tab. S. 197) noch stärker, so kann die orthograde Erregung auf einem der Parallelwege „steckenbleiben“ (**F**, „Block“). Voraussetzung für ein Reentry ist nun, dass ein auf einem anderen Parallelweg (ebenfalls verlangsamt) weitergeleiteter Erregungsimpuls den Block retrograd überwinden kann, sodass es proximal davon zum Wiedereintritt der Erregung kommt (**F**, Reentry). Therapeutisch gibt es in diesem Fall zwei Möglichkeiten, die Tachykardie zu unterbrechen: Entweder wird (a) die Leitungsgeschwindigkeit ϑ noch weiter gesenkt, sodass der Reiz auch retrograd nicht mehr durchkommt, oder (b) die Leitungsgeschwindigkeit ϑ wird soweit erhöht, dass der orthograde Reizleitungsblock aufgehoben wird (**F**, **a** bzw. **b**).

Beim **Wolff-Parkinson-White(WPW)-Syndrom** (**G**) hat das Kreisen der Erregung eine anatomische Ursache, nämlich eine (neben dem AV-Knoten) zweite erregungsleitende Verbindung zwischen Vorhof und Kammer. Bei *normalem Sinusrhythmus* erreicht der Erregungsimpuls daher vorzeitig die rechte Kammerwand, was den auf normalem Weg ausgelösten QRS-Komplex deformiert (δ-Welle) und das P–R-Intervall verkürzt (→ **G1**). Tritt nun bei solchen Patienten vorzeitig eine *atriale Extrasystole* auf (**G2**, negative P-Welle), so gelangt die Erregung zwar auf dem abnormalen Weg in die rechte Kammer, trifft aber dort auf Myokardanteile, die noch refraktär sind: Die Ventrikel werden also nur über den AV-Knoten erregt, und der QRS-Komplex sieht weitgehend normal aus (**G2, 3**). Erreicht jetzt aber die vom AV-Knoten weitergeleitete Kammererregung die zuvor refraktären Anteile der rechten Kammer, sind diese inzwischen wieder erregbar. Das hat zur Folge, dass die Erregung jetzt über die abnormale Verbindung von der Kammer zurück zu den Vorhöfen gelangt und zu kreisen beginnt: Es kommt zu einer paroxysmalen (plötzlich auftretenden) Tachykardie durch Kammer-Vorhof-Reentry (**G3**).

E. Erneute AP-Auslösung kurz vor oder am Ende eines Aktionspotenzials (AP)

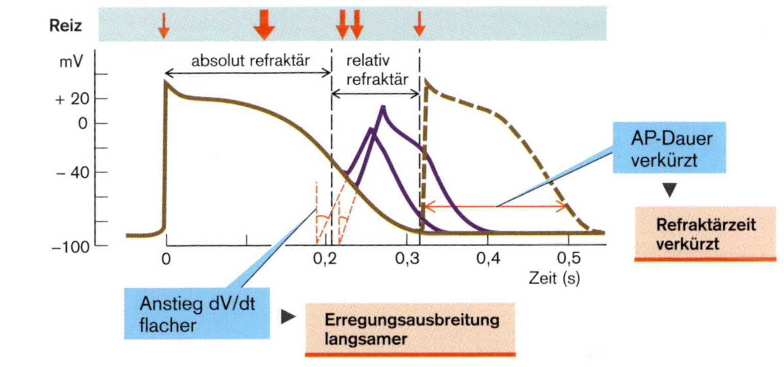

F. Block im AV-Knoten: Reentry mit Tachykardie und Therapie

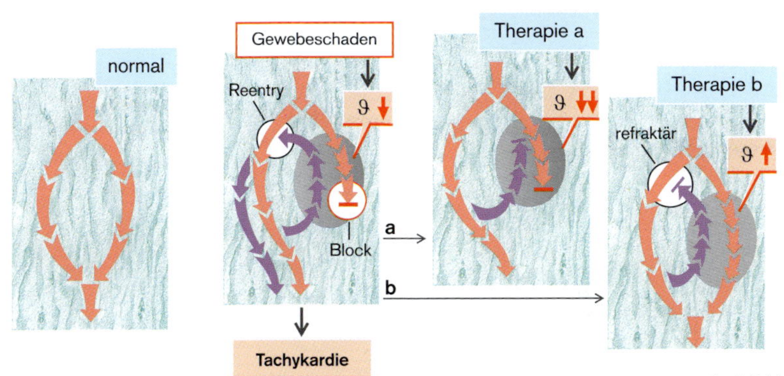

(nach Noble)

G. Reentry beim Wolff-Parkinson-White-Syndrom

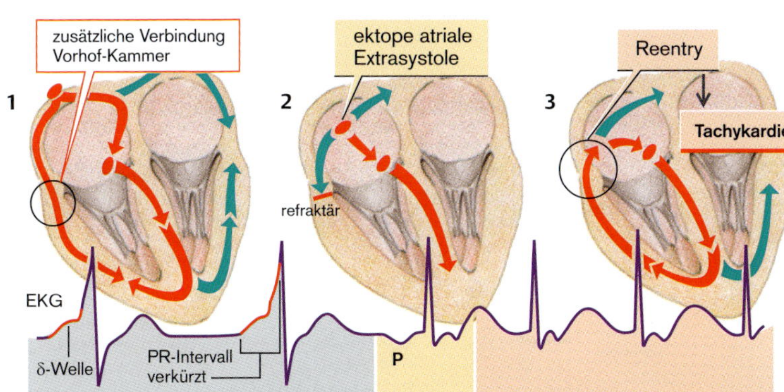

(nach Wagner und Ramo)

H. Ursachen und Folgen von Extrasystolen

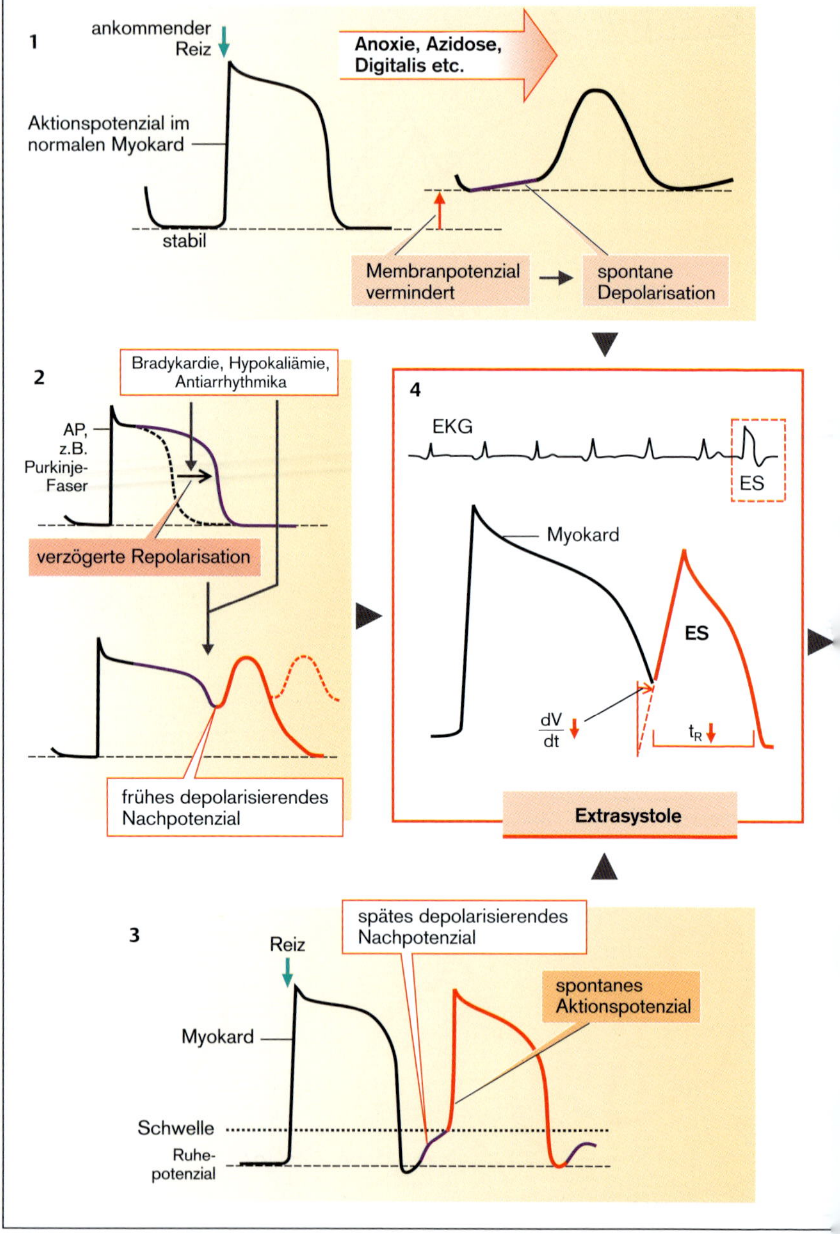

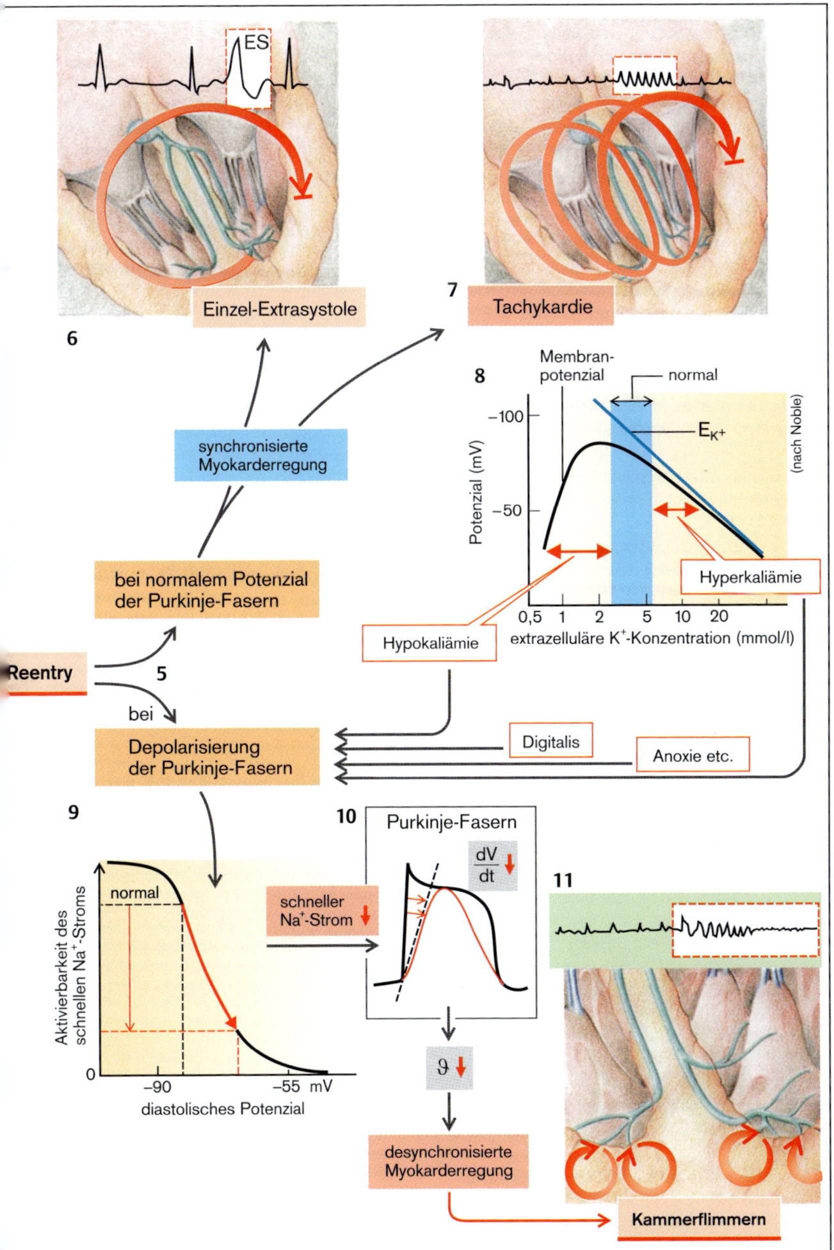
ES
Einzel-Extrasystole
6
7
Tachykardie
synchronisierte Myokarderregung
8
Membran-potenzial
normal
−100
−50
Potenzial (mV)
E_{K^+}
(nach Noble)
Hyperkaliämie
0,5 1 2 5 10 20
extrazelluläre K^+-Konzentration (mmol/l)
Hypokaliämie
bei normalem Potenzial der Purkinje-Fasern
Reentry
5
bei
Depolarisierung der Purkinje-Fasern
Digitalis
Anoxie etc.
9
normal
Aktivierbarkeit des schnellen Na^+-Stroms
0
−90
−55 mV
diastolisches Potenzial
10
Purkinje-Fasern
$\frac{dV}{dt}$ ↓
schneller Na^+-Strom ↓
ϑ ↓
desynchronisierte Myokarderregung
11
Kammerflimmern

Die häufigste **Ursache** der Mitral(klappen)stenose (MSt) ist eine *rheumatische Endokarditis*, seltener sind es Tumoren, Bakterienwachstum, Kalkablagerungen und Thromben. Angeboren kommt die MSt zusammen mit einem Vorhofseptumdefekt (S. 218) vor (*Lutembacher-Syndrom*).

Die beiden Segel der Mitralklappe lassen während der Diastole eine Hauptöffnung und, zwischen den Chordae tendineae, zahlreiche Nebenöffnungen frei (**A1**). Die gesamte Öffnungsfläche (ÖF) beträgt normalerweise 4 – 6 cm^2. Durch eine Endokarditis verbacken die Chordae, die Hauptöffnung wird kleiner und die Klappensegel verdicken und versteifen sich. Im *Echokardiogramm* (**A3**) ist *A* verkleinert oder verschwunden und *E – F* flacht ab, d. h., die diastolische posteriore Bewegung des vorderen Mitralsegels ist verlangsamt. Die *E – C*-Amplitude ist ebenfalls verringert. Das hintere Segel macht eine abnorme anteriore Bewegung, und auch die Verdickung der Klappen ist zu sehen (rosa). Im *Herzschall* (**A2**) findet sich ein paukender und ein (gegenüber QRS im EKG) verspäteter I. Herzton (bis 90 ms, normal 60 ms). Der II. Herzton wird von einem sog. *Mitralöffnungston* (*MÖT*) gefolgt, der besonders über der Herzspitze zu hören ist. Unterschreitet die ÖF ca. 2,5 cm^2, kommt es bei starker körperlicher Belastung zu Beschwerden (*Dyspnoe, Müdigkeit, Hämoptyse* u. a.), die bei einer ÖF < 1,5 cm^2 schon bei alltäglichen Tätigkeiten und bei einer ÖF < 1 cm^2 bereits in Ruhe auftreten. Eine ÖF < 0,3 cm^2 ist nicht mit dem Leben vereinbar.

♦ Der durch die Stenose *erhöhte Widerstand* vermindert den diastolischen Blutfluss zwischen linkem Vorhof (LVo) und linker Kammer (LK) und damit das Herzzeitvolumen (HZV). Der **Kompensation** der HZV-Verminderung (**A** Mitte) dienen drei Mechanismen:Die *periphere O_2-Ausschöpfung*, d. h. die arteriovenöse O_2-Differenz (AVD_{O2}) kann ansteigen (HZV bleibt vermindert)

♦ Die *diastolische Füllungszeit/Zeit* kann pharmakologisch durch eine Absenkung der Herzfrequenz erhöht werden (**A4**, grüner Pfeil), sodass das Schlagvolumen überproportional ansteigt und damit das HZV wieder angehoben wird.

♦ Der wirksamste und bei körperlicher Belastung sowie bei stärker ausgeprägter Stenose obligatorische Kompensationsmechanismus ist die *Erhöhung des Druckes im linken Vorhof* (P_{LVo}) und damit des Druckgradienten zwischen Vorhof und Kammer ($P_{LVo} - P_{LK}$, **A2**, rosa). Dadurch wird trotz der Stenose eine Wiederanhebung der diastolischen Flussrate ($\dot{Q}_d$) erreicht (Symptom: mitteldiastolisches Geräusch, MDG; **A2**).

Allerdings bestimmen die negativen **Folgen** des hohen P_{LVo} auch den weiteren Krankheitsverlauf: Der *linke Vorhof hypertrophiert* („*P mitrale*" im EKG, **A2**), wird *dilatiert* und schließlich so geschädigt, dass es zum *Vorhofflimmern* kommt. Jetzt verschwindet das *präsystolische Crescendo-Geräusch* (PSG, **A2**), das durch die schnelle Strömung (poststenotische Turbulenzen) während der Systole des regelrecht schlagenden Vorhofs verursacht war. Die Bewegungsarmut des flimmernden Vorhofs begünstigt die *Thrombusbildung* (v. a. im Herzohr) und somit die Gefahr *arterieller Embolien* mit Organinfarkten (v. a. Gehirn, **A unten**; s. a. S. 256). Bei Vorhofflimmern ist außerdem die Herzfrequenz erhöht (*Tachyarrhythmie*; S. 200), sodass sich der diastolische Anteil am Herzzyklus im Verhältnis zur Systole stark verringert (diastolische Füllungszeit/Zeit stark verkürzt; **A4**, roter Pfeil). P_{LVo} muss nun noch weiter steigen, damit das HZV nicht sinkt. Aus dem gleichen Grund ist auch bei regulärer Vorhofaktion eine vorübergehend (*körperliche Anstrengung, Fieber*) und v. a. eine monatelang erhöhte Herzfrequenz (*Schwangerschaft*) eine große Belastung (P_{LVo} ↑ ↑).

Auch weiter stromaufwärts erhöht sich der Druck: In den Pulmonalvenen löst er *Dyspnoe* aus und führt zu Bronchialvenen-Varizen (bei deren Ruptur: *Hämoptyse*). Es kommt außerdem zum *Lungenödem* (S. 84), und schließlich entwickelt sich ein *pulmonaler Hochdruck* mit *Rechtsherzbelastung* und *-insuffizienz* (S. 228).

Ohne Klappenkorrektur (operative Klappensprengung oder Einsatz einer Klappenprothese) überleben nur rund 50 % der Patienten die ersten 10 Jahre nach Auftreten der MSt.

A. Ursachen und Folgen der Mitralstenose

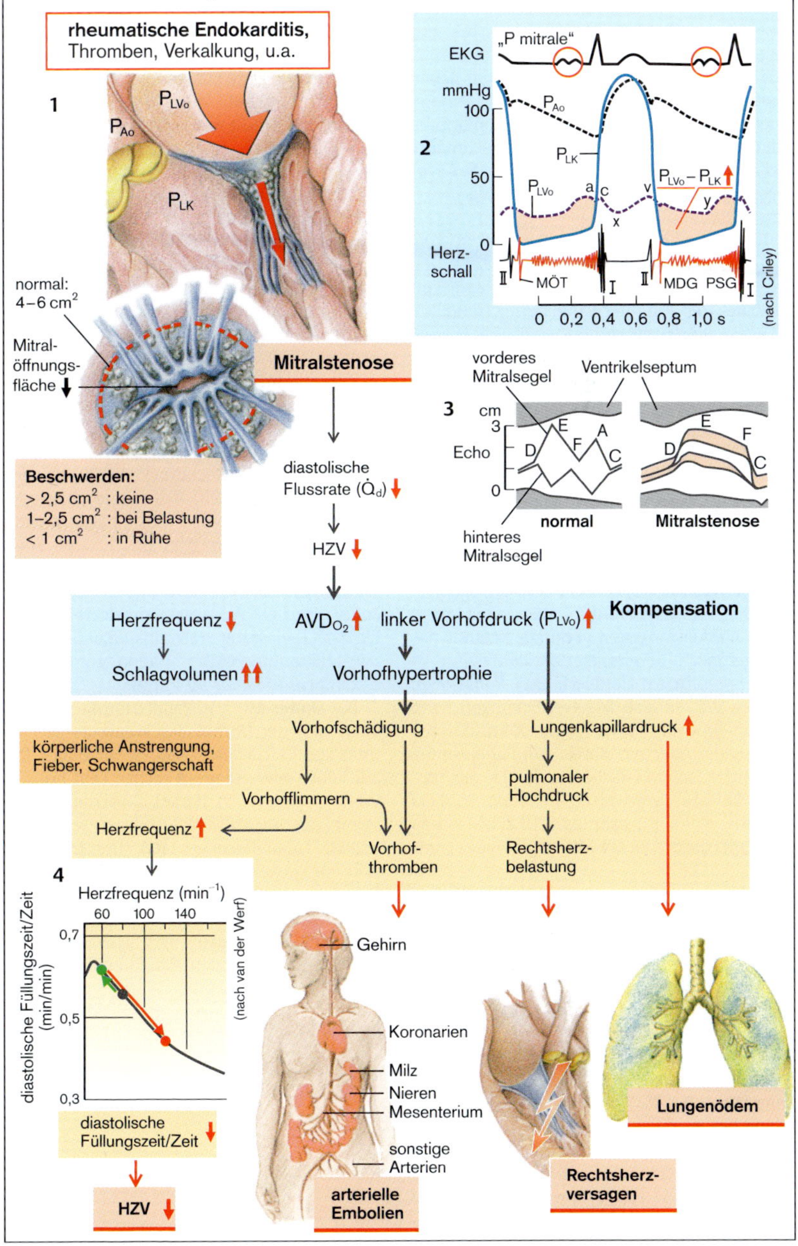

Bei einer Mitralinsuffizienz (MI) hat die Mitralklappe ihre Ventilfunktion verloren, sodass ein Teil des Blutes während der Systole der linken Kammer (LK) zurück in den linken Vorhof (LVo) fließt. Als **Ursachen** kommen neben dem *Mitralklappen-Prolapssyndrom* (*Barlow*) ungeklärter Genese v. a. eine rheumatische oder bakterielle *Endokarditis*, eine *koronare Herzkrankheit* (S. 232 ff.) oder ein *Marfan-Syndrom* (erbliche generalisierte Bindegewebserkrankung) in Frage.

Die Mitralklappe besteht aus einem *Ring* mit einem vorderen und hinteren *Segel*, die über Sehnenfäden (*Chordae tendineae*) mit den aus der Kammerwand heraustretenden *Papillarmuskeln* verbunden sind. Die Hinterwände von LVo und LK sind funktionell an diesem **Mitralapparat** beteiligt.

Eine Endokarditis lässt vor allem die Segel und die Chordae schrumpfen, verdicken und versteifen, was den Klappenschluss verhindert. Beim Barlow-Syndrom sind die Chordae zu lang, sodass sich die Segel fallschirmartig in den Vorhof vorwölben, wo sie sich wieder öffnen (*Segel-Prolaps*). Letzteres ist von einem mittelsystolischen Klick-Geräusch begleitet (*Systolisches Klick-Syndrom*), dem ein spätsystolisches Reflux-Geräusch folgt. Sind Segel und Chordae hingegen verkürzt, beginnt das Herzgeräusch bereits zu Systolenbeginn (**A links**: systolisches Geräusch, SG). Funktionell ähnlich wirken sich Segelverdickungen beim Marfan-Syndrom sowie eine Kontraktionsunfähigkeit oder ein Abriss von Papillarmuskeln bei koronarer Ischämie der LK aus. Bereits bei nur zeitweiser Ischämie (Angina pectoris; S. 232 ff.) kann es u. U. synchron zu einer *intermittierenden MI* (Jekyll-Hyde) kommen.

Die **Folge** einer MI ist eine **Volumenbelastung** des linken Herzens, da ein Teil des Schlagvolumens des linken Ventrikels wieder zurück in den Vorhof gelangt. Dieses *Pendelvolumen* kann bis zu 80 % des Ventrikelauswurfs ausmachen (*Pendelfraktion*). Das Pendelvolumen/Zeit hängt ab

- von der systolischen Mitralöffnungsfläche,
- vom Druckgradienten von der LK in Richtung LVo (= $P_{LK}-P_{LVo}$) und
- von der Systolendauer.

P_{LK} ist bei zusätzlicher Aortenstenose oder bei einer Hypertonie erhöht, und der Anteil der Systole am Herzzyklus (Systolendauer/Zeit) steigt bei Tachykardie an (z. B. bei körperlicher Belastung oder bei einer durch die Vorhofschädigung bedingten Tachyarrhythmie), sodass solche Faktoren die Auswirkungen der MI verschlimmern.

Um trotz des Pendelvolumens ein normales effektives Schlagvolumen in Richtung Aorta aufrechtzuerhalten, muss die LK diastolisch viel stärker gefüllt werden als normal (Schnelle Füllungswelle, SFW, mit abschließendem III. Herzton, **A**). Für den Auswurf dieses vergrößerten enddiastolischen Kammervolumens ist eine erhöhte Wandspannung nötig (*Laplace-Gesetz*), was die LK chronisch belastet (→ Herzinsuffizienz, S. 238 f.). Darüber hinaus ist der LVo während der Systole einem erhöhten Druck ausgesetzt (**A**, links: hohe v-Welle). Der LVo wird dadurch erheblich ausgedehnt (300 – 600 ml!), wobei sich P_{LVo} nur mäßig erhöht, da auf längere Sicht die Volumendehnbarkeit (Compliance) des LVo ansteigt. Eine solche **chronische MI** (**A links**) führt daher viel seltener zu Lungenödem und pulmonalem Hochdruck (S. 228) als eine Mitralstenose (S. 208) oder eine akute MI (s. u.). Die Aufdehnung des linken Vorhofs hat auch zur Folge, dass das hintere Segel der Mitralklappe aus seiner Position gezogen wird, sodass sich die MI weiter verstärkt (Circulus vitiosus). Auch der Teufelskreis MI → Linksherzbelastung → Herzinsuffizienz → Ventrikeldilatation → MI ↑ ↑ kann zur raschen *Dekompensation der MI* führen.

Bei **akuter MI** (z. B. Papillarmuskel-Ruptur) kann sich der Vorhof nur wenig ausdehnen (niedrige Compliance). P_{LVo} steigt daher fast auf Ventrikelwerte an (**A rechts**: sehr hohe v-Welle), sodass sich $P_{LK} - P_{LVo}$ verringert und somit der Reflux spätsystolisch abebbt (**A rechts**: spindelförmiges SG). Der LVo kann sich auch kräftig kontrahieren (**A rechts**: IV. Herzton), da er nur gering dilatiert ist. Der hohe P_{LVo} verursacht u. U. sehr rasch ein Lungenödem, das, neben dem HZV-Abfall (→ Schock, S. 246 ff.), den Patienten in höchste Gefahr bringt.

A. Ursachen und Folgen der Mitralinsuffizienz

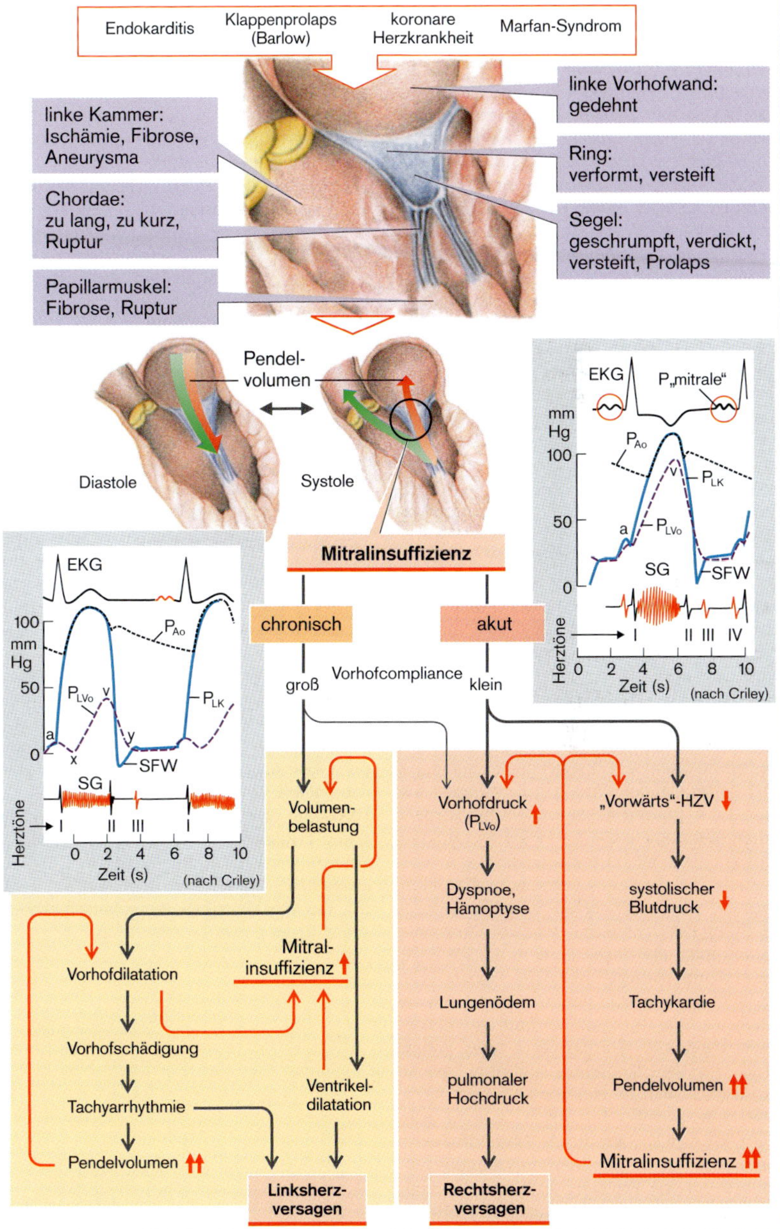

Die normale Öffnungsfläche der Aortenklappe beträgt 2,5 – 3 cm^2. Sie reicht aus, das Blut nicht nur in Ruhe (ca. 0,2 l/s Systole), sondern auch bei körperlicher Anstrengung mit einer relativ geringen Druckdifferenz zwischen linker Kammer und Aorta ($P_{LK} - P_{Ao}$) auszutreiben (**A1**, blauer Bereich). Bei einer Aortenstenose (25 % aller chronischen Herzklappenfehler) ist diese Entleerung des linken Ventrikels behindert. Die **Ursachen** einer Aortenstenose (**A, links oben**) können neben sub- und supravalvulären Stenosen angeborene *stenosierende Fehlbildungen* der Klappe sein (Manifestationsalter < 15. Lebensjahr). Bei einem späteren Auftreten (bis zum 65. Lebensjahr) liegt zumeist entweder eine kongenitale *bikuspidale Fehlbildung* der Klappe zugrunde, die erst viel später durch *Kalkeinlagerung* (Röntgen!) stenotisch wird. Seltener handelt es sich um eine *rheumatisch-entzündliche* Stenosierung einer ursprünglich normalen, trikuspidalen Klappe. Eine nach dem 65. Lebensjahr auftretende Aortenstenose wird meist durch *degenerative Klappenveränderungen* mit Kalkeinlagerung verursacht.

Im Gegensatz zur Mitralstenose (S. 208) ist bei der Aortenstenose eine langfristige **Kompensation** möglich, indem der hohe Strömungswiderstand der Stenose durch eine verstärkte Kammerkontraktion überwunden wird: Der Druck in der linken Kammer (P_{LK}) und damit $P_{LK} - P_{Ao}$ (**A1, 2**) erhöht sich dabei so weit, dass oft über viele Jahre ein normales Herzzeitvolumen (HZV) ausgeworfen wird (P_{LK} bis 300 mmHg!). Erst bei einer Einengung der Aortenklappenöffnung auf weniger als rund 1 cm^2 kommt es, besonders bei körperlicher Belastung (HZV ↑ → P_{LK} ↑ ↑), zu den Symptomen einer Aortenstenose.

Zu den **Folgen** der Aortenstenose zählt zum einen – wegen der prästenotischen Druckbelastung des Ventrikels – eine konzentrische *Hypertrophie der linken Kammer* (S. 238). Sie wird damit weniger dehnbar, sodass der Druck in Kammer und Vorhof auch diastolisch erhöht ist (**A2**: P_{LK}, P_{LVo}). Die kräftige Vorhofkontraktion, die enddiastolisch den hohen Druck zur Ventrikelfüllung aufbringt, macht sich durch einen IV. Herzton (**A2**) und durch eine hohe a-Welle des linken Vorhofdrucks bemerkbar (**A2**). Der atriale Mitteldruck ist meist nur bei körperlicher Anstrengung erhöht (*Dyspnoe!*). Poststenotisch sind die Blutdruckamplitude und später auch der Mitteldruck vermindert (*Blässe* wegen Zentralisation des Kreislaufs; S. 246). Außerdem ist die Austreibungszeit verlängert (*Pulsus parvus et tardus*). Im *Herzschall* findet sich neben dem Vorhofton auch ein „spindelförmiges" rauhes systolisches Strömungsgeräusch (**A2**: SG) und, bei nicht verkalkter Klappe, ein Aortenöffnungs-Klick (**A2**). Der transmurale Druck der *Koronararterien* ist bei der Aortenstenose aus zwei Gründen vermindert:

- Der Ventrikeldruck ist nicht nur systolisch, sondern auch während der für die Koronarperfusion wichtigen Diastole erhöht.
- Von der poststenotischen Hypotonie ist auch der Blutdruck in den Koronararterien betroffen.

Die koronare Durchblutung (S. 230) ist daher vermindert oder zumindest bei körperlicher Belastung kaum mehr steigerbar. Da das hypertrophe Myokard auch vermehrt O_2 verbraucht, sind Myokardhypoxie (*Angina pectoris*) und Myokardschädigung Folgen der Aortenstenose (S. 232 ff.).

Darüber hinaus kann es bei körperlicher Anstrengung zu einem krisenhaften Blutdruckabfall mit Schwindel, zu vorübergehender Bewusstlosigkeit (*Synkope*) oder gar zum Tode kommen: Da das HZV bei Arbeit wegen der Vasodilatation in der Muskulatur erhöht werden muss, steigt der Ventrikeldruck überproportional an (quadratische Funktion! **A1**). Wahrscheinlich über eine Reizung linksventrikulärer Barorezeptoren kommt es jetzt zusätzlich zu einer reflektorischen „paradoxen" Vasodilatation in anderen Bereichen des Körpers. Der daraufhin rasch einsetzende *Blutdruckabfall* kann schließlich dadurch weiter verstärkt werden, dass auch die sowieso schon kritische O_2-Versorgung des Myokards zusammenbricht (**A**). *Herzversagen* (S. 238 ff.), *Herzinfarkt* (S. 234) oder *Arrhythmien* (S. 200 ff.), die die Ventrikelfüllung verschlechtern, sind Glieder dieses Teufelskreises.

A. Ursachen und Folgen einer Aortenstenose

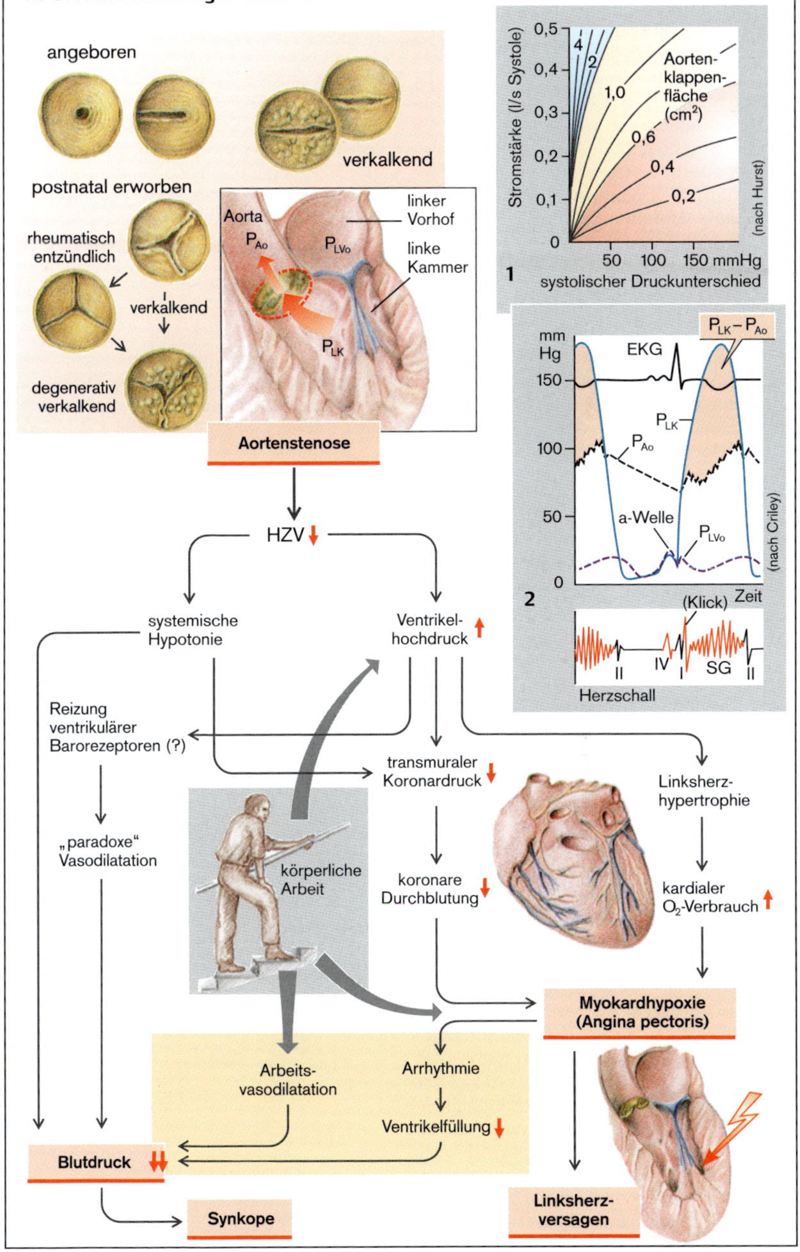

Nach dem Schließen der Aortenklappe sinkt der Aortendruck (P_{Ao}) relativ langsam, während der Druck in der linken Kammer (P_{LK}) sehr rasch auf wenige mmHg abfällt (S. 193), d. h., es besteht ein rückwärts gerichteter Druckgradient ($P_{Ao} > P_{LK}$). Bei einer Aorteninsuffizienz (AoI) ist die Klappe nicht dicht, sodass während der Diastole ein Teil des während der Systole ausgeworfenen Blutes entlang dieses Druckgradienten wieder zurück in die linke Kammer (LK) fließt (*Pendelvolumen*; **A**).

Ursachen: Eine AoI kann angeboren sein (z. B. bikuspidale Fehlbildung mit sekundärer Verkalkung) oder auf entzündlichen Klappenveränderungen (rheumatisches Fieber, bakterielle Endokarditis), auf Erkrankungen der Aortenwurzel (Lues, Marfan-Syndrom, Arthritiden wie Morbus Reiter u. a.) oder auf einer Hypertonie oder Arteriosklerose beruhen.

Die **Folgen** einer AoI hängen vom Pendelvolumen ab (meist 20 – 80 ml, max. ca. 200 ml/Herzschlag), das von der *Öffnungsfläche* und der *Druckdifferenz* während der Diastole ($P_{Ao} - P_{LK}$) sowie von der *Diastolendauer* bestimmt wird. Zur Sicherstellung eines ausreichenden effektiven Schlagvolumens („Vorwärtsvolumen") muss sich das *Schlagvolumen* (**A2**: SV) um das Pendelvolumen *erhöhen*. Dies ist nur über eine Anhebung des enddiastolischen Volumens (EDV) möglich (**A2**, oranges Feld), wobei akut in beschränktem Ausmaß der Frank-Starling-Mechanismus, chronisch jedoch ein weit effektvollerer dilatatorischer *Umbau des Myokards* eine Rolle spielen. (Eine *akute* AoI wird daher relativ schlecht toleriert: HZV ↓; P_{LVo} ↑.) Das endsystolische Volumen (**A2**: ESV) ist ebenfalls stark erhöht. Die Kammerdilatation erfordert nach dem Laplace-Gesetz (S. 239) eine erhöhte Kontraktionskraft des Myokards, da sonst P_{LK} abfallen würde. Die Dilatation ist daher von einer **Linkshypertrophie** begleitet (S. 238 f.). Wegen der Stromumkehr in der Aorta sinkt der diastolische Aortendruck stärker als normal ab, was (zur Aufrechterhaltung eines normalen Mitteldruckes) durch einen Anstieg des systolischen Blutdrucks ausgeglichen wird (**A1**). Nach außen hin lässt sich die *hohe Blutdruckamplitude* an der Kapillarpulsation unter den Fingernägeln und an einem pulssynchronen Kopfnicken erkennen (Quincke- bzw. Musset-Zeichen). Der *Herzschall* zeigt u. a. ein durch den Rückstrom verursachtes, frühdiastolisches Decrescendo-Geräusch (FDG) über der Basis sowie wegen des forcierten Blutauswurfes einen Klick und ein systolisches Geräusch (SG; **A1**).

Die genannten Mechanismen lassen eine oft über Jahrzehnte andauernde **Kompensation** einer chronischen AoI zu. Im Gegensatz zur Aortenstenose (S. 212) sind die Patienten meist auch körperlich leistungsfähig, da die arbeitsbedingte Tachykardie die Diastolendauer verkürzt und damit das Pendelvolumen verkleinert. Auch die periphere Vasodilatation bei Muskelarbeit wirkt sich positiv aus, weil dabei der mittlere diastolische Druckgradient ($P_{Ao} - P_{LK}$) sinkt. Eine Bradykardie oder eine periphere Vasokonstriktion hingegen belasten den Patienten.

Die Kompensation hat allerdings ihren Preis: Als Folge ihrer *erhöhten Druck-Volumen-Arbeit* (**A2**, orange Fläche) hypertrophiert die LK, sodass ihr O_2-Bedarf steigt. Außerdem ist der für die *Koronarperfusion* wichtige diastolische Blutdruck erniedrigt und gleichzeitig die Wandspannung der LK relativ hoch (s. o.) – beides Gründe für einen erniedrigten transmuralen Koronararteriendruck und folglich eine Minderperfusion, die bei dem gleichzeitig erhöhten O_2-Bedarf die LK hypoxiebedingt schädigt. *Linksherzinsuffizienz* (S. 238) und *Angina pectoris* bzw. *Myokardinfarkt* (S. 236) sind die Folge. Schließlich kommt es zur **Dekompensation**, wobei sich die Situation nun relativ rasch verschlechtert (*Circulus vitiosus*): Wegen der Linksherzinsuffizienz steigt das ESV, und gleichzeitig sinkt das Gesamt-SV auf Kosten des effektiven SV (**A2**, rotes Feld), sodass der Blutdruck abfällt (*Linksherzversagen*) und sich die Myokardsituation weiter verschärft. Wegen des hohen ESV ist auch der diastolische P_{LK} und damit der P_{LVo} angestiegen. Das kann besonders dann ein Lungenödem und einen pulmonalen Hochdruck (S. 228) auslösen, wenn die Dilatation der LK zu einer *funktionellen Mitralinsuffizienz* geführt hat.

A. Ursachen und Folgen der Aorteninsuffizienz

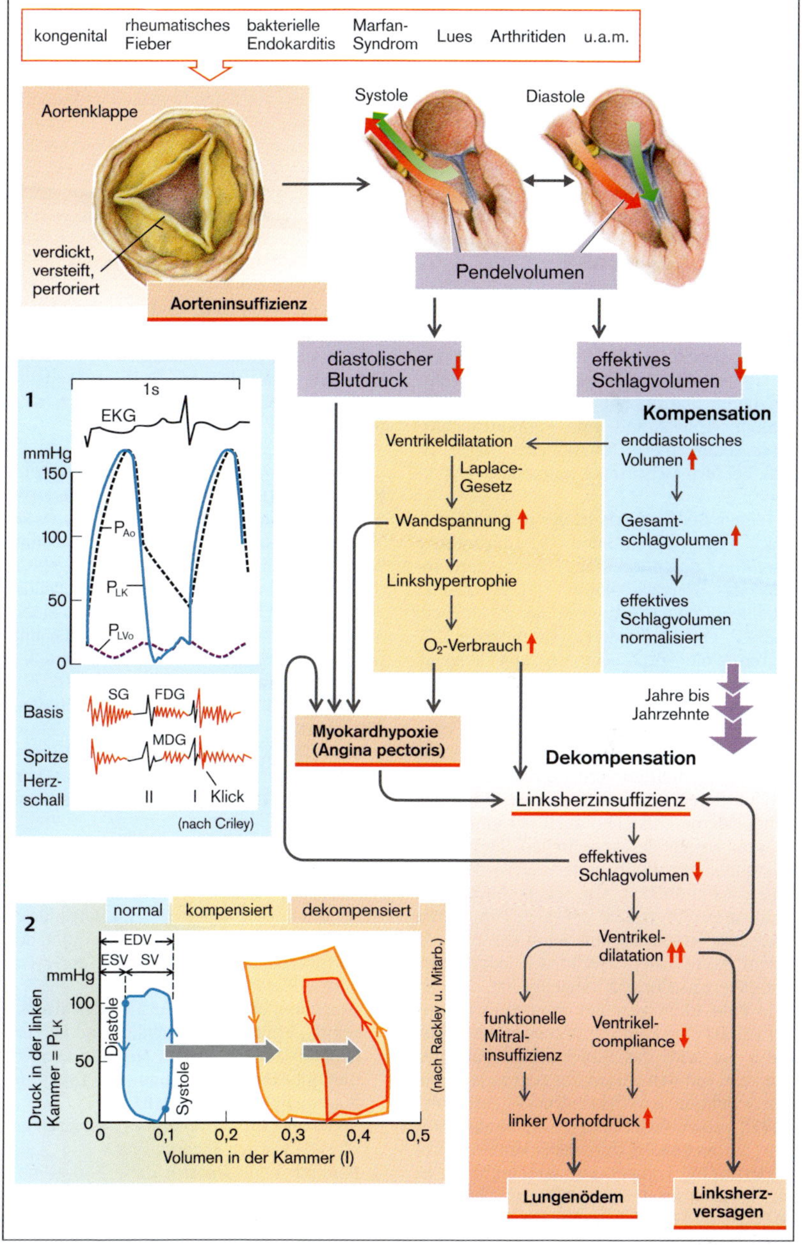

Prinzipiell ähneln die Konsequenzen stenotischer oder insuffizienter Klappen des rechten Herzens denen des linken (S. 208 –215). Unterschiede ergeben sich v. a. aus den Eigenschaften der vor- und nachgeschalteten Strombahnen.

Die **Ursache** der seltenen *Trikuspidalstenose* (TrSt) ist meist rheumatisches Fieber, wobei – ebenso wie bei der *Trikuspidalinsuffizienz* (TrIn) gleicher Genese – häufig auch ein Mitralfehler besteht. Eine TrIn kann auch angeboren sein, z. B. bei der *Ebstein-Anomalie*, bei der das septale Trikuspidalsegel zu weit in der rechten Kammer (RK) ansetzt: Teil-Atrialisierung der RK. In den meisten Fällen ist eine TrIn jedoch funktionell bedingt (bei Dilatation und Insuffizienz der RK). *Pulmonalklappenfehler* sind selten: Eine Stenose (PuSt) ist meist angeboren und oft mit einem Shunt (S. 218) kombiniert, während eine Pulmonalinsuffizienz (PuIn) meist funktioneller Natur ist (z. B. bei fortgeschrittener pulmonaler Hypertonie).

Folgen: Bei einer **TrSt** ist der rechte Vorhofdruck (P_{RVo}) erhöht und der diastolische Durchfluss durch die Klappe vermindert, sodass das Herzzeitvolumen (HZV) absinkt (Klappenöffnungsfläche von ca. 7 cm^2 auf < 1,5 – 2 cm^2 verkleinert). Das niedrige HZV begrenzt die körperliche Leistungsfähigkeit. Eine Steigerung des mittleren P_{RVo} auf mehr als ca. 10 mmHg führt zur Venendruckerhöhung (hohe a-Welle des zentralen Venendrucks, S. 193), zu peripheren Ödemen und evtl. zu Vorhofflimmern. Letzteres erhöht den mittleren P_{RVo} und damit die Ödemneigung. Ödeme entstehen auch bei einer **TrIn**, da sich wegen des systolischen Rückstroms P_{RVo} ebenfalls erhöht (hohe v-Welle des zentralen Venendrucks). Abgesehen von der Ebstein-Anomalie treten bei der TrIn ernste Symptome erst dann auf, wenn die TrIn von einem pulmonalen Hochdruck oder einer Rechtsherzinsuffizienz begleitet ist (S. 228). Eine **PuIn** führt zu einer Volumenbelastung der RK. Da eine PuIn fast immer funktioneller Natur ist, wird das Schicksal der Patienten aber v. a. von den Folgen des zugrundeliegenden pulmonalen Hochdrucks bestimmt (S. 228). Eine **PuSt** kann zwar, ähnlich wie eine Aortenstenose, durch eine konzentrische Hypertrophie kompensiert werden, doch ist die körperliche Leistungsfähigkeit begrenzt (HZV ↓), und Müdigkeit sowie Synkopen können sich einstellen.

Der **Herzschall** ist bei den Klappenfehlern des rechten Herzens während der Inspiration meist lauter (venöser Rückstrom erhöht!).

- *TrSt:* I. Herzton gespalten, frühdiastolischer Trikuspidal-Öffnungston, gefolgt von einem rollenden diastolischen Geräusch (trikuspidales Strömungsgeräusch), das bei Sinusrhythmus präsystolisch anwächst (Vorhofkontraktion).
- *TrIn:* Holosystolisches Rückstromgeräusch; Auftreten (Erwachsene) bzw. Lauterwerden (Kinder) des III. Herztons (erhöhte diastolische Füllung) und des IV. Herztons (kräftige Vorhofkontraktion).
- *PuSt:* Auftreten bzw. Lauterwerden des IV. Herztons, Austreibungs-Klick (nicht bei sub- oder supravalvulärer Stenose); systolisches Strömungsgeräusch.
- *PuIn:* Diastolisches Rückflussgeräusch (Graham-Steell).

Kreislaufshunts

Von einem *Links-rechts-Shunt* spricht man, wenn arterialisiertes Blut unter Umgehung der peripheren Kapillaren wieder ins venöse System zurückfließt, während bei einem *Rechts-links-Shunt* O_2-armes Blut in die Körperarterien gelangt.

Für den **Fetalkreislauf** (**A**) gilt:

- niedriger Widerstand im Körperkreislauf (Plazenta!);
- hoher Druck im Lungenkreislauf (**B2**);
- hoher Widerstand im Lungenkreislauf (Lunge nicht entfaltet und hypoxische Vasokonstriktion; **C**);
- Wegen des hohen Drucks im Lungenkreislauf: Rechts-links-Shunts am Foramen ovale (Fo) und am Ductus arteriosus Botalli (DaB).

Bei der **Geburt** ändert sich v. a. folgendes:

1. Abnabelung von der Plazenta erhöht den peripheren Widerstand, sodass der *systemische Blutdruck steigt;*
2. Lungenentfaltung und Anstieg des alveolären P_{O2} erniedrigt den Widerstand im Lungenkreislauf (**C**), sodass sich die Lungendurchblutung erhöht und der Druck im Pulmonalkreislauf sinkt (**B1, 2**).
3. Im Fo und am DaB kommt es deswegen zur physiologischen *Shuntumkehr.*
4. Dadurch *schließen* sich diese Shunts normalerweise bei oder bald nach der Geburt, sodass Lungen- und Körperkreislauf von nun an hintereinander geschaltet sind. ▶

A. Fetalkreislauf

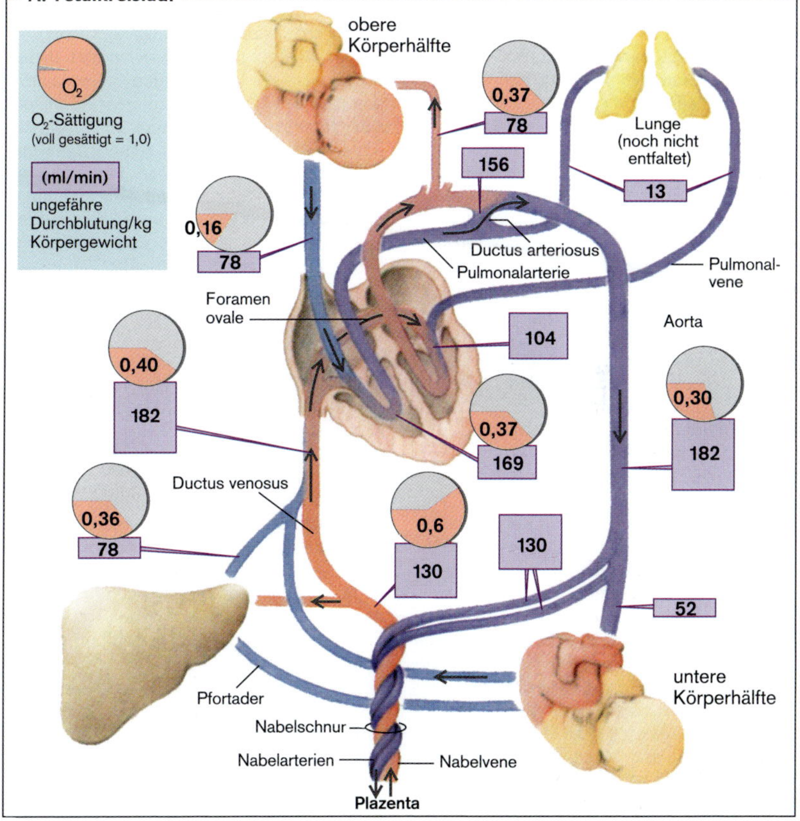

B. Lungenkreislauf vor und nach der Geburt

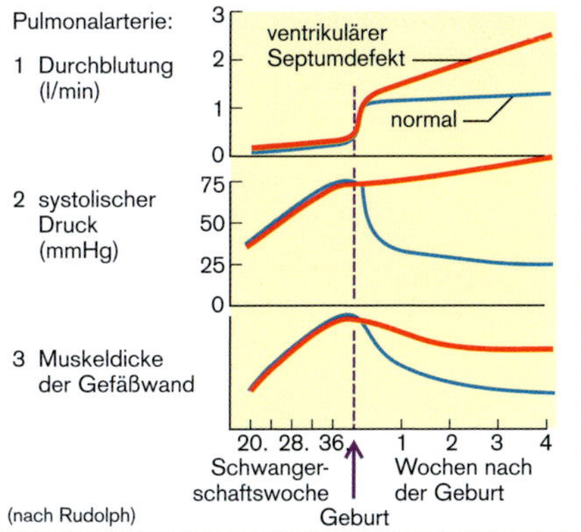

(nach Rudolph)

C. Hypoxische Vasokonstriktion im Fetus

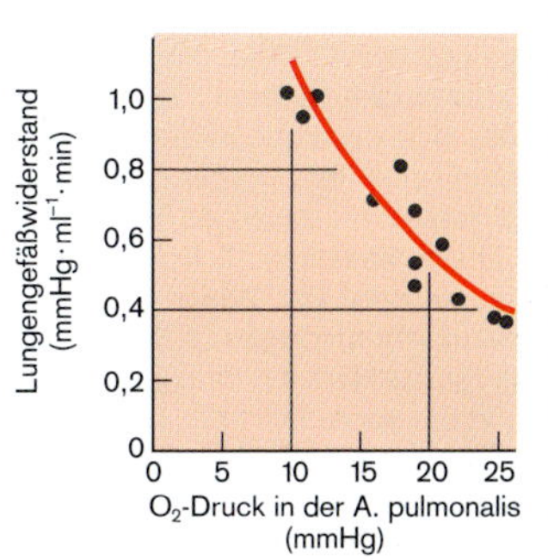

(nach Levine) Messung am Lammfetus

▶ **Krankhafte Shunts** können verursacht sein durch ein *Offenbleiben* des DaB (**E**) oder des Fo sowie durch einen *Vorhof*- oder *Kammerseptumdefekt*, durch periphere arteriovenöse *Fisteln* u. a. m. **Shuntausmaß** und **-richtung** hängen prinzipiell ab von (a) der *Querschnittsfläche* der Shuntöffnung und (b) der *Druckdifferenz* zwischen den kurzgeschlossenen Gefäßräumen (**D**). Ist die Öffnung relativ klein, sind (a) und (b) primär bestimmend (**D1**). Ist der Shunt zwischen funktionell ähnlichen Gefäßräumen (z. B. Aorta/Tr. pulmonalis, Vorhof/Vorhof, Kammer/Kammer) hingegen großflächig, kommt es (fast) zum Druckausgleich. In diesem Fall werden jetzt (c) die *Abflusswiderstände* aus den kurzgeschlossenen Räumen (**D2**; z. B. offenbleibender DaB) sowie (d) deren *Compliance* (= Volumendehnbarkeit; z. B. die der Kammerwände beim Ventrikelseptumdefekt; **D3**) für Shuntrichtung und -volumen bestimmend.

Der **Ductus arteriosus Botalli** (DaB) schließt sich normalerweise innerhalb von zwei Wochen nach der Geburt, da die Konzentration vasodilatierender Prostaglandine sinkt. Bleibt die Verbindung offen, geht der ursprüngliche, fetale Rechts-links-Shunt in einen *Links-rechts-Shunt* über (**E oben**), weil sich die Widerstände im pulmonalen und peripheren Kreislauf gegenläufig geändert haben. Auskultatorisch ist ein Strömungsgeräusch (systolisch stärker als diastolisch) charakteristisch („*Maschinengeräusch*"). Bei **kleinem Shuntquerschnitt** ist und bleibt der Druck in der Aorta wesentlich größer als im Tr. pulmonalis (**D1**; Δ P). Das Shuntvolumen ist klein, und der Pulmonalarteriendruck ist annähernd normal. Bei **großem Shuntquerschnitt** steigt das Shuntvolumen. Es addiert sich zum Auswurfvolumen der RK, sodass die Lungendurchblutung und der Zustrom zum linken Herzen stark ansteigen (**E links**). Zur Kompensation erhöht sich dessen Auswurf (Frank-Starling-Mechanismus; evtl. Hypertrophie), doch besteht jetzt eine dauernde *Volumenbelastung des linken Ventrikels* (**E links**), insbesondere wenn postnatal der Widerstand im Lungenkreislauf sehr niedrig ist (z. B. bei Frühgeborenen). Da das Herz des Säuglings kaum hypertrophieren kann, führt die hohe Volumenbelastung oft schon im ersten Lebensmonat zum *Linksherzversagen*.

Ist hingegen der Widerstand im Pulmonalkreislauf (R_{pulm}) postnatal relativ hoch geblieben (**E rechts**) und daher das DaB-Shuntvolumen trotz eines großen Shuntquerschnitts relativ niedrig, bleibt die jetzt nur mäßige Linksherzbelastung auf lange Zeit kompensierbar. Allerdings gleicht sich unter diesen Umständen der Druck in den Pulmonalarterien dem der Aorta an. Es entsteht ein *pulmonaler Hochdruck* (**E rechts** und S. 228), der auf Dauer zu Schädigung und Hypertrophie der pulmonalen Gefäßwände und damit zu einer weiteren Widerstands- und Druckerhöhung führt. Schließlich kommt es zur *Shuntumkehr*, also zu einem *Rechts-links-Shunt* im DaB (**E, unten links**). Stromabwärts des Shunts ist dem Aortenblut jetzt O_2-armes Blut beigemischt (*Zyanose* der unteren Körperhälfte; Uhrglasnägel am Fuß, aber nicht an den Händen). Die *Druckbelastung des rechten Herzens* führt nach einer Periode der kompensierenden Rechtsherzhypertrophie schließlich zum *Rechtsherzversagen*. Eine funktionelle Pulmonalinsuffizienz (verursacht durch die pulmonale Hypertonie) mag diesen Fortgang wegen der zusätzlichen Volumenbelastung des rechten Ventrikels noch beschleunigen. Ein frühzeitiger Verschluss des Shunts, ob medikamentös ausgelöst (Prostaglandin-Synthesehemmer) oder operativ durchgeführt, verhindert die pulmonale Hypertonie. Nach der Shuntumkehr hingegen verschlimmert ein Shuntverschluss den pulmonalen Hochdruck.

Ein großflächiger **Vorhofseptumdefekt** verursacht anfangs gewöhnlich einen Links-rechts-Shunt, weil die dehnbarere RK der diastolischen Füllung weniger Widerstand entgegensetzt und daher mehr Volumen aufnimmt als die LK. Erst wenn diese Volumenbelastung zur Rechtshypertrophie geführt hat, erniedrigt sich die Compliance der RK, sodass es zur Shuntverminderung und u. U. sogar zur Shuntumkehr kommen kann.

D. Faktoren, die Richtung und Ausmaß von Kreislaufshunts bestimmen

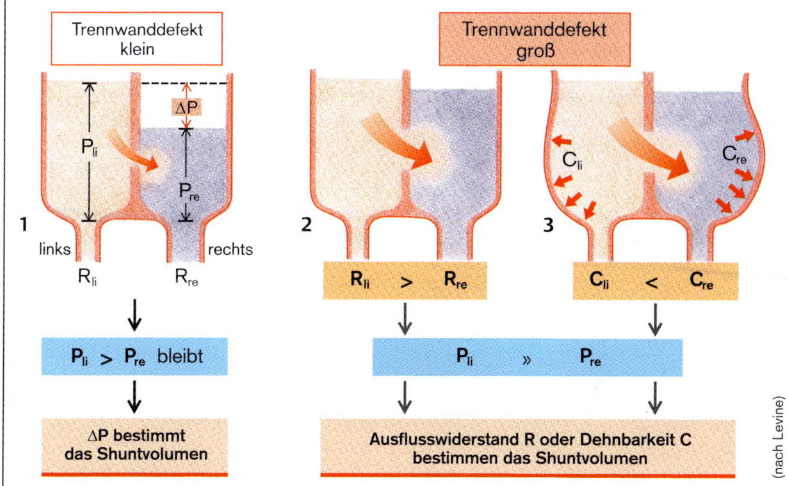

E. Folgen eines postnatal offenen Ductus arteriosus Botalli

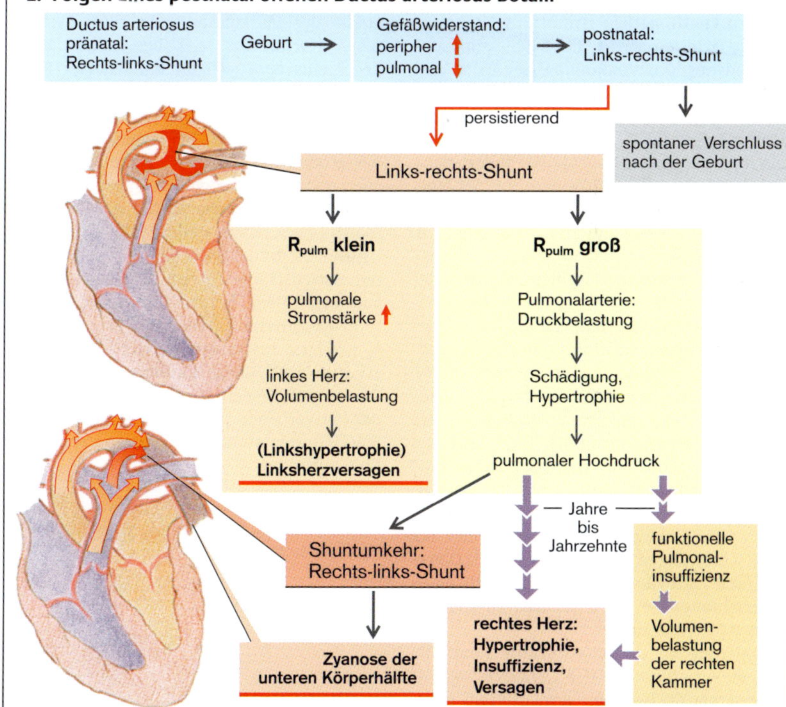

Der systemische arterielle Blutdruck steigt während der Auswurfphase bis zu einem Maximum, dem **systolischen Druck** (**P_S**), um während der Diastole und der systolischen Anspannungsphase (Aortenklappe geschlossen) ein Minimum, den **diastolischen Druck** (**P_D**), zu erreichen (**A**). Die optimalen Werte in Ruhe (Sitzen, Liegen) betragen diastolisch 60 – 80 mmHg (8 – 10,7 kPa), systolisch ca. 100 – 130 mmHg (13 – 17,3 kPa) (S. 222). Die Differenz der beiden Werte ist die **Blutdruckamplitude** (**A**), engl. pulse pressure.

Für die periphere Durchblutung ist der **mittlere Blutdruck** entscheidend. Man kann ihn aus einer blutig gemessenen Blutdruckkurve (z. B. Arterienkatheter) graphisch ermitteln (**A**) oder schon beim Schreiben einer solchen Kurve die Oszillationen so weit *dämpfen*, dass nur noch der mittlere Blutdruck aufgezeichnet wird.

Auch im Gefäßsystem werden die Pulsationen in den großen Arterien durch deren „Windkesselfunktion“ so weit gedämpft, dass das präkapilläre Blut nicht mehr stoßweise, sondern kontinuierlich strömt. Im Alter werden die Arterien steifer, d. h., der systolische Druckanstieg pro Volumenanstieg ($\Delta P/\Delta V$ = Elastance = 1/Compliance) wird größer. Dadurch steigt v. a. P_S (**C**), ohne dass dabei zwangsläufig auch der Mitteldruck erhöht sein muss (Form der Druckkurve ändert sich). Eine unüberlegte medikamentöse Senkung eines erhöhten P_S im Alter kann daher zu einer gefährlichen Minderdurchblutung (z. B. des Gehirns) führen.

Blutdruckmessung: Routinemäßig wird der Blutdruck (in Herzhöhe) nach *Riva-Rocci* unblutig gemessen (**B**). Eine aufblasbare Manschette wird dazu straff um den Oberarm gelegt und unter Manometerkontrolle ca. 30 mmHg (4 kPa) über den Druckwert hinaus aufgepumpt, der für P_S (Verschwinden des Pulses!) etwa zu erwarten ist. Nach Aufsetzen eines Stethoskops auf die Ellenbeuge lässt man den Manschettendruck nun langsam ab (2 – 4 mmHg/s). Das Auftauchen erster pulssynchroner Geräusche (Korotkoff) zeigt die Unterschreitung von P_S an (ablesen!). Dieses Geräusch wird zuerst lauter, um plötzlich, bei Unterschreiten des P_D, leiser und dumpfer zu werden (2. Ablesung).

Fehlerquellen der Blutdruckmessung: Ein völliges Verschwinden der Geräusche erfolgt oft erst bei noch weiter erniedrigtem Manschettendruck und darf dann nicht mit dem Dumpferwerden verwechselt werden. Der Abstand zwischen Dumpferwerden und Aufhören der Geräusche wird durch Zustände und Krankheiten erhöht, bei denen Strömungsturbulenzen begünstigt werden (körperliche Arbeit, Fieber, Anämie, Thyreotoxikose, AV-Fisteln). Wird die Messung wiederholt, muss der Manschettendruck davor für 1 – 2 min ganz abgelassen werden, da der venöse Stau sonst einen erhöhten diastolischen Druck vortäuscht. Auch sollte die Manschette mindestens 20 % breiter sein als der Armdurchmesser; eine relativ zu schmale Manschette (Arm bei Übergewicht oder bei Athleten; Messung am Oberschenkel) täuscht ebenfalls erhöhte diastolische Druckwerte vor. Gleiches gilt für eine zu locker angelegte Manschette (Ballonbildung!). Zu einer Fehlmessung kann auch führen, dass manchmal die Auskultationsgeräusche im oberen Amplitudenbereich nicht hörbar sind (auskultatorische Lücke). Der wirkliche P_S wird hierbei nur dann erfasst, wenn der Manschettendruck anfangs hoch genug war (s. o.).

Für die Verlaufskontrolle eines systemischen Hochdrucks (z. B. bei labilem Hochdruck, aus dem sich oft ein fixierter Hochdruck entwickelt; **D** und S. 222) genügt die Blutdruckmessung an einem Arm (möglichst immer dem gleichen). Bei Stenosen im Verlauf der großen Gefäße kann es aber zu erheblichen, diagnostisch wichtigen **Blutdruckunterschieden linker Arm/rechter Arm** kommen (dabei Druck rechts > links, außer bei Dextrokardie). Sie finden sich bei der *supravalvulären Aortenstenose* (meist Kinder) und beim *Subclavia-„Steal“-Syndrom*, dem eine meist arteriosklerotische Einengung der proximalen A. subclavia zugrundeliegt (Blutdruck ipsilateral erniedrigt). **Blutdruckdifferenzen zwischen Armen und Beinen** können bei angeborenen oder erworbenen (meist arteriosklerotischen) Stenosen der Aorta nach Abgang der Armgefäße auftreten.

A. Aortendruckkurve (blutige Messung)

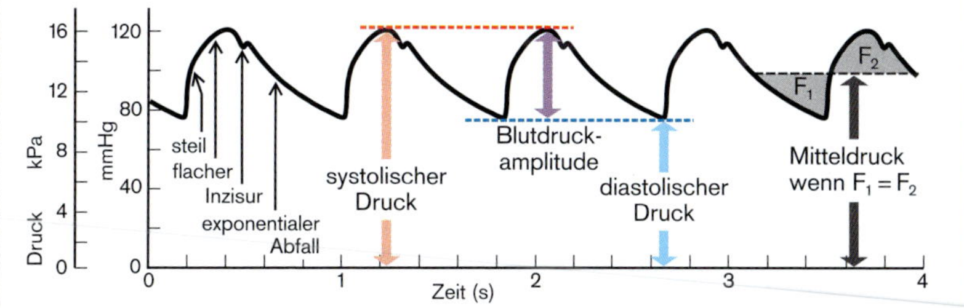

B. Blutdruckmessung nach Riva-Rocci

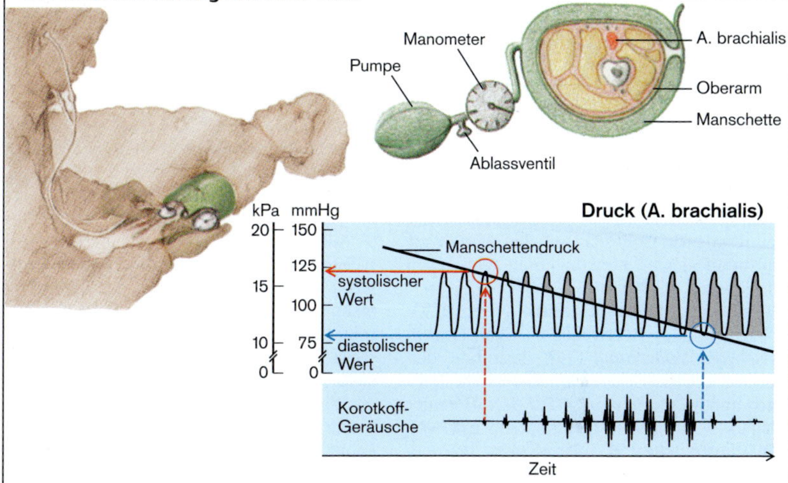

C. Altersabhängigkeit des Blutdrucks

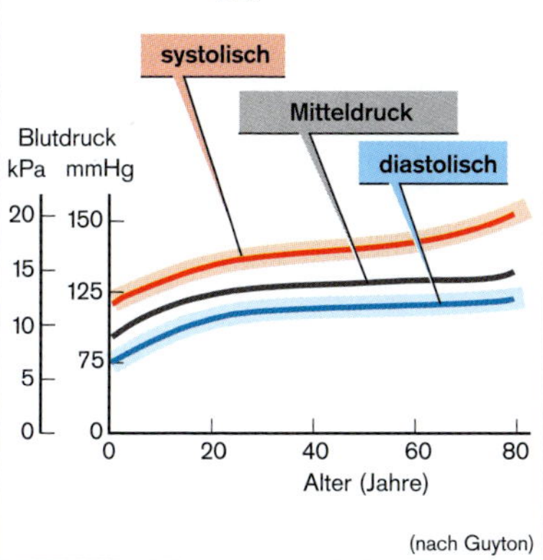

D. Vorkommen fixierten Hochdrucks

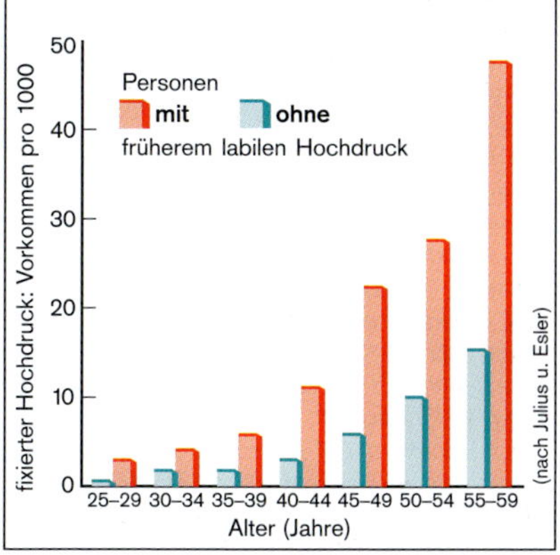

Unter Hochdruck schlechthin (H.; = *Hypertonie* = engl.: *hypertension*) versteht man einen zu hohen arteriellen Blutdruck im Körperkreislauf (zum pulmonalen H. s. S. 228). In den Industrieländern sind rund 30-40 % der Bevölkerung betroffen. Da ein H. fast immer schleichend beginnt, andererseits aber wirkungsvoll behandelt werden kann, muss die *obere Grenze des normalen Blutdrucks* klar definiert sein. Folgende Werte gelten für alle Altersgruppen (mmHg-Wert/7,5 = kPa):

Der **Widerstandshochdruck** hat neben einer eventuellen Viskositätserhöhung des Blutes (erhöhter Hämatokrit!) vor allem eine abnormal starke *periphere Vasokonstriktion* (Arteriolen) oder eine sonstige Einengung peripherer Gefäße zur Ursache (**A rechts**). Zur Vasokonstriktion kommt es vor allem bei einer *erhöhten Sympathikusaktivität* (nerval oder via Nebennierenmark), einer vermehrten Ansprechbarkeit auf Catecholamine (s. o.) oder einer *erhöhten Angiotensin-II-Konzentration* im Plasma. Auch *autoregulatorische Vorgänge* beinhalten Vasokonstriktion. Steigt z. B. der Blutdruck durch Erhöhung des HZV (s. o.), so „schützen" sich viele Organe (z. B. Niere, Magen-Darm-Trakt) vor diesem hohen Druck (**A Mitte**). Dies ist für die häufige vasokonstriktorische Komponente des hyperdynamischen H. mitverantwortlich, der dadurch in einen Widerstands-H. übergeht (**A**). Dazu trägt auch eine *Hypertrophie* der vasokonstriktorischen Muskulatur bei. Schließlich stellen sich als Folge des H. *Gefäßschäden* ein, die den TPR erhöhen (*Fixierung* des H.).

	optimal	prähypertonisch	Grenzwert-Hochdruck	Hochdruck
diastolischer Druck (P_D [mmHg])	60 – 80	80 – 89	90 – 95	> 95
systolischer Druck (P_S [mmHg])	100 – 130	130 – 139	140 – 160	> 160

Das wechselnde Vorkommen von normalem und erhöhtem Blutdruck (*labiler H.*) wird dabei zum Grenzwert-H. gezählt. Patienten mit labilem H. bekommen später häufig einen *fixierten H.* (S. 221 D). Die Beurteilung des Blutdrucks soll sich auf den Mittelwert von mindestens 3 Messungen an zwei Tagen stützen (s. a. S. 220).

Das Produkt aus *Herzzeitvolumen* (HZV = Schlagvolumen × Herzfrequenz) mal *totalem peripheren Widerstand* (TPR) bestimmt den Blutdruck (Ohm-Gesetz). Ein H. entsteht demnach durch Erhöhung von HZV oder TPR oder beiden (**A**). Im ersteren Fall spricht man von *hyperdynamischem H.* oder HZV-H., bei dem P_S meist wesentlich stärker erhöht ist als P_D, im zweiten Fall von *Widerstands-H.* Beim Widerstands-H. sind P_S und P_D entweder um den gleichen Betrag erhöht oder (häufiger) P_D stärker als P_S. Letzteres ist der Fall, wenn der erhöhte TPR den Auswurf des Schlagvolumens verzögert.

Die HZV-Vergrößerung beim **hyperdynamischen Hochdruck** beruht entweder auf einer *gesteigerten Herzfrequenz* oder einem *erhöhten Extrazellulärvolumen*, das zu einem vermehrten venösen Rückstrom zum Herzen und damit zu einem *erhöhten Schlagvolumen* führt (Frank-Starling-Mechanismus). Auch eine zentralnervös verursachte Erhöhung der *Sympathikusaktivität* und/oder eine erhöhte *Ansprechbarkeit auf Catecholamine* (z. B. verursacht durch Cortisol oder Schilddrüsenhormon) können das HZV ansteigen lassen (**A links**).

Die **Ursachen des Hochdrucks** sind z. T. bekannt (z. B. renale oder hormonelle Störungen; **B2, 3**), doch machen diese H.-Formen nur etwa 5 – 10 % der Fälle aus. Bei allen anderen heißt die Ausschlussdiagnose **primärer** oder **essenzieller Hochdruck** (**B1**). Neben einer *genetischen Komponente* sind vom primären H. mehr Frauen als Männer und mehr Städter als Landbewohner betroffen. Außerdem scheint chronischer *psychischer Stress*, sei er berufsbedingt (Fluglotse, Busfahrer) oder persönlichkeitsbedingt (z. B. Typ „frustrierter Kämpfer") hochdruckfördernd zu sein. Besonders bei „kochsalzempfindlichen" Menschen (ca. ⅓ der Patienten mit primärem H.; gehäuftes Vorkommen bei familiärer H.-Belastung) spielt darüber hinaus die in den westlichen Industrieländern übliche *hohe NaCl-Zufuhr* (10 – 15 g/d = 170 – 250 mmol/d) eine wesentliche Rolle. Während der Organismus nämlich gegen einen Na^+-Verlust (bzw. eine EZV-Verminderung) hervorragend gewappnet ►

A. Prinzip der Hochdruckentstehung

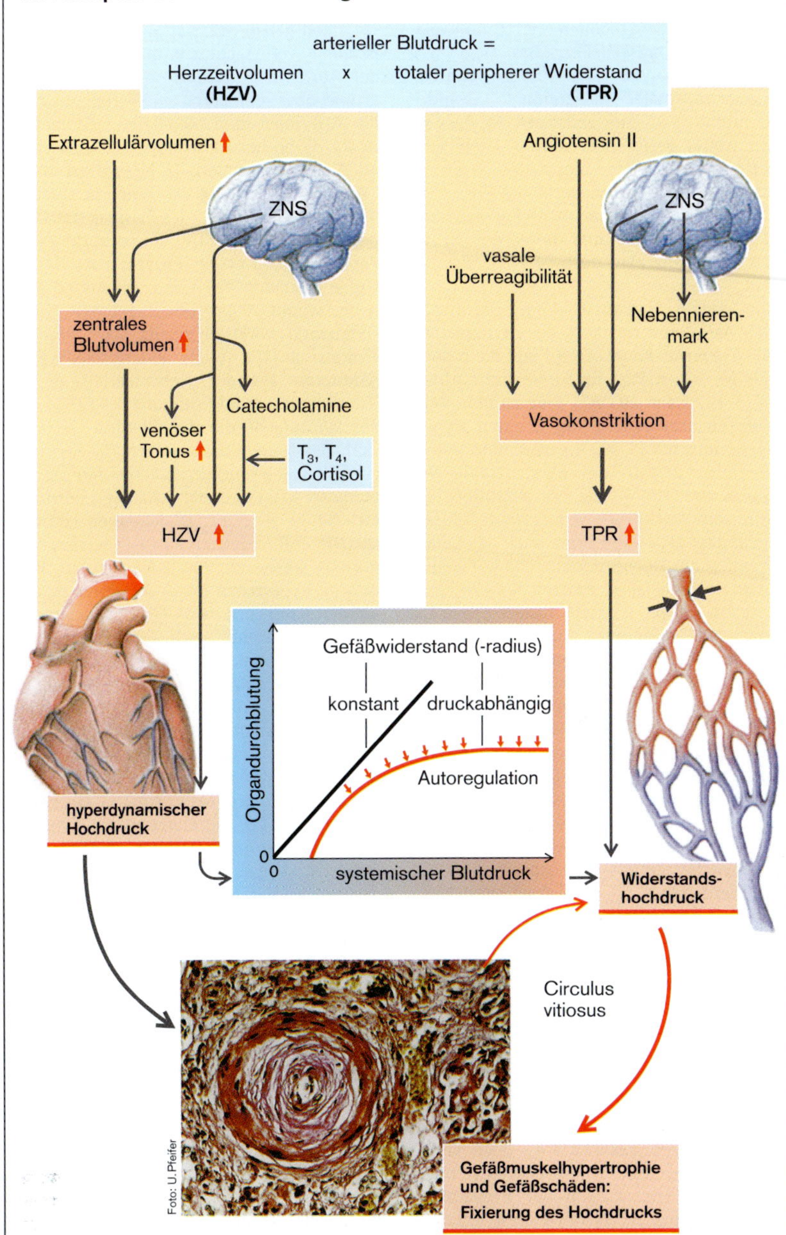

▶ ist (u. a. Aldosteronanstieg), sind offenbar Menschen mit erhöhter „Kochsalzempfindlichkeit" einer zu hohen NaCl-Zufuhr relativ schutzlos ausgeliefert. Das liegt u. a. daran, dass die Aldosteronausschüttung bereits bei „normaler" Na^+-Zufuhr (> 5,8 g/d = 100 mmol/d) so stark gedrosselt ist, dass sie nicht weiter vermindert werden kann. Eine NaCl-arme Diät würde hier also u. a. die Aldosteron-Regelbreite wiederherstellen.

Der eigentliche **Zusammenhang zwischen NaCl-Empfindlichkeit und primärem H.** ist noch nicht ganz klar, doch ist Folgendes bekannt:

♦ Die renale Na^+-Ausscheidung wird v. a. durch *Aldosteron* reguliert, das den apikalen *epithelialen Na^+-Kanal (ENaC)* und die basolaterale Na^+-K^+ -ATPase im Sammelrohr stimuliert (S. 107 D1 u. 293 A5). Eine zu hohe Na^+-Resorption, sei es z. B. durch einen Hyperaldosteronismus (S. 292 ff.) oder eine krankhafte Überfunktion des ENaC (Liddle-Syndrom, S. 106) führen zur Na^+-Retention und damit zum Hochdruck (s. o.). Neue Befunde zeigen, dass neben der Niere auch das **Gefäßsystem** an der Hochdruckentstehung beteiligt ist. Die Endothelzellen besitzen nämlich luminale ENaC-Kanäle, sodass Aldosteron (und Diuretika wie Triamteren) dort auf die Gefäße einwirken kann. Eine erhöhte luminale Na^+-Konzentration im Plasma erhöht den Na^+-Einstrom in die Zelle. Jüngste Arbeiten zeigen, dass die endotheliale Glykokalix mit ihren negativen Ladungen Na^+ binden und damit eine vorübergehende Hypernatriämie „abpuffern" kann, was den raschen zytosolischen Na^+-Einstrom verhindert. Ist diese Schutzfunktion der Glykokalix gestört, etwa bei einer chronisch zu hohen Na^+-Zufuhr bei kochsalzempfindlichen Menschen (s. o.), erhöht sich die zytosolische Na^+-Konzentration, und ein Hochdruck entsteht.

♦ Kürzlich wurde bei Hypernatriämie auch eine *Versteifung des Endothels* beobachtet. Dies vermindert dort die NO-Freisetzung und erhöht daher den Tonus der Gefäßmuskulatur, was ebenfalls zum Hypertonus beitragen kann.

Die verschiedenen Formen des **sekundären Hochdrucks** machen zwar nur 5 – 10 % aller H.-Erkrankungen aus (**B2, 3, 4**), doch lassen sie sich im Gegensatz zum primären H. meist kausal behandeln. Wegen der irreparablen Spätschäden des H. (**E**) muss diese Therapie allerdings so früh wie möglich einsetzen. Der **renale Hochdruck**, der häufigste sekundäre H., kann folgende, einander z. T. überschneidende Ursachen haben (**B2**; s. a. S. 124): Jede *renale Ischämie*, verursacht z. B. durch eine Stenose der Aorta (Koarktation) oder einer Nierenarterie, aber auch durch eine Verengung renaler Arteriolen und Kapillaren (Glomerulonephritis, hochdruckbedingte Arteriosklerose) oder eine Zystenniere (S. 110), führt in der Niere zur Freisetzung von *Renin*. Es setzt aus dem Angiotensinogen des Plasmas das Dekapeptid Angiotensin I frei. Davon entfernt eine Peptidase (converting enzyme), an der die Lunge besonders reich ist, zwei Aminosäurereste, womit *Angiotensin II* entsteht. Dieses Oktapeptid wirkt einerseits stark vasokonstriktorisch (TPR steigt), andererseits setzt es *Aldosteron* aus der Nebennierenrinde frei (Na^+-Retention und Erhöhung des EZV) – beides Wirkungen, die den Blutdruck erhöhen (**B2**). Bei Nierenerkrankungen mit wesentlicher *Verminderung der funktionsfähigen Nierenmasse* kann es daher schon bei „normaler" Na^+-Zufuhr zu einer Na^+-Retention kommen. Die Nierenfunktionskurve ist dabei steiler als normal, sodass ein Ausgleich der Na^+-Bilanz nur mit hypertonen Blutdruckwerten erreicht werden kann (**C**, c ⇒ d). Glomerulonephritis, Niereninsuffizienz und Schwangerschaftsnephropathie sind einige der Ursachen dieser primär hypervolämischen Form des renalen H. Renaler H. wird auch durch einen *Renin-produzierenden Tumor* verursacht. Aber auch bei anderen Hochdruckformen, die primär nicht von der Niere ausgehen, steht dieses Organ im Mittelpunkt (primärer H., Hyperaldosteronismus, adrenogenitales Syndrom, Cushing-Syndrom). Darüber hinaus führt jeder chronische H. über kurz oder lang zu **sekundären Veränderungen der Niere** (Gefäßwandhypertrophie, Arteriosklerose), die den H. auch bei erfolgreicher Therapie der primären Ursache fixieren. Wird z. B. eine einseitige Nierenarterienstenose sehr spät operativ korrigiert, kann die andere, inzwischen hochdruckgeschädigte Niere den H. aufrechterhalten.

Ein **hormonaler Hochdruck** kann ganz unterschiedliche Ursachen haben (**B3**):

♦ Beim *adrenogenitalen Syndrom* (**B3 a**) ist die Cortisolbildung in der Nebennierenrinde blockiert, sodass die ACTH-Ausschüttung enthemmt wird. Dadurch werden in der Nebennierenrinde mineralocorticoidwirksame Vorstufen des Cortisols und des Aldosterons, ▶

B. Hochdruckursachen

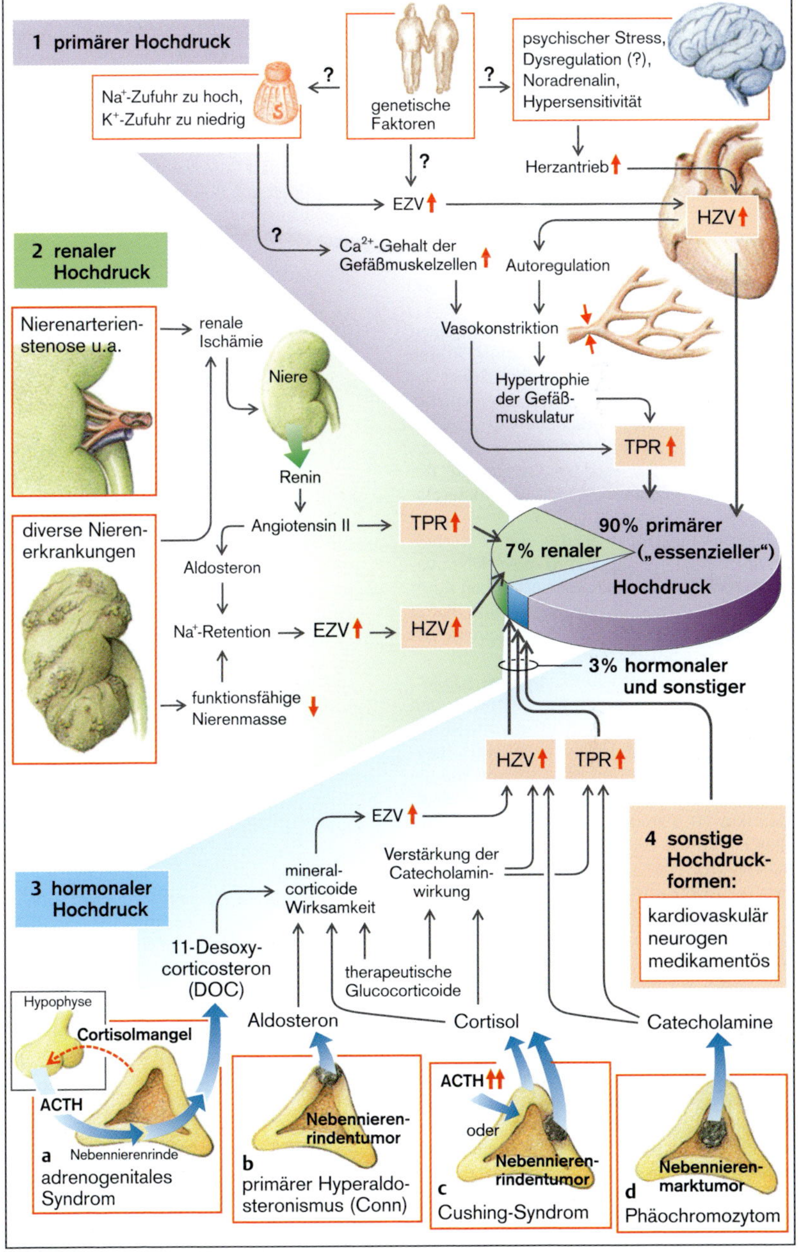

▸ also z. B. 11-Desoxycorticosteron (DOC), im Übermaß gebildet und ausgeschüttet (S. 290 ff.).

♦ *Primärer Hyperaldosteronismus* (Conn-Syndrom; **B3 b**): Dabei schüttet ein Nebennierenrindentumor ungeregelt große Aldosteronmengen aus, was über Na^+-Retention in der Niere zur Erhöhung des EZV und damit zum HZV-Hochdruck führt.

♦ *Cushing-Syndrom* (**B3 c**): Eine inadäquat hohe ACTH-Ausschüttung (neurogen; Hypophysentumor) oder ein autonomer Nebennierenrindentumor erhöhen die Glucocorticoidspiegel im Plasma im Übermaß: Eine Verstärkung der Catecholaminwirkung (HZV steigt) und die mineralocorticoide Wirksamkeit hoher Cortisolspiegel (Na^+-Retention) führen zum H. (S. 290 ff.). Einen ähnlichen Effekt hat auch häufiges Essen größerer Mengen von *Lakritze*, da die darin enthaltene Glycyrrhizinsäure die renale 11β-Hydroxysteroid-Dehydrogenase hemmt, sodass Cortisol in der Niere nicht metabolisiert, sondern mineralocorticoid wirksam wird.

♦ *Phäochromozytom* (**B3 d**): Ein Catecholamin-produzierender Tumor des Nebennierenmarks führt zu unkontrolliert hohen Adrenalin- und Noradrenalinspiegeln und damit gleichzeitig zu einem HZV-H. und einem Widerstandshochdruck.

♦ Die Einnahme von *Antikonzeptiva* („Pille") kann u. U. ebenfalls zur Na^+-Retention und damit zum HZV.-H. führen.

Neurogener Hochdruck: Enzephalitis, Hirnödem, Hirnblutung und Hirntumoren können über eine zentralvenöse Reizung des Sympathikus zu massiven Steigerungen des Blutdrucks führen. Auch beim sog. hyperkinetischen Herzsyndrom ist ein abnormal hoher zentraler Herzantrieb die Ursache des H.

Die **Folgen des Hochdrucks** (**E**) sind in erster Linie von den *arteriosklerotischen Schädigungen* der arteriellen Gefäße geprägt (S. 252 ff.), die gut am Augenhintergrund zu beobachten sind. Wegen der damit verbundenen Widerstandserhöhung mündet jeder Hochdruck schließlich in einen Teufelskreis ein. Die Schädigung führt letztendlich zur *Ischämie* von Organen (Myokard, Auge, Gehirn, Niere, Mesenterialbereich, Beine), wobei die Nierenischämie den Teufelskreis weiter beschleunigt. Die Schädigung der Gefäßwände bei gleichzeitigem H. kann z. B. im Gehirn zu Blutungen (Apoplexie) und an den großen Gefäßen (Aorta) zur Bildung und schließlich zum Platzen von Aneurysmen führen (S. 254). Die *Lebenserwartung* bei H. ist daher stark herabgesetzt. Amerikanische Lebensversicherer verfolgten das Schicksal von 1 Million Männern, deren Blutdruck im 45. Lebensjahr normal, leicht oder mittelgradig erhöht war (**D**). Von Männern mit normalem Blutdruck (um 132/85 mmHg) lebten 20 Jahre später noch fast 80 %, während es bei anfänglich erhöhtem Blutdruck (um 162/100 mmHg) weniger als 50 % waren.

C. Na⁺-Aufnahme und Blutdruck

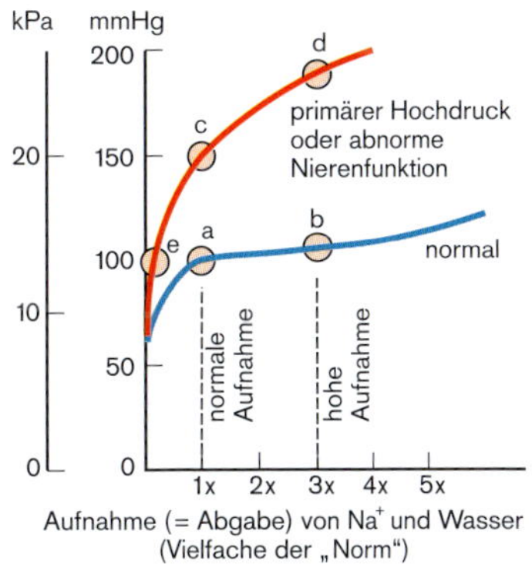

(nach Guyton u. Mitarb.)

D. Mortalitätsrate und Hochdruck

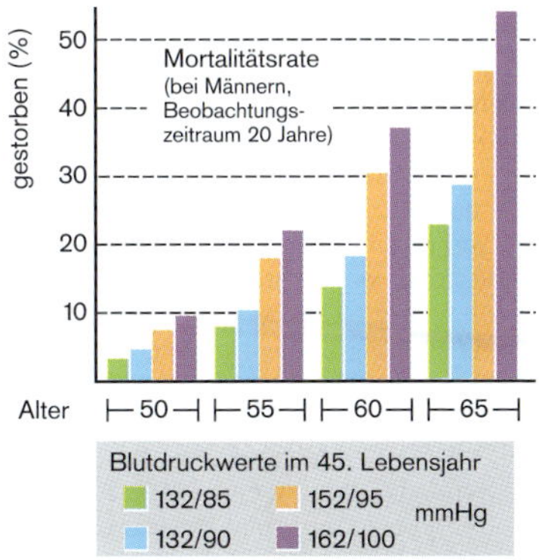

(nach Society of Actuaries: Build and Blood Pressure Study, 1959)

E. Folgen des Hochdrucks

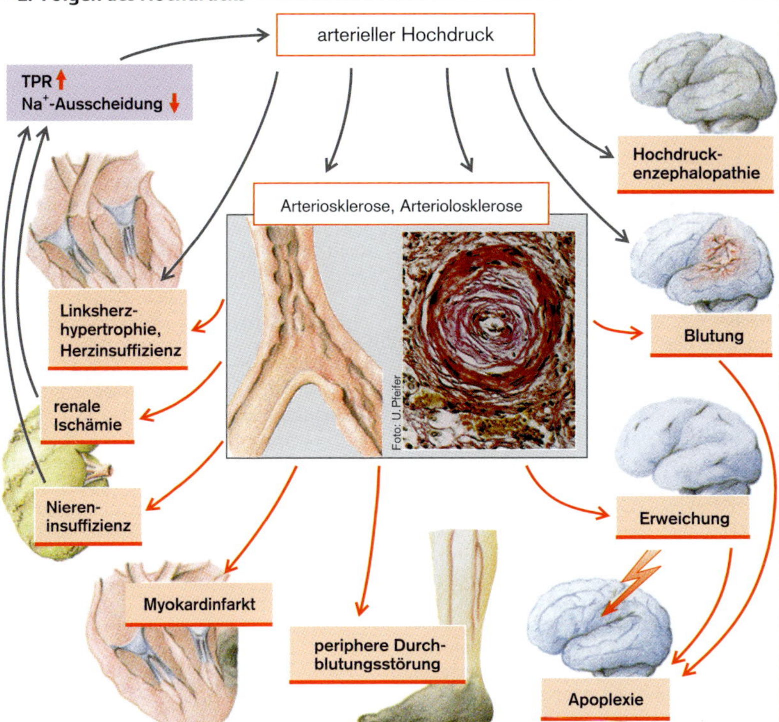

(nach Lohmann)

Drei Größen bestimmen den mittleren Druck in den Aa. pulmonales (≤ 15 mmHg = 2 kPa), nämlich der Lungengefäßwiderstand (PVR), das Herzzeitvolumen (HZV) und der Druck im linken Vorhof (P_{LVo} = ca. 5 mmHg = 0,7 kPa).

Nach dem Ohm-Gesetz gilt $\Delta P = PVR \times HZV$. Da $\Delta P = \bar{P}_{AP} - P_{LVo}$, ergibt sich daher

$$\bar{P}_{AP} = PVR \times HZV + P_{LVo}.$$

Ein pulmonaler Hochdruck (pul. H.) entsteht, wenn sich einer (oder mehrere) dieser drei Werte so weit erhöht, dass in Ruhe auf *über 20 mmHg* (oder bei Belastung auf über 32 mmHg) steigt (s. a. Lungenödem, S. 84). Damit kann ein pul. H. prinzipiell drei **Ursachen** haben (**A**):

- PVR steigt: sog. *obstruktiver pul. H.*, z. B. Lungenembolie, Emphysem. Durch die resultierende Hypoxie mit ihren Folgen (pulmonale Vasokonstriktion, Hämatokritanstieg) kann PVR zusätzlich ansteigen.
- P_{LVo} steigt: sog. *passiver pul. H.*, z. B. Mitralstenose (**A**, rechts oben und S. 208).
- HZV steigt: Ausgenommen bei Links-Rechts-Shunts (S. 216 f.) führt eine alleinige HZV-Steigerung nur in extremen Fällen zu einem (*hyperkinetischen*) *pul. H.*, da die Lungengefäße sehr dehnbar sind und oft zusätzliche Gefäßabschnitte rekrutiert werden können. Ein HZV-Anstieg (Fieber, Hyperthyreose, körperliche Anstrengung) kann allerdings einen pul. H. anderer Ursache verschlimmern.

Ein **akuter pul. H.** entsteht fast immer durch eine Verminderung des Strombahnquerschnitts (mindestens um 50 %, da hohe Gefäßdehnbarkeit!), etwa durch eine *Lungenembolie*, d. h. durch die Verschleppung von *Thromben* oder (selten) anderen Emboli von ihrem Entstehungsort in den Gefäßbaum der Aa. pulmonales (**A oben** und S. 256). Wahrscheinlich kommt es bei einer Embolie zusätzlich zu einer (hypoxischen?) Vasokonstriktion, die den Gefäßquerschnitt noch weiter vermindert. Die plötzliche Gefäßverlegung führt zum sog. *akuten Cor pulmonale (akute* Rechtsherzbelastung). Bei einem akuten pul. H. kann der Druck im rechten Ventrikel auf über 60 mmHg (8 kPa) ansteigen, um sich u. U. nach 30 – 60 min wieder zu normalisieren, etwa weil der Thrombus stromabwärts gepresst und der Gesamtquerschnitt des Strombettes dabei wieder größer geworden ist. Auch eine Thrombolyse und evtl. ein Nachlassen der Vasokonstriktion können zur Drucksenkung beitragen. Zum *Lungeninfarkt* führt die Embolie besonders dann, wenn mittelgroße Arterien verlegt sind und gleichzeitig die Blutversorgung über die Bronchialarterien beeinträchtigt ist (z. B. bei pulmonalvenösem Stau oder systemischer Hypotonie). Als **Folge** einer massiven Lungenembolie kann es allerdings auch zu einem *akuten Rechtsherzversagen* kommen (**A, rechts unten**), sodass der Zustrom zum linken Ventrikel und somit dessen Fördervolumen sinkt. Dies führt zu einem Abfall des systemischen Blutdrucks und zum *Schock* mit seinen Folgen (S. 246).

Zu den **Ursachen eines chronischen pul. H.** zählen:

a. *Lungenkrankheiten* (Asthma, Emphysem, chron. obstruktive Bronchitis [Raucher!] und Fibrose, zus. > 90 % der chron. Cor pulmonale-Fälle),
b. chronische *Thrombembolien* und systemische *Gefäßkrankheiten*,
c. extrapulmonal verursachte Lungenfunktionsstörungen (Thoraxdeformation, neuromuskuläre Krankheiten u. a.),
d. Entfernung von Lungengewebe (Tbc, Tumor) und
e. chronische *Höhenhypoxie* mit hypoxischer Vasokonstriktion, die z. T. auch bei *a – c* eine Rolle spielt.
f. Schließlich gibt es einen idiopathischen primären pul. H. ungeklärter Genese.

Die Ursachen *b* und *e* führen zum *präkapillaren*, die Ursache *a* großteils zum *kapillaren pul. H.* Bei all diesen Störungen ist der Widerstand im Lungenkreislauf chronisch erhöht, sei es durch Ausfall größerer Lungenabschnitte oder durch allgemeine Gefäßlumenverengung. Als **Folge des chronischen pul. H.** kommt es zur *Rechtsherzhypertrophie* (*chronisches Cor pulmonale:* EKG! **A, links unten**) und schließlich zu einer *Rechtsherzinsuffizienz* (**A, rechts unten**). Im Unterschied zu *a – f* liegt die Ursache des sog. *passiven pul. H.* primär nicht in der Lunge (Ausdruck Cor pulmonale also unzutreffend), sondern im *linken Herzen* (*postkapillärer pul. H.).* So entwickeln fast alle Patienten mit *Mitralklappenfehlern* (S. 208 ff.) oder *Linksherzinsuffizienz* (S. 228 ff.) einen pul. H.

A. Ursachen und Folgen des pulmonalen Hochdrucks

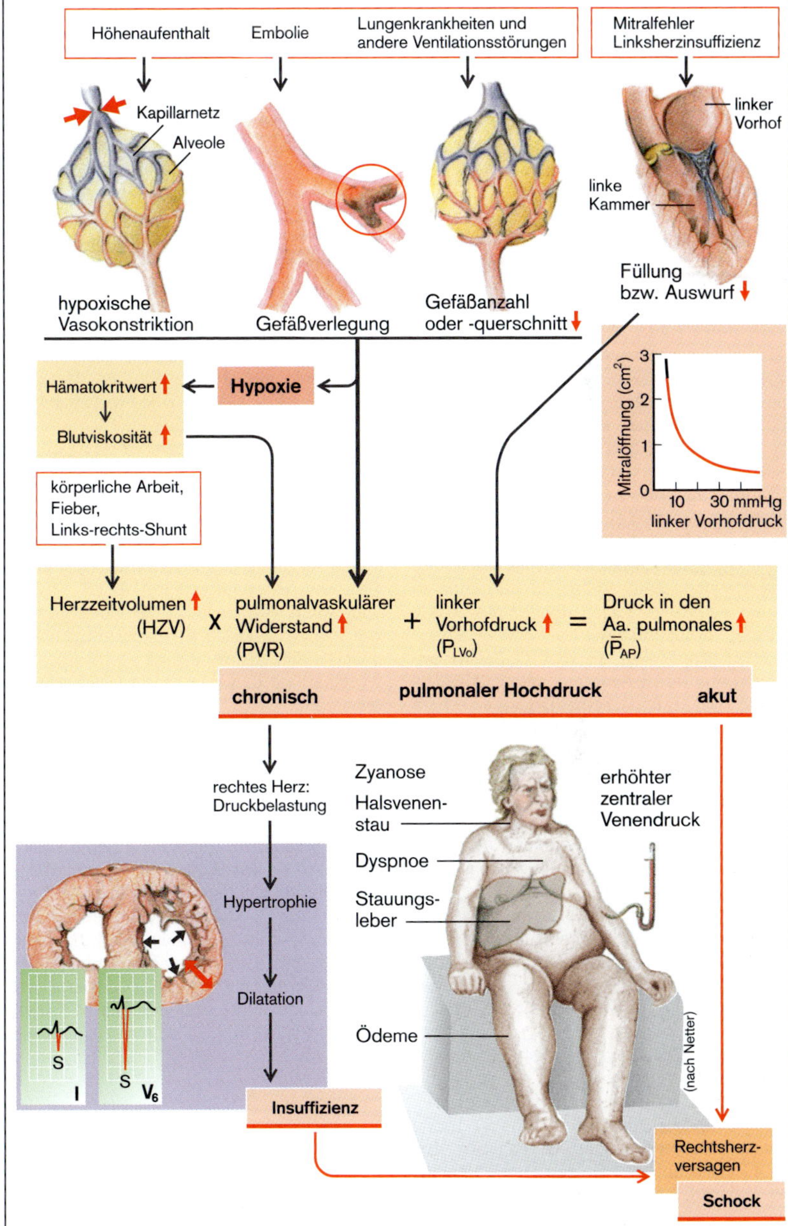

Das Myokard wird von den beiden Koronararterien versorgt, die aus der Aortenwurzel entspringen (**B, D**). Die rechte Koronararterie versorgt in der Regel den Großteil des rechten Ventrikels, die linke den überwiegenden Teil des linken Ventrikels. Der Beitrag der beiden Arterien zur Versorgung von Septum und Hinterwand des linken Ventrikels ist variabel.

Die Koronardurchblutung, $\dot{Q}_{Kor}$, weist eine Reihe von Besonderheiten auf:

1. Phasische Durchblutung: $\dot{Q}_{Kor}$ ändert sich stark mit dem Herzzyklus (**A**), und zwar v. a. wegen des hohen Gewebedrucks während der Systole, der in den endokardnahen Bezirken der linken Kammer ca. 120 mmHg erreicht (**B**): Während die epikardialen Hauptstämme der Koronararterien sowie die epikardnahe $\dot{Q}_{Kor}$ davon weitgehend unberührt bleiben (**B**), werden endokardnahe Gefäße der linken Kammer systolisch komprimiert, da zu dieser Zeit dort der extravasale Druck (≈ Druck in der linken Kammer) den Druck im Arterienlumen übersteigt. Die Blutversorgung des linken Ventrikels ist somit weitgehend auf die Diastole beschränkt (**A**). Umgekehrt presst der hohe systolische Gewebedruck das venöse Blut aus dem Sinus coronarius und anderen Venen, sodass es v. a. in der Systole in den rechten Vorhof abfließt.

2. Die **Anpassung an den O_2-Bedarf** geschieht v. a. durch *Änderung des Gefäßwiderstandes.* Der O_2-Bedarf eines Organs errechnet sich aus Durchblutung, $\dot{Q}$, mal arteriovenöse O_2-Konzentrationsdifferenz, $(C_a - C_v)_{O2}$. Steigt der O_2-Verbrauch, z. B. bei körperlicher Arbeit oder Hypertonie (**C rechts** und S. 232), könnten zwar prinzipiell beide Faktoren erhöht werden, doch sind im Myokard $(C_a - C_v)_{O2}$ und damit die O_2-Ausschöpfung ($= 100 \times [(C_a - C_v)/C_a]_{O2} \approx 60\,\%$) bereits in körperlicher Ruhe sehr hoch. Daher kann bei Arbeit eine Steigerung der O_2-Versorgung des Myokards und damit der Herzleistung im Wesentlichen nur durch eine Steigerung von $\dot{Q}_{Kor}$ (= Aortendruck P_{Aorta}/Koronarwiderstand R_{Kor}) erreicht werden. Bei unverändertem P_{Aorta} muss dazu also R_{Kor} gesenkt werden (Vasodilatation; **C links**), was normalerweise bis auf ca. ¼ des Ruhewertes möglich ist (*Koronarreserve*). Damit kann $\dot{Q}_{Kor}$ maximal auf das 4 – 5fache des Ruhewertes gesteigert werden, also den ca. 4 – 5fach höheren O_2-Bedarf des Herzens bei maximaler Arbeit decken (S. 233 A, „normal“).

3. $\dot{Q}_{Kor}$ ist eng an den O_2-Bedarf des Myokards gekoppelt. Das Myokard arbeitet aerob, es muss also eine rasche und enge Koppelung zwischen dem momentanen O_2-Bedarf und $\dot{Q}_{Kor}$ stattfinden. An dieser Autoregulation sind mehrere Faktoren beteiligt:

- *Metabolische Faktoren:* Zum einen wirkt O_2 als Vasokonstriktor, d. h. ein *O_2-Mangel* erweitert die Koronargefäße. Zum anderen kann das ATP-Abbauprodukt AMP bei O_2-Mangel nicht mehr ausreichend zu ATP regeneriert werden, sodass die Konzentration von AMP und seinem Abbauprodukt *Adenosin* im Myokard ansteigt. Adenosin wirkt über A_2-Rezeptoren an der Gefäßmuskulatur (cAMP-Anstieg) vasodilatierend. Schließlich führen auch die Ansammlung von Lactat und H^+-Ionen (beide aus dem anaeroben Myokard-Stoffwechsel; S. 233 C) sowie Prostaglandin I_2 lokal zur Gefäßerweiterung.
- *Endothel-vermittelte Faktoren:* ATP (z. B. aus Thrombozyten), ADP, Bradykinin, Histamin, und Acetylcholin sind Vasodilatoren. Sie wirken aber indirekt, indem sie aus dem Endothel *Stickstoffmonoxid, NO*, freisetzen, das sekundär in die Gefäßmuskelzellen diffundiert, dort die Guanylylcyclase-Aktivität steigert und somit intrazellulär die Konzentration von cGMP (zyklisches Guanosinmonophosphat) erhöht. cGMP aktiviert schließlich die Proteinkinase G, wodurch die Gefäßmuskeln relaxieren.
- *Neurohumorale Faktoren:* Zirkulierende oder aus sympathischen Nervenendigungen freigesetzte Catecholamine wirken zum einen vasokonstriktorisch an den α_1-Adrenozeptoren, die vorwiegend auf den *epikardialen Gefäßen* vorkommen, und zum anderen vasodilatatorisch an den β_2-Adrenozeptoren, die an den *subendokardialen Gefäßen* überwiegen.

Wenn das O_2-Angebot nicht mehr mit dem O_2-Bedarf Schritt halten kann, z. B. bei hoher Herzfrequenz und langer Systolendauer oder arteriosklerotischer Verlegung der Herzkranzarterien, entsteht eine **Koronarinsuffizienz** (**C, D** und S. 232 ff.).

A. Koronardurchblutung

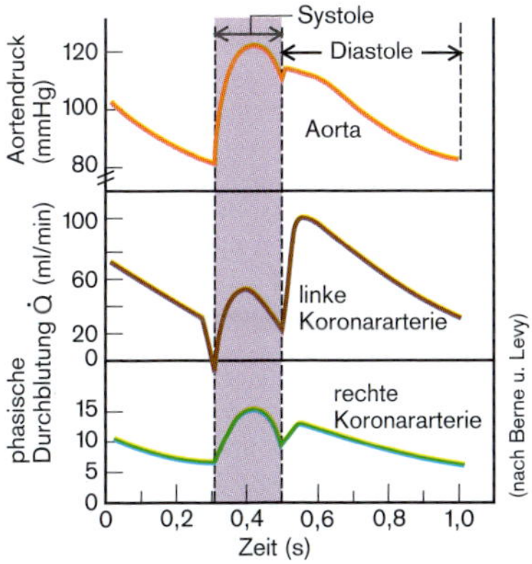

B. Druckgradienten im Myokard

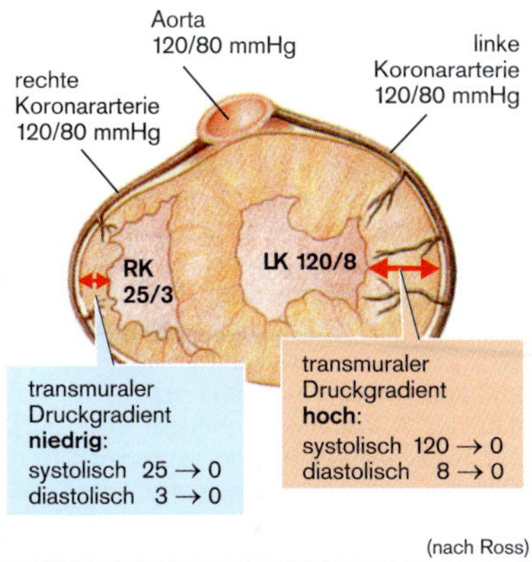

C. Komponenten der O_2-Bilanz im Myokard

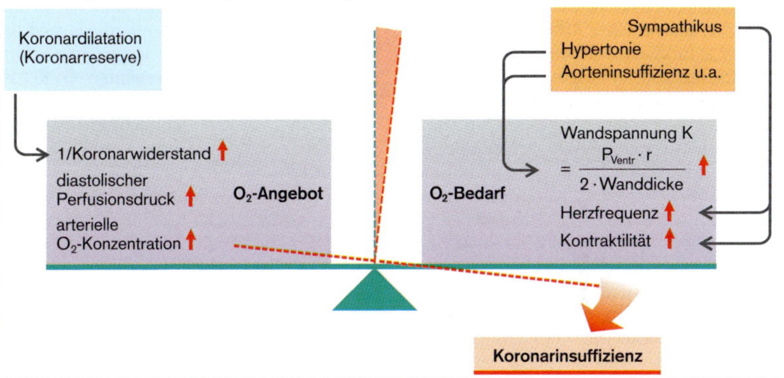

D. Arteriosklerose der Koronararterien

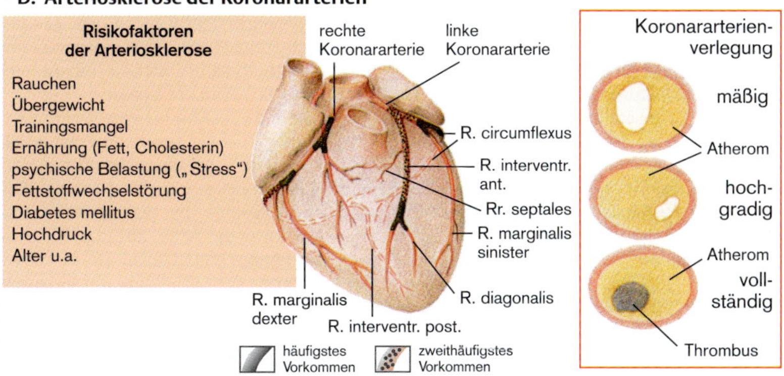

Bei körperlicher Arbeit oder psychischer Erregung steigt der O_2-Bedarf des Myokards v. a. deswegen, weil Herzfrequenz und Kontraktilität des Myokards durch den *Sympathikus* gesteigert sind. Ein gesundes Herz senkt daraufhin den Koronarwiderstand bis auf ca. 20 % des Ruhewertes, um mit der entsprechend erhöhten Koronardurchblutung die O_2-Bilanz auch unter dieser Belastung wieder auszugleichen. Diese Steigerungsfähigkeit der Durchblutung auf das ca. 5fache des Ruhewertes wird **Koronarreserve** genannt. Die hohe Bandbreite der Koronardurchblutung ergibt sich daraus, dass die distalen Koronargefäße in Ruhe konstringiert sind und erst bei Bedarf dilatieren (**A**, Widerstand „normal" bzw. „¼").

Kennzeichnend für die koronare Herzerkrankung ist eine **verminderte Koronarreserve**, die dazu führt, dass das O_2-Angebot den unter Belastung erhöhten O_2-Bedarf nicht mehr decken kann. Diese **ischämische Anoxie** macht sich häufig dadurch bemerkbar, dass es bei körperlicher Arbeit oder bei Aufregung v. a. linksseitig zu Schmerzen in Brust, Arm und Hals kommt (*Angina pectoris*, s.u.).

Hauptursache der koronaren Herzkrankheit ist eine Verengung der großen, proximalen Koronararterien durch **Arteriosklerose** (S. 231 D und 252 ff.). Der poststenotische Blutdruck (P_{ps}) ist daher wesentlich kleiner als der mittlere diastolische Aortendruck P_{Ao} (**A**). Um diese Widerstandserhöhung bzw. Druckverminderung zu kompensieren, muss bereits in Ruhe auf die Koronarreserve zurückgegriffen werden. Der Preis dafür ist, dass die Bandbreite der Kompensation vermindert (**A**) und schließlich sogar verbraucht ist. Wenn der Lumendurchmesser der großen Koronargefäße um mehr als 60 – 70 % verringert und damit die Querschnittsfläche auf 10 – 15 % verkleinert ist, kommt es schon bei geringer körperlicher Belastung oder Aufregung zur Myokardischämie mit O_2-Mangel-Schmerzen. Ist zusätzlich das O_2-Angebot vermindert, etwa bei erniedrigtem diastolischen Blutdruck (Hypotonie, Aorteninsuffizienz), arterieller Hypoxämie (Höhenaufenthalt) oder verringerter O_2-Kapazität (Anämie), so gerät die O_2-Bilanz schon bei einer geringgradigeren Koronarstenose aus dem Gleichgewicht (S. 231 C).

Hören die Schmerzen wieder auf, wenn die Belastung vorüber ist, spricht man von **stabiler Angina pectoris**. Wenn ein Patient mit chronischer stabiler Angina p. jedoch plötzlich verstärkt und gehäuft anginöse Beschwerden bekommt (**instabile Angina p.**), so ist dies oft ein Vorzeichen eines akuten Myokardinfarkts, d. h. einer Verlegung des betreffenden Koronargefäßes.

Einer instabilen Angina p. liegt typischerweise ein partieller Koronarverschluss (mit oder ohne Vasospasmus, s. u.) zugrunde, der zu einem **Myokardinfarkt ohne ST-Anhebung** (engl. non-ST-elevation myocardial infarction = NSTEMI) führen kann. Akut lassen sich diese beiden Situationen dadurch unterscheiden, dass bei Letzterem u. a. das kardiale Tropoin (Tc, s. u.) im Blut ansteigt, ein Zeichen dafür, dass Kardiomyozyten untergehen. Ein völliger Koronarverschluss mit andauernder Ischämie ist an der ST-Anhebung zu erkennen (s. u.).

Ein vollständiger Koronarverschluss muss allerdings nicht zwangsläufig zu einem Infarkt führen, da sich u. U. eine *kollaterale Blutversorgung* als Langzeitadaptation ausbilden kann, über die zumindest der Ruhe-O_2-Bedarf gedeckt werden kann (**B**). Allerdings sind die betroffenen Bezirke bei Hypoxämie, Blutdruckabfall oder einem erhöhten O_2-Bedarf besonders gefährdet.

Auch in Ruhe kann ein **Spasmus** (α_1-Adrenozeptoren; S. 230) im Bereich einer nur mäßigen arteriosklerotischen Einengung des Lumens plötzlich O_2-Mangel-Schmerzen auslösen (**vasospastische oder Prinzmetal-Angina**). Während nämlich eine Verkürzung des arteriellen Muskelrings um z. B. 5 % den Widerstand einer normalen Koronararterie auf etwa das 1,2fache erhöht, hat dieselbe Verkürzung im Bereich eines Koronaratheroms, das 85 % der Lumenfläche verlegt, eine Widerstandserhöhung auf das mehr als 300fache des Normalwerts zur Folge (**D**)! Es gibt sogar Fälle, in denen es überwiegend oder gar ausschließlich (selten) ein Koronarspasmus und nicht die atheromatöse Stenose ist, die eine vasospastische Angina p. auslöst.

Eine weitere Ursache für eine verminderte Koronarreserve ist ein bereits **in Ruhe erhöhter O_2-Bedarf**, z. B. bei einer Hypertonie oder einer Volumenbelastung des Herzens. Entscheidend dabei ist die *Wandspannung* des Ventrikels, also die Kraft, die das Myokard pro Wandquerschnittsfläche [$N \cdot m^{-2}$] zur Überwindung des erhöhten Aortendrucks bzw. zum Auswurf des erhöhten Füllungsvolumens aufbringen muss. Nach dem *Laplace-Gesetz* berechnet sich die Wandspannung K eines (etwa kugeligen) Hohlorgans ▶

A. Koronarreserve

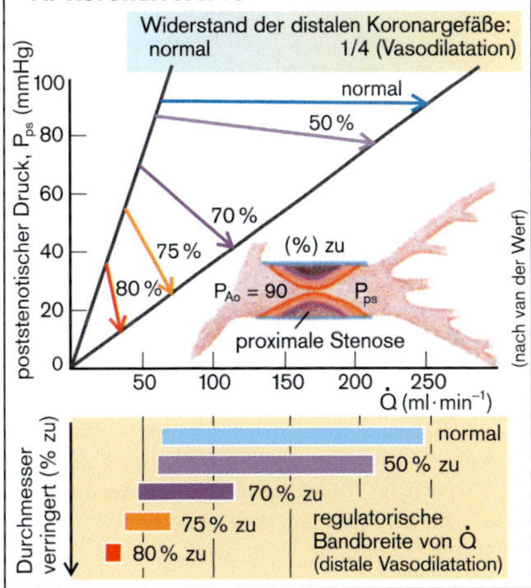

B. Kollaterale Myokarddurchblutung

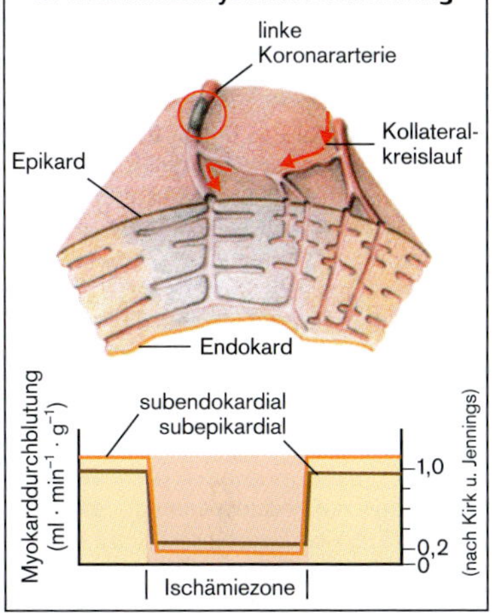

C. Energiestoffwechsel des Myokards

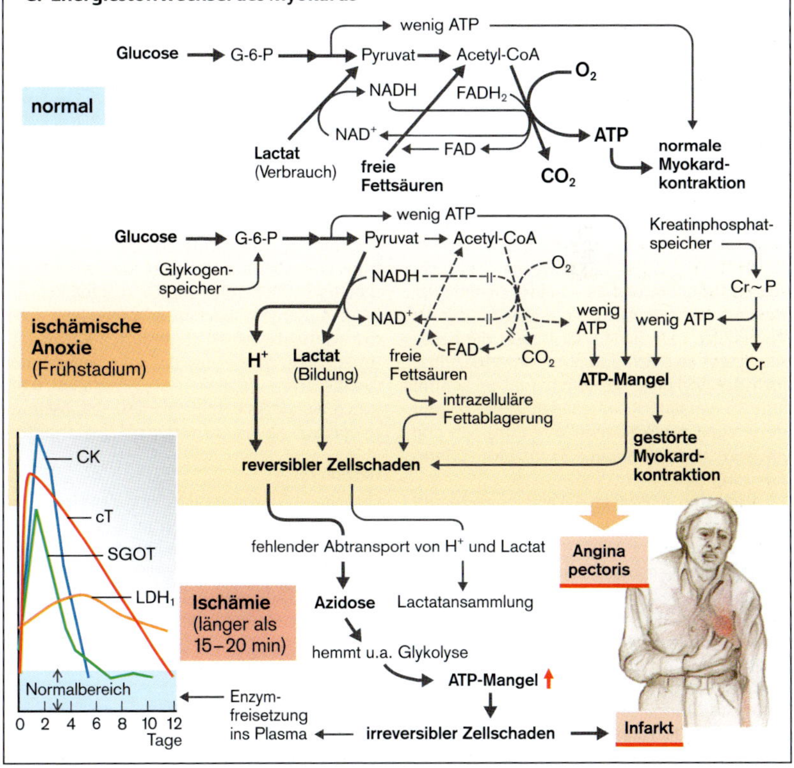

▶ aus (transmuralem Druck · Radius)/(2 · Wanddicke) (S. 231 C). Steigt also bei unveränderter Wanddicke der Ventrikeldruck P_{Ventr} (Aortenstenose, Hypertonie; S. 212 u. 222) und/oder der Ventrikelradius (erhöhte Füllung bei Mitral- oder Aorteninsuffizienz; S. 210 u. 214), so erhöht sich die für die Aufrechterhaltung des normalen Herzzeitvolumens notwendige Wandspannung und damit der O_2-Bedarf des Myokards. Geschieht dies über eine längere Zeit, so hypertrophiert die Ventrikelwand (S. 238 ff.), was die Wandspannung zumindest für eine gewisse Zeit wieder senkt (Kompensation). Zur Dekompensation kommt es bei Erreichen des kritischen Herzgewichts von ca. 500 g: Der *Ventrikel dilatiert* (S. 238 ff.), dabei vergrößert sich der Radius und damit die Wandspannung, sodass der *O_2-Bedarf nun schlagartig sehr stark ansteigt.*

Folgen und Symptome der Myokardischämie: Das Myokard deckt seinen Energiebedarf aus freien Fettsäuren, Glucose und Lactat. Diese Substrate werden zur O_2-abhängigen ATP-Bildung verwendet (**C**, „normal"). Bei Unterbrechung der Blutzufuhr (Ischämie) stagniert diese aerobe Energiegewinnung, sodass ATP nur noch anaerob gebildet wird. Dabei entsteht Milchsäure, die zu H^+-Ionen und Lactat dissoziiert: Unter diesen Bedingungen wird Lactat also nicht nur nicht verbraucht, sondern sogar gebildet (**C**, „ischämische Anoxie" mit sog. Lactatumkehr). Die ATP-Ausbeute ist dabei sehr mager, und außerdem sammeln sich die H^+-Ionen wegen der sistierenden Durchblutung an – beides Gründe dafür, dass die Myokardkontraktion gestört ist (reversibler Zellschaden; **C**). Dauert die Ischämie länger an, wird durch die Gewebsazidose auch die Glykolyse gehemmt und es kommt zum irreversiblen Zellschaden (Infarkt) mit Freisetzung von intrazellulären Enzymen und von kardialem Troponin (cT) ins Blut (**C** links u. S. 236).

Durch den **ATP-Mangel** kann es nicht nur zu einer

♦ Beeinträchtigung der *systolischen Pumpfunktion* des Ventrikels kommen (systolische Dysfunktion, S. 238 ff.), sondern auch zu einer

♦ *Versteifung* des Myokards während der Diastole (diastolische Dysfunktion, S. 238 ff.), sodass sich der diastolische Ventrikel- und Vorhofdruck erhöhen. Beides führt zu einem

♦ Rückstau im Lungenkreislauf (*Dyspnoe* und *Tachypnoe*). Die diastolische Steifheit erzeugt außerdem kurz vor der ventrikulären Systole einen IV. Herzton, der von der verstärkten Vorhofkontraktion herstammt („Vorhofgalopp"). Sind die Papillarmuskeln von der Ischämie betroffen, kann es durch Abriss eines Papillarmuskels zu einer

♦ akuten Mitralinsuffizienz kommen (S. 210).

♦ Schließlich kann die ischämiebedingte Störung der elektrischen Myokarderregung (**E**) gefährliche *Arrhythmien* auslösen (EKG; S. 200 ff.). Im **EKG** zeigt sich während der Ischämiephase eine Anhebung oder Senkung der ST-Strecke sowie eine Abflachung oder Umkehrung der T-Welle (ähnlich wie in **F 4**), was diagnostisch wertvoll ist. Wenn das Ruhe-EKG bei einem Patienten mit Angina p. normal ist, können diese EKG-Symptome durch kontrollierte (Blutdruck, Herzfrequenz) körperliche Belastung provoziert werden.

Die Erregung der **Nozizeptoren** (durch Kinine?, Serotonin?, Adenosin?) führt nicht nur zur

♦ pectanginösen *Schmerzempfindung* (s. o.), sondern auch zu einer

♦ allgemeinen *Sympathikusaktivierung* mit Tachykardie, Schweißausbruch und Übelkeit.

Therapeutische Ansätze zur Wiederherstellung einer ausgewogenen O_2-Bilanz (S. 231 C) bei Angina-p.-Patienten sind

♦ Senkung des myokardialen O_2-Verbrauchs (β-adrenerge Blocker; organische Nitrate, die durch allgemeine Vasodilatation die Vorlast [Preload] senken; Ca^{2+}-Kanalblocker) und

♦ Erhöhung des O_2-Angebots (organische Nitrate und Ca^{2+}-Kanalblocker, die beide spasmolytisch-dilatierend auf Koronargefäße wirken). Außerdem machen es Größe und Lage der arteriosklerotisch stenosierten Koronararterien möglich, sie mit Ballonkathetern oder Gefäßstützen (Stents) zu erweitern oder durch woanders entnommene Gefäßabschnitte operativ zu ersetzen (Bypass-Operation).

Herzinfarkt

Ursachen: Dauert die Ischämie des Herzmuskels längere Zeit an (auch in Ruhe: instabile Angina p.; s. o.), kommt es innerhalb von etwa einer Stunde zur Gewebsnekrose, d. h. zum Infarkt. Schuld daran ist in 85 % der Fälle eine akute **Thrombusbildung** im Bereich der arteriosklerotischen Koronarstenose.

Begünstigend sind dabei

♦ Turbulenzen und

♦ Atheromrupturen mit Kollagenexposition. ▶

D. Akute Ischämie bei Koronarsklerose

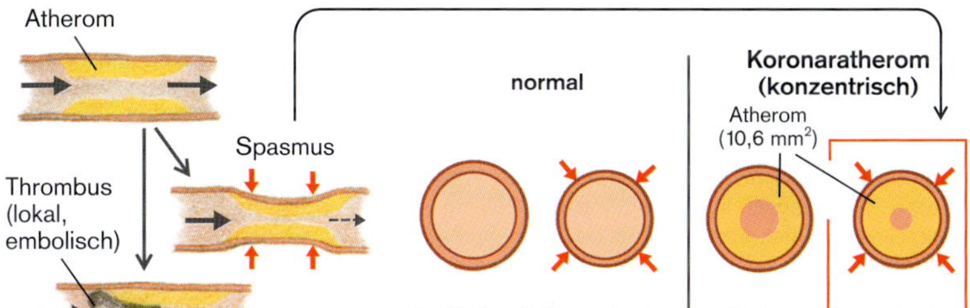

	normal: dilatiert	normal: konstringiert	Koronaratherom: dilatiert	Koronaratherom: konstringiert
Umfang des Muskelrings	100 %	95 %	100 %	95 %
Innenradius (mm)	2	1,9	0,78	0,47
Lumenfläche (mm^2)	12,5	11,3	1,9	0,7
Lumenfläche kleiner um	0 %	10 %	85 %	94 %
Widerstand ($\sim 1/r^4$) (Muskelwanddicke vernachlässigt)	(1)	x 1,2	x 43	x 328 !

E. Myokardzellerregung bei Ischämie

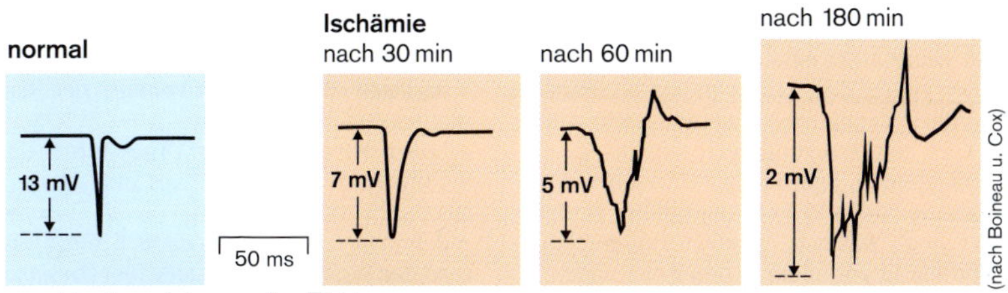

bipolares intramurales Elektrogramm

F. EKG bei Koronarinfarkt

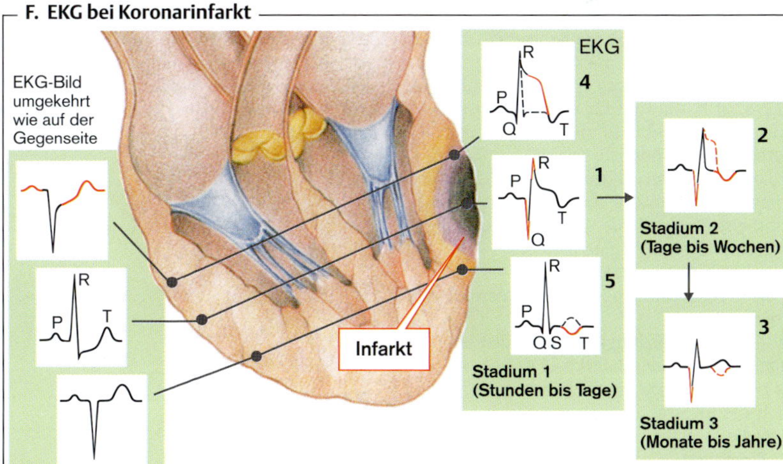

(nach Netter)

▶ Durch beide Ereignisse werden

♦ *Thrombozyten* aktiviert (Aggregation, Adhäsion sowie Vasokonstriktion durch Thromboxanfreisetzung). Ebenfalls thrombosierungsfördernd sind

♦ *Funktionsstörungen des Endothels*, sodass dessen Vasodilatatoren (NO, Prostacyclin) und antithrombotische Substanzen fehlen (t-PA [tissue plasminogen activator], Antithrombin III, Heparinsulfat, Protein C, Thrombomodulin und Prostacyclin).

Seltenere Ursachen für einen Myokardinfarkt sind entzündliche Gefäßkrankheiten, Embolien (Endokarditis; künstliche Herzklappen), schwerste Koronarspasmen (z. B. unter Cocain), eine erhöhte Blutviskosität sowie ein stark angestiegener Ruhe-O_2-Bedarf (z. B. Aortenstenose).

EKG (**F**): Hervorstechendes Merkmal eines *transmuralen Infarkts* ist eine **pathologische Q-Zacke** (**F1**), die > 0,04 s dauert und deren Höhe > 25 % der gesamten QRS-Höhe beträgt. Sie tritt innerhalb etwa eines Tages auf und entsteht dadurch, dass das nekrotische Myokard keine elektrischen Signale mehr liefert, sodass zu der Zeit, zu der dieser Myokardteil eigentlich depolarisiert werden sollte (erste 0,04 s), der Erregungsvektor in der gegenüberliegenden, gesunden Herzseite überwiegt. Der „0,04-Vektor" zeigt daher „vom Infarkt weg", was z. B. bei einem Vorderseitenwandinfarkt vor allem in den Ableitungen V_5, V_6, I, und aVL als stark negative Q-Zacke (und verkleinertes R) zum Ausdruck kommt. (Bei einem transmuralen Infarkt der Hinterwand ist die Q-Veränderung mit den gebräuchlichen Ableitungen nicht erfassbar.) Pathologische Q-Zacken sind auch noch nach Jahren zu sehen (**F2, 3**), d. h., sie sind für einen *akuten* Infarkt nicht beweisend. Ein *nichttransmuraler Infarkt* zeigt gewöhnlich keine Q-Veränderung. Eine **Hebung der ST-Strecke** im EKG ist Zeichen für ischämische, aber (noch) nicht abgestorbene Myokardteile. Sie ist zu beobachten

♦ während einer Angina p. (s. o.),

♦ bei nichttransmuralem Infarkt,

♦ ganz zu Beginn eines transmuralen Infarkts sowie

♦ in den Randbezirken eines Stunden bis Tage alten transmuralen Infarkts (**F 4**).

♦ 1 – 2 Tage nach einem Infarkt normalisiert sich die ST-Strecke, doch dreht sich jetzt die **T-Welle** für einige Wochen um (**F 5, F2**).

Biomarker: Gehen größere Myokardteile unter, werden Enzyme und andere **Kardiomyozytenbestandteile** ins Plasma abgegeben. Dabei ist v. a. die zeitliche Abfolge der Enzymkonzentrationsgipfel für die Diagnose Herzinfarkt wichtig. Da sich die Plasmakonzentrationen dieser Enzyme u. U. auch ohne Herzinfarkt erhöhen können, wird heute gewöhnlich das *kardiale Troponin* (cT) im Plasma als spezifischerer diagnostischer Parameter gemessen: cT steigt nach ca. 3 h an, erreicht nach 20 h sein Maximum, um nach 10 – 14 Tagen wieder Normalwerte zu erreichen (**C unten**).

Mögliche **Folgen des Herzinfarkts** hängen von Lokalisation, Ausdehnung und Vernarbung des Infarktes ab. Neben unterschiedlichsten **Arrhythmien**, darunter das akut lebensbedrohliche Kammerflimmern (S. 200 ff.), drohen eine Reihe **herzmechanischer Folgen** (**G**):

♦ Abriss der Sehnenfäden mit der Folge einer akuten Mitralinsuffizienz (**G1** u. S. 210);

♦ Kammerseptum-Perforation mit Links-rechts-Shunt (**G2** u. S. 218);

♦ Absinken des Herzzeitvolumens (HZV; **G, a**), was zusammen mit einer

♦ narbigen Versteifung (*Akinese*) der Kammerwand (**G, b**) zu einem

♦ hohen enddiastolischen Druck führt (**G3** u. S. 238). Noch ungünstiger als eine steife Infarktnarbe ist eine

♦ dehnbare Infarktstelle, da sich diese während der Systole nach außen wölbt (*Dyskinese*, **G4**) und daher – bei vergleichbarer Narbenfläche – das HZV stärker in bedrohliche Bereiche absinken lässt (*kardiogener Schock*) als eine steife Narbe (→ **G5**);

♦ schließlich kann die Kammer an der Infarktstelle nach außen einreißen, sodass es zur akut lebensbedrohlichen *Perikardtamponade* kommt (**G6** u. S. 244).

G. Herzmechanische Folgen des Koronarinfarkts (linke Kammer)

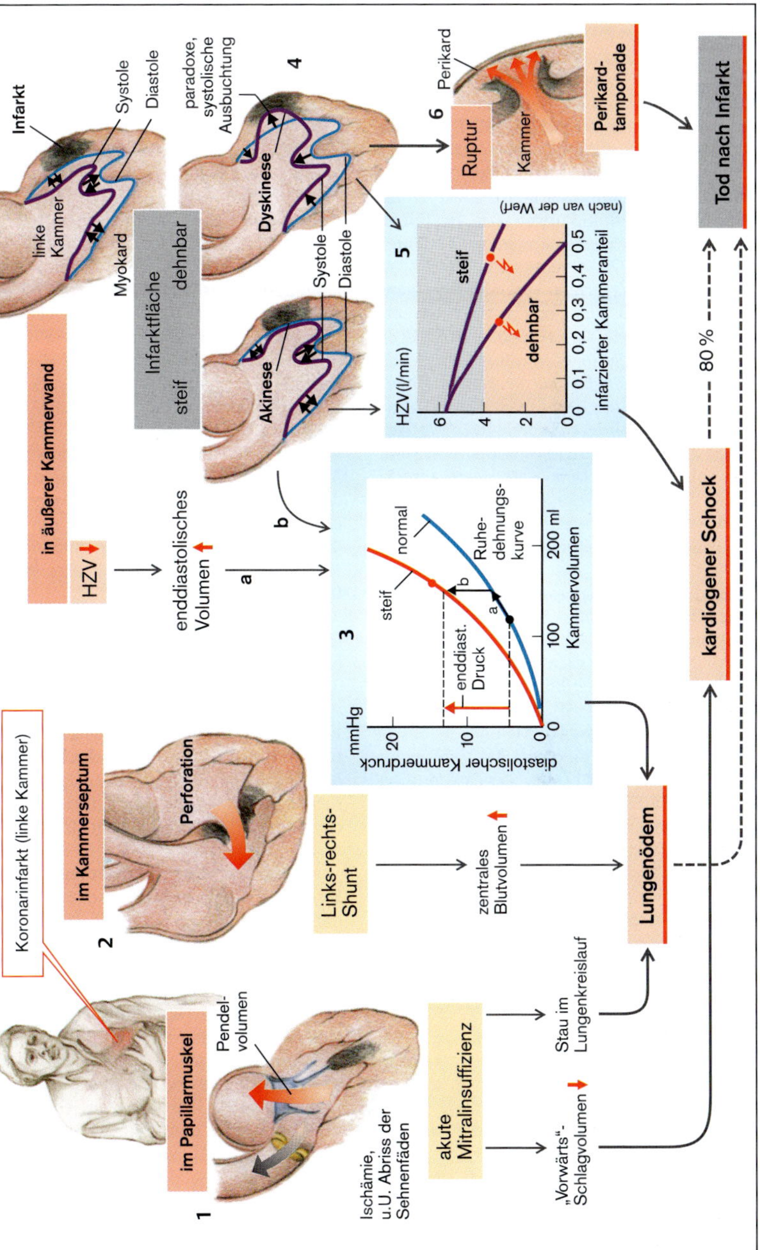

Die Herzinsuffizienz (**HI**) ist eine verminderte Leistungsfähigkeit des Ventrikelmyokards (*ventrikuläre Dysfunktion*) und betrifft meist den *linken Ventrikel (LV)*. Häufigste Ursachen dafür sind die koronare Herzkrankheit (S. 232 ff.) und eine Hypertonie (S. 222 ff.), die zusammen ¾ der HI-Fälle ausmachen, doch können fast alle anderen kardialen (Herzklappenfehler, Kardiomyopathien) sowie einige extrakardiale Erkrankungen zur HI führen. So ist es neben Rechtsherzvitien und Shunts (S. 216 ff.) v. a. ein pulmonaler Hochdruck (S. 228), der den *rechten Ventrikel (RV)* belastet. Dieser kann aber auch durch einen Stau im linken Herzen (Mitralstenose, Links-HI) in Mitleidenschaft gezogen werden. Meist macht sich eine HI *anfänglich nur bei starker körperlicher Arbeit* bemerkbar (max. O_2-Aufnahme und max. Herzzeitvolumen [HZV] sinken, bleibt aber ansonsten asymptomatisch: Stadium I nach **NYHA** [New York Heart Association]). Später entwickeln sich jedoch zunehmend bei alltäglichen Belastungen und schließlich sogar in Ruhe deutliche Symptome (NYHA II → III → IV).

Man unterscheidet eine HI mit *systolischer Dysfunktion*, von einer mit *diastolischer Dysfunktion*):

Bei der **systolischen Dysfunktion (syst. Dysf.)** ist die *Kontraktilität* des Ventrikels *vermindert* (**A** u. **C1:** U → U'), auch entleert er sich nicht weit genug, sodass das enddiastolische Volume (EDV) ansteigt und das Schlagvolumen (SV) absinkt (**C1**), d. h. die *Ejektionsfraktion* (EF = SV/EDV, S. 192) nimmt ab. Häufigste **Ursache** einer vorwiegend syst. Dysf. ist ein *Myokardinfarkt*. Je nach dessen Lokalisation kann primär der LV oder der RV betroffen sein, wobei eine HI des LV oft eine des RV nach sich zieht. Beteiligt an der syst. Dysf. sind Störungen von Energieangebot und -verwertung, des Erregungsablaufs, des kontraktilen Apparates und der Regulation des intrazellulären Ca^{2+}.

Die **Füllung der Ventrikel** hängt u. a. von Ausmaß und Geschwindigkeit ihrer **Relaxation** ab, die ein ATP-abhängiger Prozess ist und u. a. dadurch geregelt wird, wie schnell das systolisch erhöhte zytosolische Ca^{2+} durch die intrazellulären ($SERCA_{2A}$) und sarkolemmnalen Ca^{2+}-ATPasen der Myozyten zurück in deren sarkoplasmatisches Retikulum bzw. ins Interstitium abgepumpt wird. Auch die Phosphorylierung der Titin-„Federn" mittels Proteinkinase G (PKG) moduliert die passive Steifheit des Myokards. β-Adrenerge Stimulation des Myokards beschleunigt mittels Phospholamban die Relaxation (*positive Lysitropie*).

Bei der **diastolischen Dysfunktion (diast. Dysf.)** ist die *Kammerfüllung vermindert*, und zwar häufig (Frauen > Männer) durch *ungenügende Relaxation*, also etwa bei verminderter Ca^{2+}-Pumprate wegen ATP-Mangels bei Ischämie. Weitere Ursachen für eine diast. Dysf. sind ein Steiferwerden der Ventrikelwand aus anderen Gründen oder gar eine externe Behinderung der Ventrikelerweiterung, etwa

- bei *Herzhypertrophie* infolge einer hypertrophen Kardiomyopathie oder infolge von (a) pulmonaler bzw. systemischer Hypertonie oder (b) von erhöhtem Ventrikeldruck bei Stenose der jeweiligen Taschenklappe (Ausstrom behindert, S. 212, 216).
- durch interstitielle *Kollagenablagerung* im Alter, durch eine *Amyloidinfiltration* (S. 278) des Myokards oder durch Fe-Ablagerung bei einer Hämochromatose (S. 274) ;
- bei restriktiver Kardiomyopathie
- bei *konstriktiver Perkarditis* oder Perikardtamponade (S. 244).

Folgen der diast. Dysf.**:** Sowohl das Schlagvolumen als auch das EDV (**C3**) sinken (EF bleibt etwa normal oder erhöht sich sogar, um trotz der ungenügenden Ventrikelfüllung das HZV aufrechtzuerhalten. Eine erhebliche Verminderung der Füllung des LV kann dann trotzdem zu einem Absinken des HZV mit seinen Folgen führen (s. u.). Eine *Erhöhung des Drucks im jeweiligen Vorhof* verbessert zwar die Kammerfüllung, führt aber stromaufwärts zu Ödemen (s. u.).

HI durch Myokarderkrankungen: Bei der *koronaren Herzkrankheit* (Ischämie; S. 232) und nach einem *Herzinfarkt* (S. 234) steigt die Belastung des nicht infarzierten Myokards, d. h., es entsteht eine syst. Dysf. (s. o.). mit verminderter Kontraktilität und kleinerem SV (**A**). Eine Hypertrophie des Restmyokards, eine steife Infarktnarbe sowie die verminderte Ca^{2+}-Pumprate im ischämischen Myokard führen auch hier zusätzlich zur diast. Dysf. Schließlich kann sich eine nachgiebige Infarktnarbe systolisch nach außen wölben (Dyskinese, S. 237 G4), sodass dieses Pendelvolumen zu einer zusätzlichen Volumenbelastung führt. *Kardiomyopathien* können ebenfalls eine HI auslösen, wobei bei den hypertrophierenden und restriktiven Formen die diast. Dysf. im Vordergrund steht.

▶

A. Ursachen und herzmechanische Folgen der systolischen Ventrikel-Dysfunktion

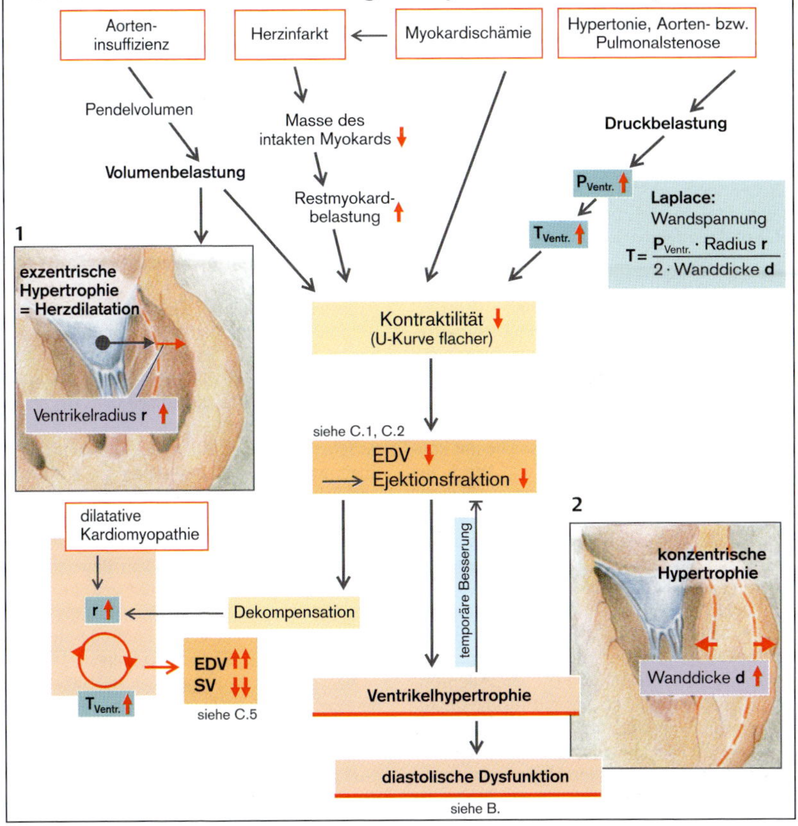

B. Ursachen und herzmechanische Folgen der diastolischen Ventrikel-Dysfunktion

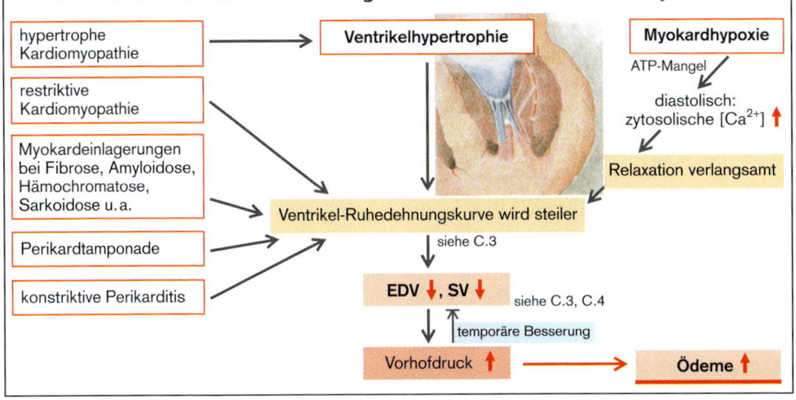

▶ **HI durch Volumenbelastung:** Aorten- und Pulmonalinsuffizienz sind durch ein *Pendelvolumen* gekennzeichnet (S. 214 ff.), das sich zum effektiven SV hinzuaddiert. Das enddiastolische Volumen (EDV) und folglich der Radius **r** der Kammer sind dabei vergrößert, sodass nach dem *Laplace-Gesetz* (**A**) die *Wandspannung* **T**, also die Kraft, die pro Myokard-Querschnittsfläche aufzubringen ist, zum Erreichen eines normalen effektiven SV ansteigen müsste. Da dies nur unzureichend gelingt, nimmt das effektive SV und damit das HZV (= SV · Herzfrequenz f_{Herz}) ab, und der Blutdruck sinkt. Entwickelt sich die Volumenbelastung chronisch, so reagiert der dilatierte Ventrikel zwar kompensatorisch mit einer **Hypertrophie**, d. h. mit einer vergrößerten Wanddicke **d**. Allerdings bleibt **r** weiterhin erhöht (sog. *exzentrische Hypertrophie*; **A1, links**), sodass diese Form der HI gewöhnlich einen ungünstigeren Verlauf nimmt als eine solche mit konzentrischer Hypertrophie (s. u.). Wird die Grundkrankheit (z. B. die Klappeninsuffizienz) nicht frühzeitig beseitigt, schreitet die HI wegen des *Myokardumbaus* (*Remodeling*, s. u.) relativ rasch voran. In einem Circulus vitiosus gibt schließlich die dilatierte Ventrikelwand zunehmend nach („*Gefügedilatation*") und **r** steigt steil an. Diese *Dekompensation* ist dadurch gekennzeichnet, dass das SV trotz eines enorm hohen EDV lebensbedrohlich absinkt (**C5**). Ähnliches gilt für die *dilatative Kardiomyopathie*.

HI durch Druckbelastung: Auch bei systemischer bzw. pulmonaler Hypertonie sowie bei Aorten- bzw. Pulmonalstenose steigt die Wandspannung **T** des jeweiligen Ventrikels, da ja für den Blutauswurf ein erhöhter Ventrikeldruck $\mathbf{P}_{Ventr}$ notwendig ist (Laplace-Gesetz, **A rechts**). Es entwickelt sich eine syst. Dysf. und kompensatorisch eine *Hypertrophie*, doch ist diese „*konzentrisch*" (**A2**), da das Kammervolumen in diesem Fall nicht vergrößert, ja u. U. sogar vermindert ist. Die Hypertrophie verbessert zwar die syst. Dysf., erzeugt jedoch gleichzeitig eine diast. Dysf. Das EDV und das SV sind vermindert (**B** u. **C 3,4**). Hohe Druckbelastungen lassen das Remodeling des Myokards (s. u.) sowie die ungünstigere Kapillarversorgung (relative Koronarinsuffizienz) bei einem „kritischen Herzgewicht" von etwa 500 g ein Ausmaß erreichen, bei dem das Myokardgefüge nachgibt: *Dekompensation* (**A** rechts unten u. **C5**).

Hauptsymptome der **Linksherzinsuffizienz (liHI)** sind Müdigkeit, da das *HZV sinkt*, und Kurzatmigkeit, weil der *pulmonalvenöse Druck ansteigt* (**D**). Übersteigt dieser den onkotischen Druck des Plasmas, so tritt Flüssigkeit aus den Kapillaren ins Interstitium und schließlich ins Lumen der Alveolen, d. h. es kommt zum interstitiellen und alveolären *Lungenödem* (**D** rechts u. S. 84, 250). Begleitet von einer **Dyspnoe** (Atemnot) senkt das Ödem die Compliance der Lungen (sie werden steifer), d. h. die Atemarbeit steigt an, und das Ventilations-Perfusions-Verhältnis (S. 76) verringert sich, sodass der arterielle O_2-Partialdruck absinkt. Bei Fortschreiten der liHI treten Pleuraergüsse auf und das Atemzeitvolumen steigt, was zu einer respiratorischen Alkalose führt.

Bei der **Rechtsherzinsuffizienz (reHI)** steigt der systemisch-venöse Druck an, es kommt zu *peripheren Ödemen* im Knöchelbereich (tagsüber; nachts Ausschwemmung mit *Nykturie*) und in den Bauchorganen, v. a. in Leber und Magen-Darm-Trakt, und die Bauchhöhle füllt sich mit Flüssigkeit (*Aszites*). Die *Leberfunktion* wird gestört (Anstieg von Bilirubin, Leberenzymen und Prothrombinzeit im Blut). Schließlich kann die venöse Stauung Malabsorption, Proteinverlust-Enteropathie und Kachexie zur Folge haben (**D** links).

Neurohumorale Folgen der HI: Neben den herzmechanischen Folgen (**A–D**) hat eine HI eine Reihe von systemischen *Kompensationsmechanismen* zur Folge, die in erster Linie darauf ausgerichtet sind, das HZV und den Blutdruck wieder anzuheben (**E,** „temporäre Besserung"). Beteiligt daran sind Pressosensoren in LV, Carotissinus und Aortenbogen, deren neuronale Signale im ZNS zu *vermehrter ADH-Ausschüttung* führen sowie den *Sympathikotonus* erhöhen, was die Noradrenalinfreisetzung steigert. Dadurch wird erreicht, dass

- via ADH Wasser retiniert wird (erhöht die Herzfüllung) und eine Vasokonstriktion erfolgt,
- sich über noradrenerge Aktivierung *die Herzfrequenz erhöht* (Symptom Tachykardie) und die Kontraktilität wieder ansteigt (*positive Inotropie*) und somit das HZV wieder angehoben wird,
- die Relaxation beschleunigt wird (*positive Lysotropie*),

▶

C. Formen und Folgen der Herzinsuffizienz

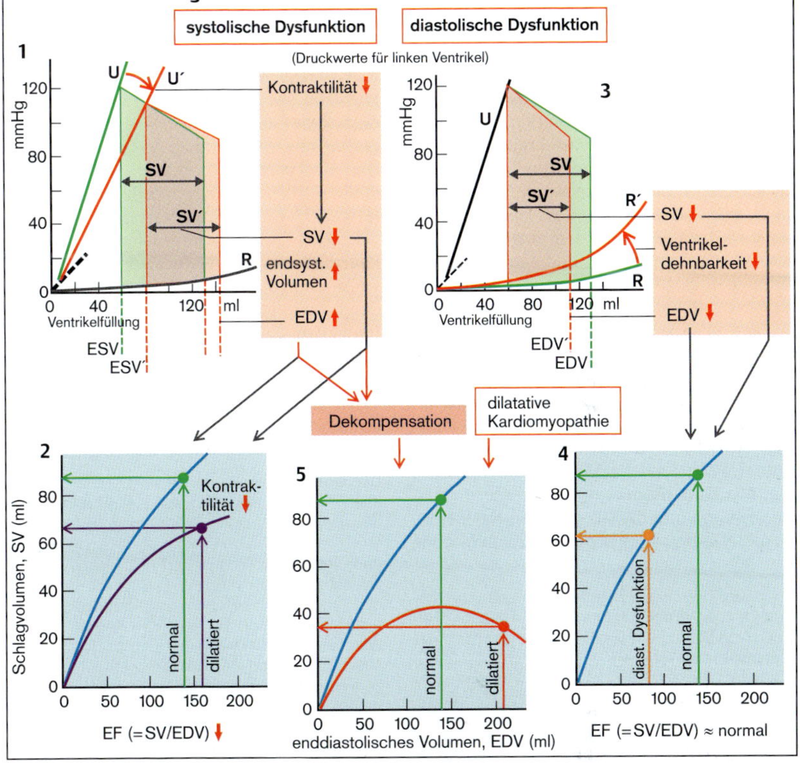

D. Herzinsuffizienzfolge: periphere Ödeme mit Organstörungen bzw. Lungenödem

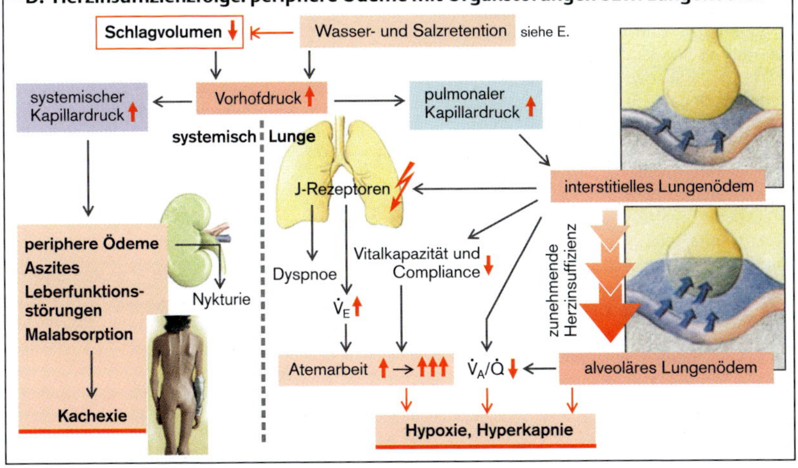

► ♦ über α_1-adrenerge *Vasokonstriktion* die Durchblutung von Skelettmuskel (Symptom Müdigkeit), Haut (Symptom Blässe) und Niere mit dem Ziel gedrosselt wird, das immer noch zu geringe HZV vorrangig der Koronar- und Gehirndurchblutung zu gute kommen zu lassen (*Zentralisation*).

♦ Sowohl die Sympathikuswirkung auf die *Niere* als auch deren Minderdurchblutung aktiviert des *Renin-Angiotensin-Aldosteron-Systems*. Dies hat zur Folge, dass zusätzlich nun auch *Na^+ retiniert* wird, sich folglich das Extrazellulärvolumen (EZV) und damit die Herzfüllung (Preload) erhöht, was ebenfalls dem HZV zu gute kommt.

Diese **Kompensationsmechanismen** können die chronisch verlaufende HI über Jahre fast symptomlos erscheinen lassen (NYH-Stadium I), zeitigen aber längerfristig **negative Auswirkungen**: Die Sympathikus-, Angiotensin-II- und ADH-bedingte Vasokonstriktion (**E**) erhöht die Vor- und Nachlast für die Ventrikel, das Myokard reagiert mit Apoptose und Fibrose (s. u.), und die Wasser- und Na^+-Retention stellt ein chronische Volumenbelastung der Ventrikel dar.

Zwar wird über den erhöhten Vorhofdruck antagonistisch das atriale natriuretische Peptid (**ANP**) sowie von den erhöht angespannten Ventrikeln das B(rain)NP freigesetzt (**E**), doch können diese natriuretischen Peptide die hohe Na^+-Retention nicht ganz wettmachen. Allerdings wird die Plasmakonzentration von **BNP** oder des bei der Pro-BNP-Spaltung (neben BNP) ebenfalls anfallenden **NT-BNP** als Maß für Diagnostik und Verlauf der HI verwendet.

Umbau des Myokards (*Remodeling*): Durch mechanische und neurohormonale Stimuli werden im Myokard bereits zu Beginn der HI (NYHA I) Umbauvorgänge ausgelöst, die den Fortgang der HI entscheidend mitbestimmen. **Auslöser** sind 1. die *erhöhte Wandspannung* (**A**), wodurch u. a. die zytosolische Ca^{2+}-Konzentration ansteigt, sowie 2. *systemische* (Noradrenalin, ADH, Angiotensin II; bei Typ-II-Diabetes mellitus auch Insulin) und 3. *lokale Wachstumssignale* (Endothelin, CTGF [connective tissue growth factor], TGF [transforming growth factor], PDGF [platelet-derived GF], FGF [fibroblast GF], Verminderung der Vasodilatatoren und Wachstumshemmer NO und PGI_2) sowie 4. *Entzündungssignale* (TNFα, Interleukin 6, O_2-Radikalbildung durch kardiales Aldosteron, s. u.) . Die Myokardzellen vergrößern sich (*Hypertrophie*), doch entwickelt sich eine *Noradrenalinrefraktärität* (Down-Regulation der β_1-Adrenozeptoren), Anstieg der antagonistischen G_i-Proteine, Rezeptorentkopplung), und die *Ca^{2+}-ATPase-Aktivität* sinkt ab.

Als **Folge** verlängert sich u. a. das *Aktionspotenzial* (wegen verminderter Repolarisationsströme), und das *Ruhepotenzial* ist weniger negativ. Dies kann zu *Arrhythmien* (Reentry, Nachpotenziale, ektope Schrittmacher, S. 200 ff.), ja u. U. zu Kammerflimmern führen. (Etwa 50 % der HI-Patienten erleiden so einen *plötzlichen Herztod.*) Insgesamt entsteht eine *Kontraktionsschwäche* (u. a. durch eine teilweise funktionelle Entkopplung zwischen den Dihydropyridin- und den Ryanodin-empfindlichen Ca^{2+}-Kanälen; S. 196) sowie eine *verminderte Relaxationsfähigkeit* des Myokards (s. o.). Daran ist auch eine Fibroblastenaktivierung (FGF u. a.) beteiligt, was einen erhöhten Kollagenanteil der Ventrikelwand und eine Myokard-*Fibrosierung* zur Folge hat.

Die aktuelle **Therapie der HI** setzt v. a. an der kardialen Noradrenalinwirkung (*Blocker der β-Adrenozeptoren*), an der Angiotensin-II-Bildung und -wirkung (*ACE-* = Angiotensin-Konversions-Enzym-*Hemmer* und *Angiotensin-Rezeptor-Typ 1-Antagonisten*) sowie am Aldosteron an, das neben seiner Na^+-retinierenden (Hypervolämie) und K^+-verlierenden Wirkung (Arrhythmiegefahr!) bei erhöhten Konzentrationen über vermehrte O_2-Radikalbildung an Herz und Gefäßen zu Entzündungsreaktionen mit Fibrose, also zu einem erhöhten Remodeling führt. Die Aldosteronbildung wir durch ACE-Hemmer nur z. T. blockiert, da es bei HI (auch im Herz) Angiotensin-II-unabhängig gebildet wird. Hier verbessern spezifische *Aldosteronantagonisten* wie Eplerenon die Überlebensrate von HI-Patienten.

E. Herzinsuffizienz: Neurohumorale Folgen

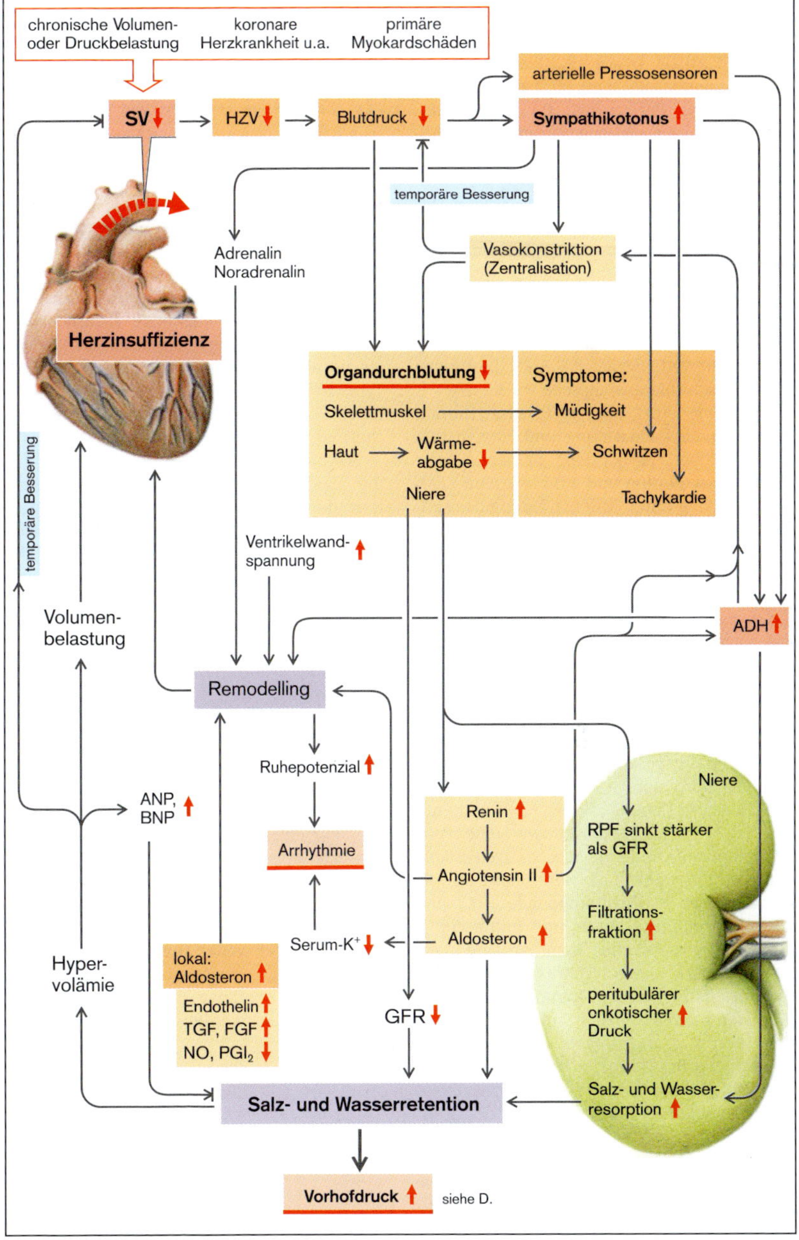

Das Perikard umhüllt als zweischichtiger, flexibler Sack das Herz, wobei 15 – 50 ml einer serösen Flüssigkeit als Schmierfilm zwischen den beiden Perikardblättern dienen. Der intraperikardiale Druck (P_{per}) schwankt atmungsabhängig zwischen + 0,5 und – 0,5 kPa.

Eine **akute Perikarditis** (**P.**) kann *infektbedingt* sein (z. B. Echovirus, Coxsackie-B-Virus, Tuberkulose) oder *nichtinfektiöse Gründe* haben (z. B. Urämie, transmuraler Myokardinfarkt, Tumor, Bestrahlung). Die *Stadien* der Perikarditis sind gewöhnlich (1) eine Vasodilatation mit vermehrter Flüssigkeitsansammlung (seröse P.), (2) eine erhöhte Gefäßpermeabilität, sodass der Gehalt an Proteinen inkl. Fibrin(ogen) in der Flüssigkeit ansteigt (serofibrinöse P.), und (3) die Einwanderung von Leukozyten (eitrige P.). Auch Blutungen sind möglich (hämorrhagische P.).

Symptome einer akuten P. sind Thoraxschmerzen (bei Einatmung und Husten verstärkt), Fieber, perikardiale Reibegeräusche bei der Auskultation und ein *abnormales EKG* (ST-Anhebung durch Mitentzündung des subepikardialen Myokards; PQ-Senkung wegen abnormaler Vorhoferregung).

Ein **Perikarderguss** (> 50 ml Exsudatflüssigkeit; Messung im Echokardiogramm) kann sich bei jeder akuten P. entwickeln. Sammeln sich mehr als ca. 200 ml *akut* an (z. B. Blutung), steigt P_{per} wegen der geringen Perikarddehnbarkeit steil an (Folgen: s. u.). Entwickelt sich der Erguss hingegen *chronisch*, so wird das Perikard so gedehnt, dass sich u. U. 1 – 2 l ohne wesentliche Erhöhung von P_{per} ansammeln können.

Gefährliche **Komplikationen** einer akuten P. und eines Perikardergusses sind eine *Perikardtamponade* und eine *konstriktive Perikarditis*; beide schränken die Herzfüllung ein (**A**). *Ursachen* der **Perikardtamponade** (**PT**) sind u. a. eine tumoröse, virale und urämische P. sowie eine Ruptur der Kammerwand nach Myokardinfarkt oder Thoraxtraumen. Die *Folge der PT* ist, dass der Kammerdruck während der ganzen Diastole auf den erhöhten Wert von P_{per} angestiegen ist. Die y-Senke der Venendruckkurve (S. 193 A3), die den Druckabfall nach Öffnen der Trikuspidalklappe widergibt, flacht daher ab, und der „Dip“ (s. u.) fehlt.

Nach viraler oder tuberkulöser P. kann es zu Narbenbildung und Verkalkung sowie zum Verwachsen der Perikardblätter kommen. Eine solche **konstriktive Perikarditis** (**kon. P.**) lässt die Ruhedehnungskurve der Ventrikel erheblich steiler werden (**A2**), sodass der diastolische Ventrikeldruck nach kurzem Absinken gleich wieder steil ansteigt (**A1**, „Dip“ mit kurzer und rascher frühdiastolischer Füllung) und dann ein Plateau erreicht (**A1**). Die y-Senke ist bei der kon. P. vertieft, da frühdiastolisch (im Gegensatz zur PT) ein erhöhter Druckgradient zwischen Vorhof und Kammer besteht.

Differenzialdiagnostisch bedeutsam ist auch, dass bei PT (nicht bei kon. P.) der systolische Blutdruck während der Inspiration um mehr als 10 (normal 5) mmHg sinkt, da der inspiratorisch erhöhte venöse Rückstrom das Ventrikelseptum in die linke Kammer vorwölbt und ihr Schlagvolumen dadurch (mehr als normal) verkleinert: *„pulsus paradoxus“*. Typisch für die kon. P. hingegen ist das Kussmaul-Zeichen, ein inspiratorischer Anstieg (normal: Abfall) des Venendrucks.

Sowohl bei PT als auch bei kon. P. ist also die diastolische **Kammerfüllung vermindert**. Eine der Folgen ist ein **Anstieg des Venendrucks**. Bei den *Pulmonalvenen* macht sich dies durch Dyspnoe und Rasselgeräusche (Lungenödem) bemerkbar. Der *erhöhte systemische Venendruck* (Stau der Halsvenen; **A**) führt zu Lebervergrößerung, Aszites und peripheren Ödemen.

Bei kon. P. und PT ist als Folge der geringeren Kammerfüllung das **HZV vermindert** (**A, oranges Feld**). Über eine Sympathikusaktivierung kommt es daher zu Tachykardie und Zentralisation des Kreislaufs (Schock, S. 246 ff.). Wegen der Kombination von Blutdruckabfall, Tachykardie und Koronargefäßkompression entsteht eine *Myokardischämie* mit charakteristischen EKG-Veränderungen (**A4, 5**; S. 235 F). Wird (v. a. die akute) PT nicht durch Perikardpunktion unterbrochen, steigt der diastolische Ventrikeldruck in einem Teufelskreis immer weiter an und die Pumpfunktion des Herzens sistiert (**A3**). Eine kon. P. kann durch operative Entfernung des Perikards therapiert werden.

A. Perikard: Tamponade und Konstriktion

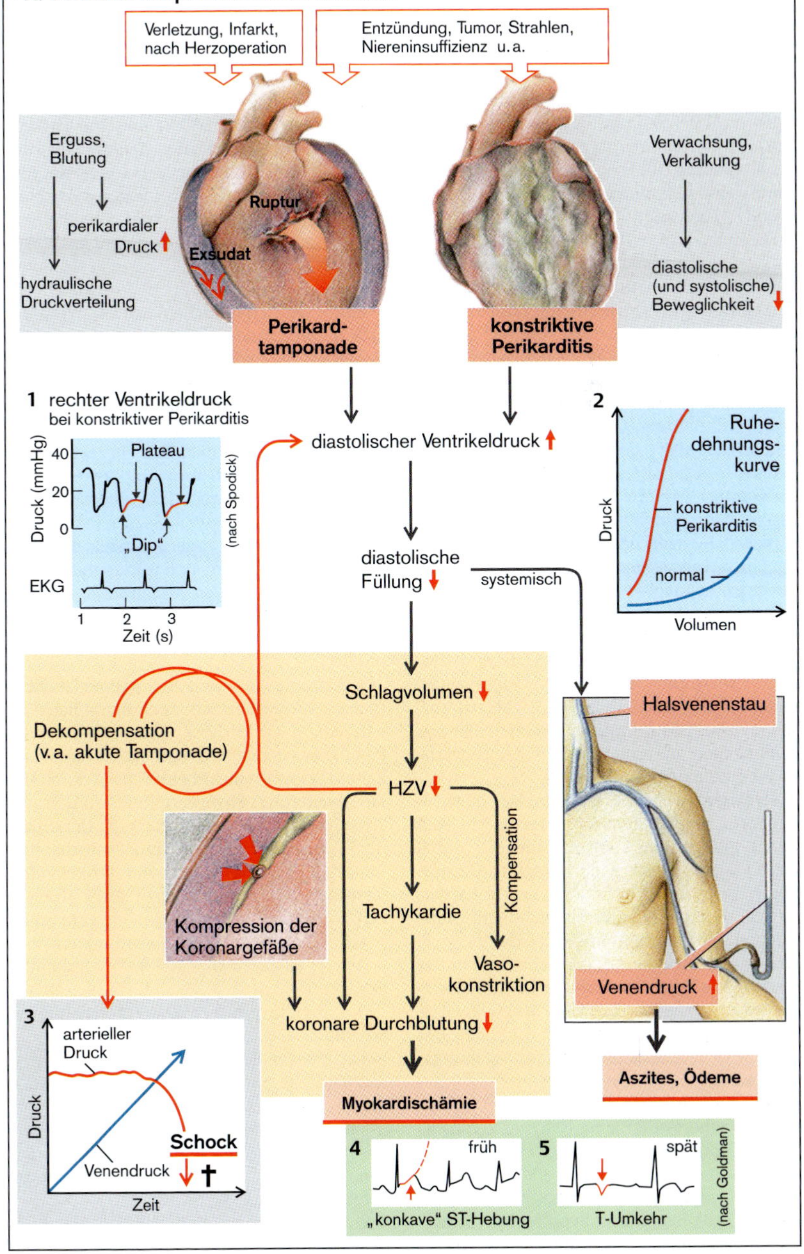

Unter (Kreislauf-)Schock versteht man ein akut oder subakut einsetzendes, fortschreitendes **generalisiertes Kreislaufversagen** mit Störung der Mikrozirkulation und **Minderdurchblutung** lebenswichtiger Organe. Zum Schock im weiteren Sinne zählen auch *O_2-Abgabe-* und *Verwertungsstörungen* mit (anfänglich) nicht verminderter Durchblutung.

Die Ursache des Schocks ist meist ein **reduziertes Herzzeitvolumen** (HZV), was folgende **Gründe** haben kann:

♦ Bei Hypovolämie (**hypovolämischer Schock**) ist der zentrale Venendruck erniedrigt, und damit der *venöse Rückstrom vermindert*; folglich sinkt das Schlagvolumen (Frank-Starling-Mechanismus). Ursache des Volumenmangels kann eine Blutung (*hämorrhagischer Schock*) oder ein sonstiger **Flüssigkeitsverlust** *nach außen* sein, etwa über den Gastrointestinaltrakt (z. B. Blutung, starkes Erbrechen, anhaltender Durchfall), über die Nieren (z. B. Diabetes mellitus, Diabetes insipidus, hochdosierte Diuretika, Polyurie nach akutem Nierenversagen) oder über die Haut (Verbrennungen, starkes Schwitzen ohne Wasserzufuhr). Auch ein Flüssigkeitsverlust *nach innen* kann Grund für einen hypovolämischen Schock sein, etwa innere Blutungen in Weichteile (z. B. bei Frakturen, v. a. von Oberschenkel und Becken, oder im Retroperitonealbereich), in den Thorax (z. B. Ruptur eines Aortenaneurysmas) oder in den Bauchraum (z. B. Milzruptur) sowie eine Sequestration größerer Flüssigkeitsmengen bei Ileus, Peritonitis, Leberzirrhose oder akuter Pankreatitis.

♦ **Kardiogener Schock:** Ein primäres oder sekundäres *Herzversagen* kann verursacht sein durch einen akuten Myokardinfarkt, durch akut dekompensierende Herzinsuffizienz, durch maligne Arrhythmien, durch Kardiomyopathien, durch akute Herzklappeninsuffizienz, durch Obstruktion großer Gefäße (z. B. Lungenembolie) oder durch Behinderung der Herzfüllung (Mitralstenose, Perikardtamponade, konstriktive Perikarditis). Im Gegensatz zum hypovolämischen Schock ist dabei der *zentrale Venendruck erhöht* (sog. Stauungsschock).

♦ Zu den **hormonellen Ursachen** eines Schocks gehören u. a. eine Nebenniereninsuffizienz (Addison-Krise, S. 296), ein Koma bei Diabetes mellitus (S. 314 ff.), ein hypoglykämischer Schock (Insulinüberdosierung, Insulinom; S. 318), hyper- und hypothyreote Koma-ta (S. 308 ff.) sowie ein Koma bei Hypo- oder Hyperparathyreoidismus (S. 138).

♦ **Metabolisch-toxische Ursachen** sind eine dekompensierte Leberzirrhose, ein akutes Leberversagen, eine Urämie, zahlreiche Vergiftungen u. a. m.

♦ Ein verringertes HZV kann seine Ursache auch in einer *peripheren Gefäßerweiterung* (keine Blässe) mit einem „Versacken" des Blutes haben, etwa beim **anaphylaktischen Schock** (Nahrungsmittel- oder Medikamentenallergie; Insektenstich), bei dem gefäßaktive Substanzen (Histamin u. a.) freigesetzt werden.

♦ Beim **septisch-toxischen Schock** wird das HZV durch Toxine von (meist gramnegativen) Bakterien anfänglich *gesteigert* (Tachykardie und verringerter totaler peripherer Widerstand, TPR). Sodann fällt der zunächst normale Blutdruck ab, es kommt zu respiratorischer Insuffizienz, und schließlich entwickelt sich ein Spätstadium mit erniedrigtem HZV und hohem TPR, Verbrauchskoagulopathie usw. (s. u.).

♦ Selten ist der **neurogene Schock**, bei dem z. B. nach Hirnstamm- und Rückenmarkstraumen und Vergiftungen (Barbiturate, Narkotika) die vegetative Kreislaufregulation gestört und daher der venöse Rückstrom stark vermindert ist.

Symptome (**B links**): Der hypovolämische und der kardiogene Schock sind u. a. begleitet von einem *erniedrigten Blutdruck* (weicher Puls), einer *erhöhten Herzfrequenz, Blässe* mit kaltem Schweiß (nicht beim Schock durch Gefäßerweiterung), einer verminderten Urinausscheidung (*Oligurie*) und starkem *Durst*. Mit dem Quotienten Pulszahl (min^{-1})/systolischer Blutdruck (mmHg), dem sog. **Schockindex**, lässt sich das Volumendefizit grob abschätzen:

0,5 = normal bzw. Blutverlust < 10 %;

1,0 = Blutverlust < 20 – 30 %: drohender Schock;

1,5 = Blutverlust > 30 – 50 %: manifester Schock.

Die meisten der genannten Symptome sind Ausdruck gegenregulatorischer **Maßnahmen** des Organismus **gegen den drohenden Schock** (**A**). Dabei ergänzen sich rasche Mechanismen, die den *abgefallenen Blutdruck wieder erhöhen*, und langsamere, die dem *Volumenmangel entgegenwirken:*

♦ **Blutdruckkompensation** (**A links**): Der Blutdruckabfall hemmt die afferenten Signale der ►

A. Kompensationsmechanismen beim drohenden hypovolämischen Schock

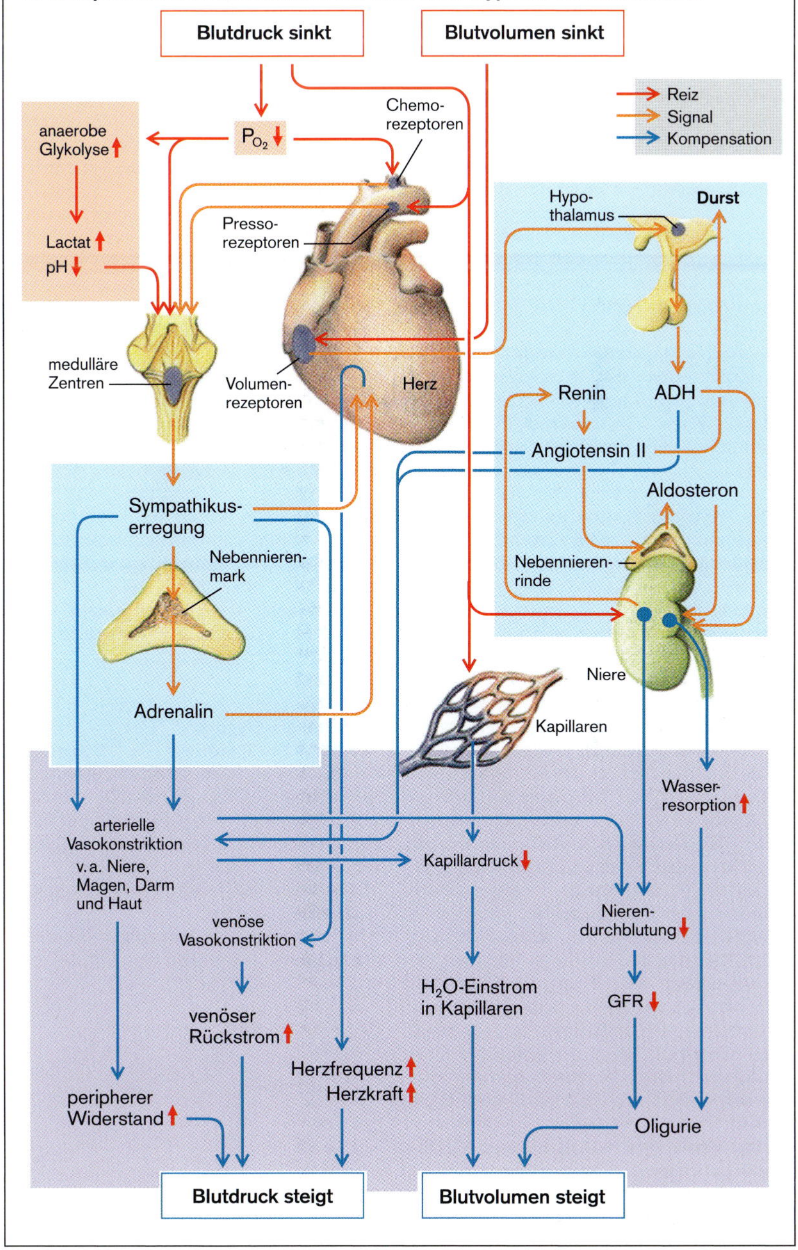

▶ arteriellen Pressorezeptoren, was zur Aktivierung pressorischer Areale im ZNS und zu *erhöhtem Sympathikotonus* führt. *Arterielle Vasokonstriktion* (nicht beim Schock durch Gefäßerweiterung) leitet das verminderte HZV von der Haut (Blässe), von den Bauchorganen, von der Niere (Oligurie) um zu den lebenswichtigen Organen (Koronararterien, Gehirn): **Zentralisation des Kreislaufs**. Die sympathikusbedingte *Vasokonstriktion der venösen Kapazitätsgefäße* (erhöht die Herzfüllung), die *Tachykardie* und die *positive Inotropie* heben das zuvor verminderte HZV wieder etwas an. Aus dem Nebennierenmark freigesetztes *Adrenalin* ergänzt diese nervalen Mechanismen.

♦ **Volumenkompensation** (**A rechts**): Der Blutdruckabfall und die Arteriolenverengung beim drohenden Schock *verringern den effektiven kapillaren Filtrationsdruck* (S. 250), sodass interstitielle Flüssigkeit in die Blutbahn einströmt. Außerdem registrieren atriale Volumensensoren den Volumenmangel (*verminderter Vorhofdruck*), was die Sekretion von Atriopeptin (= ANP) aus der Vorhofwand unterbindet und reflektorisch eine *ADH-Sekretion* auslöst (Henry-Gauer-Reflex). ADH wirkt vasokonstriktorisch (V_1-Rezeptoren) und wasserretinierend (V_2-Rezeptoren). Der renale Blutdruckabfall erhöht die Ausschüttung von *Renin*, sodass vermehrt *Angiotensin II* gebildet wird, das *Durst* auslöst und ebenfalls vasokonstriktorisch wirkt. Außerdem steigert es die Sekretion von *Aldosteron*, das wiederum die renale Salz- und damit die Wasserausscheidung minimiert (S. 132 ff.). Kann der drohende Schock abgewendet werden, so werden später die verlorenen Erythrozyten ersetzt (erhöhte renale *Erythropoetinbildung*; S. 32 ff.) und die Plasmaproteine durch vermehrte Synthese in der Leber aufgefüllt.

Wenn der Organismus *ohne Hilfe von außen* (Infusion u. a.) nicht in der Lage ist, den drohenden Schock mit den genannten homöostatischen Kompensationsmechanismen abzuwenden, entwickelt sich ein **manifester Schock** (**B**). Bleibt der systolische Blutdruck längerfristig < 90 mmHg bzw. der Mitteldruck < 60 mmHg (was auch trotz Volumenauffüllung vorkommt: *protrahierter Schock*), entwickeln sich als **Folgen** der Hypoxie *Organschäden*, die zum extrem kritischen **Multiorganversagen** kulminieren können. Häufige Organschäden sind eine *akute respiratorische Insuffizienz* (= Schocklunge = Acute respiratory distress syndrome, ARDS, S. 88) mit Hypoxämie, ein *akutes Nierenversagen* (GFR < 15 ml/min trotz Wiedernormalisierung von Blutdruck und -volumen), *Leberversagen* (Bilirubin im Plasma steigt, Prothrombin fällt ab), *Hirnversagen* (Bewusstseinsverlust, zunehmender Komagrad), disseminierte intravasale Gerinnung mit *Verbrauchskoagulopathie*, akute *Ulzera* im Magen-Darm-Trakt mit Blutungen u. a. m.

Im Schock können sich einige, z. T. *sich selbst verstärkende Mechanismen* ausbilden, die den Schock verschlimmern, bis er schließlich sogar therapeutisch nicht mehr beeinflussbar ist (**irreversibler** oder **refraktärer Schock**). Folgende Teufelskreise laufen dabei u. a. ab:

1. Vasokonstriktion ⇒ Strömungsgeschwindigkeit ↓ ⇒ Blutviskosität ↑ ⇒ Strömungswiderstand ↑ ⇒ Strömungsgeschwindigkeit ↓ ↓ usw. bis zum völligen Strömungsstillstand (Stase mit Sludge-Phänomen) (**C1**).

2 a. Volumen ↓ ⇒ Blutdruck ↓ ⇒ periphere Vasokonstriktion ⇒ Hypoxie ⇒ Arteriolenöffnung ⇒ Volumenabstrom ins Interstitium ⇒ Volumen ↓ ↓ ⇒ Blutdruck ↓ ↓ ⇒ Hypoxie ↑ (**C2 a**).

2 b. Volumen ↓ ⇒ Hypoxie ⇒ Kapillarschäden ⇒ Gerinnselbildung ⇒ Verbrauchskoagulopathie ⇒ Blutung ins Gewebe ⇒ Volumen ↓ ↓ (**C2 b**).

2 c. Hypoxie ⇒ Kapillarschäden ⇒ Thrombenbildung ⇒ Hypoxie ↑ (**C2 c**).

3. HZV ↓ ⇒ Blutdruck ↓ ⇒ Koronardurchblutung ↓ ⇒ Hypoxie ⇒ Myokardazidose und ATP-Mangel ⇒ Herzkraft ↓ ⇒ HZV ↓ ↓ (**C3, 4**).

4 a. Herzkraft ↓ ⇒ Blutströmung ↓ ⇒ Thrombosen ⇒ Lungenembolien ⇒ Hypoxie ⇒ Herzkraft ↓ ↓ (**C4 a**).

4 b. Hypoxie ⇒ Herzkraft ↓ ⇒ Lungenödem ⇒ Hypoxie ↑ (**C4 b**).

4 c. Herzkraft ↓ ⇒ Blutdruck ↓ ⇒ Koronardurchblutung ↓ ⇒ Herzkraft ↓ ↓ (**C4 c**).

B. Ursachen, Symptome und Folgen eines Schocks

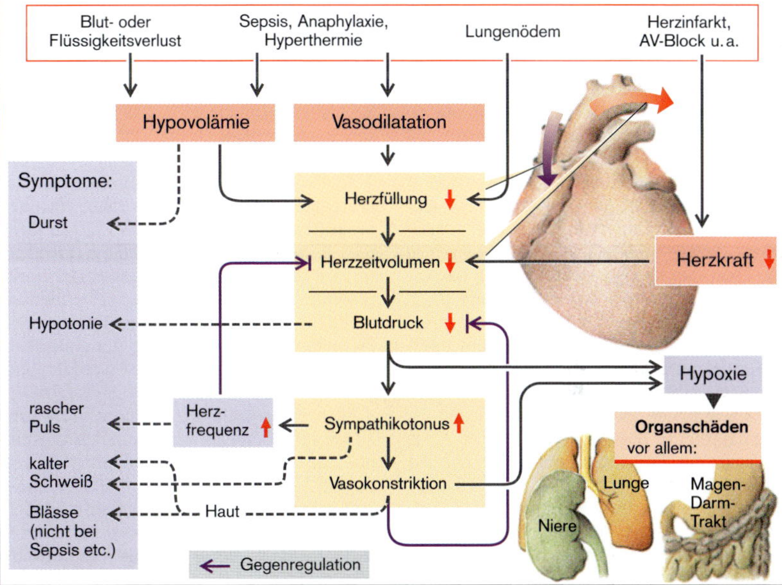

C. Teufelskreise (1–4), die zum irreversiblen Schock führen

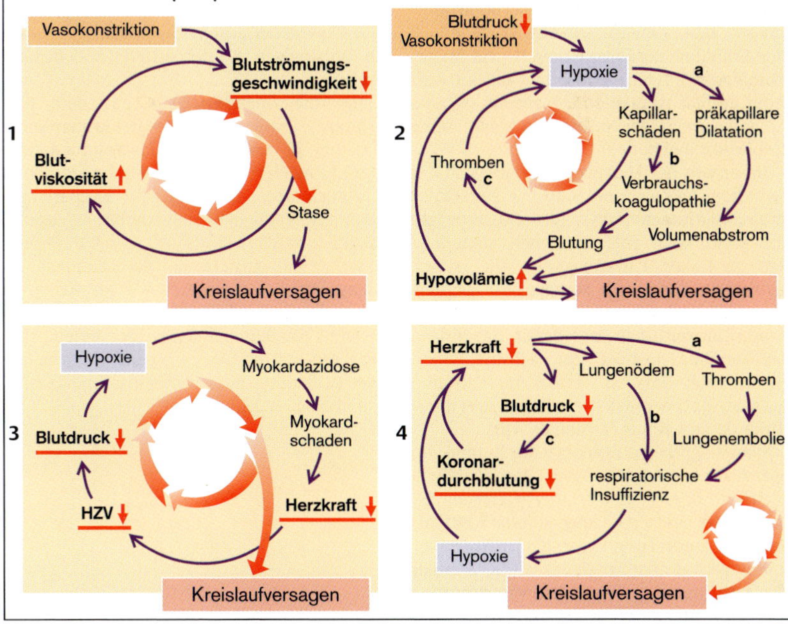

Funktionelle *Poren* im Kapillarendothel erlauben die **Filtration** von weitgehend proteinfreier Plasmaflüssigkeit ins Interstitium. Davon kann u. U. ein Teil wieder resorbiert werden (s. u.), der Rest erreicht die Blutbahn erst wieder über den Umweg der **Lymphe** (**A**).

Die Filtrationsrate Q_f wird vom **Filtrationskoeffizienten K_f** (= Wasserdurchlässigkeit mal Austauschfläche) der Kapillarwand sowie vom **effektiven Filtrationsdruck P_{eff}** bestimmt ($\dot{Q}_f = P_{eff} \cdot K_f$). P_{eff} ist die Differenz von *hydrostatischem Druckunterschied* **ΔP** und *onkotischem* (*kolloidosmotischem*) *Druckunterschied* $\Delta\pi$ über die Kapillarwand (*Starling-Gesetz*), wobei ΔP = Blutdruck in der Kapillare (**P_{kap}**) minus Druck im Interstitium (**P_{int}** ≤ 0 mmHg). $\Delta\pi$ entsteht durch die gegenüber dem Interstitium um ΔC_{Prot} (≈ 1 mmol/l) höhere Proteinkonzentration im Plasma und ist umso größer, je näher der Reflexionskoeffizient für Plasmaproteine (σ_{Prot}) bei 1,0 liegt, d. h., je geringer die Endothelpermeabilität für die Plasmaproteine ist ($\Delta\pi = \sigma_{Prot} \cdot R \cdot T \cdot \Delta C_{Prot}$). ΔP beträgt auf Herzhöhe am arteriellen Ende systemischer Kapillaren rund 30 mmHg und fällt zum venösen Ende auf rund 22 mmHg ab. $\Delta\pi$ (ca. 24 mmHg; **A rechts**) wirkt diesen Drücken entgegen, sodass die anfängliche Filtration kurzzeitig in eine Resorption umschlägt. Diese bewirkt in der Regel jedoch eine Erhöhung des onkotischen Drucks im perikapillären Interstitium, sodass $\Delta\pi$ im weiteren Verlauf parallel zu ΔP absinkt (**A**) und P_{eff} daher meist bei Null stehen bleibt (keine Resorption mehr).

Unterhalb der Herzebene addiert sich der *hydrostatische* Druck der Blutsäule zum Druck im Kapillarlumen (Füße: ca. +90 mmHg!). Vor allem beim ruhigen Stehen kommt es dort zu hohen Filtrationsraten, die *„selbstregulatorisch“* dadurch kompensiert werden, dass wegen des Wasserausstroms auch die Proteinkonzentration und damit $\Delta\pi$ entlang der Kapillare ansteigt. Zur Selbstregulation gehört auch, dass bei vermehrter Filtration P_{int} ansteigt (begrenzte Dehnbarkeit des Interstitiums) und damit ΔP kleiner wird.

Übersteigt die Filtratmenge die Summe von resorbiertem Volumen plus Lymphabfluss, entstehen **Ödeme**, im Pfortaderbereich ein *Aszites*, in der Lunge ein Lungenödem (S. 84). Als **Ursachen** kommen in Frage (**B**):

- Blutdruckanstieg im arteriellen Bereich der Kapillare durch präkapilläre Vasodilatation ($P_{kap}\uparrow$), insbesondere während gleichzeitiger Permeabilitätssteigerung für Proteine ($\sigma_{Prot}\downarrow$ und damit $\Delta\pi\downarrow$), z. B. bei Entzündungen oder Anaphylaxie (Histamin, Bradykinin u. a.).
- Anstieg des venösen Druckes ($P_{kap}\uparrow$ am Ende der Kapillare), was lokal durch eine Venenthrombose oder systemisch u. a. durch Rechtsherzinsuffizienz (S. 238 ff.) verursacht sein kann (*kardiale Ödeme*). Ein Pfortaderstau führt zum *Aszites* (S. 184).
- Eine verminderte Plasmakonzentration von Proteinen (v. a. von Albumin) lässt $\Delta\pi$ überproportional sinken, was daran liegen kann, dass Proteine renal verlorengehen (Proteinurie; S. 114), dass die Leber zu wenig Plasmaproteine synthetisiert (z. B. Leberzirrhose; S. 186 ff.) oder dass bei Eiweißmangel die Plasmaproteine zur Deckung des Aminosäurenbedarfs vermehrt abgebaut werden (*Hungerödeme*).
- Auch ein verminderter Lymphabfluss kann zu lokalen Ödemen führen, sei es durch Kompression (Tumoren), Durchtrennung (Operationen), Verödung (Strahlentherapie) oder Verlegung (Bilharziose) der Lymphwege.

Durch die Ödembildung wird der interstitielle Raum so lange geweitet, bis sich ein neues Gleichgewicht eingestellt hat. Eine vermehrte Dehnbarkeit (Compliance) des Interstitialraumes begünstigt die Ödembildung ebenso wie der erhöhte hydrostatische Druck in abhängigen Körperpartien (Knöchelödeme).

Da die Ödemflüssigkeit aus dem Blut stammt, nimmt als **Folge** systemischer Ödeme (**B unten**) das Blutvolumen und damit das HZV ab. Dies senkt sowohl per se als auch über die ausgelöste Sympathikusaktivierung die Nierendurchblutung, erhöht damit also die Filtrationsfraktion und setzt den Renin-Angiotensin-Mechanismus in Gang. Durch die resultierende *Na^+-Retention* steigt das Extrazellulärvolumen, was zwar einerseits das Blutvolumen wieder anhebt, aber andererseits die Ödeme verstärkt. Auch die Na^+-Retention bei Niereninsuffizienz hat Ödeme zur Folge.

A. Flüssigkeitsaustausch an der Kapillare

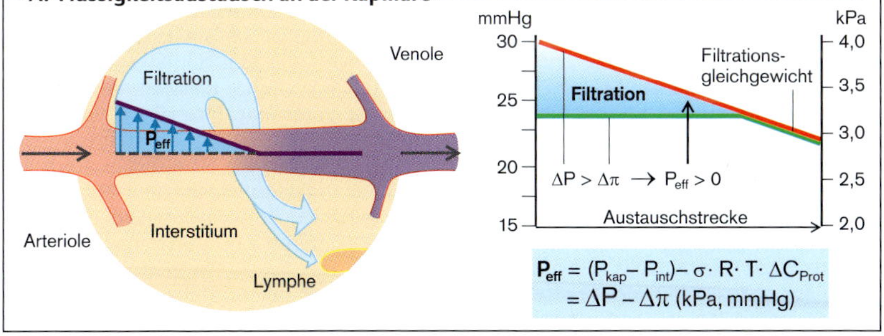

B. Ödementstehung

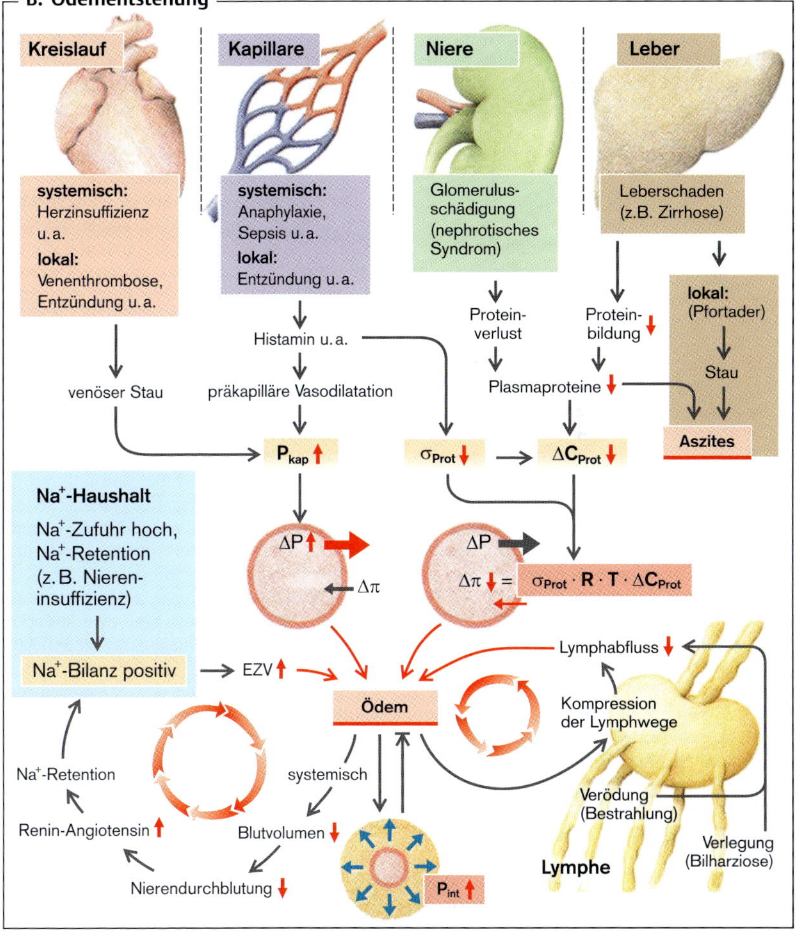

Arterio- oder Atherosklerose (ASkl.) ist die Ursache für mehr als die Hälfte aller Todesfälle in den westlichen Industrienationen. Es ist eine langsam fortschreitende Arterienerkrankung, bei der die Intima (**A1**) durch fibröse Einlagerungen verdickt ist, die zunehmend das Lumen einengen sowie der Ort von Blutungen und Thrombusbildung sind (**B**).

Fettstreifen sind die am frühesten sichtbaren Zeichen einer ASkl. (auch schon im Kindesalter). Sie sind eine subendotheliale Anhäufung großer, fetthaltiger Zellen (*Schaumzellen;* **A2**). Später bilden sich **fibröse Plaques** oder **Atherome** (**A3**), Ursache der klinischen Manifestation der ASkl. Diese Plaques sind eine Ansammlung von Monozyten, Makrophagen, Schaumzellen, T-Lymphozyten, Bindegewebe sowie von Gewebetrümmern und Cholesterinkristallen. Die Plaques sind häufig mit dem Bakterium *Chlamydia pneumoniae* infiziert.

Häufigste **Lokalisationen** von Plaques sind die Bauchaorta, die Koronararterien, die Aa. popliteae, die absteigende Thorakalaorta, die Aa. carotis internae und der Circulus arteriosus cerebri (geordnet nach Häufigkeit).

Von den wesentlichen **Risikofaktoren** der ASkl. (**C1**) sind fünf beeinflussbar, nämlich eine *Hyperlipidämie*, eine *Hypertonie*, *Rauchen*, ein *Diabetes mellitus* und eine *Hyperhomozysteinämie*. Nicht beeinflussbare Risikofaktoren sind *höheres Alter*, *männliches Geschlecht* und eine *genetische Belastung* (S. 262 ff.). Weitere Faktoren sind Übergewicht sowie ein bewegungsarmer und stressreicher Lebensstil (s. a. Metabolisches Syndrom, S. 268 ff.).

♦ **Hyperlipidämie:** *Serumcholesterinwerte* bei 35 – 40jährigen über 265 mg/dl erhöhen das Risiko einer koronaren Herzerkrankung auf das 5fache im Vergleich zu Werten < 220 mg/dl. 70 % davon werden in **LDL** transportiert, und die ASkl. korreliert eng mit erhöhten LDL-Werten. Ein Defekt der LDL-Rezeptoren führt sehr frühzeitig zur ASkl. (S. 262 ff.). Ein besonderer Risikofaktor scheint *Lipoprotein(a)* zu sein (= LDL, das das Apolipoprotein Apo(a) enthält). Apo(a) ähnelt dem Plasminogen und bindet an Fibrin, sodass Apo(a) evtl. antifibrinolytisch und daher thrombogen wirkt. (Zur Rolle der *Triglyceride* und der HDL s. S. 262 ff.)

♦ **Rauchen** erhöht das Risiko, an den Folgen einer Koronarsklerose zu sterben, auf das 1,4- bis 2,4-fache (auch schwaches Rauchen!), bei starken Rauchern ist es bis auf das 3,5fache erhöht. Zigaretten mit niedrigem Teer- und Nikotingehalt senken dieses Risiko nicht, wohl aber, wenn ganz mit dem Rauchen aufgehört wird. Warum Rauchen die ASkl. fördert, ist unbekannt. Mögliche Gründe sind: Sympathikusstimulation durch Nicotin, Verdrängung von O_2 am Hämoglobin durch CO, erhöhte O_2-Radikalbildung und Thrombozytenklebrigkeit und vermehrte Endotheldurchlässigkeit, verursacht durch Rauchbestandteile.

♦ Eine **Hyperhomozysteinämie** (> 14 µg/l Plasma, z. B. durch Mangel an Methylentetrahydrofolatreduktase, MTFR) erhöht das ASkl.-Risiko, wobei ein Anstieg um 5 µmol/l dem Risiko bei einer um 20 mg/dl erhöhten Cholesterinkonzentration entspricht. Homocystein (HoCys) fördert die Plaquebildung wahrscheinlich mehrfach (s. u.). Beim häufigen thermolabilen Genpolymorphismus von MTFR tritt ein *Folatmangel* (S. 36) auf, dessen Behebung die HoCys-Spiegel normalisiert.

Die **Pathogenese der ASkl.** ist nicht geklärt, doch könnten *Endothelverletzungen* das primäre Ereignis sein und die *Reaktion* darauf schließlich zu den Plaques führen (*Response-to-injury-Hypothese*; **C**). Plaques entstehen nämlich meist an Stellen mit hoher mechanischer Beanspruchung (Verzweigungsstellen); auch die *Hypertonie* wird so zum Risikofaktor. Zur Reaktion gehören eine erhöhte *Lipidaufnahme* in die Gefäßwand sowie die (durch HoCys geförderte) *Adhäsion von Monozyten und Thrombozyten* (**C2, 3**). Die Monozyten dringen in die Intima ein und werden zu *Makrophagen* umgewandelt (**C4**). Diese setzen reaktive O_2-Radikale, v. a. das Hyperoxidanion $\mathbf{O_2^{\bullet -}}$, frei (gefördert durch HoCys), die allgemein zellschädigend sind (Endothel!) und die endothelial gebildetes Stickstoffmonoxid (**NO**) auf seinem Weg zum Endothel selbst und zur Gefäßmuskulatur unwirksam machen: $\bullet NO + \bullet O_2^- \rightleftarrows \bullet ONOO^-$ (**C5**). Damit kommt es zum *Wegfall der NO-Wirkungen*, nämlich der Hemmung der Thrombo- und Monozytenadhäsion am Endothel sowie der antiproliferativen und vasodilatierenden Wirkung an der Gefäßmuskulatur. Letzteres begünstigt einen *Spasmus* (**B** u. **C7**). Durch die O_2-Radikale werden bereits in der frühen Phase der ASkl. eingewanderte *LDL oxidativ modifiziert* (**C8**). Oxidierte LDL schädigen das Endothel, induzieren dort die Expression von Adhäsionsmolekülen und lassen die Gefäß- ▶

A. Gefäßwandveränderungen bei Arteriosklerose

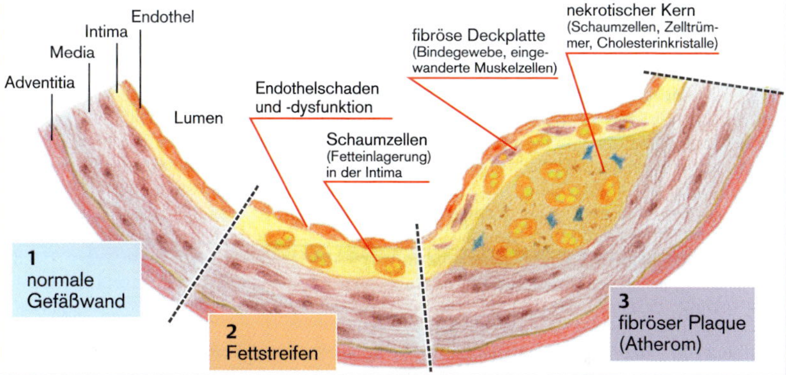

B. Folgen der Arteriosklerose

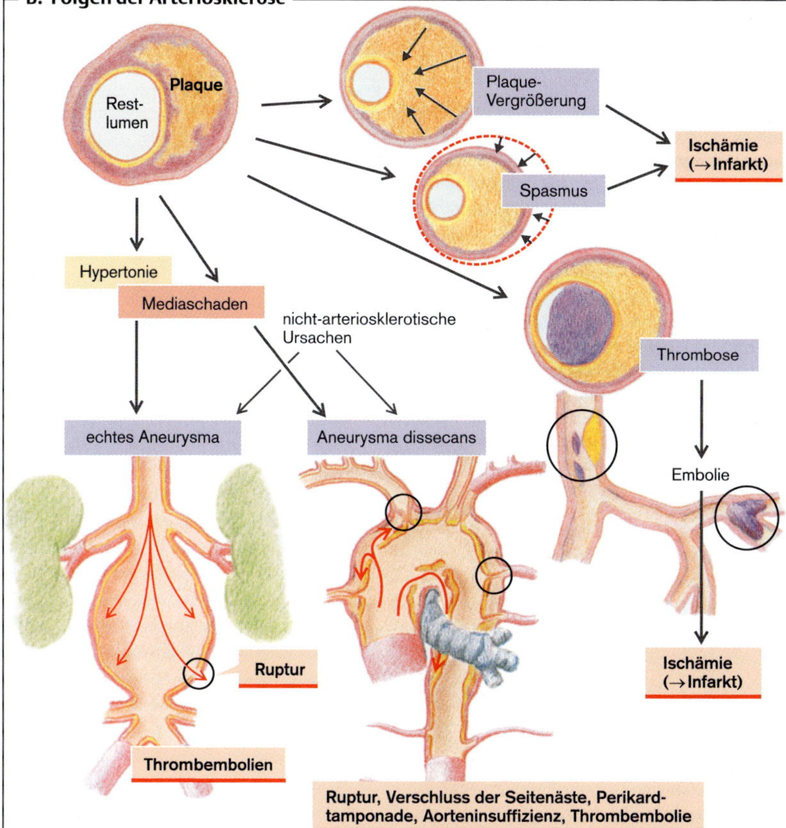

▸ muskulatur proliferieren. Die Oxidierung führt außerdem zu einem geänderten Bindungsverhalten der LDL: Sie werden jetzt nicht mehr vom ApoB100-Rezeptor erkannt (S. 262 ff.), sondern vom sog. *Scavenger-Rezeptor*, den die Makrophagen in hoher Dichte besitzen. Folglich phagozytieren diese nun große LDL-Mengen und wandeln sich zu sesshaften Schaumzellen um (**C9**). Lipoprotein(a) kann in ähnlicher Weise oxidiert und phagozytiert werden. Gleichzeitig lösen chemotaktische Faktoren der Mono- und Thrombozyten die *Migration von glatten Muskelzellen* aus der Media *in die Intima* aus (**C6**), wo sie durch PDGF (platelet-derived growth factor) und andere Wachstumsfaktoren (aus Makrophagen, Thrombozyten, beschädigtem Endothel und aus Muskelzellen selbst) zur Proliferation angeregt werden. Durch Aufnahme von oxidierten LDL werden auch aus ihnen Schaumzellen (**C10**). Diese bilden eine extrazelluläre Matrix (Kollagen, Elastin, Proteoglykane), die ebenfalls zur Atherombildung beiträgt.

Die **Folgen** der Plaque-Einlagerung (**B**) sind eine *Lumeneinengung*, die zur Ischämie führen kann. Die koronare Herzkrankheit (S. 232 ff.) sowie die chronische arterielle Verschlusskrankheit der Extremitäten mit schmerzhafter Belastungsischämie (*Claudicatio intermittens* = intermittierendes Hinken) sind Beispiele dafür. Weitere Folgen der Plaque-Bildung sind eine *Versteifung* der Gefäßwand (Kalkeinlagerungen), die Bildung von *Thromben*, die das Restlumen verlegen und periphere *Embolien* verursachen können (z. B. Hirninfarkt, Apoplexie), sowie Blutungen in die Plaques (zusätzliche Lumeneinengung durch Hämatom) und in die Gefäßwand. So geschädigt, kann diese u. U. dem Druck nachgeben (*Aneurysma*, s. u.) und sogar platzen, sodass gefährliche *Blutungen* in die Gefäßumgebung auftreten, etwa aus der Aorta (s. u.) oder aus Gehirngefäßen (intrazerebrale Massenblutung: Apoplexie; S. 364).

Ein **Aneurysma** (**An.**) ist eine umschriebene Ausweitung eines arteriellen Blutgefäßes infolge angeborener oder erworbener Wandveränderungen. **Formen:**

♦ Das *echte An.* (**B links**) mit Ausdehnung aller drei Wandschichten (Intima, Media u. Adventitia). Ihm liegt in 90 – 95 % der Fälle eine *Arteriosklerose* mit *Hypertonie* zugrunde, wobei häufig die *Bauchaorta* betroffen ist. Selten ist es angeboren oder durch Traumen, eine zystische Medianekrose (bei Marfan-Syndrom, Ehlers-Danlos-Syndrom, Gsell-Erdheim-Syndrom) oder Infektionen (Lues, Mykose bei immuninkompetenten Patienten) verursacht.

♦ Beim *falschen An.* (*Pseudoan.*) ist ein perivaskuläres Hämatom über ein Loch in Intima und Media mit dem Gefäßlumen verbunden. Ursachen sind Traumen und Infektionen (Unfälle, Operationen, Katheterisierung).

♦ Ein *An. dissecans* (**B Mitte**), meist in der Aorta ascendens, entsteht, wenn sich nach Perforation der Intima das unter hohem Druck stehende Blut einen Weg innerhalb der (meist degenerativ veränderten) Media sucht, sodass Intima und Adventitia auf zunehmende Länge voneinander getrennt werden.

♦ *An. arteriovenosum:* Das Aneurysma bricht in eine Vene ein, sodass eine arteriovenöse Fistel entsteht.

Eine der katastrophalen **Folgen eines Aneurysmas** ist die *Ruptur*, wobei bei großen Gefäßen der *hämorrhagische Schock* im Vordergrund steht (S. 246 ff.). Ruptur eines intrakraniellen An. (oft A. communicans ant.) mit Subarachnoidalblutung gefährdet akut die Hirnfunktion. Ruptur eines herznahen An. (v. a. An. dissecans) kann eine akute Perikardtamponade (S. 244) und, bei Einbeziehung der Aortenwurzel, eine Aorteninsuffizienz verursachen (S. 214). Weitere Folgen sind *Thrombosen* im An., Verschluss abgehender Arterienäste sowie *Embolien* im distalen Gefäßgebiet (*Ischämie* bzw. *Infarkt*; **B rechts**).

C. Response-to-Injury-Hypothese der Arterioskleroseentstehung

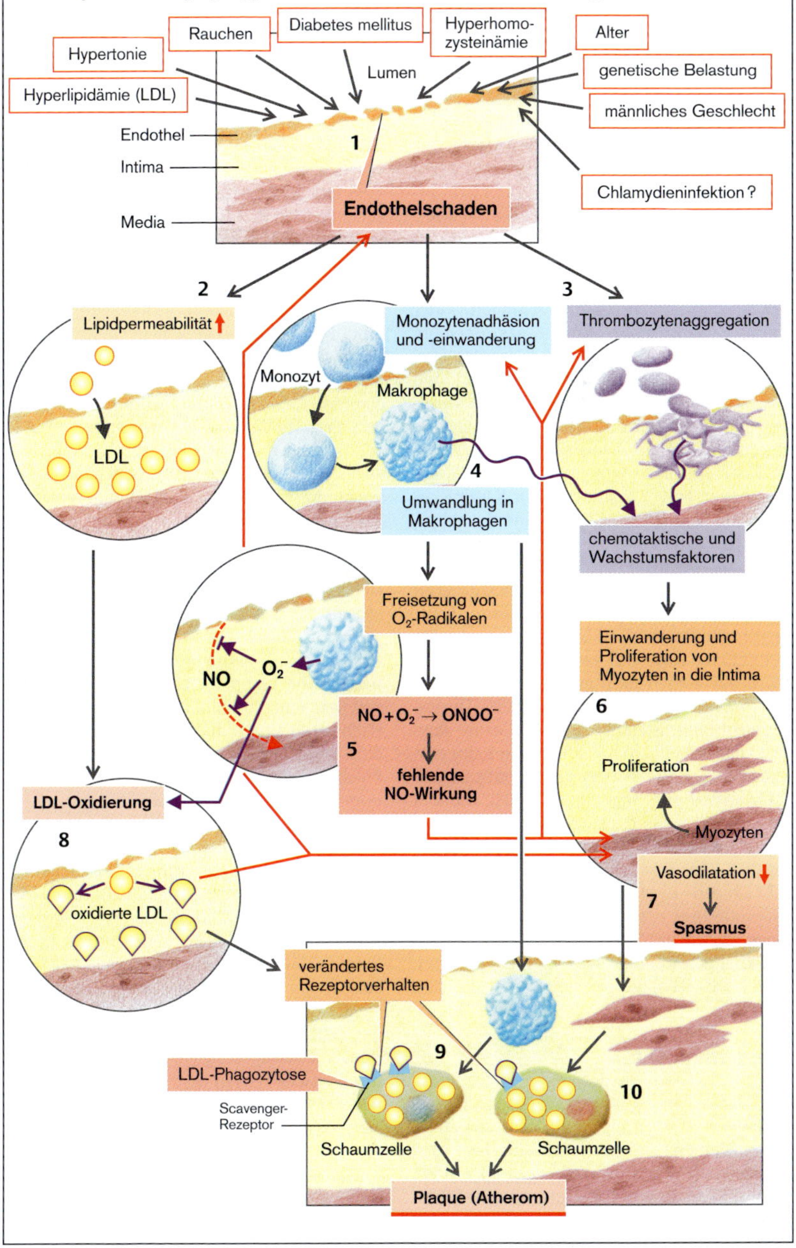

Wie bei der Arteriosklerose (S. 252 ff.) können **Thrombembolien** anderer Genese einen akuten peripheren Verschluss von Arterien (A.) auslösen. Die Emboli stammen meist *aus dem Herzen*, so aus dem linken Vorhof (Vorhofflimmern; Mitralstenose, S. 208), aus dem linken Ventrikel (dilatierende Kardiomyopathie, Myokardinfarkt) oder von den Herzklappen (Endokarditis, Mitralstenose, Klappenprothese). Intrakardiale Shunts (S. 216) ermöglichen sogar einen Übertritt venöser Thromben (s. u.) in das arterielle System: *Paradoxe Embolie*.

Mehrere Formen von **Vaskulitis** werden durch Immunkomplex-Ablagerungen oder durch zellvermittelte Immunreaktionen in der Arterienwand ausgelöst. Bei der *Polyarteriitis nodosa* (kleinere und mittlere A.) sind meist Nieren, Herz und Leber von der resultierenden Ischämie betroffen, bei der *Temporal-* oder *Riesenzell-Arteriitis* (größere A., v. a. im Kopfbereich) treten Gesichts- und Kopfschmerzen, eine „Claudicatio" der Kaumuskulatur und u. U. Blindheit auf. Eine *Takayasu-Arteriitis* (große A. im Brust-Hals-Bereich) kann zu Gehirnischämie, Angina pectoris oder „Claudicatio" der Arme mit Pulslosigkeit führen. Die *Thrombangiitis obliterans* (Buerger-Krankheit; mittlere und kleine A. der Extremitäten) tritt v. a. bei männlichen Rauchern auf. Neben dem arteriellen Verschluss und wandernden oberflächlichen Thrombophlebitiden kommt es dabei zum *Raynaud-Phänomen*: einem (z. B. durch Kälte ausgelösten) schmerzhaften Gefäßspasmus mit Taubwerden der Finger oder Zehen, die erst weiß (Ischämie), dann zyanotisch (Anoxie) und dann wieder rot (reaktive Hyperämie) werden. Das Raynaud-Phänomen tritt auch bei einigen Bindegewebserkrankungen auf (Sklerodermie, systemischer Lupus erythematodes, rheumatoide Arthritis). Ohne Grundkrankheit kommt das Phänomen bei jüngeren Frauen vor (Raynaud-*Krankheit*).

Venenkrankheiten

Ihre dünne, muskelarme Wand macht die Venen für Ausweitungen anfällig, vor allem in den Beinen, wo der hydrostatische Druck der Blutsäule den transmuralen Druck erhöht. Extremitäten haben tiefe und oberflächliche Venen, die durch Vv. perforantes verbunden sind (**A, oben rechts**). Venenklappen stellen den orthograden Fluss entgegen der Schwerkraft sicher. Die wechselweise Kontraktion und Entspannung der Beinmuskulatur sowie Gelenkbewegungen sind wesentliche Triebkräfte für den venösen Rückstrom über die tiefen Beinvenen (*„Gelenk-Muskel-Pumpe"*). Die Klappen der Vv. perforantes erlauben bei erschlafften Beinmuskeln einen Blutstrom von der Oberfläche in die Tiefe, aber verhindern, dass bei angespannten Muskeln Blut in der umgekehrten Richtung fließt (**A1**).

Oft auf der Grundlage *genetischer Belastung* (vermehrte Dehnbarkeit der Venenwände) führt *langjährige Tätigkeit im Stehen oder Sitzen* (Wegfall der „Pumpe") altersabhängig zu einer Erweiterung und Schlängelung der **oberflächlichen Venen** sowie dort und in den **Vv. perforantes** zu Klappeninsuffizienz und Stromumkehr (Hin- und Herpendeln des Blutes): **Primäre Varikose** oder Krampfadern (**A2**). Häufig entstehen sie bzw. verschlimmern sie sich in der *Schwangerschaft* oder bei *Übergewicht*. Neben den kosmetischen Problemen treten in den Beinen Schweregefühl, Brennen, Schmerzen (*Krampf*adern) und Ödeme auf. Eine Entzündung (*Varikophlebitis*) und ein Übergreifen auf die tiefen Venen führen zur *chronischen venösen Insuffizienz* (**A5**).

Folgen. Bildet sich in den *tiefen Beinvenen* ein Thrombus (**akute Phlebothrombose**; **A3**), werden die Klappen der Vv. perforantes gesprengt, und das Blut fließt über die oberflächlichen Venen ab. Dort entsteht dadurch eine **sekundäre Varikose. Ursachen** für die Phlebothrombose sind vorgeschädigte Venen, Immobilisation (lange Reisen im Sitzen, Bettlägerigkeit, Lähmungen), gestörte Gerinnungshemmung, Operationen, Traumen und u. U. ein unentdeckter Tumor. Die Einnahme von Ovulationshemmern („Pille") erhöht das Risiko einer Phlebothrombose. Als gefährliche **akute Folge** kann sich der Thrombus losreißen, sodass es zu einer *Lungenembolie* mit *Lungeninfarkt* kommt (**A4**). **Längerfristig** entsteht eine *chronische venöse Insuffizienz* (**A5**), die über periphere Ödeme mit Proteinexsudation und -ablagerung (inkl. perikapillärer Fibrinmanschetten) in der Haut zu *Fibrose, Dermatosklerose, Gewebehypoxie* und schließlich zu Geschwüren (*Ulcus cruris*) führt (**A6**).

A. Varikose und Phlebothrombose

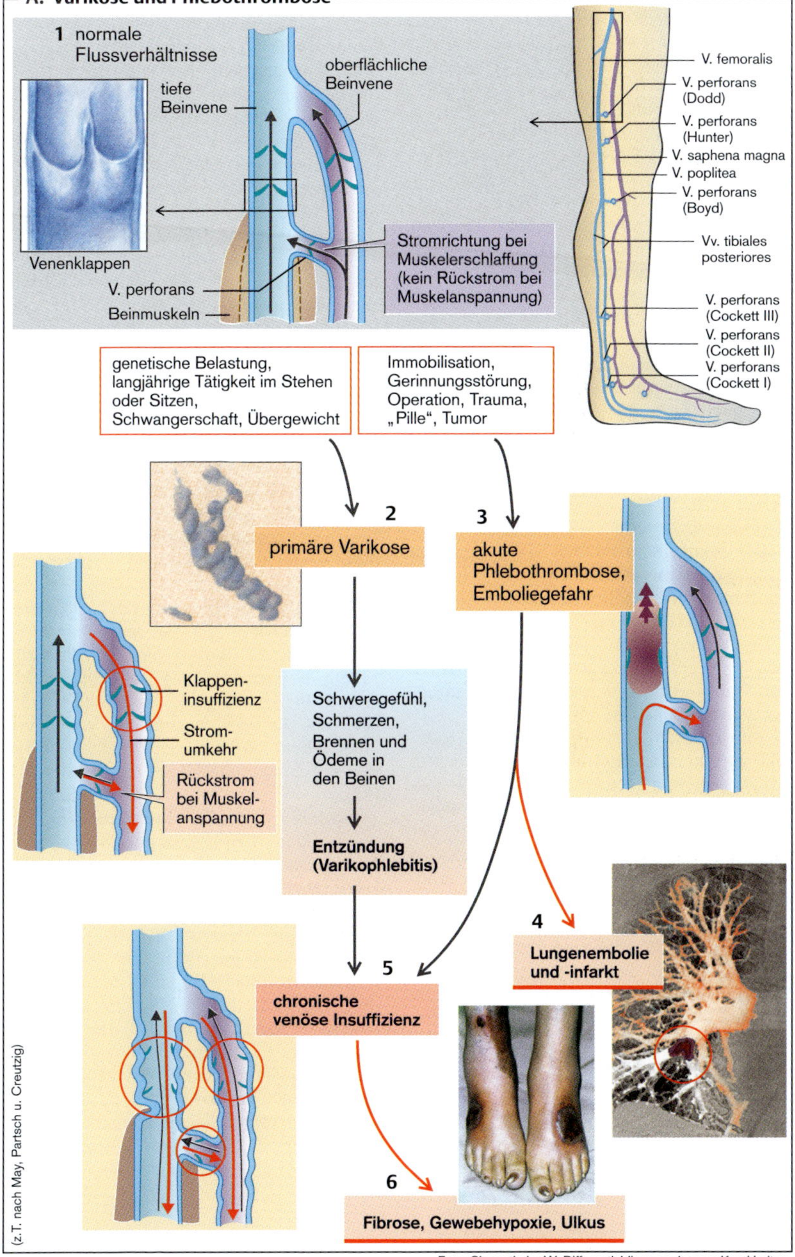

Foto: Siegenthaler W. Differentialdiagnose innerer Krankheiten. 16. Aufl. Stuttgart: Thieme; 1988.

Ursache für Stoffwechselstörungen sind häufig *endokrine Fehlregulationen* (z. B. Diabetes mellitus; S. 312 ff.) oder *Gendefekte* von *Enzymen* (Enzymopathien) oder *Transportproteinen*, letztere z. B. bei der Mukoviszidose (S. 176) und Zystinose (s. u.). Auch die Endo- und Exozytose von Lipoproteinen kann durch Defekte von Apolipoproteinen oder Membranrezeptoren gestört sein (S. 262 ff.).

Bei einem **Enzymdefekt** (**A**, Enzym X) kommt es zum einen zum **Stau** des vom Enzym umzusetzenden Substrats („A"), d. h. die Konzentration von A in der Zellorganelle, in der Zelle und/oder im Körper steigt. Dies kann zur Folge haben,

- dass das Substrat A „gespeichert" und dadurch schon allein räumlich zum Problem wird (Speicherkrankheiten, z. B. Glykogenosen, Lipidosen; S. 260),
- dass es in der erhöhten Konzentration toxisch wirkt oder aufgrund seiner schlechten Löslichkeit ausfällt und dadurch Schaden anrichtet (z. B. Cystin bei der Zystinurie oder Harnsäure/Urat bei der Gicht; S. 130 u. 272),
- dass es auf einem anderen Stoffwechselweg (Enzym Z) vermehrt zu einem in der erhöhten Konzentration schädlichen Metaboliten umgesetzt wird (Metabolit E),
- dass es den Umsatz eines anderen Enzyms (Enzym Y) oder eines Carriers hemmt, der für den Transport auch von anderen Stoffen benötigt wird (Substrat C).

Zum anderen führt der primäre Enzymdefekt zu einem **Mangel** an dem von diesem Stoffwechselweg gebildeten Stoff (**A**, Metabolit B), bei den Glykogenosen z. B. zu einem Mangel an Glucose bzw. ATP (S. 260). Der Mangel an Metabolit B kann außerdem den Umsatz von anderen Enzymreaktionen erhöhen (**A**, Enzym Y).

Stoffwechselstörungen spielen in fast allen Kapiteln dieses Buches eine Rolle. In diesem Kapitel wird auf weitere Beispiele metabolischer Anomalien eingegangen, wobei die Auswahl v. a. nach der Gefährlichkeit, der Behandelbarkeit (bei rechtzeitiger Diagnose) und der Häufigkeit der Störungen getroffen wurde.

Aminosäuren

Aminosäuren (AS) sind zugleich Bausteine und Abbauprodukte der Proteine, sie sind Ausgangssubstanzen von Hormonen und Transmittern, Purinen, Aminen, Häm u. v. a., und sie dienen u. U. als Energiequelle. Der beim Abbau entstehende Ammoniak wird größtenteils in Harnstoff eingebaut und in dieser Form ausgeschieden. Ein Zuviel oder Zuwenig einer AS, ein Carrierdefekt (z. B. S. 104 ff.) oder eine Störung der Harnstoffbildung (S. 188) führt daher meist zu erheblichen **Störungen**. Bei den *essentiellen AS* kann ein Mangel an der unzureichenden Zufuhr liegen (einseitige Ernährung).

Bei der **Phenylketonurie** (**PKU**) ist die Umwandlung von Phenylalanin (Phe) in Tyrosin (Tyr) blockiert (**B1**). Wenn dadurch die Phe-Plasmakonzentration über ca. 1 mmol/l ansteigt, wird Phe über Nebenwege abgebaut, v. a. zu *Phenylpyruvat*, das im Urin erscheint (= PKU). Phe hemmt darüber hinaus den Transport bestimmter anderer AS, sodass diese weder Parenchymzellen verlassen (Sequestrierung) noch in Hirnzellen eintreten können (**B**). Im Gehirn kommt es zu schweren *Entwicklungsstörungen*. Der Mangel an *Melanin* (**B**), das aus Tyrosin gebildet wird, stört zudem die Pigmentierung (Lichtempfindlichkeit). Früherkennung und Phe-arme Kost können die Entwicklungsstörung verhindern. Einer selteneren Form der PKU liegt ein Defekt der Dihydropteridinreduktase zugrunde (**B2**).

Weitere AS-Stoffwechselstörungen sind u. a. (in Klammern jeweils der Enzymdefekt): *Hyperglyzinämie* (Propionyl-CoA-Carboxylase), *Hyperoxalurie* (Typ I: 2-Hydroxy-3-oxoadipat-Carboxylase; Typ II: D-Glycerat-Dehydrogenase), *Ahornsirupkrankheit* (Multienzymkomplex im Abbau der verzweigten AS), *Homocystinurie* (Typ I: Cystathionin-Synthase; Typ II: Methioninresynthese aus Homocystein, S. 36 A2), *Zystinose* (Carrierdefekt ⇒ lysosomale Cystin-Ansammlung), *Alkaptonurie* (Homogentisinsäure-Dioxygenase), *Albinismus* (Phenoloxidase oder Tyr-Carrierdefekt) und *Hyperprolinämie* (Typ I: Prolin-Dehydrogenase, Typ II: nachgeschaltetes Enzym), wobei Typ I eine Teilstörung des *Alport-Syndroms* ist.

A. Folgen eines Enzymdefekts

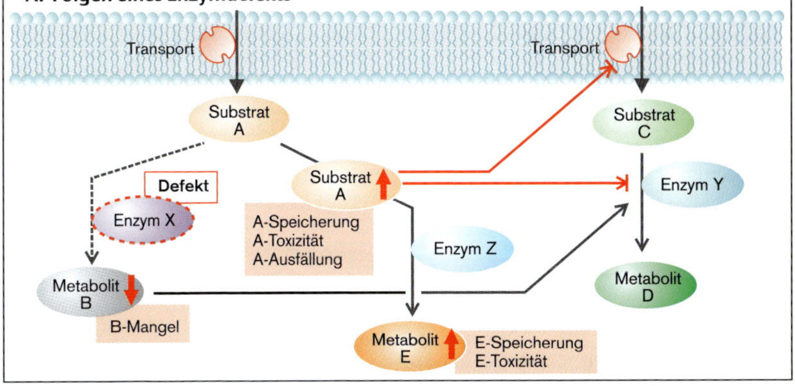

B. Phenylketonurie

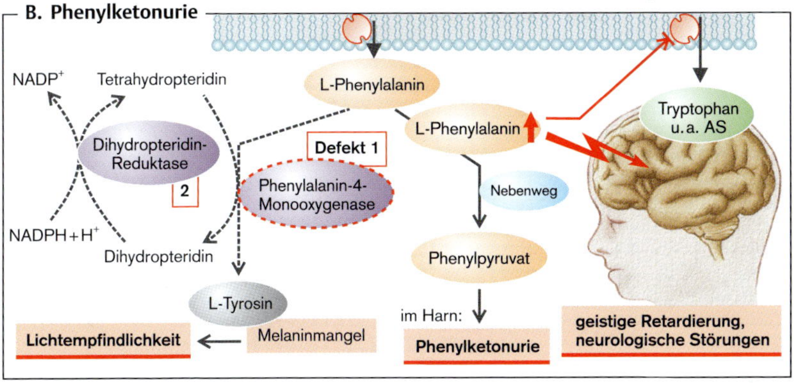

C. Galaktosämie (Text s. nächste Seite)

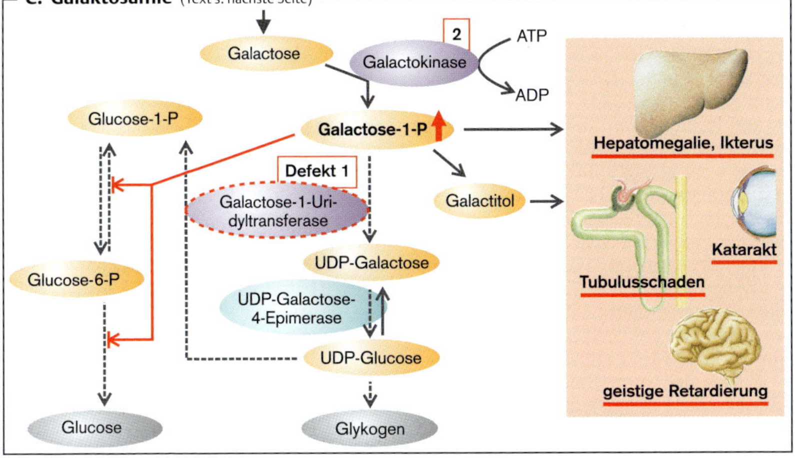

Störungen des Kohlenhydratstoffwechsels liegen meist Enzymopathien oder Regulationsstörungen zugrunde (s. a. *Anämien*, S. 32 ff., bzw. *Diabetes mellitus*, S. 312 ff.).

Galaktosämie (S. 259 C): Galactose wird im Darm aus Lactose abgespalten und kann (v. a. in der Leber) zu Glucose bzw. Glykogen umgebaut werden. Ist die *Galactose-1-Uridyltransferase* defekt (S. 259 **C1**), so sammelt sich Galactose-1-Phosphat mit Stillbeginn in vielen Organen an und schädigt sie, u. a. durch Hemmung von Enzymen des Glucosestoffwechsels. Schädigend wirkt auch *Galactitol*, das aus Galactose-1-P gebildet wird. Frühdiagnose und galactosefreie Nahrung können die Schäden verhindern. (Die UDP-Galactose kann noch gebildet werden.) Weniger gravierend ist ein Galactokinasedefekt (S. 259 **C2**), der mit Hypergalaktosämie und -urie einhergeht.

Bei der **hereditären Fructoseintoleranz** (**A**, Mite) ist die Fructose-1-P-Aldolase defekt. Der Fructoseabbau (Früchte, Saccharose) ist blockiert, und Fructose-1-P häuft sich an. In der Leber werden dadurch die Phosphorylase und die Fructose-1,6-P_2-Aldolase gehemmt, was beides eine *hepatogene Hypoglykämie* bewirkt und u. U. zu akutem *Leberversagen* oder *Zirrhose* führt (S. 186 ff.). Bei frühzeitiger Diagnose und fructosefreier Nahrung ist die Lebenserwartung normal, während eine Fructoseinfusion rasch ein Leberversagen auslösen kann.

Glykogenosen: Glucose wird in Muskeln und Leber als *Glykogen* gespeichert. Sein Abbau liefert *Glucose*, die lokal genutzt wird oder andere Organe erreicht (**A**, **B**). Ist der *Glykogenabbau* blockiert, kommt es zu *Glykogenüberladung* und *Hypoglykämie*. Ursachen dafür sind **Enzymdefekte**. Man unterscheidet (**A**) die Typen Ia (von Gierke), Ib (Defekt der mikrosomalen Glucose-6-Phosphat-Translokase, nicht gezeigt), II (Pompe), III (Forbes, Cori; häufigste Glykogenose), V (McArdle), VI (Hers) und VIII (Huijing). Auch ein Defekt in der *Glykogensynthese* (Typ IV, Anderson) führt zu einer Glykogenose, da dabei eine abnormale Glykogenform u. a. in Gehirn, Herz, Muskel und Leber gespeichert wird. Bei Typ VII (Tarui) wird hingegen die energetische Nutzung der Glucose im Muskel verhindert.

Je nach den vorherrschenden **Folgen** des Enzymdefekts kann man vereinfachend *Lebertypen* (I, III, VI, VIII), *Muskeltypen* (V, VII) sowie sonstige Typen (II, IV) der Glykogenosen unterscheiden (**B**). Während bei den Lebertypen die *Hepatomegalie* (Glykogenüberfüllung) und *Hypoglykämie* im Vordergrund stehen, ist es bei den Muskeltypen v. a. der *Energiemangel*. Körperliche Arbeit führt (bei fehlendem Lactatanstieg im Plasma) zu rascher Ermüdbarkeit, zu Muskelkrämpfen und -schmerzen sowie (bei Typ V) zu Myoglobinurie, die ein Nierenversagen auslösen kann. Die Folgen bei Typ II (Kardiomegalie, Schwäche der Atemmuskulatur) und IV (Leberversagen) sind oft schon im Kleinkindalter tödlich.

Lipidosen

Lipidosen sind Fettstoffwechselstörungen, bei denen Defekte von Enzymen und anderen Proteinen zur Anhäufung von Lipiden führen. Bei der **Gaucher-Krankheit** ist die lysosomale β-Glucozerebrosidase defekt. Glucozerebrosid sammelt sich daher in Milz, Leber, Lunge und Knochenmark an (Gaucher-Zellen). Hypersplenismus (Thrombozytopenie), Spontanfrakturen sowie Pneumonien und Cor pulmonale sind einige der Folgen. Bei der **Nieman-Pick-Krankheit** (Typen A–E) häufen sich Sphingomyelin und Cholesterin in den Lysosomen an. Gestört ist beim Typ A (80 % der Fälle) und B die Sphingomyelinase und beim Typ C1 ein Protein (NPC1), das eine wichtige Rolle bei der intrazellulären Cholesterinverteilung spielt. Folgen bei Typ A sind Organomegalien und schwerste, schon im Kleinkindalter tödliche neurologische Störungen. Ein Mangel an saurer Lipase ist Ursache der **Cholesterinester-Speicherkrankheit** (Leberzirrhose und Atherosklerose!) und der **Wolman-Krankheit**. Den **Gangliosidosen** (Tay-Sachs, Sandhoff u. a.) liegen verschiedene Defekte der Hexosaminidase und ihres Aktivators oder solche der β-Galactosidase zugrunde. Die akkumulierten Ganglioside führen bei den meisten Formen zu schwersten zerebralen Störungen und frühkindlichem Tod. Bei der **Refsum-Krankheit** ist der Abbau von Phytansäure blockiert (Defekt der Phytansäure-α-Hydroxylase), die akkumuliert und, in Myelin eingebaut, u. a. zu Polyneuropathien führt.

A. Ursachen der Glykogenosen I-VIII und der Fructoseintoleranz

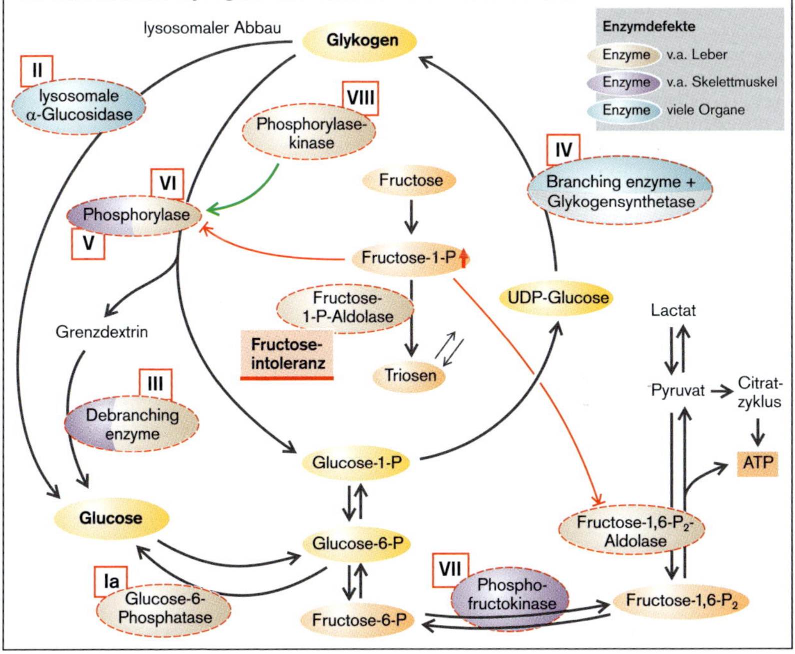

B. Folgen der Glykogenosen

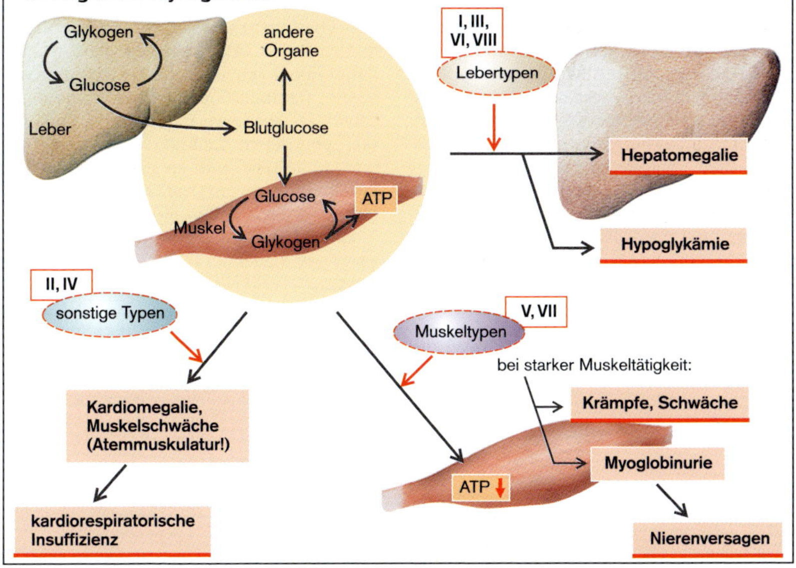

Zu den Fettstoffwechselstörungen zählen neben den Lipidosen (S. 260) vor allem Krankheiten, bei denen die Konzentration der Lipoproteine im Serum und damit der **Lipidtransport im Blut** pathologisch verändert ist. Lipide werden im Blut in kugelförmigen Molekülkomplexen (Mikroemulsionen), den **Lipoproteinen** (LP), transportiert. Deren „Hülle" besteht aus amphiphilen Lipiden (Phospholipide, Cholesterin), ihr „Kern" aus stark hydrophoben Lipiden, den Triacylglyzerinen (TG) und Cholesterin-Estern (Chol-Ester), der Transport- und Speicherform von Cholesterin. Die LP enthalten außerdem bestimmte Apolipoproteine (Apo). Die LP unterscheiden sich nach Größe, Dichte (density; namensgebend, s. u.), Lipidzusammensetzung, Bildungsort sowie durch ihre **Apolipoproteine** (s. Tab.), wobei letztere als *Strukturelemente* der LP (z. B. ApoAII und -B_{48}), als *Liganden* (z. B. $ApoB_{100}$ und -E) für LP-Rezeptoren (B- bzw. E-Rezeptor) in der Membran der LP-Zielzellen sowie als *Enzym-Aktivatoren* dienen (z. B. ApoAI, -CII).

Die **Chylomikronen** transportieren Lipide vom Darm (über die Darmlymphe) in die Peripherie (Skelettmuskulatur, Fettgewebe), wo ihr ApoCII die endothelständige *Lipoproteinlipase* (*LPL*) aktiviert und somit freie Fettsäuren (FFS) abgespalten werden, die von den Muskel- und Fettzellen aufgenommen werden (**A2**). Die *Chylomikronen-Reste* (*-Remnants*) binden in der Leber mittels ApoE an Rezeptoren (LDL-receptor-related protein [LRP]?) (**A9**), werden endozytiert und liefern so ihre TG sowie ihr Cholesterin und ihre Chol-Ester ab. Derart importierte sowie neu synthetisierte TG und Cholesterin exportiert die Leber (**A4**) in **VLDL** (very low density LP) in die Peripherie, wo sie mit ihrem ApoCII die LPL aktivieren, was ebenfalls zur Freisetzung freier Fettsäuren führt (**A3**). ApoCII geht dabei verloren und ApoE wird exponiert. Übrig bleiben VLDL-Reste oder **IDL** (intermediate density LP), die zu ca. 50 % zur Leber zurückkehren (Bindung v. a. mit ApoE an die LDL-Rezeptoren), dort neu beladen werden und als VLDL die Leber wieder verlassen (**A4**). Die andere Hälfte der IDL wird durch Kontakt mit hepatischer Lipase zu **LDL** (low density LP) umgewandelt (dabei ApoE-Verlust und $ApoB_{100}$-Exposition). ⅔ dieser LDL liefern ihr Cholesterin und ihre Chol-Ester in der Leber ab (**A7**), ⅓ in extrahepatischen Geweben (**A14**), wozu beidesmal die Bindung von $ApoB_{100}$ an die *LDL-Rezeptoren* notwendig ist. LDL wird (unter Vermittlung von Clathrin in „coated pits") endozytiert, wobei der LDL-Rezeptor zur Zellmembran rezirkuliert. Nach Fusion der Endosomen mit Lysosomen werden die Apolipoproteine „verdaut" und die Chol-Ester gespalten, sodass freies Cholesterin ins Zytosol gelangt (**A5**). Durch diesen *Anstieg der intrazellulären Cholesterinkonzentration* wird (a) das Schlüsselenzym der Cholesterinsynthese gehemmt (*3-HMG-CoA-Reduktase*), (b) Cholesterin wieder zu seiner Speicherform verestert (Aktivierung der *ACAT* = Acyl-CoA-Cholesterin-Acyltransferase) und (c) die LDL-Rezeptor-Synthese gehemmt.

Die **HDL** (high density LPs) tauschen einerseits mit Chylomikronen und VLDL bestimmte Apolipoproteine aus und nehmen andererseits überflüssiges Cholesterin aus extrahepatischen Zellen (**A10**) und dem Blut auf. Mit ihrem ApoAI aktivieren sie das Plasmaenzym *LCAT* (Lecithin-Cholesterin-Acyltransferase, bewirkt teilweise Veresterung des Cholesterins) und liefern Cholesterin und Chol-Ester u. a. an die Leber und an steroidhormonproduzierende Drüsen (Ovar, Hoden, Nebennierenrinde), die HDL-Rezeptoren besitzen (**A6**).

Eine **Erhöhung der Blutfette** kann das Cholesterin und/oder die TG betreffen: Hypercho-

Lipoprotein-Klasse*	**% an TG**	**% an Chol.**	**Apolipoproteine**	**Bildung in bzw. [aus]**	**Transportfunktion**
Chylomikr.	90	3	AI, B_{48}, CII + III, E	Darm	TG u. a.: Darm ⇒ Peripherie
Chyl.-Reste				[Chylomikr.]	Lipide: Darm ⇒ Leber
VLDL	65	15	B_{100}, CII + III, E	Leber	TG u. a.: Leber ⇒Peripherie
IDL			B_{100}, CIII, E	[VLDL,HDL]	Lipide: ⇒ Leber, LDL
LDL	10	45	B_{100}	[IDL]	Cholesterin: IDL ⇒ Leber, Peripherie
HDL	5	20	AI,III + IV, CIII, D	Peripherie	Cholesterin: Peripherie ⇒ IDL

Bei der elektrophoretischen Trennung unterscheidet man α-Lipoproteine (= HDL), Prä-β-Lipoproteine (= VLDL) und β-Lipoproteine (= LDL)

lesterinämie, Hypertriglyzeridämie bzw. kombinierte Hyperlipidämie. **Hyperlipoproteinämie** ist der Überbegriff.

Bei den meisten Patienten mit **Hypercholesterinämie** (> 200 – 220 mg/dl Serum; jeder 5. Erwachsene in Deutschland!) tritt diese familiär gehäuft auf. Ihre eigentliche Ursache ist unbekannt (**polygene Hypercholesterinämie**). *Übergewicht* und *Ernährung* spielen allerdings eine wichtige Rolle; v. a. durch Bevorzugung pflanzlicher (ungesättigter) Fette kann das LDL-Cholesterin gesenkt werden. Tierische (gesättigte) Fette steigern nämlich die Cholesterinsynthese in der Leber und vermindern in der Folge dort die LDL-Rezeptor-Dichte (**A7**), sodass sich die cholesterinreichen LDL im Serum erhöhen (LDL-Cholesterin > 135 mg/dl). Die Folge ist eine vermehrte Bindung von LDL an den *Scavenger-Rezeptor*, der die Einlagerung von Cholesterin in Makrophagen, Haut und Gefäßwände vermittelt (**A8**). Hypercholesterinämie ist daher ein Risikofaktor für *Arteriosklerose* (S. 252 ff.) und *koronare Herzkrankheit* (S. 232).

Bei der **familiären Hypercholesterinämie** (Hyperlipoproteinämie **Typ II a**; Häufigkeit: Homozygote 1 : 10^6, Heterozygote 1 : 500) ist das Plasmacholesterin bereits ab Geburt stark erhöht (Heterozygote × 2; Homozygote × 6!), was schon bei Jugendlichen zu Herzinfarkten führt. Ursachen sind genetische *Defekte des hochaffinen LDL-Rezeptors*, die die zelluläre LDL-Aufnahme verhindern (**A7, 14**). Der Defekt kann eine verminderte Transkription des Rezeptorgens, ein Steckenbleiben des Rezeptorproteins im endoplasmatischen Retikulum, einen verminderten Einbau des Rezeptors in die Zellmembran, eine verringerte LDL-Bindung oder eine Störung der Endozytose bewirken. Das Serumcholesterin steigt dabei zum einen wegen der verminderten zellulären Aufnahme der cholesterinreichen LDL; zum anderen synthetisieren extrahepatische Gewebe vermehrt Cholesterin, weil dort wegen der verminderten LDL-Aufnahme die Hemmung der 3-HMG-CoA-Reduktase entfällt (**A5**). Als **Therapie** können, neben geeigneter Diät (s. o.), mit Ionenaustauschern (Cholestyramin) die Gallensalze im Darm gebunden und so ihre enterohepatische Rezirkulation verhindert werden (**A1**). Dies erhöht die Gallensalz-Neusynthese aus Cholesterin in der Leber und reduziert dort somit die intrazelluläre Cholesterinkonzentration. Dadurch steigt (bei Heterozygoten) die LDL-Rezeptor-Dichte an (**A5**). Allerdings wird dabei auch die Cholesterinsynthese angekurbelt, doch kann dies wiederum durch Gabe von Hemmern der 3-HMG-CoA-Reduktase (Mevilonin) verhindert werden (**A5**). Bei Homozygoten werden die LDL plasmapheretisch aus dem Plasma entfernt (*Apherese*).

Bei einem wei[illegible] Defekt, der **kombinierte** [illegible] lipop[illegible]teinämie **Typ II** [illegible]n auch die TG leicht e[illegible]a-che evtl. in einer Überproduktion von ApoB, sodass die Synthese von VLDL vermehrt ist (**A4**) und daher verstärkt LDL gebildet werden. Zur Hyperlipoproteinämie **Typ III** prädisponiert die **familiäre Dys-β-Lipoproteinämie.** Dabei wird statt des normalen $ApoE_3$ eine $ApoE_2$-Variante exprimiert, die vom E-Rezeptor nicht erkannt wird. Es kommt daher zur Störung der hepatischen Aufnahme von Chylomikronen-Resten und IDL (**A9, 13**), sodass deren Plasmakonzentrationen ansteigen (hohes *Arterioskleroserisiko*; S. 252 ff.).

Primäre **Hypertriglyzeridämien** beruhen auf einer *erhöhten TG-Synthese* in der Leber (**A11**) oder (selten) auf *Abbaustörungen von Chylomikronen und VLDL* (Hyperlipoproteinämie **Typ I**), denen ein Mangel an LPL oder ApoCII zugrunde liegt (**A2, 3**). Sie prädisponieren u. a. zu einer *Pankreatitis* (S. 172 ff.); zudem sind die HDL erniedrigt und daher das *Arterioskleroserisiko* erhöht (verminderter Cholesterin-Abtransport aus der Gefäßwand?).

Genetische Defekte können auch subnormale LP-Konzentrationen zur Folge haben: **Hypolipoproteinämien**. Der *Hypo-α-Lipoproteinämie* (Tangier-Erkrankung) liegt ein Defekt der ApoA-Lipoproteine zugrunde; die HDL sind vermindert (**A10**), was das Arterioskleroserisiko erhöht. Bei der *A-β-Lipoproteinämie* fehlen die LDL im Plasma (Hypocholesterinämie). Ursache ist eine gestörte ApoB-Synthese, sodass Chylomikronen nicht aus der Darmmukosa und VLDL nicht aus der Leber exportiert werden können, was in beiden Organen eine Gewebeverfettung (TG) verursacht.

A. Lipoproteinstoffwechsel und seine Störungen

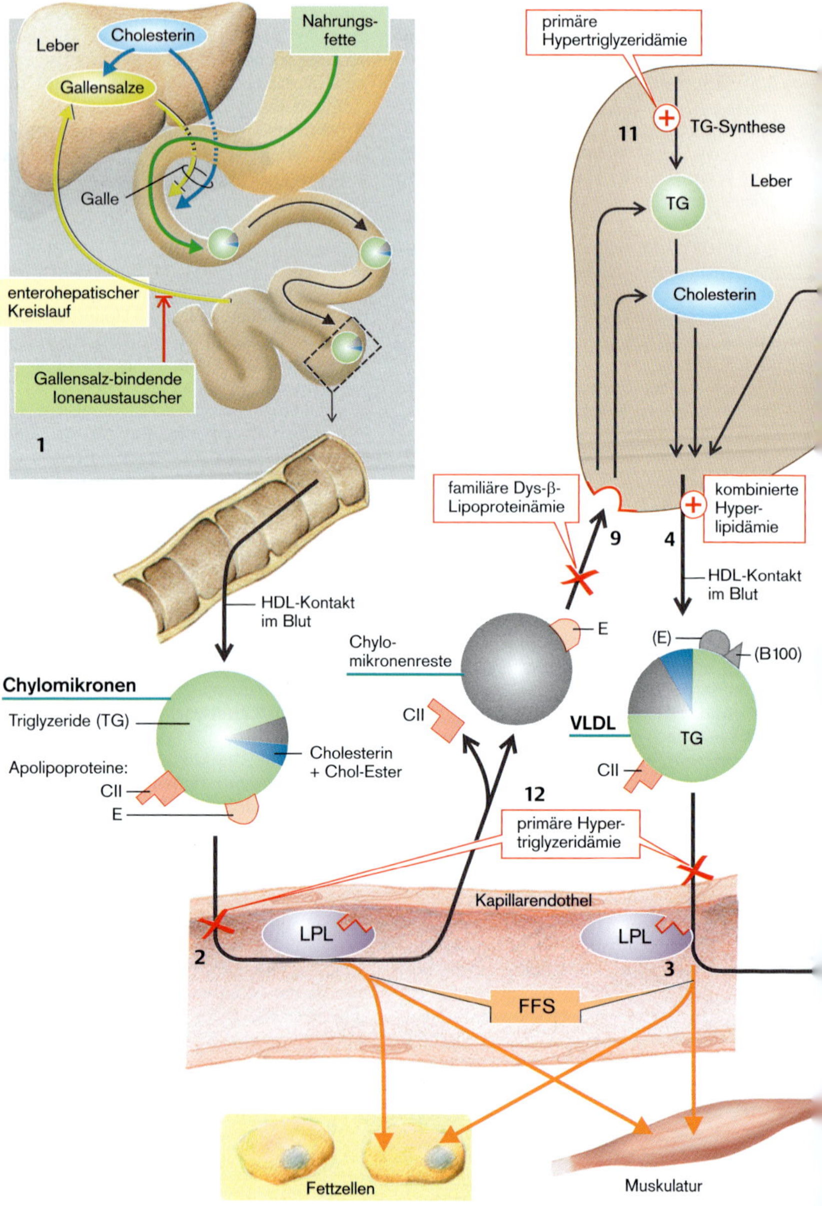

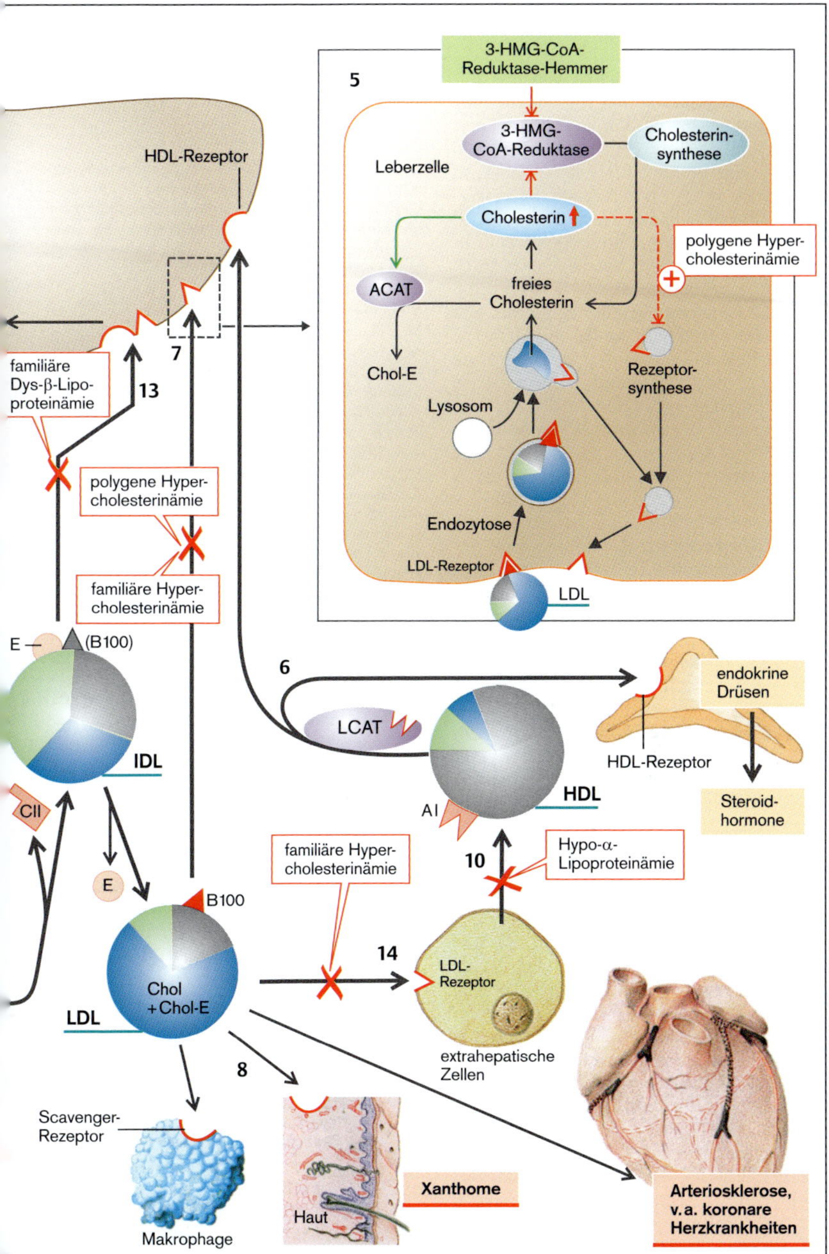

3-HMG-CoA-Reduktase-Hemmer
5
3-HMG-CoA-Reduktase
Cholesterin-synthese
Leberzelle
Cholesterin
polygene Hyper-cholesterinämie
ACAT
freies Cholesterin
Chol-E
Rezeptor-synthese
Lysosom
Endozytose
LDL-Rezeptor
LDL
HDL-Rezeptor
7
13
familiäre Dys-β-Lipo-proteinämie
polygene Hyper-cholesterinämie
familiäre Hyper-cholesterinämie
E
(B100)
IDL
CII
6
LCAT
endokrine Drüsen
HDL-Rezeptor
HDL
AI
Steroid-hormone
familiäre Hyper-cholesterinämie
Hypo-α-Lipoproteinämie
10
E
B100
Chol +Chol-E
LDL
14
LDL-Rezeptor
extrahepatische Zellen
8
Scavenger-Rezeptor
Makrophage
Haut
Xanthome
Arteriosklerose, v.a. koronare Herzkrankheiten

Für das **Energiegleichgewicht** (**A**) ist es notwendig, dass mittelfristig der *Energieverbrauch* mit der *Energiezufuhr* im Gleichgewicht steht. Die Zufuhr hängt von der aufgenommenen Nahrung und von der Nutzung der Energiespeicher des Körpers ab. Am Energieverbrauch sind alle Zellen beteiligt, wobei der der Skelettmuskulatur sehr variabel ist, weil er stark von Art und Ausmaß der *körperlichen Tätigkeit* abhängt. Diese Energie (ATP) wird nicht nur bei der Kontraktion verbraucht (steigt durch Adrenalin), sondern auch durch Signalstoffe aus dem Muskel (z. B. Irisin, s. u.).

Für die **Regelung des Körpergewichts** gibt es mehrere Regelkreise, wobei in jedem Fall der *Hypothalamus* das zentrale Regelzentrum ist, so u. a. mit dem Nucleus ventromedialis als *„Sattheitszentrum"* und dem lateralen Hypothalamus als *„Esszentrum"*. Während an der kurzzeitigen Appetitregelung viele Organe und ihre Signalstoffe (u. a. Ghrelin, CCK, Insulin) beteiligt sind (**A**), ist längerfristig wohl der *Lipostase-Mechanismus* der entscheidende Regelkreis: Die **Fettmasse des Körpers** wird anhand eines von den Fettzellen sezernierten Hormons (*Leptin*, s. u.) „gemessen", und eine Rückkopplungsschleife hält diese Fettmasse mittels Änderungen von Appetit und körperlicher Aktivität konstant (**A, B**). So wird z. B. auch operativ abgetragenes Fett rasch wieder ersetzt.

Weißes Fettgewebe ist nicht nur der wichtigste *Langzeit-Energiespeicher*, sondern wird (in normaler Menge) für die Beibehaltung der systemischen Glucose- und Lipidhomöostase benötigt. Extrem wenig Fettgewebe führt daher ebenso zu metabolischen Störungen (Lipatrophie mit Diabetes mellitus und Hypertriglyzeridämie) wie zu große Fettpolster (s. u.).

Leptin, ein 16 kDA-Proteohormon, das von den Fettzellen produziert wird und dessen Plasmakonzentration mit der Fettzellmasse steigt, meldet dem Hypothalamus *afferent* die Größe der Fettdepots. Durch *efferente Signale* des Hypothalamus wird (a) bei hohen Leptinkonzentrationen (= „reichlich Fett gespeichert") die Nahrungsaufnahme vermindert und der Energieverbrauch erhöht und (b) bei niedrigen Leptinspiegeln (= „wenig Fett gespeichert") das Gegenteil ausgelöst. Leptin wird an *Leptinrezeptoren* vom Typ b (LRb = Ob-Rb) des Hypothalamus gebunden (v. a. im Nucl. arcuatus, aber auch im Nucl. paraventricularis u. a.), was zu einer *Gewichtsabnahme* führt. Vermittelt wird dies v. a. durch Neurotransmitter des Nucl. arcuatus:

- Einerseits *stimuliert* Leptin die Freisetzung von **CART** (cocaine- and amphetamine-regulated transcript, s. u.) sowie von **α-MSH** (= α-Melanozyten-stimulierendes Hormon), das zu den aus POMC (= Proopiomelanocortin) gebildeten Melanocortinen (= MC) gehört. Über MC 4-Rezeptoren (MC 4-R) verschiedener Hypothalamus-Areale und des dorsalen Vaguskerns *hemmt* α-MSH die Nahrungsaufnahme und steigert den Sympathikotonus sowie den Energieverbrauch, Letzteres u. a. dadurch, dass die alltägliche Skelettmuskelaktivität und der Muskeltonus unbewusst erhöht werden.
- Andererseits *hemmen* Leptin und α-MSH (via MC 3-R), ebenso wie Insulin, die Freisetzung von **NPY** (= Neuropeptid Y) und **AgRP** (= Aguti-related peptide) im Nucl. arcuatus, die über nachgeschaltete Neurone Hunger und Appetit steigern, den Parasympathikotonus erhöhen und den Energieverbrauch herabsetzen.
- Außerdem gibt es beim Erwachsenen sog. *beiges Fettgewebe*, das, ähnlich wie das braune Fettgewebe des Säuglings, unter Sympathikus-Einfluss (β_3-Adrenozeptoren) **uncoupling proteins** (z. B. UCP1 = Thermogenin) exprimiert (**A rechts unten**), die die innere Mitochondrienmembran für H^+-Ionen durchlässiger machen, dadurch die Atmungskette entkoppeln und so chemische Energie vermehrt in Wärme (und weniger in ATP) umsetzen. Die Expression der UCP-Proteine wird direkt oder indirekt auch durch *α-MSH* gefördert. Schließlich weiß man seit Kurzem, dass die *arbeitende Skelettmuskulatur* zahlreiche Signalstoffe freisetzt, darunter auch *Irisin*, das weißes Fettgewebe in „beiges" Fettgewebe umwandelt (**A unten**), wo dann vermehrt UCP1 exprimiert wird und so der Energieverbrauch steigt.

Normal-, Unter- und Übergewicht werden meist mit dem *Körpermasse (Body mass)-Index* (**BMI**) bestimmt, wobei

$$BMI = Körpergewicht[kg]/(Körpergröße[m])^2.$$

Laut WHO gilt als *Normalgewicht*, wenn der BMI 18,5 – 24,9 kg/m² beträgt (**C1 grün**). Das gesundheitliche Optimum liegt dabei an der Obergrenze dieses Bereichs (EPIC-Studie, NEJM 2008). Bei einem BMI von 25-29,9 spricht man von *Präadipositas* (= *Übergewicht i. e.S*), bei > 30 von *Adipositas* (= Fettsucht = engl. obesitas). Schon die Präadipositas ist mit einer leicht erhöhten Morbidität (Folgekrankheits-Häufigkeit) verknüpft und bei gleichzeitiger Hypertonie und Glucosetoleranzstörung auch behandlungsbedürftig. Für eine Adipositas (**C1 rot, D1**) gilt dies umsomehr. Da eine hohe Fettansammlung im Bauch- und Viszeralbereich (selbst bei „normalem" BMI!) bezüglich der ▶

A. Regelung von Appetit und Energiehaushalt

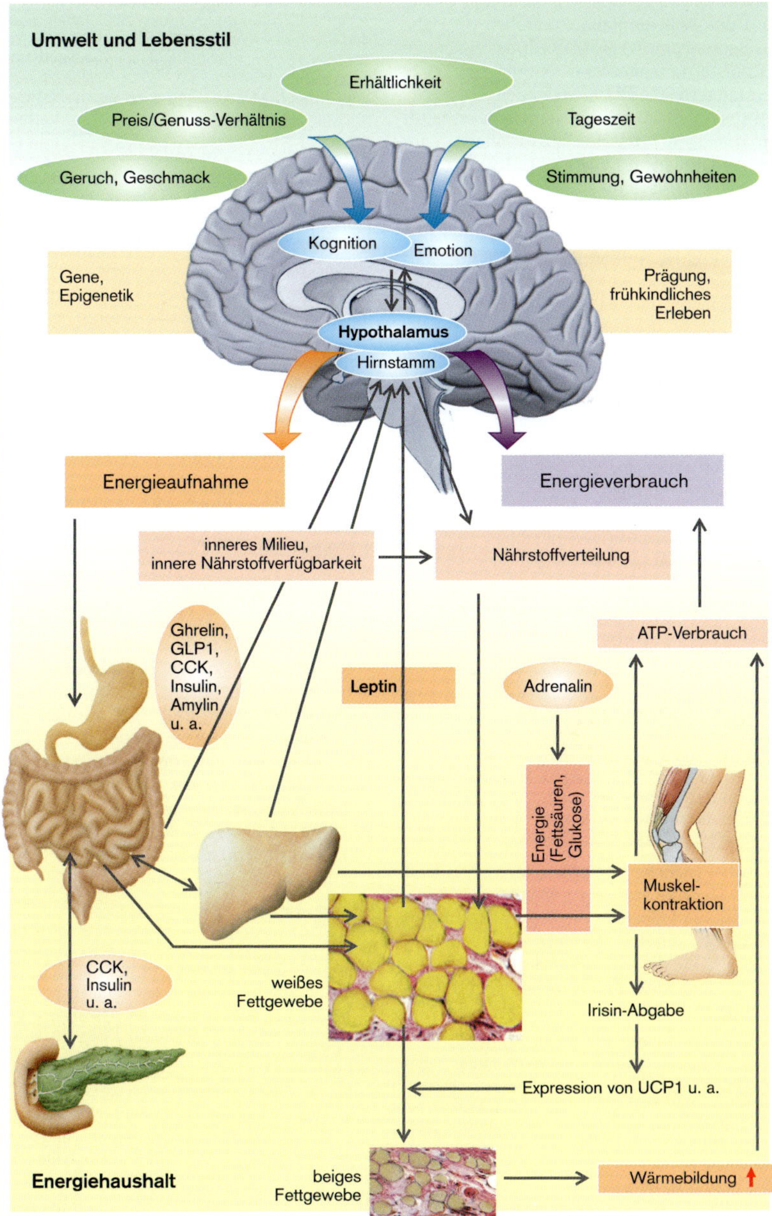

(nach H. Zheng u. H.-R. Berthoud)

► Folgekrankheiten wesentlich schädlicher ist als eine solche an Oberschenkeln und Gesäß, wird der **Taillenumfang** im Stehen (in Höhe des Beckenkamms) als Maß für die viszeralen Fettpolster herangezogen. Optimal beträgt er bei Männern 90 – 95 cm, bei Frauen 75 – 80 cm. Um den Anteil des abdominal-viszeralen Fettes am sonstigen Fettstatus abzuschätzen, wird das Verhältnis von **Taillen- zu Hüftumfang** bestimmt. Ein Wert > 0,80 (♀) bzw. > 0,95 (♂) zeigt ein zu hohes Bauchfett an (**C2, D1**), also eine gesteigerte Prädisposition zu zahlreichen Folgekrankheiten. Eine Erhöhung um jeweils 0,1 erhöht das Risiko eines frühzeitigen Todes bei ♂ um 34% und bei ♀ um 24% (EPIC).

Adipositas ist ein *Risikofaktor* für Insulinresistenz, Hypertonie, Typ-II-Diabetes mellitus, Hyperlipidämie, Arteriosklerose (S. 252), Nieren- und Gallensteine, Hüft- und Kniearthrose sowie (bei Frauen) für Hyperandrogenismus. Mehr als 40 % Übergewicht sind mit einer verdoppelten Wahrscheinlichkeit eines vorzeitigen Todes verbunden.

Ursachen der Fettsucht. Es gibt eine polygen vererbte Disposition (metabolische Anfälligkeit; **D2**) und (seltene) Mutationen:

Bei zwei Mäusestämmen mit extremer Fettsucht und Typ-II-Diabetes wurde je ein defektes Gen entdeckt: Ist das ***ob*[esitas]-Gen** defekt, das nur im weißen Fettgewebe exprimiert wird, so fehlt das vom *ob*-Gen kodierte 16-kDa-Protein *Leptin* im Plasma. Injektion von Leptin in Mäuse mit der homozygoten *ob*-Mutation normalisiert die Symptome des Gendefekts, Verabreichung an normale Mäuse führt zu deren Abmagerung. Ist hingegen das ***db*-Gen** mutiert, so ist der *Leptinrezeptor* im Hypothalamus (u. a. im Nucleus arcuatus) defekt. Zwar zirkulieren hohe Leptin-Konzentrationen im Plasma, aber der Hypothalamus reagiert darauf nicht.

Auch bei manchen adipösen Menschen fehlt Leptin (*Leptin-Gendefekt* ; **B1**), bei den meisten anderen jedoch ist die Leptin-Plasmakonzentration erhöht. Bei letzteren Patienten muss also die dem Leptin nachgeschaltete Signalkette irgendwo unterbrochen sein (**B**, rote „X"). U.a. sind folgende Defekte bekannt:

- Homozygoter Leptinrezeptor-Defekt (**B2**).
- Heterozygote loss-of-function-Mutation des MC 4-Rezeptors bei 5 % der Patienten mit schweren Adipositas (**B3**). Dadurch sind die o. g. Wirkungen des α-MSH vermindert (u. a. vermindertes Sättigungssignal).
- Mutation des POMC-Gens, sodass die α-MSH-Bildung gestört ist (**B4**).
- Mutation des PC-1-prozessierenden Enzyms (Convertase-1), das α-MSH aus POMC bildet (**B4**).
- Überexpression von AgRP, das ein Antagonist von α-MSH am MC 4-Rezeptor ist (**B5**).
- Weitere Syndrome (Sy.) mit Fettsuchtbeteiligung sind das Prader-Willi-Sy. (Beginn im 1.-3. Lebensjahr) und das Lawrence-Moon-Biedl-Sy. (Beginn im 1-2- Lebensjahr).
- β_3-Adrenozeptor-Mutation, die zu verminderter UCP-Aktivität führt (s. o.)

Die aktuelle, rasante Zunahme der Adipositas in vielen Ländern muss aber andere Ursachen haben. **Falsche Ernährung und Bewegungsmangel** sind sicher zwei davon. (So korreliert z. B. die Fettsucht bei Kindern mit der Zeit, die sie vor dem Fernseher verbringen!)

Metabolisches Syndrom wird eine Kombination mehrerer Risikofaktoren genannt (**D**):

- *Abdominale Adipositas*: BMI, Taillenumfang oder Taille- zu Hüftumfang-Verhältnis erhöht (**D1**).
- *Hypertriglyzeridämie* und *verminderter HDL-Cholesterin*-Gehalt im Plasma (**D2** u. S. 260ff),
- *Hypertonie:* Blutdruck ≥ 130/85 mmHg (S. 222ff),
- *Hyperglykämie* (Nüchternblutzucker ≥ 100 mg/dl, HbA_{1c} > 5,6 %) (S. 312 ff.),

Der Zusammenhang zwischen Adipositas und diesen Risikofaktoren hat sich in der letzten Zeit mehr und mehr erhellt, als zahlreiche Produkte und Signalstoffe (**Adipokine**) entdeckt wurden, die aus den abdominalen und viszeralen Fettzellen freigesetzt werden (**D3**). Bei Adipositas ist diese *Sekretion* entweder *vermindert*, wie die von Adiponectin, oder aber *gesteigert*, wie z. B. die von freien, d. h. nicht-veresterten, Fettsäuren (FFS, S. 282 ff.), von Entzündungs-Zytokinen (wie MCP-1), von prothrombotischen Signalstoffen (PAI-1, S. 67) u. a. m.

Adiponectin (= ACRP30) wird ausschließlich durch Adipozyten sezerniert. Es gibt eine stark ausgeprägte, negative Korrelation zwischen seiner Konzentration im Plasma und dem BMI, d. h. je dicker der Bauch desto weniger Adiponectin ist im Plasma enthalten. Eine fettreiche Ernährung vermindert, eine Gewichtsreduktion bei adipösen Patienten erhöht die Adiponectinkonzentration wieder. Eine Hypoadiponectinämie korreliert mit einer *Insulinresistenz* (**D3 unten)** und geht letzterer zeitlich voran, was darauf hinweist, dass letztere u. a. durch Adiponectinmangel entsteht. Dabei wirkt das Hormon im Skelettmuskel (AdipoR[ezeptor]-1) und in der Leber (AdipoR-2), wo es den Triacylglycerin-Gehalt reduziert; auch die hepatische Glucosebildung wird vermindert, sodass die Plasma-Glucosekonzentration sinkt. ►

B. Genetische Defekte der Energiehaushalts-Regelung

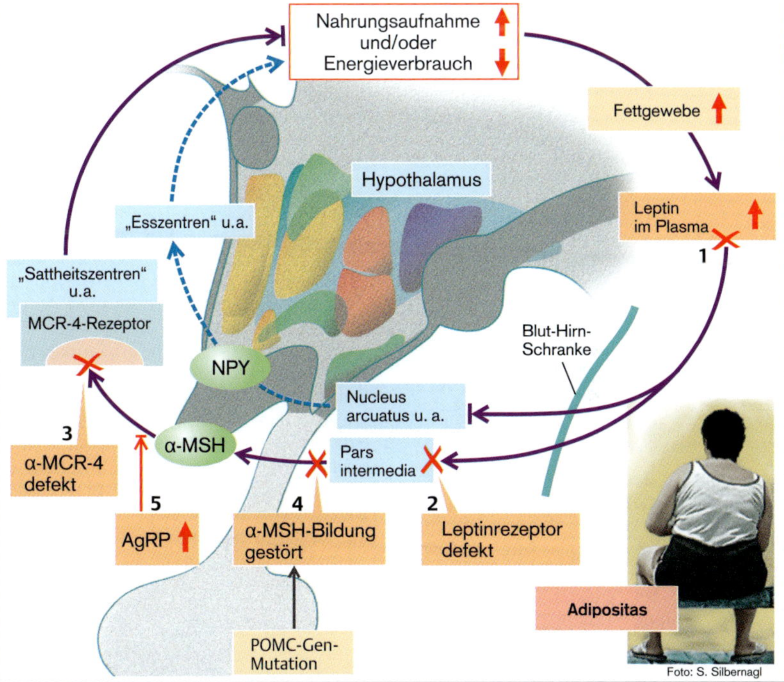

C. Einfluss von BMI und Taillen-/Hüft-Umfang auf das relative Risiko eines verfrühten Todes

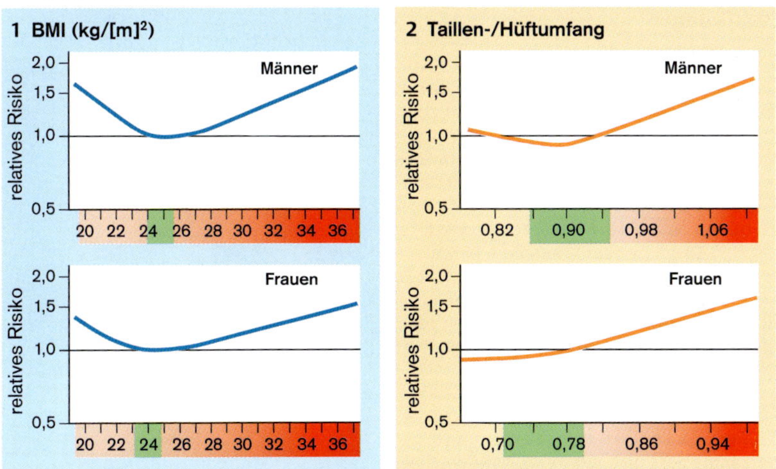

(nach T. Pischon et al.: EPIC-Studie,NEJM, 2008)

▶ Gleichzeitig wird die muskuläre FFS-Oxidation erhöht, wodurch die Plasmakonzentration der FFS sinkt. Weitere Studien zeigen außerdem, dass die zur oralen Therapie des nicht-insulinabhängigen Diabetes (= Typ 2) eingesetzten sog. *Insulin-Sensitizer* (Glitazone) in ihrer Wirkung von Adiponectin abhängig sind.

Resistin und **RBP4**, die bei Adipositas vermehrt ausgeschüttet werden, fördern die *Insulinresistenz*.

PAI-1 (Plasminogenaktivator-Inhibitor-1, **D3**) ist eine Serinprotease aus dem Fettgewebe, die die Plasminogenaktivatoren (Urokinase, tPA; S. 67) inaktiviert und damit die Fibrinolyse hemmt. Adipositas ist einer der Gründe, warum die PAI-1-Plasmakonzentration erhöht ist, was die Gefahr von atherothrombotischen Ereignissen wachsen lässt.

MCP-1 (= monocyte chemotactic protein 1, **D3**) wird ebenfalls von Adipozyten exprimiert, weswegen bei Adipositas vermehrt Monozyten ins Fettgewebe einwandern und dort als Makrophagen entzündungsfördernde Zytokine (u. a. TNFα, IL 6 u. a.) abgeben. Es wird vermutet, dass die daraus resultierende Entzündung des Fettgewebes ebenfalls zur Insulinresistenz beiträgt.

Insgesamt ist das Metabolische Syndrom, neben dem *Rauchen*, ein gewichtiger und in vielen Teilen der Welt zunehmend verbreiteter *Risikofaktor für atherogene kardiovaskuläre Erkrankungen* (**D**, s. a. S. 232 ff. und 252 ff.).

Adipositas bei anderen Erkrankungen: Morbus Cushing (S. 294), Hypothyreose (S. 310), Insulinom (Hypoglykämie ⇒ Heißhunger ⇒ übermäßige Kohlenhydrataufnahme), Hypothalamus-Erkrankungen u. a. m..

Essstörungen

Dazu gehören die **Anorexia nervosa** (= AN = Magersucht, **E**), die **Bulimia nervosa** (= BN = „Ess-Brechsucht"), wobei beides Mal die ♀:♂-Verteilung 10:1 beträgt) und **BED** (Binge Eating-Disorder (♀:♂ = 2:1). AN ist mit Untergewicht, BN meist mit Normalgewicht und BED meist mit Übergwicht assoziiert. Patienten mit AN haben z. T. *Essattacken*, für die BN- und BED-Diagnose sind Essattacken obligat.

Essstörungen sind von einer Verzerrung der Wahrnehmung des eigenen Körpers („zu dick" trotz Normal- oder Untergewichts) und einem krankhaft veränderten Essverhalten gekennzeichnet (Verknüpfung des Selbstwertgefühls mit dem Körpergewicht). Ursächlich beteiligt sind eine *genetische Veranlagung* (50 %ige Konkordanz bei eineiigen Zwillingen), ohne dass man den primären Genschaden kennt, *psychologische Faktoren* wie eine gestörte Familieninteraktion (Überbehütung, Konfliktvermeidung, Rigidität) und sexuell-pubertäre Konflikte sowie *soziokulturelle Einflüsse* (Schönheitsideal, soziale Erwartungen). Patienten mit Diabetes mellitus Typ 1 oder entzündlichen Darmerkrankungen haben ebenso wie Balletttänzerinnen, Models und bestimmte Sportler (Turnerinnen und Skispringer) ein erhöhtes Erkrankungsrisiko.

Die Essstörung bei der **AN** (**E**) tritt meist im mittleren Jugendalter auf und besteht in der Einhaltung einer sehr restriktiven Diät bis hin zur völligen Nahrungsverweigerung, z. T. begleitet von Laxanzien- und Diuretika-Abusus. Außerdem wird häufig Extremsport betrieben. Folge ist ein starkes Untergewicht (BMI $< 17{,}5\ kg/m^2$), das künstliche Ernährung erfordert. Es kommt zu schwerwiegenden *vegetativ-endokrinen Störungen*, z. B. zu erhöhter Cortisol- und zu verminderter GnRH-ausschüttung (Amenorrhö, beim Mann Libido- und Potenzverlust), zu Hypothermie, Kälteintoleranz, Hypotonie, Anämie, Bradykardie, Haarausfall a. m. Bei langjährigem Verlauf sind wegen Arrhythmien, Infektionen, Suizid u. a. m. *Mortalitätsraten* von 5 – 20 % innerhalb von 20 Jahren nach Erkrankungsbeginn zu beklagen.

Bei der **BN** stehen die *Essattacken* mit anschließendem willentlichen *Erbrechen* im Vordergrund. Letzteres führt u. a. zu Zahnerosionen (HCl !), Hypokaliämie, Hypochlorämie und Alkalose (Magensaftverlust).

D. Metabolisches Syndrom als Risikofaktor für kardiovaskuläre Erkrankungen

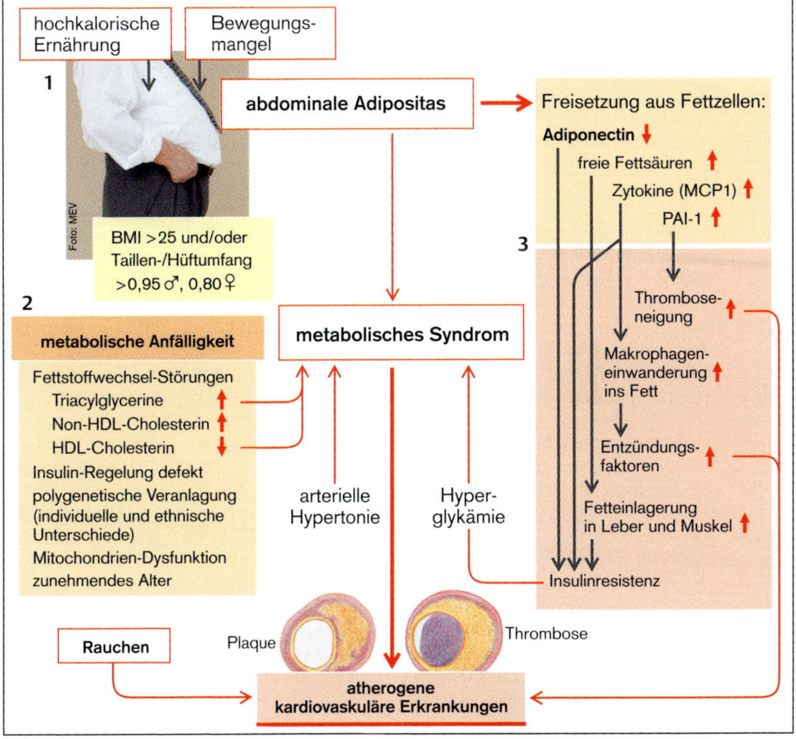

E. Magersucht

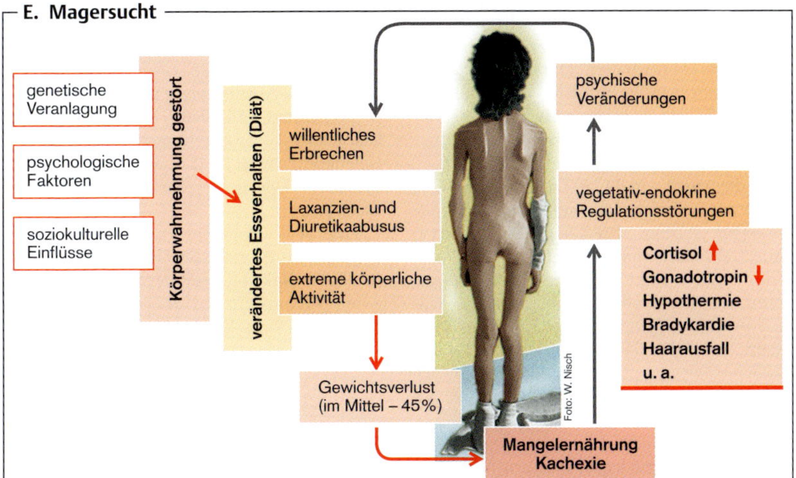

Gicht ist die Folge einer chronisch erhöhten Harnsäure/Urat-Konzentration im Plasma (Hyperurikämie: > 6 mg/dl).

Harnsäurebildung: Harnsäure (HS) ist das Endprodukt des *Purinstoffwechsels* (**A1**). Allerdings werden normalerweise 90 % der anfallenden Nukleotidmetabolite Adenin, Guanin und Hypoxanthin dadurch *wiederverwertet*, dass sie durch Adenin-Phosphoribosyltransferase (APRT) bzw. Hypoxanthin-Guanin-Phosphoribosyltransferase (HGPRT) zu AMP, IMP bzw. GMP zurückverwandelt werden. Nur der Rest wird durch Xanthinoxidase (XO, = Xanthindehydrogenase = XDH) in *Xanthin* und weiter in HS überführt (**A1**). Die *geringe Löslichkeit* von Urat und besonders von HS, die bei Kälte und niedrigem pH-Wert noch weiter abnimmt (pK_a' von Urat/HS ≈ 5,4!), lässt aus einer Hyperurikämie Gicht entstehen.

Die renale **Harnsäureausscheidung** (**A2**) beträgt ca. 10 % der filtrierten Menge, d. h., die HS/Urat-Konzentration im Endharn ist 10 – 20 × höher als im Plasma. Mit einem *Uricosuricum* (z. B. Benzbromaron) kann die HS/Urat-Ausscheidung gesteigert und so die Plasmakonzentration gesenkt werden.

Eine **Hyperurikämie** tritt in den westlichen Industrieländern bei ca. 10 % der Bevölkerung auf, etwa jeder Zwanzigste davon bekommt Gicht (Männer > Frauen). In 90 % der Gichtfälle handelt es sich um eine sog. **primäre Gicht** (**A3**) mit genetischer Prädisposition. Die ihr zugrundeliegende primäre Hyperurikämie beruht darauf, dass die renale Ausscheidung von HS mit einer normalen HS-Produktion nur dann noch Schritt halten kann, wenn die HS-Konzentration in Plasma bzw. Glomerulusfiltrat erhöht ist: *Asymptomatische Hyperurikämie*. Bei *hoher Purinaufnahme* (v. a. mit Innereien, Fleischextrakt, Fisch, Muscheln u. a.) trifft dies umso mehr zu, sodass langfristig im Körper immer wieder *Natriumuratkristalle ausgefällt* werden. Selten liegt der Hyperurikämie ein partieller **Mangel an HGPRT** zugrunde. Dabei sinkt der Wiederverwertungsanteil der Nukleotidmetabolite (s. o.), was eine erhöhte HS-Bildung zur Folge hat (**A1**). (Beim *Lesch-Nyhan-Syndrom* ist u. a. die HGPRT völlig ausgefallen [Kindergicht], doch stehen hierbei ZNS-Störungen klinisch im Vordergrund.)

Die Uratlöslichkeit ist in der *Synovialflüssigkeit* und bei *niedriger Temperatur* besonders gering. Da die *Akren* kühler sind als der Körperkern, sammeln sich die Kristalle häufig in den distalen Fußgelenken an (*Mikrotophi*). Alkohol, der den Adeninnukleotidumsatz steigert, fördert dies ebenso wie Adipositas, bestimmte Medikamente (z. B. Thiazide) und eine Bleibelastung. Die bei Hyperurikämie oft erhöhte HS-/Urat-Konzentration im Urin ist Ursache von *Harnsteinen* (**A5** u. S. 130).

Zu einem **Gichtanfall** (**A4**) kommt es, wenn die Uratkristalle (durch Traumen?) plötzlich aus den Mikrotophi freigesetzt und als Fremdkörper erkannt werden. Es entwickelt sich eine aseptische **Entzündung** des Gelenks (*Arthritis*, **A4**; s. a. S. 52 ff.) mit Anlockung u. a. von neutrophilen Granulozyten, die die Uratkristalle phagozytieren. Zerfallen dann die neutrophilen Granulozyten, werden u. a. auch die zuvor phagozytierten Uratkristalle erneut freisetzt, was den Prozess weiter unterhält. Insgesamt entsteht eine sehr schmerzhafte, hochrote Gelenkschwellung, die beim erstmaligen Gichtanfall zu 70 – 90 % ein Zehengrundgelenk betrifft.

Akute Uratnephropathie (**A5**). Wenn die HS-Konzentration in Plasma und Primärharn plötzlich stark ansteigt (meist bei sekundärer Gicht, s. u.) und/oder (wegen geringer Flüssigkeitszufuhr) der Harn hochkonzentriert sowie der Harn-pH-Wert niedrig ist (z. B. bei proteinreicher Kost), kann es zu einer massiven HS/Urat-Ausfällung im Sammelrohr mit Verstopfung der Lumina und folglich zu akutem Nierenversagen kommen (S. 118).

Wiederholte Gichtanfälle (**chronische Gicht**) können die Gelenke (auch Hände, Knie usw.) so schädigen, dass es unter dauernden Schmerzen zu starken Gelenkverformungen mit Knorpelzerstörungen und Knochenatrophien kommt (**A4**, Foto). Auch treten umschriebene Uratablagerungen (*Tophi*) in der Gelenkumgebung und am Rand der Ohrmuschel sowie in der Niere auf (*chronische Gichtniere*).

Eine sog. **sekundäre Hyperurikämie** bzw. **Gicht** wird z. B. bei Leukämien, Tumortherapie (erhöhter Nukleotidstoffwechsel) oder durch eine Niereninsuffizienz anderer Genese (verringerte HS-Ausscheidung) ausgelöst.

A. Akute primäre Gicht

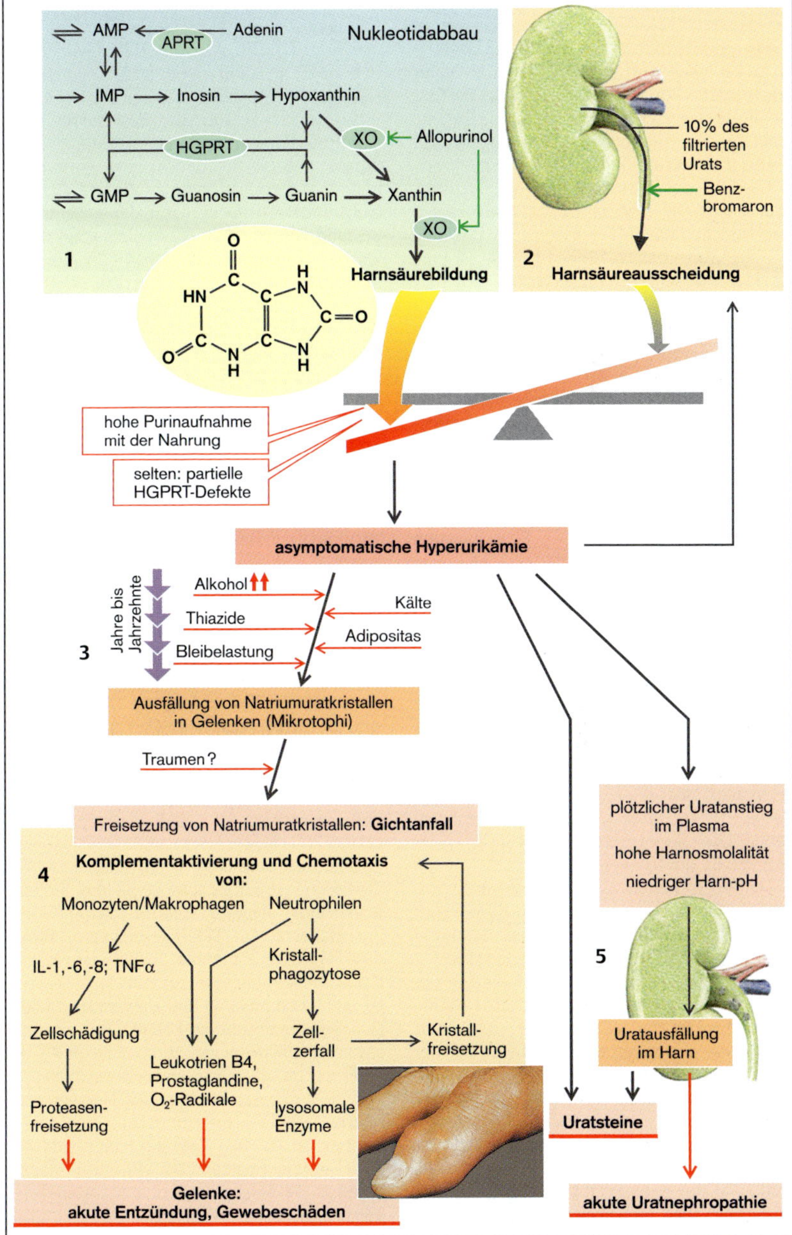

Foto: Siegenthaler W. Differentialdiagnose innerer Krankheiten. 16. Aufl. Stuttgart: Thieme: 1988.

Eisen (Fe) ist ein essenzielles Element, das für die O_2-Bindungsmoleküle Hämoglobin (Hb) in den Erys und Myoglobin im Muskel sowie für Cytochrome und andere Enzyme benötigt wird. Fe spielt auch eine wichtige Rolle für die Virulenz von Infektionserregern. Deshalb ist die *Sequestrierung von Fe* durch Proteine (Lactoferrin, Siderocalin, Lipocalin, einige Akute-Phase-Proteine) Teil der *Infektabwehr.*

Ca. 25 % des Körper-Fe liegt als **Eisenspeicher** vor (S. 40): *Ferritin* (in Darmmukosa, Leber, Knochenmark, Erys u. Plasma), das eine „Tasche" für 4500 Fe^{3+}-Ionen besitzt, ist eine rasch verfügbare Eisenreserve (ca. 600 mg), während das Fe aus *Hämosiderin* schwerer mobilisierbar ist (250 mg Fe in Makrophagen von Leber und Knochenmark).

Da *Fe-Mangel* u. a. zu einer Anämie führt (S. 40) und andererseits eine *Fe-Überladung* oxidative Zellschädigungen auslöst, unterliegt die **Fe-Homöostase** des Körpers einer strengen Regelung. Involviert sind dabei die Fe-Absorption aus dem Darm, die Fe-Wiederverwertung (Recycling) sowie das Füllen und Leeren der Fe-Speicher. Das Peptidhormon **Hepcidin** aus der Leber ist der entscheidende Regulator dieser Prozesse (S. 40), indem es bei Erhöhung (bzw. Abnahme) des Fe-Bedarfs über Signale vermindert (bzw. vermehrt) exprimiert wird, die u. a. durch HFE-Protein, Transferrinrezeptor2 (TFR2) und Hemojuvelin (HJV) vermittelt werden (**A1**). Die *Hepcidin-Synthese steigt* bei Entzündungen (vermittelt durch IL-6) und hohem Fe-Bestand (Transferrin-Fe hoch) und *sinkt* u. a. bei Hypoxie und Fe-Mangel mit deswegen erhöhter Erythropoese. Für Letzteres sorgt die zellmembrangebundene Serin-Protease Matriptase-2 (= TMPRSS 6), die HJV spaltet.

Hämochromatose ist eine exzessive, progressive Ansammlung von Fe im Körper, das in den Parenchymzellen von Leber, Pankreas u. a. Organen abgelagert ist. Männer sind 5 – 10mal häufiger betroffen als Frauen. Die **primäre** (= idiopathische = hereditäre) **Hämochromatose** ist eine häufige (ca. 1 : 500), autosomal-rezessiv vererbte Krankheit, bei der sich im Körper jährlich 0,5 – 1 g Fe zu viel ansammelt. Grund dafür ist in 80 – 90 % der Fälle eine homozygote Cys282Tyr-Punktmutation des HFE-Gens (Typ 1; **A2**), sodass die *Synthese von Hepcidin blockiert* ist. 4 – 5 % der Patienten sind zwar nur heterozygot für die Cys282Tyr-Mutation, aber gleichzeitig heterozygot für eine His63Asp-Mutation (**A3**) des HEF-Gens (gemischt = compound heterozygot). Selten entsteht die Hämochromatose durch genetische Defekte des *Hepcidins* selbst (Typ 2A), des *HJV* (Typ 2B; **A1**), des *TFR2* (Typ 3; **A1**) oder des Hepcidin-Zielmoleküls *Ferroportin* (Typ 4; **A4**). In jedem Fall nimmt der Darm unkontrolliert Fe auf, weil die fehlende Hepcidinfunktion einen starken Fe-Mangel vortäuscht (**A5, 6**). Im Serum sind Fe, Ferritin und Transferrinsättigung erhöht (S. 40). Bei frühzeitiger Diagnose kann der erhöhte Fe-Bestand von 25 – 50 g (normal: 2 – 5 g) durch wöchentliche *Aderlässe* über 1 – 2 Jahre normalisiert werden (Serumferritin < 50 µg/l; Transferrinsättigung < 50 %). Die Schwere der Krankheit kann sich u. a. durch Alkoholabusus oder hohen Blutverlust (Menstruation, Blutspende) erhöhen. **Sekundäre Hämochromatosen** (**A7**) entstehen bei *Fe-Verwertungsstörungen* (erhöhte Fe-Absorption bei ineffektiver Erythropoese, z. B. bei β-Thalassämie oder sideroblastischer Anämie; S. 38), bei *Lebererkrankungen* (z. B. Alkoholzirrhose; portokavaler Shunt), bei Atransferrinämie (S. 40) und Porphyria cutanea tarda (S. 280) sowie bei *zu hoher Fe-Zufuhr*, sei es oral oder parenteral (häufige Bluttransfusionen = Mitursache bei Fe-Verwertungsstörungen, Langzeit-Hämodialyse, Injektion von Fe-Präparaten).

Folge der hohen Fe-Einlagerung (v. a. in Form von Hämosiderin: *[Hämo-]Siderose*) ist eine **toxische Zellschädigung** (**A8**). Beteiligt sind (a) die Fe-vermittelte O_2-Radikal-Bildung (v. a. Lipidperoxidation zellulärer Membranen), (b) eine DNA-Schädigung sowie (c) eine durch Fe initiierte erhöhte Kollagenbildung. Wenn der Fe-Gehalt in der Leber auf ca. das 20fache der Norm angestiegen ist, entwickelt sich eine Fibrose mit anschließender *Zirrhose* (S. 186 ff.). Dabei steigt das tödliche Risiko eines hepatozellulären Karzinoms auf das 200fache. Die Siderose-bedingte Fibrose des Pankreas hat einen Insulinmangel und damit *Diabetes mellitus* zur Folge, und die Einlagerung von Melanin und Hämosiderin in die (v. a. sonnenausgesetzte) Haut führt zu einer starken *Pigmentierung* („Bronzediabetes"). Die Siderose im Herz löst eine *Kardiomyopathie* aus, die durch Arrhythmien und Herzversagen häufig Todesursache schon bei jüngeren Patienten ist. An den Gelenkschäden (*Pseudogicht*) ist ein Fe-bedingter Vitamin-C-Mangel beteiligt (Fe beschleunigt den Ascorbinsäureabbau).

A. Hämochromatosen

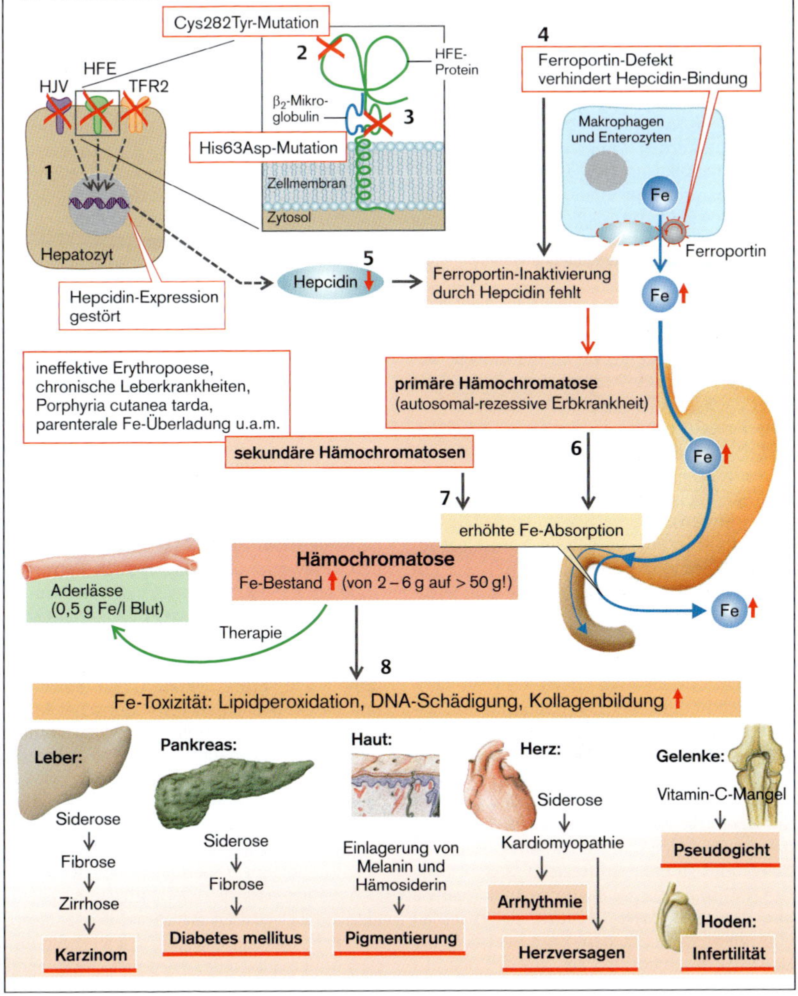

Kupfer (Cu) ist ein essenzielles Spurenelement, das in diverse Enzyme eingebaut wird (Cytochrom-C-Oxidase, Tyrosinase, Superoxiddismutase u. a.).

Cu-Stoffwechsel (**A**): Die normale *Cu-Aufnahme* beträgt ca. 2 – 5 mg/d, wovon 40 – 60 % in Magen und oberem Duodenum absorbiert werden. In der *Leber* wird Cu über den *Cu-Transporter Ctr1* zellulär aufgenommen, dort proteingebunden gespeichert oder in die Multikupferferroxidase *Caeruloplasmin* (**Cp**) eingebaut und in dieser Form in das systemische Plasma sezerniert (ca. 93 % des Plasma-Cu; **A1**). Cp, das 6 Cu-Atome relativ fest bindet, ist für die Oxidation von Fe^{2+} zu Fe^{3+} im Plasma wichtig (S. 40), doch wird nur wenig Cp-gebundenes Cu an die Gewebe abgegeben. Für die Cu-Ausscheidung in die Galle sorgt die P-Typ-ATPase **ATP7B**. Gealtertes (desialysiertes) Cp wird in der Leber abgebaut, und das freiwerdende Cu wird, fest an biliäre Proteine gebunden (**A2**), mit Galle und Stuhl ausgeschieden (ca. 1,2 mg/d).

Der **Morbus Wilson** (hepatolentikuläre Degeneration) ist eine hereditäre, autosomal-rezessive **Störung des Cu-Stoffwechsels** mit *Cu-Überladung* von Leber, ZNS, Auge u. a. Organen (**A**). Ursache sind verschiedene *Defekte des Cu transportierenden ATP7B*. Dadurch vermindert sich die biliäre Cu-Ausscheidung sowie der Cu-Einbau in Cp (**A**). Als Folge sammelt sich in der Leber und daraufhin im Plasma (bei subnormaler Gesamt-Cu-Konzentration) wie auch in anderen Organen freies oder nur locker gebundenes Cu an (**A3**). Cu^{2+} fördert die Bildung von O_2-Radikalen und löst die Apoptose von Hepatozyten dadurch aus, dass es die saure Sphingomyelinase (Asm) aktiviert und so Ceramid freisetzt (s. S. 14). **Folgen** (**B4**) sind eine *hämolytische Anämie* sowie eine *chronisch-aktive Hepatitis*, die später in eine *Zirrhose* übergehen kann. Verläuft die Hepatitis fulminant, werden aus der nekrotischen Leber schlagartig hohe Cu-Mengen freigesetzt, die eine hämolytische Krise auslösen können. Im *ZNS* kann die Cu-Ansammlung Ursache zahlreicher neurologischer, neuromuskulärer und psychiatrischer Störungen sein. Am *Auge* führt die Cu-Einlagerung in die Descemet-Membran zum *Kayser-Fleischer-Ring* am Rand der Kornea. Auch ZNS, Nieren, Skelett und Herz können betroffen sein. Entscheidend für die Cu-Überladung ist aber der Defekt des ATP7B in der Leber, sodass der Morbus Wilson durch eine Lebertransplantation geheilt werden kann.

α_1-Antitrypsinmangel

α_1-Antitrypsin(AAT) gehört zu den sog. *positiven Akute-Phase-Proteinen*, d. h. zu den bei akuten Entzündungen *vermehrt* gebildeten Proteinen (Akute-Phase-Antwort, S. 54 u. S. 278). AAT ist ein in Leber und Lunge gebildeter Serinprotease-Inhibitor (Serin-PI = Serpin), der Trypsin und die Neutrophilen-Elastase hemmt und in allen Geweben und im Plasma vorkommt. In der Serumprotein-Elektrophorese stellt AAT die Hauptkomponente der α_1-Zacke. AAT ist v. a. in der Lunge wichtig, da es dort die Elastase der neutrophilen Granulozyten hemmt.

AAT-Mangel (= Laurell-Eriksson-Syndrom) ist die Folge von Mutationen des AAT-Gens auf Chromosom 14 (**B**). Es resultiert eine autosomal-rezessiv vererbte Störung, bei der statt des normalen Allels M (Phänotyp PI*MM) die pathologischen Allele S oder Z gebildet werden. (Prävalenz der homozygoten Form: 1 : 1500 bis 1 : 5000). Die risikoreichste Form ist der homozygote Phänotyp PI*ZZ. In der **Lunge** verursacht der AAT-Mangel eine erhöhte Proteinasen-Aktivität, was Gewebezerstörung (Emphysem, Bronchiektasen) zur Folge hat und die schließlich zu respiratorischer Insuffizienz mit Hypoxämie und Hyperkapnie führt. *Rauchen* beschleunigt diesen Prozess (**B**) ebenso wie häufig wiederkehrende Infekte. Die Beteiligung der **Leber** (cholestatischer Ikterus im Säuglingsalter, chronische Hepatitis, Leberzirrhose, häufig mit Auftreten eines hepatozellulären Leberkarzinoms, **B**) ergibt sich daraus, dass sich die häufigste AAT-Variante (PI*ZZ) zu Polymeren zusammenlagert, die sich im endoplasmatischen Retikulum (ER) in der Leberzelle ansammeln, was einerseits die Leber schädigt und andererseits die AAT-Plasmakonzentration stark absinken lässt (**B**). Ähnlich wie beim Morbus Wilson beseitigt eine rechtzeitige Lebertransplanatation den AAT-Mangel.

A. Morbus Wilson

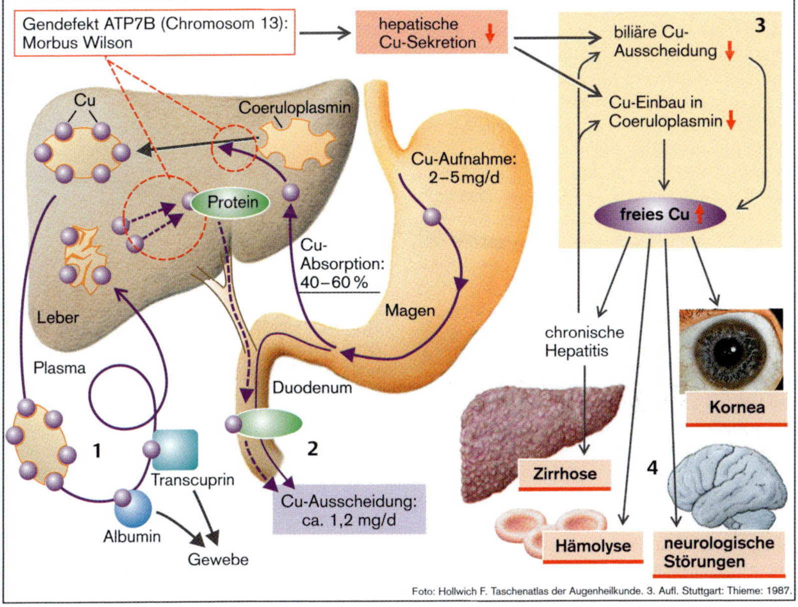

B. α_1-Antitrypsinmangel

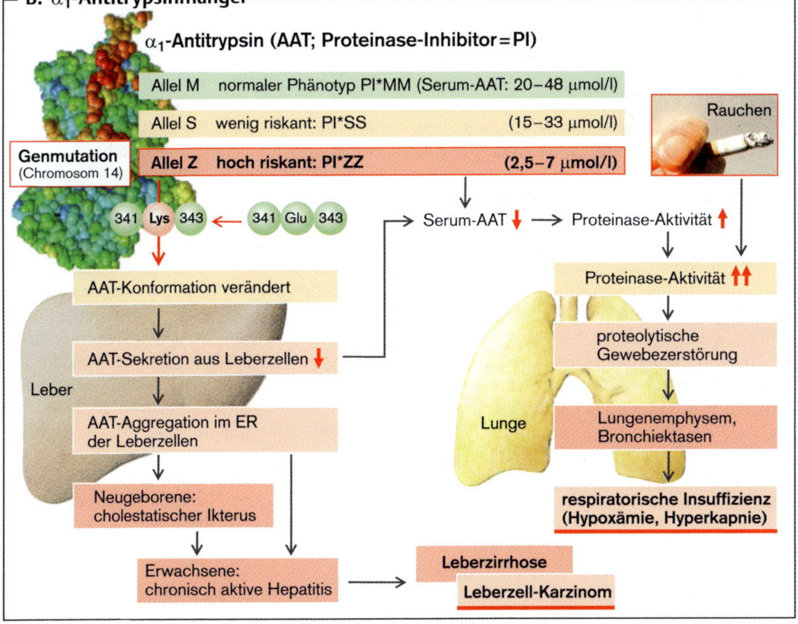

Akute-Phase-Proteine (APP). *Akute* und akut aufflackernde *chronische Infekte* sowie *Verbrennungen* und *Traumen* lösen eine **Akute-Phase-Reaktion** aus, wobei sich innerhalb von 5 h bis 2 Tagen die Konzentrationen von etwa 30 verschiedenen **APP im Plasma** *erhöhen* (**A links**), zu denen u. a. α_1-Antitrypsin (S. 276), Serumamyloid A (s. u.), C-reaktives Protein (CRP), Caeruloplasmin (S. 274), Haptoglobin und Ferritin (S. 40) sowie Plasminogen und Fibrinogen (S. 64 ff) gehören (s. a. S. 54). Zu den APPs, deren Plasmakonzentration bei der Akute-Phasen-Reaktion *vermindert* werden (**A rechts**) gehören Albumin, Transthyretin („Präalbumin", ein Thyroxin-Transportprotein), Transferrin (S. 40) und Antithrombin III (S. 64). In der Serumprotein-Elektrophorese (**B 1**) ist daher die α-Globulinzacke vergrößert (**B 2**, sog. positive APPs) während die Albumin- und Transferrin-Zacken vermindert sind (sog. negative APPs). Diese Veränderungen werden von Cytokinen vermittelt (Interleukin 1 und 6, Tumornekrose-Faktor α u. a.), die u. a. von Gewebsmakrophagen freigesetzt werden, in der Leber an spezifische Rezeptoren binden und dann über Transkriptionsfaktoren der STAT-Gruppe die hepatische APP-Synthese verändern (**A**).

Bedeutung der APPs (s. a. S. 54): Sie verhindern die Ausbreitung der Entzündung und unterstützen das Immunsystem bei der Sanierung des Entzündungsherdes. So fördert z. B. CRP die Erreger-Opsonisierung (S. 48), die Antiproteasen halten die am Entzündungsort freiwerdende Proteasen im Zaum (S. 276) und die Transferrinverminderung erschwert die Eisenversorgung der Erreger im Blut (S. 40 u. 274) etc. (**A**).

Paraproteine. Paraproteine sind homogene *Immunglobuline* (oder deren L- oder H-Ketten), die von einem einzelnen unkontrollierten B-Lymphozyten-Klon gebildet werden und in der Serumproteinelektrophorese als schlanke Kurvengipfel meist innerhalb der β- oder γ-Globuline erscheinen (**B 3**). Paraproteine im Plasma treten bei *Entartung von Plasmazellen* auf, so

- beim *Plasmozytom* (= *multiples Myelom*), eine von einem Zellklon ausgehende, überbordende Plasmazellvermehrung im Knochenmark (multiple Knochendefekte, z. B. sog. Schrotschussschädel) mit Synthese von krankhaften Immunglobulinen ohne Antikörperfunktion,
- bei der *Waldenström-Krankheit*, einem malignen Lymphom der B-Lymphozyten mit Vermehrung eines monoklonalen IgM-Makroglobulins sowie
- bei der relativ seltenen *Schwer-(oder H-)Kettenkrankheit* mit vermehrter Bildung inkompletter schwerer Ketten von IgG, IgA oder IgM.

L-Ketten-Paraproteine sind so klein, dass sie großteils glomerulär filtriert und mit dem Harn ausgeschieden werden (*Bence-Jones-Proteinurie*). Sie akkumulieren im Plasma nur bei Niereninsuffizienz.

Kryoglobuline. Kryoglobuline sind Immunglobuline oder deren Bruchstücke im Plasma, die bei *Abkühlung* gelieren oder als (Kryo-)Präzipitate oder Kristalle ausfallen, was bei Wiedererwärmung reversibel ist.

Typ I ist monoklonal, ohne spezifische Antikörpereigenschaften und kommt bei Plasmozytom (s. o.) und anderen malignen Lymphtumoren vor; *Typ II* ist auch monoklonal und hat Antikörperfunktion gegen die Fc-Region von Immunglobulinen, während der häufigste *Typ III* v. a. gegen IgM gerichtete polyklonale Antikörper sind. Typ III kommt u. a. bei rheumatoider Arthritis, systemischem Lupus erythematodes und chronische Infektionen (z. B. Hepatitis C) vor.

Kryoglobuline im Blut (*Kryoglobulinämie*) führen dort zu erhöhter Viskosität, Ery-Verklumpung und Störungen von Thrombozytenfunktion und Gefäßwanddichtheit sowie einer Glomerulopathie. **Folgen** sind anfallsweise, kälteempfindliche Gefäßkrämpfe, meist in den Fingern (sekundäres Raynaud-Syndrom) mit Blässe, Zyanose und schmerzhafter reaktiver Hyperämie, Infarkte innerer Organe, petechiale Blutungen, Netzhautgefäßthrombose u. a.m.

Amyloidosen. Zu Amyloidosen kommt es, wenn sich Teile eines Proteins mit β-Faltblattstruktur zu unlöslichen Fibrillen (*Amyloid*) zusammenlagern. Das können bei chronisch entzündlichen Prozessen das APP *Serumamyloid A* (*AA-Amyloidose*), bei monoklonalen Paraproteinämien *L-Ketten* von Immunglobulinen (*AL-Amyloidose*) oder hereditäre Varianten von Präalbumin sein (*AH-Amyloidose*), das reichlich β-Faltblattstrukturen aufweist. Langzeit-Hämodialyse kann begleitet sein von einer β_2-Mikroglobulinablagerung (*AB-Amyloidose*). Die symptomatischen **Folgen** einer Amyloidose hängen vom Ablagerungsort ab: Kardiomyopathie, Niereninsuffizienz, Polyneuropathie, Hepatomegalie u. a. m.

A. Akute-Phase-Proteine

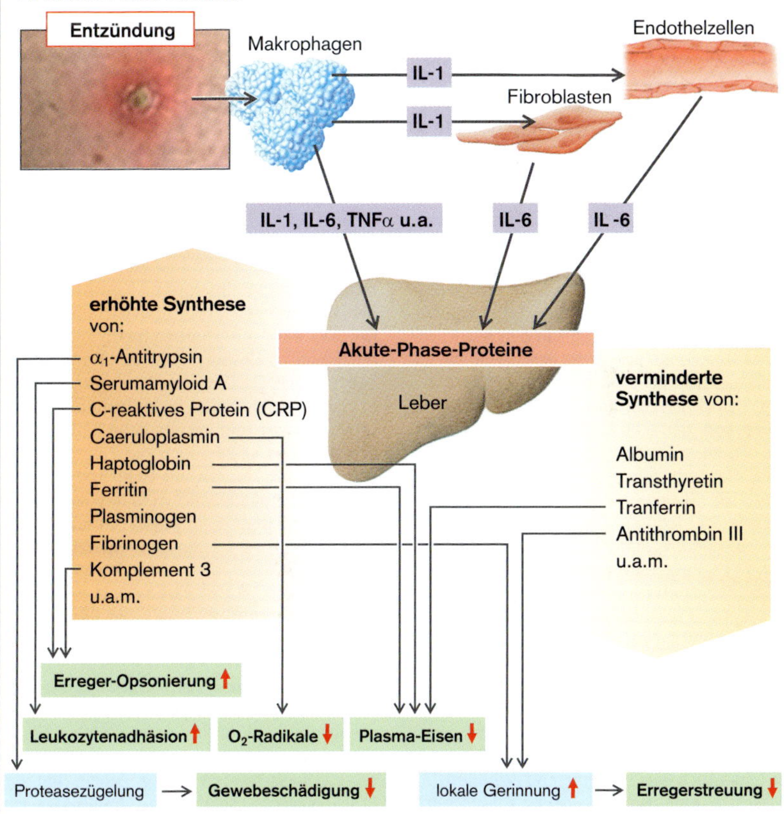

B. Serum-Protein-Elektrophorese bei Dysproteinämien

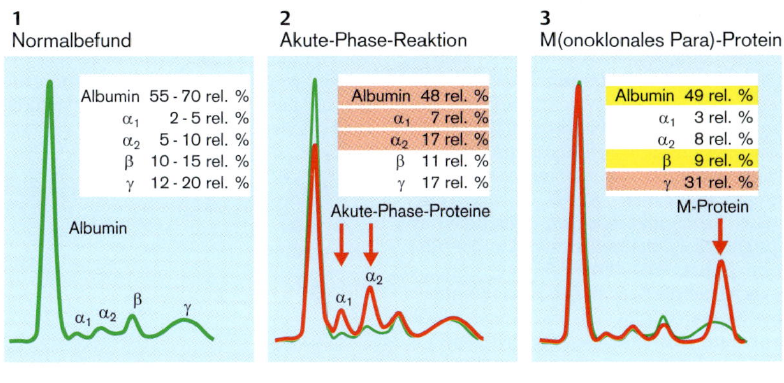

Häm wird in einer Kette von acht Reaktionen synthetisiert (**A**). Neben seinem Einbau in das *Hämoglobin* der Erythroblasten (S. 38) wird Häm in praktisch allen Organen synthetisiert und in Myoglobin, Cytochrom P_{450}, Katalase, Peroxidase oder Atmungsketten-Cytochrome eingebaut. Wegen der Unverzichtbarkeit all dieser *Hämoproteine* ist ein völliger Ausfall der Häm-Synthese nicht mit dem Leben vereinbar. Partielle (meist) heterozygote Defekte eines der beteiligten Enzyme können gravierende Folgen haben.

Die **Häm-Synthese** beginnt mit der Bildung von α-Amino-β-Ketoadipat, das sich spontan zu *δ-Aminolävulinat* (*δ-ALA* = δ-aminolevulinic acid) umwandelt. Dieser in den Mitochondrien ablaufende Schritt ist geschwindigkeitsbestimmend und wird in den Erythroblasten von der *δ-ALA-Synthase-2* (**A1**) und in der Leber von der *δ-ALA-Synthase-1* katalysiert. Die Aktivität beider Isoenzyme wird durch Häm, das Endprodukt der Synthese, verringert (negative Rückkopplung, **A links**). Das geschieht z. T. dadurch, dass Häm im Zytosol an das sog. *hämregulatorische Element* des Proenzyms bindet und dieses so daran hindert, in die Mitochondrien überzutreten.

Aufgrund dieser Rückkopplung unterscheiden sich die Folgen von **Störungen** der Häm-Synthese – je nachdem, ob der Substratumsatz der δ-ALA-Synthase-2 oder der einer nachfolgenden Enzymreaktion vermindert ist. Im ersteren Fall (**A1**) kann das verminderte Häm die Aktivität der defekten δ-ALA-Synthase-2 nämlich nur ungenügend erhöhen, sodass sich eine *sideroblastische Anämie* entwickelt (S. 38). Bei Defekten der nachgeschalteten Enzyme (**A2 – 8**) kommt es durch die intakte negative Rückkopplung zu einer enorm vermehrten Bereitstellung von δ-ALA (Enthemmung der δ-ALA-Synthase). Damit erhöhen sich auch die Konzentrationen der Substrate aller nachfolgenden Reaktionen und damit ihr Umsatz soweit, bis genug Häm entsteht. Es sind die *hohen Konzentrationen der Zwischenprodukte*, die zu Störungen führen: **primäre Porphyrien** (**A2 – 8**). Je nach ihrer Wasser- oder Lipidlöslichkeit erfolgt die *Ausscheidung* der Intermediärprodukte über den *Harn* (δ-ALA, PBG, Uroporphyrine) bzw. zusätzlich über die Galle in den *Stuhl* (Koproporphyrine, Protoporphyrin). Die Porphyrine entstehen aus den jeweiligen Porphyrinogenen; ihre Ausscheidungsmuster sind diagnostisch wichtig.

Ein *Mangel an δ-ALA-Dehydratase(= PBG-Synthase)* (**A2**) steigert die Konzentration von δ-ALA ebenso wie eine Unterfunktion der Porphobilinogen(PBG)-Desaminase, die Ursache der **akut intermittierenden Porphyrie** (**A3**), bei der zusätzlich die PBG-Konzentration erhöht ist. Als Folge treten *neuroviszerale Dysfunktionen* (Tachykardie, Übelkeit, Erbrechen, Obstipation) und *neurologisch-psychiatrische Störungen* auf (Lähmungen, Krampfanfälle, Koma, Halluzinationen). Eine der Ursachen dafür könnte eine Kompetition von δ-ALA mit dem strukturell ähnlichen Neurotransmitter γ-Aminobutyrat (GABA) sein. Bei der **kongenitalen erythropoetischen Porphyrie** (**A4**) wird aus Hydroxymethylbilan nichtenzymatisch Uroporphyrinogen I und daraus enzymatisch (analog zu **A5**) Koproporphyrinogen I gebildet, das nicht weiter verstoffwechselbar ist und bereits beim Säugling die Windeln und später auch die Zähne rot anfärbt. Hautreaktionen auf Licht und eine hämolytische Anämie sind weitere Folgen. Auch bei der (häufigen) **Porphyria cutanea tarda** (**A5**) kommt es wegen der Lichtabsorption (v. a. λ = 440 nm) durch die Porphyrine zu Hautschäden (Blasenbildung mit schlechter Heilung; **A**, Foto), an denen die Bildung von *O_2-Radikalen* beteiligt ist. Bei der **hereditären Koproporphyrie** (**A6**) wie auch bei der (in Südafrika sehr häufigen) **Porphyria variegata** (**A7**), sind sowohl δ-ALA und PBG als auch die Koproporphyrine erhöht, sodass die betroffenen Kinder sowohl neuro-psychiatrische als auch dermatologische Symptome haben. Bei der **Protoporphyrie** schließlich (Erhöhung von Protoporphyrin; **A8**) steht die Photosensibilität mit Hautbrennen, -jucken und -schmerzen nach UV-Lichtexposition im Vordergrund.

Erworbene Porphyrien entstehen bei einer *Bleivergiftung* (**A2**, **8**; hohe δ-ALA- und PBG-Spiegel) sowie bei *hepatobiliären Erkrankungen*, bei denen die Koproporphyrinausscheidung mit der Galle vermindert ist.

A. Störungen der Häm-Synthese

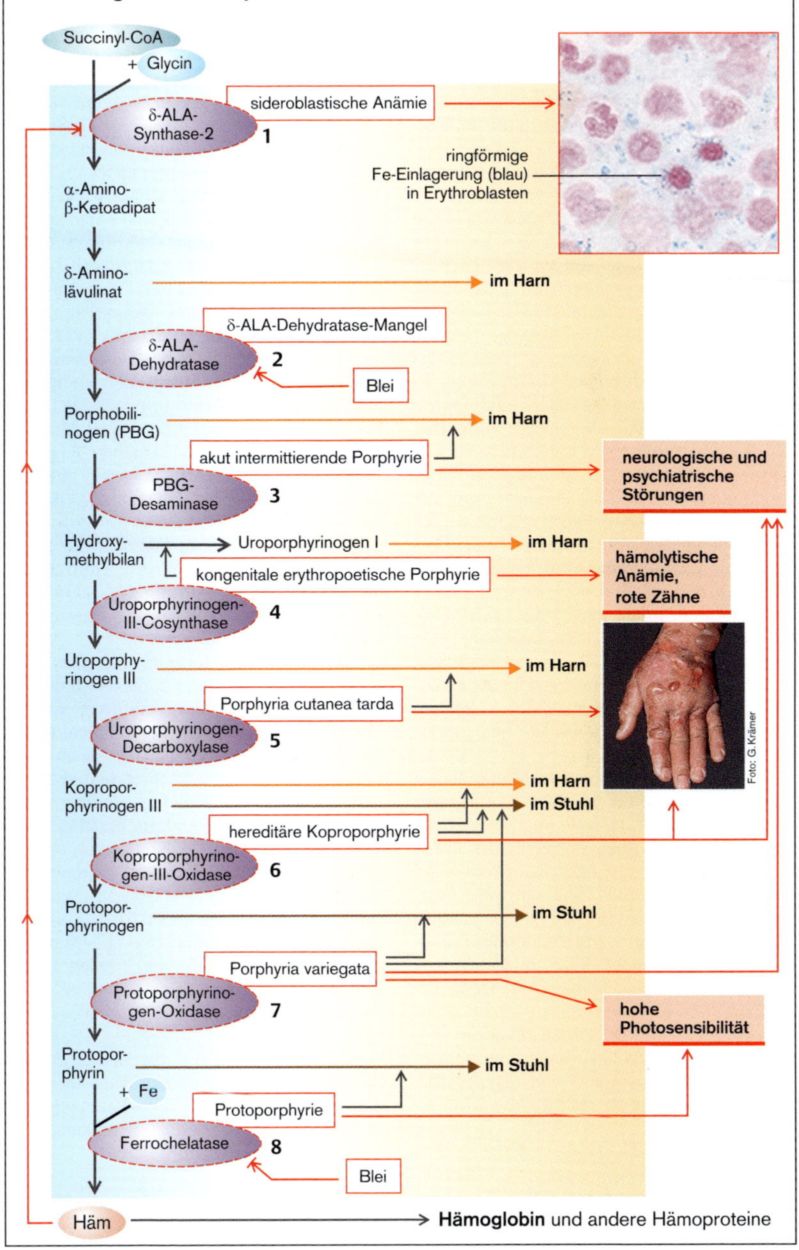

Hormone dienen der *Regelung* und *Steuerung* von Organfunktionen. Ihre Ausschüttung unterliegt der Stimulation (oder Hemmung) durch spezifische Faktoren. Hormone wirken auf die hormonproduzierende Zelle selbst (**autokrin**), beeinflussen benachbarte Zellen (**parakrin**) oder erreichen über die Blutbahn Zielzellen in anderen Organen (**endokrin**). Hormone im engeren Sinn entfalten ihre Wirkungen vorwiegend auf endokrinem Wege. Die endokrine Wirksamkeit erfordert, dass die Hormone nicht vor Erreichen ihrer Zielzellen inaktiviert werden. Bei einigen Hormonen ist eine Aktivierung erforderlich (s. u.). Der Übergang von endokrin wirksamen Hormonen zu ausschließlich parakrin wirksamen Mediatoren und Neurotransmittern ist fließend.

In den Zielzellen binden die Hormone an Rezeptoren und erzielen über verschiedene Mechanismen **zellulärer Signaltransduktion** (S. 6 ff.) ihre Wirkungen. Diese führen meist über eine Reduktion der stimulierenden Faktoren zu einer verminderten Freisetzung der betreffenden Hormone: **Regelkreis mit negativer Rückkopplung** (**A6**). In wenigen Fällen besteht eine (zeitlich begrenzte) **positive Rückkopplung**, d. h., die Hormone führen zu einer Zunahme der Stimuli und fördern somit ihre eigene Ausschüttung. Von **Steuerung** (**A1**) spricht man, wenn die Hormonausschüttung unabhängig von den Hormonwirkungen beeinflusst wird. Auf die Hormondrüsen können mehrere unabhängige steuernde und regelnde Stimuli einwirken.

Eine **verminderte Hormonwirkung** (blaue Pfeile) kann auf einer *gestörten Hormonsynthese und -speicherung* (z. B. durch genetische Defekte) beruhen. Auch Störungen des Transports innerhalb der synthetisierenden Zellen oder der Ausschüttung sind mögliche Ursachen (**A5**). Zu einem Hormonmangel kann es außerdem kommen, wenn die Hormondrüsen für die Bedürfnisse des Organismus nicht ausreichend stimuliert werden (**A1**), wenn die hormonproduzierenden Zellen nicht empfindlich genug auf die Stimuli reagieren (**A4**) oder wenn nicht genügend hormonproduzierende Zellen vorhanden sind (Hypoplasie, Aplasie, z. B. nach Zerstörung durch Autoimmunkrankheiten, Infektionen, Ischämie; **A2**).

Auch *zu schnelle Inaktivierung* oder beschleunigter Abbau der Hormone kommen als Ursache in Frage. Bei Hormonen, die an Plasmaproteine gebunden werden (**A7**), hängt die Wirkungsdauer vom Anteil des gebundenen Hormons ab: In gebundener Form entfalten die Hormone einerseits keine Wirkung, entziehen sich andererseits jedoch dem Abbau.

Einige Hormone müssen an ihrem Wirkort zunächst in die wirksame Form konvertiert werden (**A8**). Ist diese *Konversion* nicht möglich, z. B. aufgrund von Enzymdefekten, bleibt das Hormon wirkungslos. Schließlich kann die Hormonwirkung auch aufgrund einer *Unempfindlichkeit der Zielorgane* (z. B. infolge defekter bzw. blockierter Hormonrezeptoren oder fehlerhafter intrazellulärer Transmission) oder aufgrund einer *Funktionsunfähigkeit der Zielzellen* bzw. -organe ausbleiben (**A9**).

Als Ursache **gesteigerter Hormonwirkungen** (violette Pfeile) kommt zum einen eine *erhöhte Hormonausschüttung* in Frage. Diese kann auf dem übermäßigen Einfluss einzelner Stimuli beruhen (**A1**), auf erhöhter Empfindlichkeit (**A4**) oder zu großer Anzahl hormonproduzierender Zellen (Hyperplasie, Adenome; **A2**). Auch die Produktion von Hormonen in entdifferenzierten Tumorzellen außerhalb der Hormondrüse (ektopische Hormonproduktion; **A3**) kann zu Hormonüberschuss führen. Endokrin besonders häufig aktiv ist das kleinzellige Bronchialkarzinom.

Eine gesteigerte Hormonwirkung ist auch dann zu erwarten, wenn die Hormone *zu langsam abgebaut* oder inaktiviert werden (**A7**; z. B. bei Insuffizienz der inaktivierenden Organe Niere und Leber). Der Abbau kann durch Bindung an Plasmaproteine verzögert werden, wobei der proteingebundene Anteil allerdings auch keine Wirkung entfaltet (s. o.).

Schließlich kann die Hormonwirkung durch *Überempfindlichkeit der Erfolgsorgane* verstärkt werden (zu viele oder zu empfindliche Hormonrezeptoren), durch gesteigerte intrazelluläre Transmission oder Überfunktion der hormonempfindlichen Zellen (**A9**). Schließlich können Hormonrezeptoren durch Autoantikörper blockiert oder aktiviert werden.

Das **klinische Bild**, d. h. die Summe der pathophysiologischen Veränderungen im Organismus, ist Folge der herabgesetzten oder gesteigerten hormonspezifischen Wirkungen.

A. Hormonüberschuss und -mangel als krankmachendes System (Übersicht)

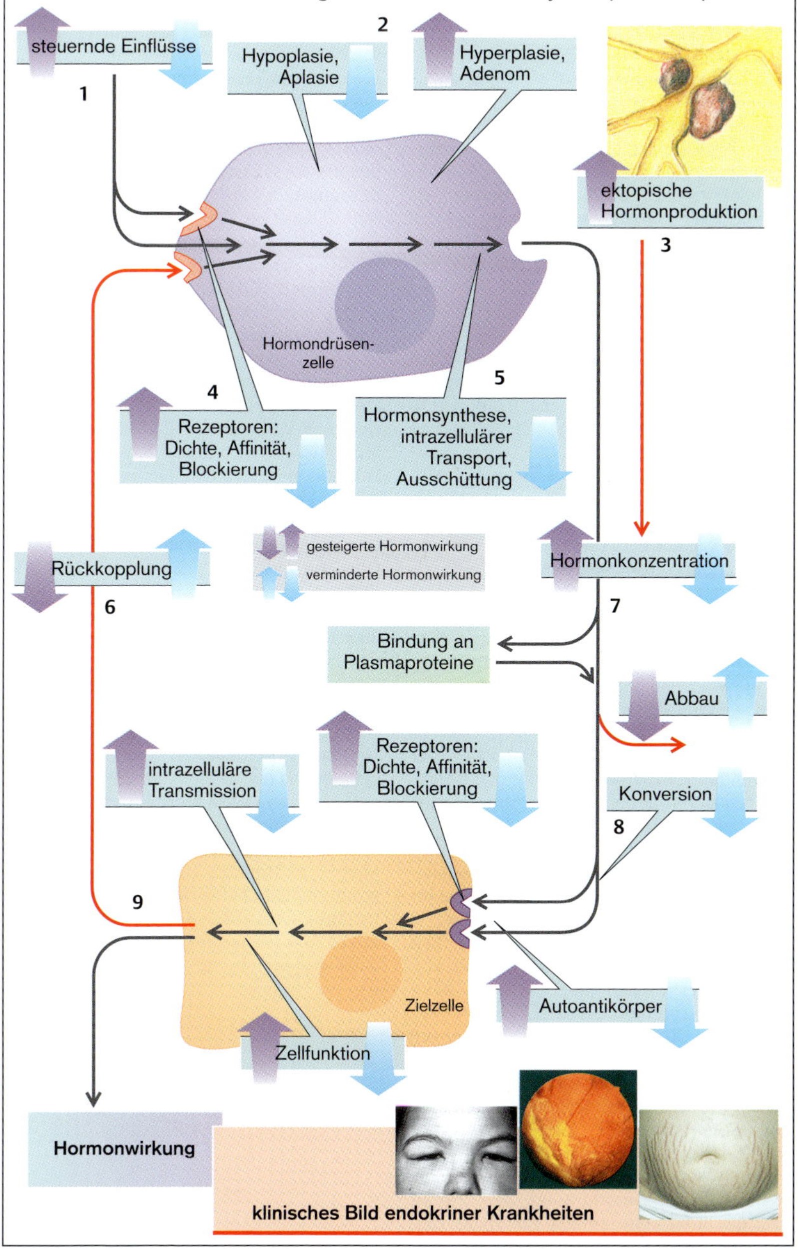

Hormone sind meist Teil von Regelkreisen. Die Störung eines Elements in einem solchen Regelkreis führt zu charakteristischen Veränderungen der anderen Elemente.

Hypophysen-unabhängige Hormonausschüttung: Die Hormonausschüttung aus Hypophysen-unabhängigen Hormondrüsen wird in der Regel durch diejenigen Parameter reguliert, die von dem betreffenden Hormon beeinflusst werden: Das Hormon wirkt auf Zielorgane, deren Funktionen wiederum zu einer Verminderung der Stimuli für die Hormonfreisetzung führen (*Regelkreis mit negativer Rückkopplung*). Als Beispiel dient die Ausschüttung von Insulin (**A1**): Eine erhöhte Plasmaglucosekonzentration stimuliert die Ausschüttung von Insulin, dessen Wirkungen auf die Zielorgane, z. B. die Leber (Steigerung der Glykolyse und des Glykogenaufbaus, Hemmung der Gluconeogenese), zu einer Senkung der Plasmaglucosekonzentration führen.

Eine für die Plasmaglucosekonzentration **inadäquat hohe Ausschüttung** von Insulin (**Hyperinsulinismus**) führt zur *Hypoglykämie*. Ursache kann neben einem insulinproduzierenden Tumor eine Vermaschung von Regelkreisen sein: Auch einige Aminosäuren stimulieren die Insulinausschüttung, und einige Wirkungen des Insulins (Stimulation der Proteinsynthese, Hemmung der Proteolyse) zielen auf eine Senkung der Plasmakonzentration von Aminosäuren ab. Ein gestörter Abbau von Aminosäuren, z. B. bei Vorliegen eines Enzymdefekts, kann daher über Anstieg der Aminosäurekonzentration im Blut und folgende Stimulation der Insulinausschüttung eine Hypoglykämie auslösen (**A2**).

Bei **defekter Hormondrüse** (**A3**) sind Hormonspiegel und damit Hormonwirkungen herabgesetzt. In unserem Beispiel führt eine Insuffizienz der B-Zellen zur *Hyperglykämie*.

Auch bei **herabgesetzter Ansprechbarkeit der Zielorgane** (**A4**) kommt es zu einer verminderten Hormonwirkung. Auf diese Weise kann eine Leberinsuffizienz zur Hyperglykämie führen, die Hormonkonzentrationen im Plasma sind dabei erhöht. Allerdings kann der gestörte Abbau von Aminosäuren bei Leberinsuffizienz über Hyperaminoazidämie und Stimulation der Insulinausschüttung auch eine Hypoglykämie auslösen (s. o., **A2**).

Durch Hypothalamus und Hypophyse gesteuerte Hormonausschüttung: Bei Hormonen, die unter dem Einfluss von Hypothalamus und Hypophyse stehen, ist die Hormonkonzentration im Plasma eine geregelte Größe (**B1**). Im Hypothalamus werden *Liberine* (Releasing-Hormone, RH) gebildet, welche in der Hypophyse die Freisetzung von *Tropinen* bewirken. Diese stimulieren die Ausschüttung des jeweiligen Hormons in der Peripherie. Das Hormon und z. T. die durch das Hormon erzielten Wirkungen hemmen schließlich die Freisetzung von Liberinen im Hypothalamus und von Tropinen in der Hypophyse (z. B. Regulation der Cortisolfreisetzung aus der Nebennierenrinde durch Corticotropin Releasing Hormon CRH und adrenocorticotropes Hormon ACTH **B**).

Eine herabgesetzte Ausschüttung peripherer Hormone kann auf einen Funktionsverlust in Hypothalamus, Hypophyse oder peripherer Hormondrüse zurückgehen. Primäre Ursache einer gesteigerten Ausschüttung peripherer Hormone kann eine inadäquat hohe orthotope oder ektope (S. 282 **A3**) Ausschüttung von Liberinen, Tropinen oder peripheren Hormonen sein.

Bei einer **gesteigerten Ausschüttung von Liberinen** (**B2**) sind die Konzentrationen von Liberinen (z. B. CRH), Tropinen (z. B. ACTH) und des peripheren Hormons erhöht.

Liegt eine primäre **Steigerung der Tropinausschüttung** vor, sind die Konzentrationen des Tropins (z. B. ACTH) und des peripheren Hormons erhöht, die Liberinkonzentrationen (z. B. CRH) jedoch verringert (**B3**).

Bei primär **gesteigerter Ausschüttung des peripheren Hormons** ist die Ausschüttung der Liberine und Tropine unterdrückt (**B4**).

In analoger Weise führt ein primärer **Mangel** an Liberinen zu einem Mangel an Tropinen und peripheren Hormonen, ein primärer Mangel an Tropinen zu herabgesetzter Ausschüttung peripherer Hormone bei gesteigerter Ausschüttung von Liberinen und ein primärer Mangel an peripheren Hormonen zu einer gesteigerten Ausschüttung von Liberinen und Tropinen.

A. Störungen einfacher endokriner Regelkreise

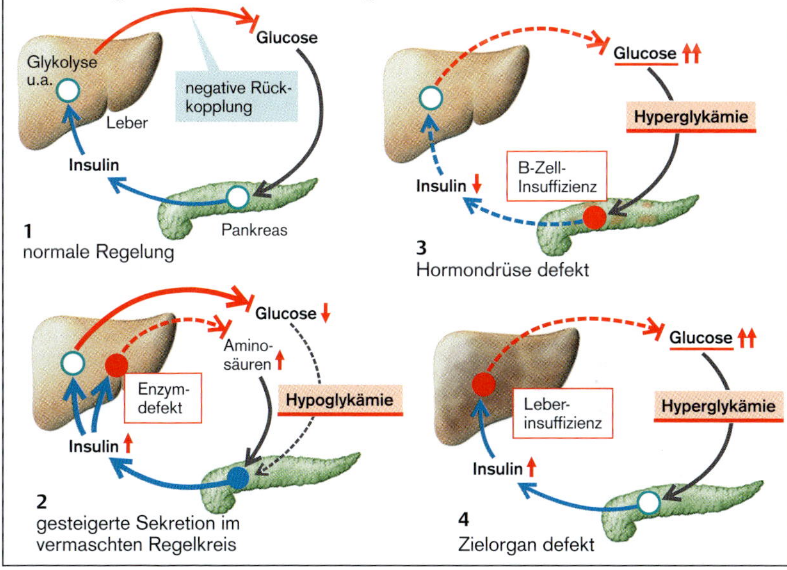

B. Störungen Hypothalamus-geregelter Hormone

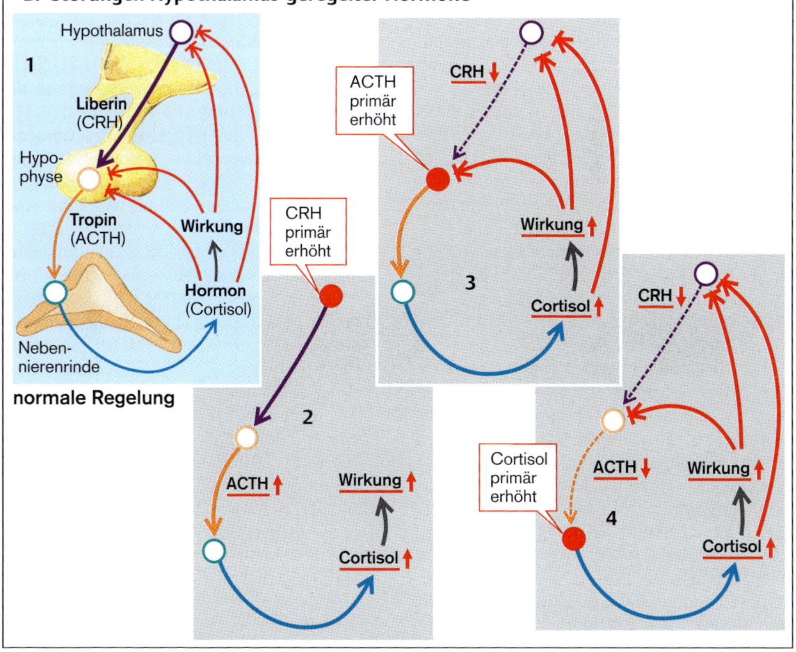

Das **antidiuretische Hormon** (**ADH = Adiuretin = Vasopressin**) wird in den Nuclei supraopticus und paraventricularis des Hypothalamus gebildet und über Axone in den Hypophysenhinterlappen transportiert. Die ADH-Ausschüttung wird durch Hyperosmolarität (Zellschrumpfung) und eine herabgesetzte Füllung der Vorhöfe des Herzens (Blutvolumenmangel), Blutdruckabfall, Übelkeit, Hypoglykämie, Glucocorticoidmangel, Stress, Angst, und sexuelle Erregung sowie durch Angiotensin II, Dopamin sowie einige Pharmaka bzw. Toxine (z. B. Nicotin, Morphin, Barbiturate) stimuliert. Hemmend wirken eine verstärkte Vorhofdehnung sowie GABA, Alkohol und Kälte.

ADH verursacht über den V_2-Rezeptor und cAMP den Einbau von Wasserkanälen (Aquaporin 2) in die luminale Membran von distalem Tubulus und Sammelrohr der Niere und fördert so die *Wasserresorption*. ADH stimuliert auch die tubuläre Resorption von Na^+ und Harnstoff. Hohe ADH-Konzentrationen führen über den V_1 Rezeptor zu *Vasokonstriktion*, hepatischer Glykogenolyse und Ausschüttung von Corticotropin (ACTH).

Ein **ADH-Überschuss** (**A1**) beruht häufig auf gesteigerter ADH-Bildung im *Hypothalamus*, z. B. bei *Stress*. ADH kann ferner ektopisch von *Tumoren* (v. a. kleinzelligen Bronchialkarzinomen) oder bei Erkrankungen der Lunge gebildet werden. Folge ist eine verminderte Wasserausscheidung (**Oligurie**). Die dadurch starke Konzentrierung schlecht löslicher Harnbestandteile kann zu *Harnsteinen* führen (Urolithiasis). Gleichzeitig sinkt die extrazelluläre Osmolarität (**hypotone Hyperhydratation**) und es kommt zur Zellschwellung. Dabei ist v. a. die Entwicklung eines *Hirnödems* bedrohlich (S. 384). ADH trägt ferner zu Volumenretention, Hyponatriämie und Ödembildung (S. 250) bei Schwangerschaft (S. 126), Herzinsuffizienz (S. 238) und Leberzirrhose (S. 128) bei.

Ein **ADH-Mangel** (**A2**) tritt bei verminderter Ausschüttung auf, wie etwa bei genetisch bedingtem *zentralem Diabetes insipidus*, bei Zerstörung der Neurone (z. B. durch *Autoimmunerkrankungen*) oder bei sonstigen Schädigungen des Hypothalamus. Die ADH-Ausschüttung wird u. a. durch Kälte und Alkohol gehemmt. Die ADH-Wirkung in der Niere kann auch bei normaler ADH-Sekretion ausbleiben, z. B. aufgrund genetisch defekter Rezeptoren oder Wasserkanäle sowie beeinträchtigter Konzentrierungsfähigkeit der Niere (S. 100), wie etwa bei K^+-Mangel, Ca^{2+}-Überschuss und Entzündungen im Nierenmark (*renaler Diabetes insipidus*). Als Folge herabgesetzter ADH-Ausschüttung oder -Wirkung werden große Mengen wenig konzentrierten Harns ausgeschieden, was zu einer **hypertonen Dehydratation** (s. a. S. 132) und zur *Zellschrumpfung* führt. Die Patienten müssen die renalen Wasserverluste durch vermehrtes Trinken (Polydipsie) kompensieren. Sind auch die im Hypothalamus gelegenen Osmorezeptoren zerstört, dann geht der ADH-Mangel mit einer Hypodipsie einher und die hypertone Dehydratation ist besonders massiv. Bei der *psychogenen Polydipsie* ist die ADH-Ausschüttung wegen des Wasserüberschusses gehemmt; im Gegensatz zum primären ADH-Mangel liegt hierbei eine *hypotone Hyperhydratation* vor.

Prolactin

Prolactin (**B**) wird im Hypophysenvorderlappen gebildet. Berührung der Brustwarze der laktierenden Frau, Orgasmus, sowie Östrogene (Schwangerschaft) fördern die Prolactinausschüttung. Ebenfalls stimulierend wirken Thyroliberin (TRH), Endorphine, vasoaktives intestinales Peptid (VIP), Oxytocin und Angiotensin II, Stress, NREM-Schlaf und Hypoglykämie. Dopamin (D_2-Rezeptoren) hemmt die Prolactinausschüttung. Da Prolactin den Dopaminumsatz im Hypothalamus steigert, hemmt es somit seine eigene Freisetzung („kurze Rückkopplung“). Glucocorticoide und T_3, T_4 sind schwache Hemmer der Prolaktinausschüttung.

Prolactin stimuliert Wachstum und Differenzierung der Brustdrüse sowie die *Milchproduktion*. Es hemmt nicht die basale, wohl aber die pulsatile Ausschüttung der Gonadotropine (LH und FSH, S. 300). Außerdem hemmt es die zelluläre Glucoseaufnahme und die zelluläre Immunabwehr.

Ein **Prolactinüberschuss** (**B**) kann durch hormonproduzierende *Tumoren* entstehen, durch Stress, Zufuhr *antidopaminerger Medikamente*, Niereninsuffizienz (gestörter Abbau) und Leberzirrhose (Dopaminmangel). *Hypothyreose* steigert über verstärkte TRH-Sekretion die Prolactinausschüttung. Folgen sind **Milchfluss** (Galaktorrhö) und eine Hemmung der Gonadotropinausschüttung mit **Hypogonadismus**, Amenorrhö, Libido- und Potenzverlust.

A. ADH-Überschuss und ADH-Mangel

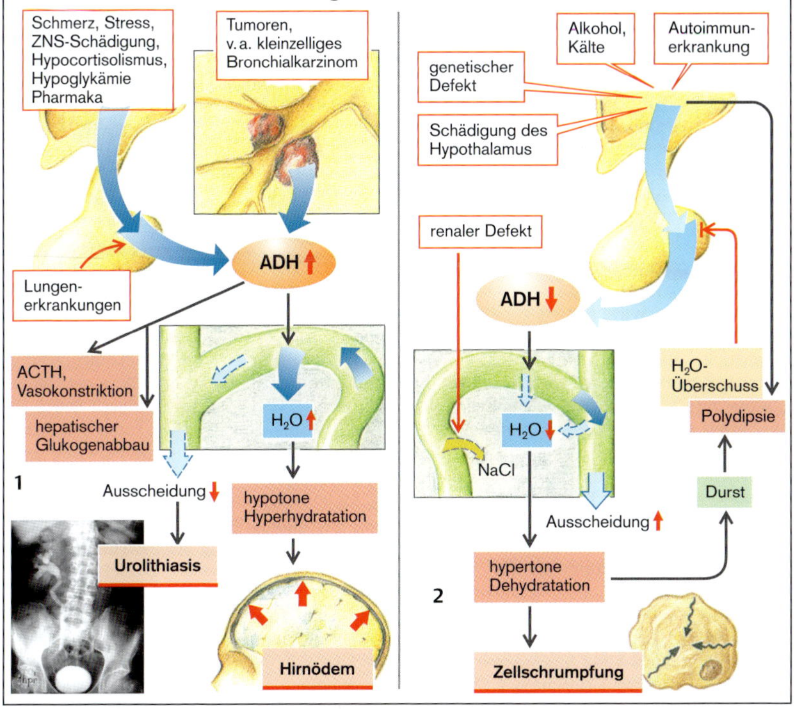

B. Prolactinüberschuss

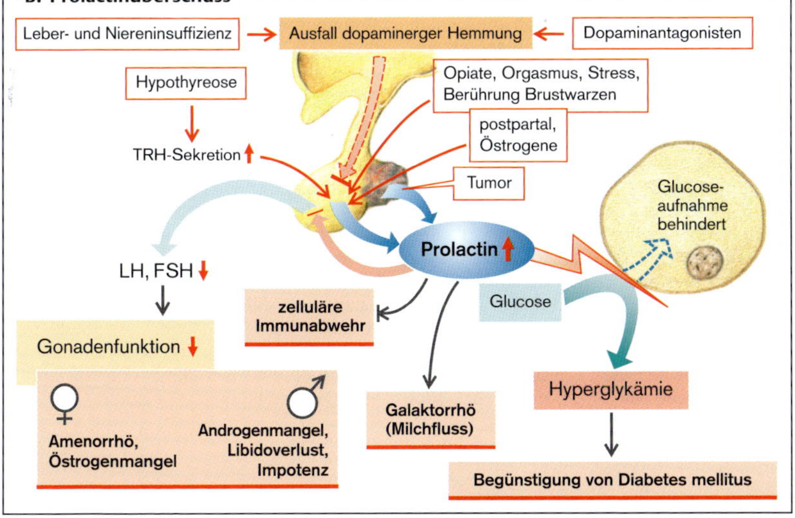

Die normalerweise pulsatile Freisetzung von **Somatotropin** (growth hormone, **GH**) im Hypophysenvorderlappen wird durch *Somatoliberin* (GHRH, fördernd) und *Somatostatin* (SIH, hemmend) reguliert. Die Somatotropinausschüttung wird stimuliert durch Aminosäuren (v. a. Arginin), Hypoglykämie, Ghrelin, Glukagon, Östrogene, Dopamin, α-adrenerge Stimulation und Stress. Hemmend wirken Hyperglykämie, Hyperlipidazidämie, Adipositas, Kälte, Glucocorticoide, β-adrenerge Stimulation und IGF-1 (insulin like growth factor 1). Die Somatotropinausschüttung nimmt mit zunehmendem Alter steil ab.

Somatotropin wirkt z. T. über Stimulation der Bildung (v. a. in der Leber) von IGF-1. Somatotropin stimuliert die Proteinsynthese und Lipolyse und *hemmt die Aufnahme von Glucose* in Fett- und Muskelzellen. Somatotropin fördert die *Erythropoetinbildung sowie* die renale Retention von Na^+, K^+ und Phosphat. Außerdem fördert es das Knochenwachstum (vor dem Schluss der Epiphysenfugen somit das Längenwachstum) sowie das *Wachstum von Weichteilen*. Somatotropin fördert T-Zell-Proliferation, IL-2-Bildung und die Aktivität von natürlichen Killerzellen, zytotoxischen T-Zellen und Makrophagen. Damit stärkt es die Immunabwehr. Östrogene hemmen die hepatische Bildung von IGF-1 und mindern damit auch die Somatotropin-Wirkungen.

Ein **Überschuss an Somatotropin** beruht meist auf einer *unkontrollierten Bildung des Hormons*, z. B. durch ein Hypophysenadenom oder, in seltenen Fällen, durch einen ektopischen Tumor. Ebenfalls selten liegt die Ursache in einer *gesteigerten Stimulation der Hormonsynthese durch Somatoliberin*. Schließlich kann *„therapeutische" Verabreichung von Somatotropin* (z. B. Doping) einen iatrogenen Somatotropinüberschuss erzeugen (**A1**).

Ein massiver Somatotropinüberschuss führt vor Schluss der Epiphysenfugen zu **Riesenwuchs** bis zu 2,60 m, danach zu Verbreiterung von Backenknochen, Supraorbitalwülsten, Mandibula, Füßen und Händen (**Akromegalie**), zu **Knorpelwachstum** (mit Arthrosis deformans) und zur **Verkalkung von Knorpel und Bandscheiben** (**A2**). Gleichzeitig nehmen auch Weichteile wie Zunge, Herz, Leber, Nieren, Schilddrüse, Speicheldrüsen und Haut an Größe zu (**A3**). Hält die Vaskularisierung bei Zunahme der Herzgröße nicht Schritt, droht Mangeldurchblutung (**Angina pectoris**, S. 232). Relativ häufig (30 %) entwickelt sich eine **arterielle Hypertonie**. Die Verdickung der Haut geht mit einer Zunahme der Schweiß- und Talgsekretion einher. Durch Kompression des N. medianus kann es zu einem **Karpaltunnelsyndrom** kommen. Die herabgesetzte Glucoseaufnahme in periphere Zellen begünstigt die Entwicklung einer **Hyperglykämie** (**A4**), wobei sich in einigen Fällen ein *Diabetes mellitus* entwickeln kann. Die gesteigerte enterale Absorption führt zu einem **Calciumüberschuss**, der eine *Hyperkalzurie* nach sich zieht (**A5**). Folge einer Hyperkalzurie kann das Ausfallen von Calciumsalzen im Urin sein (Nephrolithiasis, S. 130). Schließlich begünstigt ein Somatotropinüberschuss die Entwicklung von Kolonpolypen und **Tumoren**.

Bei Vorliegen eines Somatotropin-produzierenden Hypophysentumors ist häufig die Sella turcica verbreitert, durch Druck auf das Chiasma opticum (**A6**) können **Gesichtsfeldausfälle** auftreten (typischerweise eine sog. Scheuklappenblindheit, S. 352). Verdrängung von anderen endokrinen Zellen kann zu Gonadotropinausfall und in der Folge zu Amenorrhö, Libido- und Potenzverlust führen (**A7**). Umgekehrt können Somatotropin-produzierende Tumoren auch andere Hormone, wie etwa Prolactin, ausschütten (S. 286).

Ein **Somatotropinmangel** kann *genetisch bedingt* sein, oder Folge einer *Schädigung der hormonproduzierenden Zellen* (z. B. Tumoren, Blutungen, Bestrahlungen), einer *herabgesetzten hypothalamischen Stimulation* oder einer *Hemmung der Ausschüttung* (Cortisol, Hypothyreose). Die Somatotropinwirkung kann durch *Östrogene*, Mangelernährung, Insulinmangel, Niereninsuffizienz und Entzündungsmediatoren abgeschwächt sowie durch genetische Rezeptordefekte (Laronzwerge) unterbunden werden. Tritt Somatotropinmangel vor Schluss der Epiphysenfugen auf, entsteht ein sog. **hypophysärer Kleinwuchs** mit Mikropenis, hoher Stimme, Zunahme von Fettgewebe und Neigung zu Hypoglykämie. Beim Erwachsenen fördert Somatotropinmangel Abnahme von Muskelmasse, Zunahme von Fettgewebe, Hyperlipidämie, Arteriosklerose, Schwächung des Immunsystems, Entmineralisierung des Knochen und psychische Störungen (Depression, soziale Isolation).

A. Somatotropinüberschuss

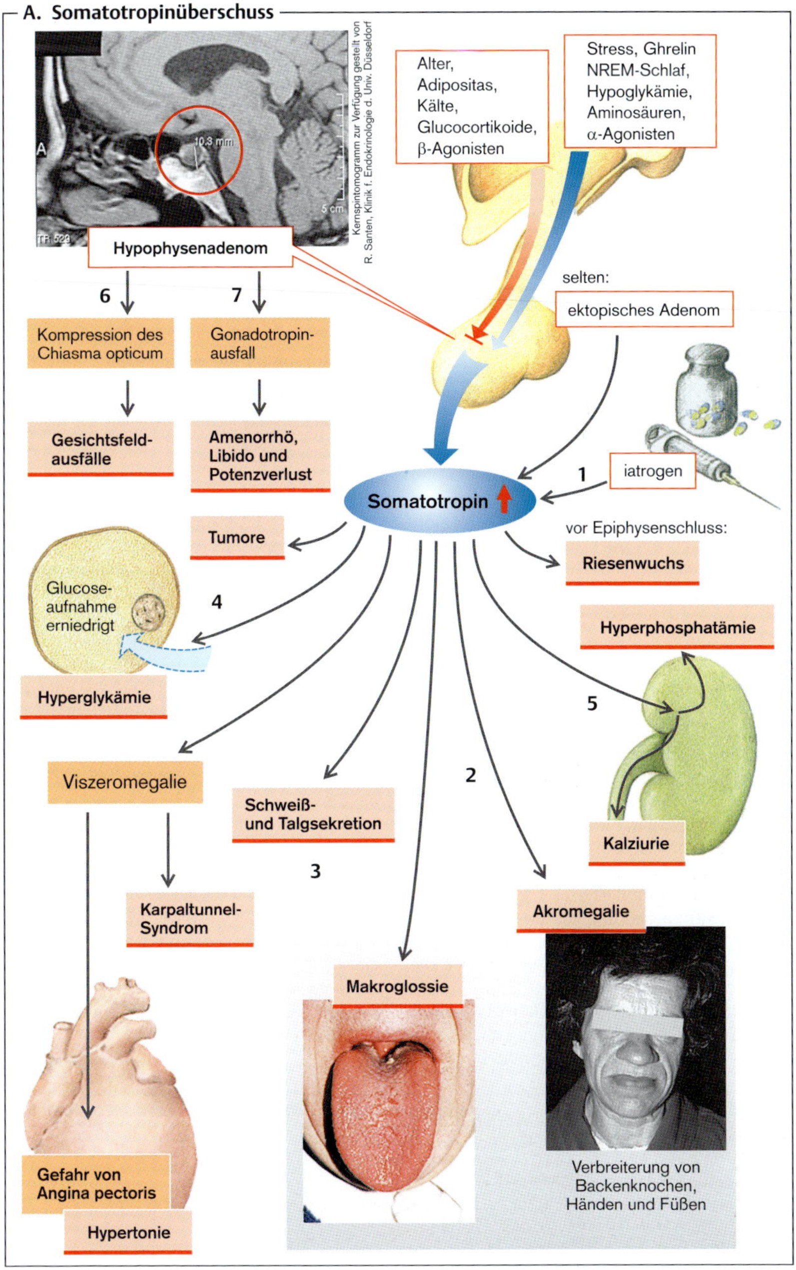

In der Nebennierenrinde-(NNR) werden **Glucocorticoide** (Zona fasciculata, v. a. Cortisol), **Mineralocorticoide** (Zona glomerulosa, v. a. Aldosteron) sowie **Androgene** (v. a. Dehydroepiandrosteron), **Gestagene** und **Östrogene** (Zona reticularis) gebildet. Die Hormone werden v. a. in der Leber inaktiviert.

Alle NNR-Hormone (s. a. S. 298 ff.) werden aus **Cholesterin** synthetisiert. Der Transport von Cholesterin in die Mitochondrien und die folgende Umwandlung in Pregnenolon kann bei einem Mangel an StAR (steroidogenic acute regulatory protein) beeinträchtigt sein. Für die Bildung der einzelnen Hormone sind mehrere Enzyme erforderlich, die bei genetischen Defekten ausfallen können.

Die Enzymdefekte mindern die Synthese der Enzymprodukte und damit auch der „nach" dem betroffenen Katalyseschritt gebildeten Hormone. Allerdings führt eine verminderte Glucocorticoidsynthese zu **enthemmter Bildung von Corticoliberin (CRH) und von Corticotropin** (adrenocorticotropes Hormon, **ACTH**). ACTH stimuliert das Wachstum der Nebennierenrinde, die Freisetzung von Cholesterin und die Expression mehrerer Enzyme zur Synthese der NNR-Hormone. Daher steigen die Konzentrationen von Enzymsubstraten, ihren Vorstufen und Metaboliten, also von Steroiden „vor" dem Enzymdefekt. Diese Steroide weisen z. T. hormonelle Wirkungen auf, d. h. glucocorticoide (blau), mineralocorticoide (grün), androgene (rot), gestagene (braun) und östrogene (violett) Wirkungen (S. 294, 298 und 302). Je nachdem, welche hormonelle Aktivität die jeweiligen Produkte, Substrate, Vorstufen und Metabolite aufweisen, kann es bei einem bestimmten Enzymdefekt also zu verminderter (↓) oder gesteigerter (↑) Hormonwirkung kommen (s. Tabelle).

So kann die Stimulation der NNR-Hormon-Produktion durch Corticotropin (ACTH) die Glucocorticoidproduktion trotz Enzymdefekt (annähernd) normalisieren. Häufiger jedoch nimmt die Glucocorticoidwirkung ab (S. 274). Je nach Enzymdefekt kann die mineralocorticoide Wirkung gesteigert oder vermindert werden (S. 294 ff.). Bei Überschuss an gestagen wirksamen Metaboliten kann deren schwache antimineralocorticoide Wirkung Natriurese auslösen (S. 302). Einige Enzymdefekte steigern die Konzentration androgen wirksamer Metabolite, mit entsprechenden Folgen für die Sexualentwicklung (S. 298, 304). Beim 3β-Hydroxydehydrogenase-Defekt (**A3**) ist die Bildung von Androgenen für eine normale männliche Sexualentwicklung zu gering, für eine normale weibliche Sexualentwicklung zu hoch. Eine Einschränkung der Sexualhormonproduktion in der NNR beeinträchtigt jedoch in der Regel die sexuelle Entwicklung nicht, da die Sexualhormone normalerweise vorwiegend in den Gonaden gebildet werden.

Der häufigste Enzymdefekt ist der **Mangel an 21β-Hydroxylase**: Durch den Enzymmangel ist die Umwandlung von Progesteron in 11-Desoxycorticosteron und von 17-Hydroxyprogesteron in 11-Desoxycortisol beeinträchtigt (**A5**). Abhängig davon, wie stark die Enzymaktivität eingeschränkt ist, kommt es zu mäßigem bis stark ausgeprägtem Cortisolmangel. Die vermehrte Bildung von Androstendion und Testosteron führt zur *Virilisierung bei Mädchen* und zur vorzeitigen Entwicklung männlicher Geschlechtsmerkmale (*Pseudopubertas praecox*) bei Jungen (**adrenogenitales Syndrom**, s. a. S. 298). Diese Wirkungen sind schon bei der Geburt erkennbar, da die Androgene bereits intrauterin vermehrt gebildet werden.

In der Peripherie (v. a. Leber) kann eine 11β-Hydroxysteroiddehydrogenase (11βHSD) Typ I aus dem inaktiven Cortison das aktive Cortisol bilden. Umgekehrt inaktiviert eine 11β-HSD Typ II Cortisol zu Cortison. Die 11βHSD Typ II verhindert normalerweise eine Aktivierung von Mineralocorticoid-Rezeptoren durch Cortisol. Ist sie defekt, übt Cortisol mineralocorticoide Wirkung aus (S. 296).

Enzymdefekt (A 1 – 7)	androgene	glucocorticoide	mineralcorticoide Wirkung
1 20,22-Desmolase (CYPP11A1, StAR)	↓	↓	↓
2 17α-Hydroxylase (CYP17)	↓	↓	↑
3 3β-Hydroxydehydrogenase (3β-HSD 2)	↑ (♀) ↓ (♂)	↓	↓
4 Aromatase (CYP 19)	(↓)	-	-
5 21β-Hydroxylase (CYP21A2)	↑	↓	↓
6 11β-Hydroxylase (CYP11B1)	↑	↓	↑
7 Aldosteronsynthase (CYP11B2)	–	–	↓

A. Enzymdefekte der Bildung der Nebennierenrindenhormone

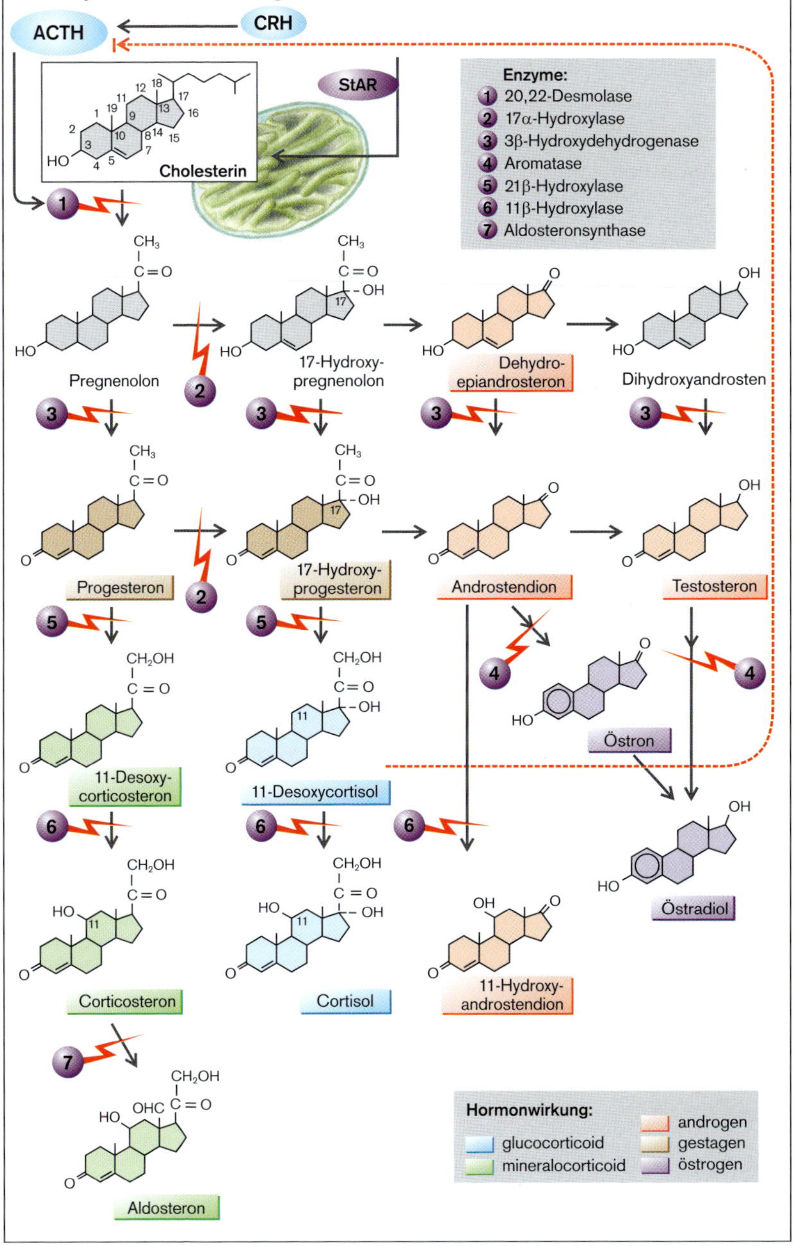

Die **Glucocorticoide** dienen v. a. der Anpassung von Stoffwechsel, Kreislauf, Blut, Immunsystem usw. an Stress, also massive physische oder psychische Belastung. Die **Mineralocorticoide** greifen durch renale Retention von Na^+ und Eliminierung von K^+ und anderen Ionen in den Mineral- und Wasserhaushalt ein (Wirkmechanismen S. 272).

Die **Ausschüttung von Glucocorticoiden** (z. B. Cortisol) wird durch Corticotropin (adrenocorticotropes Hormon, **ACTH**) aus der Hypophyse reguliert, das seinerseits unter der Kontrolle von Corticoliberin (Corticotropin-Releasing-Hormon, **CRH**) aus dem Hypothalamus steht (**A**). Wichtigster Stimulus zur Freisetzung von CRH und damit von ACTH und Cortisol ist Stress. Weitere Stimulatoren sind Adrenalin, ADH, Histamin, Pyrogene, Schmerzen, Blutdruckabfall und Hypoglykämie (**A1**). CRH und ACTH werden in Schüben (pulsatil, ca. 4/h) ausgeschüttet. Die Ausschüttung von Cortisol ist in den frühen Morgenstunden am höchsten und sinkt während des Tages langsam ab (Tagesrhythmus, **A2**). Sie wird durch Morphine gehemmt.

Ein **Überschuss an Glucocorticoiden** ist häufig *iatrogen* bedingt (therapeutische Zufuhr von Glucocorticoiden zur Immunsuppression, **A4**). Er kann jedoch auch Folge eines hormonproduzierenden *Tumors* in der Nebenniere oder in einem anderen Organ (v. a. kleinzelliges Bronchialkarzinom, **A3**) sein (Morbus Cushing, S. 294). Auch eine übermäßige *Stimulierung der Nebenniere* durch ACTH kann zugrunde liegen (sekundäre Cushing-Syndrome, z. B. bei Hypophysentumor, anderweitig gesteigerter CRH-Ausschüttung oder ektopischer Bildung von ACTH oder selten von CRH).

Wichtigster Stimulus für die **Ausschüttung des Mineralocorticoids** Aldosteron ist Angiotensin II, das bei herabgesetztem renalem Perfusionsdruck (u. a. durch Hypovolämie) über das Renin-Angiotensin-System vermehrt gebildet wird (**A5**). Die Aldosteronausschüttung wird ferner durch ADH gefördert, dessen Sekretion ebenfalls von Angiotensin II stimuliert wird. Sie wird durch Hyperkaliämie, und in geringerem Ausmaß durch ACTH, Serotonin und Endothelin gesteigert, sowie durch Dopamin und atrialen natriuretischen Faktor (ANF) gehemmt. Ein selektiver **Überschuss an Mineralocorticoiden** ist meist *sekundäre* Folge gesteigerter Reninausschüttung: Bei Hypovolämie (z. B. bei Dehydratation) ist die vermehrte Aldosteronausschüttung für die Volumenregulation adäquat, für den K^+-Haushalt hingegen in aller Regel zu hoch. Die „Vermaschung" der Regelkreise für Plasmavolumen und Kalium (S. 284) führt so bei Hypovolämie regelmäßig zur Hypokaliämie. Auch bei normalem oder erhöhtem Blutvolumen kann die renale Perfusion beeinträchtigt und damit die Reninausschüttung erhöht sein, wie bei einigen Nierenerkrankungen (S. 124). Bei herabgesetzter Pumpleistung des Herzens (S. 238) oder bei peripherer Vasodilatation (z. B. Sepsis, Leberinsuffizienz; S. 128) kann der Blutdruck nur durch massive Aktivierung des Sympathikus aufrechterhalten werden, mit folgender renaler Vasokonstriktion, Reninausschüttung und Hyperaldosteronismus. Als weitere Ursache kommen aldosteronproduzierende *Tumoren* in der Nebenniere (Conn-Syndrom) in Frage. Schließlich kann die Hemmung (z. B. durch Glycyrrhizinsäure aus Lakritze) oder ein genetischer Defekt (apparent mineralocorticoid excess) der 11β-Hydroxysteroid-Dehydrogenase Typ II (S. 290) gesteigerte mineralocorticoide Wirkung nach sich ziehen. Das Enzym wird normalerweise in den Zielzellen von Aldosteron gebildet und inaktiviert dort Cortisol, das ebenfalls in den Mineralocorticoid-Rezeptor passt, aber wegen seiner Inaktivierung nicht mineralocorticoid wirksam ist, obwohl es hundertfach höhere Plasmakonzentrationen aufweist als Aldosteron. Sehr hohe Cortisolkonzentrationen sättigen die 11β-Hydroxysteroid-Dehydrogenase und die inkomplette Cortisol-Inaktivierung führt ebenfalls zu inadäquater Aktivierung des Mineralocorticoidrezeptors.

Ein **Mangel an NNR-Hormonen** (**B**) kann Folge eines Ausfalls der Nebenniere (Morbus Addison, S. 296; z. B. bei genetischen Defekten, Autoimmunadrenalitis, Tuberkulose, Metastasen, operativer Entfernung) oder von Enzymdefekten in der NNR-Hormon-Synthese sein (S. 290). Darüber hinaus kann eine mangelhafte Stimulation durch ACTH vorliegen, z. B. bei Schädigung der Hypophyse oder des Hypothalamus. Die Aldosteronausschüttung kann schließlich auch infolge einer Hypokaliämie oder einer herabgesetzten Angiotensin-II-Bildung verringert sein.

A. Ursachen von Cortisol- und Aldosteronüberschuss

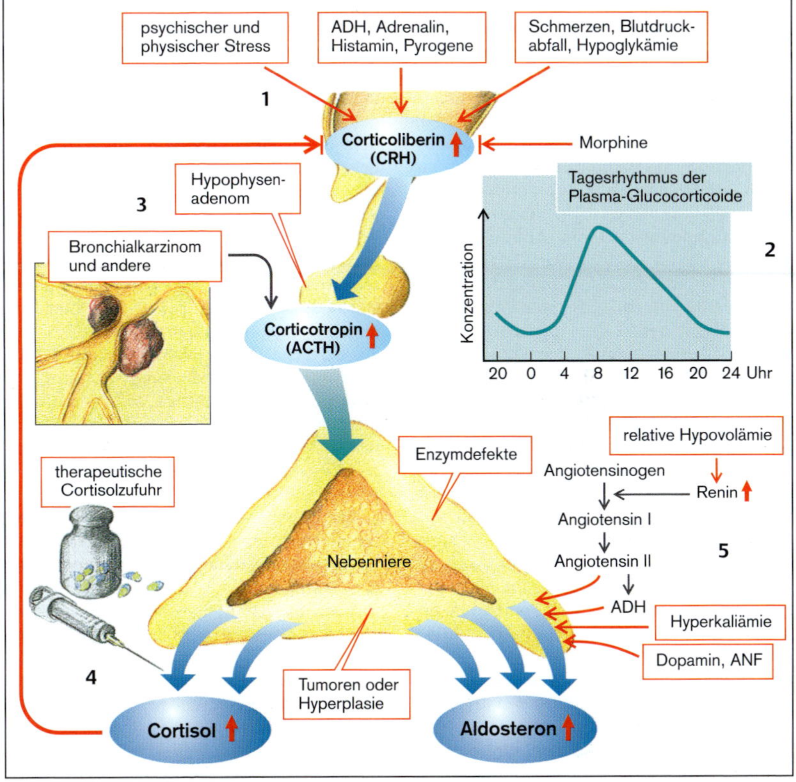

B. Ursachen von Cortisol- und Aldosteronmangel

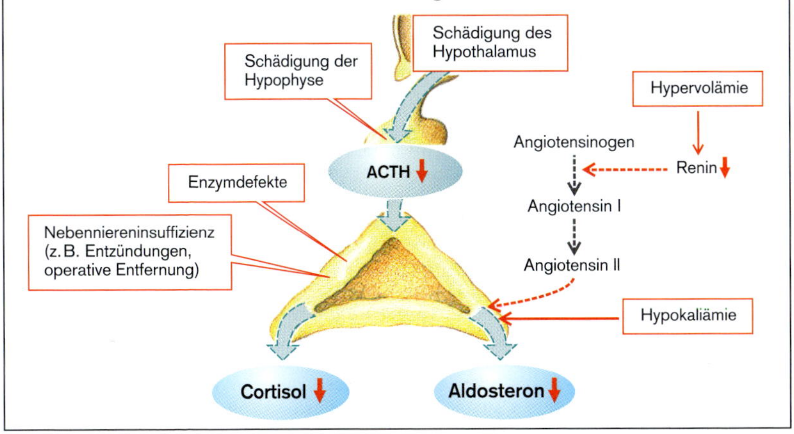

Glucocorticoide (v. a. Cortisol) *stimulieren die-Gluconeogenese* in der Leber und *hemmen die peripher-zelluläre Glucoseaufnahme*. Sie stimulieren die Lipolyse, den Abbau von Proteinen in der Peripherie und die Bildung von Plasmaproteinen (u. a. Angiotensinogen, Gerinnungsfaktoren) in der Leber. Sie steigern die Zahl neutrophiler Granulozyten und Thrombozyten, mindern die Zahl eosinophiler Granulozyten und Monozyten und fördern die Apoptose von T-Lymphozyten. U. a. über Hemmung der Transkriptionsfaktoren AP1 und NFκB hemmen sie die Bildung von Entzündungsmediatoren, wie die von Interleukin 1 und 6, TNF (tumor necrosis factor), Bradykinin, Serotonin, Histamin und PAF (platelet-activating factor). Über Hemmung der Phospholipase A2 mindern sie die Bildung von Prostaglandinen und Leukotrienen. Sie hemmen die Migration von Leukocyten und Makrophagen. Sie wirken *immunsuppressiv* und entzündungshemmend (*antiphlogistisch*). Sie behindern die Kollagensynthese und Wundheilung, fördern die Blutgerinnung und die pulmonale Surfactant-Synthese, stimulieren die Sekretion von Säure und Pepsin und drosseln die Schleimproduktion im Magen. Im Auge steigern sie Kammerwasser-Sekretion und Innendruck. Sie steigern die glomuläre Filtrationsrate (GFR) und die renale Ausscheidung von Ca^{2+} und Phosphat. Sie mindern die intestinale Ca^{2+} Absorption und fördern den Knochenabbau. Sie hemmen die ADH-Ausschüttung, sensibilisieren Herz und Gefäße für Catecholamine und steigern Noradrenalinfreisetzung und neuronale Erregbarkeit. Schließlich beeinflussen sie Emotionen.

Mineralocorticoide (v. a. Aldosteron) fördern die renale Retention von Na^+ und Wasser und steigern den Blutdruck. Sie stimulieren die renale Eliminierung von K^+, Mg^{2+} und H^+ und die zelluläre Kaliumaufnahme. Auch Cortisol kann mineralocorticoid wirken, wird aber in den Zielzellen der Mineralocorticoide weitgehend inaktiviert (S. 292). Mineralocorticoide stimulieren bei gleichzeitigem Salzüberschuss u. a. in Herz und Gefäßen die Bildung von TGFβ (tumor growth factorβ) und PAI-1 (plasminogen activator inhibitor 1) und fördern damit u. a. die Bildung von Bindegewebe. Neben Mineralo- und Glucocorticoiden wird in der Nebenniere u. a. schwach androgen wirkendes **Dehydroepiandrosteron** (**DHEA**) gebildet, die Vorstufe der steroidalen Sexualhormone.

Bei einem **Überschuss an Glucocorticoiden** begünstigen die Stoffwechselwirkungen die Entwicklung eines Diabetes mellitus (**Steroiddiabetes**; **A2**; S. 312 ff). Die bei der verstärkten Lipolyse anfallenden freien Fettsäuren werden in der Leber teilweise als VLDL in das Blut abgegeben (**A3**) oder zu Ketonkörpern umgewandelt. Durch unterschiedliche Empfindlichkeit des peripheren Fettgewebes für Glucocorticoide und Insulin kommt es zur **Umverteilung von Fettgewebe** mit Stammfettsucht, Büffelnacken und Vollmondgesicht. Der periphere Proteinabbau (**A5**) führt zu **Muskelschwund**, **Osteoporose** (Abbau der Knochengrundsubstanz), **Striae distensae** (Abbau von Unterhautbindegewebe) und **Purpura** (erhöhte Brüchigkeit der Gefäße). Durch Einschränkung der Reparation ist die **Wundheilung** verzögert. Die Wirkung auf den Knochen wird durch $CaHPO_4$-Mangel und Hemmung der Somatotropin-Ausschüttung S. 288) verschärft und hat bei Kindern **Wachstumsverzögerungen** zur Folge. Die Wirkungen auf das Blut steigern u. a. die **Gerinnungsbereitschaft** (**A6**). Die geschwächte Immunabwehr begünstigt das Auftreten von **Infektionen** (**A4**). Die Sensibilisierung des Kreislaufs für Catecholamine bewirkt u. a. eine Steigerung der Herzkraft sowie periphere Vasokonstriktion und führt damit zu **Hypertonie** (**A7**), die im Verein mit Hyperlipidämie und gesteigerter Gerinnungsbereitschaft die Entwicklung von *Atherosklerose*, *Thrombose* und *Gefäßverschlüssen* fördert (**A6**). Durch Stimulation der Salzsäure- und Pepsinsekretion und Hemmung der Schleimsekretion im Magen kommt es zu **Magen- und Duodenalulzera** (**A8**). Die Wirkungen auf das Nervensystem können ein sog. **endokrines Psychosyndrom** auslösen.

Eine **gesteigerte mineralocorticoide Wirkung** führt über Hypervolämie zu *Hypertonie* sowie über Hypokaliämie, Hypomagnesiämie und Alkalose zu *erhöhter neuromuskulärer Erregbarkeit* (**A10**) mit Störungen der Erregungsbildung und -leitung im Herzen. Gesteigerte Bildung von TGFβ und PAI-1 begünstigen die Entwicklung von Proteinurie, sowie Fibrosierung und Verkalkung von Niere, Herz und Gefäßen.

Ein **Überschuss an Androgenen** (**A9**) kann bei der Frau zur Vermännlichung und Amenorrhö (*Virilismus*), beim männlichen Kind zu beschleunigtem Auftreten männlicher Geschlechtsmerkmale (*Pseudopubertas praecox*) führen (S. 298).

A. Folgen und Symptome von NNR-Hormon-Überschuss

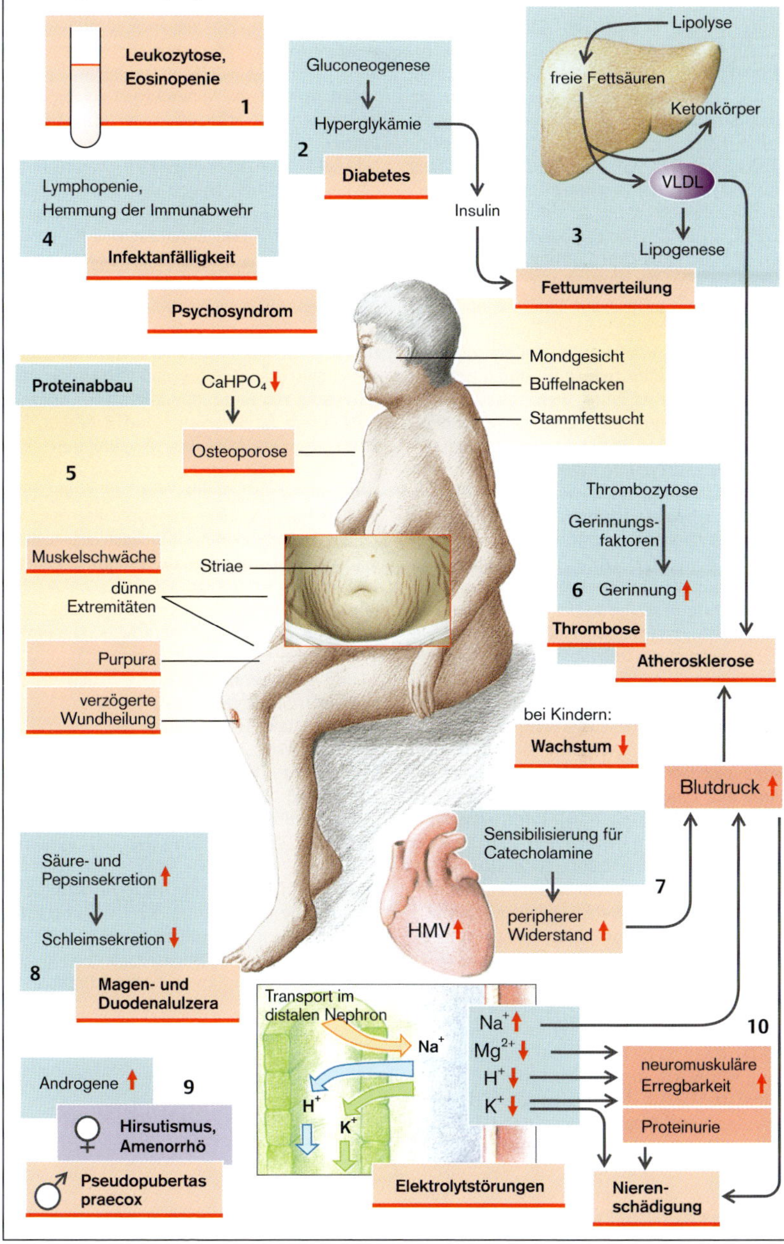

Zur Wirkung der Nebennierenrinden-(NNR-) Hormone s. S. 294.

Bei einem **Mangel an Glucocorticoiden** kommt es wegen der ungehemmten Glykolyse und der herabgesetzten Gluconeogenese häufig zur **Hypoglykämie** (**A1**). Diese ist bei *sekundärem Mangel* an NNR-Hormonen aufgrund einer Hypophyseninsuffizienz besonders ausgeprägt, da dann gleichzeitig auch die Sekretion von Somatotropin vermindert ist und dessen hyperglykämische Wirkung (S. 288) ausbleibt. Die Hypoglykämie aktiviert den Sympathikus und hemmt die Ausschüttung von Insulin und damit auch dessen bremsenden Einfluss auf Lipolyse und Proteinabbau. Die herabgesetzte lipolytische und proteolytische Wirkung von Cortisol wird durch die verminderte Insulin- und die gesteigerte Adrenalinwirkung mehr als ausgeglichen. Folgen sind also gesteigerte **Lipolyse** und **Proteinabbau** mit entsprechendem Gewichtsverlust. Weitere Wirkungen der gesteigerten Adrenalinausschüttung sind **Tachykardie** und **Schweißausbruch** (**A2**). Die verminderte Catecholaminempfindlichkeit von Herz und Gefäßen führt trotz Adrenalinausschüttung zu einem **Blutdruckabfall**. Aufgrund der verminderten Salzsäuresekretion werden oral aufgenommene Erreger im Magen weniger effizient vernichtet und verursachen häufiger **Magen-Darm-Infektionen** (**A6**). Folgen sind Durchfälle und Erbrechen mit entsprechenden Wasser- und Elektrolytverlusten. Die fehlende Glucocorticoidwirkung auf die blutbildenden Zellen führt zur *Neutropenie*, *Eosinophilie* und *Lymphozytose* (**A4**). Weitere Symptome sind Müdigkeit und Kraftlosigkeit. Die Zielzellen steigern jedoch bei anhaltendem Cortisolmangel ihre Empfindlichkeit und zögern so das Auftreten der Symptome hinaus.

Bei **primärer Nebennierenrindeninsuffizienz** (**Morbus Addison**) führt die herabgesetzte negative Rückkopplung von Cortisol zu einer massiven Steigerung der Synthese von *Proopiomelanocortin*, der Vorstufe von Corticotropin (adrenocorticotropes Hormon, ACTH). Folge ist nicht nur eine gesteigerte Bildung von ACTH, sondern auch von α-Melanotropin (α-MSH). α-MSH und auch ACTH selbst bewirken eine **Braunfärbung der Haut** (**A3**), die dem Morbus Addison den Namen „Bronze-Krankheit“ eingebracht hat. Bei einseitigem Fehlen der Nebennierenrinde erzwingt ACTH eine Hypertrophie der intakten Nebenniere. Fehlen beide Nebennieren, kann ACTH sogar eine ektopische Bildung von NNR-Hormonen bewirken, die jedoch in aller Regel nicht ausreicht. Bei **sekundärer NNR-Insuffizienz** ist die Hautpigmentierung wegen Mangel an MSH und ACTH herabgesetzt.

Ein **Mangel an Mineralocorticoiden** führt zu renalen Salzverlusten sowie zu renaler Retention von K^+, Mg^{2+} und H^+ (**A5**). Auch die Na^+-Resorption in Schweißdrüsen und Darm ist beeinträchtigt. Folgen sind Kochsalzmangel, **hypotone Dehydratation**, **Hypovolämie**, **Blutdruckabfall** und Zunahme des intrazellulären Volumens (S. 132 ff.). Der Blutdruckabfall kann eine Abnahme der Nierendurchblutung und der glomerulären Filtrationsrate nach sich ziehen mit einem Anstieg der Kreatininkonzentration im Plasma. Auch ist infolge der eingeschränkten Nierenperfusion die Ausschüttung von Renin und folglich die Konzentration von Angiotensin I und II erhöht. Die Stimulation der ADH-Ausschüttung durch Angiotensin II trägt zur Hypoosmolarität bei. Die Retention von K^+, Mg^{2+} und H^+ führt über Hyperkaliämie, Hypermagnesiämie und Azidose zu herabgesetzter neuromuskulärer Erregbarkeit sowie zu Störungen der Erregungsbildung und -leitung im Herzen (**A8** und S. 134 ff.). Die Flüssigkeitsverluste ziehen eine **Gewichtsabnahme** nach sich, arterielle Hypotonie setzt die Leistungsfähigkeit herab.

Ein **Androgenmangel** äußert sich v. a. in spärlicher Schambehaarung sowie in Muskelschwund und Libidoverlust (**A7**). Allerdings hat beim Mann der Ausfall adrenaler Androgene keine Folgen, solange die Testosteronproduktion im Hoden normal ist.

Eine akute Verschärfung der Symptomatik führt zur sog. **Addison-Krise** mit extremer Schwäche, Blutdruckabfall, Tachykardie, Durchfall, Hypoglykämie, Hyponatriämie, Hyperkaliämie und Oligurie. Sie ist häufig Folge eines Infektes, der normalerweise, nicht jedoch beim Addison-Patienten, zu einer gesteigerten Ausschüttung von Cortisol führt.

A. Folgen und Symptome von NNR-Hormon-Mangel

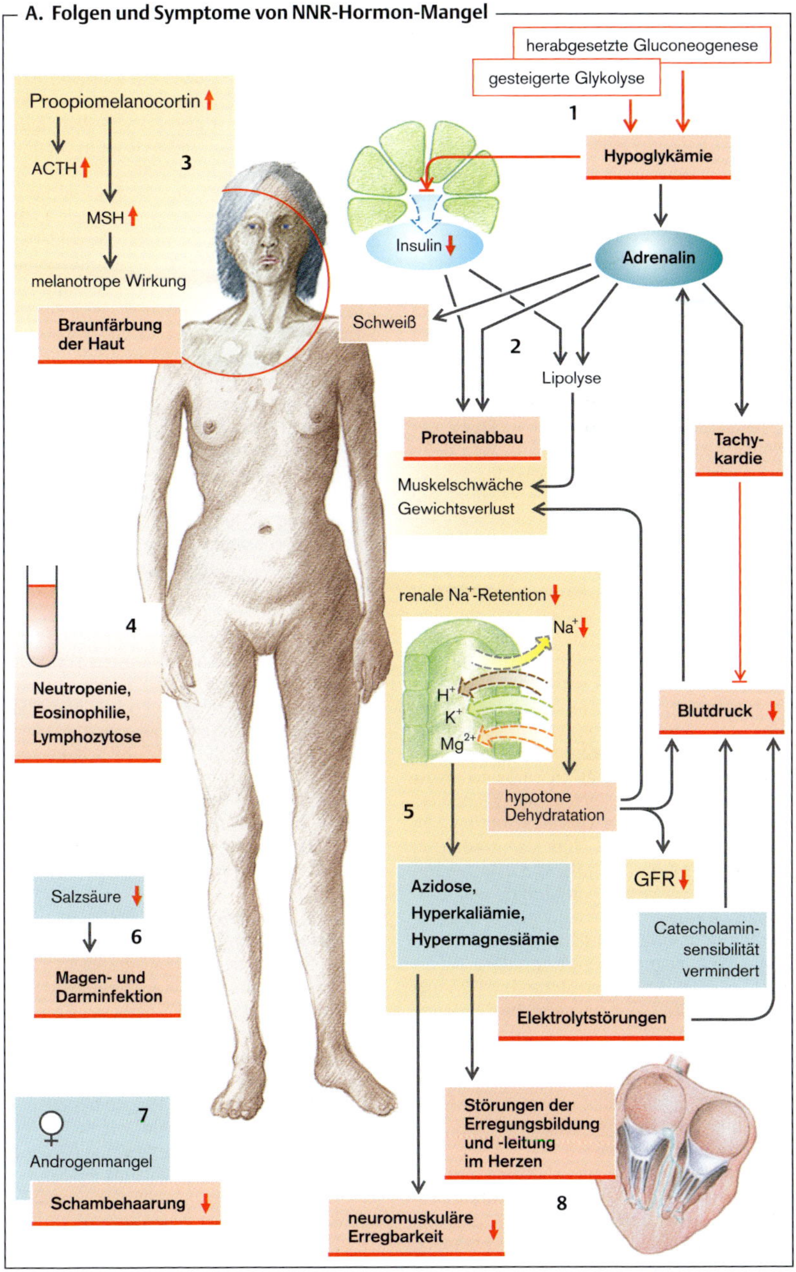

Stimuliert durch pulsatile hypothalamische Ausschüttung von Gonadoliberin (GnRH) werden im Hypophysenvorderlappen *Follitropin* (follikelstimulierendes Hormon, **FSH**) und *Lutropin* (luteotropes Hormon, **LH**) abgegeben (**A1**). Die pulsatile Gonadotropin-Sekretion wird durch Leptin gefördert und durch *Prolactin* gehemmt (S. 286). LH fördert in den Leydig-Zwischenzellen des Hodens (**A2**) die Ausschüttung von *Testosteron*, das rückkoppelnd die Freisetzung von GnRH und LH hemmt. Aus Testosteron bildet eine 5α-Reduktase Dihydrotestosteron (5-α-DHT) und eine Aromatase Östradiol. FSH fördert in den Sertoli-Zellen des Hodens (**A3**) die Bildung von *Inhibin*, das die FSH-Ausschüttung hemmt, sowie von *Androgen-bindendem Protein* (ABP).

Testosteron fördert die Entwicklung der Wolff'schen Gänge zu Epididymis, Vasa deferentia und Samenblasen. 5-α-DHT fördert das *Wachstum von Prostata, Penis, Urethra und Skrotum*. Testosteron und FSH sind beide für die *Bildung und Reifung der Spermien* notwendig. Testosteron (bzw. 5-α-DHT) steigert die *Sekretionstätigkeit von Prostata* (Minderung der Ejakulatviskosität) *und Samenblase* (Beimengung von Fructose und Prostaglandinen), die Sekretionstätigkeit der Talgdrüsen und Schweißdrüsen in den Achselhöhlen und im Genitalbereich, die Hautdicke, die Pigmentierung des Skrotums, die Erythropoese, das *Kehlkopfwachstum* (Stimmbruch) sowie die *Behaarung* von Scham, Achselhöhlen, Brust und Bart. Es fördert *Libido* und *aggressives Verhalten*. Es bewirkt renale Retention von Elektrolyten, senkt die Blutkonzentration an HDL (S. 262 f.) und beeinflusst die Fettverteilung. Durch Förderung von Muskel- und Knochenwachstum (Proteinaufbau), Längenwachstum und Mineralisierung des Knochens sowie Verschluss der Epiphysenfugen beeinflusst es *Körpergröße und Statur*. Die Wirkung auf den Knochen wird teilweise durch Bildung von Östradiol aus Testosteron (Aromatase, s. S. 290) vermittelt. Ein genetischer Defekt der Aromatase führt daher zu eunuchidalem Hochwuchs und Osteoporose. Testosteron (bzw. 5-α-DHT) ist schließlich für *männlichen Haarausfall* erforderlich.

Eine **herabgesetzte Ausschüttung von Androgenen** kann auf gestörter pulsatiler Ausschüttung von *GnRH* beruhen (Schädigung des Hypothalamus durch Tumoren, Strahlung, Entzündung, Durchblutungsstörungen, genetische Defekte, psychische und physische Belastung, Leptinmangel [Abmagerung], Prolaktin). Anhaltend hohe Konzentrationen an GnRH(-Analoga) mindern die Gonadotropinausschüttung durch Down-Regulation der Rezeptoren. Weitere Ursachen von Androgenmangel sind *Schädigung* der Hypophyse (Traumen, Infarkte, Autoimmunerkrankungen, Tumoren, Hyperplasien) oder des Hodens (genetisch, schwere Allgemeinerkrankungen). Die Androgenwirkung kann durch *Enzymdefekte in der Hormonsynthese* (z. B. genetischer 5α-Reduktasemangel, S. 290), oder *Defekt des Testosteronrezeptors* beeinträchtigt sein. Bei Leberinsuffizienz führt der verzögerte Abbau von Androstendion zur gesteigerten Bildung von Östrogenen, die das Brustwachstum stimulieren (Gynäkomastie) und über Hemmung der LH-Ausschüttung die gonadale Testosteronproduktion reduzieren.

Folgen mangelhafter Testosteronwirkung sind beim ♂ Fetus eine **fehlende sexuelle Differenzierung** (S. 304), beim Jugendlichen das Ausbleiben von Stimmbruch und männlicher Körperbehaarung, verlangsamtes Knochenwachstum, aber letztlich Überlänge der Extremitäten durch verzögerten Schluss der Epiphysenfugen (eunuchoider Hochwuchs). Weitere Folgen (auch beim Erwachsenen) sind **Infertilität**, Verminderung von Libido und Aggressivität, eine geringere Muskel- und Knochenmasse und ein leicht abgesenkter Hämatokrit. Bei ♀ fehlt die weibliche Scham- und Achselbehaarung.

Ursachen von Androgenüberschuss sind *Enzymdefekte in der Steroidhormonsynthese* (→adrenogenitales Syndrom, S. 290), *Testosteron-produzierende Tumoren* oder *iatrogene Zufuhr* (**A2**).

Folgen von Testosteronüberschuss sind **männliche Geschlechtsdifferenzierung** und Behaarung auch bei der Frau, gesteigerte Erythropoese, Muskel- und Knochenmasse, Libido und Aggressivität. Hemmung der Gonadotropinausschüttung führt zu Amenorrhö (♀) und **eingeschränkter Fertilität** (♂ und ♀).

Die **generative Funktion des Hodens** kann auch ohne erkennbare Störungen der Sexualhormone beeinträchtigt sein, wie bei fehlendem Hodendeszensus (*Kryptorchismus*), genetischen Defekten oder Schädigung des Hodens (z. B. Entzündungen, Bestrahlung, Durchblutungsstörungen durch Venenvarizen).

A. Androgenüberschuss und -mangel

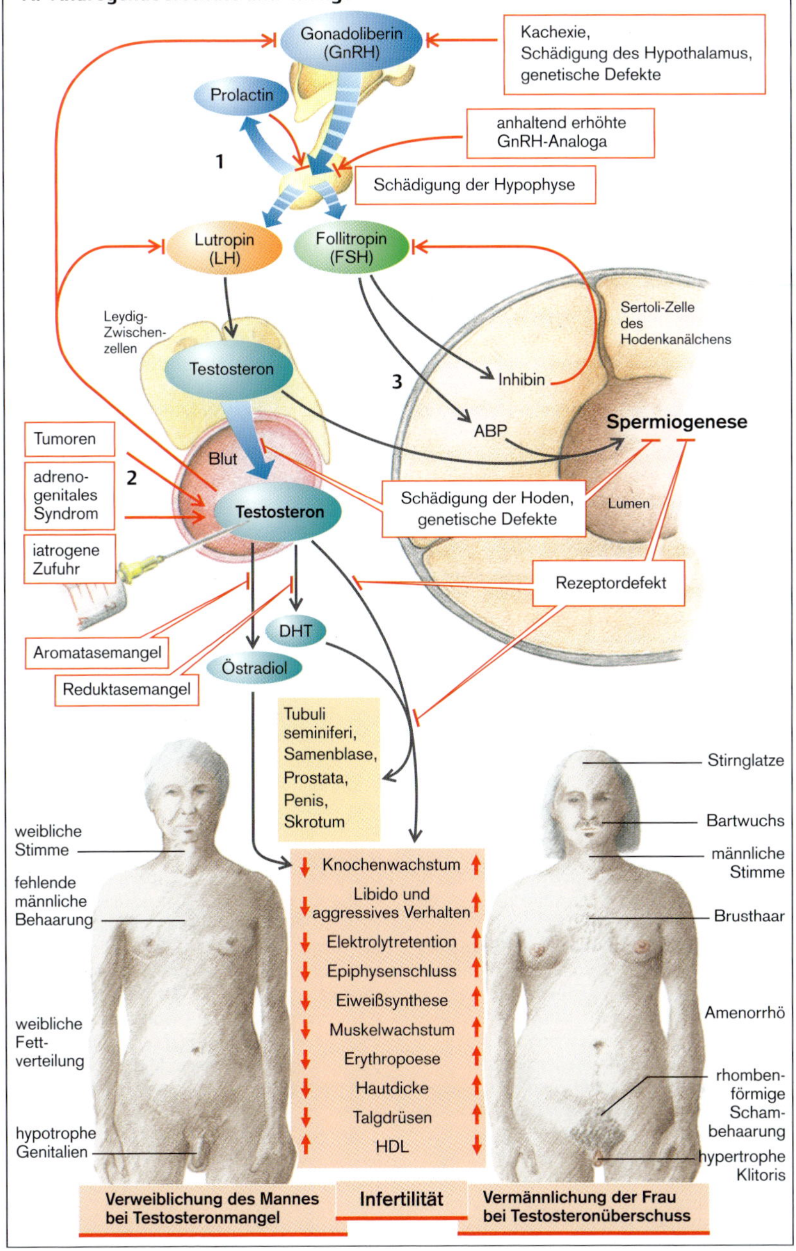

Die Gonadotropine Follitropin (FSH) und Lutropin (LH) werden, stimuliert durch hypothalamisches Gonadoliberin (GnRH) im Hypophysenvorderlappen (HVL) pulsatil ausgeschüttet (**A1**, s. a. S. 298). Sie sind für die Reifung der Follikel und eine zeitlich koordinierte Bildung weiblicher Sexualhormone erforderlich: **FSH** fördert im weiblichen Organismus die Reifung der Follikel und die Östrogenproduktion in den Granulosazellen (**A2**). Die **Östrogene** (v. a. Östradiol, aber auch Östron und Östriol) stimulieren die weitere Ausschüttung von Gonadotropinen (positive Rückkopplung), bis die Reifung eines Follikels zum Eisprung und zur Bildung des Corpus luteum führt (**A3**). Die vom Corpus luteum unter dem Einfluss von **LH** gebildeten **Gestagene** (Progesteron) sowie nach dem Eisprung auch die Östrogene hemmen die weitere Ausschüttung von Gonadotropinen. Deren Konzentration sinkt nach dem Eisprung wieder ab, mit einiger Verzögerung auch die der Östrogene und Gestagene (**A4**). Dieser Zyklus dauert ca. 28 Tage, wobei die Spanne zwischen Menstruation und Ovulation variabel ist. Die Granulosazellen bilden außer Östrogenen *Inhibin* und *Activin*, die Theka- und Stromazellen bilden die Androgene *Androstendion* und *Testosteron* (Wirkungen s. S. 298). Activin fördert, Inhibin hemmt die FSH-Ausschüttung. Die Wirkung von Activin wird durch Follistatin gehemmt. Im Ovar werden ferner Relaxin (Aufweichung von cervix uteri und Symphyse) und Oxytocin (auch aus der Neurohypophyse; stimuliert Kontraktionen von Uterus und myoepithelialen Zellen der Milchdrüsen, fördert Zuneigung) gebildet. *Leptin* fördert, und *Prolactin* hemmt die pulsatile Ausschüttung der Gonadotropine. Prolactin mindert ferner die Ansprechbarkeit des Ovars für Gonadotropine.

Ursachen von **Überschuss** an ♀ Sexualhormonen sind exogene Zufuhr (Ovulationshemmer), Tumoren und Entzündungen des Gehirns. Der FSH-Rezeptor kann durch massiv gesteigerte TSH-Konzentrationen (z. B. bei Hypothyreose, s. S. 306) stimuliert werden.

Ein **Mangel** an Östrogenen und Gestagenen ist häufig *Folge herabgesetzter GnRH-Ausschüttung* bei massiver physischer oder psychischer Belastung (z. B. Mangelernährung, inflammatorische Darmerkrankungen, Malabsorption [u. a. Leptinmangel], Niereninsuffizienz, schwere Allgemeinerkrankungen, Hochleistungssport, Stress). Noradrenalin, Dopamin, Serotonin und Endorphine hemmen die GnRH-Sekretion (**A1**).

Nicht nur reduzierte, auch *anhaltend hohe Konzentrationen an GnRH(-Analoga)* senken die Gonadotropinausschüttung (Down-Regulation der GnRH-Rezeptoren). Die Gonadotropinausschüttung kann durch *Schädigungen der Hypophyse* (Blutungen, Ischämie, Entzündungen, Verletzungen), Verdrängung Gonadotropin-produzierender Zellen durch *Tumoren* oder Hemmung durch *gesteigerte Sexualhormonkonzentrationen* (Ovulationshemmer, androgen wirksame Anabolika, Tumoren, adrenogenitales Syndrom, S. 290) in Mitleidenschaft gezogen werden.

Bei gesteigerter ovarieller Androgenproduktion wird die Ausschüttung von FSH gehemmt und so die Follikelreifung unterbunden; es entstehen *polyzystische Ovarien*. Bei FSH-Mangel häufen sich Androgene und Gestagene an. Bei Androgenüberschuss und Fettsucht werden Androgene im Fettgewebe zu Östrogenen umgewandelt, die über Stimulation der LH-Ausschüttung die weitere Bildung ovarieller Androgene fördern.

Die Gonadotropinausschüttung wird durch Prolactin gehemmt (z. B. bei Zufuhr antidopaminerger Medikamente; S. 286). Ferner kann die Gonadotropinsekretion bei Schädigung des Hypothalamus (Schädel-Hirn-Traumata, Anlage- und Reifungsstörungen, Bestrahlungen, Tumoren, degenerative oder entzündliche Erkrankungen) und bei Synthesedefekten vermindert sein.

Die Bildung von Östrogenen und/oder Gestagenen kann bei *Ovarialinsuffizienz* (gestörte Entwicklung [S. 282], Schädigung z. B. durch Bestrahlung, Zytostatika) oder inadäquate Reifung der Follikel bzw. Umwandlung in das Corpus luteum (*Corpus-luteum-Insuffizienz*) beeinträchtigt sein. Ein Östrogenmangel kann auch Folge eines *Enzymdefektes* sein. Beim *Resistant-ovary-syndrome* sind die Ovarien gegenüber der Wirkung von Gonadotropinen refraktär. Als Ursachen kommen defekte Rezeptoren und inaktivierende Antikörper in Frage; Folge ist ein Mangel an Östrogenen trotz gesteigerter Gonadotropinausschüttung.

Bei etwa 50-jährigen Frauen kommt es zunächst zu anovulatorischen Zyklen und später zur Abnahme der ovariellen Östradiolbildung (bei gesteigerter LH- und FSH-Ausschüttung) und letztlich zu endgültiger Einstellung der Menstruationen (Menopause).

A. Ausschüttung weiblicher Sexualhormone

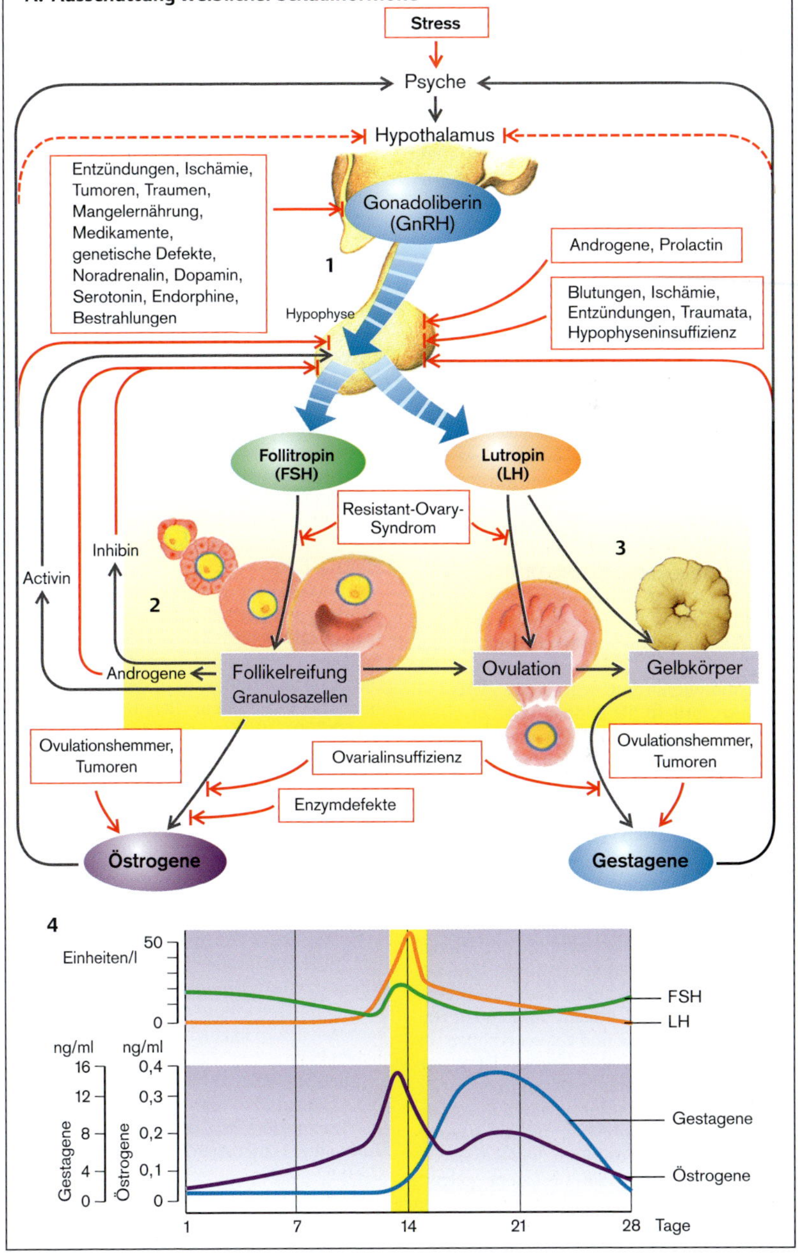

Östrogene

Östrogene fördern die **Entwicklung der weiblichen Geschlechtsmerkmale**, d. h. die Umwandlung der Müller-Gänge in Eileiter, Gebärmutter und Scheide, sowie die Entwicklung sekundärer Geschlechtsmerkmale (z. B. Mammae und weibliche Fettverteilung). Zur Stimulation der Scham- und Achselbehaarung benötigen die Östrogene die Kooperation mit den Androgenen. Östrogene beeinflussen ferner die **psychische Entwicklung zur Frau**.

Bei geschlechtsreifen Frauen fördern Östrogene im **Uterus** die Proliferation der Uterusschleimhaut. In **Zervix und Vagina** verringern sie die Viskosität des Zervixschleims, und steigern die Proliferation sowie die Abschilferung von Vaginalepithel, dessen Glykogen von der Vaginalflora zu Milchsäure abgebaut wird. Der dadurch gesenkte pH hemmt das Vordringen pathogener Keime. In den **Milchdrüsen** fördern Östrogene die Ausbildung von Drüsenschläuchen. Weiterhin fördern sie den **Proteinaufbau** und steigern die Bildung von **HDL** (high density lipoproteins) und **VLDL** (very low density lipoproteins). Umgekehrt senken sie die Konzentrationen der **LDL** (low density lipoproteins) und setzen damit das Arterioskleroserisiko herab. Östrogene steigern andererseits die **Gerinnungsbereitschaft des Blutes**. Sie bewirken Elektrolytretention in der **Niere**, stimulieren die Calcitriol-(1,25$(OH)_2D_3$)-Synthese, fördern die Bildung von Osteoblasten und hemmen die Bildung von Osteoklasten. Sie fördern damit Aufbau und Mineralisierung des **Knochens** (S. 142). Bei Kindern fördern sie Knochenwachstum und -reifung und beschleunigen den Epiphysenschluss.

Gestagene (Progesteron)

Im **Uterus** fördern Gestagene die Reifung und Sekretionstätigkeit der Uterusschleimhaut und mindern die Kontraktilität der Uterusmuskulatur. Bei Abfall der Östrogen- und Gestagenkonzentration gegen Ende des Zyklus wird die Uterusschleimhaut abgestoßen (Regelblutung). In **Zervix und Vagina** erhöhen Gestagene die Viskosität des Zervixschleims, verengen den Muttermund und hemmen die Eileitermotilität. Außerdem hemmen sie die Proliferation und Abschilferung von Vaginalepithel. In den **Milchdrüsen** fördern sie die Ausbildung von Alveolen. Gestagene steigern **Grundumsatz** und Körpertemperatur, lösen Hyperventilation aus und mindern die Insulinempfindlichkeit der Peripherie. Ferner üben sie eine mäßige glucocorticoide und antimineralocorticoide (natriuretische) Wirkung aus. Sie steigern die biliäre Sekretion von Cholesterin und senken die Gallenblasenmotilität.

Folgen von Überschuss und Mangel

Bei **Überschuss an weiblichen Sexualhormonen** (**A2**) ist die Gonadotropinausschüttung unterdrückt, die Reifung der Follikel bleibt aus, eine geregelte Abstoßung der Uterusschleimhaut kommt nicht zustande und die Patientinnen sind (wenn keine Schwangerschaft vorliegt) **unfruchtbar**. Ein Überschuss an Östrogenen kann über Steigerung der Gerinnungsneigung **Thrombosen** auslösen. Bei Kindern leiten hohe Östrogenkonzentrationen eine **frühzeitige Geschlechtsreife** ein und beschleunigen das Wachstum. Dabei führt allerdings der vorzeitige Epiphysenschluss letztlich zu einem **Minderwuchs**. Eine gesteigerte Gestagenwirkung führt zu *Natriurese, Temperaturanstieg* und *Hyperventilation* und kann über Insulinresistenz des Fettgewebes die Entwicklung eines **Diabetes mellitus** begünstigen.

Ein **Mangel an weiblichen Sexualhormonen** (**A3**) läßt, wie auch ein Überschuss, einen normalen Zyklus nicht zu. Bei Östrogenmangel fehlt die Proliferationsphase des Uterus, und die Gestagene sind nicht in der Lage, die Reifung herbeizuführen. Bei Gestagenmangel entfällt die Reifung der Uterusschleimhaut. In beiden Fällen sind die Patientinnen **unfruchtbar**. Die Regelblutungen bleiben aus (**Amenorrhö**). Der Mangel an Östrogenen (u. a. in der Postmenopause) äußert sich ferner in *herabgesetzter Ausprägung äußerer Geschlechtsmerkmale*, in Anfälligkeit gegenüber *Vaginalinfektionen*, in **Osteoporose** und in einem *erhöhten Arterioskleroserisiko*. Dazu kommen in der Postmenopause Hitzewallungen, Schlafstörungen und Depressionen. Bei Kindern führt Östrogenmangel zu verzögertem Epiphysenschluss, der trotz verlangsamtem Wachstum letztlich **Hochwuchs** zur Folge haben kann.

Auch unabhängig von den Sexualhormonen können die reproduktiven Funktionen der Frau gestört sein, etwa durch Fehlbildungen und Erkrankungen von Ovar, Eileiter und Uterus.

A. Wirkung weiblicher Sexualhormone

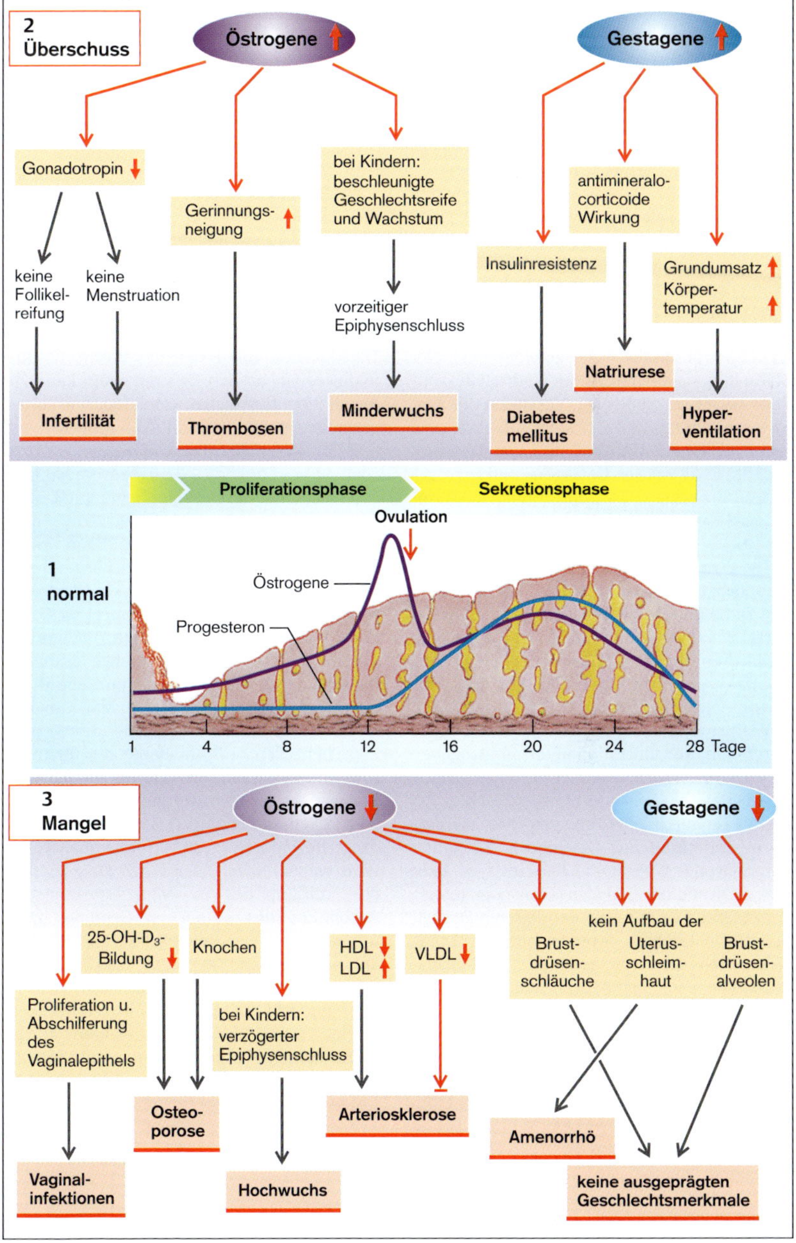

Die **Entwicklung der Gonadenanlagen** zu Ovarien bzw. Testes wird durch die Ab- bzw. Anwesenheit von SRY (sex determining region of Y) des Y-Chromosoms festgelegt. SRY vermittelt u. a. die Bildung des Transkriptionsfaktors SOX9 (SRY-related HMG-box gene 9) und Hemmung der Expression von DAX1 (dosage sensitive sex-reversal, adrenal hypoplasia congenita on the X-chromosome gene 1). SOX9 fördert, DAX1 hemmt die Entwicklung der Testes (**A1**). Bei Fehlen von SRY entwickeln sich Ovarien (**A2**). Die Gonaden entscheiden über die Bildung von weiblichen oder männlichen **Sexualhormonen**. In den Leydig-Zwischenzellen des Hodens wird Testosteron, in den Sertoli-Zellen Anti-Müller-Hormon (Müller-Inhibitionsfaktor, MIF) gebildet (**A1**). Der Mann bildet jedoch nicht nur Androgene, sondern auch Gestagene (z. T. Vorstufen der Testosteronbildung) und Östradiol (überwiegend durch periphere Umwandlung von Testosteron). Im Ovar werden Gestagene und Östrogene und in geringen Konzentrationen auch Androgene (vorwiegend Androstendion) gebildet (**A2**).

Die Entwicklung der sog. Wolff-Gänge zum **männlichen inneren Genitale** (Nebenhoden und Samenleiter) wird von Androgenen gefördert, die Entwicklung der Müller-Gänge zum **weiblichen inneren Genitale** (Eileiter, Uterus, Vagina) vom Anti-Müller-Hormon aus den Sertoli-Zellen unterdrückt. Die **äußeren Geschlechtsmerkmale** werden in erster Linie durch die Konzentrationen an Androgenen determiniert (S. 298), wobei die Entwicklung weiblicher Genitale und einiger Geschlechtsmerkmale durch Östrogene gefördert werden.

Die **Definition des Geschlechts** kann nun aufgrund des *Chromosomensatzes* (XX bzw. XY), aufgrund der *Gonaden* (Ovar oder Testis), der *inneren Genitale* oder der *äußeren Erscheinungsform* erfolgen. **Intersexualität** tritt auf, wenn sich die verschiedenen Geschlechtsmerkmale nicht eindeutig oder in unterschiedlicher Ausprägung ausbilden.

Eine Störung des Chromosomensatzes liegt z. B. beim **Klinefelter-Syndrom** (**XXY**) vor, bei dem sich Testes ausbilden, in denen Spermatogenese möglich, die Androgenproduktion jedoch eingeschränkt ist (**A3**). Der Mangel an Androgenen führt dann zu einer wenig ausgeprägten männlichen Erscheinung. Beim XYY-Syndrom werden nur geringe klinische Symptome gefunden. Eine Translokation eines Y-Chromosom-Bruchstückes, das die SRY enthält, auf ein X-Chromosom kann zur Entwicklung von Testis trotz XX-Chromosomensatz führen. Beim **Turner-Syndrom** (**XO**) werden statt normaler Ovarien nur Bindegewebsstränge ausgebildet, das äußere Erscheinungsbild ist eher weiblich (**A4**). Die Erkrankung ist durch eine Reihe weiterer Fehlbildungen gekennzeichnet (u. a. Herz-, Nierenfehlbildungen, Nackenflügel, Kleinwuchs).

Bei bestimmten **Mutationen im SRY** werden trotz männlichen Chromosomensatzes (XY) keine funktionellen Testis, sondern Ovarien gebildet (**A5**).

Beim **echten Hermaphroditismus** werden gleichzeitig Testis und Ovar gebildet (**A6**). Ursache kann ein XY/XX Mosaik sein. Auch eine Translokation von Teilen des Y-Chromosoms inklusive SRY auf ein X-Chromosom kann zur Ausbildung bisexueller Gonaden und intersexueller Geschlechtsmerkmale führen.

Beim **Pseudohermaphroditismus** entsprechen die Gonaden dem Chromosomengeschlecht, die Geschlechtsorgane und sekundären Geschlechtsmerkmale weichen jedoch ab oder sind nicht eindeutig. Beim **männlichen Pseudohermaphroditismus** liegen intersexuelle oder weibliche Geschlechtsmerkmale vor (**A7**). Ursache kann ein Mangel an Gonadotropinen sein, z. B. bei Unterdrückung der Gonadotropinausschüttung infolge gesteigerter Bildung weiblicher Sexualhormone durch einen Tumor. Weitere Ursachen sind Gonadotropin-Rezeptordefekte, Aplasie der Leydig-Zwischenzellen, Enzymdefekte der Testosteronsynthese (S. 290), defekte Hoden, fehlende Konversion von Testosteron in Dihydrotestosteron (Reduktasemangel) sowie defekte Androgenrezeptoren (S. 298). In seltenen Fällen wird wegen eines Defekts der Ausschüttung oder Wirkung des Anti-Müller-Hormons die Ausbildung des weiblichen Genitales nicht unterdrückt. Der **weibliche Pseudohermaphroditismus** (**A8**) kann Folge iatrogener Zufuhr oder gesteigerter Bildung von Androgenen sein, wie bei einem androgenproduzierenden Tumor, bei Enzymdefekten in der NNR-Hormon-Synthese oder einem Defekt der Aromatase, die Androstendion bzw. Testosteron in Östrogene umwandelt (S. 290).

A. Intersexualität

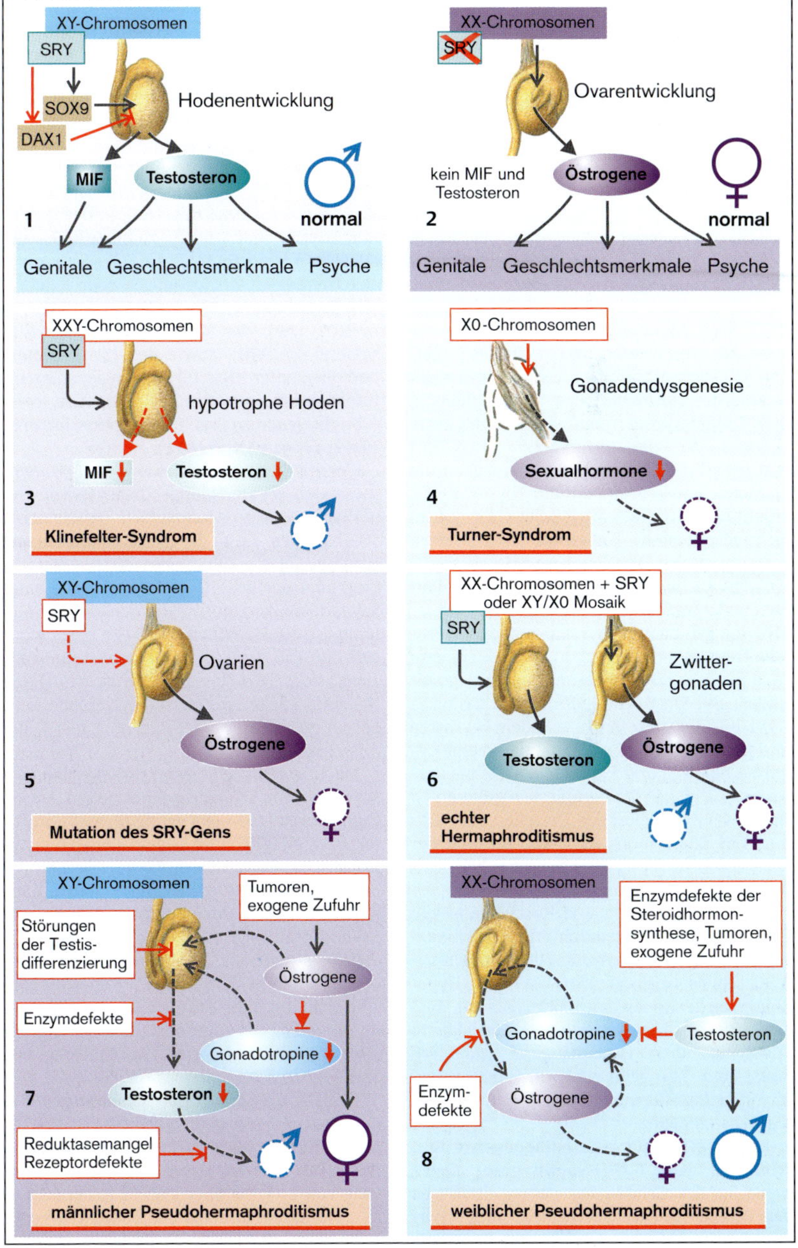

Die Hormone Thyroxin (T_4) und Trijodthyronin (T_3) werden in den Follikelepithelzellen der Schilddrüse (Thyrozyten) gebildet. Ihre **Synthese** erfolgt in mehreren Schritten, die jeweils gestört sein können: Diätetisch zugeführtes (**A1**) Jod wird durch einen Na^+,J^--Symporter aus dem Blut in die Follikelepithelzellen aufgenommen (**A2**), über einen Anionenaustauscher (Pendrin) in der apikalen Membran in das Follikellumen sezerniert (**A3**) und unter Mitwirkung einer Peroxidase oxidiert (**A4**). In den Thyrozyten wird ein tyrosinreiches Protein (Thyreoglobulin, TG) gebildet (**A5**) und ebenfalls in das Lumen sezerniert. Dort werden die Tyrosylreste des Globulins zu Dijodtyrosyl-(DJT-) bzw. Monojodtyrosyl-(MJT-)Resten jodiert (**A6**). Nun werden zwei solche Reste aneinander gekoppelt, so dass die Speicherform der Schilddrüsenhormone, das Thyreoglobulin, nun Tetrajodtyronyl- und Trijodtyronylreste aufweist (**A7**). Bei Stimulation durch TSH (s. u.) wird das Thyreoglobulin wieder in die Thyrozyten aufgenommen und Thyroxin bzw. Trijodthyronin daraus abgespalten (**A8**). Jod an nicht-gekoppelten jodierten Tyrosinresten wird durch eine Dehalogenase (**A9**) abgespalten und ist damit erneut verfügbar. Im Blut werden T_4 (99,98 %) und T_3 (99,7 %) an Plasmaproteine gebunden (Thyroxin-bindendes Protein, Transthyretin, Albumin). In der Peripherie wird T_4 durch die Deiodasen Typ I (geringe Affinität) und Typ II (hohe Affinität) in das wirksamere T_3 dejodiert (**A10**). Vor allem bei Fasten und schweren Krankheiten inaktiviert eine Dejodase Typ III T_4 und T_3 und bildet das inaktive reverse T_3 (rT_3). In der Peripherie regulieren T_3/T_4 die Genexpression der Zielzellen über TRα und TRβ Rezeptoren (**A11**). Die Affinität der Rezeptoren ist für T_3 über zehnmal höher als für T_4.

Regulation: Bildung und Auschüttung von T_3 und T_4 sowie das Schilddrüsenwachstum werden durch **Thyrotropin** (Thyreoidea-stimulierendes Hormon, **TSH**) aus dem Hypophysenvorderlappen stimuliert. Dessen Ausschüttung wird wiederum durch **Thyroliberin** (**TRH**) aus dem Hypothalamus stimuliert. Stress und Östrogene steigern, Glucocorticoide, Somatostatin und Dopamin hemmen die TSH-Ausschüttung.

Die Ursachen für eine **herabgesetzte Ausschüttung von T_3/T_4(Hypothyreose)** liegen meist in der Schilddrüse selbst. *Störungen der Schilddrüsenhormonsynthese und –wirkung* sind u. a. Folge einer Störung der diätetischen Jodzufuhr (**A1**); der Jodaufnahme in die Schilddrüsenzellen durch genetischen Defekt oder Hemmung (Perchlorat, Nitrat, Thiocyanat [Rhodanid] und Jodüberschuss) des Na^+, J^--Symporters (**A2**); von Pendrin (genetischer Defekt [Pendred Syndrom, führt zusätzlich zur Taubheit]) (**A3**); der Peroxidase (genetisch oder Hemmung durch Thiouracil und Jodüberschuss) (**A4**); im Aufbau des Thyreoglobulins (**A5**); im Jodeinbau (auch hier wirkt die Peroxidase mit) (**A6**); in der Koppelung zweier jodierter Tyrosinreste (**A7**); der Freisetzung von Thyroxin bzw. Trijodthyronin aus Thyreoglobulin (genetisch oder Jodüberschuss, Lithium) (**A8**); der Dehalogenase (genetisch) (**A9**); der Konversion in das wirksamere T_3) (**A10**); sowie des TSH-Rezeptors und Elementen der TSH-abhängigen Signaltransduktion (u. a. das G-Protein Gsα beim Albright Syndrom und Transkriptionsfaktoren TTF-1, TTF-2, PAX-8) (**A11**).

Genetische Enzymdefekte der T_3/T_4-Synthese sind selten. Häufige Ursachen von Hypothyreose sind Jodmangel, *entzündliche Schädigungen* (u. a. die autoimmun hervorgerufene Hashimoto-Thyreoiditis), Bestrahlung oder *operative Entfernung* (wegen eines Schilddrüsenkarzinoms) der Schilddrüse. Seltener ist die Hypothyreose Folge eines Mangels an TSH (etwa bei Hypophyseninsuffizienz) oder TRH (bei Schädigung des Hypothalamus). Selten mindern blockierende Antikörper gegen den TSH-Rezeptor die T_3/T_4-Ausschüttung.

Wichtigste Ursache einer **gesteigerten Ausschüttung von Schilddrüsenhormonen** (**Hyperthyreose**) ist *LATS* (*long acting thyroid stimulator*) bzw. *TSI* (*Thyroidea stimulierendes Immunglobulin*), ein IgG, das in die TSH-Rezeptoren „passt" (**Morbus Basedow**). Folgen sind u. a. Stimulation der Hormonausschüttung und Schilddrüsenwachstum. Durch die hohen T_3/T_4-Spiegel wird die TSH-Ausschüttung unterdrückt. Weitere Ursachen von Hyperthyreose sind orthotope oder ektope T_3/T_4-produzierende *Tumoren*, Entzündungen der Schilddrüse (*Thyreoiditis*), gesteigerte Ausschüttung von TSH oder zu hohe Zufuhr von T_3/T_4.

Eine **Vergrößerung der Schilddrüse** (**Struma**) ist das Ergebnis unkontrollierten Wachstums (Tumor) oder gesteigerter Stimulation durch TSH oder TSI. Dabei kann die Ausschüttung von T_3/T_4 herabgesetzt (z. B. bei schwerem Jodmangel und den Enzymdefekten) oder gesteigert (z. B. bei Morbus Basedow) sein.

A. Ursachen von Hypothyreose, Hyperthyreose und Struma

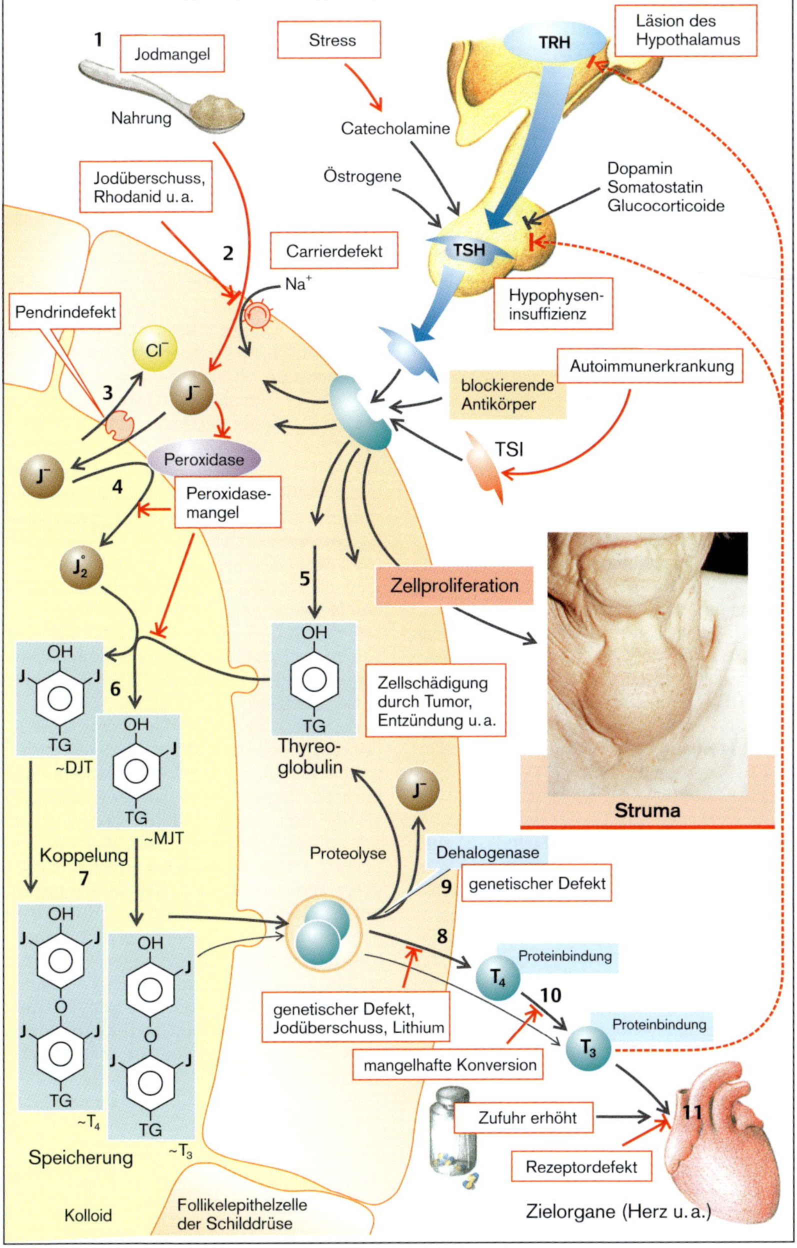

Die **Schildrüsenhormone** (T_3, T_4) steigern in vielen Geweben Enzymsynthese, Na^+/K^+-ATPase-Aktivität sowie Sauerstoffverbrauch und führen dadurch zu einer *Zunahme des Grundumsatzes* und einem *Anstieg der Körpertemperatur*. Durch Stimulation der Glykogenolyse und Gluconeogenese fördern die Schilddrüsenhormone einen *Anstieg der Blutglucosekonzentration*, andererseits steigern sie jedoch auch die *Glykolyse*. Sie stimulieren die *Lipolyse*, den Abbau von VLDL und LDL ([very] low density lipoproteins) sowie die Ausscheidung von Gallensäuren mit der Galle. Über einen gesteigerten O_2-Verbrauch stimulieren sie die Ausschüttung von Erythropoetin und damit die Erythropoese. Der hohe 2,3-Bisphosphoglycerat-(BPG-)Gehalt der neugebildeten Erythrozyten senkt die O_2-Affinität und begünstigt damit die periphere O_2-Abgabe. Schilddrüsenhormone sensibilisieren die Zielorgane für Catecholamine (v. a. durch Zunahme der β-Adrenozeptoren) und steigern damit u. a. *Herzkraft* und *Herzfrequenz*. Ferner stimulieren sie Darmmotilität und Transportprozesse in Darm und Niere. Sie fördern die körperliche (u. a. Längenwachstum) und geistige (v. a. intellektuelle) Entwicklung. T_3/T_4 stimulieren den Umbau von Knochen und Muskeln, wobei ihre Wirkung auf den Abbau überwiegt. Sie steigern die neuromuskuläre Erregbarkeit. T_3/T_4 wirken in erster Linie über gesteigerte Genexpression, die Tage in Anspruch nimmt. Darüber hinaus beruhen ihre lang anhaltenden Wirkungen auf den langen Halbwertszeiten im Blut (T_3 : 1 Tag; T_4 : 7 Tage). Mütterliche T_3/T_4 werden in der Plazenta weitgehend inaktiviert und üben daher nur eine geringe Wirkung auf den Fetus aus.

Bei **Hyperthyreose** sind Umsatz und Wärmeproduktion gesteigert (**A1**). Der Grundumsatz kann fast auf das Doppelte ansteigen. Die Patienten bevorzugen kalte Umgebungstemperatur, bei Wärme neigen sie zu Schweißausbrüchen (**Hitzeintoleranz**). Der gesteigerte Sauerstoffbedarf erfordert Hyperventilation und stimuliert die Erythropoese. Die verstärkte Lipolyse führt einerseits zu **Gewichtsverlusten**, andererseits zu **Hyperlipidazidämie** (**A1**). Gleichzeitig sind die VLDL-, LDL- und Cholesterinkonzentrationen verringert (**A2**). Die Wirkungen auf den Kohlenhydratstoffwechsel (**A3**) begünstigen die Entwicklung eines (reversiblen) **Diabetes mellitus**. Bei Zufuhr von Glucose (Glucosebelastungstest) kommt es zu einem schnelleren und stärkeren Anstieg der Plasmaglucosekonzentration als beim Gesunden, gefolgt von einem schnelleren Abfall (**gestörte Glucosetoleranz**). Obgleich die Schilddrüsenhormone die Proteinsynthese fördern, kommt es bei Hyperthyreose durch Zunahme proteolytischer Enzyme zu einem Überwiegen der **Proteolyse** mit Ansteigen der Harnstoffbildung und -ausscheidung. Die Muskelmasse nimmt ab (**A1**). Abbau von Knochengrundsubstanz kann zu **Osteoporose, Hyperkalzämie und Hyperkalzurie** führen (**A4**). Aufgrund der stimulierenden Wirkung auf das **Herz** sind das *Herzzeitvolumen* (*HZV*) und der *systolische Blutdruck erhöht* (**A5**). Bisweilen kommt es zu *Vorhofflimmern*. Die peripheren Gefäße sind dilatiert. In der **Niere** sind glomeruläre Filtrationsrate (GFR), renaler Plasmafluss (RPF) und tubulärer Transport gesteigert (**A6**), in der **Leber** der Abbau von Steroidhormonen und Pharmaka (**A7**). Die Stimulation der Darmmuskulatur führt zu **Durchfällen** und Fettstühlen (**A8**), die Steigerung der neuromuskulären Erregbarkeit zu **Hyperreflexie, Zittern, Muskelschwäche** und **Schlaflosigkeit** (**A9**). Bei Frauen kann es zu Amenorrhö kommen. Bei Kindern ist bisweilen **das Wachstum beschleunigt** (**A4**). T_3 und T_4 fördern die Expression ihrer Rezeptoren und sensibilisieren daher ihre Zielorgane für ihre Wirkung. Damit werden die Auswirkungen einer Hyperthyreose potenziert.

Bei der immunogenen Hyperthyreose (**Morbus Basedow**, S. 306) kann zu den gesteigerten Wirkungen der Schilddrüsenhormone noch der **Exophthalmus** kommen (**A10**), ein Hervortreten der Augen mit Doppelbildsehen, Tränenfluss und gesteigerter Lichtempfindlichkeit. Ursache ist eine Immunreaktion gegen retrobulbäre Antigene, die Ähnlichkeit mit dem TSH-Rezeptor aufweisen. Folge ist eine retrobulbäre Entzündung mit Schwellung der Augenmuskeln, lymphozytärer Infiltration, Akkumulation saurer Mukopolysaccharide und Zunahme retrobulbären Bindegewebes. Schwellungen treten bisweilen auch in der Haut (v. a. prätibial) auf (Dermatopathie).

A. Folgen und Symptome der Hyperthyreose

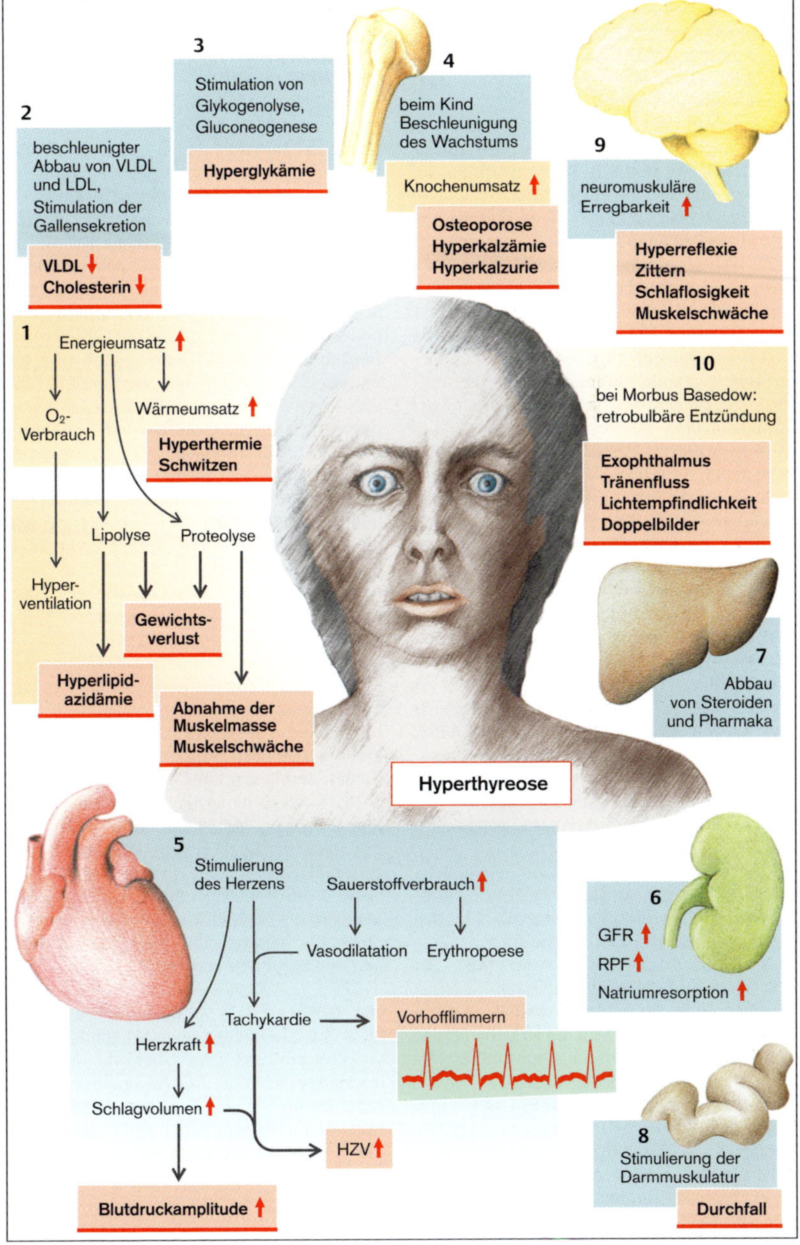

Zu den Funktionen der Schilddrüsenhormone s. S. 308. Bei Hypothyreose sind Umsatz und Wärmeproduktion herabgesetzt. Der Grundumsatz kann auf die Hälfte sinken (**A1**). Die Patienten frieren leicht (**Kälteintoleranz**). Sauerstoffverbrauch, Ventilation und Erythropoese sind verringert. Zudem wird die Entwicklung einer **Anämie** durch beeinträchtigte Eisen-, Folsäure und Vit.-B12-Absorption im Darm begünstigt. Die eingeschränkte Lipolyse begünstigt eine (mäßige) **Gewichtszunahme** und **Hyperlipidämie** (VLDL, LDL), der verminderte Abbau von Cholesterin zu Gallensäuren zieht eine **Hypercholesterinämie** nach sich und begünstigt damit die Entwicklung einer **Atherosklerose** (**A2**). Durch Hemmung von Glykogenolyse und Gluconeogenese kann es zur **Hypoglykämie** kommen (**A3**). Der verminderte Abbau von Wasser-bindenden Glykosaminoglykanen (Mukopolysacchariden, u. a. Muzin) führt zu deren Ablagerung in verschiedenen Geweben und zur **teigigen Konsistenz der Haut**, die der Erkrankung den Namen **Myxödem** verlieh (**A4**). Es kann Karpaltunnelsyndrom auftreten. Typisch sind aufgedunsene Augenlider. Schwellung der Stimmbänder führt zu Heiserkeit, Volumenzunahme der Zunge zu Sprachstörungen. In der Haut werden ferner Fibronektin, Kollagen und Plasmaalbumin abgelagert. Durch herabgesetzte Umwandlung von Carotin in Vitamin A kommt es zur **Hyperkeratose**. Ablagerung von Karotin kann zu gelblicher Verfärbung der Haut führen. Es kann Haarausfall auftreten. Die Haut ist zudem wegen der verminderten Schweiß- und Talgsekretion trocken, wegen der verminderten Wärmeproduktion kalt.

Die herabgesetzte Stimulation des **Herzens** durch T_3/T_4 führt zu *Abnahme der Herzkraft* und zu *Bradykardie*, das Schlagvolumen, das Herzzeitvolumen (HZV) und mitunter der systolische Blutdruck sind gesenkt (**A5**). Bei schwerem T_3/T_4-Mangel kann sich ein *Herzversagen* entwickeln. *Pleura-* und *Perikardergüsse* sind häufig. Die **Atmung** ist verlangsamt und die ventilatorische Reaktion auf Hyperkapnie und Hypoxie beeinträchtigt.

In der **Niere** sind die Glomeruli und Tubuli verkleinert. Glomeruläre Filtrationsrate (GFR), renaler Plasmafluss (RPF) und tubuläre Transportkapazität sind erniedrigt. Eine herabgesetzte renale Eliminierung führt zur **Retention von NaCl und Wasser** (**A6**). Durch Akkumulation von Fett, Glykosaminoglykanen, NaCl und Wasser wirken die Patienten aufgedunsen.

In der **Leber** ist die Proteinsynthese eingeschränkt und der Abbau von Steroidhormonen und Pharmaka ist verzögert.

Die herabgesetzte Stimulation der Darmmuskulatur führt zu **Obstipation**. Die eingeschränkte Funktion der Ösophagusmuskulatur und des gastroösophagealen Sphinkters können zu Reflux und Ösophagitis führen.

Die Aktivität und Wirksamkeit des vegetativen Nervensystems ist bei Hypothyreose herabgesetzt (**A7**). Ferner ist die **neuromuskuläre Erregbarkeit vermindert**, es treten Sensibilitätsstörungen, Hörverlust, Hyporeflexie, Appetitlosigkeit, Antriebslosigkeit, Müdigkeit, Gedächtnisstörungen, Depressionen und Bewusstseinstrübungen bis zum Koma auf. Diese Ausfälle sind beim Erwachsenen reversibel. Im Gegensatz dazu führt ein T_3/T_4-Mangel bei **Feten und Neugeborenen** zu *irreversibler Schädigung des Gehirns*. T_3/T_4 sind für das Auswachsen von Dendriten und Axonen, die Bildung von Synapsen, die Myelinisierung und die Bildung von Glia erforderlich – Vorgänge, die für die Entwicklung des Gehirns beim Fetus und bis zu 2 Jahren nach der Geburt unerlässlich sind. Bei intrauterinem T_3/T_4-Mangel wird die Entwicklung also massiv beeinträchtigt. Wird dann eine Substitution von Schilddrüsenhormonen nach der Geburt versäumt, kommt es zu einer Schädigung des Gehirns, die durch spätere Gabe von T_3/T_4 nicht mehr aufgehoben werden kann. Betroffene Kinder sind häufig taub.

Bei Kindern ist ferner das **Knochenwachstum** verzögert (**A8**). Kleinwuchs und eingeschränkte geistige Leistungsfähigkeit führen zum typischen Bild des **Kretinismus**.

Die funktionellen Auswirkungen eines Mangels an Schilddrüsenhormonen werden durch die herabgesetzte Expression von T_3- und T_4-Rezeptoren verschärft.

Ein T_3/T_4-Mangel enthemmt die Bildung von TRH und TSH (S. 306). TRH stimuliert nicht nur die Bildung von TSH sondern auch von Prolactin und kann daher eine **Hyperprolactinämie** auslösen, mit folgender Galaktorrhoe, Hemmung der Gonadotropinausschüttung und eingeschränkter Fertilität (S. 286). TSH fördert u. a. das Wachstum der Schilddrüse und erzeugt somit eine Struma (S. 302).

A. Folgen und Symptome der Hypothyreose

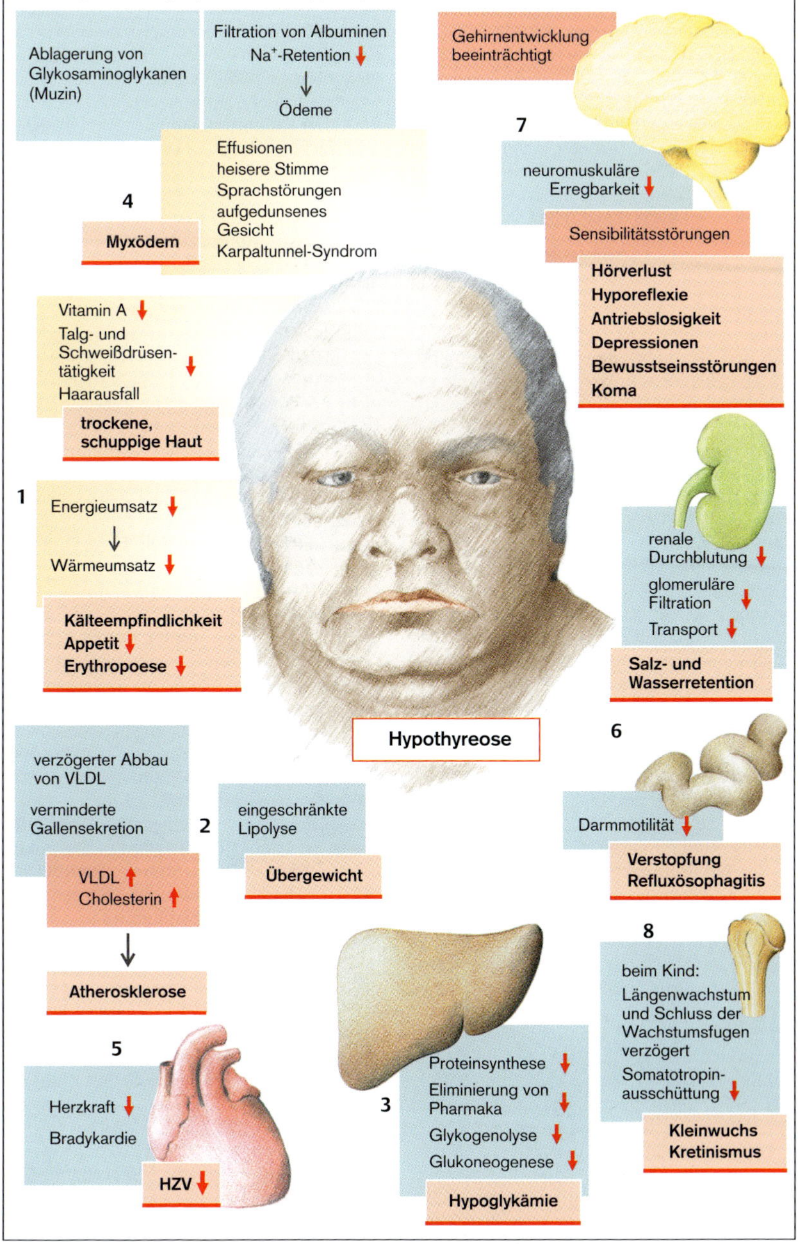

Diabetes mellitus wird durch absoluten oder relativen Mangel an Insulin hervorgerufen, der u. a. zu einer Zunahme der Plasmaglucosekonzentration führt (zu den Insulin-Wirkungen s. S. 314). Die Glucose-Ausscheidung im Harn gab der Erkrankung ihren Namen. Je nach Ursachen und Verlauf unterscheidet man mehrere Typen des Diabetes mellitus.

Bei **Typ I** (früher juveniler Diabetes; **A**) liegt ein *absoluter Mangel* an Insulin vor. Ursache ist eine Läsion der Beta-Zellen, in der Regel hervorgerufen durch eine Autoimmunerkrankung (Typ IA). Voraussetzung für die Autoimmunreaktion ist das Vorhandensein von T-Lymphocyten, die gegen Antigene der Beta-Zellen gerichtet sind. Die Beta-Zellen bleiben von den T-Lymphocyten solange unbemerkt, bis sie neben dem Antigen MHC-Moleküle exprimieren. Auslöser einer Autoimmunreaktion ist häufig eine Virusinfektion, die über Aktivierung von Toll-like Rezeptoren die Ausschüttung von Interferon α (IFNα) nach sich zieht. IFNα stimuliert in den Beta-Zellen die Expression von MHCII und macht so antigene Beta-Zellen für die T-Lymphocyten sichtbar. Mitunter sind bereits Jahre vor dem Auftreten der Erkrankung Autoantikörper gegen Inselgewebe (islet cell antibodies, ICA) und Insulin (insulin autoantibodies, IAA) nachweisbar. Nach dem Untergang der Beta-Zellen sinken die ICA wieder ab. 80 % der Patienten bilden Antikörper gegen die in den Beta-Zellen exprimierte Glutamatdecarboxylase. Diabetes mellitus Typ I tritt bei Trägern bestimmter HLA-Antigene (HLA-DR3 und HLA-DR4) gehäuft auf, es liegt also eine *genetische Disposition* vor. Bei Diabetes Typ IB fehlen Hinweise für eine Autoimmunerkrankung.

Der **Typ II** (früher Altersdiabetes; **B**) ist die häufigste Form des Diabetes. Hier spielt die genetische Veranlagung eine noch wichtigere Rolle als bei Typ I. Bei Typ II liegt ein *relativer Mangel* an Insulin vor. Die Insulinausschüttung kann normal oder sogar gesteigert sein, die Zielorgane zeigen jedoch gegenüber Insulin eine verminderte Empfindlichkeit, wobei insbesondere die Stimulation der Glukoseaufnahme über den Carrier GLUT 4 durch PKB/Akt (S. 10) beeinträchtigt ist. Zudem wird in der Leber exzessiv Glucose produziert.

Meist sind die Patienten mit Typ-II-Diabetes übergewichtig. Die Adipositas ist Folge einer genetischen Disposition, zu reichlicher Nahrungszufuhr und zu geringer Bewegung. Das Missverhältnis von Energiezufuhr und -verbrauch steigert die Konzentration an Fettsäuren im Blut, was wiederum die Glucoseverwertung in Muskel- und Fettgewebe senkt. Folge ist Insulinresistenz, die zu gesteigerter Insulinausschüttung zwingt. Folgende Down-Regulation der Rezeptoren verstärkt die Resistenz. Die Adipositas ist wichtiger Auslöser, aber nicht alleinige Ursache des Typ-II-Diabetes. Vielmehr mindert bereits eine genetische Veranlagung die Insulinempfindlichkeit. Oft wird auch eine von vornherein gestörte Insulinausschüttung beobachtet. Mehrere genetische Defekte sind bereits identifiziert worden, die die Entwicklung zu Typ-II-Diabetes begünstigen, wie Mutationen oder Genvarianten der Glukokinase, von Insulin oder von Elementen der Signaltransduktion (z. B. IRS, PPARγ, SGK1, KCNQ 1). Sie fördern häufig nicht nur das Auftreten von Typ-II-Diabetes, sondern auch von Fettleibigkeit, Dyslipidämie, Hypertonie und arterieller Verschlusskrankheit („metabolisches Syndrom“; s. S. 266 ff.). Typ-II-Diabetes kann (z. B. bei genetischen Defekten der Glucokinase oder von HNF [hepatocyte nuclear transcription factor]) bereits im Jugendalter auftreten (MODY = maturity onset diabetes of the young).

Relativer Insulinmangel kann ferner bei Autoantikörpern gegen Insulin, dessen Rezeptoren oder bei anderen Erkrankungen auftreten, wie etwa bei *Pankreatitis* mit Untergang der Beta-Zellen (**pankreatikopriver Diabetes; C**) oder bei toxischer Schädigung der Beta-Zellen. Die Entwicklung eines Diabetes mellitus wird durch *gesteigerte Ausschüttung antagonistischer Hormone* begünstigt. Zu diesen zählen Somatotropin (bei Akromegalie), Glucocorticoide (bei Morbus Cushing, Stress, **Steroiddiabetes**), Adrenalin (bei Stress), Corticotropin (ACTH), Schilddrüsenhormone, Glucagon, Gestagene und Choriomammotropin (in der **Schwangerschaft**). Bei den meisten Patientinnen mit neu aufgetretenem Diabetes während der Schwangerschaft normalisiert sich die Stoffwechsellage nach der Geburt. Allerdings entwickelt annähernd die Hälfte der Patientinnen im späteren Leben Diabetes mellitus. *Schwere Infektionen* fördern die Ausschüttung mehrerer der genannten Hormone und so die Manifestation eines Diabetes mellitus (**C**). Ein Somatostatinom kann über Hemmung der Insulinausschüttung durch Somatostatin Diabetes auslösen.

A. Diabetes mellitus: Typ I

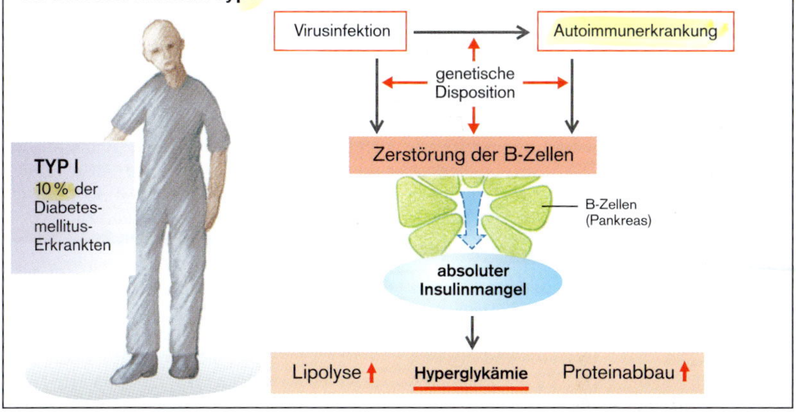

B. Diabetes mellitus: Typ II

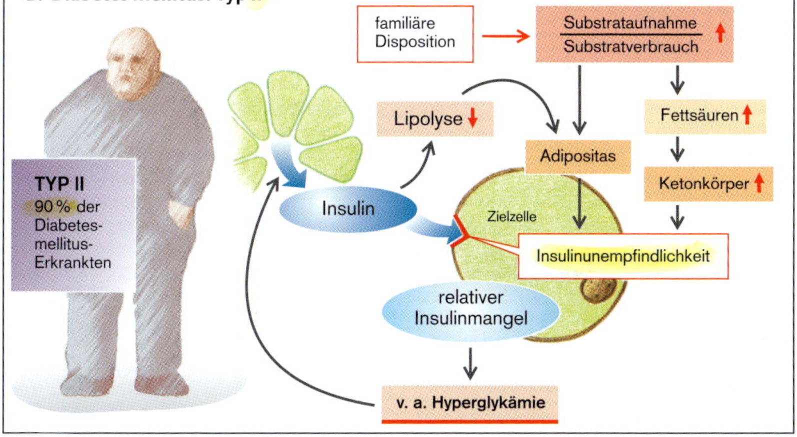

C. Weitere Ursachen des Diabetes mellitus

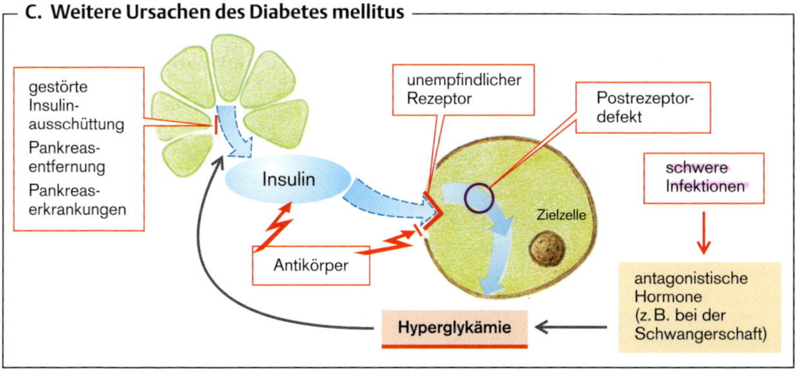

Die **Insulinwirkungen** zielen auf eine *Schaffung von Energiereserven* ab: Insulin fördert die Aufnahme von Aminosäuren und Glucose v. a. in Muskel- und Fettzellen. In Leber-, Muskel- und Fettzellen (u. a.) stimuliert Insulin die Proteinsynthese und hemmt den Proteinabbau. In Leber und Muskel fördert Insulin den Glykogenaufbau, hemmt den Glykogenabbau, stimuliert die Glykolyse und hemmt die Gluconeogenese aus Aminosäuren. In der Leber fördert Insulin die Bildung von Triacylglycerinen und Lipoproteinen sowie die hepatische Abgabe von VLDL. Gleichzeitig stimuliert es die Lipoproteinlipase und beschleunigt auf diese Weise die Spaltung von Triacylglycerinen in Lipoproteinen des Blutes (v. a. Chylomikronen). Die freien Fettsäuren und Glycerin werden dann in die Fettzellen aufgenommen und dort wiederum als Triacylglycerin gespeichert. Insulin stimuliert die Lipogenese und hemmt die Lipolyse in den Fettzellen. Schließlich fördert es *Zellteilung und Wachstum*, steigert die renal-tubuläre *Na^+-Resorption* und die *Herzkraft*. Ein Teil der Insulinwirkungen wird durch Zellschwellung (v. a. die Antiproteolyse) und intrazelluläre Alkalose (Stimulation der Glykolyse, Steigerung der Herzkraft) vermittelt. Insulin erzielt diese Wirkungen durch Aktivierung des Na^+/H^+-Austauschers (Zellschwellung und Alkalisierung), des Na^+K^+-2 Cl^--Cotransporters (Zellschwellung) und der Na^+/K^+-ATPase. Folge ist eine Aufnahme von K^+ in die Zelle. Die Zellschwellung kann durch Aktivierung von K^+-Kanälen (KCNQ 1) abgeschwächt werden. Da Glucose in der Zelle an Phosphat gekoppelt wird, senkt Insulin auch den Plasmaphosphatspiegel. Außerdem stimuliert es die zelluläre Aufnahme von Mg^{2+}. Insulin hemmt auf parakrinem Wege die Ausschüttung von Glukagon und mindert damit dessen stimulierende Wirkung auf Glykogenolyse, Gluconeogenese, Lipolyse und Ketogenese.

Bei **akutem Insulinmangel** kommt es durch Wegfall der Wirkungen auf den Glucosestoffwechsel zu **Hyperglykämie** (**A1**). Die extrazelluläre Anhäufung von Glucose führt zu **Hyperosmolarität**. In der Niere wird das Transportmaximum von Glucose überschritten, so dass Glucose im Urin ausgeschieden wird (**A2**). Folge sind eine osmotische Diurese mit renalen Verlusten von Wasser (**Polyurie**), Na^+ und K^+, Dehydratation und **Durst**. Trotz renaler K^+-Verluste kommt es zunächst meist nicht zur Hypokaliämie, da die Zellen durch verminderte Aktivität des Na^+-K^+-2 Cl^--Cotransports und der Na^+/K^+-ATPase K^+ abgeben. Das fehlende Sinken der extrazellulären K^+-Konzentration täuscht über die **negative K^+**-Bilanz hinweg. Eine Verabreichung von Insulin löst dann eine *lebensbedrohliche Hypokaliämie* aus (S. 134). Die Dehydratation führt zur **Hypovolämie** mit entsprechender Beeinträchtigung des Kreislaufs. Die folgende Ausschüttung von Aldosteron steigert den K^+-Mangel, die Ausschüttung von Adrenalin und Glucocorticoiden verschärft den Katabolismus. Die herabgesetzte renale Durchblutung mindert die renale Glucoseausscheidung und fördert damit die Hyperglykämie.

Die Zellen verlieren ferner Phosphat (P_i) und Magnesium, die gleichfalls renal ausgeschieden werden. Bei Insulinmangel werden u. a. in den Muskeln Proteine zu Aminosäuren abgebaut. Der Abbau von Muskelproteinen führt im Verein mit den Elektrolytstörungen zur **Muskelschwäche**. Im Fettgewebe überwiegt der Fettabbau. Die Fettsäuren werden ins Blut abgegeben (**Hyperlipidazidämie**) und können in der Leber unter Glukagoneinfluss z. T. zu Acetessigsäure und β-Hydroxybutyrat umgebaut werden. Die Anhäufung dieser Säuren führt zur Azidose, welche die Patienten zu tiefer Atmung zwingt (**Kussmaul-Atmung**) (**A3**). Teilweise werden die Säuren zu Aceton abgebaut (**Ketonkörper**). Aus Fettsäuren werden in der Leber ferner Triacylglycerine gebildet und in VLDL eingebaut. Da der Mangel an Insulin den Abbau von Lipoproteinen verzögert, wird die Hyperlipidämie noch verstärkt. Die Hypertriacylglycerinämie begünstigt die Entwicklung einer Pankreatitis. Ein Teil der Triacylglycerine bleibt in der Leber liegen, und es entwickelt sich eine **Fettleber**.

Abbau von Proteinen und Fett sowie Polyurie führen zu **Gewichtsverlusten**. Die Stoffwechselentgleisung, die Elektrolytstörungen und die durch die Osmolaritätsverschiebungen induzierten Änderungen des Zellvolumens können die Funktion der Neurone beeinträchtigen und ein hyperosmolares oder ein ketoazidotisches **Koma** auslösen.

Beim **relativen Insulinmangel** bzw. Typ II Diabetes stehen typischerweise *Hyperglykämie* und *Hyperosmolarität* im Vordergrund, Ketoazidose tritt v. a. (aber nicht nur) beim **absoluten Insulinmangel** bzw. Typ I Diabetes auf.

A. Akute Auswirkungen des Diabetes mellitus

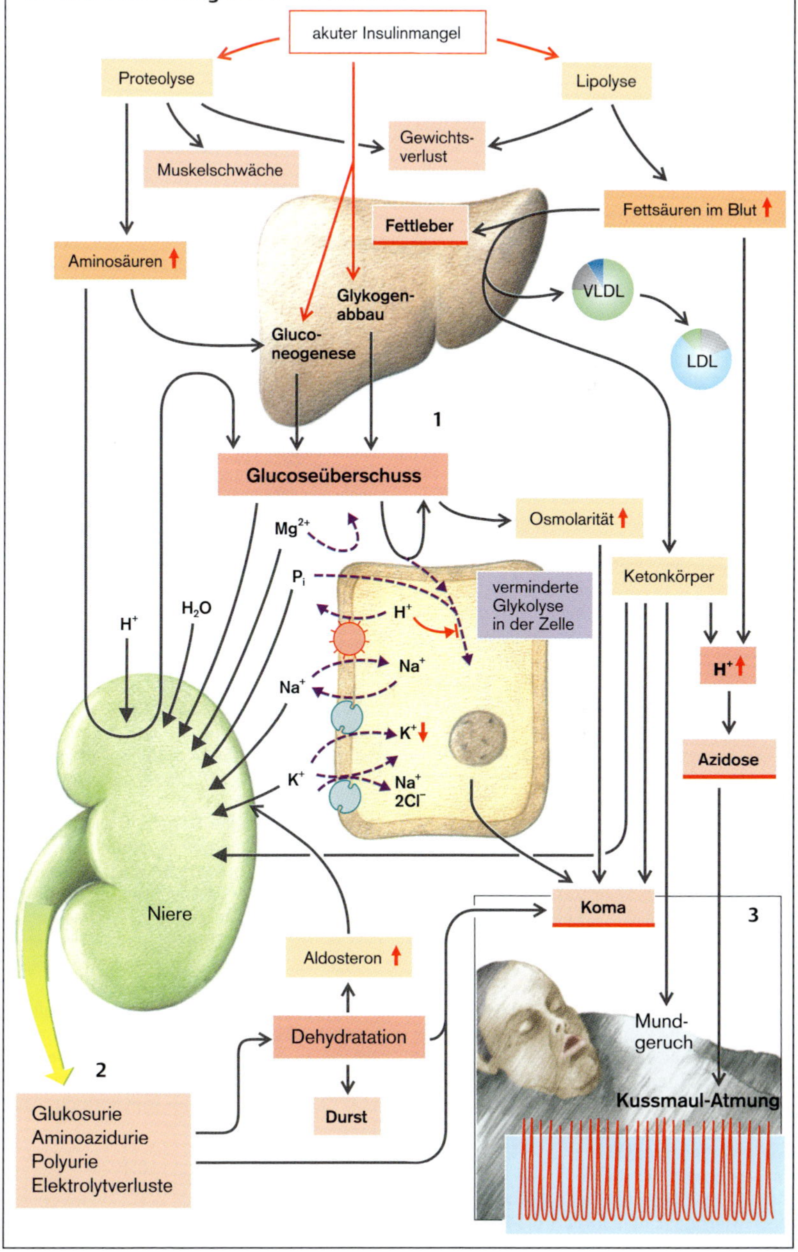

Die Stoffwechselentgleisungen beim nicht hinreichend behandelten relativen oder absoluten Insulinmangel führen über Jahre bis Jahrzehnte zur weitgehend irreversiblen Schädigung des Organismus. Eine zentrale Rolle spielt dabei die **Hyperglykämie**:

Die Glucose wird in Zellen, die über das Enzym Aldosereduktase verfügen, zu **Sorbit** reduziert. Dieser Polyalkohol kann die Zellmembran nicht passieren, die zelluläre Konzentration steigt und führt zu Zellschwellung (**A1**). Anhäufung von Sorbit und folgende Wassereinlagerung mindern die Transparenz der Augenlinse (Linsentrübung, **Katarakt**; **A2**). Hyperglykämie schädigt Schwann-Zellen und Neurone, beeinträchtigt so die Nervenleitung (**Polyneuropathie**) und zieht auf diese Weise vor allem vegetative Steuerung, Reflexe und Sensibilität in Mitleidenschaft (**A3**).

Zellen, die Glucose nicht in hinreichendem Ausmaß aufnehmen, schrumpfen infolge der extrazellulären **Hyperosmolarität** (**A4**). Bei Lymphozyten führt diese Zellschrumpfung zu einer Einschränkung ihrer Funktion, wie etwa der für die Immunabwehr wichtigen Bildung von Superoxiden. Patienten mit Diabetes mellitus weisen eine gesteigerte **Infektanfälligkeit** auf (**A5**). Folgen sind Infektionen etwa der Haut (Furunkel) oder der Niere (Pyelonephritis). Die Infekte erhöhen wiederum den Insulinbedarf, da sie zur vermehrten Ausschüttung insulinantagonistischer Hormone führen (S. 312).

Die Hyperglykämie begünstigt die Bildung zuckerhaltiger Plasmaproteine, wie Fibrinogen, Haptoglobin, α_2-Makroglobulin, sowie der Gerinnungsfaktoren V und VIII (**A6**). Auf diese Weise könnte u. a. die Gerinnungsbereitschaft und Viskosität des Blutes und damit das **Thromboserisiko** erhöht werden.

Durch Bindung von Glucose an freie Aminogruppen der Proteine und darauf folgende, irreversible Amadori-Umlagerung entstehen die „advanced glycation end products" (AGE), die auch im Alter vermehrt auftreten. Über Pentosinbildung können die Proteine vernetzt werden. Die AGE binden an Rezeptoren der Zellmembran und können dadurch u. a. die Ablagerung von Kollagen in den Basalmembranen der Gefäße fördern. Glukoseüberschuss fördert die Bildung von Diacylglycerol, das seinerseits die Proteinkinase C (PKC) stimuliert. PKC fördert u. a. die Bildung von Kollagen. Hyperglykämie fördert die Bildung von PAI-1 (plasminogen activator inhibitor 1), TGFß (tumor growth factor ß) und weiteren Wachstumsfaktoren (u. a. PDGF, EGF). Insbesondere TGFß fördert die Expression von Bindegewebsproteinen. Kollagenfasern können durch Glykosylierung verändert werden. Die Ablagerung von Kollagenfasern trägt zur **Glomerulosklerose** (Kimmelstiel-Wilson) bei, die zu Proteinurie, GFR-Abfall durch Untergang von Glomeruli, Hypertonie und Niereninsuffizienz führen kann (**A7**). Aufgrund der hohen Aminosäurekonzentrationen im Plasma kommt es zur Hyperfiltration der noch intakten Glomeruli, die dadurch ebenfalls geschädigt werden. Es kommt ferner zur Verdickung der Basalmembranen mit verminderter Durchlässigkeit und Einengung des Lumens (**Mikroangiopathie, A8**). Die Gewebshypoxie fördert die Bildung von VEGF (vascular endothelial growth factor) mit folgender Gefäßneubildung. An der Netzhaut der Augen treten, u. a. als Folge der Mikroangiopathie, Veränderungen auf, die letztlich zum Erblinden führen können (**Retinopathie, A9**).

Die Hypertonie begünstigt im Verein mit einem Anstieg der VLDL im Blut (S. 314) und der gesteigerten Gerinnungsbereitschaft des Blutes (s. o.) die Entwicklung einer **Makroangiopathie** (**A10**), die zu weiterer Schädigung der Nieren, zu Herzinfarkt, Hirninfarkt und peripheren Gefäßverschlüssen führen kann.

Glucose kann schließlich mit Hämoglobin (HbA) zu $\mathbf{HbA_{1c}}$ reagieren, dessen erhöhte Konzentration im Blut auf eine bereits länger bestehende bzw. wiederholte Hyperglykämie hinweist. HbA_{1c} weist eine höhere Sauerstoffaffinität auf als HbA und gibt daher in der Peripherie schlechter Sauerstoff ab (**A11**). Der anhaltende Insulinmangel führt ferner zu einem Abfall der erythrozytären Konzentrationen an 2,3-Bisphosphoglycerat (BPG), das als allosterischer Regulator des Hämoglobins dessen Sauerstoffaffinität senkt. Der BPG-Mangel hat also ebenfalls eine erhöhte Sauerstoffaffinität des HbA zur Folge.

Die bei diabetischen Schwangeren häufig beobachteten **großen Babies** (**A12**) sind möglicherweise Folge einer erhöhten Konzentration von Aminosäuren im Blut, die eine gesteigerte Ausschüttung von Somatotropin auslösen.

A. Spätkomplikationen des Diabetes mellitus

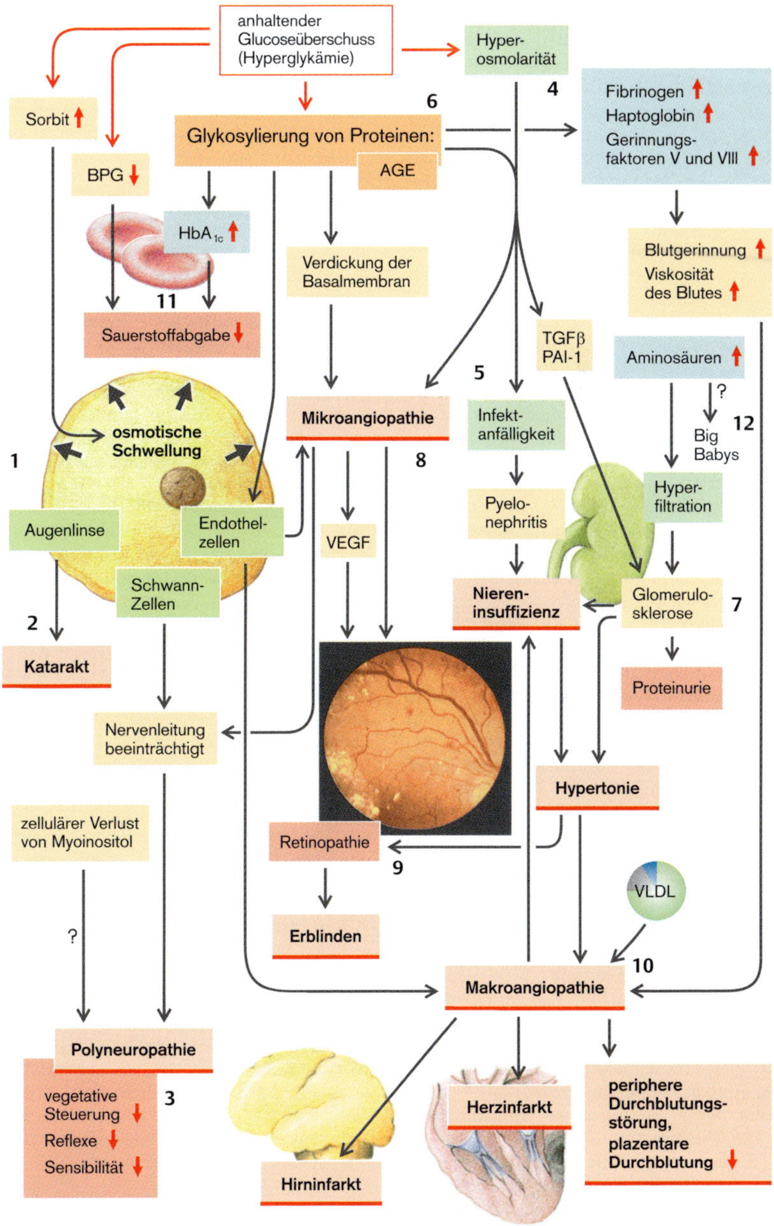

Foto: Hollwich F. Taschenatlas der Augenheilkunde. 3. Aufl. Stuttgart: Thieme; 1987.

Die **Insulinausschüttung** wird in erster Linie durch Glucose reguliert (**A1**): Glucose wird über den Carrier GLUT 2 in die Beta-Zellen des Pankreas aufgenommen und dort verstoffwechselt. Das dabei entstehende ATP hemmt die ATP-sensitiven K^+-Kanäle. Die resultierende Depolarisation öffnet spannungsabhängige Ca^{2+}-Kanäle, so dass Ca^{2+} in die Zelle einströmt. Der Anstieg der intrazellulären Ca^{2+}-Konzentration löst dann die Insulinausschüttung aus. Die als „orale Antidiabetika" eingesetzten Sulfonylharnstoffe stimulieren die Insulinausschüttung durch Bindung an die SUR-Untereinheit und folgende Hemmung der ATP-sensitiven K^+-Kanäle (**A2**).

Aminosäuren (**A3**) sowie Somatotropin und einige gastrointestinale Hormone (Glucagon, Sekretin, Gastrin, GIP, Pankreozymin) stimulieren die Insulinausschüttung. Die Wirkung der gastrointestinalen Hormone ist dafür verantwortlich, dass eine orale Aufnahme von Glucose eine stärkere Insulinausschüttung nach sich zieht als die parenterale Zufuhr gleicher Glucosemengen.

Ein **Insulinüberschuss** ist meist Folge einer **zu hohen Dosierung von Insulin** (**A4**) bzw. von **oralen Antidiabetika** (Sulfonylharnstoffe, **A2**) bei der Behandlung eines Diabetes. Die Überdosierung tritt v. a. dann auf, wenn der Insulinbedarf durch körperliche Belastung sinkt. Ein Insulinüberschuss tritt ferner häufig bei **neugeborenen Kindern diabetischer Mütter** auf (**A5**). Die hohen Glucose- und Aminosäurekonzentrationen im Blut der Mutter führen intrauterin zu einer Stimulation und Hyperplasie der Beta-Zellen des Kindes, die nach der Geburt dann inadäquat hohe Insulinmengen ausschütten.

Bei einigen Patienten ist die **Insulinausschüttung verzögert** und die nach kohlenhydratreicher Kost auftretende Hyperglykämie verstärkt. Folge ist eine überschießende Ausschüttung von Insulin, die nach 4 bis 5 Stunden zur Hypoglykämie führt. Diese Patienten entwickeln später häufig Diabetes mellitus.

In extrem seltenen Fällen wird Hypoglykämie durch **insulinbindende Autoantikörper** ausgelöst. Insulin wird dabei verzögert aus der Antikörperbindung freigesetzt. Noch seltener lösen stimulierende Autoantikörper gegen Insulinrezeptoren Hypoglykämie aus.

Bei einer Reihe – insgesamt seltener – genetischer **Defekte im Aminosäureabbau** sind die Aminosäurekonzentrationen im Blut massiv gesteigert (z. B. bei Hyperleucinämie). Die durch die Aminosäuren stimulierte Insulinausschüttung ist dann für die jeweilige Glucosekonzentration zu hoch, und es kommt zur Hypoglykämie. Bei der **Leberinsuffizienz** kann der herabgesetzte Abbau von Aminosäuren auf diese Weise zur Hypoglykämie führen (**A3**). Auch **Kohlenhydratstoffwechselstörungen**, wie einige Glykogenspeicherkrankheiten, Fructoseintoleranz und Galaktosämie (S. 260), können Hypoglykämie auslösen.

Beim sog. **Dumpingsyndrom** nach Magenresektion gelangen zugeführte Zucker ohne Verzögerung in den Darm, stimulieren dort abrupt die Ausschüttung gastrointestinaler Hormone und werden schnell absorbiert. Die gastrointestinalen Hormone und die steil ansteigende Glucosekonzentration führen zu einer überschießenden Ausschüttung von Insulin, die nach einer Latenz von etwa 1 bis 2 Stunden zur Hypoglykämie führt (S. 160).

In seltenen Fällen wird ein Insulinüberschuss durch einen **insulinproduzierenden Tumor** ausgelöst (**A6**).

Auch bei normaler Insulinauschüttung kann es zu einem relativen Insulinüberschuss kommen, wenn die Ausschüttung und/oder Wirksamkeit der **insulinantagonistischen Hormone** (Glucocorticoide, Adrenalin, Glucagon, Somatotropin) eingeschränkt ist. Dies ist v. a. bei herabgesetzten Glykogenreserven und eingeschränkter Gluconeogenese aus Aminosäuren der Fall, wie etwa bei Leberinsuffizienz, Niereninsuffizienz, langer Nahrungskarenz, Alkoholismus, aber auch bei erhöhtem Glucoseverbrauch, wie bei schwerer Arbeit, Sepsis und Tumoren (**A7**).

Wichtigste **Auswirkung** eines absoluten oder relativen Insulinüberschusses ist **Hypoglykämie**, die Heißhunger auslöst und zu einer massiven Aktivierung des Sympathikus führt, mit Tachykardie, Schweißausbruch und Zittern (**A8**). Die beeinträchtigte Energieversorgung des auf Glucose angewiesenen Nervensystems führt u. a. zu Krampfanfällen und Bewusstseinsverlust. Letztlich droht eine irreversible Schädigung des Gehirns.

Bei wiederholt auftretender Hypoglykämie wird die Reaktion des vegetativen Nervensystems abgeschwächt, wodurch die Hypoglykämie verstärkt und vom Patienten zu spät wahrgenommen wird (hypoglycemia unawareness).

A. Hyperinsulinismus

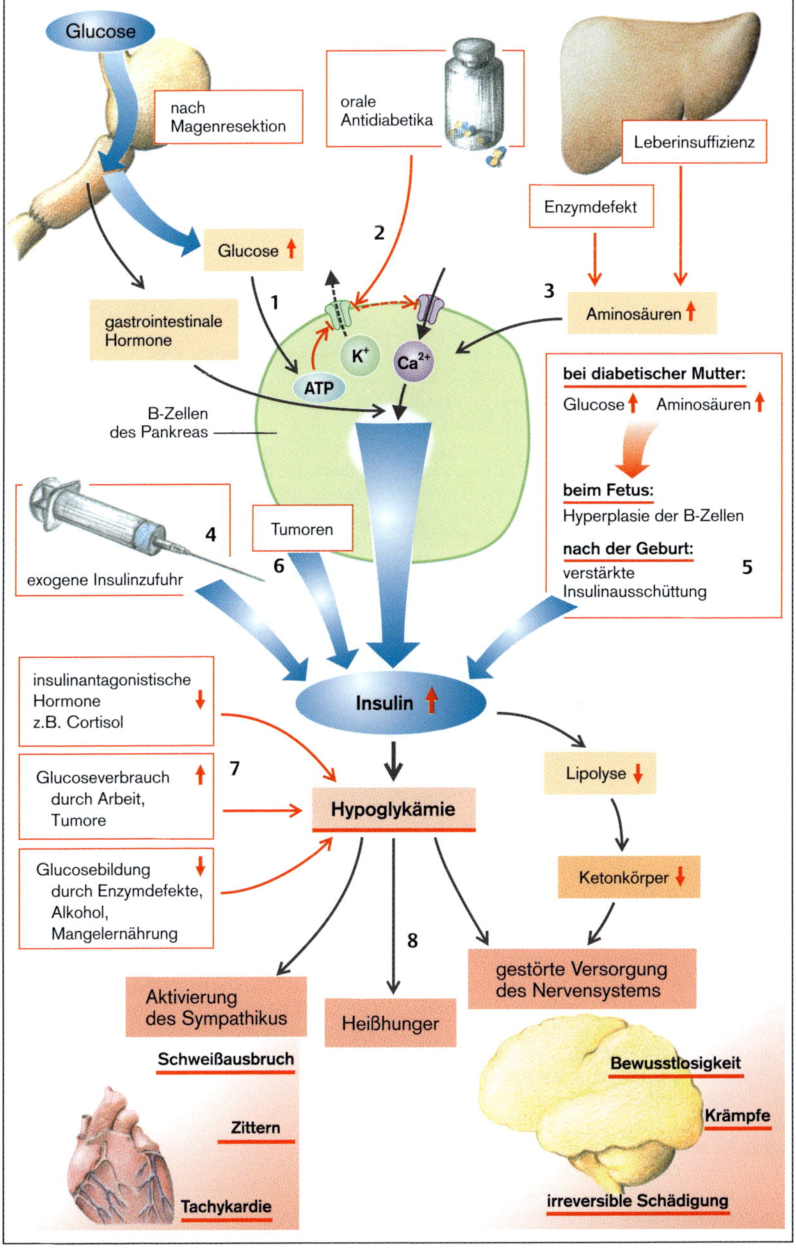

Histamin (**A1**) wird von Gewebsmastzellen und basophilen Granulozyten gebildet. Seine **Freisetzung** wird durch *Antigen-Antikörper (IgE)-Komplexe* (Allergie Typ I, S. 52, 56), *aktiviertes Komplement* (C3 a, C5 a), *Verbrennungen, Entzündungen* und einige Pharmaka stimuliert. In seltenen Fällen ist ein Mastzelltumor Ursache gesteigerter Histaminausschüttung. Die Histaminausschüttung wird über cAMP durch Adrenalin, Prostaglandin E_2 und Histamin (H_2-Rezeptor) selbst gehemmt.

Histamin bewirkt über H_1-Rezeptoren und Steigerung der zellulären Ca^{2+}-Konzentration eine endotheliale Freisetzung von NO, das Arteriolen und Venolen dilatiert. Über H_2-Rezeptoren (cAMP-vermittelt) dilatiert Histamin auch NO-unabhängig die kleinen Gefäße. Die periphere Gefäßdilatation kann trotz Histamin-vermittelter Stimulation der Herzkraft (H_2), der Herzfrequenz (H_2), der Catecholaminausschüttung (H_1) und der Kontraktion größerer Gefäße (H_1) zu einem massiven **Blutdruckabfall** führen. In den Kapillaren steigert Histamin die Durchlässigkeit für Proteine. Die Plasmaproteine werden also unter der Wirkung von Histamin filtriert, der onkotische Druckgradient über der Kapillarwand sinkt, und es kommt zur Ausbildung von **Ödemen**. Die Ödemflüssigkeit geht dem Plasmavolumen verloren, die resultierende Hypovolämie trägt zum Blutdruckabfall bei. Ein Glottisödem kann durch Verlegung der Atemwege zum Ersticken führen. Histamin fördert ferner die Kontraktion von glatten Muskeln in Darm, Uterus und Bronchien. Folgen sind u. a. eine Steigerung des Atemwegwiderstands (**Bronchospasmus**) und **Darmkrämpfe**. Durch Reizung peripherer Nervenendigungen erzeugt Histamin **Juckreiz**. Über H_2-Rezeptoren stimuliert es die **Salzsäuresekretion** im Magen. H_2-Rezeptor-Antagonisten werden mit Erfolg bei Magenulzera eingesetzt (S. 156 ff.). Histamin ist in erster Linie für die Symptome der Typ-I-Allergie verantwortlich, wie Blutdruckabfall, Hautödeme (Urtikaria), Rhinitis und Konjunktivitis.

Bradykinin: Die Synthese von Bradykinin (**A2**) erfordert das Enzym **Kallikrein**, das bei *Entzündungen, Verbrennungen, Gewebsläsionen* (v. a. akute Pankreatitis, S. 172) und Aktivierung der *Blutgerinnung* (Gerinnungsfaktor XII a), sowie unter dem Einfluss von Peptidasen und einigen Toxinen aus Kallikreinogen gebildet wird. Kallikrein fördert seine eigene Aktivierung über Stimulation von Faktor XII a (S. 64 ff.). Bradykinin wird im Blut in kürzester Zeit (< 1 min) durch Kininasen abgebaut.

Die **Wirkungen von Bradykinin** ähneln denen von Histamin: Vasodilatation, Steigerung der Gefäßpermeabilität, Blutdruckabfall, Tachykardie, Zunahme der Herzkraft, gesteigerte Ausschüttung von Catecholaminen und Stimulation der Kontraktion von Bronchien, Darm und Uterus. Im Gegensatz zu Histamin löst Bradykinin an Nervenendigungen jedoch **Schmerzen** aus. In Darm und Drüsen fördert es die Sekretion, in der Niere wirkt es diuretisch. Bradykinin spielt bei Entzündungen (v. a. Pankreatitis), Ödemen (v. a. sog. angioneurotisches Ödem) und Schmerzen eine Rolle.

Serotonin: Außer im ZNS (S. 376) wird Serotonin (**B**) in den enterochromaffinen Zellen des Darmes, in Thrombozyten, proximalen Tubuluszellen und in Bronchien gespeichert. Zu gesteigerter **Ausschüttung** kommt es v. a. bei *Tumoren* der enterochromaffinen Zellen.

Direkt und über die Ausschüttung anderer Mediatoren (Prostaglandine, Catecholamine) führt Serotonin zur **Kontraktion glatter Muskulatur** in Bronchien, Dünndarm, Uterus und Gefäßen. Folgen sind u. a. Durchfälle, Bronchospasmen und Blutdrucksteigerungen. Serotonin trägt ferner zur Leberschädigung bei Hepatitis bei. Serotonin kann aber auch vasodilatierend wirken. Die Gefäßwirkungen von Serotonin können Kopfschmerzen (**Migräne**) auslösen. Serotonin fördert die Thrombozytenaggregation. Es erzeugt Schmerzen, kann die Permeabilität peripherer Kapillaren steigern und **Ödeme** hervorrufen. Die bei Tumoren der enterochromaffinen Zellen auftretenden plötzlichen Hautrötungen (Flush) sind wahrscheinlich auf andere Mediatoren zurückzuführen (v. a. Kinine, Histamin). Unklar ist die Entstehung der Endokardfibrose bei Tumoren der enterochromaffinen Zellen. Da Serotonin in der Leber abgebaut wird, kommt es bei serotoninproduzierenden Darmtumoren häufig erst nach Entstehen von Lebermetastasen zu systemischen Symptomen, wie z. B. Bronchospasmus.

A. Histamin und Bradykinin

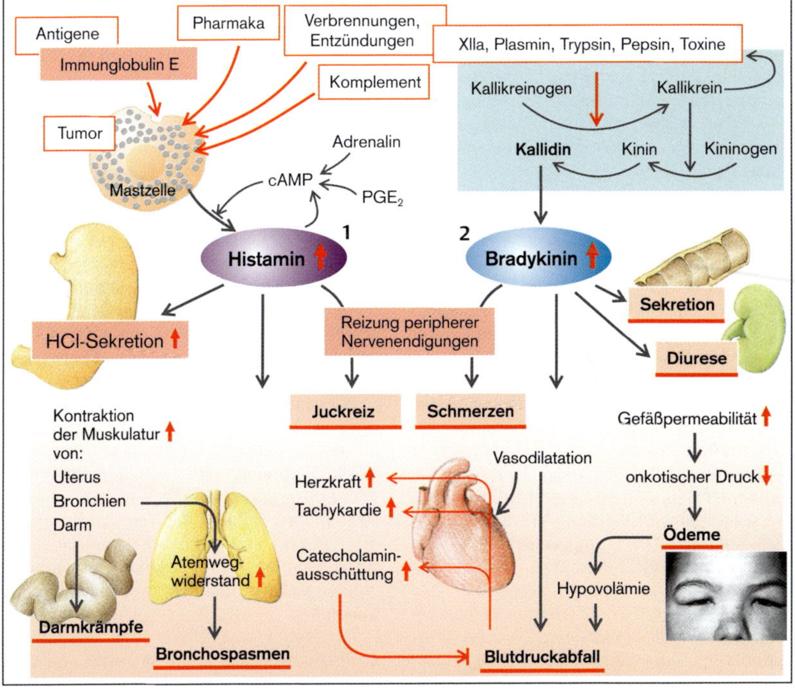

B. Serotonin

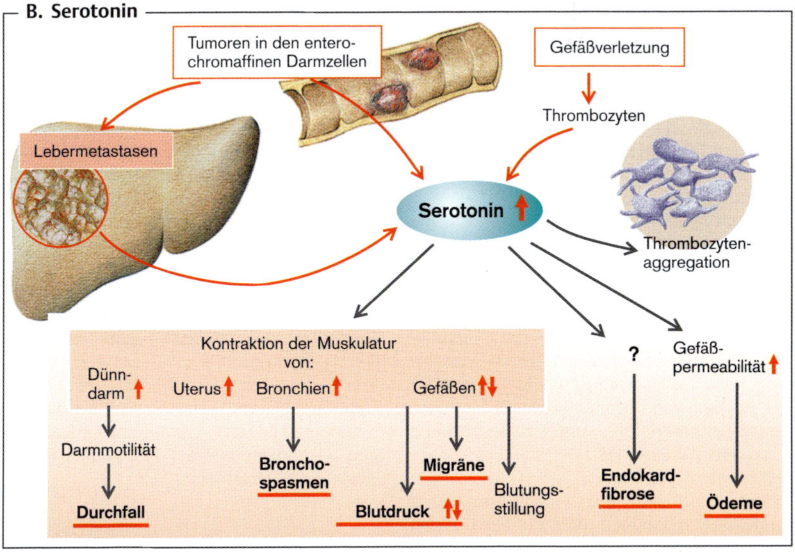

Die Eicosanoide sind eine große Gruppe von intra- und interzellulären Mediatoren, die aus der mehrfach ungesättigten Fettsäure Arachidonsäure gebildet werden. Im Blut werden sie schnell inaktiviert, sie wirken demnach in erster Linie auf die unmittelbare Umgebung.

Arachidonsäure wird aus Phospholipiden der Zellmembran unter dem Einfluss des Enzyms *Phospholipase* A_2 freigesetzt (**A1**). Das Enzym wird bei Zellschwellung und einer Zunahme der intrazellulären Ca^{2+}-Konzentration aktiviert. Stimulatoren sind eine Reihe von Mediatoren, wie Histamin, Serotonin, Bradykinin und Noradrenalin (über α-Rezeptoren). Gehemmt wird die Phospholipase A_2 durch Glucocorticoide (über Lipocortin) und Adrenalin (über β-Rezeptoren).

Arachidonsäure kann durch **Lipoxygenasen** zu Leukotrienen und durch **Cyclooxygenasen** (COX) zu Prostaglandin G (PGG_2) umgewandelt werden. Aus PGG_2 (via PGH_2) können u. a. Thromboxan A_2 (TXA_2) oder die Prostaglandine $F_{2\alpha}$ ($PGF_{2\alpha}$), E_2 (PGE_2) und I_2 (PGI_2 = Prostacyclin) gebildet werden (**A3**). Es gibt zwei COX-Isoformen (COX1 und COX2). Beide werden durch sog. nicht-steroidale Antiphlogistica (z. B. Acetylsalicylsäure) gehemmt. COX2 kann ferner spezifisch gehemmt werden. Entzündungen und Gewebsläsionen führen zur Aktivierung von Cyclooxygenasen und Lipoxygenasen und damit zur verstärkten Bildung der Eicosanoide.

Leukotriene (**A2**) lösen die *Kontraktion von glatter Muskulatur* in Bronchien, Gefäßen, Darm und Uterus aus. Sie sind für die anhaltende Bronchokonstriktion beim **Asthma** verantwortlich, die Wirkungen auf den Darm können zu **Durchfall**, die Wirkungen auf den Uterus zur Abstoßung des Keimlings (**Abort**) führen. Leukotriene *steigern indirekt die Gefäßpermeabilität* und lösen damit **Ödeme** aus, fördern *Adhäsion und Chemotaxis*, und stimulieren die Ausschüttung von Histamin, Sauerstoffradikalen und von lysosomalen Enzymen, aber auch von Insulin.

$\mathbf{TXA_2}$ wird v. a. in Thrombozyten gebildet und spielt bei der Blutgerinnung eine wesentliche Rolle. Ein Überschuss an TXA_2 begünstigt die Bildung von **Thromben**. Durch Verabreichung geringer Dosen von Acetylsalicylsäure kann das Risiko von Herzinfarkten herabgesetzt werden.

$\mathbf{PGF_{2\alpha}}$ stimuliert die Ausschüttung einer Reihe von Hormonen und die *Kontraktion der glatten Muskulatur* von Gefäßen, Darm, Bronchien und Uterus.

$\mathbf{PGE_2}$ hemmt Hormonausschüttung und Lipolyse, stimuliert die Kontraktion der glatten Muskulatur in Darm und Uterus, hemmt jedoch die Kontraktion der Gefäß- und Bronchialmuskulatur. Cyclooxygenasehemmer können daher bei Atopikern Asthma auslösen (sog. Analgetika-Asthma). Die Gefäßwirkung kann zu einer **Persistenz des Ductus Botalli** führen. Umgekehrt kann die Verabreichung von Cyclooxygenasehemmern während des letzten Trimenons einen vorzeitigen Verschluss des Ductus Botalli auslösen. In der Niere steigert PGE_2 die *glomeruläre Filtrationsrate*. Es erhöht die Gefäßpermeabilität und begünstigt damit die Entwicklung von **Ödemen**.

$\mathbf{PGE_2}$ und $\mathbf{PGI_2}$ fördern die Entmineralisierung der Knochen (**Osteolyse**). Sie stimulieren die renale Bildung von Renin und erzeugen durch Hemmung der tubulären Na^+- und Wasserresorption Natriurese und Diurese. Sie steigern den Sollwert der Temperaturregulation (**Fieber**) und lösen **Schmerzen** aus. Die Wirkungen der Prostaglandine tragen in hohem Maße zu den **Symptomen von Infektionen** bei.

Im Magen spielt PGE_2 eine wesentliche protektive Rolle, da es die Sekretion von Salzsäure und Pepsin hemmt und die von (protektiv wirksamem) Schleim fördert. Ferner löst es eine **Gefäßdilatation** aus. Eine Verminderung der PGE_2-Bildung durch Cyclooxygenasehemmer begünstigt die Bildung von **Magenulzera**.

Auch im Nierenmark wirkt PGE_2 protektiv, da es über Dilatation der Vasa recta O_2- und Substratangebot verbessert sowie durch Hemmung der NaCl-Resorption den Energie-Verbrauch drosselt. Beim **Bartter-Syndrom**, einem genetischen Defekt des Na^+-K^+-2 Cl^--Cotransporters, der Cl^-- oder K^+-Kanäle (S. 106), zwingt die gestörte NaCl-Resorption in der Henle-Schleife die distalen Nephronabschnitte zu kompensatorischer Steigerung der Na^+-Resorption. Folge der Überlastung ist massive Bildung von PGE_2, das die Na^+-Resorption hemmt. Durch Cyclooxygenase-Hemmer kann diese Hemmung aufgehoben und Natriumverluste der betroffenen Kinder eingeschränkt werden.

A. Eicosanoide

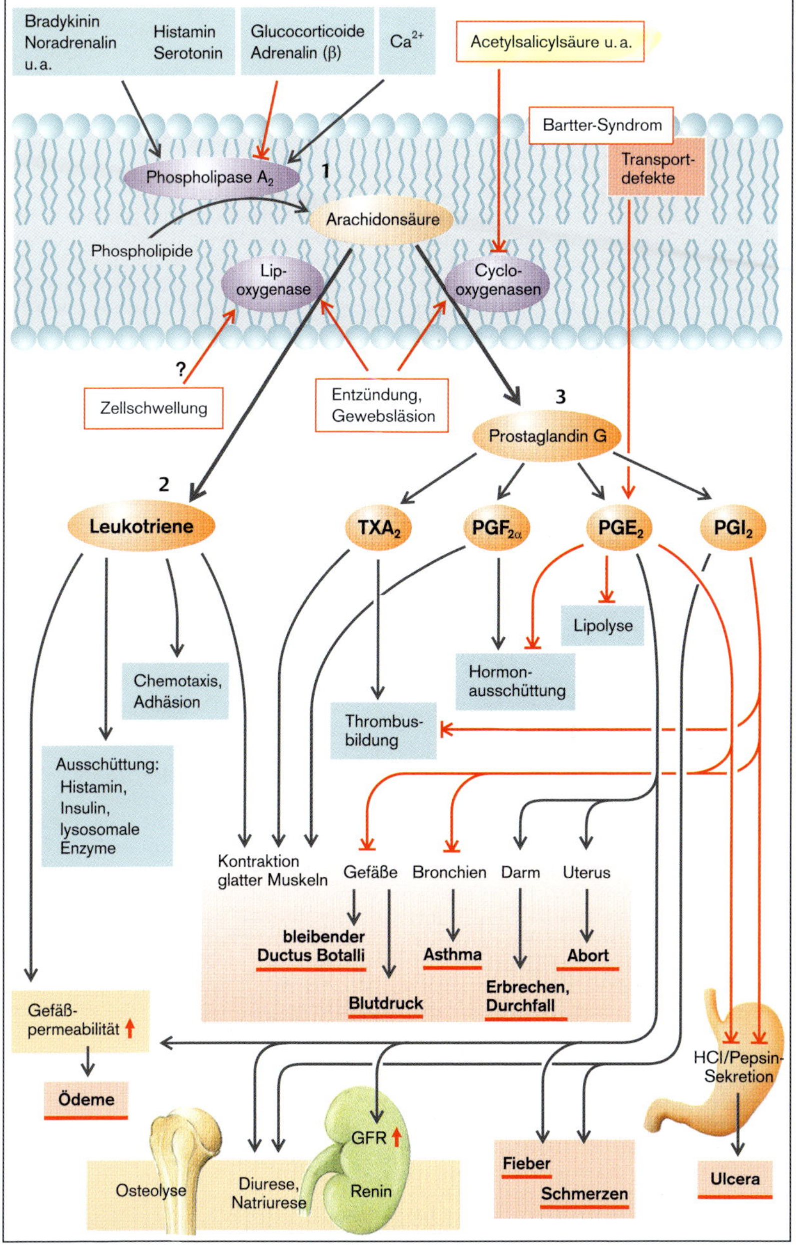

Das Nervensystem mit seinen etwa $2 \cdot 10^{10}$ Neuronen nimmt Reize aus der Umwelt und aus dem eigenen Körper auf und steuert die Körperfunktionen über Beeinflussung von Muskeltätigkeit und vegetativen Funktionen (z. B. Gefäßtonus, Schweißsekretion).

Die **sensorischen Signale** nehmen über Reflexe und komplexere Verschaltungen vielfältig auf motorische und vegetative Funktionen Einfluss. Ein kleiner Teil der Signale gelangt über den Thalamus zunächst zur primären sensorischen Rinde und wird dort bewusst. Die wahrgenommenen Signale werden durch sekundäre sensorische Rindenareale analysiert, interpretiert, bewertet (Entstehung von Emotionen) und ggf. gespeichert (Gedächtnis).

Die Emotionen, die aus aktuellen Wahrnehmungen oder Gedächtnisinhalten entstehen, können zu **motorischer Aktivität** motivieren. Dabei ist es wiederum die Aufgabe assoziativer Rindenareale, sinnvolle motorische Handlungen zu planen: Über Basalganglien, Kleinhirn, Thalamus und die primäre motorische Rinde werden schließlich die Motoneurone aktiviert, welche die Muskelfasern steuern.

Sensorisches, motorisches und vegetatives Nervensystem sind auf jedem Niveau intensiv miteinander verknüpft, so dass auch das **vegetative Nervensystem** unter dem Einfluss von Sensorik, Motorik und Emotionen steht.

Störungen des Nervensystems können verschiedenste **Ursachen** haben, wie genetische Defekte, degenerative Erkrankungen, Tumoren, mechanische Läsionen (Traumen), Blutungen, Ischämie, systemische Stoffwechselstörungen (Hypoglykämie, Hyperglykämie, Urämie, Leberinsuffizienz, endokrine Störungen usw.) sowie Wasser- und Elektrolythaushaltstörungen. Auch Pharmaka, Toxine (z. B. Schwermetalle, Alkohol), Strahlen und Entzündungen bzw. Infektionen (Parasiten, Bakterien, Viren, Prionen, Autoimmunerkrankungen) kommen als Ursache in Frage.

Als **Folge** kann die Funktion der Effektoren in der Peripherie (Sinnesrezeptoren, Muskulatur und vegetativ innervierte Organe; **A1**), die periphere Nervenleitung (**A2**), die Funktion des Rückenmarks (**A3**) und/oder des supraspinalen Nervensystems (**A4**) beeinträchtigt sein.

Eine **Schädigung der peripheren Effektoren** (**A1**) führt zu einer Störung der jeweiligen Einzelfunktion, die lokalisiert (z. B. einzelne Muskeln) oder generalisiert (z. B. die gesamte Muskulatur) auftreten kann. Die Schädigung kann zu Überaktivität (z. B. unwillkürliche Muskelkrämpfe oder inadäquate Aktivität von Sinnesrezeptoren mit Missempfindungen) oder Funktionsausfall (Muskellähmung oder Sensibilitätsausfall) führen. Auch bei intakten Sinnesrezeptoren ist die Sinneswahrnehmung, v. a. über Auge und Ohr, beeinträchtigt, wenn der Apparat zur Reizaufnahme defekt ist.

Eine **Unterbrechung der peripheren Nervenleitung** (**A2**) beeinträchtigt die in diesem Nerv fortgeleiteten Signale, wobei verschiedene Fasern (z. B. myelinisierte und nichtmyelinisierte) unterschiedlich betroffen sein können. Folge einer völligen Unterbrechung der Nervenleitung sind schlaffe Lähmungen, Ausfall der Sensorik und Wegfall vegetativer Steuerung in dem Innervationsgebiet des betroffenen Nervs. In Analogie dazu ist bei Läsion eines Spinalnervs das jeweilige Dermatom betroffen. Die Diagnostik von Nervenläsionen erfordert daher genaue Kenntnis der Innervationsgebiete einzelner Nerven und Dermatome (s. Lehrbücher der Anatomie).

Läsionen im Rückenmark (**A3**) können Ausfälle sensorischer Empfindungen und/oder vegetativer Funktionen sowie schlaffe oder spastische Lähmungen verursachen. Die pathologische Reizung von Neuronen kann umgekehrt zu inadäquaten Empfindungen und Funktionen führen. Die betroffenen Areale folgen in etwa der Verbreitung von Dermatomen.

Läsionen in supraspinalen Strukturen (**A4**) können gleichfalls funktionell und somatotopisch umschriebene Ausfälle oder pathologische Erregungen nach sich ziehen (z. B. bei lokalisierten Läsionen in primären sensorischen und motorischen Rindenarealen, die jedoch nur etwa 10 % des Cortex ausmachen). Sehr viel häufiger haben sie aber komplexe Störungen der Sensorik, der Motorik und/oder der vegetativen Steuerung zur Folge. Dazu kommt u. U. eine Beeinträchtigung integrativer zerebraler Funktionen wie Gedächtnis, Emotionen oder Erkennen.

A. Pathophysiologie des Nervensystems (Übersicht)

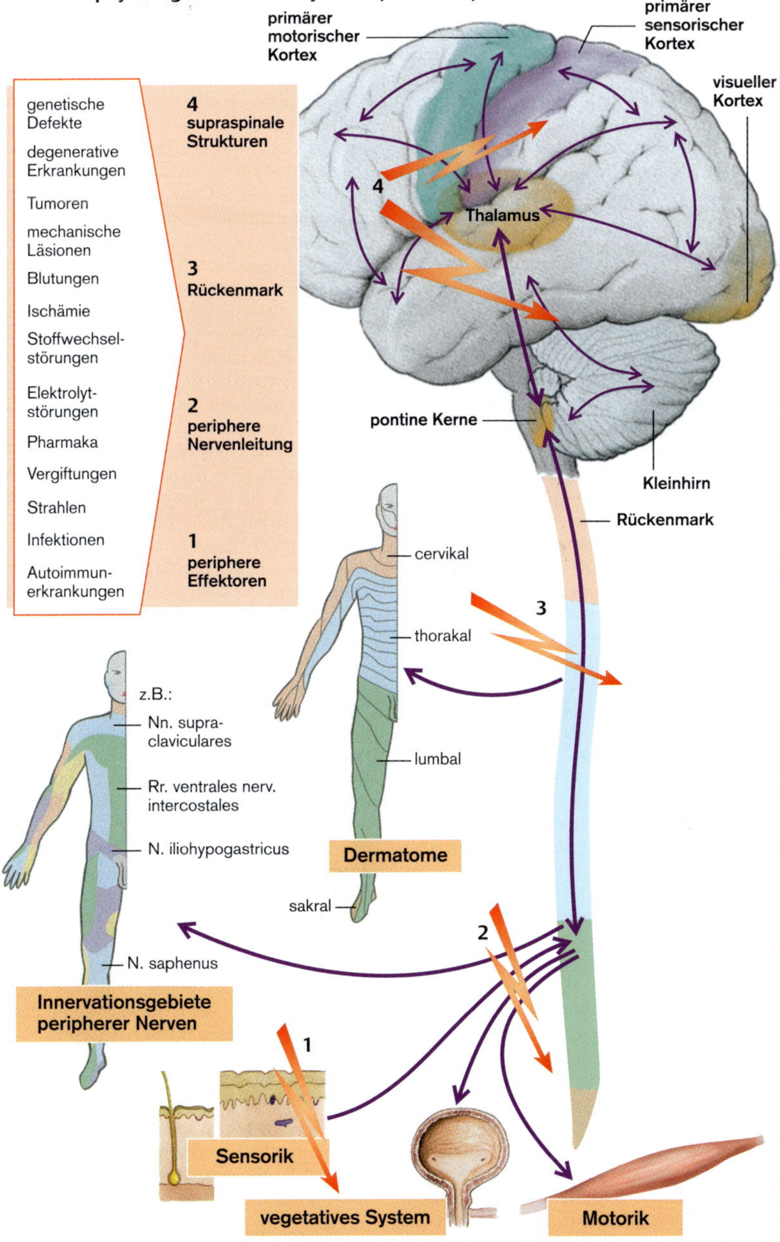

Die Aufnahme von Information geschieht in Neuronen durch **Membranrezeptoren**, die durch Neurotransmitter aktiviert werden. Direkt oder über intrazelluläre Transmissionsmechanismen wird die Aktivität von Ionenkanälen beeinflusst. So öffnet Acetylcholin unspezifische Kationenkanäle, die dann Na^+- und K^+-Ionen passieren lassen; Folge ist eine Depolarisation der Zellmembran und damit Öffnung spannungsgesteuerter Na^+- und Ca^{2+}-Kanäle. Ca^{2+} vermittelt dann die Ausschüttung von Neurotransmitter durch die Zielzelle. Längerfristig werden auch der Zellstoffwechsel und die Genexpression der Zielzelle moduliert und damit wiederum die Bildung und Speicherung von Neurotransmitter.

Störungen können an jedem Element dieser Kaskade eingreifen (**A**): So kann z. B. die Rezeptordichte vermindert werden. Auch können intrazelluläre Transmissionsmechanismen unterbunden sein; ein Beispiel ist die Blockierung von G-Proteinen, etwa durch Pertussistoxin (**A1**). Ionenkanäle können durch Pharmaka blockiert oder in ihrer Aktivität durch Ca^{2+}, Mg^{2+} oder H^+ verändert sein. Ferner kann ihre Wirkung auf das Membranpotenzial durch veränderte Ionengradienten verfälscht werden, wie etwa durch Zunahme der extrazellulären oder Abnahme der intrazellulären K^+-Konzentration. Beides tritt bei Hemmung der Na^+/K^+-ATPase auf, z. B. infolge eines Energiemangels. Axonaler Transport sowie Bildung, Speicherung, Ausschüttung und Inaktivierung von Neurotransmittern (**A2**) können z. B. durch genetische Defekte oder Pharmaka beeinträchtigt werden. **Funktionelle Störungen** können reversibel sein, sich also wieder zurückbilden, wenn die Schädigung nicht mehr einwirkt.

Läsionen können auch zum **irreversiblen Untergang von Neuronen** führen. Dabei können die Neurone direkt geschädigt werden (Nekrose, z. B. durch Energiemangel oder mechanische Zerstörung) oder durch Apoptose sterben (**A3** u. S. 14). Apoptose spielt v. a. bei neurodegenerativen Erkrankungen (u. a. M. Alzheimer, Huntington Chorea, amyotrophe Lateralsklerose, infantile spinale Muskelatrophie) eine Rolle. Auch Ischämie löst Apoptose aus. Sie wird u. a. durch Mangel an NO-Synthase, Poly-ADP-Ribose-Polymerase und Superoxid-Dismutase begünstigt. Beim Erwachsenen ist eine Neubildung von Neuronen nur äußerst eingeschränkt (im Hippocampus und Bulbus olfaktorius) möglich. Der Untergang von Neuronen führt daher in aller Regel zu irreversibler Funktionseinbuße, auch wenn andere Neurone die Funktion der untergegangenen Zelle z. T. übernehmen können.

Schädigende Substanzen müssen die **Blut-Hirn-Schranke** passieren, wenn sie die Neurone des zentralen Nervensystems erreichen sollen (**B**). Die intakte Blut-Hirn-Schranke erschwert den Durchtritt der meisten Substanzen und verhindert das Eindringen von Erregern und immunkompetenten Zellen (S. 382). Einige Toxine (z. B. Pertussistoxin, Botulinustoxin) gelangen jedoch mit dem **retrograden axonalen Transport** über periphere Nerven in Neurone des Rückenmarks und unterlaufen auf diese Weise die Blut-Hirn-Schranke (S. 382). Auch einige Viren gelangen so ins Zentralnervensystem.

Nach **Axondurchtrennung** (**C1**) sterben die distalen Axonanteile ab (**Waller-Degeneration**). **Axone zentraler Neurone** wachsen meist nicht mehr aus, sondern die betroffenen Neurone gehen durch Apoptose zugrunde. Ursache ist u. a. das Ausbleiben der Wirkung des „nerve growth factors" (NGF), der normalerweise von der innervierten, postsynaptischen Zelle abgegeben wird und über das Axon die präsynaptische Zelle am Leben hält. Die axonale Regeneration wird durch extrazelluläre Makromoleküle gehemmt, wie Chondroitinsulfat, oligodendrocytales Myelin Glykoprotein (OMGP), Myelin-assoziiertes Protein (MAG) und Nogo. Unterbrechung des retrograden axonalen Transports bei sonst intaktem Axon führt ebenfalls zu einem Untergang des Neurons. Bei **peripheren Axonen** kann der proximale Stumpf wieder auswachsen (**C2**); die hierfür nötigen Proteine werden im Zellkörper gebildet und durch axonalen Transport an die Verletzungsstelle transportiert. Das Überleben des Neurons wird durch Makrophagen unterstützt, die in den peripheren Nerv einwandern und über Interleukin I die Schwann-Zellen zur Bildung von NGF stimulieren. Zum zentralen Nervensystem haben Makrophagen dagegen keinen Zugang.

Bei Axondurchtrennung stirbt nicht nur das primär geschädigte Neuron (**C1**): Die fehlende Innervation führt häufig zum Untergang der Zielzelle (**anterograde transneuronale Degeneration**) und bisweilen auch von Zellen, welche die geschädigte Zelle innervieren (**retrograde transneuronale Degeneration**).

A. Allgemeine Funktionsstörungen

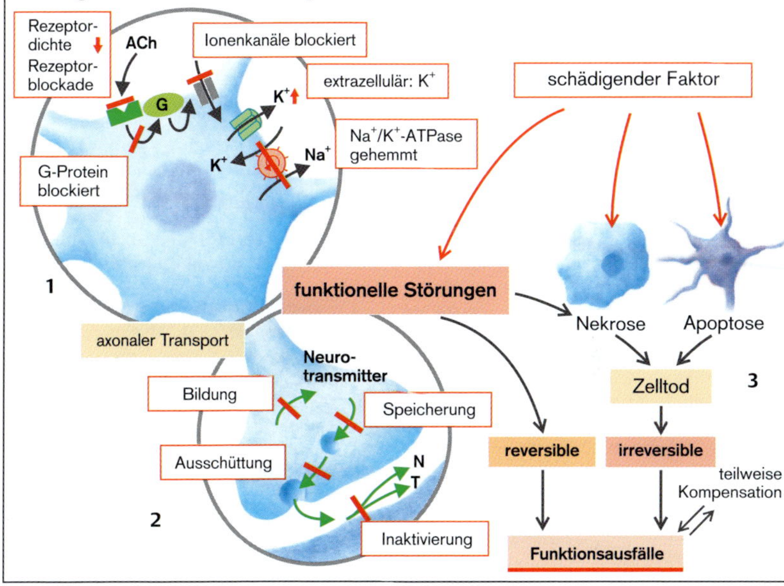

B. Blut-Hirn-Schranke

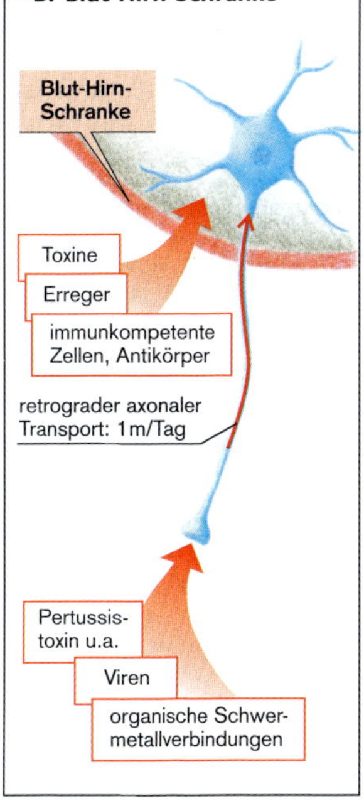

C. Axondurchtrennung und -regeneration

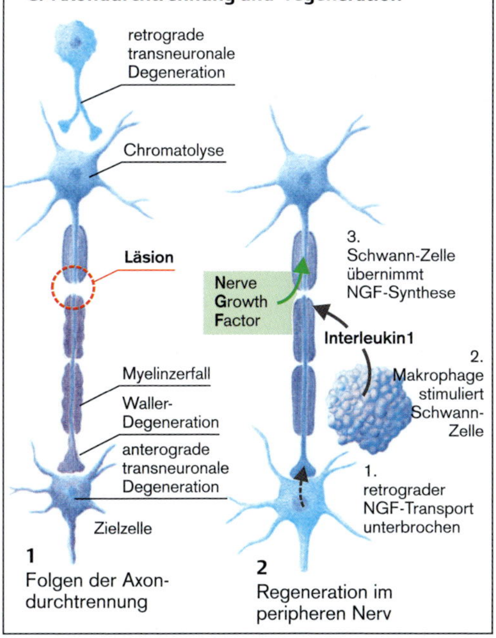

Das Axon zwischen zwei Ranvier-Schnürringen, das sog. Internodium, ist von einer **Myelinscheide** umgeben (**A**). Sie ist Voraussetzung für die saltatorische Weiterleitung von Aktionspotenzialen, also für das Überspringen der Erregung eines Schnürringes (R_1) auf den nächsten (R_2). Das Internodium selbst kann kein Aktionspotenzial erzeugen, die Depolarisation des zweiten Schnürrings (R_2) ist also zur Gänze auf den Strom aus dem ersten Schnürring (R_1) angewiesen. Der Strom ist jedoch normalerweise so groß, dass sogar Schnürringe übersprungen werden können.

Auf dem Weg entlang des Internodiums treten freilich Stromverluste auf: Die Membran im Internodium muss umpolarisiert werden, der **„Membrankondensator"** also entladen werden, wozu Strom erforderlich ist (grüne Pfeile in **A**). Andererseits kann durch einzelne **Ionenkanäle** in der Axonmembran auch hier Strom entweichen (orange Pfeile). Die Myelinisierung des Internodiums bewirkt jedoch, dass der Membranwiderstand (R_m) erhöht und die Kapazität (C_m) des „Membrankondensators" vermindert ist (**A links**). Der **Widerstand** der Axonmembran des Internodiums ist wegen der dort geringen Dichte von Ionenkanälen sehr hoch. Zudem ist der perimembranöse Raum gegenüber dem freien Extrazellulärraum durch eine Fettschicht isoliert. Die geringe **Kapazität** des Kondensators wird durch den großen „Plattenabstand" zwischen Axoninnerem und freiem Extrazellulärraum sowie durch die geringe Polarisierbarkeit des Zwischenraumes erzielt.

Eine **Demyelinisierung** (**A rechts**) kann durch degenerative, toxische oder entzündliche Schädigung der Nerven oder Mangel an den Vitaminen B_6 oder B_{12} auftreten. Dabei kommt es im Internodium zu einer Abnahme von R_m und einer Zunahme von C_m. Folglich wird mehr Strom zur Umpolarisierung des Internodiums (grüne Pfeile) benötigt, und durch Freilegen von Ionenkanälen können Stromverluste auftreten (oranger Pfeil).

Reicht der an R_1 erzeugte Strom nach Abzug der Verluste im Internodium nicht mehr aus, um R_2 bis zur Schwelle zu depolarisieren, dann wird die Erregung auch bei völlig intaktem Axon unterbrochen. Hohe Aktionspotenzialfrequenzen und niedrige Temperaturen begünstigen wegen abnehmender Empfindlichkeit des Schnürrings R_2 die Leitungsunterbrechung (**A1**). Geringere Läsionen des Internodiums können zu einer Leitungsverzögerung führen, da kein Schnürring mehr übersprungen werden kann und das Erreichen der Schwelle im Schnürring R_2 mehr Zeit erfordert (**A2**). Die unterschiedliche Verzögerung in verschiedenen Fasern bewirkt eine zeitliche Dispersion der Signale. Die lädierte Stelle kann v. a. bei gleichzeitiger Schädigung des Axons spontan oder unter mechanischem Druck selbst Aktionspotenziale ausbilden (**A3**), eine Erregung kann zwischen zwei benachbarten lädierten Nervenfasern überspringen (ephaptische Übertragung, **A4**), und es können Erregungen retrograd laufen (**A5**).

Genetische Defekte von Myelinscheiden-Strukturproteinen (z. B. Myelinprotein Zero [P_0, MPZ], peripheral myelin protein 22 [PMP 22]), von Regulatoren der Bildung (EGR2) oder des Abbaus (SIMPLE) von Myelin, sowie von Gap junctions in Schwann-Zellen (Connexin 32) führen zu erblichen peripheren Neuropathien (**Charcot-Marie-Tooth**, Déjérine-Sottas-Syndrom, Congenitale Hypomyelinisierung, Hereditäre Neuropathie mit Drucklähmung).

Die wichtigste demyelinisierende Erkrankung ist die **multiple Sklerose** (**B**). Sie ist bei Frauen häufiger als bei Männern und tritt familiär und bei Trägern von bestimmten Genvarianten von MHC (bzw. HLA = human leukocyte antigen), Interleukin-2-Rezeptor und Interleukin-7-Rezeptor gehäuft auf. Sie ist eine **Autoimmunkrankheit**, die durch eine Virusinfektion ausgelöst werden kann und durch demyelinisierende Entzündungsherde gekennzeichnet ist (**B1**). Es werden häufig autoreaktive T-Zellen gegen Myelin Basic Protein und Antikörper gegen Myelin Oligodendrocyten Glykoprotein gefunden. Typisch ist das zeitlich unabhängige Auftreten völlig unterschiedlicher neuronaler Ausfälle infolge von Läsionen an verschiedenen Hirnstrukturen. Die Läsionen können sich wieder ganz oder teilweise zurückbilden, wenn die lokale Entzündung abklingt und die Nerven (bei intaktem Axon) wieder remyelinisiert werden. Im Beispiel (**B2**) tritt zunächst durch Befall des Sehnervs ein völlig reversibler Visusverlust auf (S. 352), dann kommt es durch Befall sensorischer Bahnen des Rückenmarks zu teilweise reversiblen Sensibilitätsausfällen (S. 344) und durch Befall des Kleinhirns zur Ataxie (S. 320).

A. Entstehung und Folgen von Demyelinisierung

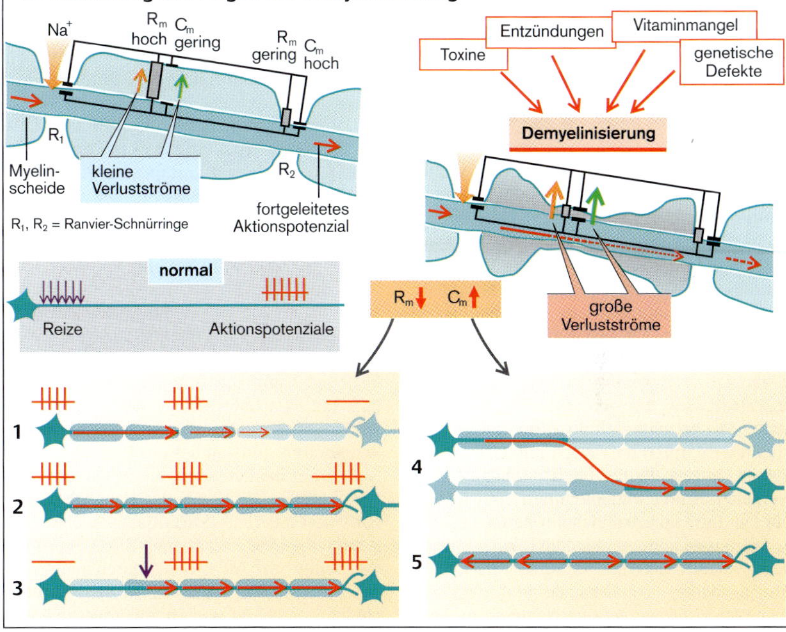

B. Multiple Sklerose

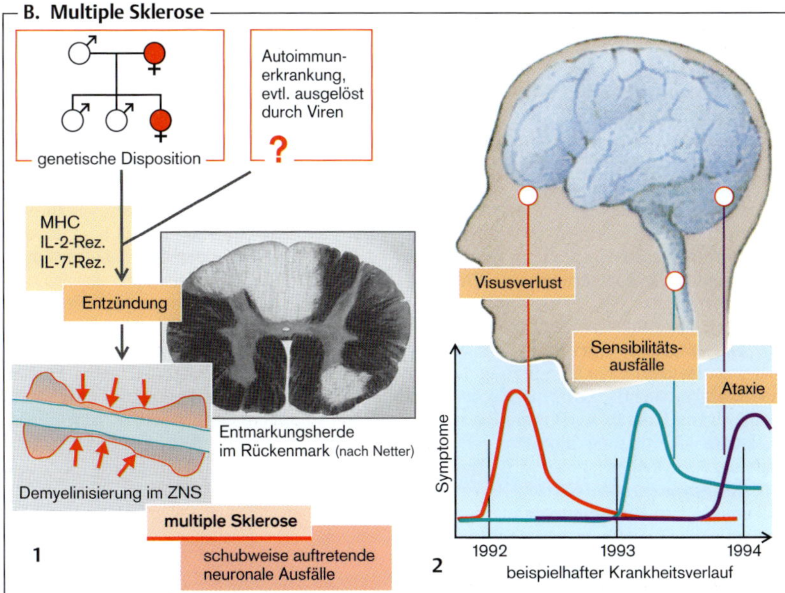

Die **neuromuskuläre Übertragung** erfolgt in einer Sequenz von Ereignissen (**A**), die an mehreren Stellen unterbrochen werden kann: Das durch die *Na^+-Kanäle* zur Nervenendigung getragene Aktionspotenzial depolarisiert die dortige Zellmembran und öffnet damit spannungsabhängige *Ca^{2+}-Kanäle*. Das in die Nervenendigung einströmende Ca^{2+} löst die Fusion Acetylcholin-haltiger Vesikel mit der präsynaptischen Membran aus, woraufhin sich *Acetylcholin* (ACh) in den synaptischen Spalt entleert. ACh bindet an *Rezeptoren* der subsynaptischen Membran und öffnet auf diese Weise *unspezifische Kationenkanäle*. Die Depolarisation der subsynaptischen Membran überträgt sich auf die postsynaptische Membran, wo durch Öffnung spannungsabhängiger *Na^+-Kanäle* ein Aktionspotenzial ausgelöst wird, das sich schnell über die gesamte Muskelzellmembran ausbreitet. Acetylcholin wird durch die *Acetylcholinesterase* abgebaut, abgespaltenes Cholin wieder in die Nervenendigung aufgenommen und erneut zur Synthese von Acetylcholin herangezogen.

Störungen können in jedem Element ansetzen: *Lokalanästhetika* hemmen die spannungsabhängigen **Na^+-Kanäle** und unterbinden damit die Nervenübertragung zur Endplatte. Die **Ca^{2+}-Kanäle** können durch *Antikörper* blockiert werden (s. u.). *Botulinustoxin* inaktiviert das für die Bindung der ACh-haltigen Vesikel an die Plasmamembran erforderliche Protein Synaptobrevin und verhindert so die **Ausschüttung von ACh**. Wie die Ca^{2+}-Kanäle können auch die **ACh-Rezeptoren** durch Antikörper blockiert werden, die zudem die Internalisierung und den Abbau der Rezeptoren beschleunigen. Die Rezeptoren lassen sich ferner durch *Curare* blockieren, das, ohne selbst eine Wirkung zu erzeugen, durch Bindung an den Rezeptor die Anlagerung von ACh kompetitiv verhindert.

Succinylcholin führt zu einer **Dauerstimulation der Rezeptoren**, einer Dauerdepolarisation der postsynaptischen Membran und damit einer Inaktivierung der postsynaptischen Na^+-Kanäle. Damit kann es wie Curare die neuromuskuläre Übertragung blockieren. Hemmstoffe der Acetylcholinesterase, z. B. *Physostigmin*, steigern in geringen Konzentrationen die neuromuskuläre Übertragung, indem sie die Verfügbarkeit von ACh im synaptischen Spalt erhöhen. In hohen Dosen hemmen sie jedoch die neuromuskuläre Übertragung, da hohe ACh-Konzentrationen ebenso wie Succinylcholin zur Dauerdepolarisation der subsynaptischen Membran führen und damit die postsynaptischen Na^+-Kanäle inaktivieren.

Die **Wiederaufnahme von Cholin** in die Nervenendigung kann durch *Mg^{2+}* und *Hemicholin* gehemmt werden.

Die wichtigste Erkrankung der Endplatte ist die **Myasthenia gravis**, eine Muskellähmung, die durch Unterbindung der neuromuskulären Übertragung zustande kommt (**B**). Ursache sind meist Antikörper gegen die ACh-Rezeptoren in der subsynaptischen Membran, welche die Bindung von ACh hemmen und den Abbau der Rezeptoren beschleunigen (**B1**). Die Autoimmunerkrankung kann durch eine Virusinfektion ausgelöst werden, bei der wahrscheinlich MHC hochreguliert und damit das Antigen erkennbar wird (s. S. 312). Darüber hinaus wird Myasthenie bei Patienten mit gutartigen Thymustumoren gefunden. Begünstigt ist die Bildung solcher Antikörper bei Personen, die besondere Subtypen (DR3 und DQw2) der Haupthistokompatibilitätsantigene (MHC-Klasse-II, bzw. HLA = human leukocyte antigen, (S. 51) exprimieren. Selten wird Myasthenie durch genetische Defekte (Kanäle, ACh-Rezeptoren, Acetylcholinesterase) hervorgerufen. Repetitive Reizung eines motorischen Nervs führt bei Patienten mit Myasthenia gravis zunächst zur Auslösung eines normalen muskulären Summenaktionspotenzials, dessen Amplitude jedoch durch zunehmende „Ermüdung" der neuromuskulären Übertragung immer geringer wird (**B2**).

Eine weitere Autoimmunerkrankung, welche die neuromuskuläre Übertragung in Mitleidenschaft zieht, ist das **myasthenische Syndrom Lambert-Eaton** (**C**). Häufig liegt bei diesen Patienten ein kleinzelliges Lungenkarzinom zugrunde. Ca^{2+}-Kanäle in der Plasmamembran der Tumorzellen sensibilisieren das Immunsystem und stimulieren die Bildung von Antikörpern, die auch mit den Ca^{2+}-Kanälen der Endplatte reagieren (**C1**). Das muskuläre Summenaktionspotenzial ist zunächst gering; es normalisiert sich jedoch zunehmend, da mit der repetitiven Reizung immer mehr Ca^{2+} in die Nervenendigung gelangt (**C2**).

A. Störungen neuromuskulärer Übertragung

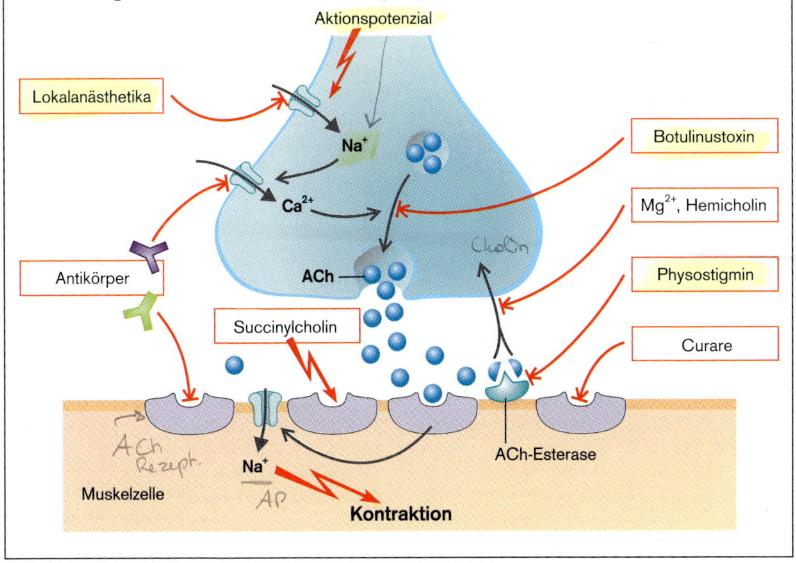

B. Myasthenia gravis

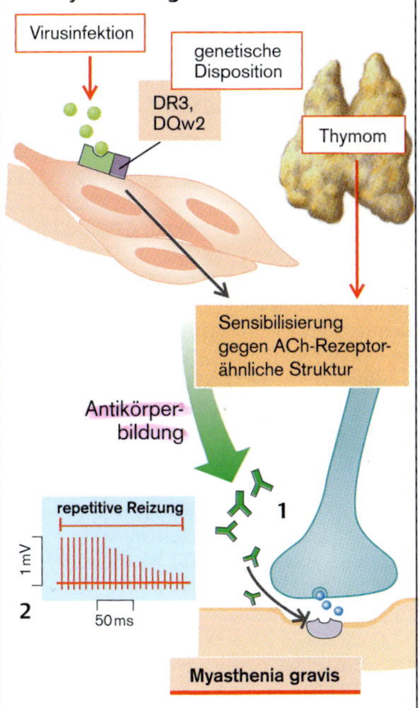

C. Myasthenisches Syndrom

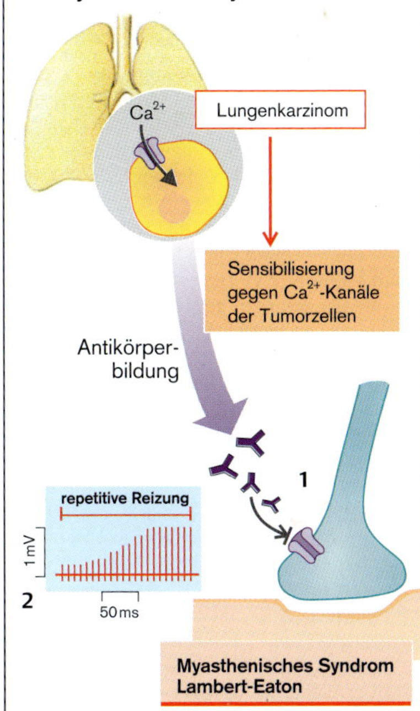

Die motorische Einheit besteht aus dem Motoneuron (α-Motoneuron) im Rückenmark (bzw. im Hirnnervenkern), aus dem zugehörigen Axon und allen durch dessen Kollateralen innervierten Muskelfasern. Die Funktion der motorischen Einheit kann durch Erkrankungen der Motoneurone, durch Unterbrechung oder Verzögerung der Nervenleitung im Axon oder durch Erkrankungen der Muskulatur beeinträchtigt sein (**A**).

Die **α-Motoneurone** können durch das *Poliomyelitis-Virus* befallen und teilweise irreversibel zerstört werden. Auch bei den *spinalen Muskelatrophien*, einer Gruppe von degenerativen Erkrankungen, gehen diese Zellen zugrunde. Die *amyotrophe Lateralsklerose* entsteht u. a. durch Mutationen der Hyperoxiddismutase, die normalerweise vor oxidativem Stress schützt. Folge ist ein Untergang von α-Motoneuronen im Rückenmark und supraspinalen motorischen Neuronen (**A1**). Ferner wurden u. a. Mutationen von Dynactin (axonaler Transport), der mitochondrialen Cytochrom-c-Oxidase und von Alsin (Regulation endosomalen Transports) gefunden. Beim X-chromosomal vererbten Kennedy Syndrom ist der Untergang von α-Motoneuronen Folge eines genetischen Defektes des Androgenrezeptors.

Schädigung bzw. Untergang von **Axonen** sind u. a. Folge von Autoimmunerkrankungen, Mangel an den Vitaminen B_1 oder B_{12}, Diabetes mellitus, Intoxikationen (z. B. Blei, Alkohol) oder genetischen Defekten (z. B. Charcot-Marie-Tooth, S. 328) (**A2**).

Auch die **Muskulatur** (**A3**) kann durch Autoimmunerkrankungen in Mitleidenschaft gezogen werden (z. B. Dermatomyositis). Darüber hinaus können genetische Defekte die Muskulatur erfassen.

Die Muskelfunktion kann durch **genetische Ionenkanaldefekte** (**B**) beeinträchtigt werden. Normalerweise (**B1**) wird bei Erregung die Depolarisation der Muskelzellmembran durch einen spannungsabhängigen Na^+-Kanal ausgelöst, der die Öffnung eines spannungsabhängigen Ca^{2+}-Kanals bewirkt (S. 330). In der Folge wird ein Ca^{2+}-Kanal in der Membran des sarkoplasmatischen Retikulums aktiviert, über den intrazellulär Ca^{2+} freigesetzt wird, das die Muskelkontraktion vermittelt. Die Repolarisation wird durch Inaktivierung des Na^+-Kanals, durch Cl^--Einstrom und K^+-Ausstrom erreicht. Sie bewirkt die Inaktivierung der Ca^{2+}-Kanäle, so dass die intrazelluläre Ca^{2+}-Konzentration wieder abnimmt und der Muskel wieder erschlafft. Eine verzögerte Inaktivierung eines genetisch defekten Na^+-Kanals kann zu verzögerter Erschlaffung, gesteigerter Erregbarkeit und Krämpfen führen (*Na^+-Kanal-Myotonie* und *Paramyotonia congenita*) (**B2**). Kälte verlangsamt die Na^+-Kanal-Inaktivierung zusätzlich; so werden die Krämpfe v. a. bei der Paramyotonie durch Abkühlen des Muskels ausgelöst. Ein weiterer Defekt des Na^+-Kanals führt bei hoher extrazellulärer K^+-Konzentration zu Lähmungen (*hyperkaliämische periodische Paralyse*). Ein genetischer Defekt des spannungsabhängigen Ca^{2+}-Kanals führt zur *hypokaliämischen periodischen Paralyse*. Bei Defekten des Cl^--Kanals tritt wiederum Myotonie auf. Der Kanal ist aus mehreren Untereinheiten aufgebaut. Führt der Einbau des defekten Kanalproteins zum Funktionsverlust des Kanales, dann ist die Vererbung der Erkrankung dominant (*Myotonia congenita Thomsen*). Lässt der genetische Defekt die Bildung von Kanälen durch das intakte Genprodukt zu, dann ist die Erkrankung rezessiv (*Myotonia Becker*). Bei bestimmten Defekten des sarkoplasmatischen Ca^{2+}-Kanals (Ryanodin-Rezeptor) kann das Narkosemittel Halothan den Kanal potenzialunabhängig aktivieren. Der dadurch massiv erhöhte Energieumsatz im Muskel führt zur Hyperthermie (*maligne Hyperthermie*; S. 26).

Bei den **degenerativen Muskeldystrophien** Duchenne und Becker (**C**) ist das Dystrophin, ein Element des Zytoskeletts, defekt. Das Gen liegt auf dem X-Chromosom; die Erkrankung tritt praktisch nur bei Männern auf, da bei Frauen mit einem defekten Gen das vom gesunden Gen gebildete Dystrophin ausreicht. Bei der *Duchenne-Dystrophie* werden nur kurze, völlig funktionslose Dystrophinfragmente gebildet (**C1**); die Erkrankung führt in den ersten 20 Jahren zum Tode. Typisch für diese Form der Dystrophie sind die hypertrophierten aber dennoch schwachen Waden und die ausgeprägte Lordose der Wirbelsäule durch die Muskelschwäche. Schädigung des Herzmuskels kann zur Kardiomyopathie führen. Bei der *Becker-Dystrophie* wird ein defektes, aber immer noch eingeschränkt funktionsfähiges Dystrophin gebildet (**C2**, S. 311), das Krankheitsbild ist entsprechend milder. Weitere Muskeldystrophien werden durch genetische Defekte weiterer muskulärer Proteine (u. a. Myotilin, Lamin, Caveolin, Calpain, Dys- ►

A. Erkrankungen der motorischen Einheit

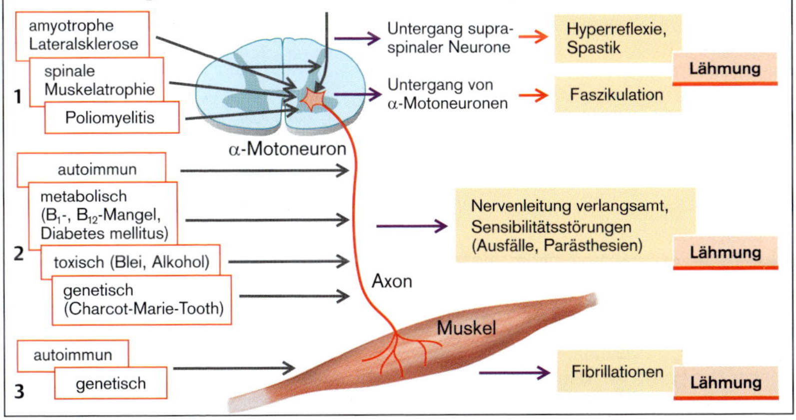

B. Ionenkanaldefekte

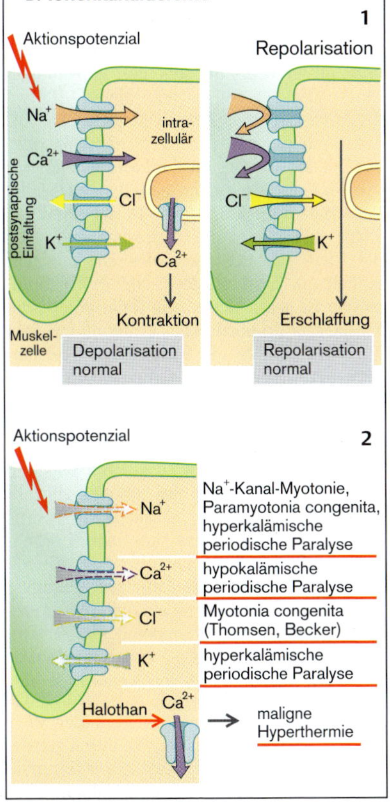

C. Muskeldystrophien

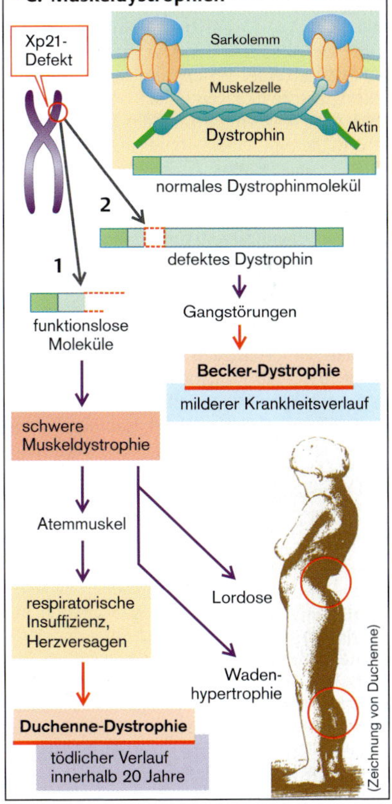

▸ ferlin, Sarcoglycan, Telethonin, Titin) hervorgerufen.

Myopathien treten ferner bei Stoffwechseldefekten (u. a. Glykogenosen) und endokrinen Störungen (z. B. Hyperthyreose) auf. Muskeln können ferner Zielscheibe von Autoimmunerkrankungen werden (u. a. Polymyositis, Dermatomyositis).

Auswirkung einer Läsion der motorischen Einheit ist die *Lähmung* der betroffenen Muskulatur, unabhängig davon, ob die Läsion in α-Motoneuron, Axon oder Muskel selbst lokalisiert ist (**A**). Bei primärem Untergang von α-Motoneuronen treten typischerweise *Faszikulationen* auf, die auf synchrone Erregung und Kontraktion der Muskelfasern einer motorischen Einheit zurückzuführen sind. Bei amyotropher Lateralsklerose kann es durch Untergang der supraspinalen Neurone auch zu *Hyperreflexie* und *Spastik* kommen (S. 336), solange die α-Motoneurone noch teilweise intakt sind. Bei Läsion des peripheren Nervs führt die Abnahme der Myelinscheidendicke zunächst zu einer *Verlangsamung der Nervenleitungsgeschwindigkeit* (S. 328). In aller Regel sind auch sensorische Teile des Nervs betroffen. Es kommt einerseits zu *Sensibilitätsstörungen*, andererseits zu *spontanen Aktionspotenzialen* an den lädierten Nerven, die entsprechende Empfindungen (Parästhesien) auslösen. Bei **primärem Untergang der Muskulatur** treten häufig *Fibrillationen* auf, also Kontraktionen einzelner Muskelfasern.

Eine primäre Myopathie kann von einer neurogenen Myopathie durch die **Elektromyographie** unterschieden werden (**D**): Dazu sticht man eine Elektrode in den Muskel ein und misst die Potenzialdifferenz zu einer indifferenten Elektrode an der Hautoberfläche. Auch die eingestochene Elektrode liegt weitgehend extrazellulär, so dass nur ein Bruchteil der Potenzialdifferenzen über den Zellmembranen erfasst wird. Die Amplitude der registrierten Potenzialänderungen hängt von der Zahl gleichzeitig depolarisierender Muskelfasern in der Nähe der eingestochenen Elektrode ab. Da alle von einem α-Motoneuron innervierten Muskelfasern gleichzeitig depolarisieren, ist die *Amplitude* der gemessenen Potenzialänderungen umso größer, je mehr derartige *Muskelfasern* in der Nähe der Elektrode liegen. Die verschiedenen α-Motoneurone feuern in der Regel nicht gleichzeitig, die maximale *Frequenz* der Potenzialänderungen ist daher ein Maß für die *Anzahl verschiedener α-Motoneurone*, die Muskelfasern in der Nähe der Elektrode innervieren.

Normalerweise liegen die von einem α-Motoneuron innervierten Muskelfasern im Muskel nicht direkt nebeneinander, sondern über einen größeren Querschnitt verteilt (**D1**). Beim Untergang von Muskelfasern (**myogene Myopathie**, **D2**) nimmt die Zahl der von einem α-Motoneuron innervierten Muskelfasern in der Nähe der Elektrode ab. Damit wird die *Amplitude der Ausschläge kleiner*. Beim Untergang eines α-Motoneurons (**neurogene Myopathie**, **D3**) werden die zu ihm gehörenden Muskelfasern teilweise von Kollateralen benachbarter α-Motoneurone übernommen. Die motorischen Einheiten werden also größer und damit auch die Amplitude der Potenzialänderungen. Die maximale *Frequenz der Ausschläge nimmt ab*, weil die Muskelfasern in der Nähe der Elektrode nun zu weniger motorischen Einheiten gehören.

Diagnostisch bedeutsam sind ferner **Kreatin, Kreatinin und Kreatinkinase** (**E**). Kreatin wird in der Leber gebildet und von intakter Muskulatur begierig aufgenommen. Im Muskel bindet es unter Mitwirkung des Enzyms Kreatinkinase ein energiereiches Phosphat. Ein Teil des Kreatins wird im Muskel zum Anhydrid Kreatinin umgewandelt, welches im Gegensatz zum Kreatin die Muskelmembran leicht passieren kann und quantitativ von der Niere ausgeschieden wird. Die pro Zeiteinheit im Urin ausgeschiedene Kreatininmenge ist somit der Masse funktionierender Muskulatur proportional. Ist nun infolge einer Muskeldystrophie die Muskelmasse vermindert, nimmt auch die Kreatininausscheidung ab. Bei akutem Zelluntergang werden intrazelluläre Kreatinkinase und Kreatin freigesetzt, und deren Plasmakonzentrationen steigen steil an. Kommt es zu keinem weiteren Zelluntergang, sinkt die Kreatinkinasekonzentration im Plasma wieder auf Normalwerte, die Kreatinkonzentration kann jedoch erhöht bleiben, da von der Leber gebildetes Kreatin jetzt von weniger Muskulatur aufgenommen wird. Allerdings sinkt auch die Kreatinproduktion, weil sie rückkoppelnd von Kreatin gehemmt wird, so dass die Plasmakonzentration bzw. Ausscheidung von Kreatin die Verminderung der Muskelmasse nicht getreu widerspiegelt.

D. Elektromyographie

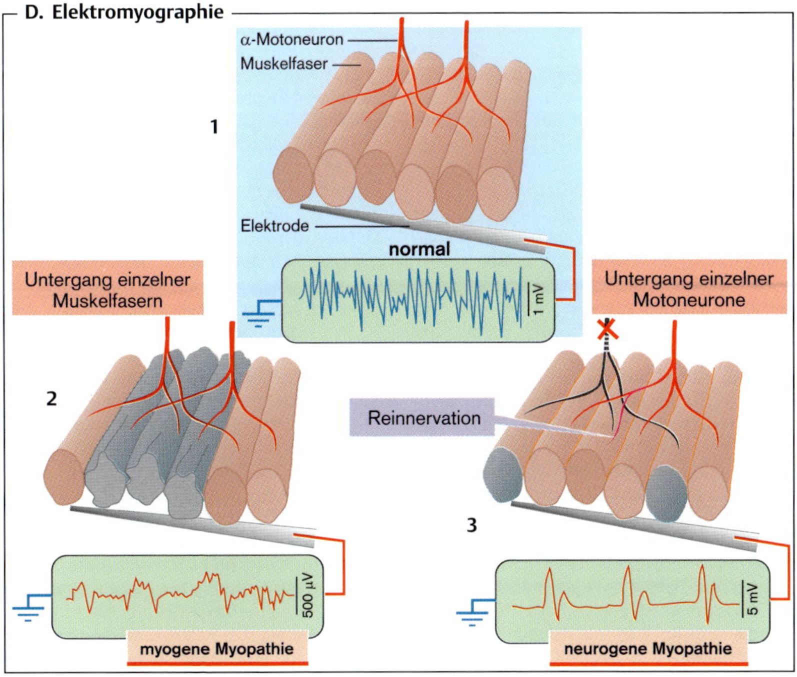

E. Kreatinstoffwechsel

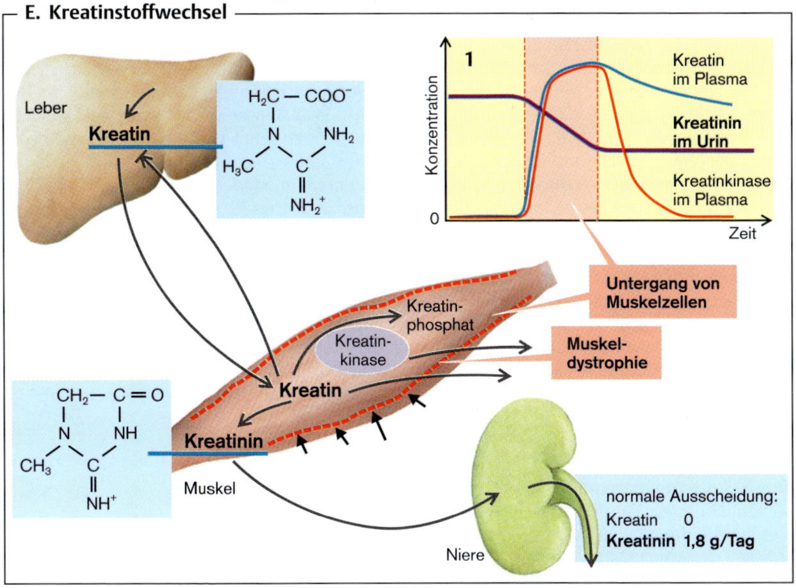

α-Motoneurone des Rückenmarks stehen unter der Kontrolle mehrerer **Bahnen supraspinaler Neurone** (**A1**):
- der *Pyramidenbahn* (violett) aus dem motorischen Kortex,
- der *rubrospinalen Bahn* aus dem Nucleus ruber (rot),
- des *Tractus reticulospinalis medialis* aus der pontinen Formatio reticularis (orange),
- des *Tractus reticulospinalis lateralis* aus der medullären Formatio reticularis (braun) und
- des Tractus vestibulospinalis (grün).

Die Tractus reticulospinalis medialis und vestibulospinalis fördern vorwiegend die sog. Antigravitätsmuskeln, d. h. die Beuger der Arme und die Strecker der Beine. Die Pyramidenbahn, die rubrospinale Bahn und der Tractus reticulospinalis lateralis fördern dagegen vorwiegend die Beuger des Beines und die Strecker des Armes.

Bei einer **Schädigung im Motorkortex oder im Bereich der Capsula interna** (z. B. durch Blutungen oder Ischämie im Versorgungsgebiet der Arteria cerebri media) fallen die unmittelbar benachbarten kortikofugalen Bahnen aus. Das ist die Pyramidenbahn, aber auch weitere Verbindungen des Motorkortex, wie die zum Nucleus ruber und zur medullären Formatio reticularis. Folge ist eine herabgesetzte Aktivität nicht nur der Pyramidenbahn, sondern auch der rubrospinalen und der lateralen reticulospinalen Bahn. Die vestibulospinalen und medialen retikulospinalen Bahnen sind weniger betroffen, da sie unter einem stärkeren nichtkortikalen Einfluss, z. B. aus dem Kleinhirn, stehen. Eine Unterbrechung der Weiterleitung im Bereich der Capsula interna hat daher letztlich ein Überwiegen der Strecker des Beines und der Beuger des Armes zur Folge (**A2**).

Zunächst kommt es jedoch zu einem **spinalen Schock** durch Wegfall supraspinaler Innervation von α-Motoneuronen (**A3 a**). Von der herabgesetzten supraspinalen Aktivierung der α-Motoneurone sind auch die Antigravitätsmuskeln betroffen, wenn auch weniger stark als die anderen Muskeln. Im spinalen Schock ist die Muskulatur schlaff, es sind keine Reflexe auslösbar (Areflexie).

Die partielle „Denervierung“ von α- und γ-Moto- sowie Interneuronen steigert jedoch allmählich deren Empfindlichkeit. Außerdem werden die ausgefallenen Endigungen supraspinaler Neurone durch Synapsen von Rückenmarkneuronen ersetzt (**A3 b**). Damit gewinnen die Reflexe nach und nach einen stärkeren Einfluss auf die Aktivität der α-Motoneurone, und es kommt zur **Hyperreflexie**.

Eine weitere Folge ist **Spastik:** Die Aktivität der α-Motoneurone steht nach Ausfall deszendierender Bahnen vor allem unter dem Einfluss der Muskelspindeln und Sehnenorgane (**A4**). Eine Dehnung der Muskelspindeln stimuliert über einen monosynaptischen Reflexbogen die α-Motoneurone des gleichen Muskels; der gesteigerte Einfluss der Muskelspindeln äußert sich somit in einer massiven Kontraktion bei Dehnung. Die Muskelspindeln reagieren jedoch überwiegend phasisch, d. h. bei langsamer oder anhaltender Dehnung läßt ihre Erregung wieder nach. Damit gewinnt der Einfluss der Sehnenorgane das Übergewicht: Diese hemmen bei Dehnung die Muskelkontraktion über ein hemmendes Interneuron. Unter anderem durch ihren Einfluss gibt der Muskel bei langsamer bzw. langanhaltender Dehnung nach anfänglicher Tonuserhöhung plötzlich wieder nach (**Taschenmesserphänomen**).

Das Überwiegen der Strecker führt bei Bestreichen der Fußsohle zur Dorsalflexion (**A5**) anstatt der beim Gesunden üblichen Plantarflexion. Dieses sog. **Babinski-Zeichen** wird als Hinweis auf eine Pyramidenbahnläsion gewertet. Tatsächlich sind Spastik und das Babinski-Zeichen Folge einer Läsion mehrerer kortikofugaler Bahnen inklusive der Pyramidenbahn. Eine (extrem seltene) isolierte Schädigung der Pyramidenbahn hat weder Spastik noch das Babinski-Zeichen zur Folge, sondern nur geringfügige Störungen der Feinmotorik.

Bei **Untergang des Nucleus ruber** (z. B. bei Ischämie im Bereich des Mittelhirns oder bei Morbus Wilson [S. 276]) kommt es zu einem grobschlägigen Tremor: Neurone des Nucleus ruber sind u. a. für die Dämpfung von Schwingungen bedeutsam, die durch negative Rückkopplung in der Kontrolle von α-Motoneuronen auftreten können. Bei **Läsionen der Nuclei vestibulares** stehen Störungen des Gleichgewichts mit Drehschwindel, Nystagmus und Übelkeit im Vordergrund (S. 356).

A. Läsionen deszendierender Bahnen

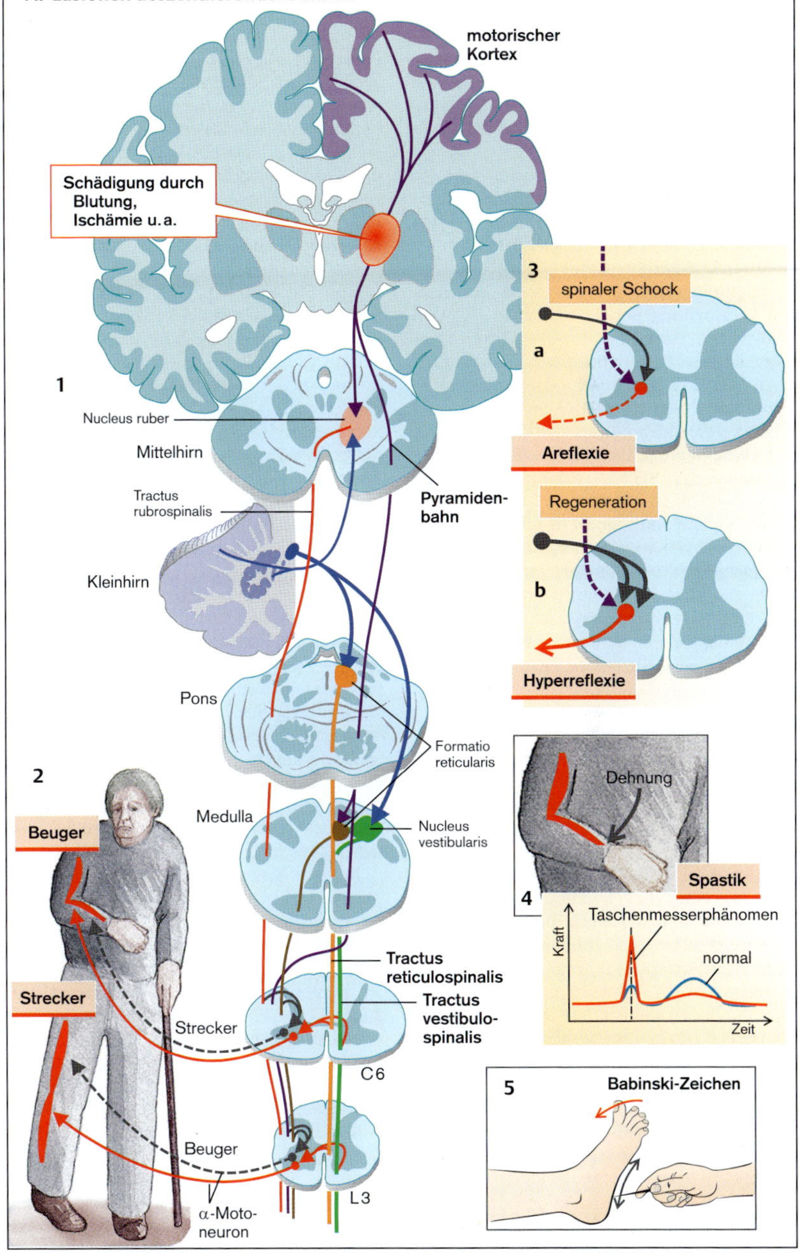

Anteile der Basalganglien sind das **Corpus striatum** (Striatum, bestehend aus *Nucleus caudatus* und *Putamen*), der innere und äußere **Globus pallidus** (Pallidum, bestehend aus Pars interna und Pars externa) sowie der **Nucleus subthalamicus** und die **Substantia nigra** (**SN**) (Pars reticularis [p.r.] und Pars compacta [p.c.]).

Ihre **Funktion** ist vor allem die Kontrolle der Bewegungen im Zusammenspiel mit Kleinhirn, Motorkortex, kortikospinalen Bahnen und motorischen Kernen des Hirnstamms.

Striatale Neurone werden über *Glutamat* aus Neuronen des Kortex aktiviert. Zur **inneren Verschaltung** der Basalganglien (**A**) wird vorwiegend der hemmende Transmitter *GABA* eingesetzt: Letztlich üben die Basalganglien über GABAerge Neurone im inneren Pallidum und in der retikulären Substantia nigra einen hemmenden Einfluss auf den Thalamus aus. Diese Neurone werden über Glutamat aus Neuronen des Nucleus subthalamicus aktiviert. Schließlich werden striatale Neurone durch Dopamin aus der SN (p. c.) teilweise aktiviert und teilweise gehemmt, sowie über cholinerge Neurone aktiviert. Ein Ungleichgewicht zwischen hemmenden und aktivierenden Einflüssen wirkt sich nachhaltig auf die Motorik aus: Zu starke Hemmung der Thalamuskerne wirkt hypokinetisch, zu geringe Hemmung hyperkinetisch.

Morbus Parkinson

Der Morbus Parkinson ist eine Erkrankung der SN (p.c.), die über dopaminerge Bahnen GABAerge Zellen im Striatum beeinflusst. **Ursache** können Mutationen u. a. von α-Synuclein, Parkin, oder der Ubiquitin-carboxyterminalen Hydrolase sein, die im mittleren bis höheren Alter zu einer Degeneration dopaminerger Neurone in der Substantia nigra führt (**B1**). Weitere Ursachen sind *Traumen* (Boxer!), *Entzündungen* (Enzephalitis), *Mangeldurchblutung* (Arteriosklerose), Tumoren und *Vergiftungen* (v. a. durch CO, Mangan und durch das früher als Heroin-Ersatzdroge verwendete MPTP [1-Methyl-4-phenyl-1,2,3,6-tetrahydropyridin]). Der Zelluntergang geschieht wahrscheinlich z.T. durch Apoptose, wobei der Bildung von Superoxiden eine kausale Rolle zugeschrieben wird. Bis zum Auftreten von Symptomen müssen über 70 % der Neurone in der SN (p. c.) ausfallen.

Der Zelluntergang in der SN (p. c.) mindert die entsprechende **dopaminerge Innervation** des Striatum (**B1**) mit folgender Enthemmung striataler Neurone, die normalerweise Neurone in der Pars externa des Pallidums hemmen. Dies führt zur Enthemmung glutamaterger Neurone im Nucleus subthalamicus und somit zu einer gesteigerten Aktivierung der hemmenden Neurone in der Pars interna des Pallidums und der SN (p. r.). Zusätzlich fällt die dopaminerge Aktivierung striataler Neurone aus, welche normalerweise direkt Neurone in der SN (p. r.) und der Pars interna des Pallidums hemmen. Folge ist eine **überschießende Hemmung des Thalamus** (Transmitter GABA). Die Hemmung des Thalamus unterdrückt die **Willkürmotorik** (**B2**): Die Patienten können nur mit Mühe oder als Reaktion auf äußere Stimuli Bewegung in Gang setzen (**Hypokinesie**). Der Muskeltonus ist massiv gesteigert (**Rigor**). Darüber hinaus tritt häufig ein **Ruhetremor** (4 – 8/s) auf, mit alternierenden Bewegungen v. a. der Hände und Finger (eine Bewegung wie beim Zählen von Geld). Die Kombination von Rigor und Tremor führt zum Zahnradphänomen. Die Hypokinesie zwingt den Patienten typischerweise zu einer mäßig gebückten Haltung mit leicht abgewinkelten Armen und Beinen. Sie äußert sich ferner in mimischer Starre, Mikrographie sowie leiser, monotoner und verwaschener Sprache (Hypophonie). Schließlich kommt es zu weiteren Störungen, wie z. B. Anosmie, gesteigertem Speichelfluss, Schweißausbrüchen, Verstopfung, Harndrang, Unruhe, Schmerzen, Schlafstörungen, Angst, Depressionen und Demenz, die durch zusätzliche Läsionen hervorgerufen werden (Untergang von Neuronen der Nuclei raphe, des Locus coeruleus und des Nervus vagus).

Bei der **Therapie** des Morbus Parkinson (**B3**) versucht man durch Verabreichung von *L-Dopa*, einer Vorstufe von Dopamin (das selbst die Blut-Hirn-Schranke nicht passieren kann), die Dopaminbildung der nigrostriatalen Neurone zu steigern. Der Abbau von Dopamin lässt sich durch Hemmstoffe der Monoaminooxidase (MAO) oder der Catechol-O-methyltransferase (COMT) verzögern oder die Dopaminwirkung durch dopaminähnliche Pharmaka imitieren.

Eine Besserung des Morbus Parkinson lässt sich auch durch *Hemmung von cholinergen Neuronen* im Striatum erzielen: Diese Neurone stimulieren diejenigen striatalen Neurone, welche normalerweise durch Dopamin gehemmt werden. Durch antioxidativ wirkende ▶

A. Basalganglien

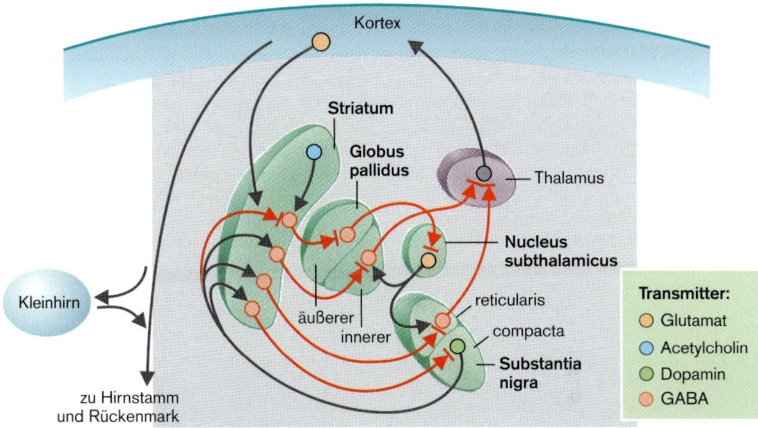

B. Morbus Parkinson

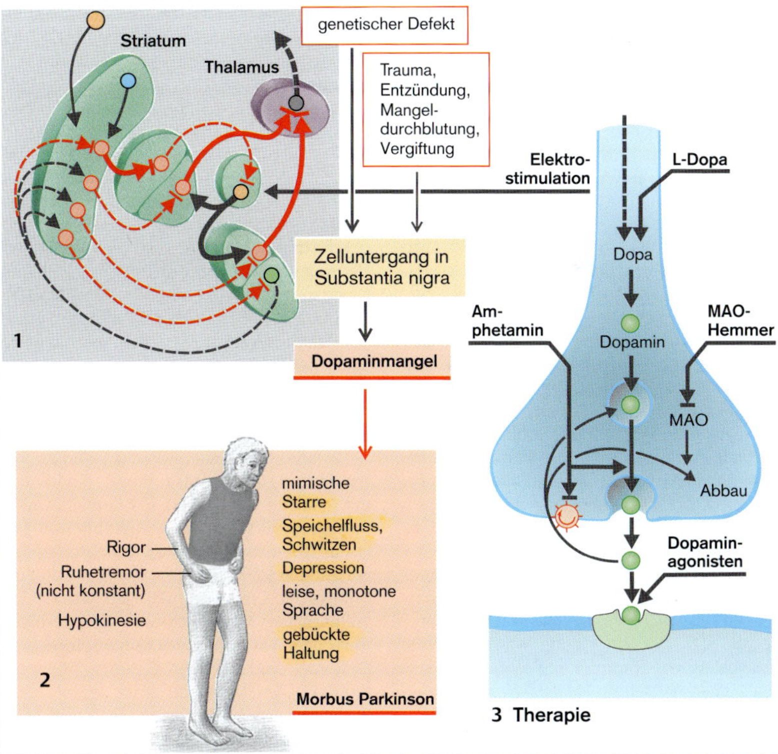

▸ Pharmaka und Wachstumsfaktoren wird versucht, den apoptotischen Untergang der nigrostriatalen Neurone zu verzögern.

Auch durch *Läsion* des Nucleus subthalamicus oder der Pars interna des Pallidums wird eine Enthemmung des Thalamus und damit eine Besserung des Krankheitsbildes erzielt. Besonders wirksam ist eine Hemmung des nucleus subthalamicus durch anhaltende Reizung über implantierte Elektroden.

Parkinsonismus tritt u. a. auch bei postenzephalitischem Parkinsonsyndrom, Multisystematrophie (MSA), progressiver supranukleärer Parese (SPP) und kortikobasalganglionärer Degeneration (CBD) auf. Hier spielen z. T. α-Synuclein (MSA) und Tau (PSP und CBD) eine pathophysiologische Rolle. Beim postenzephalitischem Parkinsonsyndrom, nicht jedoch den anderen Erkrankungen ist L-Dopa therapeutisch wirksam.

Hyperkinesien

Chorea: Sie ist die häufigste hyperkinetische Erkrankung der Basalganglien. Die Chorea ist in erster Linie eine Erkrankung des Striatums.

Ursache kann eine Erbkrankheit sein (**Chorea Huntington**, **C1**), die ab der vierten Lebensdekade einsetzt und zu einem *irreversiblen fortschreitenden Untergang* striataler Neurone führt. Die Erkrankung wird durch Mutationen von Huntingtin ausgelöst. Folge ist u.a eine gesteigerte exzitotoxische Wirkung von Glutamat, das Neurone durch Aktivierung Ca^{2+}-permeabler Ionenkanäle stimuliert. Durch exzessiv einströmendes Ca^{2+} wird die Zelle geschädigt. Im weiteren Verlauf der Erkrankung werden Neurone außerhalb des Striatum in Mitleidenschaft gezogen und entsprechende Störungen hervorgerufen (Depressionen, Demenz). Bei der sehr seltenen **Choreaakanthozytose** ist Chorein defekt, das normalerweise die Apoptose hemmt und die Aktinpolymerisierung fördert. Bei Choreinmangel führt der Untergang von Neuronen im Striatum zur Chorea, die Aktindepolymerisierung zur Akanthocytose.

Bei der **Chorea Sydenham** liegt – im Gegensatz zur Chorea Huntington – eine weitgehend *reversible Schädigung* striataler Neurone vor (**C2**). Die Schädigung wird durch die Ablagerung von Immunkomplexen im Verlauf eines rheumatischen Fiebers hervorgerufen und tritt v. a. bei Kindern auf.

Schließlich kann es in seltenen Fällen zur Schädigung von striatalen Neuronen durch **Ischämie** (Arteriosklerose), **Tumoren** und **Entzündungen** (Enzephalitis) kommen.

Folge des Untergangs der striatalen Neurone ist v. a. eine verstärkte Hemmung von Neuronen im Nucleus subthalamicus, die normalerweise hemmende Neurone in der Pars interna des Pallidums und in der SN (p. r.) aktivieren. Damit werden *Zellen im Thalamus* enthemmt. Es treten plötzliche, regellose, unwillkürliche Bewegungen auf, die durch die Basalganglien normalerweise unterdrückt werden.

Hemiballismus: Bei Untergang des Nucleus subthalamicus (Ischämie, Tumoren) treten plötzliche schleudernde Bewegungen auf (**D1**). Ursache ist eine herabgesetzte Stimulierung von hemmenden GABAergen Neuronen in der Pars interna des Pallidums und in der SN (p. r.). Sie führt zu einer Enthemmung von Neuronen im Thalamus.

Tardive Dyskinesie: Sie ist eine Folge längerdauernder Behandlung mit Neuroleptika, welche Dopamin vom Rezeptor verdrängen (**D2**). Diese Substanzen werden u. a. bei Behandlung einer Schizophrenie eingesetzt (S. 378). Sie führen jedoch zu einer Sensibilisierung der Folgeneurone, welche vermehrt Dopaminrezeptoren in die subsynaptische Membran einbauen. Über Enthemmung von Neuronen in der Pars externa des Pallidums wird die Aktivität des Nucleus subthalamicus unterdrückt. Die fehlende Aktivierung durch den Nucleus subthalamicus und eine gesteigerte Hemmung durch striatale Neurone setzt die Aktivität von Neuronen in der Pars interna des Pallidums sowie in der SN (p. r.) herab. Folge ist eine Enthemmung des Thalamus mit Auftreten unwillkürlicher Bewegungen. Pathophysiologisch spielt neben der gesteigerten Expression von Rezeptoren auch ein apoptotischer Untergang der Neurone eine Rolle, die normalerweise von Dopamin gehemmt werden.

Läsionen von Striatum und Pallidum führen ferner zur **Athetose**, einer Hyperkinesie mit quälend langsamen, schraubenförmigen Bewegungen. Läsionen in Pallidum und Thalamus lösen **Dystonien** aus, gleichzeitige lang anhaltende Kontraktionen von Agonisten und Antagonisten mit Verrenkungen, wie z. B. unwillkürlicher Augenschluss (Blepharospasmus) oder Verdrehen des Kopfes (Torticollis). Dystonien werden häufig durch Stress und Müdigkeit verstärkt und durch jeweils spezifische sensorische Afferenzen (z. B. Berührung des Kinns) unterbrochen.

C. Chorea

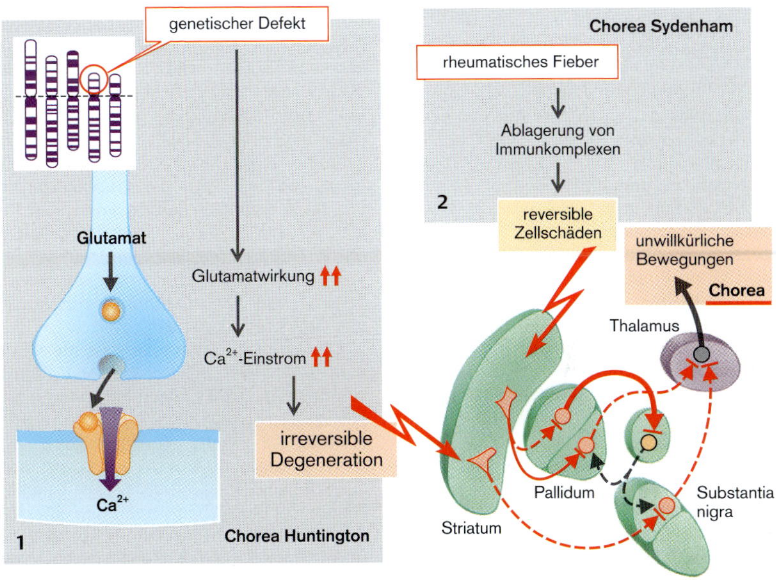

D. Hemiballismus und tardive Dyskinesie

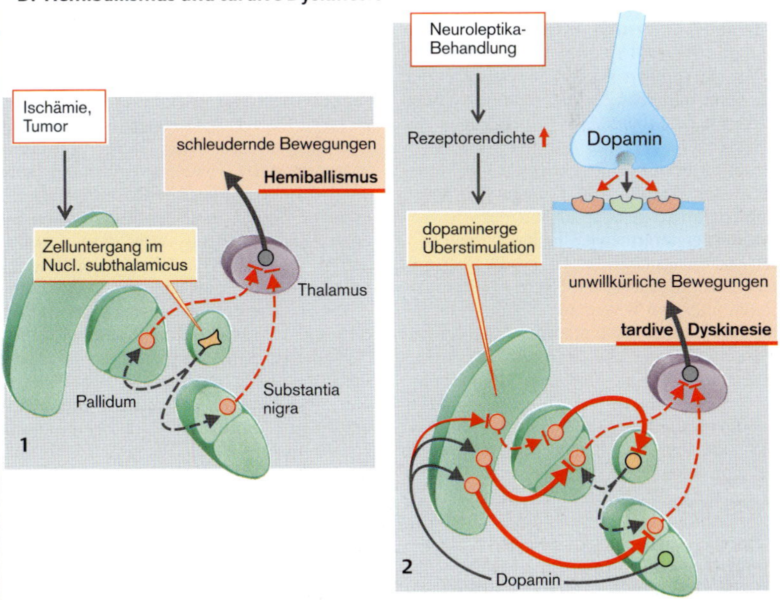

Ursachen von Kleinhirnläsionen sind Intoxikationen (v. a. Alkohol, aber auch DDT, Piperazin, 5-Fluorouracil, Lithium und Diphenylhydantoin), Hitzschlag, Hypothyreose, Malabsorption sowie genetische Defekte (u. a. K^+-Kanäle [KCNA1], Ca^{2+}-Kanäle [CACNA1], Proteinphosphatase A2, Hexosaminidase, Glutamatdehydrogenase, Pyruvatdehydrogenase, α-Oxidation, DNA-Reparatur, Transport neutraler Aminosäuren, mitochondriale Proteine, zu Aggregation neigende Ataxine [u. a. Ca^{2+}-regulierende Proteine]), sonstige degenerative Prozesse, Entzündungen (u. a. Multiple Sklerose, Viren, Prionen), Kleinhirntumoren und extrazerebellare Tumoren (Paraneoplasie, S. 18). Bei der hereditären Friedreich-Ataxie (Mutation des mitochondrialen Proteins Frataxin) ist die Kleinhirnfunktion indirekt, u. a. durch Degeneration spinozerebellärer Bahnen, beeinträchtigt. Bei der Ataxia teleangiektasia (Mutationen in der Kinase ATM) treten gleichzeitig gehäuft Tumoren auf. Die Auswirkungen von Kleinhirnläsionen hängen von ihrer Lokalisation ab:

Die **Kleinhirnhemisphären** (gelb) speichern *Programme für die Willkürmotorik* (Fertigkeiten). Bei willkürlicher Bewegung aktivieren assoziative Cortexareale (**A1**) über pontine Kerne (**A2**) Neurone in den Hemisphären (**A3**), deren Efferenzen (orange) über Nucleus dentatus (**A4**) und Thalamus (**A5**) zum Motorkortex (**A6**) projizieren, von dem aus über den Tractus pyramidalis (violett) Motoneurone im Rückenmark aktiviert werden. Läsionen der Hemisphären bzw. der mit ihnen verbundenen Strukturen beeinträchtigen somit Initiierung und Planung von Bewegungen sowie motorisches Lernen.

Die **Pars intermedia** (hellblau) dient v. a. der *Bewegungskontrolle*: Sie erhält über spinozerebellare Afferenzen (blau, **A7**) Informationen über den Bewegungsapparat. Neurone der Pars intermedia projizieren über die Nuclei emboliformis und globosus (**A8**) zu Nucleus ruber (**A9**) und Thalamus. Motoneurone des Rückenmarks werden vom Nucleus ruber aus über den Tractus rubrospinalis und vom Thalamus aus über Motorkortex und Pyramidenbahn beeinflusst. Störungen der Pars intermedia beeinträchtigen die Durchführung und Kontrolle der Willkürmotorik.

Flocculus und **Nodulus** sowie Anteile des **Vermis** (hellgrün) dienen der *Gleichgewichtskontrolle*. Neurone im Flocculus erhalten direkte Afferenzen aus dem Gleichgewichtsorgan (**A10**). Flocculus, Nodulus und Vermis erhalten ferner Afferenzen aus spinozerebellaren Fasern (**A7**) sowie Informationen über die Augenmotorik. Die Neurone dieses Kleinhirnanteils projizieren direkt zum Nucleus vestibularis (**A11**) sowie über die Nuclei fastigii (**A12**) zum Thalamus, zur Formatio reticularis (**A13**) und zum Nucleus vestibularis der Gegenseite (**A14**). Motoneurone des Rückenmarks werden über die vestibulospinalen und retikulospinalen Bahnen sowie über thalamokortikale und kortikospinale Bahnen erreicht. Läsionen von Flocculus, Nodulus und Vermis beeinträchtigen in erster Linie Gleichgewicht und Körperhaltung sowie Rumpf- und Gesichtsmuskulatur.

Klinisch manifestieren sich Kleinhirnläsionen in verzögertem Einsetzen und Stoppen von Bewegungen. Es fehlen koordinierte Mitbewegungen (*Dyssynergie*), und oft werden erforderliche Kraft, Beschleunigung, Geschwindigkeit und Ausmaß von Bewegungen falsch eingeschätzt (*Dysmetrie*). Die Patienten können bei plötzlichem Nachlassen eines Widerstandes die Muskelkraft nicht sofort zurücknehmen (*Rebound-Phänomen*) und schnell hintereinander antagonistische Bewegungen nicht durchführen (*Dysdiadochokinese*). Bei Zielbewegungen entwickeln sie einen *Intentionstremor* (3 – 5 Hertz), dessen Ausschläge mit Annäherung an das Objekt immer stärker werden. Ihre Bewegungen sind zerhackt und in einzelne Komponenten zerfallen (*Bewegungsdekomposition*). Passiven Bewegungen wird wenig aktiver Widerstand entgegengesetzt (*Hypotonie*). Auch bei Haltearbeit kann der Muskeltonus nicht aufrechterhalten werden, und der Patient kann nur relativ kurz die Arme nach vorne gestreckt halten (*Positionsversuch*). Muskeldehnungsreflexe sind abgeschwächt (*Hyporeflexie*).

Die Sprache ist skandierend, explosiv, staccato und verwaschen. Die *Gleichgewichtskontrolle* der Patienten ist gestört, ihr Stand und Gang breitbeinig und unsicher (*Ataxie*). Sitzen und Stehen kann durch Zittern der Rumpfmuskulatur (Titubation, 2 – 3 Hertz) zusätzlich erschwert werden. Die gestörte Kontrolle der Augenmotorik führt zu Dysmetrie der Augenbewegungen und einem grobschlägigen *Nystagmus* (S. 334) in Richtung der Läsion. Dieser nimmt bei Blick in Richtung der Läsion zu und bei Schließen der Augen ab.

A. Läsionen des Kleinhirns

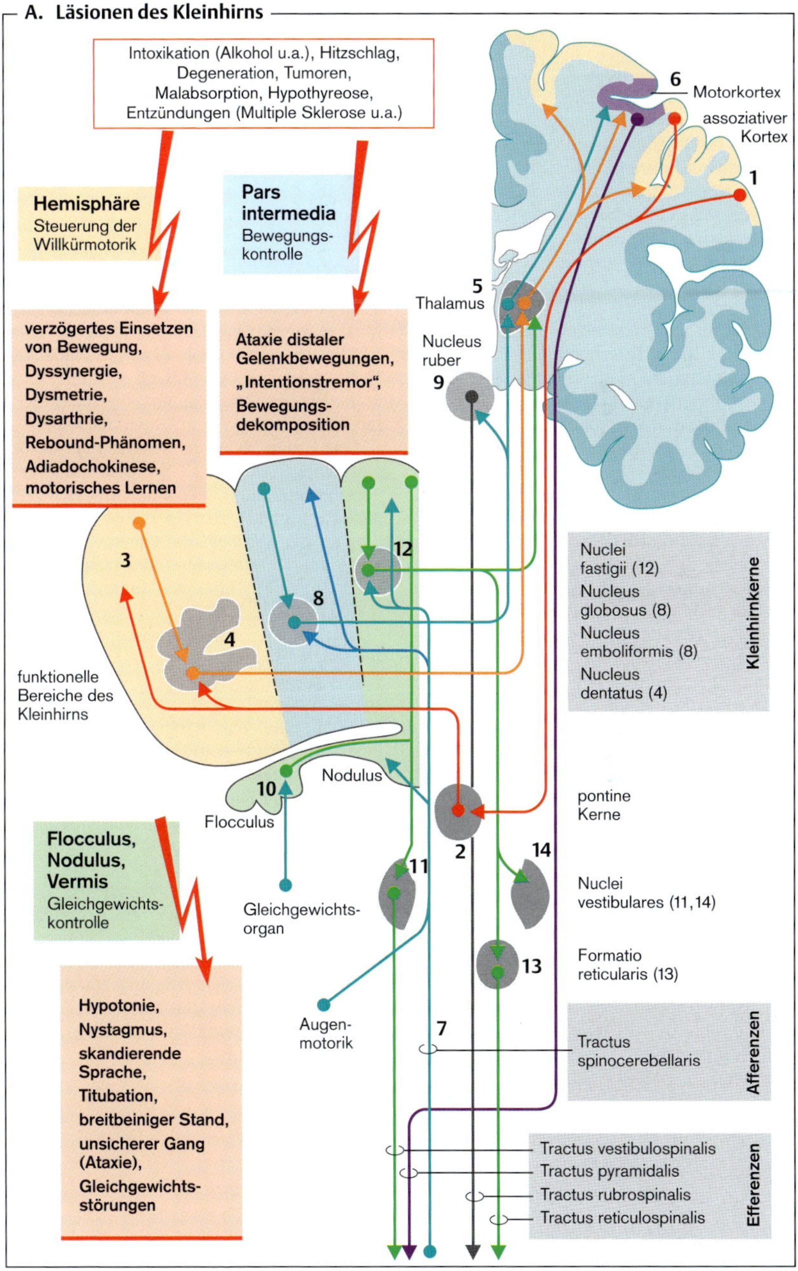

Spezialisierte Rezeptoren (Sensoren) der *Haut* werden durch vertikalen Druck (Merkel), laterale Zugspannung (v. a. Ruffini-Körperchen), Berührung (v. a. Meißner-Körperchen), Vibration (v. a. Pacini-Körperchen), Bewegung von Haaren (Haarfollikel-Rezeptoren) oder Temperatur (Kalt- und Warmrezeptoren) gereizt. Dehnungsrezeptoren in *Muskeln* (Muskelspindeln), *Sehnen* (Sehnenorgane) und *Gelenkkapseln* vermitteln Informationen über den Bewegungsapparat, Rezeptoren in verschiedenen *inneren Organen* Informationen über Dehnung von Hohlorganen und Konzentrationen bestimmter Substanzen (CO_2, O_2, H^+, Glucose, Osmolarität). Schmerzreize werden durch Nozizeptoren (freie Nervenendigungen) in Haut, Bewegungsapparat, inneren Organen und Gefäßen wahrgenommen (S. 346).

Die Sinnesreize werden zum **Rückenmark** geleitet und beeinflussen dort über Reflexe die Aktivität der Motoneurone. Über die **Hinterstrangbahnen** (feine, sog. epikritische Mechanorezeption, Muskelspindelafferenzen usw.) und den **Vorderseitenstrang** (grobe Mechanorezeption, Temperatur, Schmerz) werden sie zu Medulla oblongata, Thalamus und Großhirnrinde (Gyrus postcentralis) weitergeleitet. Informationen über den Bewegungsapparat gelangen ferner über **spinozerebelläre Bahnen** ins Kleinhirn. Der Informationsstrom kann auf verschiedenen Ebenen gestört sein:

Rezeptoren, welche die verschiedenen Reize in der Peripherie in neuronale Aktivität umwandeln, können ausfallen oder inadäquat gereizt werden (**A1**). Folgen sind völliger oder teilweiser Ausfall der Sinneswahrnehmung (Anästhesie bzw. Hypästhesie), eine verstärkte Wahrnehmung (Hyperästhesie) oder das Auftreten von Sinneswahrnehmungen ohne adäquaten Reiz (Parästhesien, Dysästhesien).

Läsionen in **peripheren Nerven** oder Spinalnerven können gleichfalls An-, Hyp-, Hyper-, Para- und Dysästhesien hervorrufen, beeinträchtigen jedoch gleichzeitig Tiefensensibilität und Motorik (**A2**). Durch Überlappung von Innervationsgebieten kommt es bei Läsion eines Spinalnervs lediglich zu Hypästhesie (oder Hyperästhesie), nicht aber zu Anästhesie des betroffenen Dermatoms.

Rückenmark: Bei einem **Halbseitenquerschnitt** (Brown-Sequard; **A3**) sind ipsilateral – also auf der Seite der Läsion – die Tiefensensibilität und die feine (epikritische) Oberflächensensibilität in Mitleidenschaft gezogen. Kontralateral sind Temperaturempfindung, grobe Mechanorezeption und Schmerzempfindung beeinträchtigt (dissoziierte Empfindungsstörung). Ipsilateral sind darüber hinaus die deszendierenden motorischen Bahnen betroffen (S. 336).

Eine Unterbrechung in den **Hinterstrangbahnen** (**A4**) unterbindet die adäquate Vibrationsempfindung und mindert die Fähigkeit, mechanische Reize räumlich und zeitlich exakt zu definieren und ihre Intensität richtig einzuschätzen. Ferner ist die Tiefensensibilität betroffen. Dadurch ist vor allem die Information aus den Muskelspindeln in Mitleidenschaft gezogen und mit ihr die Kontrolle der Muskeltätigkeit. Folge ist u. a. Ataxie. Bei einer Läsion innerhalb der Hinterstrangbahnen spielt deren topographische Ordnung eine Rolle: Die zervikalen Bahnen liegen am meisten lateral, die sakralen Bahnen medial.

Eine Läsion im **Vorderseitenstrang** (**A5**) beeinträchtigt v. a. Druck-, Schmerz- und Temperaturempfindung. Es können An-, Hyp-, Hyper-, Para- und Dysästhesien auftreten. Bewegungen der Wirbelsäule können durch Reizung der lädierten Afferenzen zu entsprechenden Wahrnehmungen führen (Lhermitte-Zeichen).

Bei Läsionen im **somatosensorischen Kortex** (**A6**) sind häufig räumliches und zeitliches Auflösungsvermögen von Empfindungen sowie Stellungs- und Bewegungssinn aufgehoben; die Einschätzung der Intensität eines Reizes ist beeinträchtigt.

Bei Läsionen in **assoziativen Bahnen oder Rindenabschnitten** (**A7**) kommt es zu gestörter Verarbeitung von Sinneswahrnehmungen. Folgen sind u. a. Astereognosie (Unfähigkeit, Gegenstände durch Betasten zu erkennen) und Topagnosie (Verlust räumlicher Wahrnehmung). Auch Störungen des Körperschemas und des Lagesinns sind zu beobachten. Es kann zu Auslöschphänomenen (Ignorieren eines von zwei gleichzeitig angebotenen Reizen) und zu Hemineglekt (Ignorieren der kontralateralen Körperhälfte und des Umfelds dieser Seite) kommen.

A. Störungen der Sensorik

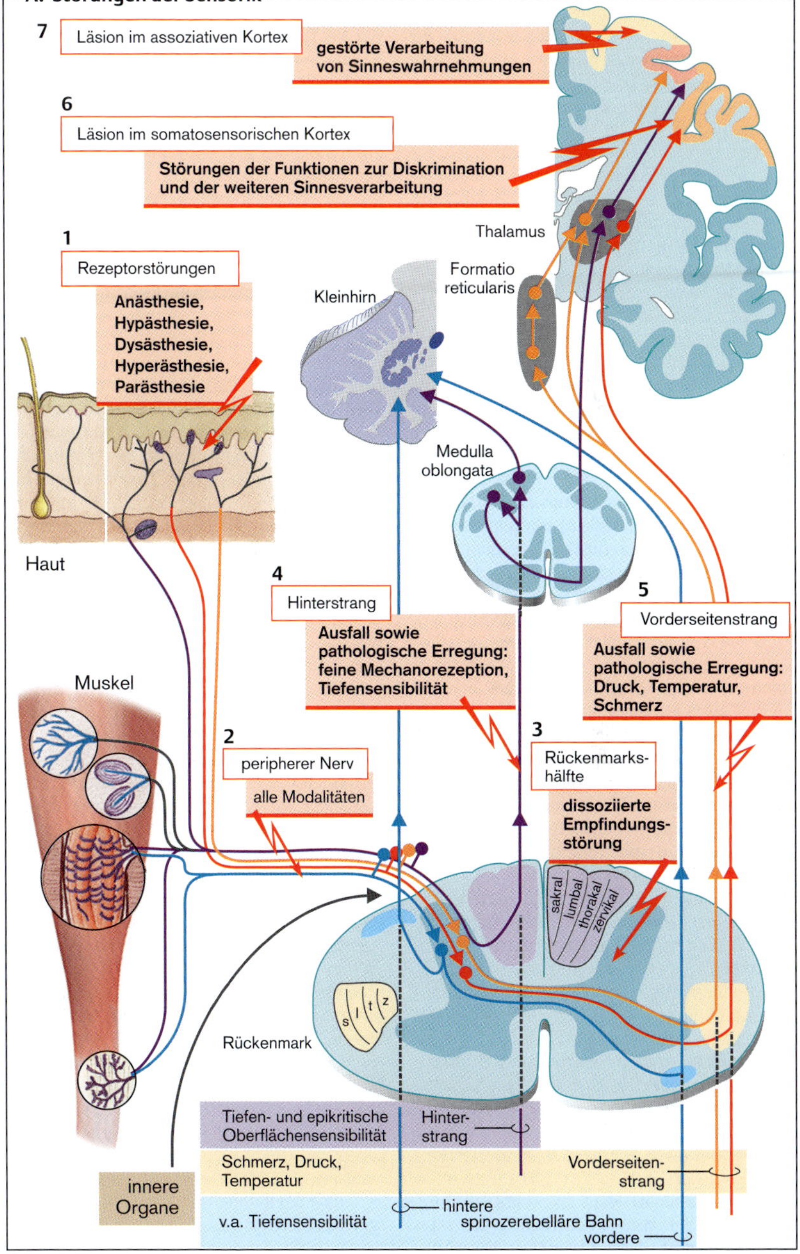

Schmerzreize durch hohe Intensitäten nichtnoxischer Reize (Dehnung, Temperatur) und **Gewebsläsionen** erregen Nozizeptoren in Haut und Eingeweiden, durch Aktivierung von Kationenkanälen (u. a. TRPV1 [transient receptor potential], ASIC [acid sensing ion channel]). Nekrotische Zellen setzen K^+ und intrazelluläre Proteine frei (**A**). Die Proteine und evtl. eindringende Erreger lösen eine **Entzündung** aus. Folge ist die Freisetzung schmerzauslösender **Mediatoren** (S. 320 ff.): *Leukotriene, Prostaglandin* E_2, *Bradykinin, Zytokine, Neurotrophine* und *Histamin* sensibilisieren die Nozizeptoren, so dass auch ansonsten unterschwellige noxische und nichtnoxische Reize Schmerzen erzeugen können (Hyperalgesie bzw. Allodynie). Die Gewebsläsion aktiviert ferner die **Blutgerinnung** und damit die Ausschüttung von *Bradykinin* und *Serotonin* (S. 320). Durch Gefäßverschluss kommt es zur **Ischämie**, die extrazelluläre Anhäufung von K^+ und H^+ aktiviert die sensibilisierten Nozizeptoren. Die Mediatoren *Histamin, Bradykinin* und *Prostaglandin* E_2 wirken vasodilatatorisch und steigern die Gefäßpermeabilität. Folge ist ein lokales Ödem; der Gewebsdruck steigt, was ebenfalls die Nozizeptoren erregt. Diese geben bei Reizung die Peptide Substanz P (**SP**) und „calcitonin gene-related peptide" (**CGRP**) ab, die u. a. die Entzündung fördern sowie ebenfalls Vasodilatation und eine erhöhte Gefäßpermeabilität bewirken.

Vasokonstriktion (durch Serotonin), gefolgt von Vasodilatation, löst wahrscheinlich auch **Migräne**-Anfälle aus (heftige Kopfschmerzen mit neuronalen Ausfällen wegen Mehrdurchblutung des Gehirns). Ursache kann eine Mutation des L-Typ spannungsabhängigen Ca^{2+}-Kanales (CACNL 1) sein.

Im Rückenmark werden z. T. Afferenzen von Organen und Hautoberfläche vermascht, d. h., sie konvergieren auf gleiche Neurone im Rückenmark (**B**). Die Erregung von Nozizeptoren in einem Organ löst damit Schmerzempfindung in denjenigen Hautarealen aus, deren Afferenzen im gleichen Rückenmarksegment umgeschaltet werden (**übertragener Schmerz, B1**). Bei Herzinfarkt, z. B., strahlen die Schmerzen in die linke Schulter und den linken Arm aus (**Head-Zonen**).

Der **projizierte Schmerz** wird durch Reizung eines Nerven ausgelöst (z. B. des N. ulnaris im Sulcus ulnaris, **B2**). Die Wahrnehmung wird dann in das Innervationsgebiet des Nervs projiziert. Eine besondere Form des projizierten Schmerzes ist der *Phantomschmerz* einer amputierten Gliedmaße. Bei der *Neuralgie* führt fortgesetzte pathologische Reizung von Nerv oder Hinterwurzel zu chronischen Schmerzen im Innervationsgebiet.

Die **Afferenzen** werden im Rückenmark umgeschaltet, über den Vorderseitenstrang zum Thalamus und von dort u. a. zu somatosensorischer Rinde, Gyrus cinguli und Insel geleitet (**C**). Die jeweiligen Verschaltungen erzeugen sensorische (u. a. Wahrnehmung von Lokalisation und Intensität), affektive (Leiden), motorische (Schutzreflexe, Muskeltonus, Mimik) und vegetative (Blutdruckänderungen, Tachykardie, Pupillenerweiterung, Schweißausbruch, Übelkeit) Komponenten bzw. Folgen der Schmerzempfindung. Die Umschaltung in Rückenmark und Thalamus wird durch deszendierende Bahnen aus Kortex, zentralem Höhlengrau und Nuclei raphe gehemmt, die Noradrenalin, Serotonin und v. a. Endorphine einsetzen. Läsionen des Thalamus z. B. können über Ausfall dieser Hemmung Schmerzen auslösen (*Thalamussyndrom*).

Zur **Schmerzbekämpfung** wird u. a. die verletzte Stelle abgekühlt und die Prostaglandinsynthese gehemmt (**C1**). Auch die *Schmerzweiterleitung* lässt sich durch Abkühlung sowie durch Na^+-Kanal-Blocker hemmen (Lokalanästhetika, **C2**), die Weiterleitung im Thalamus durch Narkose und Alkohol (**C5**). Bisweilen wurde versucht, die Schmerzweiterleitung durch neurochirurgische Eingriffe zu unterbinden (**C6**). Über Aktivierung von *deszendierenden, schmerzhemmenden Bahnen* wirken Elektroakupunktur und transkutane Nervenstimulation (**C3**). Die Endorphinrezeptoren werden durch Morphin und verwandte Pharmaka aktiviert (**C4**). Durch psychologische Behandlungsmethoden können endogene schmerzhemmende Mechanismen gefördert werden.

Schmerz kann durch pharmakologische Intervention oder sehr seltene angeborene **Analgesie** (u. a. durch Mutationen des Na^+-Kanales SCN9A) unterbunden sein. Fehlende Behebung der Schmerzursache kann lebensbedrohend sein. Die Schmerzempfindlichkeit ist u. a. bei Trägern von Genvarianten des Opiodrezeptors OPRM1, der Catechol-O-methyltransferase (COMT), des Melanocortin 1-Rezeptors MC1 R und des TRPV1 herabgesetzt (genetische Hypalgesie).

A. Periphere Mechanismen der Schmerzentstehung

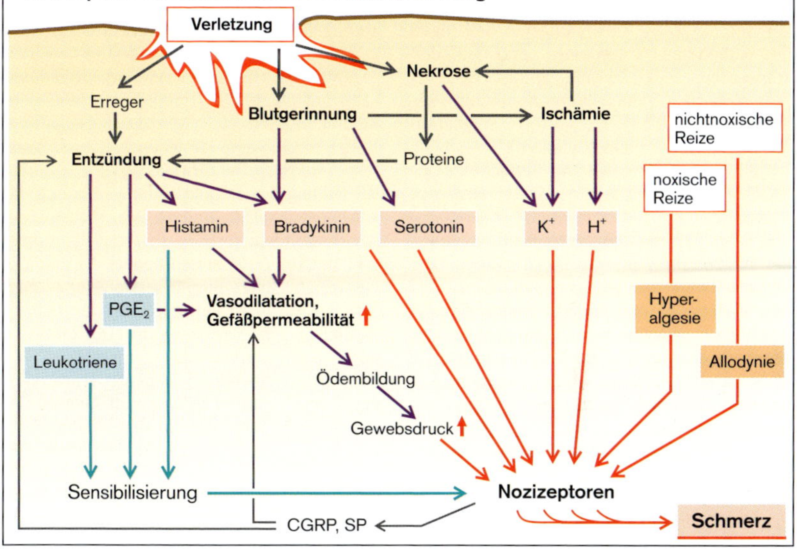

B. Projizierter Schmerz

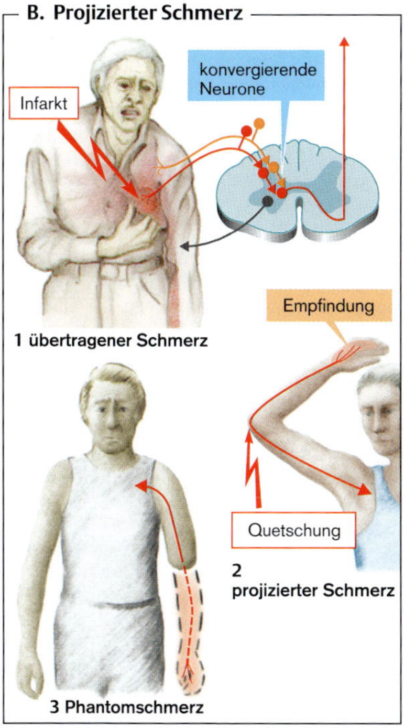

C. Schmerzbekämpfung

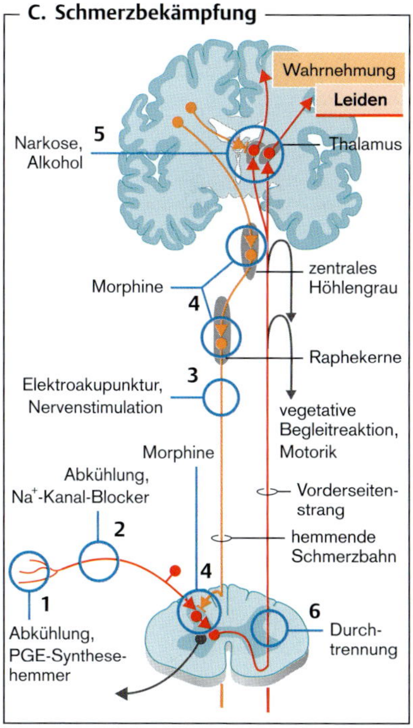

Der optische Apparat des Auges dient der scharfen Abbildung von äußeren Objekten auf der Netzhaut. Die häufigsten Störungen des abbildenden Apparates sind fehlende Transparenz des lichtbrechenden Systems (v. a. Katarakt), mangelhafte Abbildung (Refraktionsanomalien) und gestörte Regulation des Augeninnendrucks (Glaukom).

Refraktionsanomalien (**A**): Betrachtete Objekte werden nicht scharf auf der Netzhaut abgebildet.

♦ Bei der **Myopie** (**Kurzsichtigkeit**) ist meist der Augenbulbus für die Brechkraft zu lang (Achsenmyopie). Selten ist die Brechkraft des Auges zu groß (Brechungsmyopie). Parallel einfallende Strahlen vereinigen sich vor der Netzhaut, so dass weit entfernte Gegenstände nicht scharf gesehen werden können. Die Anomalie läßt sich durch eine Zerstreuungslinse korrigieren.

♦ Bei der **Hyperopie** (**Weitsichtigkeit**) ist entweder der Bulbus zu kurz (Achsenhyperopie) oder die Brechkraft zu gering (Brechungshyperopie). Folglich können Strahlen, die von nahen Punkten ausgehen, nicht mehr auf der Netzhaut vereinigt werden; nahe Gegenstände werden unscharf gesehen. Die Anomalie kann durch eine Sammellinse korrigiert werden.

♦ Mit dem Alter nimmt die Verformbarkeit der Linse ab, und mit ihr die maximale Krümmung bei Nahakkomodation. Folge ist die **Presbyopie** (**Alterssichtigkeit**). Zur Betrachtung naher Objekte ist beim vormals Normalsichtigen eine Sammellinse notwendig, die jedoch für ferne Objekte wieder abgelegt werden muss.

Astigmatismus (**B**): Die Augenoberfläche weicht von der Kugelform ab. Beim *regulären Astigmatismus* unterscheiden sich die Krümmungsradien von horizontaler und vertikaler Achse, ein aufrechtes Quadrat wird als Rechteck abgebildet. Er kann durch Zylinderlinsen korrigiert werden. Ein geringfügiger (< 0,5 Dioptrien) regulärer Astigmatismus mit größerer Brechkraft in vertikaler Richtung ist normal. Beim *schiefen Astigmatismus* stehen die normalerweise horizontalen und vertikalen Achsen schräg zueinander. Beim *irregulären Astigmatismus* ist die Hornhautoberfläche unregelmäßig, z. B. als Folge von Hornhautnarben. Er kann nur durch Kontaktschalen behoben werden.

Glaukom: Der Augeninnendruck (ca. 10–20 mmHg) ist das Ergebnis des Gleichgewichts von Kammerwasserproduktion (ca. 4 µl/min) in den Ziliarfortsätzen und Kammerwasserabfluss über das Trabekelwerk des Kammerwinkels in den Schlemm-Kanal (**C1**). Eine Steigerung des Augeninnendrucks (Glaukom) kann auf einen beeinträchtigten Abfluss des Kammerwassers (häufig) zurückgehen, oder (seltener) auf eine gesteigerte Kammerwasserproduktion. Der Abfluss wird z. B. durch Verdickung der Trabekel oder Verengung des Kammerwinkels behindert. Der Winkel ist oft bei kurzem Bau des Auges (starke Hyperopie) und bei im Alter zunehmender Linsendicke eingeengt. Eine Pupillenerweiterung engt den Winkel durch Verbreiterung der Irisbasis zusätzlich ein, wie etwa im Dunkeln und unter dem Einfluss des Sympathikus. Der hohe Augeninnendruck schädigt irreversibel den Sehnerv, und es kommt allmählich zu Gesichtsfeldausfällen, die um den blinden Fleck und in der nasalen Peripherie beginnen (**C2**). Therapeutisch versucht man den Augendruck durch Verengung der Pupille (Parasympathikomimetika) und Hemmung der Kammerwasserproduktion zu senken. Die Kammerwassersekretion erfordert wie die proximaltubuläre HCO_3^--Resorption (S. 104 ff.) die Tätigkeit der Carboanhydrase und kann durch Carboanhydrasehemmer gedrosselt werden. Auch ohne Druckerhöhung kann es zu den für Glaukom typischen Schädigungen des Sehnervs kommen (*Niedrigdruckglaukom*); Ursache ist wahrscheinlich eine eingeschränkte Durchblutung.

Katarakt: Die Transparenz der Linse ist u. a. von einem strikt regulierten Wassergehalt abhängig. Bei Diabetes mellitus erzwingen die hohen Glucosekonzentrationen die Glykosylierung von Proteinen (AGE, advanced glycation end products) (**C3**). Ähnliche Produkte häufen sich auch im Alter an. Bei Diabetes mellitus wird ferner Sorbit in der Linse akkumuliert (S. 316). Die unregelmäßige Hydratation und die veränderten Bindegewebsproteine führen zur Linsentrübung (**Katarakt**, grauer Star, **C3**). In ähnlicher Weise führt Galaktosämie zu Katarakt.

A. Refraktionsanomalien

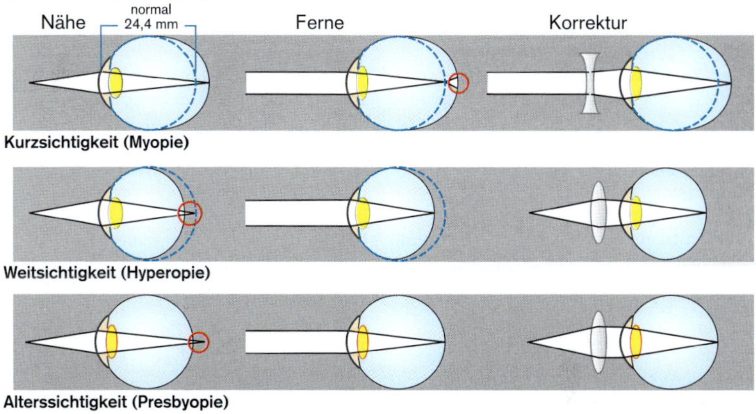

B. Astigmatismus

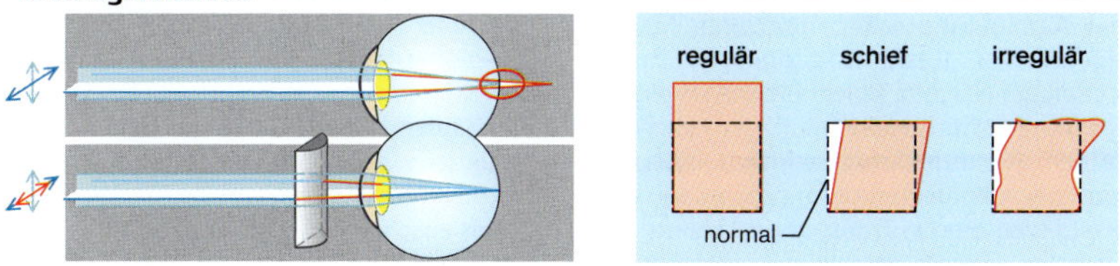

C. Glaukom und Katarakt

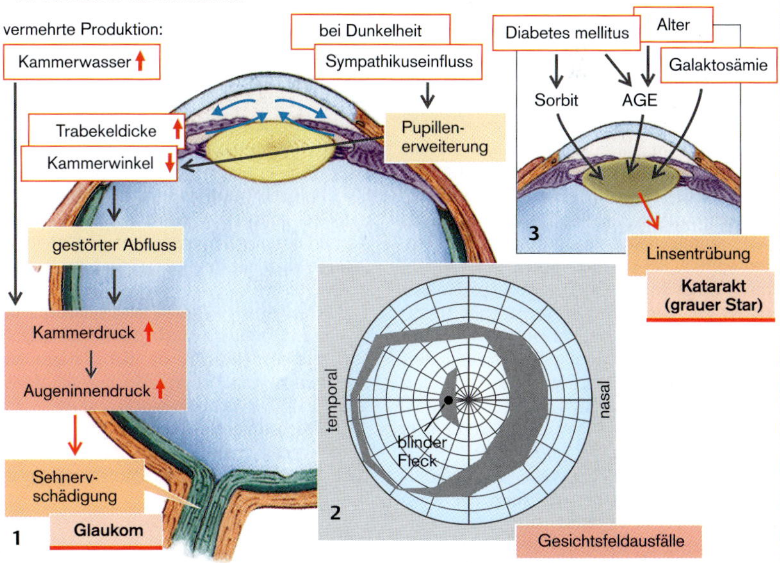

Die **Rezeptoren** der Retina (Netzhaut, **A1 b**) sind Stäbchen und drei verschiedene Typen von Zapfen. Die Zapfen (Z) vermitteln das Farbensehen (rot, grün, blau, s. u.) und sind am Ort des schärfsten Sehens (Fovea centralis) besonders zahlreich. Die Stäbchen (S) vermitteln das Schwarzweißsehen und überwiegen v. a. in der Netzhautperipherie. Die lichtempfindlichen Außenglieder der Photorezeptoren werden ständig erneuert und die Reste von den Pigmentepithelzellen phagozytiert. Die Photorezeptoren vermitteln ihre Erregung über Bipolarzellen (Bp) an die Ganglienzellen (G). Amakrine Zellen (Am) sowie Horizontalzellen (Hz) bilden Querverknüpfungen zwischen Photorezeptoren, Bipolarzellen und Ganglienzellen (**A1a**).

Bei eingeschränkter Phagozytosefähigkeit der Pigmentepithelzellen bleiben Stoffwechselprodukte liegen und es kommt zur Degeneration der Photorezeptoren (**Retinitis pigmentosa**, **A2**). Im Kindesalter einsetzende Maculadegeneration (Stargardt-Krankheit) konnte auf den genetischen Defekt eines ATP-bindenden Transportproteins (ABCR) zurückgeführt werden, das normalerweise in den Außengliedern der Photorezeptoren exprimiert wird. Ein Defekt dieses Transporters könnte den normalen Umsatz an Außengliedern stören. Heterozygote Träger des genetischen Defekts erleiden gehäuft Maculadegeneration im Alter.

Elektroretinogramm: Bei Belichtung der Retina können zwischen der Kornea und einer indifferenten Elektrode am Ohr Potenzialschwankungen abgegriffen werden (**A3**). Kurze Belichtung löst zunächst eine a-Welle durch die Potenzialänderung an den Rezeptoren aus, gefolgt von einer b-Welle durch Erregung der nachgeschalteten Zellen und einer c-Welle durch Potenzialänderungen am Pigmentepithel. Bei Löschen des Lichtes entsteht eine d-Welle durch Erregungsumkehr. Ein **Verschluss der Zentralarterie** führt zum Untergang von amakrinen Zellen, Bipolarzellen und Ganglienzellen und damit zum Erblinden. Die Rezeptoren und das Pigmentepithel überleben jedoch noch, da sie von den Choroideagefäßen mit genügend O_2 versorgt werden. Im Elektroretinogramm ist somit die b-Welle ausgefallen, während a-Welle und c-Welle noch erhalten sind. Bei **Ablösung der Netzhaut** vom Pigmentepithel sind keine Ausschläge mehr im Elektroretinogramm nachweisbar. Die Patienten sind bei völliger Ablösung blind.

Diabetische Retinopathie (**B**): Sie ist eine der häufigsten Erkrankungen der Retina. Die Zellen um die dünnen Retinablutgefäße (Perizyten) bilden unter dem erhöhten Angebot von Glucose Sorbit (S. 316), schwellen an und engen damit die Gefäße ein. Zudem wird die Gefäßwand durch Glykosylierungen verdickt (AGE, S. 316). Folgen sind Ischämie des Gewebes, Bildung von Angiotensin II, das u. a. die Bildung von vascular endothelial growth factor (VEGF) stimuliert. VEGF stimuliert die Neubildung von Gefäßen, es kommt zu Steigerung der Gefäßpermeabilität und Blutungen. Die Blutungen trüben den Glaskörper, die Ischämie zerstört die Retina; letztlich droht Erblinden.

Nachtblindheit: Der Sehfarbstoff besteht aus 11-cis-Retinal, einem Metabolit des Vitamin A, und einem Protein, das bei den Stäbchen und den drei Zapfentypen jeweils verschieden ist (**C1**). Bei Vitamin-A-Mangel ist die Bildung des Sehfarbstoffs in Stäbchen und Zapfen eingeschränkt, die Lichtwahrnehmung ist v. a. bei geringer Lichtintensität beeinträchtigt.

Farbensehen ist an die Funktion der Zapfen gebunden. Die Farbstoffe der Blau-, Grün- und Rotzapfen weisen jeweils unterschiedliche spektrale Empfindlichkeiten auf. Mutationen der Gene für die jeweiligen Farbstoffe beeinträchtigen das Farbensehen. Ein teilweiser bzw. völliger Ausfall der jeweiligen Farbstoffe (**C2**) führt zur Rotschwäche bzw. Rotblindheit (Protanomalie bzw. Protanopie), Grünschwäche bzw. -blindheit (Deuteranomalie/Deuteranopie), oder Blauschwäche bzw. -blindheit (Tritanomalie/Tritanopie). Da die Gene für den Rot- und Grünfarbstoff auf dem X-Chromosom liegen, sind sehr viel mehr Männer als Frauen von einer Rot- oder Grünblindheit betroffen.

Bei Ausfall aller Zapfen fehlt nicht nur der Farbensinn, sondern auch die Sehschärfe ist massiv eingeschränkt, da der Patient nur noch mit den Stäbchen, also nur parafoveal sehen kann (**Stäbchenmonochromasie**).

Die Farbentüchtigkeit kann mit Tafeln getestet werden, in denen die Zahlen nur mit Hilfe der entsprechenden Zapfen richtig erkannt werden (**C3**).

A. Erkrankungen der Retina

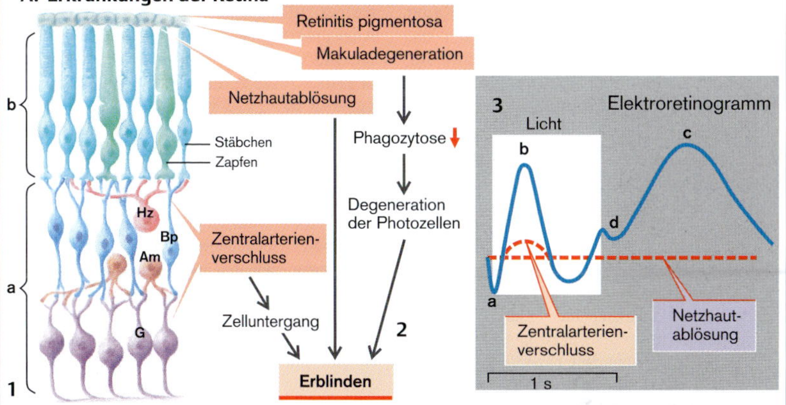

B. Diabetische Retinopathie

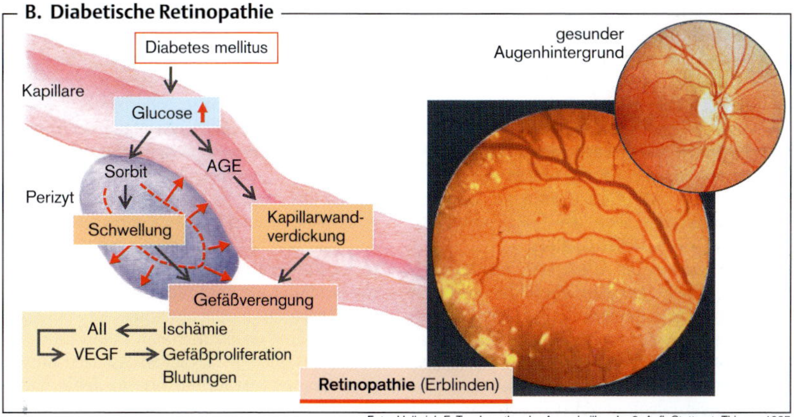

Foto: Hollwich F. Taschenatlas der Augenheilkunde. 3. Aufl. Stuttgart: Thieme; 1987

C. Nacht- und Farbenblindheit

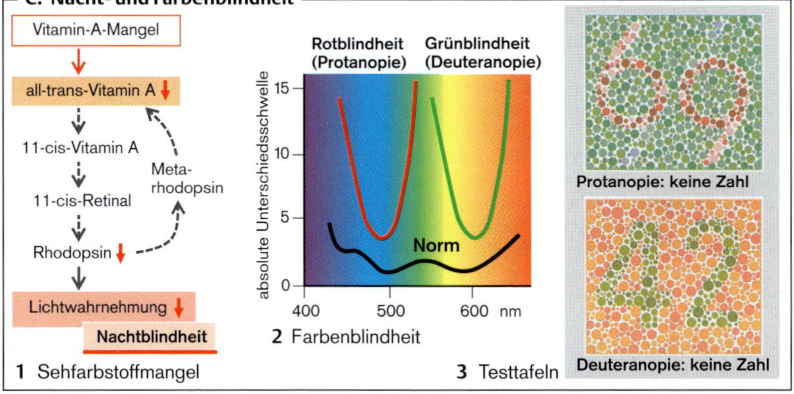

Die Informationen aus beiden Augen werden über die **Sehbahn** zur Sehrinde weitergeleitet (**A**). Dabei kreuzen die Sehnerven aus den nasalen Hälften der Retina im Chiasma opticum, während die Nerven aus den temporalen Anteilen ungekreuzt weiterlaufen. Nach Umschaltung im Corpus geniculatum laterale des Thalamus erreichen die Informationen die primäre Sehrinde im Okzipitallappen. Eine Läsion im temporalen Bereich der Retina des linken Auges führt zu einem Ausfall in der rechten Gesichtsfeldhälfte dieses Auges (**A1**). Wird der Sehnerv des linken Auges unterbrochen, fällt das gesamte Gesichtsfeld dieses Auges aus (*Amaurose*, **A2**). Eine Unterbrechung der Leitung im Chiasma opticum betrifft v. a. die kreuzenden Fasern: Bei beiden Augen fällt der laterale Anteil des Gesichtsfelds aus (*Bitemporale Hemianopsie*, „Scheuklappenblindheit", **A3**). Eine komplette Läsion des Tractus opticus links hat in beiden Augen den Ausfall der rechten Gesichtsfeldhälfte zur Folge (*homonyme Hemianopsie*, **A4**). Auch ein Ausfall des Corpus geniculatum laterale führt zu homonymer Anopsie. Unterbrechungen in der Radiatio optica (z. B. *obere und untere Quadrantenanopsie*, **A5**, **A6**) und in der primären Sehrinde (**A7**, s. u.) führen zu weiteren charakteristischen, von der Lokalisation abhängigen Gesichtsfeldausfällen.

Pupillenweite: Die Afferenzen aus der Retina dienen nicht nur dem Fluss der visuellen Information in die Sehrinde, sondern fördern auch über die Area praetectalis des Mittelhirns und den N. oculomotorius (Acetylcholin) die Kontraktion der Sphincter pupillae. Die Pupillen werden umgekehrt durch den Sympathikus über Kontraktion des Dilatator pupillae weitgestellt. Im Dunkeln sind die Pupillen weit (**B1**). Wird ein Auge beleuchtet, dann wird nicht nur die Pupille dieses Auges verengt (direkte Reaktion), sondern auch die des anderen Auges (konsensuelle Reaktion, **B2**). Ist ein Auge blind, bleiben bei Beleuchtung dieses Auges beide Pupillen erweitert (**B3 a**). Bei Beleuchtung des gesunden Auges verengt sich jedoch konsensuell auch die Pupille des blinden Auges (**B3 b**). Bei einseitiger Läsion des N. oculomotorius (**B4 a**) bleibt die Pupille des erkrankten Auges bei Beleuchtung erweitert, wobei jedoch eine konsensuelle Pupillenverengung am gesunden Auge ausgelöst wird (**B4 b**). Bei Ausfall des Sympathikus ist die Pupille dagegen auch im Dunkeln verengt (**B5**), während sie bei massiver Sympathikusaktivierung selbst unter Lichteinfluss erweitert ist (**B6**). Liegt eine Läsion im Bereich der Area praetectalis, bleiben die Pupillen bei Beleuchtung weit, sie werden jedoch durch Nahakkomodation verengt (Licht-Nah-Dissoziation, **B7 a, b**).

Ein Ausfall der primären Sehrinde (**C**) führt zur Unfähigkeit, visuelle Reize bewusst wahrzunehmen, obgleich Retina, Thalamus sowie subkortikale Sehzentren intakt und damit z. B. Pupillenreflexe erhalten sind (**Rindenblindheit**). Bei Läsionen in der *Sehrinde* tritt das Phänomen des **Blindsehens** auf: Die Patienten können mit dem Finger in Richtung lokalisierter Lichtblitze deuten, ohne dass sie die Blitze bewusst wahrnehmen. Die Fähigkeit beruht auf Verbindungen der subkortikalen Sehzentren mit somatomotorischen Arealen.

Läsionen in *okzipitotemporalen Assoziationsfeldern* führen zur Unfähigkeit, Objekte (**Objektagnosie**), Gesichter und mimische Ausdrucksformen (**Prosopagnosie**) oder Farben (**Achromatopsie**) zu erkennen.

Läsionen in den *okzipitoparietalen Assoziationsfeldern* können zu **Hemineglekt** führen, dem Ignorieren von Wahrnehmungen aus einer Raum- und Körperhälfte. Er ist bei Läsionen der rechten Hemisphäre (Ignorieren von Objekten auf der linken Seite) stärker ausgeprägt als bei Läsionen der linken Hemisphäre, da die rechte Hemisphäre für die räumliche Orientierung dominierend ist. Ferner sind die Patienten häufig unfähig, Bewegungen von Objekten wahrzunehmen (**Akinetopsie**).

Bei Läsionen in visuellen Assoziationsfeldern kommt es ferner oft zu fehlerhafter räumlicher und dreidimensionaler Wahrnehmung, Objekte werden verzerrt (*Dysmorphsie, Metamorphopsie*), als zu klein (*Mikropsie*) oder zu groß (*Makropsie*) wahrgenommen. Andere Läsionen führen zur *Simultanagnosie* bzw. *Asynthesie* (Unfähigkeit, verschiedene Eigenschaften eines Objektes zu kombinieren).

Ist die Verbindung von der Sehrinde zur Area 39 unterbrochen (S. 370), kann der Patient nicht mehr lesen (*Alexie*).

A. Gesichtsfeldausfälle

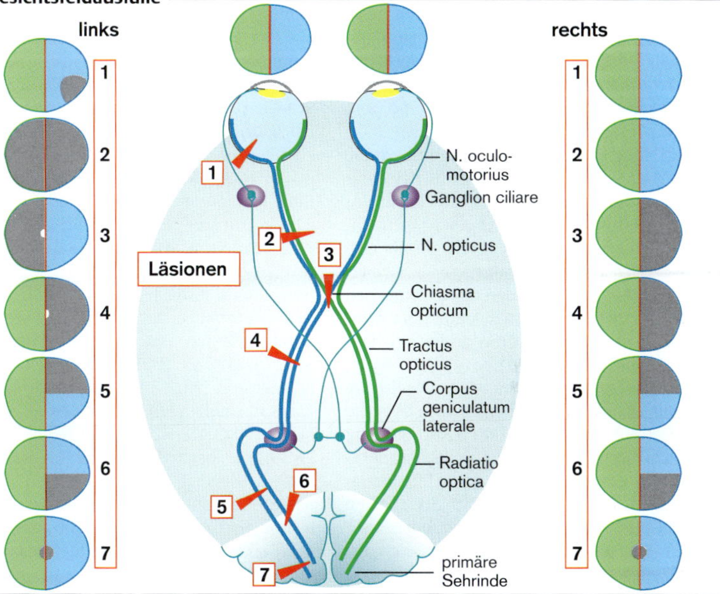

B. Pupillenreaktionen

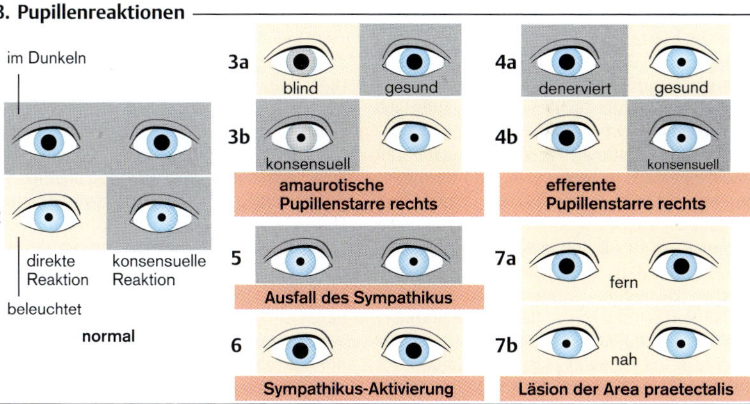

C. Störungen der visuellen Verarbeitung

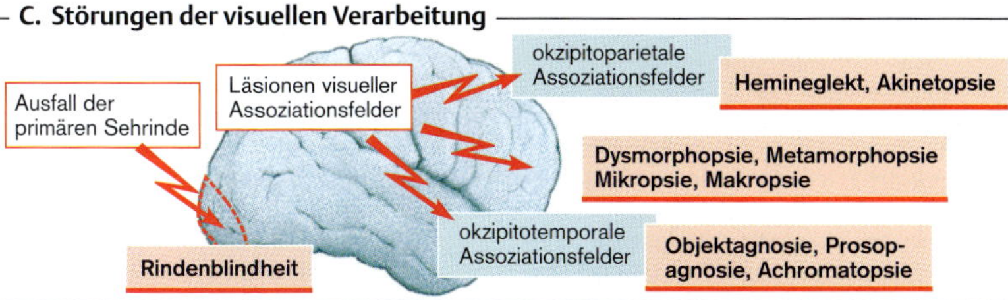

Schallwellen werden vom Trommelfell über die Gehörknöchelchen auf das Foramen ovale übertragen (**A**). Der Übertragungsapparat im **Mittelohr** wirkt als Impedanzwandler: Ohne ihn würden aufgrund der sehr unterschiedlichen Schallwellenwiderstände von Luft und Innenohrflüssigkeit 98 % der Schallenergie reflektiert. Eine Einbuchtung des Foramen ovale erfordert gleichzeitige Ausbuchtung des Foramen rotundum. Das Trommelfell schirmt das Foramen rotundum normalerweise gegen äußere Schallwellen ab und leitet die Schallenergie spezifisch auf das Foramen ovale. Schallwellen können auch auf den Schädelknochen übertragen werden und so das Innenohr erregen. Dazu ist allerdings eine größere Schallenergie erforderlich.

Die Schwingung des Foramen ovale löst im **Innenohr** Wanderwellen aus, die sich über die Scala vestibuli ausbreiten. Durch Ausbuchtung der kochleären Trennwand mit Basilarmembran und Corti-Organ an einer frequenzabhängigen Stelle werden die Stereozilien von äußeren und inneren Haarzellen ausgelenkt (**B1**), was zur Öffnung von K^+-Kanälen in der Zellmembran führt. Die *Endolymphe*, in welche die Stereozilien der Haarzellen tauchen (**B2**), weist mit ca. 150 mmol/l eine sehr hohe K^+-Konzentration auf. Das K^+ wird von Epithelzellen der Stria vascularis sezerniert und zwar durch einen Na^+-K^+-2 Cl^--Cotransporter NKCC 1, die Na^+/K^+-ATPase, einen aus Barttin und entweder ClC-Ka oder ClC-Kb bestehenden Cl^--Kanal in der basolateralen sowie einen aus KCNE1 und KCNQ 1 bestehenden luminalen K^+-Kanal (**B3**). Bei Öffnung von K^+-Kanälen in der Membran der Haarzellen strömt K^+ in die Zellen ein und depolarisiert sie. Die Depolarisation löst dann v. a. in den inneren Haarzellen Transmitterausschüttung aus. K^+ verlässt die Haarzellen und rezirkuliert durch mehrere Zellen zu den Epithelzellen der Stria vascularis, wobei die K^+ Kanäle BK (KCNMA1), KCNQ 4 und Kir4.1 (KCNJ10), der KCl-Cotransporter KCC4 und Connexine (v. a. 26) beteiligt sind. Eine H^+-ATPase und die Cl^-/HCO_3^- Austauscher Pendrin und AE1 sorgen für eine geringfügige Azidifizierung der Endolymphe. Die äußeren Haarzellen verstärken durch Kontraktionen lokal die Wanderwelle und damit die Erregung der inneren Haarzellen.

Ursachen für eine Schwerhörigkeit: Zerreißen des Trommelfells, Läsion der Gehörknöchelchen oder Immobilisierung des Übertragungsapparates etwa durch eine eitrige Mittelohrentzündung dämpfen die Übertragung auf das Foramen ovale. Bei einem Loch im Trommelfell wird zudem das Foramen rotundum nicht mehr abgeschirmt. Folge ist eine **Schallleitungsschwerhörigkeit**. Während die Luftleitung eingeschränkt ist, bleibt die Knochenleitung normal (**A**).

Die **Haarzellen** werden durch *Schallbelastung, Ischämie* und einige, über die Stria vascularis in der Endolymphe akkumulierte, *Pharmaka* (u. a. Aminoglykoside und Cisplatin) geschädigt. Zu Hörverlusten kommt es ferner bei Überdosierung von Schleifendiuretika (Hemmung des NKCC 1) sowie genetischen Defekten von Strukturproteinen (u. a. MYO7A, MYO15, TECTA, DIAPH1), Transkriptionsfaktoren (u. a. POU3F4, POU4F3) und Transportmolekülen (u. a. KCNQ 4, KCNMA1, KCNJ, NKCC1, KCNE1, KCNQ 1, connexin 26,30,31, barttin, ClC-Kb+ClC-Ka, KCC4, NKCC1, Pendrin, H^+-ATPase). Ein defektes Barttin führt gleichzeitig zu renalen NaCl-Verlusten (Bartter-Syndrom, S. 106), ein defekter KCNE1/KCNQ 1 zu verzögerter Repolarisation des Herzens (langes QT-Intervall; *Jervell-Lange-Nielson-Syndrom*), ein defektes Pendrin zu Hypothyreose (Pendred-Syndrom). Folge ist eine **Innenohrschwerhörigkeit**, die Luft- und Knochenleitung gleichermaßen beeinträchtigt (**B4**). Dabei ist nicht nur die Hörschwelle herabgesetzt, sondern auch die aktive Komponente der Basilarmembranauslenkung, so dass die Diskriminierung verschieden hoher Töne erschwert wird (**B5**). Schließlich kann durch inadäquate Depolarisation der inneren Haarzellen eine Geräuschempfindung auftreten (**subjektiver Tinnitus**). Tinnitus kann auch durch inadäquate Erregung von Neuronen der Hörbahn oder der Hörrinde verursacht werden.

Eine **Versteifung der Basilarmembran** stört die Mikromechanik und trägt so wahrscheinlich zur **Altersschwerhörigkeit** bei (**B1**).

Eine gestörte Resorption von Endolymphe führt gleichfalls zur Schwerhörigkeit: Der Endolymphraum wird ausgebuchtet und die Beziehung von Haarzellen und Tektorialmembran verzerrt (**Endolymphhydrops**, **B6**). Eine erhöhte Permeabilität zwischen Endo- und Perilymphraum könnte schließlich für den **Morbus Menière** verantwortlich sein, der durch Anfälle von Schwerhörigkeit und Schwindel charakterisiert ist (**B7**).

A. Mittelohrschwerhörigkeit

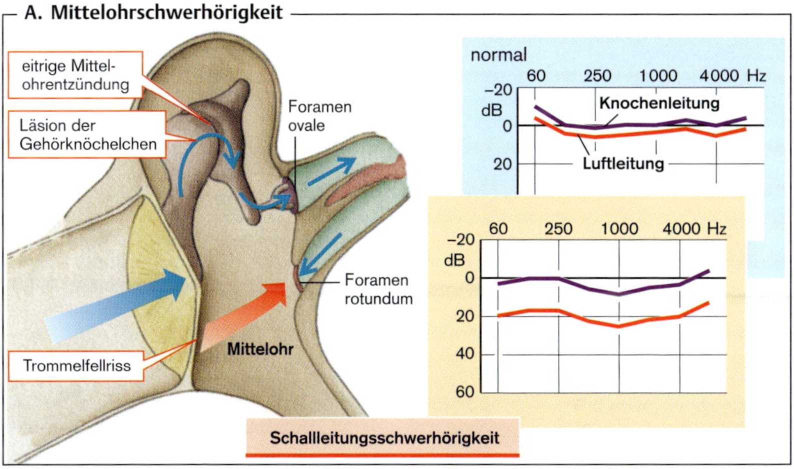

B. Innenohrschwerhörigkeit

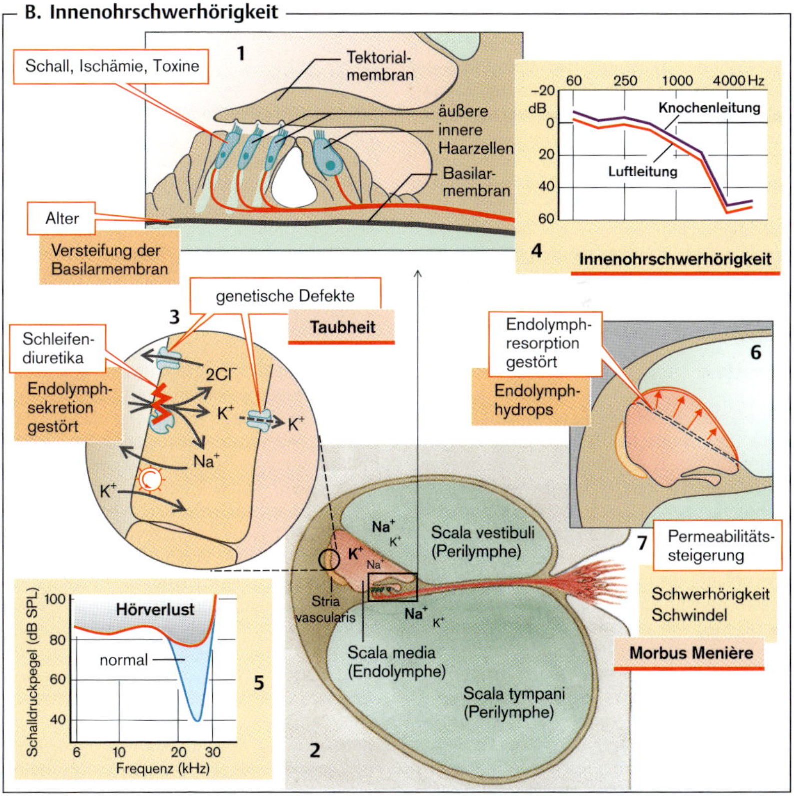

Die Gleichgewichtserhaltung erfordert Informationen über Bewegungen der Endolymphe in den Bogengängen, Stellung der Makulaorgane (in Relation zur Schwerkraft), Stellung und Spannung der Muskulatur, sowie das Netzhautbild in Relation zur Augenmuskeltätigkeit (**A**). Bei Drehen des Kopfes werden die Augenmuskeln normalerweise so bewegt, dass vorübergehend ein stabiles Bild auf der Netzhaut bleibt (**A1**). Sobald die maximale Auslenkung erreicht ist, wird das Auge mit einer ruckartigen Rückstellbewegung zurückgeführt und ein neuer Punkt des Umfelds fixiert (optokinetischer Nystagmus). Die Informationen werden im Nucleus vestibularis und im Kleinhirn verrechnet. Über die Nn. oculomotorius und abducens beeinflussen sie wiederum die Augenmuskeln. Eine **Störung** des Gleichgewichtssinns kann bei *Schädigung der Bogengänge und Makulaorgane* (Ischämie, Traumen, Innenohrinfektionen, Morbus Menière [S. 354]), des *Kleinhirns* (Intoxikationen, genetische Defekte, degenerative Erkrankungen, Entzündungen, [S. 342]), des *Thalamus* (Ischämie) und der *Großhirnrinde* (Ischämie, Epilepsie [S. 364]) auftreten. Die Fehlinformation führt zu inadäquaten Augenmuskelbewegungen (Nystagmus) und so zum Wandern der umgebenden Objekte auf der Netzhaut (der Raum dreht sich), zu Schwindel und über Verbindungen mit vegetativen Neuronen zu Übelkeit und Erbrechen. Die Störungen werden bei längerfristigem Ausfall eines Gleichgewichtsorgans jedoch meist schnell kompensiert.

Geruch

Sinneszellen in der Riechschleimhaut besitzen etwa 250 unterschiedliche G-Protein-gekoppelte Geruchsrezeptoren für verschiedene Duftklassen (blumig, ätherisch, moschusartig, kampferartig, faulig, schweißartig, stechend). Ihre Axone ziehen durch Öffnungen der Lamina cribrosa zum Bulbus olfactorius (**B**). Von dort gelangt die Information über den Tractus olfactorius zum Riechhirn (u. a. Tuberculum olfactorium), von dort zum Hypothalamus, zu den Corpora amygdaloidea und über den Thalamus zur Großhirnrinde (Frontallappen und Insel). Der Geruchsinn wird durch *Zirkulationsstörungen* außer Funktion gesetzt, wie z. B. bei Schnupfen, Nasenmissbildungen, Fremdkörpern, Tumoren, Hämatomen oder Abszessen (**konduktive Hyposmie**). Die Empfindlichkeit der *Sinneszellen* wird durch Östrogene gesteigert und nimmt im Alter ab. Geruchrezeptoren können genetisch defekt sein und die Sinneszellen durch genetische Defekte, Pharmaka (z. B. Cocain, Morphin), Toxine (z. B. Zementstaub, Blei, Cadmium, Cyanid, Chlorverbindungen), virale Infektionen, Tumore und Bestrahlung geschädigt werden. Die *Axone* der Sinneszellen können bei Frakturen im Bereich der Lamina cribrosa abgerissen werden. Die folgenden Neurone werden durch Virusinfektionen, Trauma, Toxine (Alkohol, Nikotin), Mangelernährung, Entzündungen, Tumoren, Hypothyreose, neurodegenerative Erkrankungen (Morbus Alzheimer [S. 374], Morbus Parkinson [S. 338 ff.], Chorea Huntington [S. 340]), Epilepsie (S. 364) und Schizophrenie (S. 378) in Mitleidenschaft gezogen. Folgen sind verminderter (**Hyposmie**) oder fehlender (**Anosmie**) Geruchsinn, gesteigerte (**Hyperosmie**), inadäquate (**Parosmie**) oder unangenehme (**Kakosmie**) Geruchsempfindung.

Geschmack

Geschmacksrezeptoren von Zunge, Gaumen und Rachen vermitteln die Modalitäten süß, sauer, salzig und bitter. Die Informationen werden über die Nn. facialis (VII), glossopharyngeus (IX) und vagus zum Nucleus solitarius weitergeleitet (**C**). Nach Umschaltung werden die Afferenzen über den Thalamus zur primären Geschmacksrinde im Bereich der Insel weitergeleitet. Die *Geschmacksrezeptoren* können genetisch defekt sein sowie durch Bestrahlung und einige Pharmaka (z. B. Lokalanästhetika, Cocain, Penicillamin, Streptomycin) geschädigt werden. Hypothyreose mindert ihre Empfindlichkeit. Bei Diabetes mellitus ist die Süßempfindung, bei Aldosteronmangel die Salzigempfindung herabgesetzt. Die *Weiterleitung* in den Nerven wird durch Traumen, Tumoren und Entzündungen unterbrochen. Die Chorda tympani des N. facialis ist z. B. bei Schädelfrakturen, Entzündungen, Verletzungen und Operationen am Ohr gefährdet, der N. glossopharyngeus bei Tonsillektomien. Die *zentrale Weiterleitung und Verarbeitung* wird durch Tumoren, Ischämie und Epilepsie gestört. Folgen sind verminderter (**Hypogeusie**) oder fehlender (**Ageusie**) Geschmackssinn. Die Geschmacksempfindlichkeit kann auch gesteigert sein (**Hypergeusie**), und es können inadäquate (**Parageusie**) oder unangenehme (**Dysgeusie**) Geschmacksempfindungen auftreten.

A. Gleichgewichtsstörungen, Nystagmus

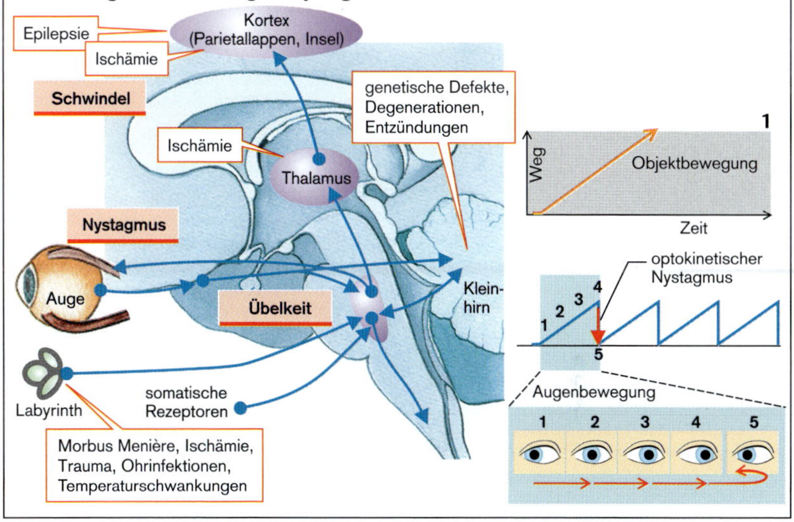

B. Störungen des Geruchssinns

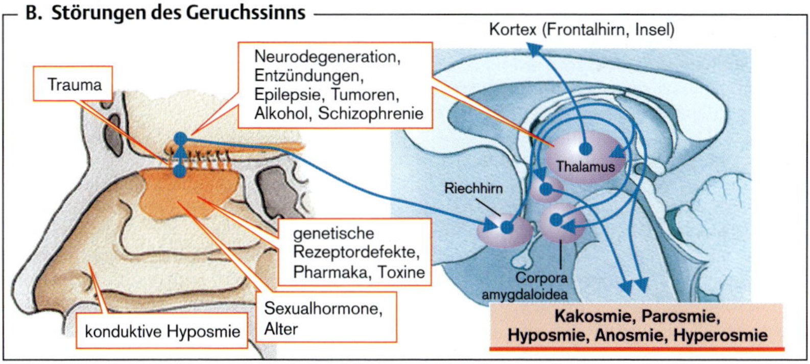

C. Störungen des Geschmackssinns

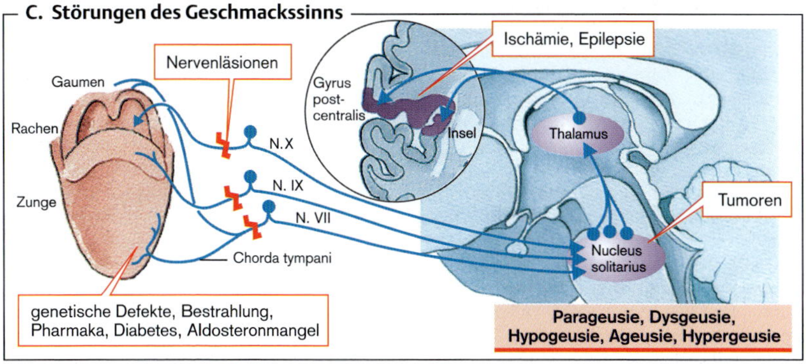

Sympathikus und Parasympathikus sind sich ergänzende Regulatoren vegetativer Funktionen. Beide Systeme können aufgrund von Erkrankungen des vegetativen Nervensystems überaktiv oder inaktiviert sein.

Der Sympathikus wird durch **Emotionen**, **Blutdruckabfall** (z. B. Blutverlust-Schock) und **Hypoglykämie** aktiviert. Ferner kann ein Tumor der Nebennierenmarkzellen (**Phäochromozytom**) Adrenalin bilden und ausschütten. Schließlich lösen einige *Pharmaka* Sympathikuswirkungen aus. Bei *Schmerzen* (S. 346) werden durch Aktivierung des Sympathikus vegetative Begleitreaktionen ausgelöst.

Aktivierung des Sympathikus (**A**) steigert über β_1-Rezeptoren Herzkraft (*Inotropie*), Herzfrequenz (*Chronotropie*) sowie cardiale Erregbarkeit (*Bathmotropie*) und beschleunigt Erregungsfortleitung (*Dromotropie*) sowie Erschlaffung (*Lusitropie*). Über α_1-Rezeptoren werden *Gefäße* in Haut, Lunge, Niere, Darm, und Geschlechtsorganen konstringiert, über β_2-Rezeptoren Gefäße in Herz, Muskulatur und Leber (Arteria hepatica) erweitert. Der Sympathikus wirkt blutdrucksteigernd, die Haut ist infolge der Vasokonstriktion blass. Der Sympathikus stimuliert *Schweißsekretion* [cholinerg] und *Speichelsekretion* [β], stellt die Haare auf (Mm. arrectores pilorum [α_1]), hebt die Augenlider (M. levator palpebrae [α_1]), weitet die Pupillen (M. dilatator pupillae [α_1]), dillatiert die Bronchial- und Uterusmuskulatur [β_2], hemmt die Tätigkeit der Darmmuskulatur und stimuliert die Kontraktion der Sphinkteren von Darm und Blase [α_1]. Durch Kontraktion von Samenblase und Ductus deferens löst er Ejakulation aus. Der Sympathikus fördert das Auftreten von Muskelzittern (Tremor), stimuliert den *Abbau von Glykogen* in Leber und Muskel [β_2], die *Lipolyse* [β_2] sowie die Ausschüttung u. a. von Glucagon, Corticotropin, Somatotropin und Renin. Er hemmt u. a. die Ausschüttung von Insulin und Histamin. Schließlich begünstigt er die Mobilisierung von Leukozyten und die Aggregation von Thrombozyten.

Der Sympathikus kann durch Degeneration vegetativer Nerven (**„autonomic failure"** bzw. „idiopathische orthostatische Hypotonie") teilweise oder völlig ausfallen (selten). Das autonome Nervensystem ist häufig bei Diabetes mellitus, Amyloidose, Alkoholismus, Porphyrie, autoimmunem Guillain-Barré-Syndrom und autoimmuner autonomer Neuropathie in Mitleidenschaft gezogen. Ferner kann es u. a. bei Multiple-System-Atrophie, Parkinson-Syndrom, Shy-Drager-Syndrom (autonomic failure mit striatonigraler Degeneration) beeinträchtigt sein. Ferner unterbinden einige Pharmaka die Sympathikuswirkungen. Die Folgen sind spiegelbildlich zu den Konsequenzen einer überschüssigen Sympathikuswirkung. Die Patienten leiden v. a. unter *Blutdruckabfall*, Funktionsstörungen der Sexualorgane und wegen Ausfalls der Schweißsekretion unter *gestörter Thermoregulation*. Bei anfälligen Patienten kann es auch zu *Verengungen der Atemwege* kommen. Ein Ausfall der sympathischen Innervation des Auges führt zum Horner-Syndrom mit Verengung von Pupille (Miose) und Lidspalt (Ptose) sowie Einsinken des Bulbus (Enophthalmus).

Ein **Ausfall des Parasympathikus** (z. B. durch Blocker cholinerger Rezeptoren) führt zu *Tachykardie* und Pupillenerweiterung, zur Hemmung der Bronchial-, Darm- und Blasenmuskulatur, der Erektion (♂) und Vasokongestion (♀) sowie der Tränen-, Speichel-, Bronchial- und gastrointestinalen Sekretion (**B**). Bei anticholinerger Wirkung kommt noch die Hemmung der Schweißsekretion dazu.

Eine Rückenmarkdurchtrennung (**Querschnittslähmung**, **C**) führt u. a. zu einem Ausfall vegetativer Regulationen. Es kommt zunächst, wie bei der Somatomotorik (S. 336), zum spinalen Schock mit Erlöschen aller Funktionen. Unterhalb der Läsion sind die Hautgefäße dilatiert und vegetative Funktionen, z. B. Defäkation und **Miktion**, erloschen. Durch Dehnungsrezeptoren wird normalerweise die Wandspannung der Blase gemessen (**C**). Erreicht diese einen Schwellenwert, wird über ein pontines „Miktionszentrum" die Blasenentleerung eingeleitet. Bei frischer Querschnittslähmung ist somit die Miktion unterbunden. Wird die Blasenentleerung nicht durch Katheterisierung eingeleitet, entsteht eine „Überlaufblase" mit Harnrückstau und in der Folge Harnwegsinfekten. Nach 1 – 6 Monaten erholen sich jedoch die vegetativen Funktionen durch Neubildung von Synapsen im Niveau und durch Sensibilisierung der deprivierten Zellen. Durch Beklopfen der Haut kann dann ein Blasenentleerungsreflex ausgelöst werden („automatische Blase"). Supraspinale Kontrolle der Blasenentleerung ist allerdings nicht mehr möglich.

A. Sympathikusaktivierung

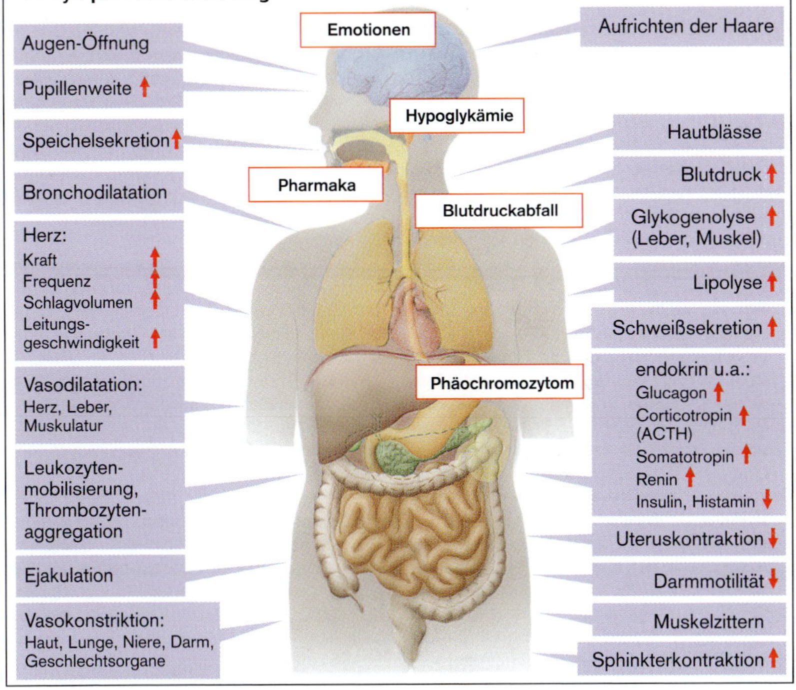

B. Ausfall des Parasympathikus

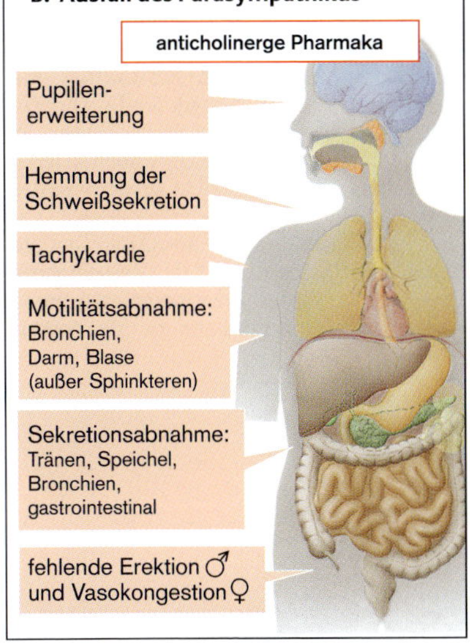

C. Querschnittslähmung

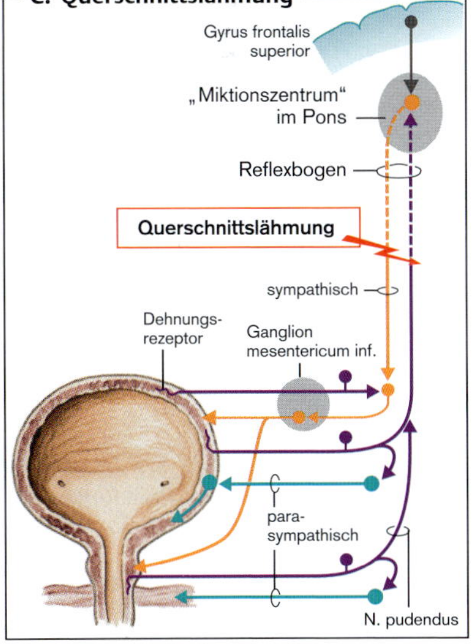

Der Hypothalamus integriert vegetative, endokrine und somatomotorische Funktionen des Körpers. Neurone im Hypothalamus sind für die Regulation verschiedenster **homöostatischer Funktionen** verantwortlich, wie Nahrungszufuhr, Elektrolyt- und Wasserhaushalt, Temperaturregulation und zirkadiane Rhythmik. Die Funktionen werden darüber hinaus im Hypothalamus den jeweils geforderten **Verhaltensmustern** angepaßt, wie etwa Fight-and-flight-Reaktion, nutritives oder Sexualverhalten. Die für die jeweiligen Verhaltensmuster erforderlichen Programme sind im Hypothalamus gespeichert und werden bei Bedarf vor allem durch Neurone des limbischen Systems abgerufen.

Umschriebene Läsionen im Hypothalamus können als Folge von **Tumoren**, **traumatischen Schädigungen** oder **Entzündungen** auftreten und bringen tiefgreifende Störungen der vegetativen Regulation mit sich (**A1**):

Eine Läsion des **vorderen Hypothalamus** (inklusive der Regio praeoptica) führt zu Störungen der *Temperaturregulation* und der *zirkadianen Rhythmik* (Zerstörung des Nucleus suprachiasmaticus). Sie äußert sich u. a. in Schlaflosigkeit. Ferner wird durch Läsionen der Nuclei supraopticus und paraventricularis die Bildung der Hormone Adiuretin und Oxytocin (s. u.) sowie die *Durstempfindung* aufgehoben.

Eine Läsion des **intermediären Hypothalamus** hat gleichfalls Störungen der Temperaturregulation und der Durstempfindung zur Folge. Gleichzeitig kann die Ernährung massiv beeinträchtigt sein: Bei Läsion des lateralen Anteils des intermediären Hypothalamus ist die Hungerempfindung aufgehoben; die Patienten haben keinen Antrieb zur Nahrungsaufnahme (*Aphagie*), ernähren sich unzureichend und magern ab (*Anorexie*). Bei Läsion des medialen Hypothalamus kommt es umgekehrt zur Fresssucht (*Hyperphagie*) und durch hyperkalorische Nahrungszufuhr zur Entwicklung einer Fettsucht. Allerdings sind Fettsucht oder Anorexie nur selten auf eine physische Läsion im Hypothalamus zurückzuführen, sondern entstehen häufig aufgrund psychologischer Ursachen (S. 270). Bei Schädigung des intermediären Hypothalamus kommt es ferner zu *Störungen von Gedächtnisbildung und Emotionen*.

Läsionen des **hinteren Hypothalamus** führen neben komplexen vegetativen und emotionalen Störungen zu *Poikilothermie*, *Schlafsucht* und *Gedächtnisausfällen*.

Bei Läsionen in verschiedenen Anteilen des Hypothalamus kann es zu **gestörter Ausschüttung hypophysärer Hormone** kommen. Damit werden die von den Hormonen regulierten peripheren Parameter in Mitleidenschaft gezogen (**A2**). Folge eines Ausfalls der ADH-Ausschüttung ist z. B. der *Diabetes insipidus*, bei dem die Niere keinen konzentrierten Harn mehr bilden kann und täglich bis zu 20 Liter Urin ausscheidet (S. 286).

Eine gestörte Ausschüttung der Gonadotropine kann eine Über- oder Unterfunktion der peripheren Hormondrüsen bewirken. Eine gesteigerte Freisetzung der **Sexualhormone** kann zu verfrühter Geschlechtsreife (*Pubertas praecox*) führen, ihre verminderte Ausschüttung zu verzögerter Sexualreifung und Unfruchtbarkeit (S. 298 ff.).

Die Sexualhormone, Somatotropin (S. 288) und die (durch TSH regulierten) Schilddrüsenhormone (S. 306 ff.) fördern das **Längenwachstum**. Eine verminderte Konzentration dieser Hormone verzögert das Wachstum, wobei eine herabgesetzte Ausschüttung der Sexualhormone den Verschluss der Epiphysenfugen hinauszögert und damit trotz des langsameren Wachstums letztlich zu Riesenwuchs führen kann. Über Cortisol hemmt Corticotropin (ACTH) das Längenwachstum.

Vor allem Somatotropin, Schilddrüsenhormone und (durch ACTH regulierte) Nebennierenrindenhormone (S. 294 ff.) greifen in den **Stoffwechsel** ein. Gestörte Ausschüttung dieser Hormone kann massive Stoffwechselstörungen nach sich ziehen. Schilddrüsen- und Nebennierenrindenhormone üben ferner einen tiefgreifenden Einfluss auf den **Kreislauf** aus. Die Nebennierenrindenhormone bewirken eine Zunahme der neutrophilen Granulozyten und mindern die Zahl der Lymphozyten, Plasmazellen und eosinophilen Granulozyten. Damit beeinflussen sie die **Immunabwehr** (S. 294 ff.).

A. Störungen im Hypothalamus

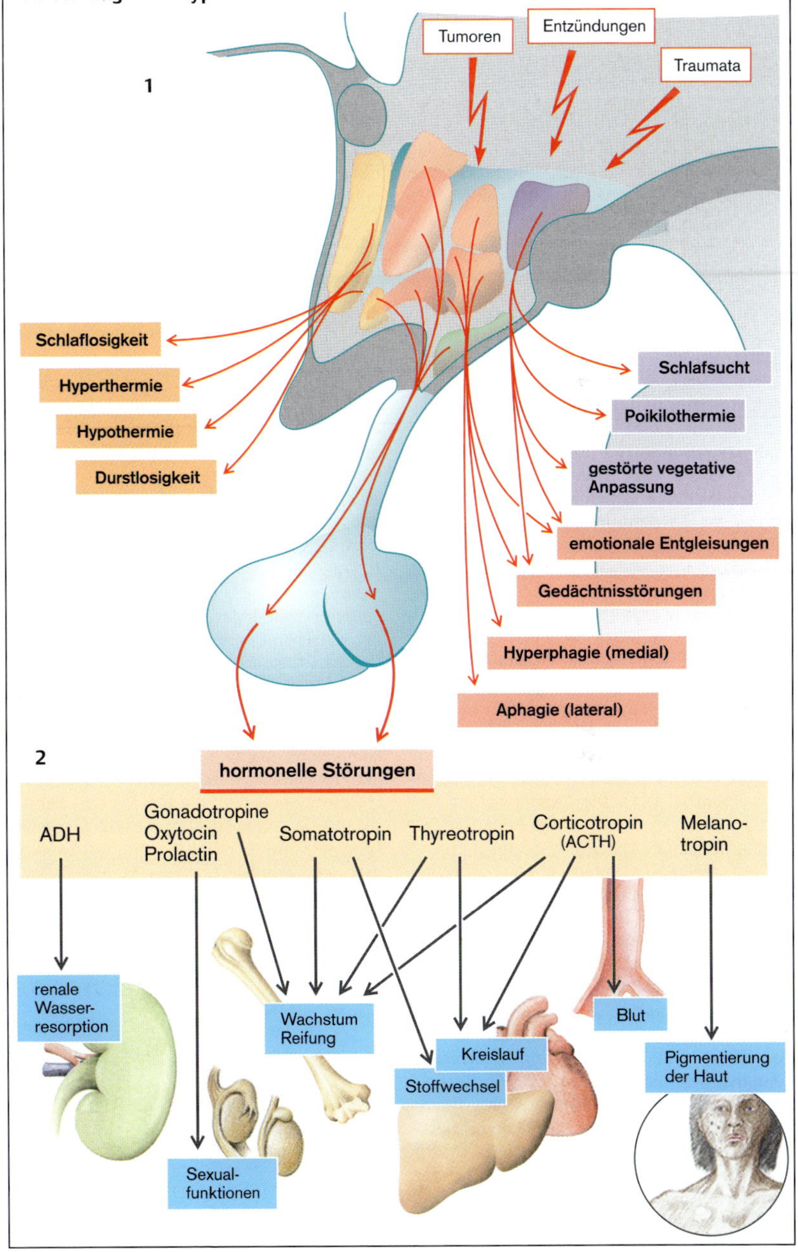

Die Neurone der Großhirnrinde erzeugen bei Änderungen ihres Membranpotenzials wechselnde elektrische Felder an der Schädeloberfläche, die mit Elektroden abgegriffen werden können. Das Elektroenzephalogramm (EEG) kann wertvolle Hinweise auf die Funktion von Neuronen liefern und hat daher in der Klinik große Bedeutung gewonnen. Wie das Elektrokardiogramm (EKG, S. 198) ist das EEG von der Summe der Zellen abhängig, die im Bereich der ableitenden Elektrode einen gleichgerichteten **Dipol** erzeugen.

Die Potenzialänderungen an der Rindenoberfläche beruhen im Wesentlichen auf **postsynaptischen Potenzialen an Dendriten der Pyramidenzellen** (**A**). Die postsynaptischen Potenziale weisen zwar eine geringere Amplitude auf als die Aktionspotenziale, dauern jedoch wesentlich länger. Da die Pyramidenzellen senkrecht zur Rindenoberfläche orientiert sind, erzeugen sie bei lokaler Aktivität viel leichter einen zur Oberfläche gerichteten Dipol als andere Zellen der Hirnrinde und wirken damit wesentlich stärker auf das Oberflächenpotenzial. Zudem sind sie alle parallel zueinander orientiert, so dass sich gleichsinnige Potenzialänderungen benachbarter Pyramidenzellen summieren. Ausschläge im EEG sind nur dann zu erwarten, wenn im Bereich der Ableitelektrode mehrere Pyramidenzellen gleichzeitig depolarisiert werden, wenn also eine synchronisierte Erregung auftritt.

Während eines exzitatorischen postsynaptischen Potenzials strömt Na^+ in die Zelle ein und hinterlässt ein lokal negatives extrazelluläres Potenzial (**A1**). Die Depolarisation fördert einen K^+-Ausstrom entlang der übrigen Zellmembran, der wiederum ein lokal positives extrazelluläres Potenzial erzeugt. Wird eine erregende Synapse am apikalen Ende eines Dendriten aktiviert, ist der Extrazellulärraum in diesem Bereich relativ negativ, an der Basis des Dendriten dagegen relativ positiv (zur Vereinfachung wurde der K^+-Ausstrom nur an einer Stelle eingezeichnet). Dadurch wird ein Dipol erzeugt, der an der Oberfläche eine Negativierung hervorruft. *Kommissurenfasern* aus der anderen Kortexhemisphäre und dem unspezifischen Thalamus bilden vor allem oberflächliche erregende Synapsen; Erregung über diese Fasern führt demnach zu einer Negativierung der Oberflächenelektrode (**A1**). Umgekehrt führt die Aktivierung spezifischer *thalamokortikaler Fasern* eher zu einer Positivierung der Oberfläche (**A2**), da sie in der Nähe des Zellkörpers, also in der Tiefe der Großhirnrinde, angreifen. Eine Hemmung im Bereich der Zellkörper führt theoretisch zu einer Negativierung der Oberfläche, die allerdings in der Regel zu schwach ausfällt, um an der Schädeloberfläche registriert zu werden (**A3**).

Die Neurone im Thalamus, welche die kortikalen Pyramidenzellen erregen, unterliegen einer rhythmischen Aktivität aufgrund von negativem Feedback (**A4**). Der Rhythmus wird durch thalamokortikale Bahnen auf die Pyramidenzellen übertragen, wobei ein thalamisches Neuron gleichzeitig mehrere Pyramidenzellen erregt. Daher sind subkortikale Läsionen im EEG oft besser sichtbar als kleine kortikale Läsionen.

Ein diagnostisch bedeutsames Kriterium bei der Analyse des EEG ist die **Frequenz** der aufgezeichneten Wellen (**B1**). Beim Erwachsenen sind im Wachzustand bei offenen Augen vorwiegend β-Wellen nachweisbar (14 – 30 Hz). Bei geschlossenen Augen treten die etwas langsameren α-Wellen auf (8 – 13 Hz). Noch langsamere Wellen, wie ϑ-Wellen (4 – 7 Hz) und δ-Wellen (0,5 – 3 Hz), sind bei normalen, wachen Erwachsenen nicht nachweisbar, nur bei Kindern und Jugendlichen. Bei Erwachsenen treten sie besonders in den tiefen Schlafphasen auf (S. 366). Bestimmte Erkrankungen des Gehirns können eine *Verlangsamung* (Schlafmittelvergiftung, Demenz, Schizophrenie) oder eine *Beschleunigung* (Alkoholismus, manisch-depressive Erkrankung) der Frequenz nach sich ziehen.

Besondere Bedeutung hat das EEG bei der Diagnostik von **Epilepsien**, die durch massive synchronisierte Erregung von Kortexneuronen charakterisiert sind (S. 364). Dabei kommt es zu starker „Spike"-Aktivität („Krampfzacken", **B2**) oder zu sog. „Spike-wave"-Komplexen (**B3**).

Bei Untergang der Großhirnrinde (**Hirntod**) schwindet jede elektrische Aktivität und es kommt zum Nulllinien-EEG.

A. Entstehung des EEG

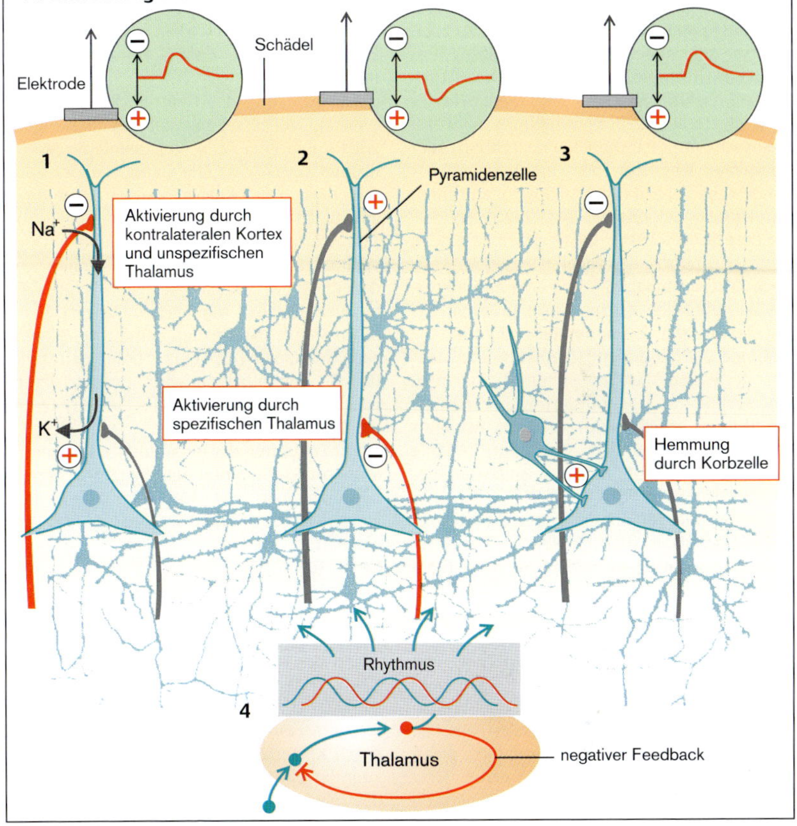

B. Frequenzmuster des EEG

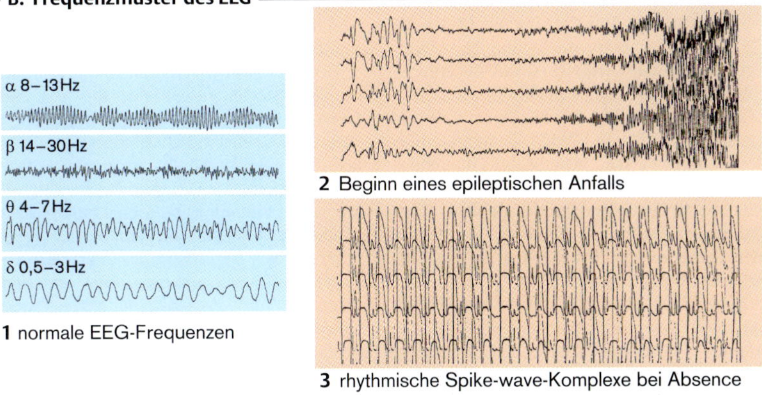

1 normale EEG-Frequenzen

2 Beginn eines epileptischen Anfalls

3 rhythmische Spike-wave-Komplexe bei Absence

Ein epileptischer Anfall wird durch spontane, synchronisierte, massive **Erregungen größerer Neuronenpopulationen** ausgelöst, die zu lokalisierter oder generalisierter Aktivierung motorischer (Krämpfe), sensorischer (z. B. Parästhesien, Lichtblitze, Halluzinationen, Schwindel), vegetativer (z. B. Speichelfluss, Schweißausbruch, Vasodilatationen, Piloerektion) oder komplexer kognitiver oder emotionaler (z. B. Angst, déja vu, Mikropsie) Funktionen führen (**A**). Die Anfälle können lokal auftreten, z. B. im Bereich des linken Gyrus praecentralis, in dem die Motorik des rechten Fußes kontrolliert wird (Partialanfall). Von dort aus können sie sich über den ganzen Gyrus praecentralis ausbreiten (sog. **Jackson-Anfälle**). Greifen die Krämpfe auf die andere Hirnhälfte über, verliert der Patient das Bewusstsein (Partialanfall mit sekundärer Generalisierung). **Primär generalisierte Anfälle** sind stets mit Bewusstseinsverlust verbunden. Bestimmte Anfälle (Absencen) können auch zu isoliertem Bewusstseinsverlust führen.

Auslösendes Phänomen ist eine **paroxysmale Depolarisation** einzelner Neurone (paroxysmal depolarization shift, PDS). Sie wird durch Aktivierung von Ca^{2+}-Kanälen hervorgerufen (**A1**). Das einströmende Ca^{2+} öffnet zunächst Na^+-Kanäle und bewirkt dadurch eine massive Depolarisation, die durch Aktivierung von GABA-Rezeptoren (bzw. K^+- und Cl^--Kanälen) beendet wird. Ferner breiten sich Ca^{2+}-Wellen über gap junctions von Gliazellen aus. Zu einem epileptischen Anfall kommt es, wenn genügend benachbarte Neurone erregt werden. Ursachen bzw. begünstigende Faktoren sind z. B. genetische Defekte (u. a. K^+-Kanäle [KCNQ 2, KCNQ 3], Na^+-Kanäle [SCN1A, SCN2A, SCN1B], T-Typ-Ca^{2+} Kanäle, Cl^- Kanäle [CLCN2], Hyperpolarisation- und Nukleotid-regulierte-Kanäle [HCN], GABA-Rezeptoren [GABRA1, GABRG2], Acetylcholinrezeptoren [CHRNA4, CHRNB2] und Signalmoleküle [Phosphatase Laforin EPM2A, Proteaseinhibitor Cystatin CSTB, Microtubuli-bindendes Doublecortin, Leucine rich, glioma inactivated gene LGI1]), Fehlbildungen des Gehirns, Hirntraumen (Glianarben), Tumoren, Blutungen oder Abszesse, Vergiftungen (v. a. Alkohol), Infektionen, Entzündungen, Fieber (v. a. Kinder), Zellschwellung oder Zellschrumpfung, Hypoglykämie, Hypomagnesiämie, Hypokalzämie, Urämie, Leberinsuffizienz, Schlafentzug, Ischämie bzw. Hypoxie und repetitive Reize (z. B. flackerndes Licht). Hyperventilation kann über Hypokapnie und zerebrale Vasokonstriktion zur Hypoxie führen und somit ebenfalls fördernd wirken. Schwangerschaft kann epileptische Anfälle begünstigen oder mindern.

Die Erregung der Neurone bzw. die Ausbreitung der Erregung auf Nachbarneurone wird durch eine Reihe von **zellulären Mechanismen** begünstigt: Die Dendriten der Pyramidenzellen des Kortex besitzen spannungsabhängige Ca^{2+}-Kanäle, die sich bei Depolarisation öffnen und damit die Depolarisation verstärken. Bei *Läsionen* von Neuronen werden diese Ca^{2+} -Kanäle vermehrt exprimiert. Sie werden durch Mg^{2+} gehemmt; eine *Hypomagnesiämie* begünstigt somit die Aktivierung der Kanäle (**A2**). Eine erhöhte extrazelluläre *K^+-Konzentration* wirkt depolarisierend und fördert damit gleichfalls die Aktivierung der Ca^{2+}-Kanäle.

Die Dendriten der Pyramidenzellen werden ferner durch **Glutamat** aus exzitatorischen Synapsen depolarisiert (**A3**). Glutamat wirkt u. a. auf einen Ca^{2+}-impermeablen (AMPA) und einen Ca^{2+}-permeablen (NMDA) Kationenkanal. Der NMDA-Kanal wird normalerweise durch Mg^{2+} blockiert. Die durch die Aktivierung des AMPA-Kanals ausgelöste Depolarisation hebt jedoch den Mg^{2+}-Block auf (Kooperation der beiden Kanäle). *Mg^{2+}-Mangel* und Depolarisation begünstigen also die Aktivierung des NMDA-Kanals.

Das Membranpotenzial der Neurone wird durch **K^+**-Kanäle aufrechterhalten. Voraussetzung ist ein hinreichender K^+-Gradient über die Zellmembran. Dieser wird durch die **Na^+/K^+-ATPase** geschaffen (**A4**). *Energiemangel* (z. B. durch Sauerstoffmangel, Hypoglykämie) beeinträchtigt die Na^+/K^+-ATPase und begünstigt die Depolarisation der Zelle.

Depolarisationen werden durch hemmende Neurone eingeschränkt, die u. a. über **GABA** K^+- und/oder Cl^--Kanäle aktivieren (**A5**). GABA wird durch Glutamatdecarboxylase (GD) gebildet, ein Enzym, das als Cofaktor Pyridoxalphosphat (Vitamin B_6) benötigt. Ein *Mangel an Vitamin B_6* oder eine herabgesetzte Affinität des Enzyms für Vitamin B_6 (genetischer Defekt) begünstigt das Auftreten einer Epilepsie. Eine *Hyperpolarisation von thalamischen Neuronen* kann die Aktivierbarkeit von T-Typ-Ca^{2+}-Kanälen steigern und so die Auslösung von Absencen begünstigen.

A. Epilepsie

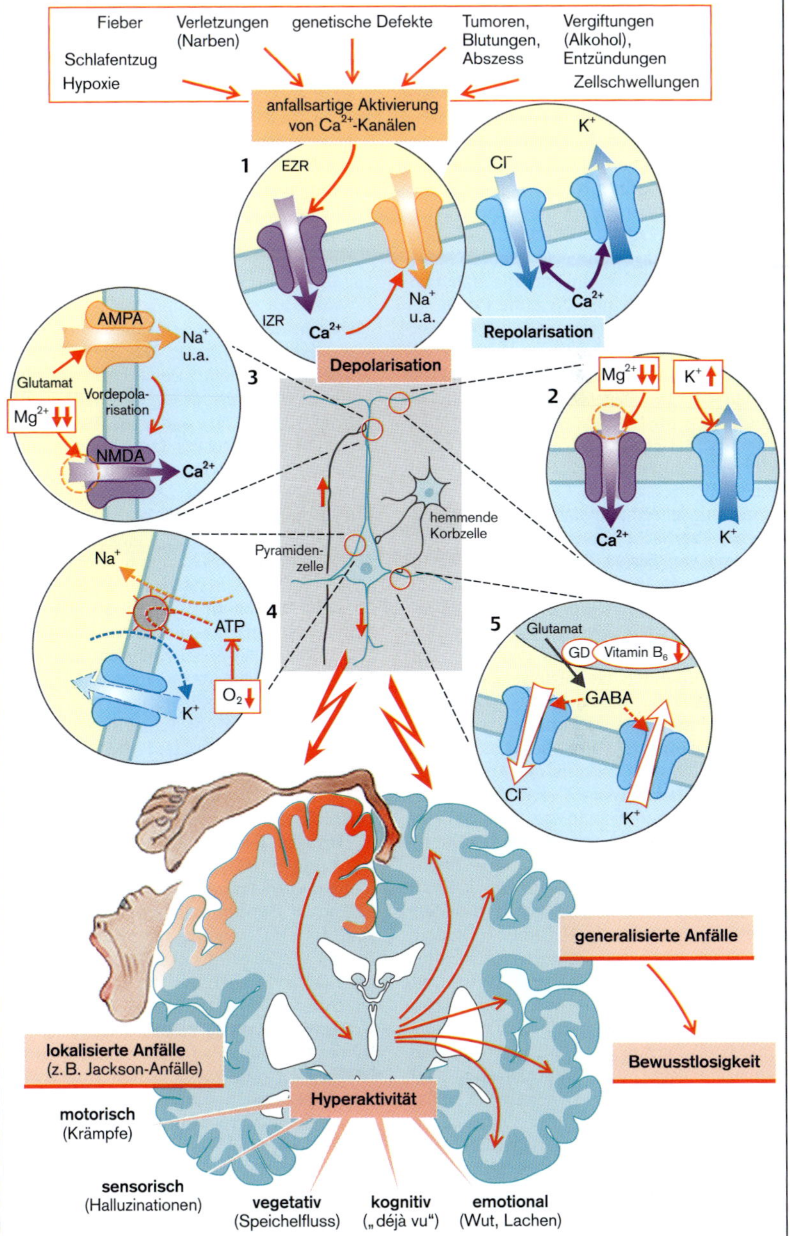

Fieber
Verletzungen (Narben)
genetische Defekte
Tumoren, Blutungen, Abszess
Vergiftungen (Alkohol), Entzündungen
Schlafentzug
Hypoxie
Zellschwellungen
anfallsartige Aktivierung von Ca^{2+}-Kanälen
1
EZR
IZR
Ca^{2+}
Na^{+} u.a.
Cl^{-}
K^{+}
Ca^{2+}
Repolarisation
Depolarisation
2
Mg^{2+}
K^{+}
Ca^{2+}
K^{+}
3
AMPA
Na^{+} u.a.
Glutamat
Vordepolarisation
Mg^{2+}
NMDA
Ca^{2+}
hemmende Korbzelle
Pyramidenzelle
4
Na^{+}
ATP
K^{+}
O_2
5
Glutamat
GD
Vitamin B_6
GABA
Cl^{-}
K^{+}
generalisierte Anfälle
Bewusstlosigkeit
lokalisierte Anfälle (z. B. Jackson-Anfälle)
Hyperaktivität
motorisch (Krämpfe)
sensorisch (Halluzinationen)
vegetativ (Speichelfluss)
kognitiv („déjà vu“)
emotional (Wut, Lachen)

Schlaf erfordert das Zusammenspiel mehrerer zerebraler Strukturen, u. a. serotoninerge Neurone im Nucleus raphe, cholinerge Neurone in der Pons und GABAerge und galaninerge Neurone im ventrolateralen präoptischen Hypothalamus (**A**). Eine Läsion des **Nucleus raphe** oder des **vorderen Hypothalamus** führt zu (vorübergehender) Schlaflosigkeit, Läsion des **hinteren Hypothalamus** zu Schlafsucht. Erregung des Nucleus tractus solitarius (z. B. Magendehnung) erzeugt Müdigkeit. Schlaf ist ferner vom zirkadianen Rhythmus abhängig. Im zentralen Rhythmusgeber **Nucleus suprachiasmaticus** (**NSC**) stimulieren die Transkriptionsfaktoren Clock und Cycle die Expression von Period und Cryptochrom. Die beiden verbinden sich mit Tau zu einem Komplex, der die Expression von Period und Cryptochrom hemmt (**B**). Die negative Rückkopplung erzeugt einen Rhythmus, der etwa 24 Stunden erfordert. Bei Einfall von Licht in die Retina wird über Aktivierung von Glutamatrezeptoren die Expression von Period und Cryptochrom stimuliert und damit der Rhythmus an den Tag/Nacht Wechsel angepasst. Eine Mutation von Period-2 verkürzt den Rhythmus mit verfrühtem Einschlafen und Aufwachen (advanced sleep phase syndrome). Zerstörung des NSC führt zu irregulärem Einschlafen und erschwertem Wecken. Aufwachen wird durch das aufsteigende retikuläre aktivierende System (**ARAS**) vermittelt, eine Verbindung der Formatio reticularis über intralaminare Kerne des Thalamus zu weiten Teilen des Großhirns (**A**). Ausfall **intralaminarer Thalamuskerne** (z. B. durch Ischämie) führt zur Somnolenz, Degeneration der anterioren und dorsomedialen Thalamuskerne zu völliger Schlaflosigkeit. Eine Desynchronisation zwischen subkortikaler Aktivität und kortikalem Schlaf erzeugt **Schlafwandeln**. Eine herabgesetzte hypothalamische Bildung des Peptids Hypokretin (Orexin) führt zu unwillkürlichem Einschlafen und Verlust des Muskeltonus am Tage (Narkolepsie). Störungen der Atemregulation im Schlaf werden für den plötzlichen Tod von Säuglingen (**sudden infant death**) und die **Schlafapnoe** beim Erwachsenen verantwortlich gemacht. Schlafapnoe wird durch metabolische Alkalose begünstigt. Ein Kollabieren der Atemwege mit folgender Apnoe und Hypoxie wird durch den abnehmenden Muskeltonus im Schlaf gefördert.

Normalerweise durchläuft man im Schlaf mehrere Phasen unterschiedlicher Schlaftiefe (**C**). Typischerweise treten etwa 5 Phasen von **REM-Schlaf** (rapid eye movement) auf (rot), bei denen Erregungssalven aus dem Hirnstamm Zuckungen der sonst hypotonen Muskulatur auslösen. Vor Erreichen des REM-Schlafes müssen mehrere Stadien von **NREM** (**non-REM**)**-Schlaf** durchlaufen werden, wobei zunehmende Schlaftiefe mit abnehmender Frequenz im EEG korreliert. Bei chronischer Einnahme von **Schlafmitteln** wird der NREM-Schlaf flacher und es treten nur noch vereinzelt REM-Schlafphasen auf.

Während der Wachphasen entsteht ein „**Schlafdruck**" (NREM-Schlafdruck bzw. Slow-wave-sleep[SWS]-Druck; **D1**), der im Schlaf wieder abgebaut wird. Der „Nettoschlafdruck" ergibt sich aus der Differenz zwischen dem Schlafdruck (violett) und dem Reziprokwert des REM-Schlafdruckes (grün), der in etwa parallel zur Körpertemperatur und ähnlichen Körperparametern wie „Aktivitäts- und Leistungsbereitschaft" einem zirkadianen Rhythmus folgt. Die Fähigkeit, einzuschlafen, ist eine Funktion dieses Nettoschlafdruckes.

Bei Wechsel der Zeitzonen (**Jet lag**, **D2**) und bei **Schichtarbeitern** oszilliert der zirkadiane Rhythmus zunächst in der ursprünglichen Phase weiter. Bei Verkürzung des Tages scheitert das ortszeitgerechte Einschlafen häufig am geringen Nettoschlafdruck. Verlängerung des Tages steigert den Schlafdruck durch die längere Wachperiode und ortszeitgerechtes Einschlafen ist kein Problem. Der weiterlaufende zirkadiane Rhythmus bewirkt jedoch vorzeitiges Aufwachen.

„Delayed sleep phase insomnia" entsteht durch einen (**D3**) unflexiblen, zu langen, zirkadianen Rhythmus. Bei zu frühem Schlafbeginn ist der Nettoschlafdruck noch zu gering. Bei der Chronotherapie wird den Patienten ein verlängerter Tagesrhythmus (27 Stunden) aufgezwungen, bis die gewünschte zirkadiane Periodik erreicht ist.

Depressionen (**D4**) mindern möglicherweise wegen Mangels an Serotonin (S. 376) den Nettoschlafdruck (rot) und führen so zu Einschlafstörungen. Durch Schlafdeprivation kann der Schlafdruck am nächsten Tag erhöht und ein normaler Schlaf erzielt werden.

Ein **gesteigertes Erregungsniveau** erschwert das Einschlafen und reduziert die Schlafdauer (**D5**). Angst vor Schlaflosgkeit wirkt daher kontraproduktiv.

A. Störungen der Schlafsteuerung

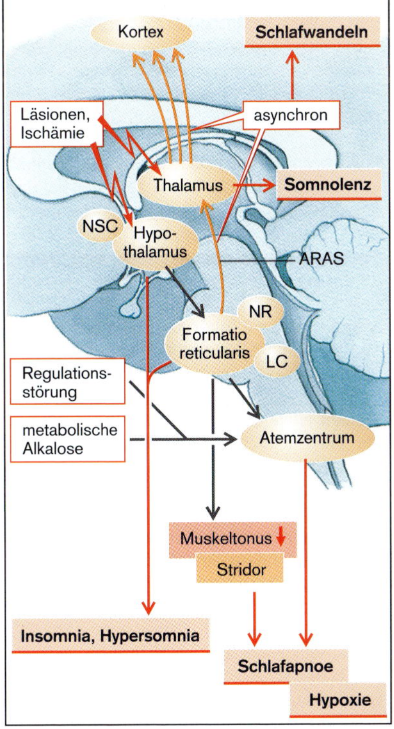

B. Zirkadianer Rhythmus

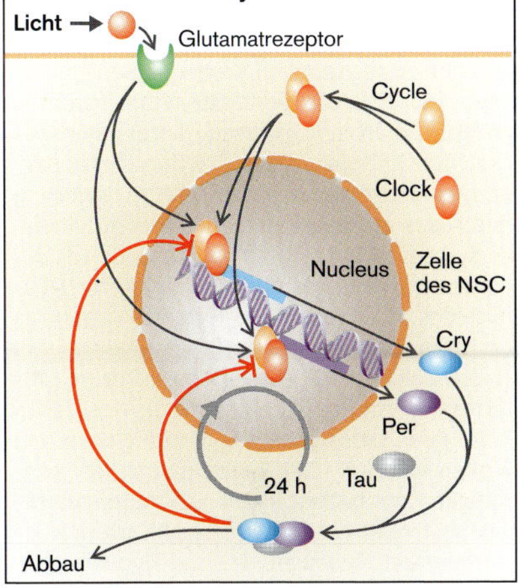

C. Missbrauch von Schlafmitteln

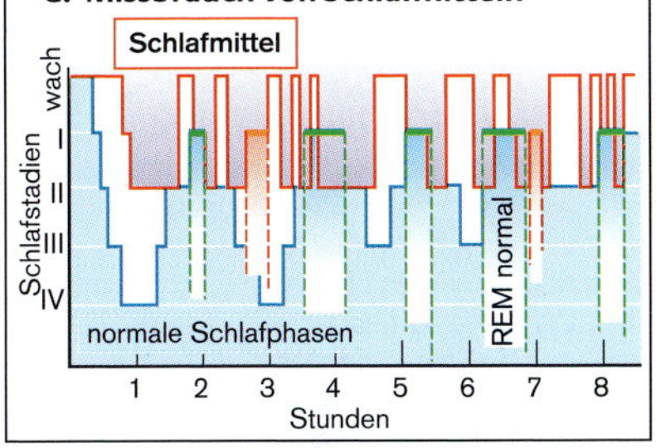

D. Schlafdruck

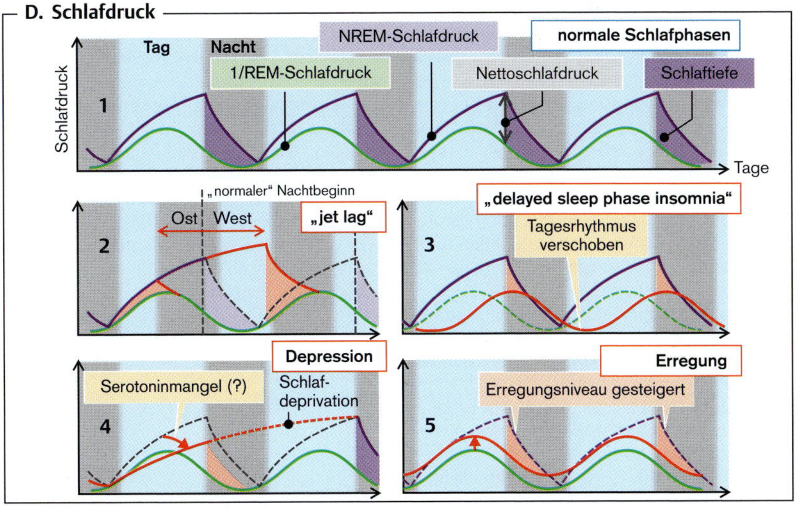

Nur ein Bruchteil der Information, die unser Gehirn erreicht, wird uns bewusst. Die Bewusstseinsinhalte werden in den dafür spezialisierten assoziativen Kortexarealen gespeichert (S. 372). Die bewusste Wahrnehmung erfordert nicht nur die Weiterleitung der spezifischen Afferenzen zur Großhirnrinde, sondern auch eine unspezifische Aktivierung durch das **aufsteigende retikuläre aktivierende System** (**ARAS**), durch das Neurone aus der Formatio reticularis über intralaminare Neurone des Thalamus weite Teile des Großhirns aktivieren (**A**).

Die Schädigung großer Anteile der Großhirnrinde und/oder ein Ausfall des ARAS lösen **Bewusstlosigkeit** aus. Primäre Ursachen wirken letztlich über Beeinflussung der neuronalen Erregbarkeit in den genannten neuronalen Strukturen. Ischämie (z. B. arteriosklerotische Gefäßverschlüsse) und Hypoxie (z. B. Ersticken) (**A1**) beeinträchtigen die Erregbarkeit direkt und über *Zellschwellung*: Eine Schwellung der Gliazellen beeinträchtigt unter anderem deren Fähigkeit, K^+ aufzunehmen und damit die extrazelluläre K^+-Konzentration niedrig zu halten. Indirekt ist davon die neuronale Erregbarkeit betroffen. Teilweise über Ischämie und Hypoxie wirken auch Tumoren, Abszesse, Traumen und Blutungen (**A1**). Sie steigern den Hirndruck und schränken durch Einengung der Gefäße die Hirndurchblutung ein. Auch Hypoglykämie mindert die Erregbarkeit teilweise über eine Zellschwellung (**A2**). Über diesen Mechanismus wirken ferner Hyponatriämie und Ammoniak (NH_4^+): Das bei hepatischer Enzephalopathie (S. 188) ansteigende NH_4^+ erzwingt in Gliazellen die Bildung von Glutamin aus α-Ketoglutarat und Glutamat; die Akkumulation von Glutamin läßt die Zellen anschwellen. Diese versuchen zunächst, ihre Schwellung durch Abgabe von Osmolyten abzuwenden, im NMR sieht man daher eine Abnahme der zerebralen Inositolkonzentrationen. Wenn diese Kompensationsmöglichkeit ausgeschöpft ist, kommt es zur Bewusstlosigkeit.

Die Erregbarkeit der Neurone wird außerdem durch Epilepsie (S. 364), durch Hyperosmolarität (Hypernatriämie, Hyperglykämie; **A3**) sowie durch Störungen des Elektrolyt- (Ca^{2+}, Mg^{2+}, HPO_4^{2-}) und Säure-Basen-Haushaltes beeinträchtigt (**A4**). Urämie (bei Niereninsuffizienz) und Diabetes mellitus wirken teilweise über Änderungen der extrazellulären Osmolarität und Elektrolytzusammensetzung. Eine Vielzahl von Substanzen kann die Erregbarkeit im ARAS beeinträchtigen (**A5**), wie NMDA-Rezeptor-Antagonisten, Alkohol, Narkotika, Hypnotika, Psychopharmaka, Antikonvulsiva, Na^+/K^+-ATPase-Hemmer (Herzglykoside), Schwermetalle usw. Auch extremer Überschuss oder Mangel an Hormonen (z. B. T_3, T_4, Parathormon, NNR-Hormone, Phäochromozytom) sowie massive neuronale Erregung z. B. durch Schmerzen oder bei psychischen Erkrankungen (z. B. Schizophrenie) kann zu Bewusstlosigkeit führen (**A6**). Schließlich kann die neuronale Erregbarkeit durch Hyperthermie, Hypothermie, entzündliche (z. B. Meningitis) oder mechanische Schädigung und neurodegenerative Erkrankungen bis zur Bewusstlosigkeit gestört sein (**A7**).

Die Bewusstlosigkeit kann in verschiedene **Stadien** eingeteilt werden: Bei Somnolenz ist der Patient noch weckbar und ansprechbar, bei Sopor ist der Patient noch weckbar, bei Koma ist er nicht mehr weckbar und im Coma dépassé sind zusätzlich vitale Funktionen ausgefallen (z. B. Atemstillstand).

Eine besondere Störung des Bewusstseins ist das **Split brain** (**B**). Die Bildung eines einheitlichen Bewusstseins erfordert die Kommunikation beider Großhirnhemisphären. Sie geschieht über mächtige Kommissurenfasern durch den Balken (Corpus callosum) und die Commissura anterior. Bei Patienten mit sonst unbeherrschbarer Epilepsie wurden die Kommissurenfasern durchtrennt. Dadurch ist die Kommunikation der beiden Hirnhälften unterbunden. Den beiden Hirnhälften werden nun unterschiedliche Dinge bewusst: Wird ein Gegenstand (z. B. Topf) in die rechte Hand gelegt oder im rechten Gesichtsfeld angeboten, dann kann der Patient das Objekt benennen. Wird das Objekt in die linke Hand gelegt bzw. in das linke Gesichtsfeld projiziert, dann kann der Patient das Objekt zwar erkennen und beispielsweise den zugehörigen Deckel mit der linken Hand auffinden, er kann es jedoch nicht benennen.

A. Bewusstlosigkeit

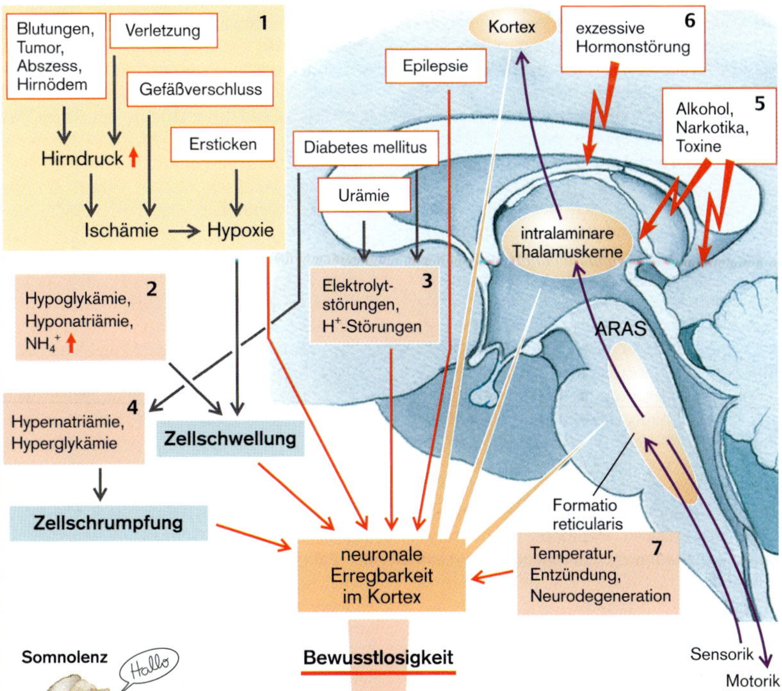

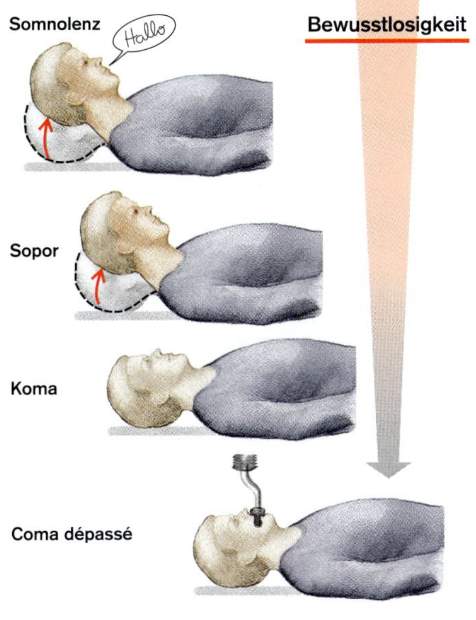

B. „Split brain"

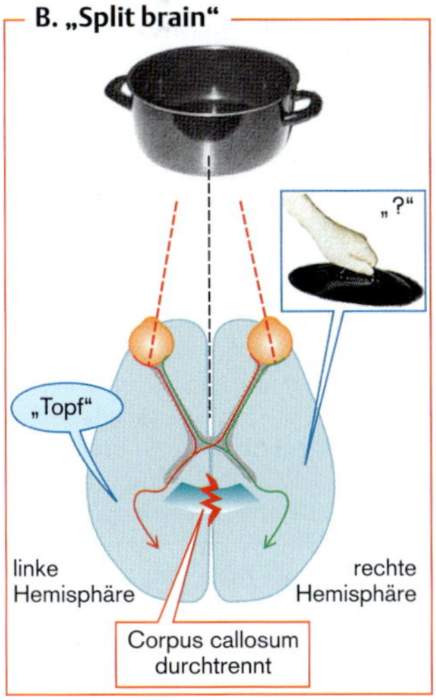

Sprechen und Sprachverständnis sind Leistungen, die große Teile der Großhirnrinde in Anspruch nehmen. Daher können Läsionen in verschiedensten Anteilen der Großhirnrinde zur Beeinträchtigung des Sprechens und des Verstehens von Sprache führen.

Vereinfacht dargestellt wird **gesprochene Sprache** zunächst in der primären Hörrinde (violett) wahrgenommen und dann im sensorischen Sprachzentrum (Wernicke-Areal, hellblau) gedeutet (**A**). **Geschriebenes Wort** wird über die primäre und sekundäre Sehrinde der Area 39 zugeführt, die akustische, optische und sensorische Wahrnehmungen integriert. Beim Schreiben wird über den Fasciculus arcuatus der prämotorische Kortex aktiviert, der wiederum über Basalganglien und Thalamus den Motorkortex aktiviert. Beim Rechtshänder sind die beteiligten Strukturen bevorzugt in der linken Großhirnhälfte lokalisiert, und Sprachstörungen (Aphasien) sind fast immer Folge von Läsionen in der linken Hemisphäre.

Jede der genannten Strukturen kann ausfallen, etwa durch traumatische oder ischämische Schädigung. Je nachdem, welches Hirnareal betroffen ist, entstehen jeweils charakteristische **Störungen:**

Der **Broca-Aphasie** liegt eine Läsion des *motorischen Sprachzentrums* im Bereich der Area 44 und der angrenzenden Areae 9, 46 und 47 zugrunde. Die Spontansprache ist nicht flüssig, grammatikalisch falsch und der Patient teilt sich typischerweise in einzelnen Wörtern mit. Er ist auch nicht fähig, nachzusprechen. Das Sprachverständnis ist nicht oder weniger beeinträchtigt. In der Regel können die Patienten nicht normal schreiben. Bei ausschließlicher Läsion der Area 44 bleibt jedoch die Schreibfähigkeit erhalten. Diese seltene Störung wird dann als **Aphemie** bezeichnet.

Die **Wernicke-Aphasie** ist Folge einer Läsion in der *sensorischen Sprachregion*, d. h. im hinteren Anteil des Gyrus temporalis, bzw. des auditiven Assoziationskortex (Area 22) und/ oder im Gyrus supramarginalis (Area 40). Bei diesen Patienten ist das Sprachverständnis eingeschränkt. Dabei verlieren sie auch die Fähigkeit, nachzusprechen. Die Spontansprache ist flüssig, mitunter sprechen die Patienten unentwegt (*Logorrhö*). Dabei können sich allerdings phonematische (Spille statt Spinne) oder semantische (Mutter statt Frau) Fehler einschleichen (*Paraphasie*) oder Wortneuschöpfungen (*Neologismen*) verwendet werden.

Bei der **Leitungsaphasie** ist die Verbindung von sensorischem und motorischem Sprachzentrum (Fasciculus arcuatus) unterbrochen. Die Sprache ist flüssig (allerdings paraphasisch), das Sprachverständnis gut. Die Fähigkeit, Worte nachzusprechen, ist jedoch massiv eingeschränkt. Die Patienten sind auch nicht in der Lage, laut vorzulesen, obwohl sie gelesenen Text verstehen.

Bei der **globalen Aphasie** (Schädigung des motorischen und sensorischen Sprachzentrums, z. B. durch Verschluss der Arteria cerebri media) ist sowohl die Spontansprache als auch das Sprachverständnis beeinträchtigt.

Die **anomische Aphasie** ist Folge einer Läsion im Temporallappen im Bereich der Gyri medius und inferior. Der Patient spricht weitgehend normal, und auch das Sprachverständnis ist erhalten. Er hat jedoch Schwierigkeiten, für bestimmte Objekte das richtige Wort zu finden.

Bei der **achromatischen Aphasie** (Läsion an der Unterseite des Temporallappens) kennt der Patient nicht die Namen für Farben (obgleich er durchaus Farben erkennt und z. B. Objekte nach Farben sortieren kann).

Die **motorische transkortikale Aphasie** ist Folge einer Läsion im vorderen unteren Frontallappen in der Nähe des Broca-Sprachzentrums. Dabei ist die Spontansprache stark eingeschränkt, während Nachsprechen und Sprachverständnis normal sind.

Die **sensorische transkortikale Aphasie** tritt nach einer Läsion im parietal-temporalen Assoziationskortex in der Nähe des Wernicke-Sprachzentrums bzw. in der Area 39 auf. Die Patienten können flüssig sprechen und nachsprechen. Sie haben aber Probleme, Worte zu verstehen, haben Wortfindungsschwierigkeiten und können weder lesen noch schreiben.

Eine **subkortikale Aphasie** entsteht bei Läsionen im Bereich der Basalganglien (v. a. Nucleus caudatus) und des Thalamus. Dabei treten vorübergehende Störungen von Sprachverständnis und Wortfindung auf.

A. Aphasien

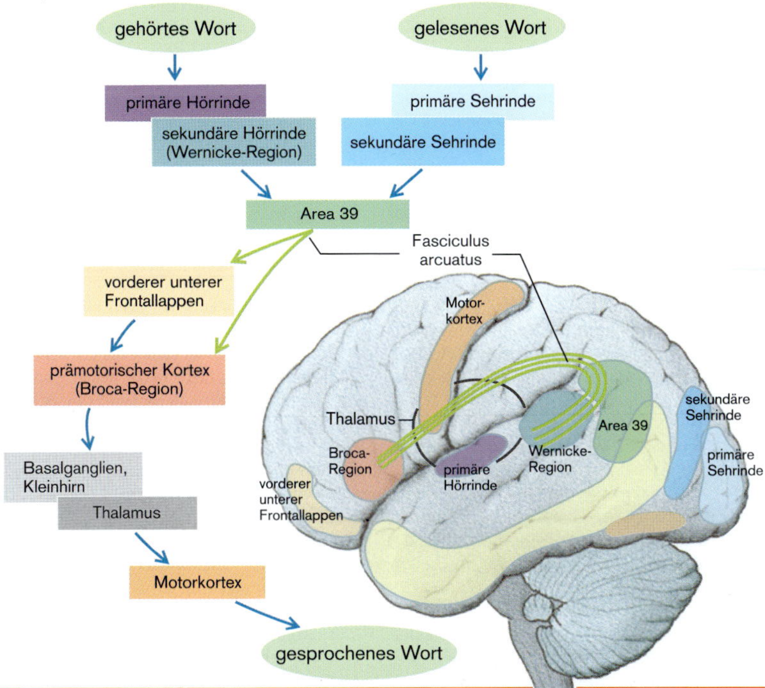

Typ	Spontansprache	Nachsprechen	Sprach-verständnis	Wortfindung
Broca-Aphasie	gestört	gestört	normal	eingeschränkt
Wernicke-Aphasie	flüssig (z. T. Logorrhoe, Paraphasie, Neologismen)	gestört	eingeschränkt	eingeschränkt
Leitungsaphasie	flüssig, aber paraphasisch	massiv eingeschränkt	normal	gestört, paraphasisch
globale Aphasie	gestört	gestört	gestört	gestört
anomische Aphasie	flüssig	normal, aber anomisch	normal	eingeschränkt
achromatische Aphasie	flüssig	normal, aber anomisch	normal	eingeschränkt
motorische transkortikale Aphasie	gestört	normal	normal	gestört
sensorische transkortikale Aphasie	flüssig	flüssig	gestört	gestört
subkortikale Aphasie	flüssig	normal	gestört (transient)	gestört (transient)

Man unterscheidet zwei Formen von Gedächtnis: Das *deklarative, explizite Gedächtnis* (semantisch oder episodisch) speichert Informationen ab, die bewusst abgerufen werden müssen (**A1**). Es ist z. B. erforderlich, um bestimmte Dinge (Äpfel, Tiere, Gesichter) wiederzuerkennen. Das *prozedurale, implizite Gedächtnis* (**A3**) benötigt keine bewusste Aktivierung für Einspeicherung und Wiedergabe.

Für die Bildung von **deklarativem Gedächtnis** (**A1**) gelangt die Information zunächst über das jeweilige primäre sensorische Rindenareal (z. B. die primäre Sehrinde) zum entsprechenden Assoziationskortex (z. B. die sekundäre Sehrinde). Von dort gelangt sie über den entorhinalen Kortex in den Hippokampus, der für die Langzeitspeicherung von deklarativen Gedächtnisinhalten unbedingt erforderlich ist. Unter Vermittlung von Strukturen in Dienzephalon, basalem Vorderhirn und präfrontalem Kortex wird der Eindruck wieder im Assoziationskortex abgespeichert. Gedächtnisinhalte werden auf diese Weise über das sensorische Gedächtnis zunächst in das **Kurzzeitgedächtnis** aufgenommen, das die Inhalte nur Sekunden bis Minuten festhalten kann. Unter anderem durch Üben können Gedächtnisinhalte in das **Langzeitgedächtnis** überspielt werden (**A2**), wobei Üben keine notwendige Voraussetzung für die Bildung von Langzeitgedächtnis ist.

Wichtigster Transmitter im Hippokampus ist **Glutamat** (NMDA-Rezeptoren). Die Gedächtnisbildung wird durch **Noradrenalin** und **Acetylcholin** (nikotinerge Rezeptoren) begünstigt. Das Überleben der beteiligten Neurone wird durch Neurotrophine gewährleistet.

Die Bildung von Gedächtnis erfordert letztlich Änderungen des Einflusses beteiligter Synpasen. Vor allem das Überspielen in das Langzeitgedächtnis ist bei **Läsionen** der beteiligten Strukturen durch neurodegenerative Erkrankungen (z. B. Morbus Alzheimer, S. 374), traumatische Läsionen, Ischämie, Alkohol, Kohlenmonoxid und Entzündungen beeinträchtigt. Darüber hinaus kann die Gedächtnisbildung durch Elektroschock vorübergehend ausgeschaltet werden.

Eine Läsion des Hippokampus oder seiner Verbindungen führt zur **anterograden Amnesie** (**A2**): Die betroffenen Patienten können ab dem Zeitpunkt der Läsion kein neues deklaratives Gedächtnis mehr bilden. Sie erinnern sich an Ereignisse vor diesem Zeitpunkt, aber nicht mehr an Gedächtnisinhalte, die sie nach der Läsion aufgenommen haben.

Eine **retrograde Amnesie** (**A2**), also der Verlust bereits abgespeicherter Information, entsteht bei Störungen in den entsprechenden assoziativen Rindenfeldern. Je nach Ausmaß und Lokalisation der Störung kann der Verlust reversibel oder irreversibel sein. Im ersteren Fall verlieren die Patienten zwar Gedächtnisinhalte, können diese jedoch wieder gewinnen. Beim irreversiblen Verlust können sie entsprechende Inhalte nicht mehr abrufen.

Eine vorübergehende bilaterale Funktionsstörung des Hippokampus kann anterograde und retrograde (Tage bis Jahre) Amnesie auslösen (**transiente globale Amnesie**).

Eine Läsion des dorsomedialen Kernes des Thalamus führt zum Ausfall des episodischen Gedächtnisses (**Korsakow-Syndrom** bei Alkoholikern). Die Betroffenen versuchen oft, Lücken im Gedächtnis durch eigene Erfindungen (Konfabulationen) zu überdecken.

Das **prozedurale** (**implizite**) **Gedächtnis** (**A3**) ist bei Läsionen im Hippokampus nicht beeinträchtigt. Es erlaubt Prägung, Erlernen von Fertigkeiten, Sensibilisierung, Gewöhnung und Konditionierung. Je nach Aufgabe werden Kleinhirn, Basalganglien, Amygdala und kortikale Areale einbezogen. Beim Erlernen von **Fertigkeiten** spielen Kleinhirn und Basalganglien eine wichtige Rolle. Relevante Afferenzen erreichen das Kleinhirn über Olive und pontine Kerne. Die Speicherfähigkeit des Kleinhirns kann z. B. durch toxische Schädigung, degenerative Erkrankungen und Traumen verloren gehen. Auch dopaminerge Projektionen der Substantia nigra sind an der Schaffung von prozeduralem Gedächtnis beteiligt.

Bei der Konditionierung von **Angstreaktionen** spielen die Amygdala eine wesentliche Rolle. Sie erhalten ihre Informationen aus Kortex und Thalamus und beeinflussen Motorik und vegetative Funktionen (z. B. Muskeltonus, Herzklopfen, Gänsehaut) über Formatio reticularis und Hypothalamus. Ausschalten der Amygdala (z. B. Traumen, Opiate) hebt konditionierte Angstreaktionen auf. Beidseitige Entfernung der Amygdala mit Anteilen von Hippokampus und Temporallappen haben neben Amnesie enthemmtes Verhalten zur Folge (**Klüver-Bucy-Syndrom**).

A. Gedächtnisstörungen

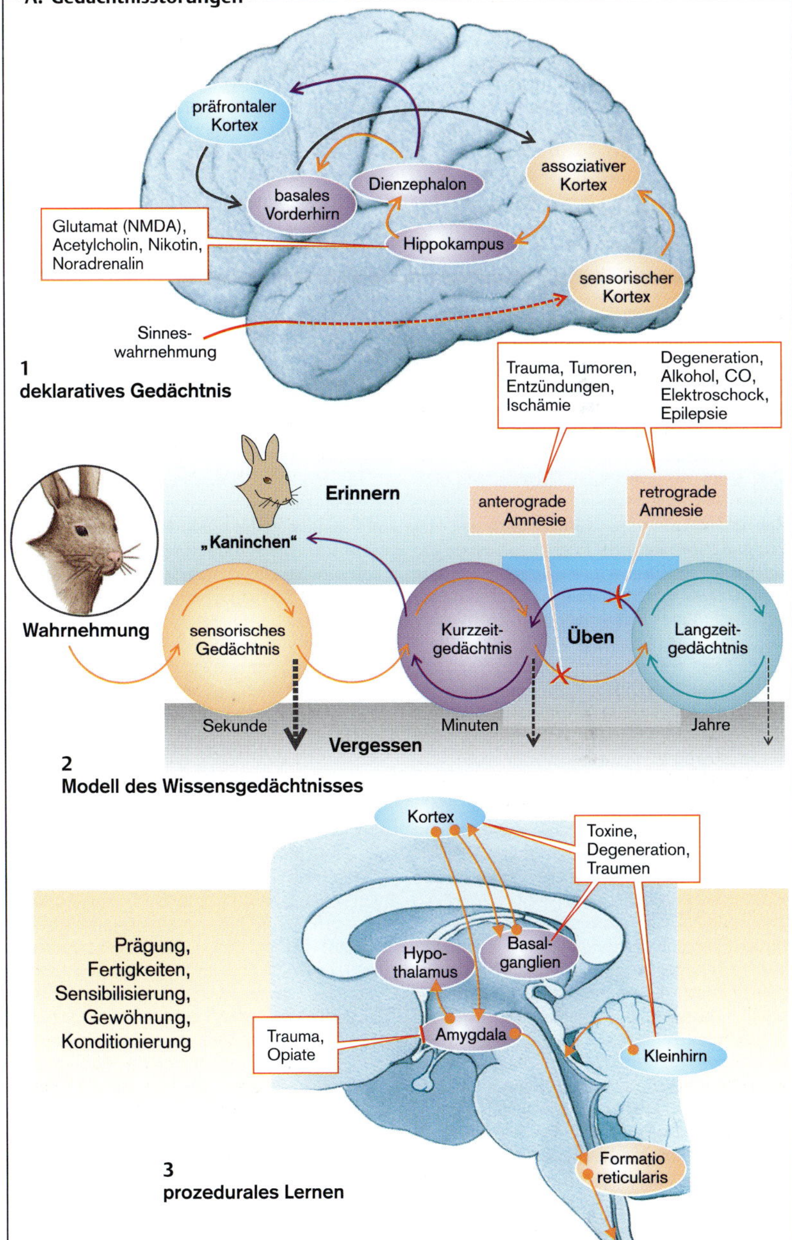

Die Alzheimer-Erkrankung, die häufigste Ursache von Demenz (70 %), wird durch **genetische Veranlagung** begünstigt. Bei einigen Patienten findet man auf dem Chromosom 21 einen genetischen Defekt des Proteins **β-amyloid precursor**, das zu Amyloidpeptiden von 42 Aminosäuren abgebaut werden kann. Diese können sich zu 7 – 10 nm langen Proteinfibrillen zusammenlagern (**A1**). Die Amyloidfibrillen bilden wiederum gemeinsam mit ApoE4, Proteoglykanen und α1-Antichymotrypsin Klumpen von 10 bis mehreren hundert µm Durchmesser (**senile Plaques**), die im Gehirn von Alzheimer-Patienten häufig gefunden werden (**A2**). Die Plaques enthalten verzerrte Dendriten und Axone mit abnormen intrazellulären Neurofibrillen. Phosphorylierung des ApoE-bindenden Zytoskelettproteins Tau durch die Glykogensynthasekinase (GSK) 3 fördert die Bildung der Neurofibrillen. Die GSK3 und damit der Untergang von Neuronen wird durch Neurotrophine (NGF, BDNF) über Aktivierung der PKB/Akt (S. 10) gehemmt. Amyloidablagerungen werden auch bei der Trisomie 21 (Down-Syndrom) beobachtet, die gleichfalls mit Demenz einhergeht. Ursache ist u. a. gesteigerte Bildung von β-amyloid precursor. Eine Reihe weiterer genetischer Defekte (u. a. ApoE, Presenilin 1 und 2) und der Einfluss von äußeren Faktoren kann die Bildung von Amyloid bzw. von Amyloidablagerungen bewirken. Man vermutet z. B., dass Toxine über olfaktorische Nerven eindringen und die Erkrankung auslösen können.

β-Amyloidpeptide können mit Rezeptoren an der Zelloberfläche reagieren, wie dem **RAGE** (receptor for advanced glycation end products) und einem Scavenger-Rezeptor (**RA**). In der Folge werden Sauerstoffradikale gebildet, die – möglicherweise über Depolarisation der Zellmembran und Aktivierung von NMDA-Rezeptoren – die neuronale intrazelluläre Ca^{2+}-Konzentration steigern (**A3**). Die Sauerstoffradikale und Ca^{2+} fördern den neuronalen Zelltod. Bei *Mikrogliazellen* (**A4**) stimuliert die Aktivierung von RAGE und RA die Bildung bzw. Ausschüttung von NO, Prostaglandinen, Exzitotoxinen, Zytokinen, Tumornekrosefaktor TNF α, transformierendem Wachstumsfaktor TGF β_1 und Fibroblastenwachstumsfaktor b-FGF. Folge ist eine Entzündung, die gleichfalls Neurone in Mitleidenschaft zieht. Gesteigerte Konzentrationen des Osmolyten Inositol weisen ferner auf eine Störung der Zellvolumenregulation hin.

Vom Zelluntergang besonders betroffen sind cholinerge Neurone im Nucleus basalis Meynert, im **Hippokampus** (v. a. CA1, Subiculum) und im entorhinalen Kortex (**B1**). Aber auch in anderen Hirnarealen, wie Frontallappen, vorderer Temporallappen, Parietallappen, Riechhirn, Hypothalamus, Locus coeruleus und Nuclei raphe, gehen Neurone zugrunde.

Der Nervenzelluntergang geht mit einer herabgesetzten Bildung und Konzentration von **Neurotransmittern** im Gehirn einher. Besonders massiv ist Acetylcholin betroffen: In der Großhirnrinde und im Hippokampus fand man um bis zu 90 % verminderte Konzentrationen an Cholin-Acetyltransferase, dem Enzym, das für die Bildung von Acetylcholin erforderlich ist. Aber auch die Konzentrationen anderer Neurotransmitter nehmen ab, wie Noradrenalin, Serotonin, Somatotropin, Neuropeptid Y, Substanz P und Corticoliberin (CRH).

Folge der degenerativen Veränderungen ist ein zunehmender **Verlust der Gehirnfunktionen** (**B2**). Die Erkrankung beginnt typischerweise schleichend mit subtilen Gedächtnisausfällen, Nachlässigkeit bei Kleidung und Körperhygiene, Phasen von Verwirrung und Auftreten von Fehlentscheidungen. Einer anterograden Amnesie (S. 372) folgt mit zunehmender Erkrankungsdauer eine Beeinträchtigung des Altgedächtnisses und auch des prozeduralen Gedächtnisses. Läsionen im limbischen System machen sich in Unruhe einerseits und Lethargie andererseits bemerkbar. Relativ spät kommt es zu motorischen Ausfällen (Sprachstörungen, Tonusanomalien, Ataxie, Hyperkinesien, Myoklonus).

Weitere, zur Demenz führende Erkrankungen sind u. a. wiederholte Ischämien (vaskuläre Demenz, S. 386), Alkoholismus (S. 372), Morbus Parkinson (S. 338), Chorea Huntington (S. 340), frontotemporale Demenz (Aggregation von mutiertem Tau), Demenz mit Lewy Bodies (Aggregation von α-Synuclein), CADASIL (*cerebral auosomal dominant arteriopathy with subcortical infarcts and leukoencephalopathy* durch Mutationen von Notch3), Vitamin B1 Mangel (Wernicke's Enzephalopathie), Schizophrenie (S. 378), sowie Infektionen mit Viren (u. a. HIV), Bakterien (u. a. Syphilis) oder Prionen (Creutzfeldt-Jakob-Krankheit).

A. Ursachen der Alzheimer-Erkrankung

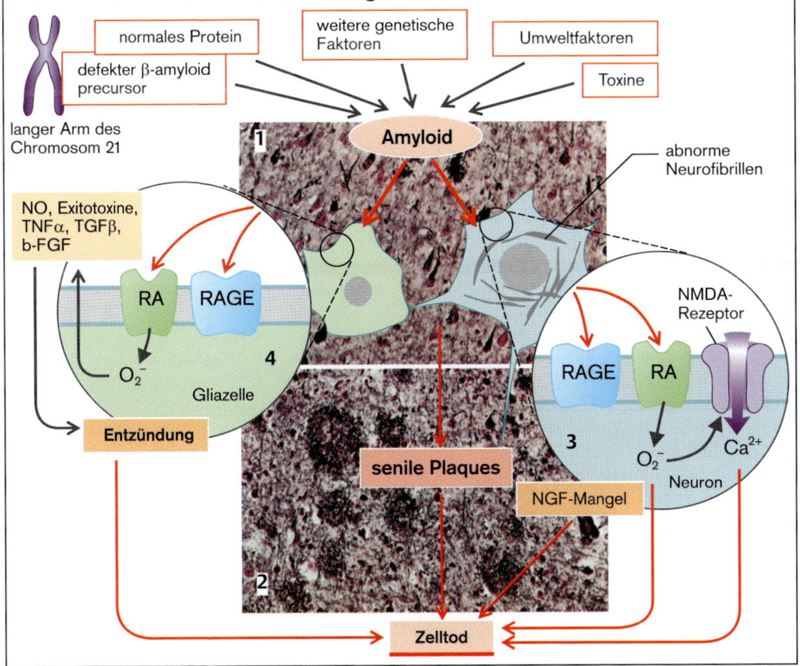

Fotos: Doerr W. u.a. Atlas der pathologischen Anatomie. Stuttgart: Thieme; 1975.

B. Folgen der Alzheimer-Erkrankung

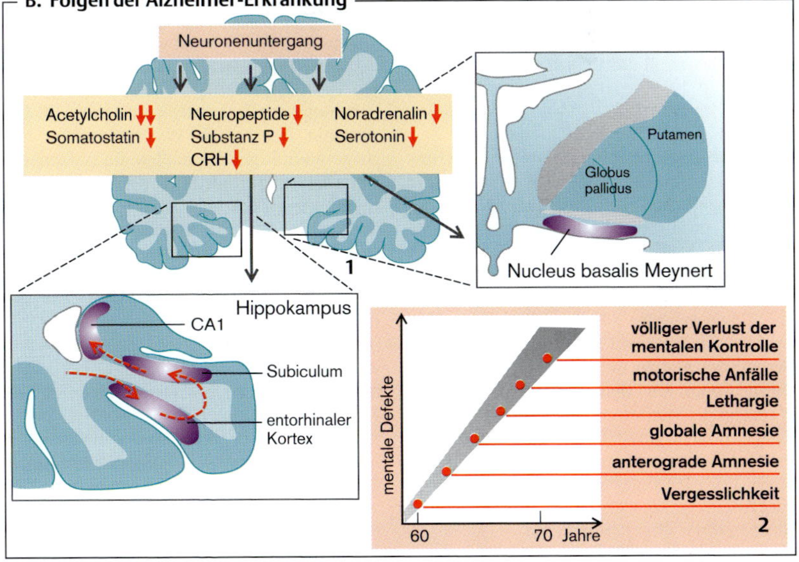

Die Depression ist eine familiär gehäufte Erkrankung. Sie kann mit manischen Phasen abwechseln (*bipolare Störung*) oder isoliert auftreten (*unipolare Störung*). Sie ist u. a. Folge herabgesetzter (relativer oder absoluter) Verfügbarkeit von Serotonin und/oder Noradrenalin:

Serotonin (5-Hydroxytryptamin, 5-HT) wird in Neuronen der Nuclei raphe gebildet, die in Rückenmark, Kleinhirn, Thalamus, Hypothalamus, Basalganglien, limbisches System und Großhirnrinde projizieren (**B**). Ein Serotoninmangel (**B1**) entsteht z. B. (1) durch genetische Genvarianten des Serotonintransporters (5-HTT), (2) durch *Hemmung der Synthese* aus Tryptophan (z. B. Chlorophenylalanin), (3) durch *Hemmung der Aufnahme* in präsynaptische Speicher (z. B. Reserpin), (4) durch *gesteigerten Verbrauch* von Serotonin bei vermehrter Bildung von unwirksamem Melatonin in der Zirbeldrüse (bei Dunkelheit).

Eine antidepressive Wirkung wird bei **Steigerung** der Serotoninwirkung bzw. Stimulation der Serotoninrezeptoren beobachtet (**B2**): (1) Durch Glucosezufuhr lässt sich die *Verfügbarkeit von Tryptophan* erhöhen: Glucose fördert die Insulinausschüttung, und die antiproteolytische und Proteinsynthese-steigernde Wirkung des Insulins führt zu einer Senkung der Aminosäurekonzentration im Blut. Einige Aminosäuren hemmen kompetitiv die Tryptophanaufnahme über die Blut-Hirn-Schranke. Der Wegfall dieser Hemmung soll die Tryptophanaufnahme in das Gehirn steigern. (2) Die präsynaptische Wiederaufnahme von Serotonin und Noradrenalin kann durch Serotonin-Noradrenalin-Wiederaufnahmehemmer (SNRI) beeinträchtigt und damit die Verfügbarkeit der Transmitter gesteigert werden. Ältere trizyklische Antidepressiva wirken zusätzlich antihistaminerg und anticholinerg und sind damit erheblich nebenwirkungsreicher. (3) MAO-A-Hemmer (s. o.) steigern die Verfügbarkeit von Serotonin, indem sie dessen *Abbau hemmen*. (4) Durch Licht wird der *Umbau von Serotonin in Melatonin gehemmt*. Wegen der kurzen und lichtarmen Tage sind Depressionen in den nördlichen Ländern während der Wintermonate besonders häufig. Einige Depressionen lassen sich umgekehrt erfolgreich mit grellem Licht behandeln (Phototherapie). (5) Durch Agonisten (z. B. Lysergsäurediethylamid, LSD) lassen sich die *Serotoninrezeptoren* direkt stimulieren.

Noradrenalin (**NA**) wird im Locus coeruleus und im Tegmentum gebildet (**A**). Axone aus dem Tegmentum ziehen v. a. zu Hypothalamus, Hypophyse, Hirnstamm und Rückenmark, Fasern aus dem Locus coeruleus zu Rückenmark, Hypothalamus, Thalamus, limbischem System und Kortex. Ausschüttung und Wirkung von NA an den Nervenendigungen kann bei depressiven Patienten aufgrund einer herabgesetzten Zahl noradrenerger Neurone im Locus coeruleus vermindert sein. Sie wird ferner durch einige depressiv wirkende Substanzen **herabgesetzt** (**A1**): (1) Die *Synthese von NA* aus Tyrosin über DOPA kann durch Enzymhemmer (z. B. Methyltyrosin) vermindert werden. (2) Die *Aufnahme von NA in präsynaptische Speicher* kann gehemmt werden (z. B. durch Reserpin). (3) NA kann *von den postsynaptischen Rezeptoren verdrängt* werden (z. B. Phenoxybenzamin, Phentolamin).

Die synaptische Noradrenalinkonzentration und -wirkung kann andererseits auch **gesteigert** und damit Depression günstig beeinflusst werden (**A2**): (1) Hemmstoffe der für NA (und Serotonin) spezifischen Monoaminooxidase A (MAO-A) (z. B. Tranylcypromin, Moclobemid) können den *Abbau von NA in den präsynaptischen Endigungen* verzögern und damit dessen Verfügbarkeit steigern. (2) Hemmstoffe der Catechol-O-methyltransferase (COMT) (z. B. Tropolon) verzögern den *Abbau von NA*. (3) Amphetamine stimulieren die *Freisetzung* von NA, Dopamin und Serotonin aus der präsynaptischen Endigung über Hemmung des Transmittertransports. (4) Desipramin hemmt die *Wiederaufnahme* und steigert somit gleichermaßen die synaptische Noradrenalinkonzentration.

Die Manie bei bipolaren Störungen wird durch Aktivierung der Glykogensynthasekinase 3 (GSK3) gefördert. Das Enzym wird durch das bei bipolaren Störungen therapeutisch wirksame Lithium und durch BDNF (brain derived neurotrophic factor) gehemmt (über PKB/Akt, S. 10). Die Expression von BDNF wird durch CREB stimuliert, dessen Konzentration im Gehirn bei Depressionen herabgesetzt ist.

Bei Depressionen bzw. bipolaren Störungen findet man ferner eine herabgesetzte Wirksamkeit von TRH (thyrotropin releasing hormone), einen Überschuss an CRH (Corticotropin releasing hormone) und Cortisol, sowie einen Überschuss an Entzündungsmediatoren.

A. Noradrenerge Transmission

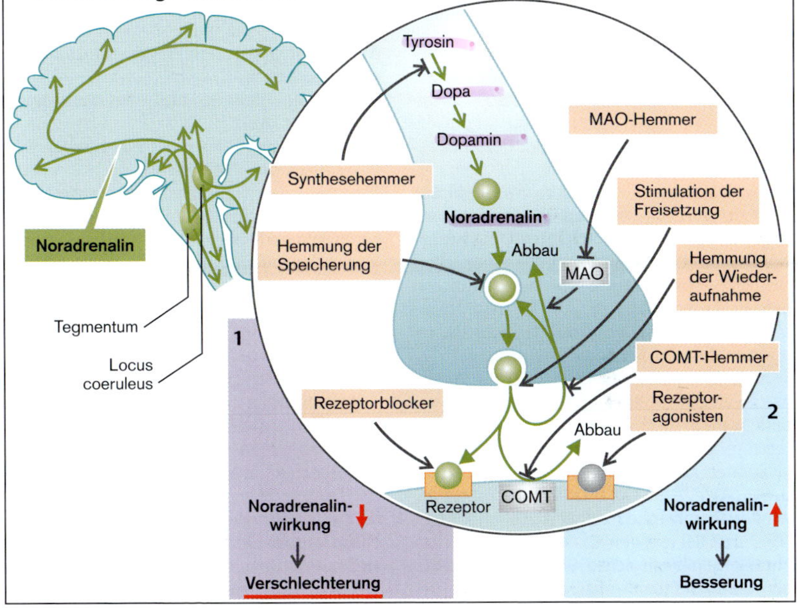

B. Serotonerge Transmission

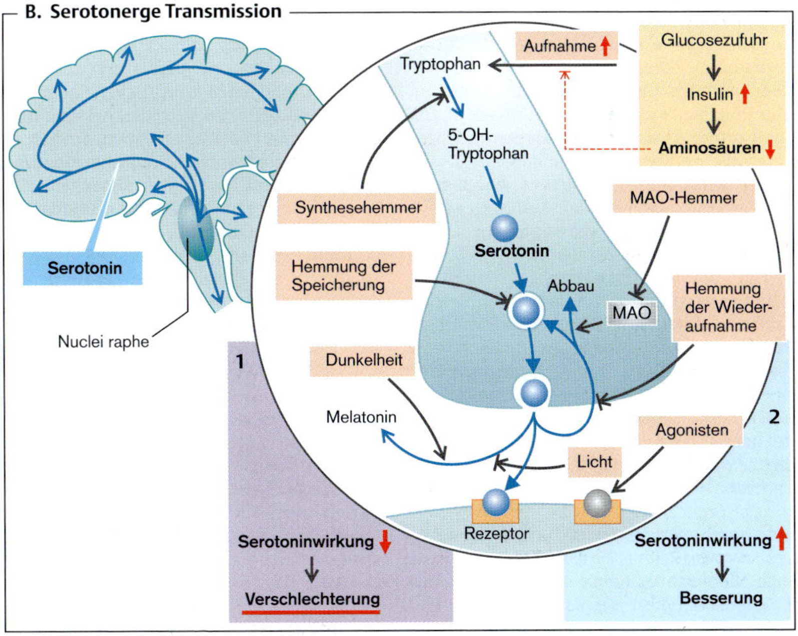

Schizophrenie ist eine familiär gehäufte Erkrankung. Sie ist charakterisiert durch Wahnvorstellungen, Halluzinationen, Ich-Störungen und formale Denkstörungen (sog. *positive Symptome*). Häufig treten ferner Affektarmut und Antriebslosigkeit auf (sog. *negative Symptome*). Bei einigen Patienten überwiegen die positiven Symptome, bei anderen die negativen.

Bei Schizophrenie findet man eine **herabgesetzte Durchblutung und Glucoseaufnahme** vor allem des präfrontalen Kortex. Pathophysiologische Bedeutung kommt ferner einer gestörten Migration von Neuronen während der Hirnentwicklung zu (**A2**). Es treten Atrophien von Cortex, Amygdala, Hippokampus, präfrontalem Cortex und Thalamus auf.

Im präfrontalen Cortex und Gyrus cinguli wurde eine Atrophie der Dendriten von Pyramidenzellen und deren Spinae gefunden. Letztere enthalten **glutamaterge Synapsen**; die glutamaterge Übertragung ist daher gestört (**A1**). Die glutamaterge Übertragung wird wahrscheinlich durch Dysbindin reguliert, das bei einigen Patienten mit Schizophrenie genetisch defekt ist. Eine bei Schizophrenie-Patienten beobachtete genetisch bedingte Überaktivität der Serin-abbauenden D-Aminoacidoxidase (DAAO) führt zu Mangel an Serin, einem Coagonisten von Glutamatrezeptoren. Symptome der Schizophrenie können durch pharmakologische Hemmung von Glutamatrezeptoren ausgelöst und durch Aktivatoren von Glutamatrezeptoren abgeschwächt werden.

Bei Schizophrenie ist ferner die Bildung von **GABA** und/oder die Zahl GABAerger Neurone reduziert, so dass die Hemmung der Pyramidenzellen eingeschränkt ist.

Eine besondere pathophysiologische Bedeutung misst man **Dopamin** bei, das die glutamaterge Übertragung hemmen kann: Überschießende Verfügbarkeit von Dopamin und Dopamin-Agonisten können Symptome der Schizophrenie auslösen, und Hemmer von D_2-Dopaminrezeptoren werden mit Erfolg bei der Therapie von Schizophrenie eingesetzt (s. u.). Andererseits wurde bei schizophrenen Patienten eine Abnahme von D_1-Rezeptoren im präfrontalen Kortex gefunden (**A1**), und eine Verminderung der D_1- und D_2-Rezeptoren korreliert offenbar mit negativen Symptomen der Schizophrenie wie Affektarmut. Möglicherweise ist die Abnahme der Dopaminrezeptoren Folge einer gesteigerten Dopaminausschüttung und selbst nicht pathogenetisch wirksam. Die Dopamin-Ausschüttung wird durch Neuregulin (NRG-1) stimuliert, das bei einigen Patienten mit Schizophrenie genetisch defekt ist.

Dopamin dient in mehreren Bahnen als Transmitter (**A2**):

- Dopaminerge Bahnen zum limbischen System (*mesolimbisches System*) und
- zum Kortex (*mesokortikales System*) sind wahrscheinlich für die Entwicklung der Schizophrenie maßgebend.
- Im *tubuloinfundibularen System* kontrolliert Dopamin die Ausschüttung von Hypophysenhormonen (v. a. Hemmung der Prolactinausschüttung, S. 286).
- Im *nigrostriatalen System* reguliert es die Motorik (S. 338 ff.).

Ausschüttung und Wirkung von Dopamin werden durch einige Substanzen verstärkt, die eine Entwicklung von **Schizophrenie begünstigen** (**A3 links**). So kann die dopaminerge Therapie eines Morbus Parkinson (S. 338 ff.) zu Symptomen der Schizophrenie führen. Dadurch wird die Therapie eines Morbus Parkinson limitiert:

- *L-Dopa* führt zu einer gesteigerten Bildung und Ausschüttung von Dopamin.
- Monoaminooxidase-Hemmer (*MAO-Hemmer*) hemmen den Abbau von Dopamin und steigern damit seine Verfügbarkeit für die Ausschüttung in den synaptischen Spalt.
- Auch *Cocain* stimuliert die Ausschüttung von Dopamin in den synaptischen Spalt.
- *Amphetamin* hemmt die Dopaminaufnahme in präsynaptische Nervenendigungen und steigert damit gleichfalls die Transmitterkonzentration im synaptischen Spalt.

Antidopaminerg wirksame Substanzen können eine **Schizophrenie bessern** (**A3 rechts**). Einige Substanzen (z. B. Phenothiazine, Haloperidol) *verdrängen Dopamin vom Rezeptor* und wirken dadurch antidopaminerg.

Chronischer Einsatz von Dopamin-Antagonisten bei Schizophrenie kann u. a. zu einer „tardiven Dyskinesie" führen (S. 340). Diese Komplikation kann die Behandlung einer Schizophrenie begrenzen.

Möglicherweise spielt bei schizophrenen Symptomen auch **Serotonin** eine Rolle. Serotonin kann Halluzinationen auslösen, und viele antipsychotisch wirkende Pharmaka blockieren $5\text{-}HT_{2A}$-Rezeptoren (**A1**).

A. Schizophrenie

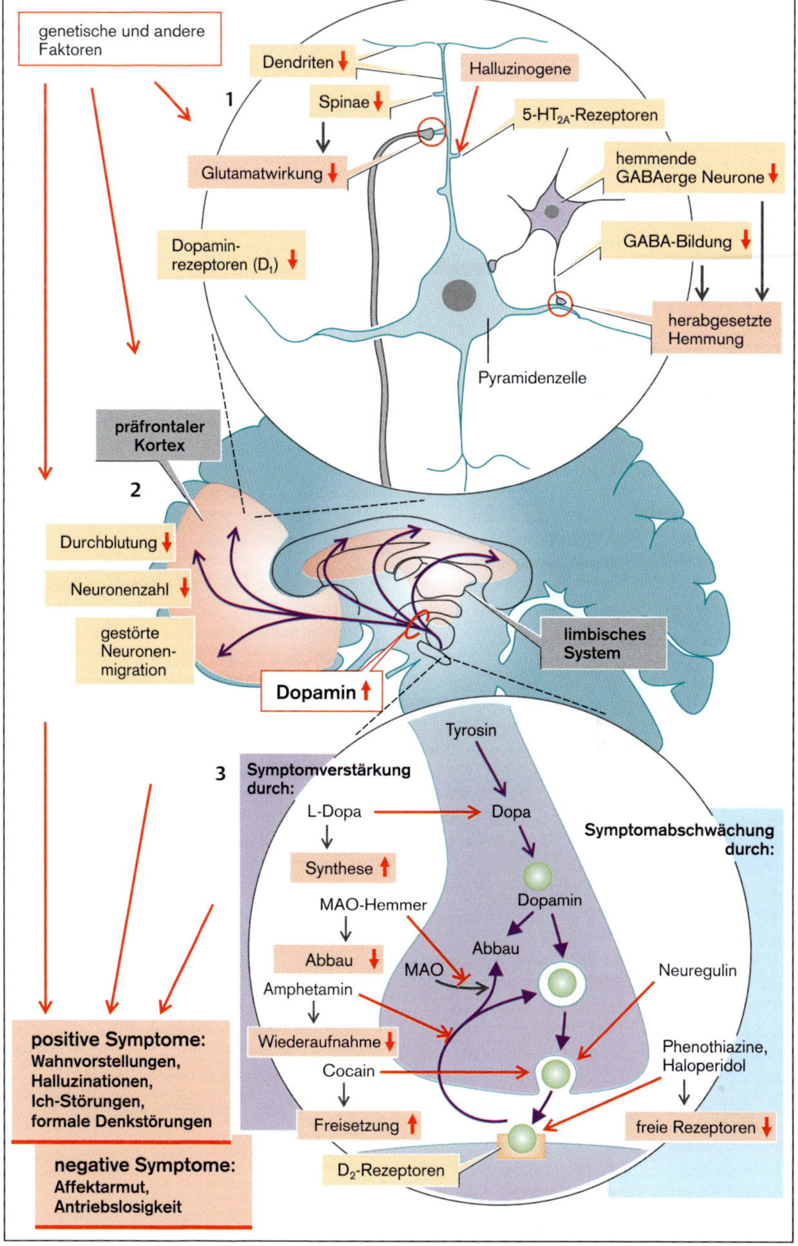

Abhängigkeit bzw. Sucht ist ein erlernter Trieb, der das Verhalten des Abhängigen diktiert. Bei Drogenabhängigkeit besteht ein starkes Verlangen („Craving") nach der Droge. Die Beschaffung und Zufuhr der Droge gewinnt dabei Priorität über die anderen Verhaltensweisen des Abhängigen. Zu den wichtigsten Drogen zählen Nicotin, Alkohol, Opiate und Cocain. Aber auch eine Vielzahl von Pharmaka (v. a.. Schlafmittel und Analgetika) können Abhängigkeit erzeugen.

Für die **Entwicklung von Sucht** ist nicht nur die Zufuhr der entsprechenden Droge maßgeblich: Nur ein Teil der Personen, die einer Droge ausgesetzt werden, entwickeln Abhängigkeit. Eine wesentliche Bedeutung für die Entwicklung von Suchtverhalten hat **genetische Veranlagung** (**A**). So wurde gezeigt, dass bei Alkohol- oder Cocainabhängigen bestimmte Polymorphismen des Gens für den Dopamintransporter (DAT-1) besonders häufig sind. Genetische Defekte der Alkoholdehydrogenase (ADH) oder der Acetaldehyddehydrogenase (ALDH) beeinträchtigen den Abbau von Alkohol und verstärken damit dessen toxische Wirksamkeit. Auf diese Weise schützen diese Enzymdefekte vor Alkoholabhängigkeit. Es wurde versucht, durch pharmakologische Hemmung der ALDH (Desulfiram) bei Alkoholkonsum eine Zunahme des Acetaldehyds zu erzwingen und über über dessen toxische Wirkungen (Übelkeit, Erbrechen, Hypotonie) das Suchtverhalten zu unterbinden. Wegen des geringen Erfolgs bei hohem Risiko ist dieser Ansatz jedoch wieder aufgegeben worden.

Bedeutung für die Abhängigkeit hat auch der **soziale Kontext** (**A**). So kann ein Wechsel des sozialen Umfelds den Verzicht auf die Droge erleichtern. Zum Beispiel waren Soldaten, die im Vietnamkrieg Drogen zu sich nahmen, nach Rückkehr in die USA meist nicht süchtig.

Häufig erzeugen die Drogen beim Abhängigen **Toleranz**, die initiale Wirkung nimmt bei anhaltender Zufuhr der Droge allmählich ab (**A, B**). Bei plötzlichem Absetzen der Droge kommt es zu einer Wirkungsumkehr (**B**). Chronische Zufuhr schwächt die Wirkung der Droge und verstärkt die Wirkungsumkehr bei Absetzen. Will der Drogenabhängige die gleiche Wirkung erzielen, muss er demnach die Dosis steigern, und bei Entzug der Droge kommt es zu Entzugssymptomen, die mit Dauer der Drogeneinnahme immer heftiger werden. Die Entzugserscheinungen führen zu einer **physischen Abhängigkeit** des Patienten. Die **psychische Abhängigkeit** des Drogenabhängigen ist Folge des Verlangens nach den positiven Wirkungen der Droge und/oder der Angst vor den neurobiologischen bzw. psychischen Entzugserscheinungen (**A**). Nach Abklingen der Entzugssymptome bleibt das Verlangen nach den positiven Wirkungen. Rückfälle werden u. a. durch Stress begünstigt.

Bei der Entstehung von Sucht bzw. Abhängigkeit spielen offenbar **mesolimbische und mesokortikale dopaminerge Bahnen**, v. a. im nucleus accumbens (**A**, s. a. S. 378) eine wesentliche Rolle. Durch Aktivierung dieser Bahnen etwa durch Alkohol oder Opiate versucht der Abhängige, Wohlbefinden bzw. Euphorie zu erzeugen oder umgekehrt Dysphorie abzuwenden. Bei Entzug ist möglicherweise die Aktivität des dopaminergen Systems herabgesetzt oder die Zielzellen sind weniger empfindlich. Entzugssymptome können durch Aktivierung endorphinerger, GABAerger, dopaminerger oder serotoninerger Rezeptoren abgeschwächt werden.

Die **zellulären Mechanismen** der Toleranz sind für Opiate teilweise aufgedeckt worden: Die Stimulation der Rezeptoren führt über G-Protein-Rezeptor-Kinasen zur Phosphorylierung der Rezeptoren und damit zu deren Inaktivierung (**C**). Die Rezeptoren werden ferner internalisiert. Die Wirksamkeit der Rezeptorstimulation kann auch durch Einfluss auf die zelluläre Signalübertragung gemindert werden. Der Opiatrezeptor entfaltet seine Wirkungen z. T. über Hemmung der Adenylylcyclase (AC), Abnahme von cAMP und verminderte Aktivität der Proteinkinase A (**D**). Zufuhr von Opiaten führt demnach zunächst zu verminderter cAMP-Bildung (**E2**). Chronische Zufuhr steigert jedoch über Beeinflussung von CREB (cAMP-responsive element-binding protein, S. 6 ff.) die Expression der Adenylylcyclase. Daher wird dann selbst in Anwesenheit von Opiaten noch cAMP gebildet (**E3**). Ein folgender Entzug von Opiaten führt u. a. über massiv gesteigerte Bildung von cAMP (**E4**) zu Entzugssymptomen.

A. Drogengebrauch

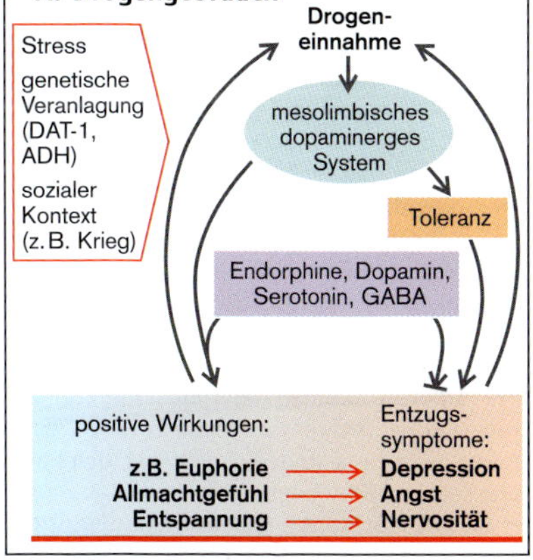

B. Wirkungsumkehr von Drogen

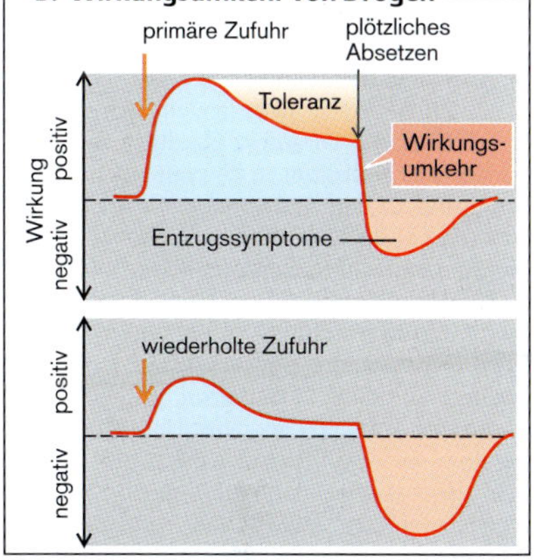

C. Rezeptorinaktivierung

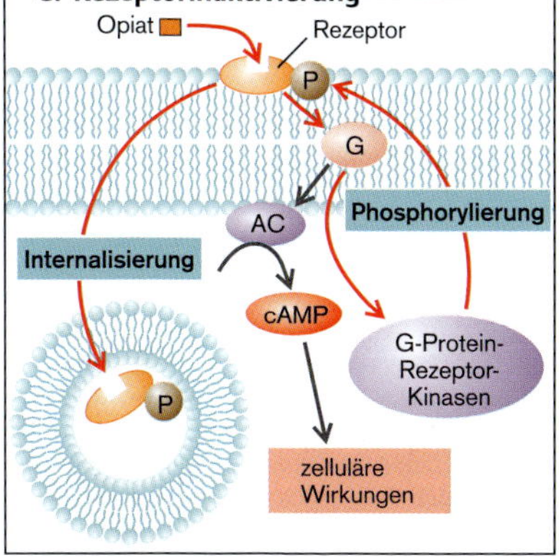

D. Signaltransduktion

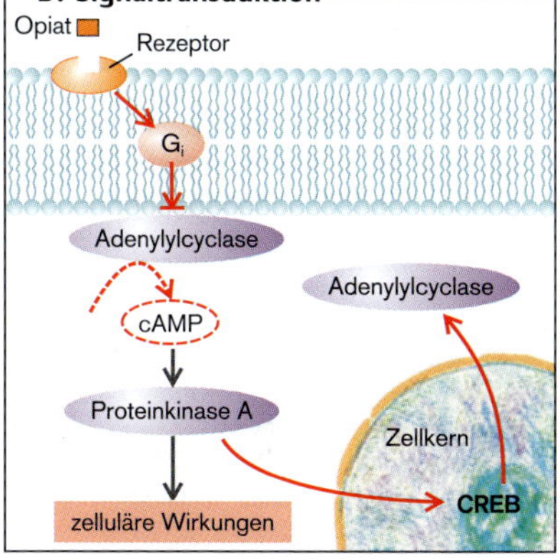

E. Adaptation der Signalübertragung

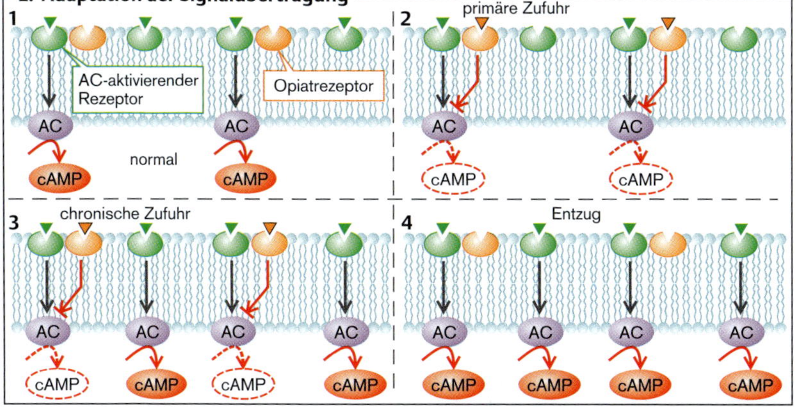

Liquorfluss (**A**): Der Liquor wird v. a. in den Plexus choroidei der Seitenventrikel gebildet. Er fließt über die Foramina interventricularia (**A1**) in den dritten Ventrikel und von dort über den Aquädukt (**A2**) in den vierten Ventrikel. Über die Foramina Luschkae und Magendii (**A3**) gelangt er in den Subarachnoidalraum und zu den Arachnoidalvilli der Hirnsinus (Pacchioni-Granulationen), wo er in die venösen Sinus aufgenommen wird (**A4**).

Der Liquorfluss kann an jeder der genannten Strukturen behindert oder unterbrochen sein. Folge ist ein **Liquorrückstau** (**Hydrozephalus**). Je nach Lokalisation unterscheidet man einen *kommunizierenden* Hydrozephalus, bei dem der Liquorfluss zwischen den Ventrikeln ungestört ist, von einem *nichtkommunizierenden* Hydrozephalus bei Verlegung von Verbindungen zwischen den Ventrikeln.

Eine Verlegung der Liquorkanäle, insbesondere des Aquädukts, kann Folge von **Fehlbildungen, Narben** (etwa nach Infektion oder Blutung) oder **Tumoren** sein. Die *Resorption von Liquor* in den Arachnoidalvilli ist bei Abflussstörungen (z. B. **Thrombose**) der Sinus oder bei Zunahme des venösen Druckes (z. B. bei Herzinsuffizienz) beeinträchtigt. Sie kann auch nach überstandener Subarachnoidalblutung oder Meningitis sowie bei hohen Proteinkonzentrationen im Liquor (etwa bei Tumoren oder Infektionen) vermindert sein, da die Arachnoidalvilli durch die Proteine verlegt werden. Schließlich kann die Resorption auch ohne erkennbare äußere Ursache herabgesetzt sein. Eine Zunahme des Liquorraumes durch primäre Hirnatrophie nennt man *Hydrocephalus e vacuo*.

Bei **angeborenem Hydrozephalus** erlauben die noch nicht verknöcherten Knochennähte ein Nachgeben der Schädelkapsel, und es entsteht ein *Wasserkopf* (**A5**). Sind die Nähte bereits verschlossen, erzeugt der Liquorüberschuss einen Überdruck (S. 384).

Zusammensetzung des Liquors (**B**): Die normale Zusammensetzung des Liquors entspricht etwa der des Serums. Allerdings ist die Konzentration an Proteinen und an proteingebundenen Ca^{2+}-Ionen niedriger. Auch die K^{+}-Konzentration ist um etwa ein mmol/l geringer als im Serum. Veränderungen der Liquorzusammensetzung sind von besonderer diagnostischer Bedeutung bei bestimmten Erkrankungen des Gehirns:

Der Liquor ist normalerweise **wasserklar** und enthält keine Erythrozyten und nur sehr wenige Leukozyten (< 4/µl, überwiegend Lymphozyten). Allerdings können bei Infektionen (Meningitis) Leukozyten in den Liquor übertreten (⇒ Liquortrübung), nach Blutungen (z. B. in Hirntumoren) Erythrozyten (⇒ rötliche Färbung des Liquors). Eine gelbliche Liquorfarbe kann auf Blutfarbstoffe oder bilirubinbindende Plasmaproteine hinweisen.

Die **Proteinkonzentration** im Liquor ist bei fehlender Liquorresorption in den Arachnoidalvilli sowie bei Infektionen (v. a. Bildung durch immunkompetente Zellen) erhöht.

Die **Glucosekonzentration** im Liquor ist u. a. bei Tumoren, akuten bakteriellen Infektionen, Tuberkulose, Befall des Gehirns mit Pilzen sowie in sehr seltenen Fällen bei defektem Glucosetransporter herabgesetzt.

Blut-Hirn-Schranke (**C**): Die Endothelzellen der Hirnkapillaren bilden (außer in Hypophysenhinterlappen, Area postrema, Plexus choroidei und zirkumventrikulären Organen) unter dem Einfluss von Astrozyten dichte Schlussleisten (Tight junctions), die den Durchtritt von im Blut gelösten Substanzen (Elektrolyten, Proteinen) oder Zellen unterbinden. Das extrazelluläre Milieu des Gehirns wird auf diese Weise vom Blut abgekoppelt, um zu verhindern, dass Nervenzellen Elektrolytschwankungen, Transmittern, Hormonen, Wachstumsfaktoren und Immunreaktionen im Blut ausgesetzt sind. Die Tight junctions können unter pathologischen Bedingungen geöffnet werden. Dies ist z. B. bei Hirntumoren, die keine funktionellen Astrozyten enthalten, der Fall. Auch bei Hyperosmolarität (durch Infusion hypertoner Mannitlösungen) und bei bakterieller Meningitis kann die Blut-Hirn-Schranke durchbrochen werden.

Bei Neugeborenen ist die Blut-Hirn-Schranke noch nicht dicht. Daher kann bei Hyperbilirubinämie des Neugeborenen (nicht jedoch des Erwachsenen) Bilirubin in das Gehirn eindringen und Kerne des Hirnstamms schädigen (**Kernikterus**). Folge der Schädigung von Basalganglien sind z. B. Hyperkinesien (S. 340).

Das periphere Nervensystem ist nicht durch eine Blut-Nerven-Schranke geschützt. Insbesondere Spinalwurzeln (Guillain-Barré-Syndrom) und neuromuskuläre Endigungen (Myastenie, myastenisches Syndrom) sind häufig Zielscheiben von Autoimmunerkrankungen.

A. Liquorfluss

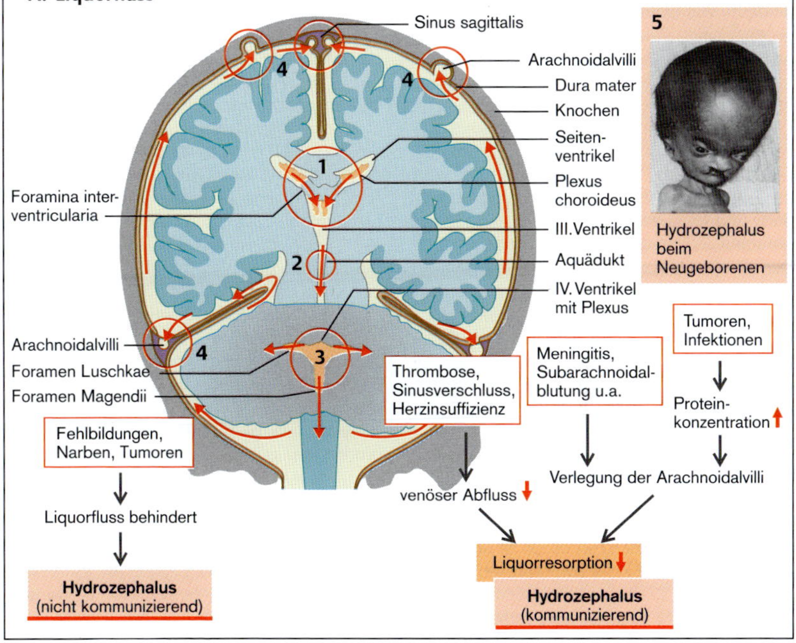

B. Liquorzusammensetzung

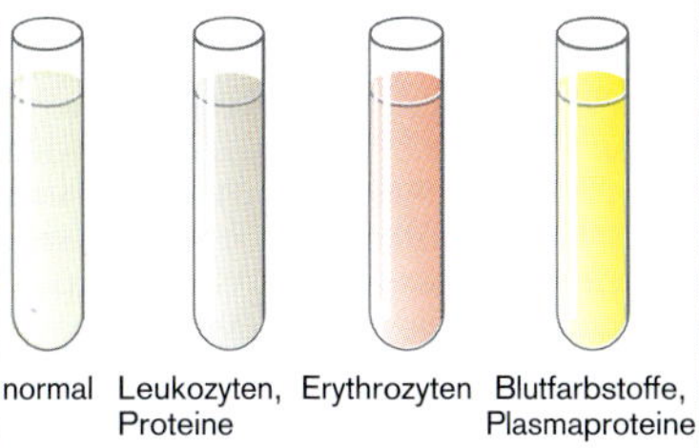

		Serum normal	Liquor normal	pathologischer Liquor
	Proteine g/l	70	0,2	↑ Infekte, Liquorstau
mmol/l	Glucose	5	3	↓ Tumoren, Infekte
mmol/l	Na^+	145	150	
mmol/l	K^+	4	3	
mmol/l	Ca^{2+}	2,5	1	↑ Infekte, Liquorstau
mmol/l	Mg^{2+}	0,8	1	
	Osm	295	295	
	pH	7,4	7,33	

C. Blut-Hirn-Schranke

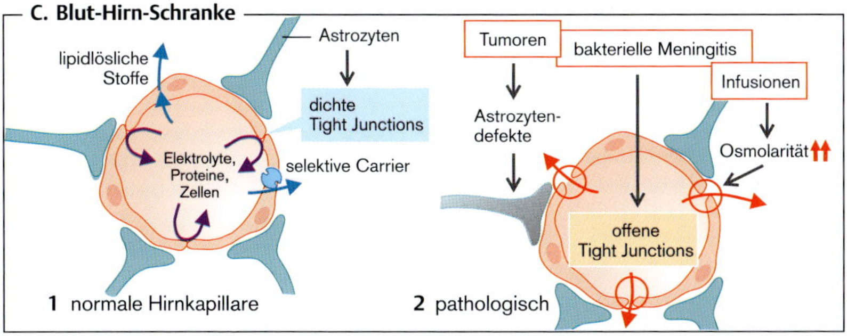

Das Gehirn ist nach Verknöcherung der Schädelnähte von einer unnachgiebigen Hülle umgeben. Eine **Volumenausdehnung** ist also nicht mehr möglich, und ein intrakraniales Kompartiment kann sich nur auf Kosten anderer Kompartimente ausdehnen (**A1**).

Der Liquorraum des Gehirns ist über das Foramen magnum zum Liquorraum des Rückenmarks offen. Bei jedem Pulsschlag wird der intravasale Raum vorübergehend vergrößert, und pulssynchron entweicht ein kleines Volumen Liquor über das Foramen magnum. Der Intravasalraum nimmt also auf Kosten des Liquorraums vorübergehend zu (**A2**).

Auch die Zunahme des intrazellulären oder interstitiellen Volumens geschieht zunächst auf Kosten des Liquorraums. Ist diese Reserve ausgeschöpft und der Liquorraum kollabiert, dann steigt der Hirndruck steil an. Die folgende Kompression der Gefäße führt dann schnell zu einer massiven **Einschränkung der Hirndurchblutung** (**A3**).

Man unterscheidet verschiedene **Formen des Hirnödems** (**B**):

Beim **zytotoxischen Hirnödem** ist der *Intrazellulärraum* durch Zellschwellung vergrößert (**B1**). Ursache kann u. a. Energiemangel sein (z. B. infolge von Hypoxie oder Ischämie). Die Beeinträchtigung der Na^+/K^+-ATPase erhöht die intrazelluläre Na^+-Konzentration und senkt die intrazelluläre K^+-Konzentration. Die folgende Depolarisation führt zu Cl^--Einstrom und Zellschwellung (S. 12).

Auch Abnahme der extrazellulären Osmolarität, z. B. bei hypotoner Hyperhydratation (S. 132), kann zur Zellschwellung führen.

Vorsicht ist bei der Therapie einer lang andauernden Hypernatriämie geboten: Die Gliazellen und Neurone gleichen die extrazelluläre Hyperosmolarität durch intrazelluläre Akkumulation von Osmolyten (z. B. Inositol) aus, ein Vorgang, der Tage beansprucht. Wird die Hypernatriämie zu rasch korrigiert, können die Osmolyte nicht schnell genug abgegeben werden und die Zellen schwellen.

Ein **vasogenes Hirnödem** entsteht bei gesteigerter Permeabilität der Hirnkapillaren und damit kapillärer Filtration von Proteinen, die osmotisch Wasser mitziehen (**B2**). Dabei nimmt der *interstitielle Raum* zu. Ursachen gesteigerter Gefäßpermeabilität sind Hirntumoren, Infektionen, Abszesse, Infarkte, Blutungen oder Vergiftungen (Blei).

Auch bei intakter Blut-Hirn-Schranke kann Wasser im Interstitium akkumulieren, wenn dort eine höhere Osmolarität herrscht als im Blut, wie etwa bei schnellem Absinken der Glucose- (Behandlung eines Diabetes mellitus), Harnstoff- (Dialyse) oder Na^+-Konzentration (**interstitielles Hirnödem**, **B3**). Dabei kommt es auch zur Zellschwellung.

Ferner steigert ein **Liquorstau** den Hirndruck (S. 382). Eine *akute Störung des Liquorabflusses* führt zu einer Drucksteigerung, die über eine Einengung des Gefäßlumens die Gehirndurchblutung in Mitleidenschaft zieht (**A4**). Eine *chronische Abflussstörung* führt durch Untergang von Neuronen, also durch Abnahme des Intrazellulärraums, letztlich zu einer Abnahme der Gehirnmasse (**A5**).

Auch **Tumoren** und **Blutungen** beanspruchen intrakranielles Volumen auf Kosten anderer Kompartimente, besonders des Liquorraums.

Symptome gesteigerten Hirndrucks: Aufgrund des erhöhten Hirndrucks kann die Lymphe aus dem Augenhintergrund nicht mehr über den Lymphkanal im Zentrum des Sehnervs zum Intrakranialraum abfließen. Die Lymphe staut sich am Austritt des Sehnervs zurück und wölbt die Papille vor (*Stauungspapille*, **C1**). Weitere Folgen von Hirndrucksteigerung sind *Kopfschmerzen, Übelkeit, Erbrechen, Schwindel, Einschränkungen des Bewusstseins* (u. a. wegen der Durchblutungseinschränkung), *Bradykardie* und *Hypertonie* (durch Kompression des Hirnstamms), *Schielen* (Abklemmen des N. abducens) und *weite, lichtstarre Pupillen* (Abklemmen des N. oculomotorius) (**C2**). Schließlich droht die *Herniation von Hirnteilen* durch das Tentorium cerebelli (**C3 b**) oder das Foramen magnum (**C3 a**). Die Kompression des Hirnstamms führt dabei unmittelbar zum Tod. Bei einseitiger Druckzunahme kann es auch zur Herniation des Gyrus cinguli unter die Falx cerebri kommen (**C3 c**) mit Kompression der Vasa cerebri anteriora und entsprechenden Ausfällen der Hirnfunktionen (S. 386).

A. Volumenänderungen der Gehirnkompartimente

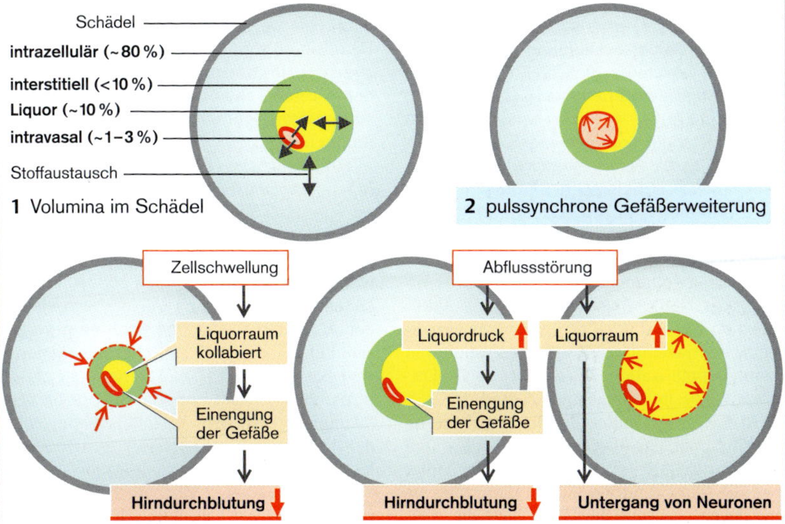

1 Volumina im Schädel **2** pulssynchrone Gefäßerweiterung **3** Zellschwellung **4** akuter Liquorstau **5** chronischer Liquorstau

B. Hirnödem

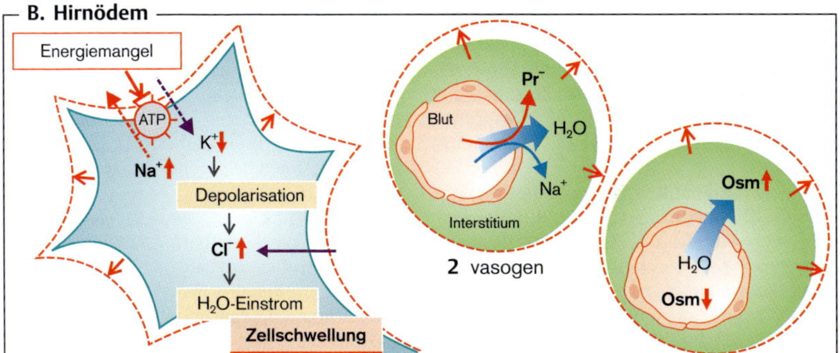

1 zytotoxisches Hirnödem **2** vasogen **3** interstitiell

C. Folgen gesteigerten Hirndrucks

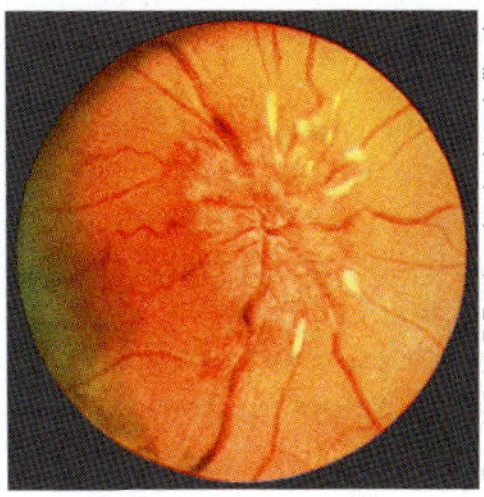

(Foto: Hollwich F. Taschenatlas der Augenheilkunde. 3. Aufl. Stuttgart: Thieme; 1987)

1 Stauungspapille

Kopfschmerzen
Übelkeit
Erbrechen
Koma
Bradykardie
Hypertonie
Schielen
lichtstarre Pupillen

2 weitere Folgen

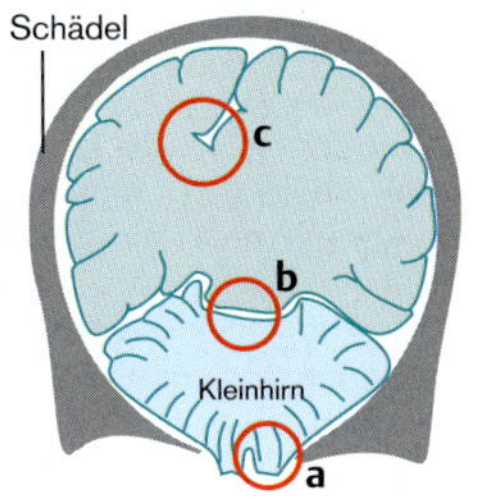

3 Herniationen

Ein völliger Ausfall der Hirndurchblutung führt binnen 15 – 20 Sekunden zur **Bewusstlosigkeit** (S. 368) und nach 3 – 10 Minuten zur **irreversiblen Schädigung** des Gehirns (**A1**). Ein Verschluss einzelner Gefäße führt zum Ausfall umschriebener Gehirnregionen (Schlaganfall). Ursächlich schädigend ist dabei immer der **Energiemangel** infolge einer **Ischämie** (z. B. Arteriosklerose, Thrombose, Embolie, Vasculitis). Auch **Blutungen** (Traumen, Gefäßaneurysmen, Hypertonie, S. 222) führen durch Kompression benachbarter Gefäße zur Ischämie.

Der Energiemangel verursacht über Hemmung der Na^+/K^+-ATPase die zelluläre Akkumulation von Na^+ und Ca^{2+} sowie eine Zunahme der extrazellulären K^+-Konzentration und damit Depolarisation. Diese führt zu Cl^--Einstrom, Zellschwellung und **Zelltod** (**A**, s. a. S. 12). Sie fördert außerdem die Ausschüttung von Glutamat, das über Einstrom von Na^+ und Ca^{2+} den Zelltod beschleunigt. U.a. schädigt Ca^{2+} die Mitochondrien (S. 12). Hyperthermie und Hyperglykämie beschleunigen die Zellschädigung.

Zellschwellung, Freisetzung vasokonstriktorischer Mediatoren und Verlegung der Gefäßlumina durch Granulozyten verhindern bisweilen die **Reperfusion** trotz Behebung der primären Ursache. Der Zelluntergang führt zu einer Entzündung, die auch Zellen im ischämischen Randbezirk (**Penumbra**) schädigt.

Die **Symptomatik** wird durch die Lokalisation der Durchblutungsstörung, d. h. das Versorgungsgebiet des Gefäßes diktiert (**B**):

Der häufige Verschluss der **A. cerebri media** führt kontralateral zu *Muskelschwäche und Spastik* sowie zu Sensibilitätsausfällen (*Hemianästhesie*) durch Ausfall der lateralen Gyri prae- und postcentrales. Weitere Auswirkungen sind *Augenverdrehen* (déviation conjugée durch Schädigung des blickmotorischen Feldes), *Hemianopsie* (Radiatio optica), motorische und sensorische *Sprachstörungen* (Broca- und Wernicke-Area der dominanten Hemisphäre), Störungen räumlicher Wahrnehmung, Apraxie und Hemineglekt (Parietallappen).

Auswirkungen eines Verschlusses der **A. cerebri anterior** sind *kontralaterale Hemiparesen und Sensibilitätsausfälle* (durch Ausfall der medialen Anteile der Gyri praecentralis und postcentralis), *Schwierigkeiten beim Sprechen* (durch Schädigung des supplementär-motorischen Kortex), sowie *Apraxie des linken Armes* (wenn das vordere Corpus callosum und damit die Verbindung von der dominanten Hemisphäre zum rechten Motorkortex in Mitleidenschaft gezogen ist). Beidseitiger Ausfall der A. cerebri anterior führt über Schädigung von unterem Frontallappen und Anteilen des limbischen Systems zur *Apathie*.

Ein Verschluss der **A. cerebri posterior** führt zu teilweiser *kontralateraler Hemianopsie* (primäre Sehrinde) und bei bilateralem Verschluss zu *Erblinden*. Ferner treten *Gedächtnisausfälle* auf (unterer Schläfenlappen).

Verschlüsse von **Carotiden** oder **A. basilaris** können Ausfälle in den Versorgungsgebieten der A. cerebri media und anterior provozieren. Bei Verschluss der **A. choroidea anterior** sind Basalganglien (*Hypokinesie*), Capsula interna (*Hemiparese*) und Tractus opticus (*Hemianopsie*) betroffen. Verschlüsse von Ästen der **A. communicans posterior** zum Thalamus lösen in erster Linie Sensibilitätsausfälle aus.

Bei vollständigem Verschluss der **A. basilaris** kommt es zur Lähmung aller Gliedmaßen (*Tetraplegie*) und der Augenmuskeln sowie zum *Koma* (S. 368). Infarkte von **Ästen der A. basilaris** können Kleinhirn, Mittelhirn, Pons und Medulla oblongata schädigen. Die Folgen sind je nach Lokalisation:

- *Schwindel, Nystagmus, Hemiataxie* (Kleinhirn und seine Afferenzen, N. vestibularis),
- *Morbus Parkinson* (Substantia nigra), *kontralaterale Hemiplegie* und *Tetraplegie* (Pyramidenbahn),
- *Verlust der Schmerz- und Temperaturempfindung* (Hypästhesie bzw. Anästhesie) in der ipsilateralen Gesichtshälfte und den kontralateralen Extremitäten (N. trigeminus [V] und Tractus spinothalamicus),
- *Hypakusis* (N. cochlearis), *Ageusie* (N. tractus solitarii), *Singultus* (Formatio reticularis),
- ipsilaterale Ptose, Miose, und Anhidrose im Gesicht (*Horner-Syndrom* bei Sympathikus-Ausfall),
- *Gaumensegelparese* und *Tachykardie* (N. vagus [X]), *Zungenmuskellähmung* (N. hypoglossus [XII]), *Hängen der Mundwinkel* (N. facialis [VII]), *Schielen* (N. oculomotorius [III], N. abducens [VI]) sowie
- *Pseudobulbärparalyse* mit Lähmung der Muskulatur (aber erhaltenem Bewusstsein).

A. Folgen einer gestörten Hirndurchblutung

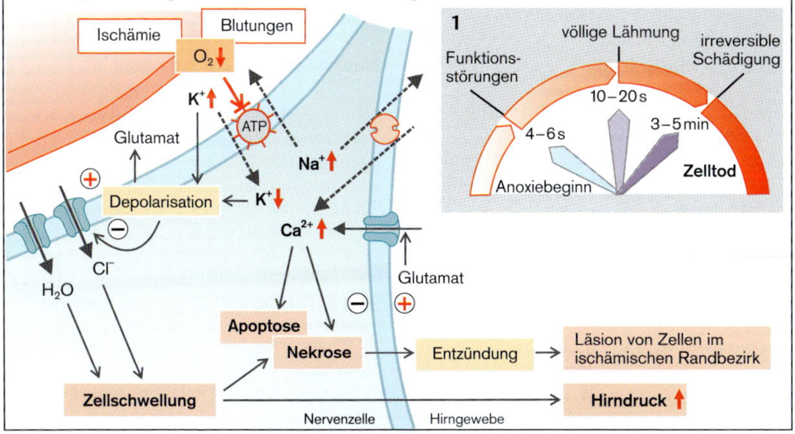

B. Gefäßverschluss als Infarktursache

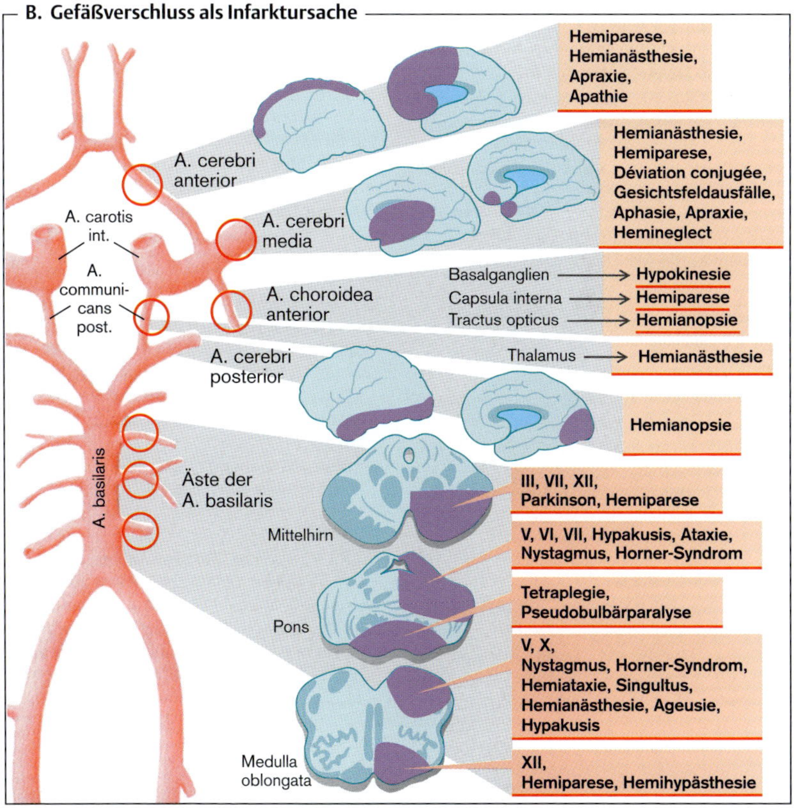

Weiterführende und ergänzende Literatur

Gesamte Physiologie

Pape H-C, Kurtz A, Silbernagl S. Physiologie. 6. Aufl. Stuttgart: Thieme; 2009

Schmidt RF, Lang F, Heckmann, M. Physiologie des Menschen. 31. Aufl. Heidelberg: Springer; 2011

Silbernagl S, Despopoulos A. Taschenatlas der Physiologie. 8. Aufl. Stuttgart: Thieme; 2012

Speckmann E-J, Hescheler J, Köhling R. Physiologie. 5. Aufl. Urban & Fischer 2008

Gesamte Pathophysiologie

Berdel WE, Böhm M, Classen M, Diehl V, Kochsiek K, Schmiegel W. Innere Medizin. 5. Aufl. München: Urban & Fischer; 2004

Dietel M, Norbert Suttorp N, Zeitz M (Herausgeber). Harrisons Innere Medizin, 18. Aufl. ABW Wissenschaftsverlag 2012

Kumar V, Abbas AK, Fausto N, Aster J. Robbins & Cotran Pathologic Basis of Disease. 8th ed., Saunders Elsevier 2009

Lang F. Encyclopedia of Molecular Mechanisms of Disease. Springer; 2009

Siegenthaler W, Blum HE. Klinische Pathophysiologie. 9. Aufl. Stuttgart: Thieme; 2006

Wiemann K. Das MSD Manual. Elsevier 2007

Einzelgebiete der Pathophysiologie und Physiologie

Zellphysiologie

Graw J (Herausg.), Alberts B, Bray D, Hopkin K, Johnson A, Lewis J, Raff M, Roberts K, Walter P. Lehrbuch der molekularen Zellbiologie. 4. Aufl. Wiley-VCH; 2012

Lodish H, Berk A, Zipursky SL, Matsudaira P, Baltimore D, Darnell J. Molekulare Zellbiologie. 4. Aufl. Spektrum-Fischer 2001

Blut und Immunologie

Kindt TJ, Osborne BA, Goldsby RA. Immunology. Freeman 2006

Mahlke K, Murphy KM, Travers P, Walport M. Janeway Immunologie, 7. Aufl, Heidelberg: Spektrum Akad. Verlag; 2009

Atmung und Säure-Basen-Haushalt

Halperin ML, Goldstein MB, Kamel KS. Fluid, Electrolyte and Acid-Base Physiology. A Problem-based Approach. 4th ed. Philadelphia: Saunders; 2006

West JB. Pulmonary Pathophysiology, The Essentials. 7th ed. Baltimore: Williams & Wilkins; 2008

Niere und Elektrolythaushalt

Alpern JR, Hebert SC. Seldin and Giebisch's The Kidney. Physiology and Pathophysiology, Vol. I–II, 4th ed. Amsterdam: Academic Press/Elsevier 2008

Kuhlmann U, Walb D, Böhler J. Nephrologie: Pathophysiologie - Klinik - Nierenersatzverfahren 5. Aufl. Stuttgart Thieme 2008

Darm, Leber

Arias IM, Alter HJ, Boyer JI, Cohen DF, Fausto N, Shafritz DA, Wolkoff AW. The Liver: Biology and Pathobiology. 5. Aufl. Wiley-Blackwell 2009

Feldman M, Friedman LS, Brandt LJ. Sleisenger and Fordtran's Gastrointestinal and Liver Disease: Pathophysiology, Diagnosis, Management, Vol I-II, Elsevier 2006

Herz und Kreislauf

Erdmann E. Klinische Kardiologie: Krankheiten des Herzens, des Kreislaufs und der herznahen Gefäße. 8. Aufl. Heidelberg Springer 2011

Lilly LS (Ed.). Pathophysiology of Heart Disease: A Collaborative Project of Medical Students and Faculty. 5th ed. Lippinkott Williams & Wilkins 2011

Schuster HP, Trappe HJ. EKG-Kurs für Isabel. 6. Aufl. Stuttgart Thieme 2013

Hormone

Griffin JE, Ojeda SR. Textbook of Endocrine Physiology. 5th ed. Oxford Univ. Press; 2004

Herrmann F, Müller P, Lohman T. Endokrinologie für die Praxis. 6. Aufl. Stuttgart Thieme 2010

Melmed S, Polonsky KS, Larsen PR, Kronenberg HM. Williams Textbook of Endocrinology. 12th ed., Saunders 2011

Nervensystem, Muskel, Sinne

Berg JM, Tymoczko JL. Stryer L. Pathobiochemie und Biochemie. 7. Aufl. Spektrum Akademischer Verlag 2012

Gehlen W, Delank H-W. Neurologie, 12. Aufl. Thieme 2010

Löffler G, Petrides PE, Heinrich PC. Biochemie und Pathobiochemie. 8. Aufl. Heidelberg: Springer; 2006

Rosenberg RN, Prusiner SB, DiMauro S, Barchi RL, Nestler EJ. The Molecular and Genetic Basis of Neurological Disease. 3th ed. Boston: Butterworth-Heinemann; 2003

Sadock VA. Kaplan and Sadock's Comprehensive Textbook of Psychiatry. 9th ed. Baltimore: William 2011

Pathologie, Anatomie und Histologie

Böcker W, Denk H, Heitz PU, Moch H, Höfler G, Kreipe H. Pathologie. 5. Aufl. München: Urban 2012

Drenckhahn D, Benninghoff, A. Anatomie. Bd. 1 und 2. 17. Aufl. München: Urban & Fischer 2008

Fritsch H, Kühnel W. Taschenatlas der Anatomie Band 2 Innere Organe. 11. Aufl. Stuttgart: Thieme; 2013

Kahle W, Frotscher M. Taschenatlas der Anatomie Band 3 Nervensystem und Sinnesorgane. 11. Aufl. Stuttgart: Thieme; 2013

Kühnel W. Taschenatlas Histologie. 12. Aufl. Stuttgart: Thieme; 2008

Kumar V, Abbas AK, Fausto N, Aster J. Robbins & Cotran Pathologic Basis of Disease. 8th ed., Saunders Elsevier 2009

Platzer W. Taschenatlas der Anatomie Band 1 Bewegungsapparat. 11. Aufl. Stuttgart: Thieme; 2013

Riede U-N, Schaefer H-E, Werner M. Allgemeine und spezielle Pathologie. 5. Aufl. Stuttgart: Thieme; 2004

Pharmakologie

Aktories K, Förstermann U, Hofmann FB, Starke K. Allgemeine und spezielle Pharmakologie. 10. Aufl. Urban & Fischer 2009

Brunton LL, Lazo JS, Parker KL. Goodman & Gilman's The Pharmacological Basis of Therapeutics. 11th ed. New York: McGraw-Hill; 2006

Lüllmann H, Mohr K, Hein L. Pharmakologie und Toxikologie. 17. Aufl Stuttgart Thieme 2010

Lüllman H, Mohr K, Hein L. Taschenatlas der Pharmakologie. 6. Aufl. Stuttgart: Thieme; 2008

Wissenschaftliche Tabellen und medizinische Lexika

Cammak R. Oxford Dictionary of Biochemistry and Molecular Biology. 2. Aufl. Oxford: Oxford University Press; 2006

Pschyrembel. Klinisches Wörterbuch. 264. Aufl. Berlin: de Gruyter; 2012

Wissenschaftliche Tabellen Geigy. Einheiten im Meßwesen, Körperflüssigkeiten, Organe, Energiehaushalt, Ernährung. Teilband Körperflüssigkeiten. 8. Aufl. Basel: Ciba-Geigy AG; 1977 (2. Nachdr. 1985)

Wissenschaftliche Tabellen Geigy. Somatometrie, Biochemie. Teilband Somatometrie und Biochemie. 8. Aufl. Basel: Ciba-Geigy AG; 1982 (2. Nachdr. 1985)

Wissenschaftliche Tabellen Geigy. Physikalische Chemie, Blut, Humangenetik, Stoffwechsel von Xenobiotika. Teilband Hämatologie und Humangenetik. 8. Aufl. Basel: Ciba-Geigy AG; 1979 (4. Nachdr. 1985)

Zeitschriften

Annual Review of Physiology. Annual Review Inc. Palo Alto, California/USA

Nature Medicine. Nature America Inc., New York/USA

Nature. Macmillan Magazines, London/UK

Nature Reviews. Nature Publishing Group. Macmillan, London/UK

Physiology, International Union of Physiological Science & American Physiological Society, Bethesda, Maryland/USA

Physiological Reviews. The American Physiological Society, Bethesda, Maryland/USA

Science. American Association for the Advancement of Science, New York/USA

Spektrum der Wissenschaft. Spektrum der Wissenschaft Verlagsges. mbH, Heidelberg

The New England Journal of Medicine. Massachusetts Medical Society, USA

Sachverzeichnis (zugleich Abkürzungsverzeichnis)

A

B

C

E

F

G

H

I

J

K

L

M

N

O

P

Q

R

S

U

V

W